国家科学技术学术著作出版基金资助出版

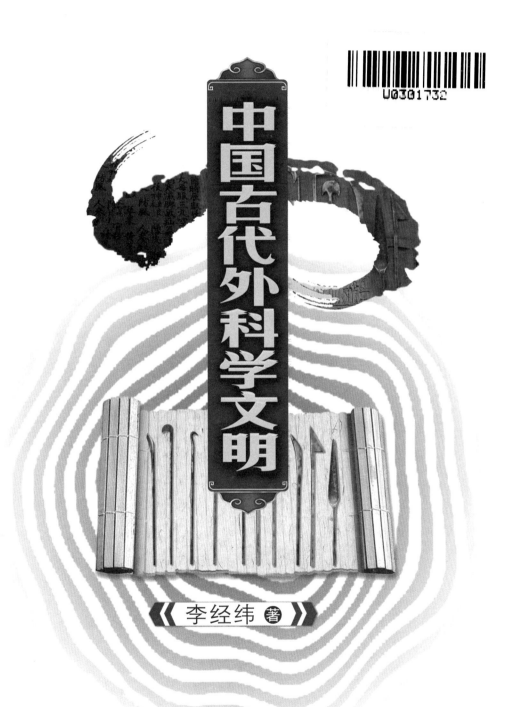

中国古代外科学文明

李经纬 著

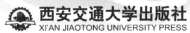西安交通大学出版社
XI'AN JIAOTONG UNIVERSITY PRESS

图书在版编目(CIP)数据

中国古代外科学文明/李经纬著. —西安:西安交通
大学出版社,2018.5
ISBN 978-7-5605-6993-2

Ⅰ.①中⋯ Ⅱ.①李⋯ Ⅲ.①中医外科学-研究
Ⅳ.①R26

中国版本图书馆 CIP 数据核字(2015)第 012142 号

书　　名	中国古代外科学文明
著　　者	李经纬
项目策划	王强虎
责任编辑	李　晶　张沛烨

出版发行　西安交通大学出版社
　　　　　(西安市兴庆南路 10 号　邮政编码 710049)
网　　址　http://www.xjtupress.com
电　　话　(029)82668357　82667874(发行中心)
　　　　　(029)82668315(总编办)
传　　真　(029)82668280
印　　刷　西安五星印刷有限公司

开　　本　787 mm×1092 mm　1/16　印张　35.75　字数　718 千字
版次印次　2018 年 5 月第 1 版　　2018 年 5 月第 1 次印刷
书　　号　ISBN 978-7-5605-6993-2
定　　价　386.00 元

发现印装质量问题,请与本社发行中心联系、调换。
订购热线:(029)82665248　(029)82665249
投稿热线:(029)82668805　(029)82668502
读者信箱:medpress@126.com

胸有成竹数十载
今朝绽放香满园
李七治史数十年，东西方外
科各有专长，百花齐放一枝
中医外科史正教千年了，
今了心愿出去硕果。致以热烈
的祝贺！

邓铁涛

二〇一〇年
三月

国医大师邓铁涛为《中国古代外科学文明》一书出版题词

贺《中医古代外科学文明》梓行　朱良春题

医史文献专家李经纬先生历时六十载
对中国古代外科学文明进行广泛搜集
系统整理展现中医外科学之博大精深
收黄刀圭之辉煌继承创新复兴中医
外科技艺之重题神威李老之功伟矣
敬佩之余偶句以：

经天复纬地　似横三千年
广搜曾博采　归纳加辨验　蔚为臻大观
中医外科史　继承求创新
瑰妙刀圭术

国医大师朱良春为《中国古代外科学文明》一书出版题词

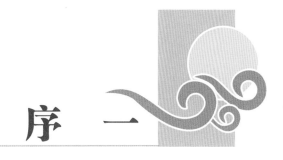

序 一

李经纬研究员，学贯中西，术通岐黄，毕生从事中医医学史的研究，出版过《中国医学通史》等力作，享誉国内外。近来作者不顾85岁高龄，积60年对中医外科的钻研、学习，获得数以千计的珍贵资料，撰成《中国古代外科学文明》一书。书成约序于余，以地址不详，两月后退回，复于9月27日来信，余被其为中医学术执着精神所感动，欣然命笔。

作者运用中西医学理论，结合临床实际，以历史唯物主义为指导，经过长期对中医历代外科名著、综合医籍、经史子集中有关外科内容广搜博采，综合归纳，在现代外科学以手术治疗为特点的总要求下，就其学术成就、实用价值、历史经验、发展规律，体现出中华民族光辉文化与现实发展中国医学有参考价值者，按时代进步做出了条理性论述，稗能成为"古为今用"之学术论著。

本书以丰富的史实、史料，将中国古代外科学之先进学术思想、光辉成就、杰出的外科手术水平，使几近被湮没千年的伟大发明，呈现于今人面前。如原始社会行过多个穿颅术——头颅骨实例之分析研究，战国时期应用穿刺放腹水，汉代腹腔肿瘤切除术、胃肠吻合术之麻醉，成功进行先天畸形——唇裂修补术、连体婴分离术等，充分显示出中华民族具有聪明睿智、勇于开拓创新的精神，同时出现了不少做出卓越贡献的外科学家和专著，有着辉煌的业绩。

惜由于种种历史原因，中医外科特别是手术技能方面，未能随着时代发展而进步，当前中医外科、骨科等面临式微，出现了所谓的中医外科不如西医外科的现象，大有一蹶不振之势。究其原因并不在中医学本身，而是由于清末民初的腐败政治丧权辱国；民国时期，不仅不关心祖国医学的发展，甚至要将其取缔等因素造成的。

除本书作者所进行的系统论述外，我认为中医外科尚有整体恒动观、经络、脏腑辨证（如辨阴阳虚实、辨肿痛脓痒等）治法多样的独特优势。前人总结为"消、透、托"三法。以消法为例，疮疡初期，在表者散之，里实者通之，热毒者清解之，寒凝者温通之，痰结者祛之，湿滞者芳化之，血瘀者和营化瘀等，均能消疮疡于无形。而高

1

年久病体虚，不能敛疮收口者，非大补气血不为功。天津市疮疡中西医结合研究所李竞所长，经多年研究，总结了"洞式排脓法"用于急、慢性脓肿，"偎脓长肉"治疗窦道、瘘管，取得了很大成绩。所有这些都值得我们认真继承，挖掘整理，发扬光大，否则将对党和人民造成巨大损失。

本书内容丰富、史料翔实、综合分析、说理细致、编排有序、清新可喜，可说是经纬先生毕生心血结晶。通过大量外科历史上真实手术之研究，充分说明中华民族在医学外科学曾有过辉煌的成就。相信本书的出版，必将引起中西医学家特别是外科学家的重视，为学习、钻研中医外科起到很好的推动、促进作用，为创造具有中国特色社会主义的卫生事业，为中华民族的伟大复兴做出新的贡献。

路志正

二〇一三年十月中旬于北京

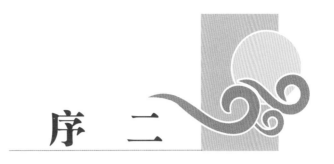

序 二

　　李经纬教授毕业于西医院校，原从事西医外科学，1954年毛泽东主席号召"西学中"，他随即参加了全国第一批西学中班，毕业后分配到北京，在中国中医研究院（今中国中医科学院）工作。1982年中国医史文献研究所创建，李经纬教授担任所长，领导中国医学史的研究工作。近60年来，李先生对中国医学史的研究多有建树。一般人认为，外科学除针灸、按摩外，似是西医学的专项，李氏《中国古代外科学文明》则是从中国历代文献中把中医古代外科学全部展示出来，确是一本不可多见的佳作。

程之范

北京大学医史学研究中心名誉主任

二〇一三年，九二叟

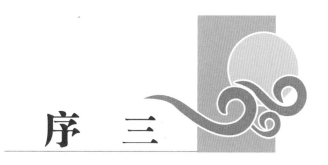

序 三

　　一年多以前，曾惊闻老友李经纬先生因病住院，并一度住进危重加护病房，幸经抢救及时，得以转危为安。心想李先生以耄耋之年，经此一劫必会伤及元气，身体受损是必然的。当时因我远在洛杉矶侨居，未能亲赴慰望，出于对老友的关心，曾多次辗转遥祝并嘱咐多加保重，以颐养天年；却未曾想到今日忽接李先生亲笔来函，云其病后调理得力，竟于此一年有余的时间内，将长期积累的有关资料及其研究心得，撰成一部70余万字的巨著，书名为《中国古代外科学文明》。对于李先生以如此高龄，且是病后之躯，能完成如此巨著，深为叹服。

　　我和李先生的相处有近六十年的历史和友谊，我们既是同学，又是同事。1955年，我们分别由不同的西医单位和学校，被选送到由原卫生部主办的第一届全国西医系统学习中医研究班学习中医，开始了成为我们终生事业的中医药生涯。1958年我们从西学中班结业，又同时被分配进入中医研究院从事医学史研究工作。在医史学研究的前辈陈邦贤老先生的指导下，我和李先生面对面地坐在一个办公室里，在中医药史研究工作中逐步地登堂入室，这一坐就是几十年啊！在长期的相处中，我们既有着许多共同点，却也有不少不同之处。我们在一起，共同研究中国医学史，一道编撰过一些具有较大影响力的著作，如《中医名词术语选释》《简明中医词典》《中国医学百科全书·医学史》《中医人物词典》《中医大辞典》《中国医学通史》等一系列著作；我们一道与国外学者合作，切磋学问，交流学术，并一道访问过李约瑟博士、席文教授、文树德教授……我们一道多次参加过在国内外召开的科学史、医学史国际学术会议；我们共同在中华医学会医史学分会探讨学术，共同主持过《中华医史杂志》的编辑工作；我们曾同时担任过博士生导师，指导研究生的学习研究，并且共同分享过国家级、部局级、市级、院级的优秀学术成果的奖励和欢乐……总之，在长期的共事过程中，我们建立了深厚的学术友谊。当然，我们之间也存在着一些差异和不同之处。例如，20世纪70年代之后，我的研究兴趣逐步转向了当时中国医学史的一个新兴的分支学科——中国少数民族医学史，就是一个明显的例子。

　　尽管在半个多世纪的学术生涯中，我们共享过欢乐，也遭遇过艰难困苦和挫折。然而，李先生身上有一点是值得我永远学习的，这就是他的学术研究的精神和孜孜不倦的钻研探索的毅力。最初，李先生是准备从事西医外科工作的，后来，由于服从分配而转入一个完全不同的领域，被分配去从事中国医学史的研究工作，但他从没有放弃对外科医学的热爱。在医学史的研究工作中，他深得我们的老师陈邦贤先生的真传，那就是孜孜不倦地积累研究素材。在研究工作的早年，他就已经积累了不少中医外科方面的素材和零星的资料，并发表了一篇《古代中医伟大外科成就》的文章，在中医史学术界有一定的影响。他常年不懈地勤奋积累资料，可谓百折不挠。20世纪80年代初，当我们把藏医学最重要的古代经典著作《四部医典》首次翻译成汉文版出版之后，李先生不久就发表了一篇关于《四部医典》中的外科成就的文章；当时李先生善于抓住学术领域的亮点的敏感性，令我印象深刻、惊叹不已。李先生善于收集、积累和分析史料的创造精神，于此可见一斑。正是由于李先生这种勤奋不辍的进取精神，平时就积累收罗资料素材，终于水到渠成、集腋成裘，成为摆在我们面前的这部《中国古代外科学文明》的巨著；尤其是李先生在重病康复之后不久，仍没有影响他的钻研精神，真所谓老骥伏枥，壮心不已也。作为学术老友，我深深被李先生的这种精神所折服。唠叨几句，一方面表示对巨著出版的祝贺，另一方面也作为对李先生这种可贵的精神的学习和自勉吧。

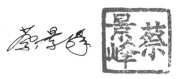

二〇一四年一月于洛杉矶，时年八十又七

序 四

　　中国历史是伟大中华民族的记忆，它镶嵌在几千年绵长的时间长河里。学史和治史，了解我们国家、社会以及学术进步的历史发展进程，记取成就和教训，明白事理，对进一步推进社会经济、人文文化、科学技术的进步，都有着极为重要的意义。西周时期，周公提出伟大的"殷鉴"思想；汉代司马迁作史，其着意在"述往事，思来者"，展望未来。千百年来，他们的理念，照亮了我们前进的道路。对探讨和研究世界及中国医学科学技术的发展史，同样具有重要取鉴的意义。

　　李经纬教授是我国著名的医史学家，中西医结合专家，通晓古典文献及中西医学，在科学研究和人才培养方面，都有重要的贡献：数十年来，执着地坚持中国医学史的研究；在医学通史研究方面，对古代史研究尤为精湛，主编了《中国医学通史·古代卷》；对断代史（隋唐时期医学史）、专科史（中医外科学史）、中医学思想史等，都有深入的研究并出版了相关专著；先后还主编有《中医人物辞典》《中医大辞典》《中国传统健身养生图说》等一系列著作。数年前，经纬教授还与我及王振瑞博士合作主编出版了由中国科协提出的《中国中西医结合学科史》。早在1993年，经纬教授与中国中医研究院原副院长王佩教授及我，还曾一起应邀访问台湾医学院校，我们三人都在台湾做了学术报告并参与中医药学教育问题的专题讨论，人们以"史论中肯"评论经纬教授的学术见解，认为史料丰富翔实，论述甚有见地。

　　经纬教授今已年逾八旬，但仍不甘寂寞，孜孜不倦地梳理了近60年的大量文献学术积累，完成了70余万字的《中国古代外科学文明》一书，至为难能可贵。该书附有珍贵外科文物照片160多幅，囊括外科、骨科、疡科、眼科、畸形修复等多个学科，对于弘扬传统，融汇新知，继承创新发展中医外科学，具有重要参考价值。我国著名外科学家吴英恺院士、吴阶平院士生前都曾邀我为他们提供有关的古代外科学发展的文史资料，以便出国学术交流研讨时向国外学者做介绍，表明这方面的资料积累在中外学术交流中也有很重要的意义，是中西医学科学界的共识。

医学是无国界的，但医学家是有祖国的。经纬教授的这份对中国古代外科学文明史的研究和编撰，以及经纬教授的陕西同乡孙思邈名医提倡的"大医精诚"人文精神，对于人们热爱祖国、弘扬中医也有可贵的启迪意义。谨以此序以应经纬教授之邀。

中国科学院院士

二〇一三年国庆节于北京西郊，时年八十又三

自　序

　　我志于中国外科学史研究者,源于20世纪50年代。回顾1955年于西北医学院(今西安交通大学医学部)外科专科毕业时,我被分配至卫生部阜外医院,一说分配于亚洲学生疗养院,由于两院尚在建设,且为胸外科、肺科,故被暂留学校胸外科教研室代培。未料,卫生部根据毛泽东主席关于中医工作指示"关键在于西医学习中医",要求调集有两年以上临床经验之西医,举办全国首届西医学习中医研究班,与即将成立之卫生部中医研究院(今中国中医科学院)同时建立、开班。不料西医学习中医研究班,却因未能如数调到符合条件的西医临床医师,而不得不临时将我们这些卫生部之备用医师急调入京,以充该班学员不足之空缺。我即那些并不符合"西学中"条件,但急如星火被调补者之一。我们一行迟了两周才赶到北京入班学习。

　　对一个十分喜爱外科,为之奋斗、盼望多年且刚实现梦想的我而言,此时此刻不得不学习中医,内心世界之矛盾可想而知,当时思想斗争之激烈是前所未有的。但是,有个大原则即"无条件服从组织分配",是不能逾越的红线,这就是当时我的内心世界。因此,也谈不到人们多认为中医落后、不科学的思想,只是觉得自己作为一个未来的胸外科专家,系统学习中医不合适,而且顾虑重重,如果学完中医,丢掉了胸外科手术技巧,将是得不偿失? 其实我对中医的看法,实事求是来说,因我从婴幼儿起每有疾病均由中医诊疗,故而未有轻视之思想。我从幼年起立志要做一位外科医生,原本并非西医胸外科。因为那时我对医学只有一个概念,根本就没有中西医之分别,我的周围环境知识领域也根本不存在西医。我所期望要立志做一位外科医生,是因为自己手腕部感染,经医生从险境中治愈,从而萌发梦想的。这位医生就是我们许多村民赖以治病的"侯十一",医生姓侯,排行十一,故誉以为名。因此,无疑当时的心境就是长大成人,一定要做一位医生,只能是中医外科医生。随着读书上学由小学而初中,家庭环境迫使我不得不改变初衷,而考取了师范学校。师范毕业将作为一位小学教员之时,适逢西安解放,人民政府一时分配工作出现困难,特准我们这班师范毕业生可以免试英文报考大学。天呀! 我为此难得的机会几乎疯狂般高兴。但冷静下来,盘算着距高考只有一个月时间了,一个刚刚毕业的师范生所学课程如何能考上医学院? 此刻,我面对现实,只有埋头复习,刻苦用功,接受命运的考核。我的名字竟然是我们班级考医学院、农学院等唯一出现在西北医学院录取榜上的,在同学的簇拥下,我不得不倾自己一个月的师范生活费,请同学吃了一顿"白云章饺子"(西安名吃)。如此追述往事只是想借以说明我对外科之迷恋与钟爱,也借以想说明我学习中医初时思想上一时不能全身心投入之根源。

入班后,有为时约一个月党的中医政策学习,学习目的就是树立对待中医的正确态度,以轻装投入积极的中医学习中去。在我学习中医政策及日后学习中医的过程中,说实话,总觉得我的实际是改胸外科专业为中医研究不合适,我的胸外科老师还曾两次来信,鼓励我学完后再回到他身边。说实话,我苦恼过……我深感此现实,恐怕绝无改变之可能。我逐渐产生了一个想法,想到我在读医学院时怎么会有很好的进步,取得较好成绩呢? 这是因为一直指导自己有所长进的方法,即在大学的学习与实习过程中忘我的深入探讨、总结经验、解决问题的认真态度。对待中医学习,我逐渐形成了一个计划,即系统阅读中医外科历代名著,动机就是"我到底要看看中医外科有没有值得称颂之内容,值不值得西医外科学者学习研究"。此计划在我脑海中酝酿许久,终于决心实施。如此重要课题研究在无人知晓、无分文资助的情况下默默地开始了。研究班图书馆的中医线装珍本外科书读完了,综合医书之外科部分也读完了,谁也不知道我在读什么、做什么。每当假日即到中医研究院图书馆借阅,一年多的时间终于有数以千计的资料被摘录下来。但是,由于没有医史文献研究方法指导,十分可笑,所摘资料等到要写论文了,却发现不少卡片残缺不全,有的缺作者,有的或缺书名,或未注出处,没有朝代时间、分类等。如此残缺不全之读书所摘录资料、纸条卡片等,几乎成为一堆废纸,我发现自己太过笨拙,头都胀了。虽然有了自拟的《中国古代外科伟大成就》的论文写作大纲,单凭记忆已完全没有可能对千条资料进行分析、归类、运用。真是太苦了,只好对残缺卡片再从头查找、核对,并一一进行补救,经过此番努力,终于写成《中国古代外科伟大成就》一文,约 6 万字,对历代外科专家在疾病认识、医疗技术、手术技巧、名家名著乃至外科分科以及历代医事管理中之外科等,诸多方面的创造性成就均一一加以论述评介。该文之研究,令我信服,令我敬慕,令我感慨,也从而令我对中医外科历史发展有了重新认识与评价。同时,也让我对学习中医的必要性有了新的认识。我感觉到作为一位受过现代医学、外科学训练的学者,系统学习中医并对先人在外科领域的卓越贡献,给予历史的实事求是的论述是多么必要又多么迫切。我也从自己的梦想中,不自量力地认为,虽说在发展现代胸外科方面少了一位士卒,但在总结阐发中国古代被埋没的光辉成就方面,却多了一位不可或缺的成员,难道不值得吗?这一思想转变,令我高兴地将此文作为自己学习中医的结业论文,呈交给研究班领导,他们转送院长——一位也曾是西医外科的专家鲁之俊先生审阅。鲁院长阅后转给医史研究室主任——医学史著名专家陈邦贤先生。据陈老后来告诉我,他看了该文后向鲁院长表示"这位学员应留医史研究室"。历史就是这样捉弄人,我撰写这篇论文之初衷,绝非为了追求医史研究工作,但实际上这篇论文却由此成为决定了我一生职业生涯的媒介。从未有过的一位志于现代医学胸外科梦想,在不知中调学了中医,又以毕业论文注定了一生从事医史学研究的学者出现了。

面对如此情景,我只能以同样的"无条件服从组织分配"的原则到了医史研究室,尽管当初做古代外科研究之初衷,只是想不要浪费这段时间,多为今后之外科学研究积累历史资料,为今后发展外科学奠定别人不可能有的基础。谁料竟因此论文而步入了自己当时并不喜爱的医史研究生涯。到了医史研究室,陈老对我们表示十分欢迎,分配我与同事们共同从事将九种教材之《中国医学史》,修订改编为《中国医学史简编》等工作。其实陈老高估了我的医史能力。在此期间,有一次陈老提到《中国古代外科伟大成就》一文,问我愿否在学术刊物上发表。在陈老鼓励下,我将在研究班结业时退给我的文稿,再次交陈老,请陈老批评指导,以便继续完善。陈老告诉我,他想将该文推荐给中国科学院《科学史集刊》发表,我羞涩地表示"有价值吗?""能发表吗?"陈老给了我不少的鼓励。过了不久,陈老带我到中国科学院自然科学史研究室(现中国科学院自然科学史研究所之前身)参加《科学史集刊》编委会议,会上陈老将《中国古代外科伟大成就》一文交给一位专家,这位专家就是中国科学院副院长竺可桢,同时还将我也介绍给竺可桢教授,说了一些赞扬的话。数月后,陈老叫我到他的办公室,高兴地对我说:竺院长审阅了你的论文,评价很高,称赞年轻人能下如此工夫,写出这么好的文章,实属难得。为了能在《科学史集刊》发表,竺院长对你的论文提出了几点修改意见,即:一、为了适应杂志发表,建议对文章的字数进行压缩,字数以不超过一万字为好;二、学术论文以仅讨论学术问题为好;三、修改后可以在《科学史集刊》上发表。

陈老的评价与竺可桢院长的意见,给予我极大的鼓舞,这也确立了我放弃不可能实现的胸外科梦,从此脚踏实地在医史学领域耕耘的新的奋斗目标,此后我的思想志愿、人生目标再也没有反复。按竺可桢教授的审改意见,我虽然很快就完成了论文的缩写,但论文字数仍然多至近两万,送陈老审阅,并经陈老审阅送《科学史集刊》编辑部,很快即于1963年第五期《科学史集刊》首篇全文刊出。该文在国家级期刊发表,对我这个年轻人来讲,确是极大的鼓励。此刻我产生了一个新想法,即计划在此基础上,学习陈老治史思想与方法,完善中国外科学史的研究,但终因社会思潮干扰,乃至诸多重要科研任务缠身,特别由于20世纪70年代后,负责研究室、所之筹建,人才培养、若干重大科研课题之制定、实施,中华医学会医史学会、《中华医史》杂志之复会、复刊,中国科协有关医史文献国家十年规划之制订与落实实施等等,我自己的外科学史之研究不得不暂且搁置。然而在其他医史研究工作进行中的资料搜集,时常会碰到有价值的外科学史料,即随手摘录作为资料卡片。如此积累虽是断断续续,零零碎碎,但也日积月累,在近一个甲子的岁月中,经过不断的努力,外科史料特别是富有较高学术价值的资料,有了进一步的丰富。此刻,较之我在学习中医班时所完成的《中国古代外科伟大成就》一文的史料,可以说大大丰富了,特别是诸多富有说服力的外科手术成就的资料,也明显增多了,讨论现代意义上的中国外科学史也有了更多史实的支持,但将如此重大的史料完成分类、梳理、分析研究、撰文,还有着十万八千里的距离。回顾在从领导岗位退到二线前,之所以未能完成《中国古代外科学史》专著,最大的困难是我无暇在此领域完成自己的个人计划。

当我七十多岁从研究所领导岗位退居二线之际,虽然还有一些科研任务在身,但自己可支配时间有了很多,自己也感到轻松了许多,此刻便萌发了编撰《中国古代外科学史》的计划,还想写一部《中医史》叙述多年的个人见解与观点。正在酝酿如何开展、孰先孰后之际,海南出版社刘逸主任,经人推荐找我商讨可否编撰一部《中医史》以实现他们的出版计划。世间竟然就有如此巧合,对此,我很高兴,可以说一拍即合。文图并茂的《中医史》,在我不到一年的努力下,即于2007年以6000册创纪录印数出版,不到五年的时间,《中医史》即售完,2012年出版社提出修订再版,我又补充了第十二章,可见此计划设想是多么切合中国学术界之实际需要。

《中医史》顺利出版之际,我自然将《中国古代外科学史》之编撰提上日程,由于前期近六十年的资料积累,写作确也比较顺利,但当初设计的规律性论述等较高要求,在写作过程中感到难能做出结论,越写越感到此著成为本来力求克服的史料堆积了,迫使我分析实际情况,一是感到可供规律性讨论的史料仍然不够多,二是深感自己思维能力难能适应客观急需,时时感到用词用语甚至用字也有些费力,确实老了。《中国古代外科学史》在日夜兼程下于2012年7月16日完成初稿。不料一场病让我在中日友好医院住院三个月,从病危中度过,出院后我在家休养半年,体力与思维才慢慢恢复。尝试着进行该项未了的工作,一天工作1至2小时,直到体力慢慢恢复到半常态工作,虽说效率不太高,但毕竟已能较正常地进行修改定稿工作了。在最后的审读过程中,不断产生一种越来越强烈的感觉,根据实际内容与论述状况,特别分析研究中国外科学发展之规律性等问题,尚十分欠缺,因此,深感该书名为《中国古代外科学史》已不太恰当,经过多次考虑拟将原定《中国古代外科学史》书名,改为《中国古代外科学史稿》或《中国古代外科学文明》,或许更切合实际一些。特此为序。

李经纬

二〇一三年七月十六日

于中国中医科学院中国医史文献研究所

时年八十又五

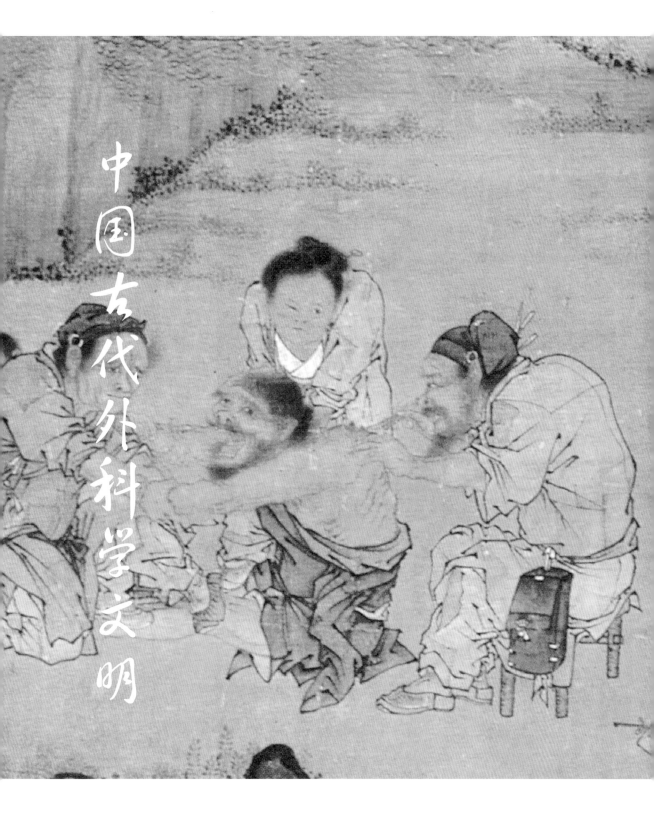

中国古代外科学文明

目录
CONTENTS

绪　论　001

第一章	中国原始社会外科学的滥觞

第一节　外伤疾病与导引卫生　011

第二节　砭石与外科医疗器物　013

第三节　骨关节疾病、人工拔牙、人工致畸术与穿颅术　017

第四节　外治法　024

第五节　传说中的外科医学人物　026

第二章	夏商西周时期外科学的初创

第一节　商周医事管理制度与外科　031

第二节　人体解剖与生理知识　033

第三节　按摩手法与手术专职人员　036

第四节　外科疾病的认识　038

第五节　酒的发明与手术麻醉　040

第三章	春秋战国时期外科学理论的确立

第一节　卫生保健与外科疮疡防治　044

第二节　导引按摩与外科疾病防治　046

第三节　非医学文献记载的外科疾病　048

第四节　军事医学与法医学之外伤救护　054

第五节　医学经典中的外科理论与医疗　055

第六节 | 现存第一部外科专著——《金疮瘛疭方》 065
第七节 | 春秋战国时期的外科人物 076

第四章 秦汉三国时期外科学的实践与进步

第一节 | 医事制度 090
第二节 | 秦汉时期解剖学的进步 092
第三节 | 淳于意《诊籍》之外科病案 095
第四节 | 外科疮疡用药与炼丹、服石 098
第五节 | 《神农本草经》之外科用药 100
第六节 | 《武威汉代医简》之外科 104
第七节 | 医圣张仲景论外科 106
第八节 | 秦汉时期军阵外科发展 112
第九节 | 外科鼻祖——华佗 115
第十节 | 非医学文献记载的外科疾病与手术治疗 127
第十一节 | 医学交流中的外科 132

第五章 两晋南北朝时期外科学领域的拓展

第一节 | 医事制度中有关外科的设置 136
第二节 | 外科专著与综合医著中的外科 139
第三节 | 外科医疗手术记录与外科病理解剖 154
第四节 | 外科学术交流 161
第五节 | 外科医学家与医学名家之善于外科者 164

第六章 隋唐五代时期外科的繁荣

第一节 | 外科医事制度与教育 170
第二节 | 隋唐外科发展水平与重要贡献 176
第三节 | 《外台秘要》之外科疾病与医疗 192
第四节 | 第一部正骨专著——《理伤续断方》 204
第五节 | 藏医《四部医典》之外科及手术、器械 210
第六节 | 非医学文献记述之外科手术与医疗技术 216
第七节 | 隋唐外科医学学术交流 228
第八节 | 著名外科医家与相关学者 234

目 录
CONTENTS

第七章　两宋时期外科的总结与创新

第一节　外科医事制度　248

第二节　人体解剖与病理解剖　260

第三节　外科专著调研　267

第四节　现存外科专著与手术医疗　275

第五节　综合性医书之外科学术　280

第六节　非医学文献中记述之外科　293

第七节　两宋外科之中外交流　305

第八章　辽夏金元时期外科的特点与融合

第一节　医事制度与医学教育之外科　321

第二节　各民族医学与外科医疗技术　323

第三节　《元史》等非医学文献记载之外科　328

第四节　外科专著与综合医著记载之外科　330

第五节　金元医家学术争鸣中之外科医疗　348

第六节　军事医学之外科　359

第七节　中外医学外科交流　361

第九章　明代外科的发现与交流

第一节　医事制度中之外科得到重视　367

第二节　外科职业病认识与防治　370

第三节　明代外科专著之卓越成就　371

第四节　非医学专著所载外科医疗手术　425

第五节　军阵外科与职业创伤　434

第六节　中外外科学术交流　437

第十章 清代外科的变革与争鸣

第一节 | 医事管理与外科 448

第二节 | 解剖学研究昙花一现 452

第三节 | 外科专著丰富多彩 456

第四节 | 综合性医书记述之外科 502

第五节 | 非医学文献记述之外科医疗手术 511

第六节 | 清代外科学术思想、疾病认识与医疗技术水平 527

第七节 | 民族医学之外科 535

第八节 | 中外外科学术交流 539

参考文献 544

致 谢 547

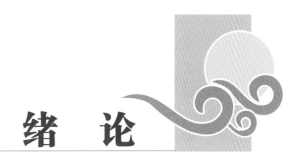

绪 论

中国医学的外科学史研究,存在着相当大的困难。因为,该研究是按中医学传统观念之疮疡科、外科为指导原则,不涉及现代意义上的外科学内涵,还是以现代外科学范畴为指导,对中国历史上经、史、子、集进行较广泛之涉猎,以获取广泛有意义之资料,进行征集、分析、研究、评述,尽可能广泛地总结,得出符合现代外科学发展的结论。若以前者为指导,相对来讲将比较容易;若按后者的要求,则要困难许多。估算两者完成后之参考价值,显然后者之学术价值、参考价值及借鉴意义,均比前者要好得多。本书舍易求难,意在为中国医学史、专科史之繁荣与发展有所裨益。

中国传统医学萌芽期并无"外科"之称谓,然而中国外科学之产生、发展历史却十分久远。甲骨文是中国现存最早的文字,距今已有三千多年的历史了。据专家已能分辨认识者而言,甲骨文中已有箭伤而致之"𠂤"字,按甲骨文专家释为:"像矢著人腋下",即"疾"之最初含义。人们对外科类疾病的认识经验积累到西周时期,已能总结出疮疡、肿疡、溃疡与金疡,产生了外科领域的分科,并能给予分别的诊疗,实在是很重大的进步,从而也规范了外科诊疗的视野,外科医生也产生了初步的分工与研讨的重点领域。后世两千多年的医学发展史上,长时间以疮疡、金镞科等名目延续着。约于宋代,中国医学史上呈现了以"外科"命名的专著,例如伍起予的《外科新书》,可惜已早佚。但南宋陈自明撰《外科精要》(1207)时,还曾大量引用、参考该书的内容。综观中国医学之分科体制,历代仍以疮疡科为外科之主体,而医学家特别是疮疡科医学家之专著,以"外科"命名者尽管尚未成为医学家、外科学家的共识,但仍已于宋元明清之时逐步形成主体。

外科领域之发展进步,继西周时之疮疡分为四小科,历代多有根据医家技术特长,以若干疾病为重点的专著,例如麻风专著、梅毒病专著等,但其特点仍多为内科之范畴。创伤之独立成科等,虽然对手法、手术治疗之不断进步起推动作用,然而其明显的缺陷仍然表现在关于手术麻醉、止血等制约治疗效果之总结与改进。医学家之间的学术、技术经验交流,因为秘而不传及传子不传女等思想意识居于统治地位,所以制约了外科之进步与提高。

那么,上述历史之基本状况,能否称之为"外科学"?当然按其独自之理论、学说,无疑称之为外科学是完全可以成立的,但也必须看到,就现在而言,称之为外科学尚有一些缺陷。因为,我们首先应按现代医学界关于外科学定义之内涵作一些界定,必须重视外科手

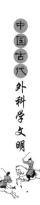

术,借以为论证中国外科历史上发展的内涵以及所达到的水平,加以评述。在此,我们并非苛求古人,仅是以此作为评述其发展水平的一个比较客观的标准,借以分析、比较其发展史上的水平,以有利于科学的发展状况或前后外科学家传承的先进或落后之比较。

现代学术界关于外科学的认识,大体上必须具备以下几个方面之要素,即外科学是医学科学内以手术治疗为主要特点的一门学科。其研究内容,主要是急慢性化脓性感染、创伤、畸形、肿瘤等外科疾病之发生、发展、诊断、治疗、预防之理论与医疗方法、技术等。按照这一认识,中国传统医学中之历代分科,如疮疡、外科领域仅是现代意义上的一部分。我的《中国古代外科学史》或将定名为《中国古代外科学史稿》或《中国古代外科学文明》,并非传统意义上的内容探讨,而是力求在现代外科学所含内容意义的指导下,进行比较广泛的探索与述评。本来设想欲作规律性、学科意义上的分析研究,但终因种种因素的局限,按仅能涉及的论述水平,不得不考虑就论题、书名做出较为切合实际的修正。不得不考虑以"史稿"或仅以"文明"命名该著。

从某种意义上讲,本书所论中国古代外科学是按现代意义上之外科学,是以手术治疗为主要特点的一门学科,那么本书之调查研究取材,也即按此特点根据所获得的资料进行分析研究,或进而期望能就此做出一些评述,或可认为本书内容对历代有手术治疗的史料,大多给予了比较客观、求实的分析比较研究,力求对其能够得出比较切合实际的认识。对于那些看来不太切合历史实际的手术史料,或不太可信的超历史水平的手术,也力求做出比较切合历史实际的分析与判断。

例如,中国医学科学历史上曾存在的穿颅外科手术问题。20 世纪上半期,我国先后于青海、北京、山东出土了三颗生前做过穿颅手术的头颅骨,按现代实验研究,它们分别属于 4000 年前、18000 年前、5000 年前。可证实他们均系手术后生活了相当长的时间,也就是说,他们生前所接受的穿颅手术,确实达到了治疗目的,或巫术所期望的目的。显然,我们不能简单地说"这不可能","原始社会的人体解剖知识、医疗器械、医学知识,绝不可能完成穿颅手术的",如果这些手术仅有文字记载后而追述的记录,恐怕我们的结论会被简单的怀疑甚而被完全否定。然而摆在我们面前的不只是有文字追述,更有着西部、北部与东部大地上先后出土的穿颅术头颅,而且是经碳 14 测定年代与现代科学研究结论,都证实在我国 4000～18000 年前确已成功进行了的外科手术——穿颅术,并且受术者于术后生活了多年,这是我们研究中国古代外科学文明不能不面对的问题,不能不予科学述评的问题。

又如,扁鹊换心手术问题,得出什么结论都是可能的,但作为中国古代外科学文明,我们也不能不面对。在论述扁鹊换心手术前,我们先讲一个大约同时代有趣的故事。

《列子·汤问》:"周穆王西巡狩,越昆仑,不至弇山。反还,未及中国,道有献工人名偃师,穆王荐之,问曰:'若有何能?'偃师曰:'臣唯命所试。然臣已有所造。愿王先观之。'……越日偃师谒见王。王荐之,曰:'若与偕来者何人邪?'对曰:'臣之所能倡者。'穆王惊视之,趋步俯仰,信人也。巧夫鎮其颐,则歌合律;捧其手,则舞应节。千变万化,唯意所适。王以为实人也,与盛姬内御并观之。技将终,倡者瞬其目而招王之左右侍妾。王大怒,立欲诛偃师。偃师大慑,立剖散倡者以示王,皆傅会革、木、胶、漆、白、黑、丹、青之所为。王谛料之,内则肝、胆、心、肺、脾、肾、肠、胃,外则筋骨、支节、皮毛、齿发,皆假物也,而无不毕具者。会合变如初见。王试废其心,则口不能言;废其肝,则目不能视;废其肾,则足不能步。穆王始悦而叹曰:'人之巧乃可造化者同功乎?'诏贰车载之以归。"

这一故事详述的是一个生动的机器人,所描述的动作以及肌肤、内脏功能,显然比现代制作的机器人更为高明,难道是其作者编造出来的? 他们为什么要编造如此故事,并将当事者也刻画得如此生动有趣? 再联系三国时期诸葛亮精制"木牛流马"自动运输工具,太值得我们认真思考,严肃对待,千万不可简单地统统以"神话故事"给予评述。

再说,《列子》一书,作者列御寇为战国时郑国人,哲学家庄周在《庄子》中记述了很多关于列御寇的传说。作为战国时期的道家,列御寇无疑会有诸多神话传说故事之描述。但我们也不能忽视,道家思想确实蕴含着我国古代诸多自然科学、医学科学的论述。了解了列子的时代背景与浓厚的道家思想色彩后,我们无妨讨论一下《列子·汤问》中又一个让人难以理解的外科"换心"手术的记载。

《列子·汤问》:"鲁公扈、赵齐婴二人有疾,同请扁鹊求治。扁鹊治之。既同愈。谓公扈、齐婴曰:'汝曩之所疾,自外而干府藏者,固药石之所已。今有偕生之疾,与体偕长;今为汝攻之,何如?'二人曰:'愿先闻其验。'扁鹊谓公扈曰:'汝志强而气弱,故足于谋而寡于断;齐婴志弱而气强,故少于虑而伤于专。若换汝之心,则均于善矣。'扁鹊遂饮二人毒酒,迷死三日,剖胸探心,易而置之,投以神药,既悟如初。二人辞归,于是公扈反齐婴之室,而有其妻子,妻子弗识。齐婴亦反公扈之室,有其妻子,妻子亦弗识。二室因相与讼,求辨于扁鹊,扁鹊辨其所由,讼乃已。"对此故事,杨伯俊注称:"此固怪诞之言,然人名或有所本。"对此记述,我觉得仍应予以重视与认真对待。

司马迁撰《史记》,何以立《扁鹊仓公列传》? 何以感叹"扁鹊以其使伎见殃"? 曾国藩曾称"史迁实通方术,而藉以自见其才能",并错误称"斯亦浅者徒也"。曾国藩认为司马迁撰扁鹊传,说明迁实通医药方术,这一推断当然是有根据的,但无端指责司马迁"藉以自见其才能,斯亦浅者徒也",一语双关,不但否定司马迁,同时也给扁鹊以否定,充分暴露了曾国藩对医药技术统统视为"浅者徒也""此小人事也",其世界观由此可知。陆九芝曾严词指出:"曾国藩颇斥司马迁为扁鹊仓公立传,以为名一能以济人,此小人事也。"并举曾国藩在蜀道病疟,"医以一剂愈之,不以为德而为罪"? 列举儒有君子亦有小人而况于医本当有所区别,不可"概目为小人矣","岂曰:贱役乎哉"。这一关于扁鹊、司马迁为扁鹊立传引起的清代学者间的争鸣,虽然距扁、迁已远,实则代表了学术界长期存在的非医术思想的一次大暴露。此之言似乎并不切于扁鹊换心术之评述,但如此引述,实出于应给予《列子·汤问》所记述的扁鹊换心术以严肃之鉴示。为何作者彼时彼处编制如

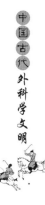

此换心之事例？怎么会想出如此的故事情节？怎么给予了完全成功的结果？为何能设计出用"毒酒"麻醉？怎么能设计出二人情志异位之治疗结果？怎么会有如此巧妙至极的"编造"？难道我们今天不应该给出一个能够符合历史实际的说法，难道我们可以以一句简单的"纯属神话故事"给出评述吗？我们之所以重视这段扁鹊换心术史料，是因为对之进行分析研究后，深刻感受到作为中国远古外科学文明之著，其所提供的神妙素材，不能不予以关注。至少"毒酒"麻醉术，不会是空想出来的吧！用以外科换心手术之设计总应有个源头吧！至于换心的"心"是现代的心脏，或是现代之脑，抑或是现代之什么组织，难道不应回到原点来进行一些分析研究？我们重视扁鹊换心术，它毕竟是外科文明讨论不能回避的问题。我们旨在剥去其神秘之外衣，参考5000年前成功进行的穿颅手术，考察其何出空想，何有可信，并评述其可贵的思想。

关于扁鹊外科手术，还有一段有趣的描述，即《鹖冠子·世贤》记载魏文王问扁鹊"子昆弟三人，其孰最善为医？"……扁鹊曰："长兄于病视神，未有形而除之，故名不出于家。中兄治病，其病在毫毛，故名不出于闾。若扁鹊者，镵血脉，投毒药，副肌肉间，而名出闻于诸侯。"扁鹊答魏文侯问，说明长兄技高能防病于未发，反而名不出于家；而中兄诊病能除未形之病，其名声仅于邻闾间。谈到自己，强调了"镵血脉"之术，强调了由于自己施以手术刺病而名闻于诸侯者，自谦表述了预防医学之高尚。这一自述也多少证明有如后来学者多称的扁鹊学派是以外治、手术而闻名于世，或被誉为中国医学外科第一人者。可惜《汉书·艺文志》记载的《扁鹊外经》《扁鹊内经》仅存书目，而不知其内容，但后来学者之诸般推论与散在有关扁鹊精于外治、手术者，并非虚论，研究中国古代外科文明不可不辨也。

外科学手术治疗之能否获得理想的效果，除了外科医学家之诊断是否正确，手术技巧是否高明外，以下诸种学科技术之是否成熟等，对保证手术之顺利而有效进行，关系也是十分密切的。

首先，重要的是手术者对人体解剖、生理知识，特别是手术局部解剖、生理知识是否精熟。我国古代解剖知识与外科手术发展、中国医学发展、人体解剖之早，以及其与医学发展密切关系之强调，可以说居于人类之先进行列。然而由于封建社会思想意识之局限而使其发展日益束缚，人体解剖逐渐被视为伦理之大忌，偶有进行病理解剖者甚至多引来杀身之祸。因此，到了宋代，为了发展医学，正确认识人体，解剖不得不在死刑犯身上进行。清末王清任强调人体解剖之重要，但他也只能于疫死婴幼儿墓地犬食之余的死尸上分辨，进行解剖知识之改错。但从我国历代外科学家所进行的诸般手术方法与步骤上，绝少论及局部解剖知识者，或许可以认为他们失于对解剖知识之指导，这或许也是制约外科手术效果的重要方面之一。

其次，外科大手术之成败，麻醉术是否可靠有效，确实属于关键之所在。那么战国之前后，中国是否有外科麻醉之成功案例？水平如何？原始社会"穿颅术"成功之案例，中国至少已有三例,因其时尚未有文字发明,故无从知其有否。但上文论及扁鹊换心术时,已明确强调了"扁鹊遂饮二人毒酒,迷死三日",不难理解其并无夸张,完全是可信的史实。按分析,酒本身就是一种有效的麻醉剂,所谓"毒酒"显然是含有麻醉效果药物之酒制剂,我以为在此无须多加说明。

富有学术参考价值的又一例,同样亦出自《列子·汤问》:"饥惓则饮神瀵(fèn,《尔雅》:犹酒散也),力志和平。过则醉,经旬乃醒。沐浴神瀵,肤色脂泽,香气经旬乃歇。周穆王北游过其国,三年忘归。"神瀵,泉水,犹酒散也,《列子·汤问》记其效用,可以使"力志和平,过则醉,经旬乃醒",显然说明其有着较为理想的麻醉作用,即所谓"过则醉,经旬乃醒"。如此,该资料之可信否?何时所记?有否人证?有否更早之记述?那么,什么是瀵?我国最早记述周汉诸书旧文而成的《尔雅》,已论及"瀵犹酒散也",而能与之互证者,列子还记述了"周穆王北游过其国,三年忘归"。周穆王,西周第五位帝王,姓姬,名满,曾周游天下。两相参考,此文所记之瀵,或确如所述之神奇,只可惜尚不能证明其属今之何物,能推断者,或其泉水乃自然发酵之果酒类者。重要者乃其所记述的"过则醉",麻醉效果可安全达到十日"乃醒",实乃十分理想的外科手术麻醉剂,如此分析并不十分勉强吧!

列子所记述之"神瀵",以及于论述扁鹊施行"换心术"时所使用的"毒酒"麻醉剂,不得不认为中国在战国时或更早确已应用了酒类以及若干具有麻醉作用的药物,制成手术止痛之麻醉剂。结合汉末三国时期外科鼻祖华佗,于腹腔肠胃手术时所施用的麻醉剂,亦即"酒服麻沸散",可以说明中国在战国前后乃至汉魏三国时期,外科手术与麻醉已有了很密切的传承与发展。此后,大的外科手术或因种种因素制约,罕见于文献记述,但麻醉之应用尚未完全衰落,零零星星散见于医学家或其他学者的记载中。令人眼睛为之一亮者,竟还有冰冻麻醉之应用于手术麻醉的成功记载。中国医学史上,在封建思想指导下,曾形成一股"割股疗亲"之恶习,最早者可能始于唐代,从文献记载可知其大约始见于陈藏器《本草拾遗》(739)。明代著名本草学家李时珍撰《本草纲目》卷五十二"人肉条"时,面对"割股疗亲"即已采取了断然批判的态度,指出"若卧冰割股"五字,明明白白告诉我们施行"割股"外科手术,是在"卧冰"的条件下进行的,这不是实实在在的冰冻麻醉运用于割股手术吗?可惜中国外科之麻醉问题,终未能形成学者专门研究与不断改进提高的知识体系,原因尚待综合分析研讨。断断续续的史实,至少可以证明,在中国外科手术发展史上,确曾有较为良好的麻醉,以保证外科手术之顺利进行,并保证获得较为理想的效果。

第三,关于外科手术制约因素的消毒灭菌问题。严格地讲,早期中国外科医生于其手术技术中,并未认识到对手术部位消毒以预防感染,亦未具备手术者与手术器具必须消毒的观念并进行相应的消毒操作。但他们不自觉觉察到消毒的好处并指出其必要性,大约在明代的医药文献中多有论述。

例如,李时珍(1518—1593)撰《本草纲目》时,引用《芝隐方》资料指出:"预防时疫,用新石灰、皂矾等分拌匀,遍布各处,可免感染。"又如于"服器部"论述病人衣物时强调"天行瘟疫,取初病人衣服,于甑上蒸过,则一家不染"。上述两例均系医家预防疫病流行传

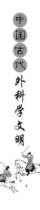

染而强调的消毒法。此两法肯定有效,至今仍在应用。关于医疗手术器械之煮沸消毒,明代著名针灸医学家高武所撰《针灸聚英》(1519)中,也明确指出:"煮针非《素问》意,今以法煮之,以解铁(按:铁指针、刀等铁器者)毒,此有益无害也。"他坦白认为:煮沸针具一法,《黄帝内经·素问》是没有论述的,但今天以煮沸方法对针具进行煮沸,借以解除针具器械之毒,则是一种有益而无害的方法,应予手术中推广。高武是武举人出身的针灸大家,他能如此对待新生事物,抓住煮沸消毒铁制医疗器物之法,并强调"有益无害",意在后来学者于手术中推广应用,实属难能可贵之举。可惜此可贵之认识,未能引起后来医家的广泛关注,终未能为明清多数外科医家施行外科手术时所认同。

第四,保守思想意识对外科手术发展之影响。在中国医学发展史上,其实一直存在着保守与否的争论与斗争。西汉昭帝(前86—前74年在位)时,于公元前81年召集各地贤良文学之士60多人在京召开盐铁会议,商讨政治、军事、经济问题。当时官员桓宽,汝南(今河南上蔡)人,于会后将会议研讨之问题,整理成《盐铁论》。以下仅就其有关借医学思想、论争之内容列述,以助学者参考。《盐铁论·轻重》:"文学曰:'扁鹊抚息脉而知疾所由生,阳气盛,则损之而调阴,寒气盛,则损之而调阳,是以气脉调和,而邪气无所留矣!'"并批判指出,"夫拙医不知脉理之腠,血气之分,妄刺而无益于疾,伤肌肤而已矣!"接着论及"意者非扁鹊之用针石,故众人未得其职也。"《盐铁论·相刺》:"扁鹊不能治不受针药之疾";《盐铁论·轻重》:"用针石,调阴阳,均有无,补不足,亦非也?",指出"此者扁鹊之力,而盐、铁之福也";《盐铁论·箴石》:"亦未见其能用针石而医百姓之疾也"。《盐铁论·大论》:"扁鹊攻于腠理绝邪气,故痈疽不得成形。圣人从使于未然,故乱原无由生。是以砭石藏而不施,法令设而不用,断已然,凿已发者,凡人也。治未形,睹未萌者,君子也。"《盐铁论·申韩》:"法能刑人而不能使人廉,能杀人而不能使人仁。所贵良医者,贵其审消息而退邪气也,非贵其下针石而钻肌肤也。所贵良吏者,贵其绝恶于未萌,使之不为,非贵其拘之图圄而刑杀之也。"对外科手术之施行持有可贵的肯定。

以上论述虽为借医学评价以论时政者,但其对医学发展之影响还是很深远的。外科医学家之能著书论理者,影响尤为普遍。特别明清时期之外科名家,在对待医疗手术问题上之尖锐对立,甚至清代王洪绪《外科证治全生集》咒骂明外科大家陈实功主张施用手术者"尽属剑徒",斗争之激烈可见一斑。晚清章汝鼎(1839—1900),字玉田,合州(今重庆合川区)人,弃儒就医,性刚,承家学,请益里中名医,撰《针灸大法医论》,其序:"余考古人治疾,无论内外科,皆刀针砭刺、蒸灸熨洗,诸法并用,并不专注于汤液,今诸法失传,而专责之汤液。"又强调:"医者治痈疽,弃其刀、针、石,以决去脓腐为急务,徒从事于方剂、汤药之间,以待疽之自溃,因循姑息,养痈贻患,至使与身俱亡而后已,则失其为医之道,不待决也。"章汝鼎还考证称:"如史传所载,虽帝王将相之病而用针石者,不胜偻指,试问今日遇之尚敢出口乎?故曰:时也势也。可见在昔,内证尚须外治,今疡科转以汤药治外疾,藉言补托,迁延时日,轻浅者糜烂;久深者溃败决裂,或死无殓具,或残体破家,医者自谓谨慎,而不知杀人无迹;病者乐于苟安,而至死不悟。"章汝鼎进而严厉批判说:"貌为爱护之言愚病者,反訾刀针为险事,而自护其短;指蒸脓发热为内病,指重证为死证,果死也,可显我之先见。幸而不死,又可邀功而索谢,吾谁欺,欺天乎"接着正确指出:"古有戒用刀针之说者,盖谓脓未成戒其早用,非一概戒之也。""扁鹊虽不长生,而针砭不可谓非活命之器也,诚者是言。也有志斯道者,岂可弃针砭而专乎汤液哉!"

关于外科疾病用外科手术之争论,在中国外科领域存在着千年之论争,亦即手术与非手术、孰优孰劣等。这一论争尤以清代更为激烈,由于诸种影响手术之安全、有效等因素不完善,推崇非手术之保守治疗者逐渐占据主导地位,从而严重制约外科手术之发展。当然影响中国外科手术技术、治疗效果之提高,并非单纯由此,也存在着上述诸种学科发展之制约,是一个相当复杂的问题,有待不断地分析研究,以求得出比较系统、全面、有说服力的结论。但是,我们通过历史之研究比较分析,必须强调指出:中国古代外科之手术治疗在人类外科之发展上,应该说仍然处于同时期的较高水平,若干外科手术甚至对于人类外科学发展很有创造性或处于领先地位。近代西方外科被引进中国后,人们普遍认为其高明于中国。实则中国医学之外科在上述条件制约下,加之百年前之社会腐败给外科发展以致命之打击,外科医家只有为生活但求安全之着想,何来科研提高、改进之旨,于是外科手术衰落了。其实在清初,中国医学与国外相比,仍然处于比较良好之行列,例如《乾隆敕谕》有这样一段往事的记载,说起来还是有些参考价值:乾隆五十八年(1793),英国派马戛尔尼(Lord Macartney)来华,要求通商和互派使节,被清王朝以"与天朝体制不合,断不可行"而回绝,并认为"天朝物产丰盈,无所不有,原不藉外夷货物以通有无"。乾隆帝朝拒绝外界交流之举措实在太过保守。马戛尔尼出使中国后在《中国游记》中写道:"(余)于袋中取小盒自来火,擦而燃之,彼见身内藏火,毫无伤害,大为惊异,余因知中国人于机械学中未始无所优良,而于医学之外,科学及科学知识,则甚劣于他国。"在这里马戛尔尼指出"而于医学之外,科学及科学知识则甚劣于他国",也就是说此时中国之医学还是比较先进的。他又写道"欲凌驾诸国之上,而对实际所见不远,不知利用之方,惟防止人智之进步,此终无益于事也",并认为"军队既未受军事教育,而所用军器,又不过刀枪矛矢之属,一旦不幸,洋兵长驱而来,此辈能抵挡否"。值得回味者上述史实可见,清王朝对天外之缺乏了解,闭关锁国之心态。此后不久,中国领先之经济、学术由于保守思想之影响,不知奋发创新,慢慢衰落于诸般科学技术发达列强之后。虽说中国医学当时尚获得马戛尔尼认可,但也终因列强之入侵,而陷入发展进步之困境。外科学特别是外科手术以及相关器械之改进、相关学科知识之总结提高等,均陷入衰落,较之医学科学之整体所遭受的打击更甚。日本明治维新废止中医,然汉方医学外科之华冈青洲(1760—1835),在发扬汉方医学外科手术与麻醉技术方面,创造性地成功进行了乳腺癌切除术等。然而在中国,外科手术等日趋式微,尽管尚有零散之记述,但终未能出现与西洋外科比肩之作。

第一章

中国原始社会外科学的滥觞

（远古—前21世纪）

The Origin of Surgery in the Primitive Society of China

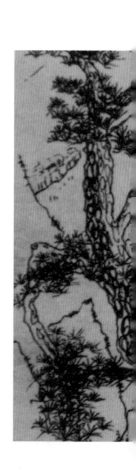

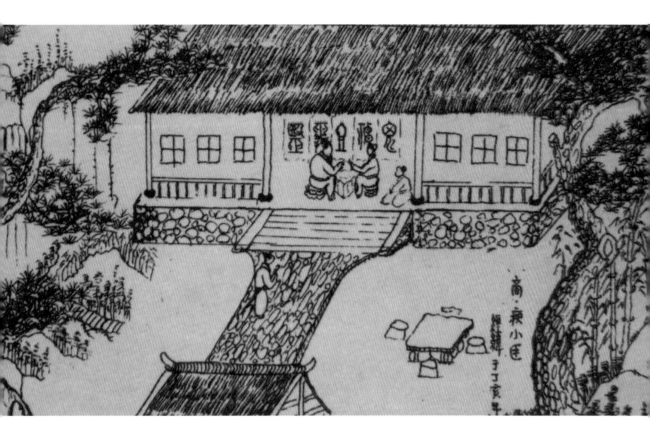

　　有关中国原始社会的考古发掘与研究成果，为我们提供了极其丰富的实物资料，这对研究人类早期疾病、医疗活动，创造了有利条件，也为我们考察原始人的体质、疾病、伤残，以及是否有过医疗活动，提供了第一手资料。

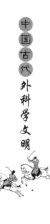

有关中国原始社会的考古发掘与研究成果,为我们提供了极其丰富的实物资料,这为研究人类早期疾病、医疗活动,创造了有利条件。我们不但有丰富的传说故事、民俗载体等资料作为考察的依据,更获得了旧石器时代、新石器时代,我国东、南、西、北地区极其广泛的人类生活、生产活动遗留下的极为珍贵的人工和自然遗存,为我们考察原始人的体质、疾病、伤残,以及是否有过医疗活动,提供了大量可做出科学结论的第一手资料。

一、我国旧石器时代的文化遗存

1965 年 5 月于云南元谋县上那蚌村附近元谋盆地东侧山麓的小丘上发现早期类型直立人的代表——元谋人,其左右上内侧门齿化石等,距今 170 万年;1963 年于陕西蓝田县发现蓝田人头骨、颌骨化石等,距今 50 万～60 万年;1921—1966 年于北京周口店历次发掘北京人遗址,距今 40 万～50 万年,共得头盖骨 6 个、头骨碎片 14 块、下颌骨 15 块、股骨 7 块、胫骨 1 块、肱骨 3 块、锁骨 1 块、月骨 1 块、牙齿 153 块,约代表 43 个个体人类化石。元谋人、蓝田人、北京人均有用火遗迹。

1954、1976 年两次在山西襄汾丁村一带,考古发现旧石器时代中期人类化石,为丁村人,距今 10 万～15 万年,在石器中最具特色的是三棱大尖状器,除人类化石外,还发现 27 种哺乳动物化石。

1930 年于北京市周口店龙骨山北京人遗址顶部的山顶洞,发现旧石器时代晚期人类化石,为山顶洞人,距今约 18000 年。同时出土有石器、骨角器、穿孔饰物等,并发现了中国迄今所知最早的埋葬方式。

旧石器时代人类遗址除上述云南元谋人、陕西蓝田人、北京北京人、山西丁村人与北京山顶洞人外,还有广东马坝人、湖北长阳人、四川资阳人、广西柳江人、内蒙古河套人等。旧石器时代人类文化遗存遍布了中国大地。所有这些遗址发现的旧石器人类化石、动物化石、石器、角器、工具以及制作精美的穿孔饰物,生动说明中国古人类文明进化的历程,也反衬出人们运用如此工具于医疗的实际水平,尽管技术水平还很原始。

二、我国新石器时代的文化遗存

新石器时代中国文化遗存更为丰富。距今约万年的陕西沙苑文化,代表了新石器时代之开始,社会组织从原始群过渡到了氏族公社时期;河南仰韶文化距今 5000～7000 年,北到河套,南达鄂西北,东至豫东,西到甘肃、青海,共发掘遗址千余处,房屋遗址 400 余处。其农业已发展到农耕为主,兼作采集和渔猎。同时出现手工业活动,打制的农耕工具,采集、渔猎工具,陶器烧制及手工业工具等均较精巧。龙山文化,泛指黄河下游地区相当于新石器时代晚期(距今 4000～5000 年)的文化遗存,为金石并用时代,生产、生活工具进一步改进,在某些遗址还发现了铜器,揭开了青铜文化的序幕。

第一节　外伤疾病与导引卫生

据历史学家白寿彝主编的《中国通史·远古时代·新石器时代》中关于居民健康状况的报告,对史家文化骨化石 730 例、元君庙文化骨化石 211 例列表统计分析如下两表所示。

史家文化骨化石分析　　　　　　　　　　　　　　单位:人

总人数	老		中		青		儿童	不详
	男	女	男	女	男	女		
730	15	3	414	200	12	21	52	13

元君庙文化骨化石分析　　　　　　　　　　　　　单位:人

总人数	46 岁以上		31—45 岁		15—30 岁		成年		儿童	不详
	男	女	男	女	男	女	男	女		
211	16	6	33	18	30	31	12	6	38	21

注:其平均寿命为 20.3—21.8 岁

该报告指出:"在当时医疗水平低下情况下……在史家村(陕西渭南)见到的股骨变形弯曲,腰椎椎体间形成骨桥、骨刺等病例,和元君庙(陕西华县)人骨鉴定报告指出的当时居民的牙齿普遍遭到严重磨损,以及有着压缩性骨折、骨刺的现象,同当时居民寿命短促的情况,集中反映了半坡(陕西西安)类型时期生活及劳动十分艰苦的情景。同时,在维持生存斗争中,半坡类型居民已积累了一些医疗知识。元君庙见到的桡骨及颅骨陈旧性骨折,便是说明他们已具有一定的医疗护理知识的例证。"同时还强调:"自然,目前还无法说明这是自然医疗抑或人为医疗的结果,但从当时人们已具有相当好的人体骨骼知识来看,后者的可能性还是相当大的。"

一、马家窑文化

马家窑文化 1923 年首次发现于甘肃临洮马家窑,分布于青海湟水流域,距今约4000～5000 年。该文化之大通孙家寨墓地一座墓中出土的一件彩陶盆,口径 29 厘米,底径 10 厘米,高 14.1 厘米,盆内外壁及口沿壁都有彩绘,内彩的主题纹饰是三组人形图案,每组五人,手拉手,面向一致,头侧各有一斜道,似为发辫,摆向划一,人下体三道,接地面的两竖道,无疑是两腿,而下腹体侧的一道,似为饰物,每组纹饰之间,有弧形纹将其隔开,生动表现出当时的舞蹈形象美。《吕氏春秋·古乐》:"昔陶唐氏之始,阴多滞伏而湛积,水道壅塞,不行其原,民气郁阏而滞著,筋骨瑟缩不达,故作为舞以宣导之。"陶唐氏,尧为其领袖,父系氏族后期,约与此彩陶盆同期或稍晚,它生动反映出中华民族所发明舞蹈

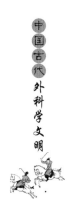

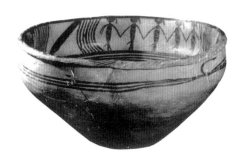

舞蹈纹彩陶盆

1973年于青海大通县孙家寨出土之新石器时代(马家窑型)舞蹈纹彩陶盆,盆高14.1厘米,口径29厘米。陶盆内壁绘有五人一组共三组之舞蹈纹饰,五人手牵手步态齐整舞蹈状,生动表现了我国新石器时代人们舞蹈健身强体的生动情景。

以防治水湿壅塞环境引致的骨关节疾痛,这正是现今导引按摩的最早记述。

水湿为患在尧舜时期,可能是人们生活、生产活动中认识到的一大祸患之源。因此,除上述"故作为舞以宣导之"的比较消极应对外,更有了居处的排水设施。例如:1928年于山东章丘龙山镇发现的龙山文化,其淮阳平粮台城堡已有公共下水道之设施。该下水道每节长35~45厘米,直径细端23~26厘米,粗端为27~32厘米,每节细端向南,套入另一节粗端。虽然所发掘由陶道套接而成的管道仅存5米多长一段,但管道北端在城内,高于南端,反映了设计有利于排水通畅的合理性。富有意义的是,整体管道呈倒"品"字形三管并排,显然是为了加大排水量而设计的。既然如此,为何不加大下水道管腔呢?这可能限于当时烧制大管腔陶管还有难度,只好三管"品"位并排以防压碎。与此同时,我国凿井大约也始于此期,汤阴白营井深11米,井壁用木棍自下而上,层层交叉有榫套接而成,顶视之呈"井"字形,"井"字造字或源于此景。凿井而饮,大大改善了人们的饮食卫生,降低了发病率,增强了体质,抵御了生产斗争中的伤害与化脓性感染。

二、原始人群化脓性感染与外伤性疾病

从上述原始社会的生活、生产水平低下的实际可以看出,其发病率肯定是比较高的。就一般情况而言,原始人群的平均寿命仅仅20多岁,活到50岁或以上者十分罕见。除了幼儿死亡率很高外,绝大多数生活于发病率很低的青壮年时期。其内科病的发病率是较低的,形成了由于环境卫生不良,以及因需要与野兽搏斗、高空采集、氏族间争斗等易发生伤折、感染、化脓、骨畸形等为主的外科疾病是不难理解的。体表化脓性感染不可能给我们遗留下化石标本,我们只能根据原始人生活的实际推断而知,但原始人伤折的化石则为我们提供了宝贵的折肢,并有治疗遗痕的宝贵资料,为我们论证原始人伤折与医护的存在,增加了宝贵的实物依据,具体内容参考下节之穿颅术等。

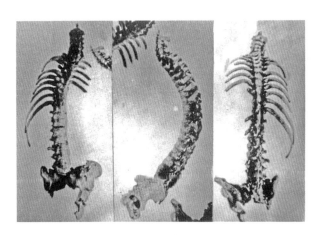

新石器时代（马厂型）畸形脊柱

青海柳湾 829 号墓出土，疑为墓主生前曾患脊髓灰质炎后所引起脊柱畸形、韧带钙化等病变。

第二节　砭石与外科医疗器物

原始社会，无论是旧石器时代，还是新石器时代，都不可能有医疗专用的工具存在，这是因为原始社会人群虽有疾病与伤折之存在，但其社会文化发展水平决定了它还不可能有医生、护理职业出现，虽然存在着医疗与救护活动，也或许有掌握医疗、救护手段者，但绝不可能有专职的医疗、救护者出现。我想这一看法大概不会有错的，尽管这只是一个推论。如果这一看法不错，那就更谈不到专用的医疗或外科手术等器物存在。因为，在人类发展的长河里，有相当长的历史时期，医疗工具或手术器械使用者，只是掌握某种医疗救护的奴隶、手工业者、早期从奴隶分化出来的掌握医疗一技之长者，他们仍然是奴隶、手工业者、巫者，只不过他们比其同行多了一些可以为人解除疾苦、伤痛的手艺而已，他们的身份并非医生。但他们对医疗、伤折施行救治的工具，无疑是借用生活、生产的工具，无论是粗制的旧石器，抑或是比较精制的新石器，我们都很难称其为医疗器物。

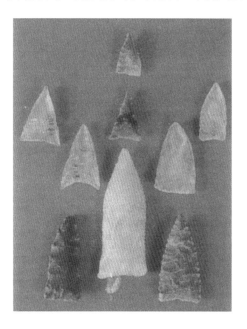

石镞

内蒙古赤峰出土，既是狩猎器，也是原始人针刺、放血、放脓的医疗手术器具。

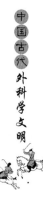

还在旧石器时代晚期,原始人打制的各种石器类型,已有刮削器、尖状器、雕刻器、锥或钻等,他们运用这些工具,不但制作了骨器、角器、锥、针、鱼叉、刀、铲等,还采用锯、切、削、磨、钻等一系列工艺,制作出精美的穿孔石珠、穿孔砾石、穿孔兽牙等各种佩饰。

新石器时代黄河下游的北辛文化,其生产工具仍以打制为主,磨制石器约占其全部的1/5,所磨制石器以铲为最多,其次为刀、镰、斧等,较前明显精致,品种也较前增加。据刘林新石器时代遗址第二次发掘报告,其中52座男女墓葬之随葬工具统计表[①]如下表所示。

刘林新石器时代遗址第二次发掘随葬工具统计表 　　　　单位:件

工具 性别	斧	锛	凿	砺石	弹丸	网坠	小刀	牙勾形器	锥	针	纺轮	总数
男	9	16	1	5	2	2	1	16	13	6		71
女	6	1		3				5	12	2	3	32

随着社会发展进步,新石器时代较晚期,中国社会进步到了铜石并用时代,手工艺业明显进步,雕刻技艺更加精美。良渚文化(前3300—前2250)的玉器,硬度一般为莫氏6度,其裁料、成形、穿孔、雕刻花纹、抛光等工序,都对石器工具的硬度提出了更高的要求。此时的工具除传统的石器、角骨器外,更有了铜器,品种也增加了铜刀,以及不断改进的匕、凿、钻、锥,还有臼、杵与骨刀、骨针、骨锥、蚌刀等。

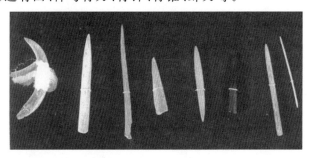

骨针、骨锥、骨镞

新石器时代骨针、骨锥、骨镞等,既是生活用具,也是医疗保健器具。

上述石、骨、角、蚌壳所打磨的工具,虽非专业医用,但肯定均可借以为医疗、伤折施术之用。如此,这些生活、生产、手工工具,被用于切开脓肿,或大型穿颅术等,则称之为医疗、手术器械,似不应有任何分歧。例如,中华民族千万年来的接生婆,世世代代以来,并未普遍形成一个以接生为专业的职业群体,也未有传承、教育体系,然而直到二十世纪三四十年代的广大农村,孕妇生产全是依靠非专业的接生婆助产。接生婆们几乎都是自己产儿经老人家接产而取得经验,又为人接生而丰富了相关知识,他们并非以接生

---

① 白寿彝:《中国通史》,第2卷,上海人民出版社,1994,第182页。

为职业或为生活来源,他们为人接生是一文不取的纯友谊、纯义务,或出于善事善为,他们并没有专用器具,例如剪断脐带在原始社会用的石刀、后世用的剪刀,都是临时取用的生活、生产工具,尚不可能有专用的医疗器具。也就是说:中国远古的医疗、手术器具大多还是借用生活、生产中的器物。

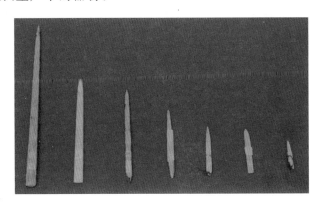

玉质针

玉质针为中国远古常用之医疗器具,玉质针或源于玉砭石,二者相互为用。图为广东中医药博物馆藏商周之玉质针具七枚,其最长者为 18 厘米,最短者为 2.5 厘米。

一、砭石

砭石是石器的一种,为选用坚硬石质经打制而成的尖锐或有锋面的工具,就医疗、施术而言,砭石是后世医疗、手术常用针、刀的原型。砭石可能是由非医疗专用器物向专用医疗、手术器具过渡的石质工具。从地下出土物之形质与古文献关于医用的记载,大致可以看出其转变过渡的脉络。

1963 年在内蒙古多伦县头道洼新石器时代遗址出土了一枚砭石,长 4.5 厘米,一端为四棱锥尖形,一端为扁平形刃面,宽约 0.4 厘米。据研究,锥尖可做针刺、放血疗法;刃面锋利可作为切开脓疡等手术用。多伦县头道洼新石器遗址,可能与临近的敖汉旗兴隆洼新石器时代遗址为同一文化遗存。兴隆洼文化处于公元前 6 世纪之后半段,在文献记述可以与实物印证者,例如《春秋左氏传》(记述前 722—前 464 事迹)在论述公元前 550 年一段史料时提到"美疢不如恶石",2 世纪服虔作注说:"石,砭石也";《素问·宝命全形论》:"制砭石大小";汉代许慎《说文解字》:"砭(砭),以石刺病也。"隋代全元起注曰:"砭石者,是古外治之法……古来未能铸铁,故用石为针。"

1973 年于河北藁城台西村商代第 14 号墓出土的一枚砭镰,置于一漆盒内,长 20 厘米,最宽处 5.4 厘米,据同墓出土的桃仁、郁李仁等药物标本分析,当为医用砭镰。

广东中医药博物馆收藏商周时期之玉质砭石,10 枚,其形状、大小各异,最长者 6.2 厘米,体宽处 2 厘米,锋呈尖圆状;最小者长 1.7 厘米。10 枚基底部均穿有圆孔,可

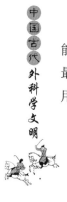

能是穿线而易携带之用。该馆还藏有玉石针 7 枚,最长者 18 厘米,尖端锋利,底端圆平;最短者仅 2.5 厘米,形制十分相似,其尖用以石刺病无疑,其柄底圆平,或可为按摩之用者。

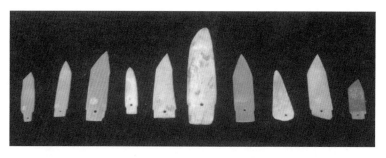

玉质砭石

砭石为中国远古常用之医疗器具,特别多用于化脓性感染手术切开排脓者。图为广东中医药博物馆藏商周时期之玉质砭石,其最长者为 6.2 厘米,最短小者仅 1.7 厘米。

三、骨制针、锥、刀

大溪文化前期可进入半坡类型,后期约为庙底沟类型,其年代为公元前 4000 年—公元前 3000 年。重庆巫山大溪文化遗址出土的新石器时代骨针,长分别为 16 厘米、9.2 厘米,尖端锐利,针体打磨光滑,针柄圆平。

1980 年在内蒙古包头东郊新石器时代阿善遗址出土距今约 5000 年的一套骨针[①],最长者 10.5 厘米,短者 3~8 厘米,针筒长 15.3 厘米,均由动物肢骨加工制作而成。

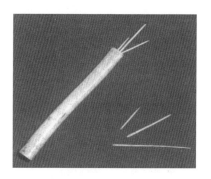

骨针、骨针筒

新石器时代,包头市东郊阿善遗址出土。在七八千年前之新石器时代,人们已开始定居生活,广泛制作与使用磨制的石器、骨器,并能烧陶、纺织。当时,所磨制的骨针,既是生活工具,亦是医疗手术器物。

---

① 白寿彝:《中国通史》,第 2 卷,上海人民出版社,1994,第 6 页。

原始社会先民在打磨制造和使用石器的同时,打磨骨制工具也较为普遍,如在山顶洞人遗址发现磨制精致的骨针。在考古发掘的骨制品中,生活用具和饰物占有很大比重,仍然很难说明其为医疗手术专用者。就当时应急医疗活动之急需而言,我们最多能够推断指出:骨针、骨刀、骨锥等可能被用以应急脓肿切开或穿颅术之急需所用。山东微山县双城出土的汉画像石,浮雕描绘的是人首鸟身神医手持砭石(医针),在为病人进行手术医疗,或有认为是手持医针在为病人进行针刺治疗。该浮雕画像石之人首鸟身造型的神医,必然是远古神话传说故事的生动写照,肯定不是反映汉代医疗实际的,因为,我国医学发展到汉代,早已摆脱了鬼神迷信对医学发展的制约,以华佗为代表的外科手术发展已相当先进了。西汉中山靖王墓出土的铜制医疗器具十分精美,特别是金针、银针,更非画像石人首鸟身神医手持者所能比。

第三节　骨关节疾病、人工拔牙、人工致畸术与穿颅术

关于原始人群的发病率,是一个几乎没有可能做出确切论述的问题。因为,研究原始人群的疾病谱,由于人所共知的原因,主要是缺乏甚或没有史实作为依据,也非常缺乏人文载体、民俗传说故事可做参考,显然困难重重。所幸,由于 20 世纪初,我国开始了现代意义上的考古学研究,发掘了大量原始社会的人骨,为我们调查原始人骨折、骨病、骨关节创伤、感染提供了非常珍贵的第一手资料,从中还发现了大量人工致畸和若干穿颅术骨化石标本,为我们探索原始人外科医疗与手术技术,提供了可能。我们除了据此进行科学推断性研讨,以确定其疾病、伤害以及有否医疗的性质属性外,还可以运用现代高科技进行医史实验研究,以获得更加精确的结论。

一、骨关节疾病

限于对原始人软组织与内脏之损伤、感染现已无法探索其病灶,故对原始人现代概念之外科疾病,仅能从其遗骨展现之病灶,进行现代科学指导下的分辨与研讨。

(一)脓肿

化脓性感染是外科最为常见的疾病,在原始人群的生活、生产条件下,其发病率肯定是很高的。但最为多发之部位,还是以人体软组织为最,对此,我们现已无从调研。但发于口腔之齿槽脓肿、发于骨关节之感染,特别是骨结核性感染,从原始人遗骨、遗齿尚可知其大体的状况。

齿槽脓肿,在晚期智人资阳人及新石器时代人类化石中均有发现。资阳人齿槽骨破坏比较严重,在残留的内侧齿槽壁部,有明显的结构很不规则的骨瘢痕。新石器时代

大墩子文化的人类口齿化石中,有 9 例存在齿根尖病灶,其中 6 例牙槽骨部根尖病灶有圆形瘘管,另外 3 例根尖部牙槽骨有明显的吸收标志。齿槽脓肿在山东邹县、曲阜西夏侯等遗址中也有发现①②。该文所论内容宽泛,这里仅提及其口齿化脓性感染,以说明化脓性感染在石器时代人体软组织与内脏的感染中应当多见。

(二)骨关节创伤

新石器时代史家村文化发现有股骨变形弯曲及腰椎椎体间形成骨桥、骨刺等病例;在元君庙人骨鉴定报告中,发现有压缩性骨折、骨刺,以及桡骨及颅骨陈旧性骨折③;在西夏侯遗址二号墓,男性遗骨有右肱骨骨折后愈合,其愈合处有大片骨痂形成,骨折部位自肱骨背面外科颈附近,斜向下至三角肌粗隆止点附近,全长近 85 毫米,骨折近段向前内移位,侧方移位达 13 毫米。与此同时,原始人的动物啮伤、箭镞伤也比较常见,例如,广东曲江马坝人骨化石中发现其眉骨、额骨等部位有动物啮伤之痕迹;江苏邳州市大墩子 316 号墓墓主左股骨有骨镞造成的损伤;云南元谋大墩子 15 座墓中有 8 具骨骼之胸、骶部留有生前被射的石镞,少者 4 次,多者竟有 10 余枚,足证原始人骨关节创伤是比较普遍的伤害,以及由此造成疾病、感染、残疾、死亡者,骨关节创伤当系原始人生活、生产中不小的危害。

据上述调查研究者分析,原始人对受损伤者存在护理是肯定的,医疗救助可能是比较原始的,但存在也是可以肯定的。我以为其护理与医疗救助技术,当系我国原始外科医疗救助的启蒙,也可视这些施术者为我国最早的外科医生、骨科医生、外伤科救助护士。

二、人工拔牙与人工致畸术

新石器时代大汶口文化刘林期居民普遍流行拔牙风俗,据观察,兖州王因 366 个人骨个体(男 265 人,女 101 人)中,拔牙者有 281 人,占个体总数的 76.8%,其中男性 205 人,女性 76 人,分别为其总数的 77.4%和 75.2%。在拔牙的 281 人中,275 人拔除一对上侧门齿,2 位女性分别拔除一上颌中门齿及一对上颌侧门齿,和一对上侧门齿及一犬齿;另外 4 位男性均拔除一个上颌中门齿。其拔牙的年龄,男性未见小于 14～15 岁,女性未见小于 16～17 岁者。由此分析,这种习俗带有成丁礼仪式性质。

据统计,这种拔牙习俗,在考古发掘中十分普遍。山东泰安大汶口、曲阜西夏侯、兖州王因、邹县野店、诸城呈子、胶县三里河、江苏邳州市大墩子、常州圩墩、上海崧泽、福建

---

① 李经纬:《中国医学通史·古代卷》,人民卫生出版社,2000,第 20 页。
② 颜訚:《西夏侯新石器时代人骨的研究报告》,《考古学报》1973 年第 2 期。
③ 白寿彝:《中国通史》,第 2 卷,上海人民出版社,1994,第 163 页。

闽侯、广东佛山、河南淅川、湖北房山等，均有这种习俗发现。这种拔牙的习俗，究竟因何而形成，已难确知。不过查找古文献，或能帮助我们对其动机与目的做出接近其实际的判断。例如，《博物志·异俗》记述西南少数民族"生儿……即长，皆拔去上齿各一，以为身饰"，标志着已成年而可以婚嫁等。《新唐书·南蛮下》："（獠）地多瘴毒，中者不能饮药，故自凿齿"，说明此俗有一定的积极作用，即当恶性疟疾发作时，病人牙关紧闭，不能食饮与给药，因此预凿齿而可方便给药、食饮。想来，5000 年前的原始社会，人们已从病中牙关紧闭不能给药、食饮中得到了启示，而有成年时凿齿以防后患的意识。

人工致畸术在新石器时代的考古发掘中，也普遍存在，大致与拔牙习俗的地区分布一致，早期多于晚期，约有头骨枕部变形与颌骨变形两类。颌骨变形系于口颊内含一直径 15～20 毫米的石球或陶球，使齿列挤向后侧，磨蚀齿冠、齿根与齿槽骨，使之萎缩变形。此种人工致畸术究竟因何原因而形成习俗，现在还很难说明，但仍可视之为原始人追求某种愿望而对自身施行技术的实在例证。

三、穿颅术

（一）中国原始社会外科治疗手术——穿颅术

穿颅术在人类原始社会时期，曾是一个不太罕见的现象或为医疗手段。据 1899 年 MuniZ 氏调查 1000 个原始人头骨，统计其中曾行穿颅者 19 个[1]。意大利医史学家卡斯蒂廖尼在《医学史》论述原始社会穿颅术时指出："原始人甚至在很古老的时代便已掌握惊人的外科技术。最早的器械是用锐利的石制成，用以取出各种异物、放血、切开脓肿等。他们还用这些器械施行大手术，例如穿颅术。""1875 年普卢尼埃尔（Prunieres）和布罗卡得（Brocard）首先报告，在新石器时代穿颅术为常行的手术……最古老的手术。"他还强调："此种穿颅术的颅骨于世界各地均有发现。"该书第八章论述《希腊医学的黄金时代》时指出：希波克拉底（460—355）学派医学之外科器械"环钻用来钻颅骨[2]，遗憾地是未予具体的描述。我高兴地读到英国李约瑟博士《中国科学技术史》（中译本）在论述"中国和欧洲之间科学思想与技术的传播情况"时，曾以"穿颅术与底也伽"为题，在评述"穿颅术"时，明确回答了希波克拉底穿颅术的有关论述："大家知道，穿颅术可以远溯至旧石器时代后期。夏德（Hirth）曾在希波克拉底的著作中，找到过有关穿颅术用于治疗某些盲病的明确叙述。书中'当眼睛毫无显著病症便失明时，可以在头部开颅，分开柔软的部分，穿过头骨，排出可流出的液体，病人便能痊愈'"[3]。

---

① 李涛：《原始社会医学》，《医史杂志》1951 年第 2 期。
② 卡斯蒂廖尼：《医学史》，程之范 中译，广西师范大学出版社，2003，第 19 - 21 页，129 页。
③ 李约瑟：《中国科学技术史》，第 1 卷，袁翰青、王冰、于佳译，科学出版社，1990，第 211 - 214 页。

美国学者罗伊·波特在《剑桥医学史》论述"传统外科"时,也指出:"考古学揭示了早期的外科手术,来自颅骨的证据表明,至少早在公元前1万年,人类就曾实施过开颅取物术。手术者(他们也许是巫师)使用石头之类的切割工具凿开部分头盖骨来缓解压迫性颅骨骨折所致的压力,或者减轻占据了灵魂的魔鬼带来的苦不堪言的疼痛。"

通过对上述文献阅览,我们大体上可以获知,在原始社会医学知识蒙昧的情况下,人们曾借用穿颅术作为企图治疗某些疾病的常用手段。原始社会穿颅术成功的实施,也反映了原始人的外科医疗技术曾经达到很高的水平。可以说,这在国际医史学界已经形成了共识。现在让我们对中国原始社会的穿颅术史实作一些回顾。

李约瑟博士在论述穿颅术在中国时,首先引用《新唐书》卷二二一所载:"他们(大秦)有很高明的医生,能打开脑取出虫,治愈目眚。"(注:原文"拂菻,古大秦也……有善医,能开脑出虫,以愈目眚。")他接着强调:"这是很值得注意的一个问题。我相信,这是中国书籍有意识地重视早期西方医药科学的唯一事例",并推断"西方的这种医学和外科手术也许是经由印度传入中国"。李约瑟博士的上述评述是1954年完成的。当此之时,中国医史学者就山顶洞人的穿颅术已有报道。其实,对李约瑟博士的判断,今天来看显然缺少有力的史实依据,这就是医史学研究在缺乏史实,或掌握史实不足,或仅就时空先后推断,很难避免出现欠缺结论的认定,从而形成结论缺乏说服力的状况。包括我的论著在内,不可不引以为戒。

可惜,中国近代考古学之兴起,是从20世纪初开始的,因此关于中国原始社会外科手术之穿颅术的发现,显然比西方为晚。现仅就半个多世纪以来的发现与报道,将已知发现有穿颅术头骨的原始社会文化按发现年代之先后介绍于后。1924年发现于青海柳湾的齐家文化墓地,属铜石并用时代,按碳14测定为公元前2000年前;其次为1933年发现于北京周口店龙骨山的山顶洞人化石,属旧石器时代晚期,按碳14测定为公元前32000—公元前14000年;第三个穿颅术头骨是1959年发现于山东广饶傅家大汶口文化中期遗存,属新石器时代,按碳14测定为公元前4500—公元前2500年间。这三颗史前人类头骨生前施行的穿颅术,最早者约为2万年前进行的,而生前最晚接受穿颅术者,距今也已4000多年,山东大汶口文化遗存之生前进行过穿颅术的头骨距今已5000年。1978年于天山阿拉沟塞人墓葬中,发现一青年妇女头颅顶部有一个0.5厘米的钻孔,边缘锐利光滑,显然亦为生前进行"穿颅术"所遗留。现具体介绍如下。

1. 青海柳湾1054号墓

该墓属新石器时代(齐家型),所发现者:颅骨右顶骨中部有直径7毫米的整齐穿孔[①]。

---

① 傅维康、李经纬:《中国医学通史·文物图谱卷》,人民卫生出版社,2000,第11—27页。

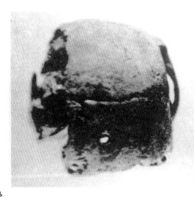
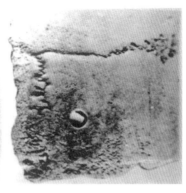

穿颅术颅骨

图为新石器时代（齐家型）青海柳湾 1054 号墓出土之颅骨，于颅骨右顶骨中部有一直径 7 毫米圆形穿孔，穿孔周围整齐，呈现生前愈合状。这是我国于新石器时代曾进行过穿颅术之见证。右图为局部放大状。

2. 北京周口店龙骨山山顶洞人

北京周口店龙骨山发掘出女性头骨，破裂严重，但仍是严密地结合在一起，而且是作综迭形状黏合在一起，但系生前愈合伤。另其于头骨左侧额骨与顶骨间，颞颥线的经过处，有一前后长 15.5 毫米，上下宽约 10 毫米，呈圆形穿孔。从穿孔形质观察，有生前愈合痕迹，可能是原始人对某种疾病所施的医疗技术造成的。[①]

3. 山东广饶傅家大汶口 392 号墓

墓主为一 35～45 岁男性。颅骨右侧顶骨靠后部有一个直径为 31 毫米×25 毫米的近圆形颅骨缺损，"确有明显的人工刮削过的痕迹，排除了该孔是由于病变或发育不全（颅裂）等原因形成，随后采用了 X 摄片、螺旋 CT 扫描及三维成像等技术手段……证明缺损边缘的断面呈光滑均匀的圆弧状，应是手术后骨组织修复的结果……证明墓主确实做过开颅手术，而且术后至少存活了两年"[②]。经中国考古学会、中国科学院古脊椎动物与古人类研究所、山东省立医院等 11 位国内考古学、人类学、医学界著名院士、专家组成的鉴定委员会鉴定，"一致认定广饶傅家出土的大汶口文化时期的成年男子颅骨上的近圆形缺损系人工开颅手术所致"。但我们认为该例"这是

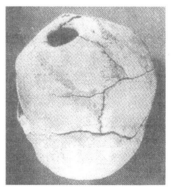

穿颅术颅骨

1995 年于山东省广饶傅家大汶口文化遗址发掘出土，距今 5000 年。经研究，其颅骨右侧顶骨靠后处之直径 31 毫米×25 毫米近圆形颅骨缺损，系人工开颅手术所致，此缺损边缘的断面呈光滑均匀圆弧状，应是骨组织修复之结果，证明墓主人手术后长期存活。

---

① 宋大仁：《原始社会卫生文化》，《中华医史杂志》1955 年第 3 期，第 186－192 页。

② 姜志平：《山东发现 5000 年前的开颅术头骨》，《中华医史杂志》2003 年第 1 期，第 56 页。

中国目前所见最早的开颅手术成功的实例"的结论显然尚需进一步商讨。

2008 年,王海东等《5000 年前开颅手术标本的医学研究》一文,系由山东大学齐鲁医院神经外科专家们完成的,该文开辟了我国医史学实验研究之先河,十分可贵。该文论述比较客观,在特征上指出:"颅骨右顶后有 31 毫米×25 毫米颅骨缺损,边缘光滑,但不平坦,人工用锐器工具刮削痕迹清晰,左额顶颞交汇处有局限性蚕食状颅骨破坏缺损;颅盖部有多发、形态各异、边缘锐利的骨折线。"他们运用 X 线平面检查、颅骨 CT 三维断层扫描及三维成像,以及用 3 例现代开颅手术后有颅骨缺损修复病人作为对照进行了动态观察,并对尸体颅骨标本人工致损观察研究,最后得出结论:"墓主颅骨缺损是开颅手术所致""左顶前的骨缺损为 20 毫米×18 毫米,其边缘不规则欠光滑,其影像学改变与颅骨良性肿瘤(如胆脂瘤)侵蚀破坏颅骨的改变相似。对右顶后颅骨缺损……考虑为外伤后经手术治疗所致""证实该墓主颅骨缺损确实是开颅手术所致,并且开颅术后病人长期生存",并一一论述其结论实验观察之依据,认为"墓主生活的年代,距今已有5000~5200 年。该例标本为开颅手术后长时间存活标本,为中国 5000 余年前实施的开颅手术。"[①]

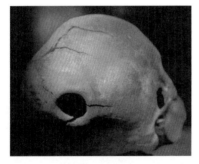

山东广饶傅家大汶口 392 号墓主颅骨右侧顶内靠后之穿颅术孔

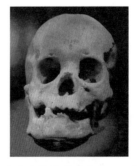

山东广饶傅家大汶口 392 号墓主颅骨正面图

(二)中国原始社会外科穿颅术器械问题

既然我国在旧石器时代晚期,山顶洞人已能进行"穿颅术",人们最易产生的怀疑,恐怕首先是:这可能吗? 他们会用什么有效的工具,在人体头颅骨上钻得边缘整齐的圆孔,达到穿颅目的而且术后生存多年? 显然,设计周全及必须有精制之器械工具为保证。白寿彝《中国通史》指出:"旧石器晚期文化发展的又一重要标志,便是多种装饰品的出现……山顶洞的装饰品有以下几类:(一)穿孔石珠:将白色小石珠以一边钻孔,再将另一边稍稍磨平;(二)穿孔砾石:将一块黄绿色小砾石从两面对钻穿孔,将一面稍磨并涂朱红彩;(三)穿孔兽牙……""我国旧石器时代晚期出现的若干因素,如复合工具、细石器镶嵌

---

① 王东海,徐叔军,鲍修风:《5000 年前开颅手术标本的医学研究》,《中华医史杂志》2008 年第 3 期,第 135 - 136 页。

技术、磨制和穿孔技术等都为往后的新石器文化所继承和发展。""其种类包括锥、针、鱼叉、刀、铲等,是采用锯、切、削、磨、钻等一系列工艺制作出来的……同时说明当时人们使用的工具已更加多样化了。"考虑到旧石器时代,手工匠以石制工具成功于石珠、砾石、兽牙上穿孔制作出十分精致的装饰品,那么适应其时出于某种急需,而于人头骨穿孔当无多大困难。因为,原始人制作的工具已很锐利,而此时尚无专用的外科手术医疗工具。

到新石器时代大汶口文化,这里我们选录了山东泰安大汶口 M10,一位 50 多岁女性之墓。墓有椁,椁内小坑似有棺,随葬器物多达 289 件,特别是墓主额卜戴有"石头饰 27 片"各钻孔相连,头拢象牙梳,颈部绕有由 31 颗管状石珠穿孔串成、十分精致的"石项饰",右臂佩雕琢精美"玉镯";胸前佩由 19 片穿孔连成的"松绿石项饰",又有精致的骨指环等,足以证明该妇女身份高贵、富有。从如此众多之骨、松绿石、玉等雕琢精美穿孔玉石饰可知,新石器时代各种工具、工艺较旧石器时代晚期更为精巧而锐利。大汶口文化期发现的"穿颅术"头骨,比之山顶洞人之"穿颅术"当更加顺利,成功率可能更大些了,因为手术器具较前更加坚硬、锐利、精巧。

至新石器时代较晚的青海柳湾齐家文化,中国已进入铜石并用时代,其穿颅术之器械,应当比大汶口文化与山顶洞人时代又有新的进步。如此时已能将长 10～20 厘米,直径仅 1～2 厘米的玉管钻透,此时已制有铜匕、铜锥、铜斧等工具。用以为"穿颅术"之器具,自然当更有保障。

(三)关于"穿颅术"是否是医疗手术

李涛教授在论述原始人外科手术时指出:"穿颅术也是原始人常行的一种手术。他们遇有婴儿痉挛、脑压过高、头痛、癫痫等,便以为魔鬼所致,于是穿通颅盖以放出魔鬼。"[①]宋大仁教授认为:"以上各种手术,都是根据各国考古学家或医学家对许多国家报告得出的。"他指出,外科医生人类学家 Proca 氏"在 19 世纪开始时引起学者更多地注意穿颅术种种动机,大致可分为两种",即出于"宗教巫术关系,采取人头骨片悬挂颈上作为护符",或认为头脑疾病,系鬼作祟,施穿颅术,驱鬼外出;其次,为医疗疾病而施行,其所指出的适应证为"顽固头痛、昏睡、神经痛、癫痫、疯狂、惊风、白痴等"。显然,两位教授上述看法系引用国外报道资料得出的。

我们虽然没有证据证明宗教巫术在山顶洞人时代已经存在,但宗教巫术之产生似应在新石器时代之较晚期。因此,山顶洞人进行穿颅手术之女性,应当不存在出于宗教巫术的关系,可能还是由于医疗某种疾病的需要而进行的。至于 5000 年前山东大汶口文化发现之穿颅,以及 4000 多年前青海柳湾齐家文化发现之穿颅,是否存在宗教巫术因素,因缺乏史实依据,推论尚较困难。英国李约瑟博士引用《新唐书》论述穿颅术"拂菻,

---

① 李涛:《原始社会医学》,《医史杂志》1951 年第 1—5 页。

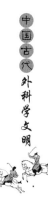

古大秦也……有善医,能开脑出虫,以愈目眚"时认为:《三国志》所载华佗愿为曹操动头部手术的故事,中国在同时代(3世纪)已懂得同样的手术了。他同时引述:"夏德(Hirth)曾在希波克拉底的著作中,找到过有关穿颅术用于治疗某些盲病的明确叙述。书中当眼睛毫无显著病证便失明时,可以在头顶部开颅,分开柔软的部分,穿过头骨,排出可流出的液体,病人便能痊愈。"虽然华佗愿为曹操施开颅术以愈头风眩为传说故事,但李约瑟博士引夏德论希波克拉底曾有过穿颅术之记载,说明在2400年前,古希腊医学还保留着穿颅术以治疗盲病,这与《新唐书》记载一致。意大利卡斯蒂廖尼记述希波克拉底强调:"穿颅时不应当过快地把钻锯穿入破脑膜,而应当让骨头自行分离,最好把钻锯经常置入冷水中,以避免头骨过热[①],证明其时还确有穿颅术之实践。

如果有关华佗曾建议曹操接受开颅术以治疗其难愈的"头风眩"属实的话,说明华佗确有为病人开颅解压以愈头风眩(剧烈顽固的头痛病)的颅脑外科手术技术。通过有关文献与论文分析,中国原始社会的3例"穿颅术",一在北,一在西,一在东,相距甚远,似与宗教巫术没有多大的关系。华佗生活于公元3世纪,距原始社会3例穿颅术已有三千年以上的历史,他们之间是否有传承关系,已难有确切的证据,按常理而言,似乎不无关系。

第四节 外治法

由于原始社会的医疗、专职医生尚未出现,也就根本无法区分何谓针灸,何谓外治手术,何又谓导引按摩术者。他们只能是尚处于混沌状态的体力劳动者,兼有某种技术经验并口传心授而传承者。所以说在那时,医疗技术间尚不可能有一个清晰的分工,更不可能有后世逐渐发展形成的分科。有能为人针灸或施术,但并非职业医疗者。那么属于外治的针灸、导引按摩或手法手术治疗,其先用或后来者也是一个难以认证的问题,诸般外治领域与药物外用内服治疗,究竟为何诞生在前,为何于后发生,我也觉得争辩一时很难获得共识,我们只能等待地下各时期相关发掘丰富了,讨论才会更有意义。如果就现有史料而言,外治法的出现可能较早,按分析,它甚至与动物受伤的本能反射救护有关。人类在生活、生产中受到伤害,反射性救护也是明显的,有救护作用的若干外治法,例如外伤出血,可能出于本能反射之用手紧捂伤部以止血、止痛等,因此推断最早期并非出于经验积累,或是某种形式的传承。由此分析:原始社会人们的生活、生产水平仍然十分低下,环境条件也很差,为了生存,人类必须与野兽搏斗;由于食物来源的矛盾,氏族部落之间也常发生争夺性格斗,在如此格斗、斗争中,外伤是经常发生的,既常有外伤,又常有因卫生环境恶劣而导致的化脓性感染,其伤残率可能比传染病、杂病要高得多。

---

① 卡斯蒂廖尼.医学史[M].程之范译.广西师范大学出版社,2003,第130页。

因此,人类本能性的救护所发展而来的外治法,以及其非专职救护经验的自然累积,慢慢转化为人们成功经验的自觉传承。原始外治法在人们不自觉或半自觉的长时期积累中,不断改进并逐渐形成了有理论思维的较高级阶段,而由丰富内容构成的外治法可能于原始社会的晚期诞生。

外治法是一个广阔的领域,涵盖救治所有外伤伤折引起的出血、疼痛、肢体变形等的止血、止痛手法,或借助器物、药物外敷、捆扎方法;生活环境、长时间过度劳动引起骨关节损伤,风寒湿邪所致的劳损、骨关节炎症,缓解疼痛之导引、按摩、火热熨帖;内伤引起的疯癫、剧烈头痛、脑积水等疾病,出于鬼神观念而采用开颅手术(穿颅术)等,均应属于外治法。针灸疗法在远古当然也属于外治法之一。

针灸是外治法中发展成为独创性理论概括与技术发展最为成功的杰出代表,也是中华民族对人类医疗体系最富民族特色的佼佼者,其既与其他外治法同源,也与中华民族的外科医疗手法、手术息息相关。在远古,医疗所用器具逐渐从一般生活、生产工具转化为专用的器具,恐怕砭石是其最早的代表。砭石应该尚处于生活、生产与医疗的互用期,亦即:砭石既是生活、生产器物,也是早期用以切开脓肿排脓的器具。随着医疗技术的进步,医疗者逐步改进打制的砭石为磨制的砭针,其性质也就慢慢变成为医疗所专用的器具了。根据地下发掘与古文献记载,其发展、改进的过程大致为:砭石→砭针→箴石→箴→鍼(金针、银针)→针(现代各种质地的针具)。不同历史时期的针具,例如砭石、针石、骨针、青铜针、铁针、金银针等,多有地下发掘之实物为据,至于竹针、木针或植物刺针,恐因易腐而未能从地下发掘看到实物。另外,关于针具古文献记载也比较丰富,例如《左传·襄公二十三年》(前550)记载:"美疢不如恶石",东汉经学家服虔《春秋左氏传解谊》注曰:"石,砭石也。"《山海经·东山经》记述:"高氏之山,其上多玉,其下多箴石。"约成书于公元前5世纪的医学理论专著《素问·异法方宜论》在论述远古化脓性感染与区域关系时,指出:"故东方之域……其民食鱼而嗜咸……故其民皆黑色,疏理,其病皆为痈疡,其治宜砭石。故砭石者,亦从东方来。"其注:"砭石,谓以石为针也。"汉代许慎《说文解字》:"砭,以石刺病也。"晋代郭璞注解《山海经·东山经》中指出:"可以为砥针,治痈肿者"。清代学者郝懿行在《山海经笺疏》中认为:"砥当为砭之误。"《南史·王僧儒传》引注指出:"可以为砭针是也。"总之,砭石、砭针、砥针等,不同时期之记述虽有差异,但其为刺砭脓肿以切开引流治疗外科化脓性感染者,则是一致的。砭石、砭针已逐渐演变为外科手术之重要器具。

由于形制用途的不同,砭石进一步改进,逐渐产生了九针。据晋代皇甫谧《帝王世纪》:"伏羲氏……乃尝味百药而制九针,以拯夭枉焉。"宋代罗泌《路史》记载我国传说时期的史事亦称:"伏羲氏……而制九针。"伏羲氏的时代约为我国原始社会渔猎畜牧时期,距今有七八千年了。所谓九针,即形制功用各有区别的镵针、圆针、鍉针、锋针、铍针、圆利针、毫针、长针、大针。《灵枢·管针》所注:"九针之宜,各有所为,长短大小,各有所施,

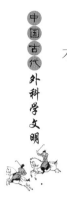

不得其用，病弗能移。"可见九针兼有针灸、外科各外治法之功能。

第五节 传说中的外科医学人物

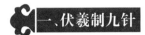

一、伏羲制九针

伏羲氏生活在中国旧石器时代晚期，约为山顶洞人时期。伏羲氏，一作宓羲、包牺、伏戏，或称为牺皇、皇羲。《易传·系辞下》："古者，包牺氏之王天下也，仰则观象于天，俯则观法于地，观鸟兽之文与地之宜。近取其身，远取诸物，于是始作八卦，以通神明之德，以类万物之情。"《帝王世纪》称："伏羲代……乃尝味百药而制九针，以拯夭枉。"《路史·后纪》载太昊伏羲氏制九针"尝草制砭，以治民疾"。这些民俗载体传承下来的故事，经《易传》《帝王世纪》《路史》等古文献记述始为现今所知，故后世中华民族子孙尊伏羲氏为医药鼻祖之一。其"制九针"与"制砭"虽为同源，但经考察仍有其不同之处。

制砭，当更为古老，或相当于旧石器过渡到新石器时代之时。砭石，或𥐟石，现今在中华大地出土者比较多。《说文解字》："砭，以石刺病也。"早期"砭"字书写为"𥐟"，示人执石之状。字书沿《说文》"以石刺病也"意，或释之为"石针也"。《管子·法法》释砭石为经磨制而成的尖石，或石片，用以刺体表某些部位以解除疾病痛苦，或刺皮下血管以放血，或用以切开脓肿排脓。时至出现九针后，医疗用砭石者逐渐减少。《新唐书》载："帝(唐高宗)头眩不能视，侍医张文仲、秦鸣鹤曰：'风之逆，砭头血可愈。'"王安石《舟中望九华山》中"浪荒不走职，民瘼当谁砭"，用"砭"以为"救治"之意。

砭石者，于邕注曰："砭石，石之有刃者，不具针形，故无针名。"

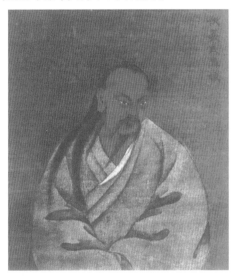

伏羲氏画像

晋代皇甫谧《帝王世纪》载："伏羲氏……乃尝味百药而制九针，以拯夭枉焉。"该画像可能由宫廷画师绘制，见清乾隆制《历代帝王像真迹》。

《素问·宝命全形论》一文中黄帝问岐伯"宝命全形"之法，岐伯曰："一曰治神，二曰知养身，三曰知毒药为真，四曰制砭石小大，五曰知府藏血气之诊。"其"制砭石小大"之谓，注曰："常制其大小者，随病所宜而用之。"全元起注："砭石者，是古外治之法，有三名：一针石，二砭石，三镵石。其实一也。古来未能铸铁,故用石为针,故名之针石;言工必砥砺锋利,制其小大之形,与病相当;黄帝造九针以代镵石,上古之治者各随方所宜,东方之人多痈疽聚结,故砭石生于东方。"也因此,《素问·异法方宜论》特别强调:"东方之域……其民食鱼而嗜咸……鱼者使人热中,盐者胜血……其病皆为痈疡,其治宜砭石,故砭石者,亦从东方来。"《灵枢·九针十二原》:"黄帝问于岐伯曰:……余欲勿使被毒药,无用砭石,欲以微针通其经脉,调其血气,营其逆顺出入之念,令可传于后世,必明为之法。"明确指出了砭石为微针所替代的历史事实。但特制砭石之用于外科手术,其历史当更久长。《灵枢·痈疽篇》:"发于腋下赤坚者,名曰米疽,治之以砭石,欲细而长,疏砭之,涂以豕膏,六日已,勿裹之。"

二、俞跗与少俞

俞跗,原始社会时之巫医,相传除巫术外,擅长外科手术治疗疾病,或称之为黄帝之医臣。西汉时期三位文史专家对其医疗事迹均作了内容类似的肯定。

《韩诗外传》载:"俞跗,上古之良医也,疗疾不以汤液,乃割皮解肌,湔浣肠胃,涤五藏,已成必治,鬼神避之。栩木为脑,芷草为躯,吹窍定脑,死者复生。"《韩诗外传》作者韩婴,曾任汉文帝(前179—前157)博士,景帝时(前156—前141)太傅,征引《诗经》与古事相印证,撰成《韩诗外传》,为记述俞跗较早的文献。

其次记述俞跗者为西汉史学家司马迁,《史记·扁鹊仓公列传》在论述扁鹊对虢太子尸厥"臣能生之"时,记述了中庶子对扁鹊之怀疑时对虢国王称:"臣闻上古之时,医有俞跗,治病不以汤液醴酒,镵石桥引,案扤毒熨,一拨见病之应,因五藏之输,乃割皮解肌,诀脉结筋,搦髓脑,揲荒爪幕,湔浣肠胃,漱涤五藏,练精易形。"后面对扁鹊说:"先生之方能若是,则太子可生也;不能若是而欲生之,曾不可以告咳婴之儿。"

第三位引述者是西汉目录学家、文学家刘向(前77—前6),他在所撰《说苑》中论述:"中古之为医者曰俞柎,俞柎之为医也,搦脑髓,束盲莫,炊灼九窍而定经络,死人复为生人,故曰:俞柎。"

以上均为公元前著名学者之专著所载,他们均谓俞跗为上古之良医,或中古之医者,至少说明俞跗以巫医、高明外科手术等一代一代口耳相传,于《诗经》《韩诗外传》《史记》与《说苑》以类似之口气收载于史册,其传说可能有不实之事,但其所反映并非纯属虚构,肯定有不少可信的史实杂糅其中。我们再以我国山顶洞人时期出土之穿颅术头骨(东西方民族均有类似发现)为参照,亦可证实俞跗之颅脑手术、肠胃手术并非出于虚构、神话之类。

少俞,古文献称其为俞跗之弟,《古今医统》称:"少俞,黄帝臣,俞跗弟也,医术多与其兄同。"

第二章

夏商西周时期外科学的初创

（前21世纪—前770）

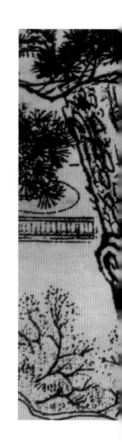

The Initial Establishment of Surgery in the Xia, Shang and the Western Zhou Dynasties

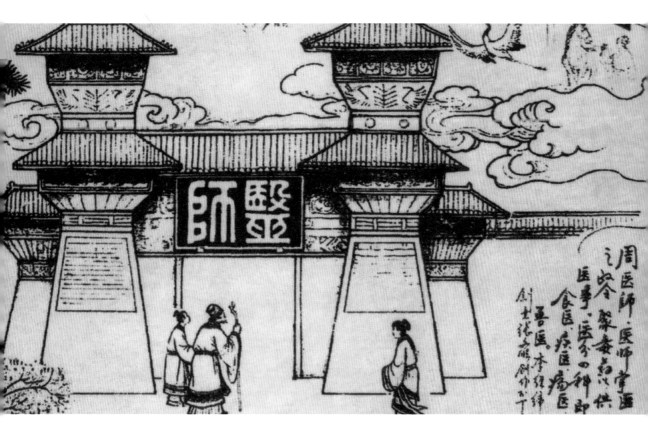

　　夏商西周，是中国社会从奴隶制社会兴起、繁荣到逐渐衰落的历史时期。奴隶主与奴隶们的思想意识，以崇尚鬼神与祖先为基本的意识形态，国王被视为天神的化身，是天帝、祖先的代表。奴隶社会制度下，奴隶主、奴隶的地位都是天帝的意志。人们的寿夭、健康与疾病都是天帝、祖先、鬼神的赐予或给予的惩罚。因此，其医疗活动基本上处于卜问天帝、祖先或鬼神，以求吉避凶。与此同时，人们生活中积累的医疗经验仍然不断地一代一代传承，而且为巫医们所掌用。

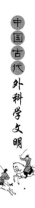

夏商西周时期社会经济的不断发展与进步,特别是农牧业的进步,生产工具的不断改进,生产技术不断改善,粮食增产,剩余粮食日丰,促进了酿酒的发展。夏代有"以秫作酒",商代更出现了药酒,从而大大促进了医药卫生经验的总结与进步。

奴隶制生产的发展,生活日用品的丰富,促使众多奴隶有条件脱离体力劳动,手工业逐渐从笨重的奴隶劳动中分离,从中慢慢成长出一批知识阶层。这些拥有知识文化的劳动者成为新兴的改变社会的先进群体,他们的创造性劳动,推动着社会文化知识与生产技术水平的进步。此时,不但统治阶级拥有了大批从事科学文化事业的劳动者,庶民百工和奴隶群体中也不断涌现出许多能人与技术上的改进与创新者。掌握手工制作、文字创造、科学技术、医疗卫生知识的人们形成群体,他们的知识、经验记述与传播、交流等成为可能。《尚书·多士》记载"惟殷先人有册有典",甲骨文成为医药知识记述与传播的主要载体。商、周的医药卫生管理形成制度,成为医药卫生经验的积累者,学术经验交流的组织者、代言者,他们逐渐成为发展医药的引领者。

甲骨文多处出现"䟽"字,据专家辨认,由三字组合的复合体曾出现多项,该字被释为"疾小臣",是商代隶属于卿士下的医药管理官员,其下为巫医,尚未发现操持医疗的分工制度。

周代的医药管理、机构设施与分科等,已形成很先进的制度,医生的专业方向与分工已十分明确,这对促进医生们的专业提高,显然十分有利。

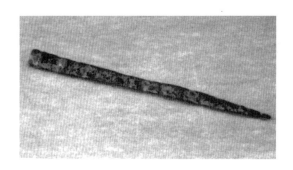

青铜针

陕西扶风齐家村出土的西周时期的青铜针,针体通长 9.2 厘米,呈三棱形,末端尖锐锋利,是西周时期疡医刺肿疡、溃疡,排脓血的医疗器械。

医药管理体制的出现与医学分科之诞生,明显地告诉我们:我们现代人不可忽视,这看似平凡的举措,确实是一次十分重大的进步措施,有着深刻的意义,它使医药卫生知识的总结、经验技术的交流、互学与丰富提高,都有了有组织的保证与促进。

第一节　商周医事管理制度与外科

夏代是否有管理医、药的官员,目前仍未发现能证明的依据。但商代甲骨文卜辞中多处存在相似的合文,彼此十分相似或完全一样,如"𤷾"字样,或写作"𤷺"字样。除此合文外,还发现有"众人小臣""耤小臣"之合文。甲骨文专家胡厚宣教授据以释"𤷾""𤷺"为"疾小臣"之合文,他认为"疾小臣"是管理疾病的小臣。疾小臣是掌管商代宫廷医事政令的小官员。据研究,疾小臣上隶属卿士,下领诸巫医,负责占卜疾病吉凶,并运用巫术、针灸、药物、按摩以治疗宫廷统治者之疾患等。从研究探索看,我们尚未发现有疾病的分科现象。

西周医疗则有明显的进步,周武王灭商建都镐(今陕西西安),周公在前朝制度的基础上,确定宗法制,创立典章制度。

《周礼》,一名《周官经》,古文经学家认为系周武王之弟周公所作,其内容为记述周王室官制,由《天官冢宰》等六篇组成。

《周礼·天官冢宰》记有:"医师掌医之政令,聚毒药以供医事。"可知"医师"是当时医药卫生管理的最高官员,其下属官职有上士、下士、府、史、徒等以帮助医师分管医政、药材供应、病案文书、差役等事务。"凡邦之有疾病者、有疕疡者造焉,则使医分而治之,岁终,则稽其医事,以制其食",对内科医生、外科医生等已形成严格的考察制度,并依据所治疗之疾病、疕疡获效之多少以确定待遇之高低。

《周礼·天官冢宰》所记"聚毒药以供医事",已包括外用药冶炼之要求,特别是叙述医学已被分为"食医""疾医""疡医""兽医"四科,这是我国医学分科之最早记载,对各科医生之职称编制、掌疗之范围、治疗方法之要求等,分科分工十分明确。在此我们仅就疡医,即外科医生之具体要求作一些引述与说明。

《周礼·天官冢宰》:"疡医下士八人,掌肿疡、溃疡、金疡、折疡之祝、药、劀(音瓜,同刮,刮削义)、杀之齐。"很明显,《周礼》之疡医,即外科医生,掌握化脓性感染未溃之肿疡、已溃之溃疡,以及由于金属器物(武器)引致的金疡,由外力等原因引起的骨折折疡等疾病。什么是"祝、药、劀、杀之齐",据《订义》(注:疑为清代孙诒让所撰《周礼正义》)所作解释,"愚考医之用祝,理或宜然,今世有以气封疡而从之者,正祝由之遗法也。祝之不胜,于是用药,药或不能去,必劀以刀而去恶血,劀而不愈,必杀之以药而食其恶肉。凡四法各有浅深之度,故言齐。"该注给予祝、药、劀、杀与齐字以清晰的说明,证明西周时期的外科治疗疕疡的程序:首先仍然必须由巫医呪禁祝由,祝法不效,然后才敷贴药物消肿止痛。此两法当尚属肿疡未溃,或已溃之初期,祝由特别是敷贴药物,有可能使肿胀疼痛之肿疡消退康复。否则,溃疡不愈发展形成,脓血不断,则用劀法,即扩创或切开引流以排除脓血使之通畅,一般疕疡也会慢慢痊愈。若仍不愈,说明疡内已形成恶肉,不但必须切

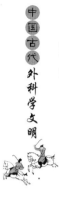

除坏死恶肉,而且必须敷贴有腐蚀作用的丹药以"食其恶肉"。如此四步骤治疗疽疡的方法与程序,当时无疑是十分先进的。

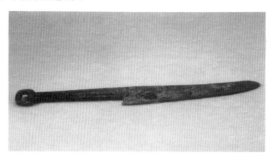

青铜刀

1983年于陕西扶风齐家村采集,现藏于陕西省宝鸡市周原博物馆。刀通长21.3厘米,刀柄长5.5厘米,刀刃宽2.5厘米,刃口长15厘米。据考为西周时期,既是周人生活用刀具,亦为外科医者施行外科手术所用者。

外科治疗除上所涉手术方法外,保守治疗很是周全,几与内科医生之用药疗养无甚差异。《周礼·天官冢宰》:"凡疗疡,以五毒攻之,以五气养之,以五药疗之,以五味节之。"五毒者,按郑玄注:"五药之有毒:石胆、丹砂、雄黄、礜石、慈石",或谓五种毒虫:蝎子、蜈蚣、蛇虺、蜂、蛾。民俗各画其状,以针刺之,宣布家户贴之,以禳虫毒。所谓五气,《素问·六节藏象论》:"天食人以五气",明代张景岳注:"天以五气食人者,臊气入肝,焦气入心,香气入脾,腥气入肺,腐气入肾也。"何谓五药,当系五类药物之谓,《周礼·天官冢宰·疾医》:"以五味、五谷、五药养其病。"关于五味,《礼记·礼运》:"五味,六和,十二食,还相为质也。"郑玄注:"五味,酸、苦、辛、咸、甘也";《老子》:"五味令人口爽";郑玄注疾医条之五味调味品指出:"五味,醯、酒、饴蜜、姜、盐之属。"从上述内容可知,西周外科医生治疗疽疡也十分重视调理或运用食疗以增强体质,改善机体抗疽疡之能力。

另外,《周礼·天官冢宰》还指出疽疡治疗,"凡药,以酸养骨,以辛养筋,以咸养脉,以甘养肉,以滑养窍,凡有疡者受其药焉。"从这些记述可以看出:当时的疡医医学理论与对药物作用的认识,强调凡药性味酸者,多可用以养骨,防治骨疾;凡药性味辛者,多可用以养筋,防治筋疾;凡药性味咸者,多可用以养脉,防治脉络之疾;凡药性味甘者,适于用以养肉,防治肌肤之患;凡药性味滑者,可用以养窍,当可防治九窍之疽疡等。《周礼·天官冢宰》仅是一部记述周代官制的著作,不但记述了西周时期医药卫生管理官制与制度,而且涉及医官之分工分科、职别、职责以及考核制度与方法要求。对宫廷饮食营养烹调及内科疾病、内科医生、医疗等做了详细的记述。我们特别感兴趣的是《周礼·天官冢宰》对疡医(今外科)的地位、职位、级别、考核、待遇、肿疡之具体疾病分工、病例记录治疗方法、用药特点、药味选择原则等,均一一给予规定,足见当时的中国外科医学已处于相当高的水平。

第二节　人体解剖与生理知识

　　古人对人体的认识,无疑早于甲骨文,即商周之前的久远时期,但确切文字记述者,目前只能依据商周的甲骨文字。据统计,殷墟出土之甲骨已逾 10 万片,文字总数约 4500 个,但能识者还只有 2000 字左右。甲骨文是我国目前为止发现的最古老的文献,虽然其内容主要是商汤统治阶层进行诸事占卜的记录,但其中包括有可以供研究殷商时期对人体与解剖生理认识的宝贵史料,最有价值的是这些可供参考的史料是绝对的第一手依据。

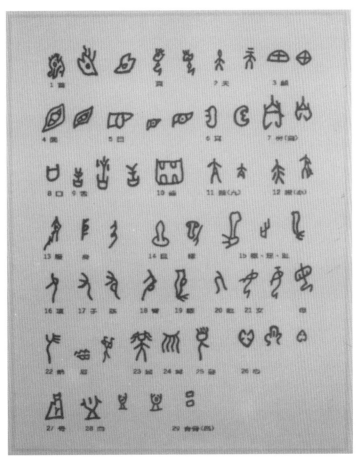

甲骨文中已认识的人体解剖部位字

台湾:哈鸿潜教授提供。

　　甲骨文是最难辨认的文字,其中包括着大量的象形、会意文字,反映了汉字初创时期的较原始的面貌,今天我们仅能根据甲骨文专家、古文字学者已辨认出的文字,就其

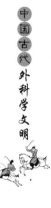

所涉人体认识、解剖、生理之内容,加以分析,期望能较准确地反映商周时代有关造字的艰辛与商人对人体已能认识的水平,这些知识与外科医疗技术水平的提高紧密相关,以下引述自《中国医学通史·古代卷》①。

    首,象人的侧面头形。

    面,象人的面部匡形,目为面之主要特点,故从目。

    耳,象人耳朵的轮廓形状。

    目,象人的眼睛。

    自(鼻),象人的鼻子。

    口,口腔的象形。

    舌,象舌头从口中伸出来。

    齿,象牙齿从口中露出,以四个牙齿代表全部。

    项,是在人脖子后面加的指示符号。

    手,象手的侧面形。

    叉,甲,《说文》:"叉,手足甲也。"

    肱,甲骨文只作"厷",在肱部加指示符号,后加"月"旁,变成形声字。

    身,在人的胸腹部加指示符号,其本意概指人之身腹,《说文》:"身,躬也,象人之身。"

    腹,从身从复,或作人,人之腹也。

    臀,在人们臀部加指示符号。

    足,象足形。

    膝,在人的膝关节加指示符号。

    趾,象脚趾之象。

    眉,象眼睛上面长着眉毛。

    亦,在人的两腋下加指示符号,示人两腋之所在。

    且,象男性的外生殖器。

    须,人面部的胡须的象形。

    髭,象人的口部生髭形。

    髯,甲骨文仅作"而",象下巴上面的胡须。

    发,象头上的毛发形状。

甲骨文中还有一些较为复杂的器官、骨连接或一些生理现象的名称。

    心,象人的心脏形状,迄今为止,这是甲骨文中发现的唯一的内脏器官名称。

① 李经纬:《中国医学通史·古代卷》,人民卫生出版社,2000。

《尚书·盘庚》是商王朝的文告，其中有"不忧朕心之攸困"及"今予其敷心腹肾肠"等语，可知当时就已知道肾、肠等其他内脏器官，只是目前在甲骨文中尚未辨认发现。

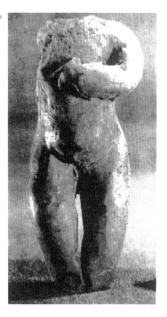

 骨架的象形。

 脊柱骨的象形。

 血，象在祭礼时，将血盛于器皿之中。

 尿，人前加水点，象人排尿之形。（见《甲》一一二八）

 屎，人后下数点，象人遗屎形。（见《存》一一七十）

 泪，象目下垂泪，郭沫若谓当系涕之古字。（见《金文丛考》）

甲骨文中还有不少反映生育功能的字。

 孕，表示女子怀孕后腹部较大。腹内有""字，是胎儿的象征。又甲骨文身孕一字，腹为人体主要部分，引申人之全体亦可称身。《说文》："身，躬也，象人之身。"（见董作宾《小屯·殷墟文字乙编》七七九七、五八三九等）

 妊，从女从壬，《说文》："妊，孕也。"［又、娠，从女从娠，《说文》："娠，女妊身动也。"（见《甲》一七三七）］

 左为床形，右为孕妇，全字表示孕妇躺在床上待产。

 郭沫若释为冥，读为（娩），"大"是人正面象形，"口"是表示产户，""是手的象形，是用双手接生的意思。

、、、 这几个字可释为"育"，是孕妇产下婴儿的意思。婴儿周围的小点，可能表示"羊水"。

 乳，象妇女在给待哺的婴儿喂奶，婴儿在口中含着乳头。

殷墟甲骨文涉及问孕育的卜辞很多，主要卜问：是否怀孕、什么时候分娩、是否顺利等，表明生育问题在商人的生活中相当受重视。如：

"戊子卜，贞：妇巡有子？"

"戊子，贞：妇壹有子？"

"戊子，贞：妇来有子？"

妇巡、妇壹、妇来是商王的三个妃子，占卜询问是否会怀孕生子。

"乙亥卜，贞，王曰，有孕，？扶曰：。"意思是：乙亥日占卜，问：王说有孕，能顺利分娩吗？扶回答说：能顺利分娩。

殷墟甲骨文尚有预测分娩时间的卜辞，预测结果且甚准确，反映了当时对生理妊娠知识已有很好的掌握。如：

陶塑孕妇

1982年于辽宁喀左东山嘴出土之新石器时代陶塑孕妇。残高5.8厘米，体形修长，上身微前倾，左手贴于上腹，下腹呈孕状，女性特征明显，显示人体解剖水平。

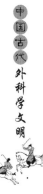

"甲申卜,殻贞:帚(妇)好冥(娩),不其**劝**?三旬**屮**(又)一日,甲寅冥(娩),尤不**劝**。"

"甲申卜,殻贞:帚(妇)好冥(娩)**劝**?王占曰:其佳丁冥(娩),**劝**;其佳庚冥(娩),引吉。三旬**屮**(又)一日,甲寅冥(娩),不**劝**,佳女。"《乙》七七三一)

以上卜辞乃武丁为妇好占卜,预测 31 天之后分娩,不会生男,预测如在丁日分娩,是男孩,如在庚日分娩,大吉,而妇好果然如 31 天前所预测,在甲寅日产一女孩。类似卜辞有五六条,计算预产期达到如此准确的程度,或是一种偶然的巧合,但应当指出殷人经过长期实践、观察、总结而获得的宝贵经验,已达到相当高的水平。

在陕西清涧的商代遗址出土了石刻人体骨骼解剖图,可知三千多年前的殷人对于人体的构造和某些生理现象,已有相当具体的认识。它为西周时期医学的继续发展积累了宝贵经验。

商、西周统治者嗜杀奴隶极其残暴,人祭、人殉卜辞屡见于甲骨文之中,且施行"劓""荆""大辟"等酷刑。商纣暴虐,还随意斩杀甚至解剖妇女,"焚炙忠良,刳剔孕妇""斩朝涉之胫,剖贤人之心"。所有这些行为,在客观上也促进了他们对人体的了解。

商、西周时期人们对人体的认识,是处在一个以直观的外部形态为主,并已经由表入里,认识到内脏器官的某些结构。由局部认识开始而涉及人身整体及其生理活动的一些现象,反映了商周时医学对解剖与生理的认识日益深化。

第三节　按摩手法与手术专职人员

甲骨文中比较常见的几个字:**食**(殷)**朕**(疒)**付**(付)**身**(付)。

例如:

"今日**朕**,**龙**(宏)。"如果加释,当系:腹病可按摩治疗;

"庚子卜,耳贞:**朕**,不**乁**(死)?"意即:腹病按摩,治疗不会死?

"丁酉卜,争贞:乎(呼)**媳**疒?克。"**媳**从女,当系一位女按摩医。卜问叫**媳**按摩,病就会愈。

"甲申卜,争贞:尹氏付(拊)子?贞:尹弗其氏拊子。"意为:甲申争卜,是否招令医尹给子?占卜结果是不用按摩。

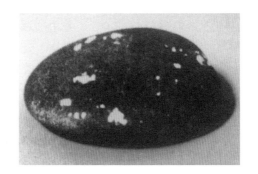

熨石

陕西扶风县周原召陈西周遗址出土。表面光滑,熨石直径为 6.5 厘米,略呈扁圆
形,有火烧痕迹,用于疾病热熨治疗,现藏于陕西省宝鸡市周原博物馆。

二、针砭手术

《尚书·禹贡》:"砥、砺、砮、丹。"《史记·夏本纪》:"贡……砺、砥、砮、丹。"孔安国注曰:"砥细于砺,皆磨石也。砮,石中矢镞,丹,朱类也。"《说文》释砺:"磨刀石,砺乃锋刃。"砥:细于砺,"磨刀石";砮:"石可以为矢镞"。此外,砭,《说文》释为:"以石刺病也。"砭之成刃,必藉砺、砥之先后磨制。夏时砺、砥、砮、丹已为进贡之品,成为重要的商品与手工工具。甲骨文中"𝕬"或"𝕰",甲骨文专家释为"殷"字,象人体腹部病痛,医者持按摩器或砭石、石镞作按摩或针砭之状。《山海经·东山经》:"高氏之山,其上多玉,其下多箴石。"郭璞注曰:"可以为砭针治痛肿者。"《素问·异法方宜论》记述:"东方之地,其治多以砭石;南方之地,治宜九针;中央之地,治宜导引按摩。"以上论述反映了"砭石""九针""导引按摩术"由远古经验汇集之来龙去脉,也展现了远古外科医疗技术、使用工具的原始状态。

三、拔牙与接骨术

甲骨文中"𝕴",形象说明拔掉之意,例如:"贞,其𝖞(有)𝕴齿,若?"此卜辞意为:拔掉病齿如何?其"𝕴"被甲骨文专家释为执,原作絷。《诗经·小雅·白驹》:"絷之维之",絷,拴也。《左传》:"执絷马前。"絷,拴绊马脚之绳索。"𝕴"字中心部之"○"系病痛之齿,上下之"↑"当示为拴套病痛齿之绳索,两侧之双手显然示为执绳拔掉病痛齿的形象。又例如:"甲子卜,殻贞:王病齿,佳易?""殻贞:王病齿,亡易?"该两卜辞之"易",即移易之意,示为拔除病齿也。拔掉病齿以减少齿牙肿痛在新石器时期已有所施。

卜辞:"王𝕮佳𝕮(有)跎?""乎(呼)𝕮𝕮?""𝕮"即手肢,或释为肘,或笼统称之为手

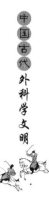

臂者，"丩"即纠字。若将丩与丩联系起来理解，即系整合纠正法以治疗王手臂之伤病。甲骨文丩、㕣为"骨"字，卜辞中㕣、㕣字，则形象说明骨字中之裂纹，表示骨折。在商墓出土之遗骨中，有显示生前曾有骨折而治愈者。

四、酷刑显示的手术技巧

商代奴隶制社会，对奴隶十分残暴，在中国历史上之刑法也是最为凶残的。商纣更是一位极为暴虐之统治者，在其对奴隶实施刑法或对反对者进行镇压时，都反映了手段之残酷。如此事例可以从其若干字得到了解。

如，劓，甲骨文作"㓷"形，象用刀割鼻子。戝，甲骨文作㪇形，象用大斧在砍一人的头，其颈项上示有血点溅出。甲骨文㪇形，象双手拿着大锤，向跪在坑中的人头上砸去，当系执行活埋的刑法。刖，甲骨文作㓸、㓸形，象用锯锯断一人的一只下肢、脚部。1971年曾在殷墟后岗发掘一具受过刖刑的殉葬奴隶遗骸。甲骨文㓷字，象用刀割去男性生殖器，说明在商代已有宫刑。

第四节　外科疾病的认识

殷商时期，随着脱离体力劳动的知识奴隶群体不断出现，人们对外伤、外科疾病的认识逐渐积累，记录交流之愿望也日益强烈，除了语言传递外，文字之创造也就更加迫切了。从这一历程来看，口、耳相传的语言会记述在其后之文献，但其可靠性显然不如甲骨文了。例如：

疾，甲骨文作㓷形，甲骨文专家罗振玉释曰："象矢著人腋下"，说明疾字之早期，是专指人中矢镞而致伤者，商人创"疾"字以记述外伤之病。其时，疾与病还是有区别的。

㕣　甲骨卜辞："壬戌卜：御㕣㕣，匕（妣）癸？御㕣㕣于匕（妣）癸？"系卜辞问：病腹中不适，求女祖癸祐兔。㕣字被专家们释为腹中肿块癥瘕积聚症。

㕣㕣　指颈项部位发痛肿之病。"㕣㕣，御于匕（妣）己，暨匕（妣）庚？"甲骨文意为：颈项处肿，御祭祈求女祖己与女祖庚？

㕣㕣　指乳房肿胀疼痛之病。"壬子卜，争贞：王㕣止佳㕣（跎）？"释为壬子卜问：商王两乳部肿痛，有鬼神作祟吗？

㕣　鼻息肉。甲文卜辞："上岸，妇好㕣佳出，㕣？"释为：妇好鼻子长出肉，是疾病吗？㕣字旧无释，此字从自从肉，可隶为脜，亦即膭之初文。《方言》："膭腍也。"注：谓息肉也。《集韵》："膭……腍肉。"温少峰等据此释为鼻息肉（见《殷墟卜辞研究》309页）。

㕣㕣　或释为疣字。

还有疾天🦴，龋齿🦷，🦷齿蠹也。疾骨🦴，疾足🦶，疾🦵（项）以及🦵（臀）、🦶（足）、🦵（膝）、🦶（趾）、🦶（手）、🦶（手足甲）、🦵（肱）等，虽未指明这些部位病灶性质、形态，但上述部位之疾病当与现今外科疾病密切相关。

前已述《周礼·天官》关于疮疡外科之分科等，也提及该文所涉之医疗。《礼记·月令》："命理瞻伤、察创、视折、审断，决狱讼必端平"，从执法上亦可看出当时外科鉴定水平，以及不同医疗之方法与要求。这段文字清晰地告诉我们：仅皮肤损伤撕裂者曰伤；皮肤与肌肉均有撕裂者曰创；骨骼伤折者曰折；若皮、肌、筋骨都断离者则为断。面对以十四种轻重不同之伤势，治疗上也有不同的措施。例如："头有创则沐，身有疡则浴。"说明身首之创、伤，用洗浴清洁等即可治愈，而筋骨之伤折，甚至复杂性骨折，则需专门医疗技术整复方可康复。新石器时期遗骨中发现生前曾骨折而获愈之病灶，但确切之文献描述尚未得知。

周武王伐纣之誓言《尚书·泰誓》，声讨纣王"焚炙忠良，刳剔孕妇。斩朝涉之胫，剖贤人之心"。刳剔孕妇是谴责纣王剖孕妇以观察其胎儿之暴虐，更为暴虐者是纣王杀害比干以剖视其心窍之酷刑。《史记·殷本纪》："比干曰：为人臣者，不得不以死争，乃强谏纣。纣怒曰：吾闻圣人心有七窍。剖比干，观其心。"《正义》："纣怒，曰：吾闻圣人心有七窍，信诸？遂杀比干，剖视其心也。"

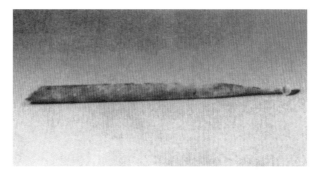

骨质挖耳勺

1978年出土于陕西扶风周原召陈西周遗址，挖耳勺残长10.3厘米，勺径0.4厘米，柄端残缺，表面光滑，制作精美。现藏于陕西省宝鸡市周原博物馆。

上述刑罚与纣王令人剖视比干心以验证圣人是否心有七窍，虽不能视为外科手术，但施行上述刑法之刽子手、检视比干心窍者等，必有一定的解剖知识，以及一定要掌握相当的手术技巧。如此知识技术可惜被用于与外科手术完全背离的方面了。

商代与外科相关之医巫人员，从甲骨卜辞中可知：温熨者有艾母，按摩人员有㱿、有尹（注：或为按摩人员兼管理者），又有臭、柎当系操持按摩或职司薰香、沐浴以作为按摩前准备工作者。商周时，奴隶群之劳动者已分百工，上述人员或已成为奴隶主、商王医疗、手法医疗等"工"之专职者，百工之一二。

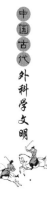

西周时期，上述人员进一步专业化发展，他们逐渐脱离巫医、鬼神观念的影响，慢慢形成疡医专科，即外科医生。他们治疗肿疡、溃疡、金疡、折疡，除了手法、手术治疗外，已总结出相当高的保守治疗原则与方法。《周礼》对内治法应用了五谷、五药、五味类食物与药物，强调："当据病所宜食之，以节成药力者也。"唐代贾公彦曰："凡有疡者，受其药焉……凡国中有疡，不须身来者，并于疡医取药焉。"关于外治或相关手术医疗，包括刀刃伤、战争、斗殴所致伤残之治疗，也包括刑罚之创伤等，均促成外科医疗、伤口处理或手术等之经验积累。前已提及商之酷刑，在此我们引《汉书·刑法志》对周刑法之描述："昔周之法，述典以刑帮国……五刑"。五刑，即墨刑、劓刑、宫刑、刖刑等，似与商无异。我们不论其刽子手执行刑法之技术，但就奴隶主之要求而言，奴隶主判此类刑并非要杀死他们，相反要求必须保存其性命，以求迅速康复，继续为他们从事服务劳动。因此，执行上述刑法之奴隶，也应有着很高的技术要求，他们或许与外科医者有着某种传承关系。执刑者必然掌握熟练的人体解剖知识，以及熟练的手术技术，同时兼通术后止血、创伤处理的医疗经验。

第五节　酒的发明与手术麻醉

中国人工酿酒的历史久远，最晚当于夏代已发明了人工造酒。《战国策》记述："帝女令仪狄造酒，进之于禹。"《世本》称："仪狄始作酒醪。"《淮南子》研究认为："清酏之美，始于耒耜。"《说文解字》归之为："少康造酒。"少康即杜康，属于夏。上述权威文献记述，虽然不可能出自第一手史料，但传承下来之论述显然都是比较可信的。

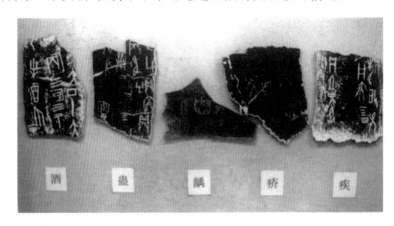

甲骨文

商周时期刻于龟甲骨上的文字，光绪二十五年(1899)出土于河南安阳小屯村的殷墟。已发现单字约 4500 字，能认识者不足 2000。其中关于人体解剖部位名等尚不足百字，图选 🍶(酒)、🍷(盅)、🌿(鼬)、🎋(疥)、🏹(疾)与外科相关者，以示中国外科之悠久历史。

近年来,根据考古发现,有多种夏、商文物为上述观点提供了十分确凿的证据。例如,1928 年于山东章丘龙山镇发现的龙山文化(前 2800—前 2300),已有许多陶制酒器,属于夏制年范畴的二里头二期文化遗址,酒器更为丰富。商代甲骨文有许多以酒祭祀的卜辞,酒字写为 日、西,特别描述了"𩰎"(鬯),以及"鬯其酒",《白虎通·考点》释:"鬯者,以百草之香,郁金合而酿之成为鬯",即芳香药酒之谓,是商王朝祭祀和饮用的大量用酒,如卜辞"鬯百、牛百、用""百鬯又十鬯""百鬯百羌"之类。令人确信不疑者,更有 1973 年于河北藁城县台西村商代遗址发现的酿酒用的酵母;1978 年更于罗山蟒张乡天湖商代墓地,发现了我国现存最早的古酒,密封于一件青铜酒器卣内。实验研究证明该酒每 100 毫升含有甲酸乙酯 82.39 毫克,其香味犹存。

《周礼》等文献所记述的酒正、酒人、郁人、浆人、大酋等,也说明夏、商、周时,以酒为业之管理者与制作者等分工。

外科用酒

随着酒之发明与大量用于祭祀和日常饮用,人们对其功能的认识逐渐加深,对少量饮用之兴奋作用及大量饮用之止痛麻醉作用,慢慢积累成为经验、形成知识。例如,外伤、战伤等造成的剧烈疼痛,都自然而然地饮酒以止痛,甚至大醉以免除伤口之剧痛。大量饮酒至醉是外科手术止痛麻醉术发明与应用的重要启示。《列子·汤问》:"鲁公扈、赵齐婴,二人有疾,同请扁鹊求治,扁鹊治之既同愈,谓公扈、齐婴曰:'汝曩之所疾,自外而干府脏者,固药石之所已,今有偕生之疾,与体偕长,今为汝之攻之,何如?'二人曰:'愿先闻其验。'扁鹊谓公扈曰:'汝志强而气弱,故足于谋而寡于断;齐婴志弱而气强,故少于虑而伤于专。若换汝之心,则均于善矣。'扁鹊遂饮二人毒酒,迷死三日,剖胸探心,易而置之,投以神药,既悟如初。二人辞归,于是公扈反齐婴之室,而有其妻子,妻子弗识;齐婴亦反公扈之室,有其妻子,妻子亦弗识。二室因相与讼,求辨于扁鹊,扁鹊辨其所由,讼乃已。"《列子·汤问》所述颇似神话故事之作,但其换心外科手术所用"毒酒"进行麻醉,效达"迷死三日",恐非作者完全出于杜撰。《列子·汤问》在其另一段记述中,指出:"饥倦则饮神瀵(山顶喷出的泉水),力忘和平,过则醉,经旬乃醒。沐浴神瀵,肤色脂泽,香气经旬乃歇。周穆王(约前 976—前 922)北游过其国,三年忘归。"故事指出:饥倦之时饮"神瀵",过量则醉,经旬日方能醒,也是麻醉之例。联想到东汉华佗腹腔手术使用"酒服麻沸散"既醉无所觉的效果,就不能不确信其真了。很可惜,近百余年来文化界在一段时间里颇多民族虚无思想影响,不加考察,贸然对中国古代科学成就一概否定,或视之为外来的,甚至将华佗也定位为外来人,实则可笑之极。

第三章

春秋战国时期外科学理论的确立

（前770—前221）

The Establishment of the Surgery's Principles in the Spring and Autumn and the Warring States Periods

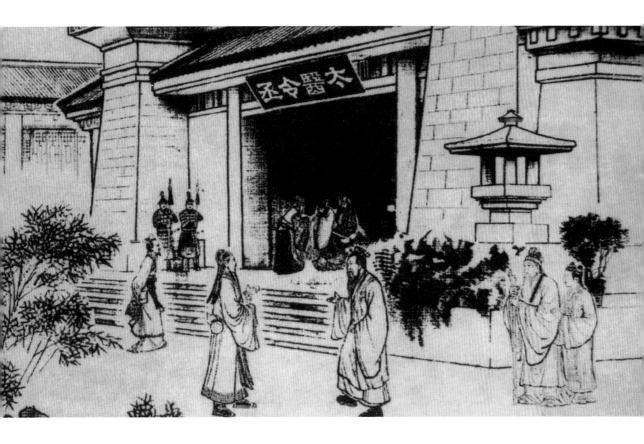

　　春秋战国时期，中国在个人卫生、环境卫生、饮食卫生等方面，已形成了卫生保健的科学认识，并构建了初步的制度，同时产生了预防、治疗疾病、外科疮疡的思想。虽然这些进步措施尚只在统治阶层普遍实施，但在经济得到改善的民众中，也逐渐形成了生活卫生习惯，成为民俗、民风的重要组成部分。中医外科在此期由于较好地继承了前代的成就，也取得了比较明显的进步。医学家记述外科疾病，或更倾向于专外科发展，也形成了特别明显的进步。还有若干社会名流、诸子百家及社会名著，虽非医学家或医学专业论著，但也涉及对外科疾病的记述，为我们探索春秋战国时期的外科医疗水平提供了丰富而可信的史实。

是否讲究卫生与化脓性感染病发生率的高低密切相关。春秋战国时期,中国在个人卫生、环境卫生、饮食卫生等方面,已形成了卫生保健的科学认识,并构建了初步的制度,同时产生了预防、治疗疾病、外科疮疡的思想,虽然这些进步措施尚只在统治阶层普遍实施,但在经济得到改善的民众中,也逐渐形成了生活卫生习惯,成为民俗、民风的重要组成部分。

中国医学之外科,在此期由于较好地继承了前代的成就,也取得了比较明显的进步。就外科发展基础而言,解剖、生理之进步,为外科之发展创造了较好的条件,医学家记述外科疾病,或更趋向于外科专科发展,也形成一种趋势。明显的进步还反映在若干社会名流、诸子百家及社会名著等,虽非医学家或医学专业论著,但也关注外科疾病的记述,为我们探索春秋战国时期的外科医疗水平提供了丰富而可信的史实。

令人十分欣慰的是,近年考古发现,不但出土了若干文献,为我们提供了讨论外科水平的第一手资料,而且发现了我国历史上第一部内容丰富、学术水平很高的外科专著——《五十二病方》(注:疑即《金疮瘈疭方》),充分反映我国春秋战国时期,外科得到比较迅速之发展,并取得了空前的进步,也可能与战伤经验总结有关。

第一节 卫生保健与外科疮疡防治

中华民族有着十分久远的卫生保健习俗与修养,特别在个人卫生保健方面尤为突出。例如,在饮宴礼仪方面,《礼记·曲礼上》:"主人未辩,客不虚口。"何谓"虚口",唐代经学家孔颖达(574—648)正义:"虚口,谓食竟饮酒荡口使清洁及安食也。用浆曰漱……用酒曰酳。"如此礼仪方面之规定,并形成制度,其用浆特别是用酒漱口,显然在保持口腔卫生和消灭口腔细菌方面是十分有益的。不难理解,(保持)餐饮前后用浆用酒漱口,对预防或治疗口腔炎症、龋齿、齿周炎、齿周脓肿等,有着很好的作用和效果。

早在春秋战国时期,我国人民已养成了"鸡初鸣,咸盥洗"的卫生习惯。王充《论衡》释为:"沐者去首垢也,洗者去足垢也,盥者去手垢也,浴者去身垢也。"说明秦汉时期人们对洗头洗发、洗脸洗脚、洗手洗澡等十分重视,而且形成了规矩和习惯。《诸病源候论》(610)强调:"食毕当漱口数过,不尔使人病龋齿。"《医说》在前人基础上不但论述了漱口刷牙可以预防口齿疾病的道理,而且论述了"早漱口不若将卧而漱,去齿间所积,牙亦坚固"。这个科学道理是很明白的。关于漱口刷牙,根据现代研究,约在宋代以前人们已用柳树枝,一端咬成刷状以擦齿剔缝,清除齿缝间或齿龈间之食渣,然后漱口以求口腔清爽,防除口臭、齿疾。据地下文物发现,我国辽代已有植毛牙刷,这自然是一个很大的进步。元代忽思慧撰《饮膳正要》,是一部论述饮食营养的专书,对漱口刷牙用盐以预防口齿疾病的作用给予科学的肯定,他认为"凡清旦用盐刷牙,平日无齿疾",这些道理已为现代科学所证实。

《玉烛宝典》记载："剪手、脚爪，皆有良日，此日四民多因沐浴剪之。"如此，对预防指甲炎、皮肤化脓性感染等，显然也是很好的生活习惯。

一、沐浴之习俗及制度

《楚辞》有"新沐者必弹冠，新浴者必振衣"的记载，《淮南子》更有"汤沐具而虮相吊"的论述。将二者结合不难看出，我国在先秦时，对勤洗澡、勤换衣服，防止虱在人休之寄生繁殖已有认识。这对保持体表卫生，预防外科感染、皮肤病传染等，无疑是很有益的。

东汉唯物主义哲学家王充（27—约97），在《论衡》中强调："蚤、虱食人，贼人肌肤。"唐代段成式《酉阳杂俎》强调："有病虱者，虽香草沐浴不得已，惟水银可去之。"其所论对除虱以防治皮肤病、斑疹伤寒等意义重大。

必须指出，我国古代所形成的沐浴制度，对某些皮肤病的预防肯定产生过积极的影响。早在《礼记·内则》所规定的官府制度中就已确定"三日休沐"，《汉律》改作"五日休沐"。也就是说在汉代及先秦，官吏工作五日或三日即有沐浴休息日。《史记》在谈到这一问题时，也明确指出："五日一假，洗沐也。"定期沐浴不仅形成制度，而且也产生了指导沐浴的专书——《沐书》《沐浴经》等。王充引用《沐书》之论述："子日沐，令人爱之。卯日沐，令人白头。"这对督促按时沐浴不无作用。

关于浴室及其设备，随着人们对沐浴的重视和经济的发展而得到不断的改进，有的古代浴室已十分讲究。根据文献记载，秦代温泉浴已很普遍。这已为地下遗址之发掘证实。在无温泉之秦阿房宫，已建有公共浴室。由此也可证明，《礼记》关于"五日则汤清浴……不共浴"的记述是完全可信的。这里所要求的"不共浴"，就是不要在一个浴池里洗澡，也是很符合卫生原则的，因为这样至少可以预防皮肤病等疾病的相互传染。根据《逸周书·王会篇》记载可知，当时诸侯等高级官吏，其所用之浴盆，是由统治者统一提供的，也可见公共浴室有转为个人浴盆之倾向。中国医史博物馆珍藏之汉铁铸浴盆，以及梁宣帝之浴斛、陕西临潼贵妃池等，为汉唐统治者沐浴提供了有说服力的证据。在唐代的文献中，我们还可看到当时已有浴皂——"澡豆"。随着时代之进步，不但浴池之修建更为讲究，而且应用了有杀菌作用的香料药物。诸多香料药对杀灭细菌或抑制细菌生长是有肯定作用的，不难理解"澡豆"之发明并用于沐浴，对保护皮肤健康，预防皮肤化脓性感染及疖、痈之发生，其作用亦是肯定的。

二、沐浴与头部、肌肤疮疡治疗

《礼记·内则》："外内不共井，不共湢浴。"强调了王宫与城市旅舍不可共用饮水井，不可共用浴室,这一措施对预防疾病、防止与有疮疡之人共浴引起相互感染是十分重要的。当然,这也是此期统治者与庶民百姓间的一种礼仪。《国语·齐语》记载春秋时,齐桓公从鲁国接回管仲,给予"比至,三衅三浴之"的接待。三衅,即于洗浴时三次以香料涂身,或三次以香料熏身。如此讲究的沐浴,不仅对清洁肌肤十分有益,而且是促进血液循环,增强机体抗病能力很有效的卫生方法。如上文所强调的"头有创则沐,身有疡则浴",就将沐浴用以预防外科疮疡疥癣等之有效方法,延伸到用以治疗疮疡等化脓性外科疾病上来,甚至风湿性骨关节疾病的防治也以温汤沐浴。这些方法逐渐成为社会各层人群的共识。

三、饮水卫生与外科疾病

文献记载,我国凿井而饮的历史约有四五千年之久,在悠久的历史过程中,我国人民积累了选择井址、凿井、鉴别井水优劣、淘井、改善水质等极其丰富的经验和方法。关于选择井址,《左传》指出:"土厚水深,居之不疾。""土薄水浅,其恶易觏。"意思是深水井,水质好,饮用之不使人生病,但若井浅,则水质往往不良,容易引起食用者的疾病灾难。关于水质,战国末秦相吕不韦等撰《吕氏春秋》提出:"轻水者,多秃与瘿人;重水者,多尰与躄人;甘水,多好与美人;辛水者,多疽与痤人;苦水者,多尪与伛人。"秃为头生秃疮,瘿为甲状腺肿大,尰指足肿病,躄为跛脚症,疽为肌肤化脓性感染之痈疽病,痤即痤疮(粉刺),也泛指疖、痈等化脓性感染,尪指胸腰椎脊弯曲变形之病症,伛为驼背、胸椎结核类疾病等。以上八种疾病几乎全属外科领域之病症,虽然并非均与饮水水质相关,但其中如瘿病、骨关节畸形等地方病确与水质有着密切的关系。

唐代著名医学家孙思邈(581—682),在总结前人关于饮水卫生与防治疾病的历史经验后指出:为了预防地方病,一些山水、溪流有虫、毒,应预防射工、石蛭,否则食之能使人患瘿瘤、水毒等疾病。他告诫人们不要久居此类地方,更不要饮用山水坞中泉水和深阴地之冷水。

第二节　导引按摩与外科疾病防治

前已述及,导引按摩是一种十分古老的健身强体的方法,此期该方法的进步,有着比较明显的承前启后特点。

原始社会人们的生活、生产水平低下,为了生存必须与野兽搏斗,必须面对氏族部落间的争夺与格斗,加之由于环境居处条件的恶劣,外伤、骨折、风湿性关节疾患成为当时常见、多发之病。战国末秦相吕不韦编撰的《吕氏春秋·古乐》,为我们追述了此期的珍贵史实:"昔陶唐氏之始,阴多滞伏而湛积,水道壅塞,不行其原,民气郁阏而滞着,筋骨瑟缩不达,故作为舞以宣导之。"真实地记述了远古人们生活于阴暗、潮湿的环境里,以及因此而造成人们郁阏滞着而多患筋骨瑟缩不达的风寒湿痹之骨关节疾病,而且创造性地运用舞蹈防治此类疾病与痛苦。中华民族由此而发展起来的导引、按摩、外治法等,逐渐成为人们体能恢复、骨关节疾病防治的有效经验而代代相传,乃至形成医疗专科。

春秋战国时期的《行气玉佩铭》记录:"行气深则蓄,蓄则伸,伸则下,下则定,定则固,固则萌,萌则长,长则退,退则天,天几舂在上,地几舂在下,顺则生,逆则死。"这45个字将祛病延年的气功方法和要领讲得十分明白。正如《内经》所说:"恬淡虚无,真气从之,精神内守,病安从来。"《行气玉佩铭》《内经》讲的是静功,旨在引导内脏运动和养成无杂念的思想意识,从而形成了两千多年前增强体质、祛病延年的基础。上述两大学派的发展,促成了动静功相互结合的第三派,由于吸收动静之长,因而在后世取得了长足的进步。譬如《庄子·刻意》:"吹呴呼吸,吐故纳新,熊经鸟伸,为寿而已矣。"既强调了吐故纳新的气功锻炼,也论述了熊经鸟伸之导引运动,使静功与动功结合为一体,即所谓老(子)庄(子)学派。熊经鸟伸之导引,显然与"故作为舞以宣导之"的"昔陶唐氏之始"时代,有着承上启下的密切关系。

20世纪70年代湖南长沙马王堆三号汉墓出土的《导引图》,是我国现存最早的一幅医疗体育图,也是在中国医学十分重视、强调"上工治未病"预防医学思想指导下,在原始社会晚期以舞蹈而导引防治骨关节疾病术式基础上,一次十分出色的再发展。原始人以舞蹈导引防治骨关节疾病,可以肯定会产生近期、远期可见的效果,或许正是有如此收获,启发了早期学者和医学家们,从而总结出了"上工治未病"的先进思想。而这一先进的预防医学思想又指导着人们更广阔的医疗体育方法技术的经验总结,春秋战国诸子中实际存在的六禽戏,特别是与此相当时期或更为早期已存在的《导引图》,三者之间相互影响、相互促进。而马王堆汉墓出土的公元前168年下葬的《导引图》,其年代及其绘制所依据蓝本,肯定早于公元前168年。

马王堆三号汉墓出土的《导引图》,出土时已十分腐烂残缺,专家长时间对其整理,将无数块残片精心复原,并按其残缺图影进行复绘。《导引图》长100厘米,高约50厘米。按原色大小重绘的色彩绚丽的导引图上,重现了不同性别、姿态各殊、形象逼真、服饰各异、栩栩如生、凝神操练的44个导引图像,分别排作四排,进行着导引运动:有做静功的呼吸运动,有做四肢或躯干运动者,还有持械进行锻炼者。有的还明确标注欲防治疾病之名称,如"引脾病",除指防治消化道脾胃病外,可能还指防治骨关节疾病的"痹证"等外科疾病。

此外,《导引图》还清晰描绘了许多模仿禽兽动作的运动姿态。例如:"熊经""信(鸟伸)""蚕(龙)登""沐猴灌(猕猴喧呼)""爰婐(猿呼)""鹞北(鹞背)"等,均为模仿动物动作

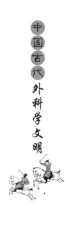

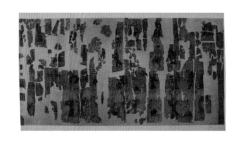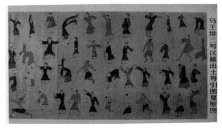

帛画《导引图》

1973年湖南长沙马王堆汉墓出土。帛画卷长约100厘米,宽约50厘米,全图分四层,每层约11个姿态各不相同的单人导引图,图侧多有标题,如"熊经""鹞北"之类,或署以"引温病"等说明。每幅画人物高为9～12厘米。左图为出土原画之整理复原,右图为按原图之复绘图。

的导引术式。这显然与春秋战国时期诸子中流行的六禽戏有着密切的渊源关系,或为"六禽戏"之更古老版本。如此术式影响秦汉以及之后中国导引发展者,无疑即后汉外科学家——华佗有名的五禽戏之原形所在。五禽戏经华佗之提倡、教学推广,近两千年来代代相传,至今仍然在民众中得到广泛运用与推广。华佗对学生吴普说:"人体欲得劳动,但不当使极尔。动则谷气得消,血脉流通,病不得生。譬犹户枢,终不朽也,是以古之仙者为导引之事,熊经鸱顾,引挽腰体,动诸关节,以求难老。吾有一术,名五禽之戏,一曰虎、二曰鹿、三曰熊、四曰猿、五曰鸟,亦以除疾,兼利蹄足,以当导引。体有不快,起作一禽之戏,怡而汗出,因以著粉,身体轻便而欲食。"吴普实践了老师的教导,九十余岁仍然耳聪目明,齿牙完坚。华佗另一弟子樊阿坚持五禽戏,并服食,活了百余岁。

五禽戏作为导引之成功者,得吴普撰《太上老君养生诀》(见《道藏》);晋代葛洪《抱朴子内篇·至理》称:"有吴普者,从华佗受五禽之戏,以代导引,犹得百余岁";南朝陶弘景《养性延命录·导引按摩》更为详述五禽戏功法,以及明代周履靖《赤凤髓》之五禽书,明《万育仙书》,不但详载每一术式的具体方法要领,而且均绘制了虎、鹿、熊、猿、鸟的动作图,使华佗总结之"五禽之戏"得到广泛而深远的影响。中医正骨、外伤之防治经验总结,与秦汉前导引之发展关系密切,正骨术式、骨关节外伤之诊断、复位、固定治疗等,其手法、术式也多源于导引按摩。

第三节　非医学文献记载的外科疾病

春秋战国时期,继《周礼》所述疡医之分工等,外科水平明显提高。对化脓性感染疾病之病因、疾病鉴别、症状诊断以及某些治疗技术、手术方法、治疗原则之确定等,大多可以得出较为正确的论述。此期以外科为专业之医生也较以前多了起来。《素问》《灵枢》

《五十二病方》等书，或有专题，或设专篇，或已有专书论及外科疾病者，容于后述。本节仅就诸子百家非医学文献所反映出的外科水平，包括外科疾病认识、描述与医疗状况等，分别简述于下。

一、《周易》

《周易》一名《易经》，旧传为伏羲画卦，周文王作辞，或称是孔子所作，近人研究认为是战国时儒家作品，非一时一人之手。其内容认为自然社会之变化，系阴阳两种势力相互作用而产生万物的根源。《周易》在"艮卦"的卦辞与爻辞中，已涉及医学问题、人体整体观问题、伤病的预防思想等。例如："（艮上艮下）艮。艮其背不获其身，行其庭不见其人，无咎。"其意为：只注意背部而不保护全身，只知局部而不顾整体，犹如一座宅院无人居住一样，是没有用的；"初六，艮其趾，无咎，利永贞。"其意为：脚趾最易受伤，但人们却往往认为这是小毛病，不予注意，如此身体是难以健康的；"初二，艮其腓，不拯其随，其心不快。"其意为：人的下肢肌肉丰满，但现在却不长肉了，如此局部反应可能属于病态，使人心不快，应予关注；"九三，艮不限，列其夤，厉，薰心。"其意为：身体健康的人背厚腰圆，现在却腰胁部干痕，这是一种令人身心焦急的事；"六四，艮其身，无咎。"其意为：人们必须注意保护自己的胸、腹部，因为胸、腹部是人体重要脏器之所在，也是最易受伤害的部位，保护得好才不会受到伤害。

二、《左传》

《左传》为春秋时左丘明撰，一名《春秋左氏传》或《左氏春秋》。今人认为该书系战国初年时人据各国史料编成，多用事实解释《春秋》，所记为公元前772—公元前454年之事，书中保存了古代大量史料，是中国古代一部史学与文学名著。

《左传·襄公十七年》（前564）："十一月，甲午。国人逐瘈狗，瘈狗入于华臣氏，国人从之，华臣惊，遂奔陈。"（注：瘈狗即狂犬）上述记载可以看出：一是国人对狂犬之危害及被狂犬咬伤多致狂犬病而死亡，已有了比较正确的认识，而且为了预防被狂犬咬伤，唯有逐杀狂犬为最有效的办法。二是襄公为春秋鲁国国君，在位31年，其属地在今山东西南部，建都曲阜。陈，治所在今河南宛丘（今淮阳）一带。华臣心不自安，见逐狗而惊走，亦识狂犬之为患者，而奔于陈以避之。

大约同时期流行的《金疮瘈疭方》（注：疑为《五十二病方》），于叙述破伤风等病后，专列"狂犬啮人"，记述了当时治疗狂犬病的医疗方法三条，还同时记述了犬噬人伤者三条，亦可证明春秋战国时，医学家们对犬伤与狂犬伤已能鉴别，并能给予不同的治疗，且对

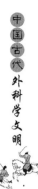

狂犬咬伤可能并发狂犬病给予特别的关注与重视。

对预防狂犬咬伤,后代医学家给予了特别的强调。唐代孙思邈综合研究前人经验后大声疾呼:"凡春末夏初,犬多发狂,必诫小弱持杖以预防之。防而不免者,莫出于灸。百日之中一日不阙者,方得免难。若初见疮差痛定,即言平复者,此最可畏,大祸即至,死在旦夕。

"凡狂犬咬人著讫,即令人狂。精神已别,何以得知?但看灸时,一度火下,即觉心中醒然,惺惺了了,方可咬已即狂,是以深须知此,此病至重,世皆轻之,不以为意,坐之死者,每年常有。吾初学医,未以为业,有人遭此,将以问吾,吾了不知报答,以是经吾手而死者不一。自此锐意学之,一解未来,治者皆愈,方知世无良医,枉死者半,此言非虚。故将来学者,非止此法,余一一方皆须沉思留心作意。殷勤学之,乃得通晓。莫以粗解一两种法,即谓知讫,极自误也。聊因方末,申此一二言,不尽意耳。"

于此,孙氏特别引述晋代葛洪《肘后备急方》预防狂犬毒发作之法:"取猘犬脑,傅上,后不复发。"此实为狂犬病疫苗制作之先驱。

三、《国语》

《国语》传为春秋时左丘明著,以记述西周末和春秋时,周、鲁等国贵族言论为主。其所述鲁国接回管仲"三衅三浴之"的隆重、严谨的沐浴香薰,反映了春秋时我国统治阶级讲究卫生保健的现状,这是值得称赞的。其所载"头有创则沐,身有疡则浴",对外科医疗技术之发展,很富有学术价值。

四、《文子》

或谓文子为老子弟子,《文子》一书中各章均冠"老子曰",以老子"道"的思想为宗。其《文子·十守》则称:"肝主目,肾主耳,脾主舌,肺主鼻,心主口。"众所周知,外科之发展与解剖、生理密切相关,《管子》与《文子》的解剖、生理记述,虽然并不统一,但也生动反映了春秋战国时代学界之不同认识水平,这对外科疾病的认识、制定医疗方案也是十分重要的基础条件。

《文子》,撰人失名,约成于春秋战国时期。《文子·道原》:"人大怒破阴,大喜坠阳;薄气发喑,惊怖为狂;忧悲焦心,疾乃成积。"积,积聚也。所论实乃我国最早对肿瘤之病因起于情志之认识。

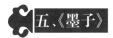

五、《墨子》

墨子(前468—前376),春秋战国思想家。《墨子·号令》篇记述:"伤甚者令归治病,家善养,予医给药,赐酒日二升,肉二斤,令吏数行间视病。有瘳,辄造事上,诈为残伤以辟事者,族之。"不难看出,其所设、所要求以及规则等,应是中国最早军阵外科救护之具体体现。

六、《管子》

《管子》相传为春秋时齐国管仲撰,内容丰富,其《内业》篇保存了道家关于气的学说,《水地》篇提出了水为万物根源的思想,并论述了人体解剖、生理之内容。例如:"脾生膈,肺生骨,肾生脑,肝生革,心生肉……脾发于鼻,肝发于目,肾发于耳,肺发于窍。"

七、《六韬》

《六韬》传为周代吕望(姜太公)所撰兵书,实则为战国时人托名之作。《六韬·龙韬》提到军中应有"方士二人,立百药,以治金疮,以痊万病"。方士二人掌百药以治疗金疮,显然与《周礼》"金疡"之分科医疗息息相关,如与《墨子》所记之军阵外科制度分工结合理解,我国春秋战国时期的战伤救护已很先进了。《六韬·复军械法》:"军人被创,即给医药,使谨视之,医不即视,鞭之。"

八、《山海经》

《山海经》系古代地理著作,现存18篇,其中14篇被认为是战国时期作品,近代学者认为不是出于一时一人之手。书中保存了不少远古相传之史料,对古代历史、地理、文化、医药知识、民俗等研究,特别在探索春秋战国时期成就方面有着较好的参考价值。

据王范之先生研究统计,《山海经》记述药物达125种;医史学家范行准先生统计有121种;药物学家薛愚先生统计为124种,可见《山海经》所记述有防治作用的药物资料,对形成中国第一部药学专著有着何等重要的价值。这里仅引王范之所统计的有关外科疾病资料表①如下。

---

① 王范之:《从〈山海经〉的药物使用来看先秦时代的疾病情况》,《医学史与保健组织》1957年第3期第187-192页。

王范之统计《山海经》外科疾病治疗用药表　　　　　　　单位：种

种类	病名	每种疾病用药数	每类疾病治疗用药共计数
痔与疮疾	痔	3	14
	痔衈（痔下血）	1	
	疽	2	
	痈	2	
	痤（大疖）	1	
	腐肿	1	
	瘘	1	
	疠	2	
	瘕	1	
甲状腺肿	瘿	4	4
疣	疣	3	3
虫　病	瘕	1	1
皮肤病	疥	3	6
	白癣	2	
	腊（皮皱）	1	
骚	骄（狐臭）	1	1

王氏从统计分析认为"从这里可以看出：治疮疾的药物最多。"例如：蕉，医疥；杜衡，医瘿；鮆，无肿疾；虎蛟，不肿医痔；滑鱼，医疣；河罗之鱼，医痈；修辟之鱼，医白癣；肥遗，医疠，可杀虫；鹞鹞，不疽；育佩，无瘕疾；等等。其外用之佩、浴等也占有一定的比例。

九、《庄子》

庄子（约前369—前286），战国时哲学家，名周，今河南商丘人。他继承与发展老子"道法自然"的观点，著有《庄子》。《庄子·列御寇》记有："秦王有病召医，破痈溃痤者，得车一乘；舐痔者，得车五乘。"其所记述是公元前七八世纪的事例，说明此时已有专职从事切开脓肿以治疗外科化脓性感染的医生，这与《周礼》所记述的疡医已有肿疡、溃疡等分工一致，也证明《周礼》所记之医政管理、医师分工、各司其专职不虚。

另外，《庄子·德充符》有"瓮盎"大瘿的记载。瓮盎，释其病形也。我国最早的解释词义的专著——《尔雅》，也记述了瘿。《尔雅》一书，是由汉初学者缀辑周汉诸书旧文而成。其所记述的瘿无疑也反映了春秋战国或以前的认识。汉代许慎《说文解字》："瘿，颈瘤也。"释其病部与形。孙思邈总结前人经验指出："凡遇山水坞中出泉者，不可久居，常食作瘿病。"释其病因也。

《山海经·西山经》：“（大地之山）有草焉……食之已瘿。”隋代巢元方：“有息肉瘿，可割之。”瘿为地方性甲状腺肿，是由长期饮用缺碘之水而发病，可以用药物治疗，亦可做手术切除，“可割之”是我国应用手术切除甲状腺肿大之最早记载。

《庄子》所论多有麻风（疠）喻解，以及《战国策》豫让“漆身为疠，灭须去眉，以变其容”的故事，说明庄子对麻风病之危害、证候、预后已有了比较正确的认识；同时也说明用漆涂身以致皮炎，制造麻风形象者，生动而逼真，也反映了战国时期人们对麻风已有比较深刻的了解。《庄子·逍遥游》还记载了一个生动的故事：“宋人有善为不龟手之药者，世世以洴澼絖为事。客闻之，请买其方‘百金’。聚族而谋曰：我世世为洴澼絖，不过数金，今一朝而鬻技百金，请与之，客得之以说吴王，越有难，吴王使之，将各与越人水战，大败越人，裂而封之，能不龟手，一也，或以封；国或不免于洴澼絖，则所用之异也。”此段表明我国在两千多年前已积累防治手足皲裂的有效方法，也是中国最早防治职业性外科皮肤病的记载。

十、《荀子》

战国时期思想家荀子（前313—前238），总结先秦诸子学术思想，反对天命、鬼神迷信之说，提出人定胜天的思想“制天命而用之”等，撰有《荀子》一书。《荀子·非相》：“尧舜参眸子”，《史记·项羽本纪》记述：“项心亦重瞳子”，如此可能是世界上关于瞳孔异常的最早记录。其后西汉时期《淮南子》更论述了眼、喉疾病外科手术治疗的原则：“目中有疵，不害于视，不可灼也；喉中有病，无害于息，不可凿也。”对手术适应证已有明确的规定。

十一、《韩非子》

韩非（前280—前233），战国末哲学家、法家主要代表人物，集先秦法家大成，撰有《韩非子》。《韩非子·安危》记有扁鹊治病“以刀刺骨”。韩非与扁鹊相去不远，所记扁鹊治病“以刀刺骨”的技术，十分可信，为扁鹊擅长外科提供了有力的证据。

十二、《吕氏春秋》

《吕氏春秋》是由战国末秦相吕不韦集合门客集体编著，其论证引述古史、旧文等方面的知识。《吕氏春秋·尽数》在论述“流水不腐，户枢不蝼，动也”时，强调：“形气亦然，形不动则精不流，精不流则气郁。郁处头则为肿为风，处耳则为挶为聋，处目则为瞙为盲，处鼻则为鼽为窒，处腹则为胀为疛，处足则为痿、为蹷。”其所论由于肢体缺乏运动引

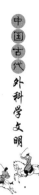
致气郁而形成的各种疾病,与外科也有着比较密切的关系。换个角度来说,肿、挶、聋、鼽、窒、胀、疛、瘘、躄(蹶)等外科疾病之发作,可因人体适时适当的运动加以预防。可见《吕氏春秋》有着比较深刻的学术价值。

《吕氏春秋·重己》认为:"室大则多阴,台高则多阳,多阴则蹶,多阳则瘘,此阴阳不适之患也。"该段论述了多阴环境容易引起骨关节疾病而跌倒;多阳环境则容易罹患骨关节萎缩、丧失机能的疾病。

《吕氏春秋·孟秋》在论述有关法医时要求:"命理瞻伤、察创、视折、审断,决狱讼,必端平。"按东汉文学家蔡邕(132—192)所注:"皮曰伤,肉曰创,骨曰折,骨肉皆绝曰断。"可知当时对皮、肉伤创,骨折断否已能鉴别。

第四节　军事医学与法医学之外伤救护

有了战争,必然产生伤残等疾病,伤残救护也就随之而诞生。此时之军事医学尚处于伤残为重要内容的领域,也就是说:春秋战国时期乃至其前的军事医学,基本上还是军阵外科范畴,涉及内科领域,还不属于军事医学。法医相对而言,较军事医学当更晚,或于春秋战国时期正在萌芽阶段。

现代意义上来说,军事医学不是一个完全独立的医学领域,它是建立在医学科学与相关医学专科基础上,并利用其理论知识与技术,从预防、诊断、治疗等各方面,保障军人战伤群体之健康。不同时期的社会、经济形态、生产力水平与战争特点,如不同时代兵器(冷兵器、热兵器、化学兵器、原子兵器等)的利用、战争的性质、兵制的建立、军事思想以及军事技术等,所致之伤残、疾病等各有不同,对其预防、诊断与治疗等,显然都有着很大的差异。

在春秋战国时期,兵器仍然以青铜为主,石兵器尚未完全走进历史,战伤已步入"金创时代"。商代,甲骨文中之"疾",写作" "" "" ",《说文》之"疾",写作" ",同时称" "为古文"疾",示矢伤人而卧床。军阵中被矢所伤者,称之为"殇"。《说文》释为:"殇,伤也,从矢伤";"伤,创也,从人殇"。由此而言,"殇"当为"伤"的本字。"殇"字从矢,从匑,其右上角从"人",示战旗之形状。所以,"殇"字含有在战争中为矢所伤的意思。"殳"与矢均为古老的兵器,由殳演化而来的"疫",最初也含有因战争而引致丛集多人的"役"→冷疫→疫的过程,亦即由战争引起多人之疾、伤、疫病等。

春秋时深通兵法的齐国大夫田穰苴,官司马,撰有《兵法》,以官而名为《司马穰苴兵法》,或曰《司马法》。其《司马法·仁本》篇中也曾强调"敌若伤之,医药归之"的战伤处理原则。

魏国大将吴起(?—前381),战国时兵家,与士卒同衣食,卧不设席,行不骑乘,与士卒分劳瘁,官兵关系十分密切,特别是当有士卒创伤化脓成疽,吴起以军中大将身份,竟能"亲为其吮脓血"。在战国时外科医疗水平仍比较原始,尚无吸吮脓血之器具条件下,很讲究臣为君、子为父口吮脓血的医疗技术,而作为大将的吴起,为自己的士卒吮脓,确是十分可贵之举,实乃救疗士卒生命的高尚作为。当然,今天看来,此法实无提倡之必要,但在战国时,它确实能够挽救生命于垂危,实可敬可尊,这种精神必然对古时之外科化脓性感染医疗手段以可贵的影响,这种精神是十分值得继承与发扬的。

其他如军阵外科医院之建立、军阵外科医疗制度的提出、冻伤防治等,前已叙述不赘。

法医学的发展,似与外科之发展没有多少直接的关系,但法医学的基础理论与技术成长,外伤致死因素之确证等,却与外科发展有着难分难解的相关性、依赖性、论辩基础知识性等。

中国古代法医之萌芽期,大约于公元前536年郑国子产首先铸刑书,公元前513年晋国铸刑鼎,公元前407年魏文侯颁布李悝《法经》,以及商鞅变法(前359—前350)之秦律(依据李悝《法经》)等以后开始出现的。例如:1975年于湖北云梦县睡虎地十一号秦墓出土《秦简》,定名为《睡虎地秦墓竹简》,墓主喜(前262—前217)曾任安陆御史、安陆令史等司法职务。《秦简》中有《法律答问》与《封诊式》等内容,对秦律中法医内容进行了规定与说明,如毁损耳、鼻、唇、指、发、眉、须,以及以针、钛、锥等锐器伤人、咬伤等,都作了比较清晰的量刑规定。又如,对大痍的判断标准:"何如为大痍? 大痍者肢或未断,及将长令二人扶出之,为大痍。"在战国时期已明确规定瞻伤、察创、视折、审断在法律诉讼上的严格界定,即皮损为伤,肉破为创,骨伤为折,骨肉皆绝者为断。这些严格的判断,要求执法者、法医者必须精通人体解剖,以及具备外伤科理论与技术的修养,否则很难得出"必端平"的公正结论。

《封诊式》还明确记载了两个活体检查鉴定案例,发人深思,一是外伤流产病人,一是麻风病人,书中叙述了外伤流产和麻风病人的鉴别方法,以及流产胎儿的检验与鉴定方法等,这些更生动地说明法医与外科、伤科、皮肤科的相关性。

第五节　医学经典中的外科理论与医疗

春秋战国时期,中国医学发展已步入相当高的水平,前述非医学之诸子著作,在他们的知识领域已能对医学问题、外伤科疾病进行如此深刻的记述、论断,从一个侧面反映了医学、外伤科疾病在一般知识分子中,已得到了比较广泛的普及。在他们的政论、述理中,往往借助人体之生理、病理与疾病问题以比喻,或在他们的建树中,强调发展医学、外伤科的重要性,或于完善社会进步、改善民众疾苦中,强调医学不可缺少。与此同时,医学从业人员、职业医生或更多关注医学发展者,他们出于总结自己经验、传承育学的需要,吸纳当代与前人的知识,撰写了大量的内容尚且较为朴素的医学著作,能够留存于世者十分稀少。近年地下出土者虽然仍十分少见,但给我们了解春秋战国时期的外

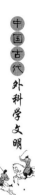

科内容,提供了非常珍贵的资料。我相信《万物》《脉书》《引书》可能皆出于《黄帝内经》之前的医学家们之手,因此,《黄帝内经》等将被论述于后。

一、《万物》

简书《万物》,1977年出土于安徽阜阳双古堆第二代汝阴侯夏侯灶墓。据研究分析认为,虽然其抄写当系汉初,但其撰写年代当在春秋时代或战国初。《万物》的基本内容偏重在药物,其论述药物主治与功用方面,给予我们了解其外科疾病治疗效果以丰富的知识。例如,其论述的药物治疗疾病名计31种,其中瘅、石瘕、蛊、金痍、骨瘤、痔、疝、蚀、龟手、裂、踒、瘘、痤、折、瘘、痈等外科范畴之疾病16种,超过了全部病种之一半,亦可见当时外科疾病之发病率是很高的。以下仅摘录相关的内容如下。

W002简:"已瘅以石韦与燕矢也。"瘅即癃闭,小便不通之病。石韦与燕矢,在《神农本草经》中,皆记其主治"五癃闭不通,利小便水道"或"破五癃,利小便"。

W011简:"商垄(陆)、羊头已鼓胀。"鼓胀为各种原因引致的腹水病证。《神农本草经》记载商陆主治"疝瘕(瘤肿、疝气)痹(关节疾病),熨除痈肿"。

W075简:"□罿(蜜)已肠澼也。"按《神农本草经》载,石蜜主治"诸惊痫……止痛解毒";《名医别录》载还主治肠澼、肌中疼痛、口疮等。

W018简:"鱼与黄土,已痔也。"马王堆汉墓出土医书《五十二病方》(按:疑即《金疮瘛疭方》),约《万物》同时代之外科专书,亦谓鲋鱼、灶黄土可治痔。

W018简:"蜱蛸、杏覈(核)已痈耳也。"《外台秘要》与《梅师方》均记有杏核油汁滴耳治耳聋,或主治"耳中汁出,或痈有脓出"。

二、《脉书》

《脉书》1983年底出土于湖北江陵县张家山西汉初古墓,计竹简达1000多枚,其中有两种医书,即《脉书》与《引书》,据研究其成书约与马王堆医书同时期,或更早一些。就《脉书》内容而言,计2028字,虽然所述疾病达67种,但外科疾病很少,其显著特点是不少病名反映了该书更为古老。

关于《脉书》之外科,除其第二部分论述了导引外,第四部分只用111字,论述了人体骨、筋、血、脉、肉等之解剖、生理,并探讨了"痛"的生理、病理与证候特点,例如:骨者柱也,其痛如斫;筋者束也,其痛如束;血者濡也,其痛如沍;脉者渎也,其痛如流;肉者附也,其痛如浮;气者煦也,其痛如忧。同时,书中还讨论了未能及时治疗或延误,痛即演变为痀,甚或危及生命。其第五部分强调了砭法之应用:"用砭石启脉者,必如式,痈肿有脓,称其大小而为之砭",特别精彩地指出"砭有四害",即"脓深砭浅为不及,脓浅砭深为太过,脓大砭小为滃,脓小砭大为泛。不及和滃则恶(脓毒)不毕;太过和泛则伤良肉。"我们可以很自豪地认为,如此原则与方法,和现代无异。更为可贵的是其诊断化脓性感染,辨识脓深浅和大小已积累了比较可靠的方法,即"脓多而深者,上黑而大;脓少而深者,上黑而少"的诊断经验。

三、《引书》

《引书》计 3235 字,约抄录于公元前 186 年前,其有关外科内容的叙述,在第二部分导引术式多达 110 种,用以防治疾病者约 44 种,其导引治疗范围涉及临床各科,但以伤科、外科疾病的治疗为最多,特别是外伤科之项、背、肩、腰、股、膝、踝、足下筋、肘、肢尻等部位之疼痛、诎(屈)筋、下颌脱臼等 12 种,加上外科之痔、瘅(瘫)、瘘、癫等,所占比例居于首位。

四、《黄帝内经·素问》

《黄帝内经·素问》为中国医学早期的经典著作,约成书于春秋战国时期,其成书并非一时一人之作,显然是在较长的历史时期,众多医学家继承先贤乃至研讨前人大量医疗实践经验基础上不断总结而成,是一部在实践经验基础上的理论概括,成为后世医学发展的理论指导。因此,其特点是论述疾病与医疗的法则,而非疾病的医疗方法与技术。所以,历代医学家们均视之为中医学发展的经典,理论渊薮。50 年前我开始研究中医外科学史的时候,就没有将之划为参阅之列。近数十年来每每在阅读之时,常常感受到《素问》涉及外科疾病者并不鲜见。为了完成中国外科学史的研究,仅录其要者于后,以阐明《黄帝内经·素问》一书在外科学发展中承前启后之作用。

1. 关于外科化脓性感染

《素问·风论》:"风气与太阳俱入,行诸脉俞,散于分肉之间,与卫气相干,其道不利,故使肌肉愤䐜而有疡。"《素问·气交变大论》:"目赤痛眥疡""病寒热疮疡痈胕痤疿""民病……血便注下""民病口疮"。《素问·五常政大论》:"其病痈肿疮疡""其动疡涌(痈),分溃痈肿""疮疡血流,狂妄目赤……其病疿""其动暴折疡疰""温热者疮……汗之则疮已""少阴司天,热气下临……甚则疮疡燔灼"。《素问·六元正纪大论》亦有若干疡痈之论述。例如:"民病寒,反热中,痈疽注下,心热瞀闷,不治者死""痈肿疮疡疟寒之疾,骨痿血便""头痛身热,昏愦脓疮……血溢脓疮""故民病少气,疮疡痈肿……胠胀疡疿,呕逆瘛疭""少阳所至为嚏呕、为疮疡""厥阴所至为里急,少阴所至为疡胗""热至则身热……痈疽、疮疡"。《素问·至真要大论》:"少阴司天,客胜则胗外发,及为丹熛、疮疡。"《素问》历述了外科疮疡发病与运气、气候变化之关系,如能予以比较全面的总结,或有规律可循。

关于脓,《素问》有更多记述。《素问·评热病论》:"咳出青黄涕,其状如脓。"《素问·

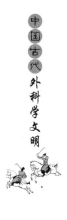

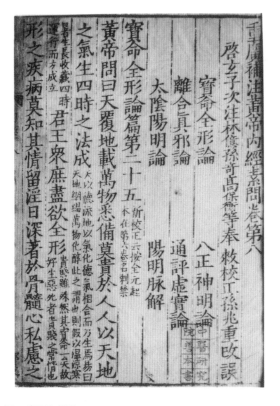

《黄帝内经·素问》书影

明代顾从德本。《素问》与《灵枢》合为《黄帝内经》，约成书于战国时期。
《素问》一书中有关论述外科证候者颇丰，是现存中医学最为悠久的理
论著作。

腹中论》在讨论内痈时认为："（伏梁者）裹大脓血，居肠胃之外，不可治，治之每切按之致
死。"回答何以然："此下则因阴，必下脓血；上则迫胃脘，生鬲侠胃脘内痈。"《素问·阴阳
论》："阴阳并绝，浮为血瘕，沉为脓胕（腐）。"《灵枢·五色》形容了"黄而膏泽为脓，赤甚者
为血"的辨别方法。

2. 关于麻风病

《素问·风论》明确提出："疠者，有荣气，热胕其气不清，故使其鼻柱坏而色败，皮肤
溃疡，风寒客于脉而不去，名曰：疠风。"

《素问·脉要精微论》："脉风成为疠，病之变化不可胜数。"（注：《素问·风论》"风之
伤人也……或为疠风"。）《素问·长刺节论》："病大风，骨节重，须眉堕，名曰：大风。"

综上二论所述，再结合《素问·刺法论》及《灵枢·四时气》"疠风者，素刺其肿上，已
刺，以锐针针其处，按出其恶气，肿尽乃止"，可知《内经》时代，对麻风病的认识，在《五十
二病方》等基础上，已提高了一步，治疗措施似亦有所进步。

3. 关于腹股沟斜疝

《素问·四时刺逆从论》："厥阴有余病阴痹……滑则病狐疝（腹股沟斜疝）风。"注曰："厥阴脉循股阴，入髦中，环阴器，抵少腹，又其络支别者，循胫上睾，结于茎，故为狐疝，少腹积气也。"《灵枢·本藏》认为："肾下则腰尻痛，不可以俯仰，为狐疝。"

为什么说狐疝是现代所命名的腹股沟斜疝呢？隋代杨上善作《素问》注时说："狐夜不得尿，日出方得，人之所病与狐同，故曰狐疝。"如果说得还不够明确形象，且看金代张子和的注解与说明："狐疝其状如瓦，卧则入少腹，行立则出少腹入囊中。"又说："卧则入少腹，行立则出少腹入囊中。狐则昼出穴而溺，夜则入穴而不溺，此疝出入上下往来，正与狐相类也。"

4. 关于高空堕坠引致内脏损伤

《素问·缪刺论》："人有所堕坠，恶血留内，腹中胀满，不得前后。"《素问·经脉别论》："凡人之惊恐恚劳动静皆为变也……有所堕恐，喘出于肝……渡水跌仆，喘出于肾与骨。"《灵枢·贼风》："若有所堕坠，恶血在内而不去。"

5. 关于血尿

《素问·气厥论》："胞移热于膀胱，则癃溺血。"

6. 关于化脓性鼻窦炎

《素问·气厥论》："胆移热于脑，则辛颊鼻渊。鼻渊者，浊涕下，不止也。"化脓性鼻窦炎，是一种比较多发的疾病，虽然《素问》作者对其病因误认为是"胆移热于脑"，但对其发病初之鼻颊部辛辣刺激性症状，以及最后浊涕（注：脓性鼻涕）不止的描述，却是十分正确的。《素问·至真要大论》更明确指出："病疿胗、疮疡、痈疽、痤痔，甚则入肺，欬而鼻渊。"

7. 关于针刺引致膝关节功能障碍等并发症

《素问·刺禁论》："刺膝髌，出液为跛"；"刺臂太阴脉，出血多（注：大出血）立死""刺肘中内陷，气归之，为不屈伸"（注：肘关节强直）"刺腋下胁间内陷，令人咳"（注：胸膜炎）；"刺关节中液出，不得屈伸"（注：关节强直）。

8. 关于足弓反折

《素问·诊要经终论》："太阳之脉，其终也，戴眼，反折瘛疭，其色白，绝汗乃出，出则死矣！"（注：戴眼，为睛不转，而仰视之状。）

9. 关于犬咬伤

《素问·骨空论》："犬所啮之处，灸之，三壮。即以犬伤病法灸之（犬伤而发寒热者）。"

10. 关于按摩医疗技术

《素问·异法方宜论》："故其病多痿厥寒热，其治宜导引、按跷，故导引按跷者，亦从中央出也。"该段说明了按摩导引医疗技术形成与发展源于中央之地域。作为医事，《素问·疏五过论》："论裁志意，必有法则，循经守数，按循医事，为万民副。"关于按摩时间之选择,《素问·金匮真言论》:"故冬不按跻,春不鼽衄。"关于适应证,《素问·血气形志》指出:"病生于不仁,治之于按摩醪药。"关于手法,《素问·阴阳应象大论》:"其慓悍者,按而收之。"《素问·平人气象论》:"平肾脉,来喘喘累累如钩,按之而坚。"《素问·离合真邪论》:"必先扪而循之,切而散之,推而按之,弹而怒之。"关于禁忌,《素问·针解》:"邪胜则虚者,出针勿按。"

《素问·缪刺论》:"少阴锐骨之端,各一痏……不已,以竹管吹其两耳。"痏,音伟,疮也。经治疗不愈,选用竹管吹两耳使气通其脉络以愈之。

《素问·汤液醪醴论》于论述疾病治疗方法时认为:"自古圣人之作汤液醪醴者,以为备耳。""当今之世,必齐毒药攻其中,镵石、针艾治其外也。"但尚未说明汤液醪醴之具体内容,按从字面意义上看,显然是汤药制剂,米酒、甜酒类制剂,特别是酒制剂在外科领域中是十分重要的医疗制剂之一。《素问·调经论》:"病在骨,焠针药熨。"《素问·玉机真藏论》:"或痹不仁,肿痛。当是之时,可汤熨及火灸,刺而去之。"汤熨法之应用,丰富了骨关节疾病治疗的有效技术。

《素问·厥论》是论述厥逆病证之专门篇,且以腹部疾病为重点,指出:"此人必数醉若饱,以入房,气聚于脾中不得散,酒气与谷气相搏,热盛于中,故热遍于身……"论述"少阳厥逆"时,特别强调"发肠痈不可治,惊者死"之严重预后。

五、《黄帝内经·灵枢》

《黄帝内经·灵枢》和《黄帝内经·素问》是姊妹篇,约成书于春秋战国时期,亦非一时一人之作品,因其内容以多言针灸经络、腧穴与医疗技术、人体解剖、生理等为特点而影响后世。《灵枢》内容还有一个特点,即对外科疾病类的散在论述与专篇叙述,成为现今研究中国外科学发展史的一部重要的参考书,现就个人理解分述于下。

1. 关于解剖

《灵枢·经水》在论述了"天至高,不可度,地至广,不可量"后,着重强调:"若夫八尺之士,皮肉在此,外可度量切循而得之,其死可解剖而视之,其脏之坚脆,府之大小,谷之多少,脉之长短,血之清浊,气之多少,十二经之多血少气,与其少血多气,与其皆多血气,与其皆少血气,皆有大数。"说明人体解剖通过体表可"度量、切循",内脏可"解剖而视之"获得大数知识。例如,春秋战国时期医学家对人体解剖得到的记录,详述于《骨度》《脉度》《肠胃》,经现代解剖学家比较研究,证明其所述之《肠胃》篇关于人体内脏解剖之数据基本正确。现将《灵枢·肠胃》消化系统解剖摘录如下:"唇至齿长九分,口广二寸半,齿以后至会厌,深三寸半,大容五合。舌重十两,长七寸,广二寸半。咽门重十两,广一寸半,至胃长一尺六寸。胃纡曲屈,伸之,长二尺六寸,大一尺五寸,径五寸,大容三斗五升。小肠后附脊,左环回周迭积,其注于回肠者,外附于脐上,回运环十六曲,大二寸半,径八

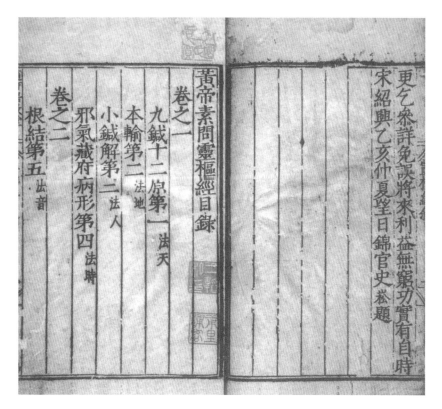

《黄帝内经·灵枢》书影

明代嘉靖赵府居敬堂刊本。《黄帝内经》一书由《素问》与《灵枢》组成,约成书于
战国时期。《灵枢·痈疽篇》系《黄帝内经》专论外科化脓性感染专篇。

分分之少半,长三丈二尺。回肠当脐,左环回周叶积而下,回运环反十六曲,大四寸,径一寸寸之少半,长二丈一尺。广肠傅脊,以受回肠,左环叶脊……"

2. 关于化脓性感染

现摘《灵枢·玉版》所论:"……乃发痈疽。阴阳不通,两热相搏,乃化为脓。""圣人不能使化者,为之邪不可留也……夫至使身被痈疽之病,脓血之聚者,不亦离道远呼。""夫痈疽之生,脓血之成也,不从天下,不从地出,积微之所生也。故圣人自治于未有形也,愚者遭其已成也。""其已形,不予遭(注:预防);脓已成,不予见,为之奈何?曰:脓已成,十死一生,故圣人弗使已成。""故其已成脓血者,其唯砭石、铍锋①之所取也"(注:用砭石、铍锋切开引流)。在历述痈疽不当治疗引致五逆等后强调:"善乎方,明哉道,请著之玉版,以为重宝,传之后世,以为刺(注:手术治疗)禁,令民勿敢也。"

内、外痈之鉴别诊断与手术切开引流亦有记载。《灵枢·上膈》:"其痈在管内者,即而痛深;其痈在外者,则痈外而痛浮,痈上皮热。""微按其痈,视气所行,先浅刺其傍,稍内

---

① 铍锋,即铍针,《灵枢·九针论》:"铍针,取法于剑锋,广二分半,长四寸,主大痈脓。"

益深,还而刺之,毋过三行,察其沉浮,以为深浅。已刺(按:切开引流后)必熨,令热入中,日使热内,邪气益衰,大痈乃溃。"

3. 关于唇疾、口唇炎症

《灵枢·经脉》首先论述了解剖部位生理病理关系,指出:"胃足阳明之脉,起于鼻之交頞中,旁纳太阳之脉,下循鼻外,入上齿中,还出挟口环唇,下交承浆。"《灵枢·本藏》:"揭唇者脾高,唇下纵者脾下,唇坚者脾坚,唇大而不坚者脾脆,唇上下好者脾端正,唇偏举者脾偏倾也。"关于唇疾与口唇炎症,《灵枢·经脉》:"是主血所生病者,狂疟温淫汗出,衄衊、口㖞、唇胗,颈肿喉痹。""人中满,则唇反,唇反者肉先死。"内容已涉危险三角区化脓性感染引致严重并发症。

4. 关于鼻息肉、颈淋巴结核

《灵枢·邪气藏府病形》强调:"肺脉……微急为肺寒热,怠惰,咳唾血,引腰背痛,若鼻息肉不通。""微涩为鼠瘘,在颈支腋之间,下不胜其上,其应善瘈矣。"

5. 关于腹腔肿瘤、卵巢囊肿、癌肿、子宫肌瘤

《灵枢·五变》记载少俞在回答有关"人之善病肠中积聚者,何以候之"时,强调体表表现,"皮肤薄而不泽,肉不坚而淖泽,如此则肠胃恶,恶则邪气留止,积聚乃伤"。关于发病时指出:"脾胃之间,寒温不次,邪气稍至;稽积留止,大聚乃起。"《灵枢·水胀》:"肠覃何如?""寒气客于肠外,与卫气相搏,气不得荣,因有所系……瘜肉乃生。其始生也,大如鸡卵,稍以益大,至其成如怀子之状,久者离发,按之则坚,推之则移,月事以时下,此其候也。""石瘕生于胞中,寒气客于子门,子门闭塞,气不得通,恶血当泻不泻,血以不留止,日以益大,状如怀子,月事不以时下,皆生于女子。"

6. 关于瘤肿与男性生殖器疾病

《灵枢·刺节真邪》曰:"(邪)搏于脉中,则为血闭不通,则为痈……""有所结,气归之,卫气留之,不得反,津液久留,合而为肠溜,久者数岁乃成,以手按之柔。已有所结,气归之,津液留之,邪气中之,凝结日以易甚,连以聚居,为昔瘤,以手按之坚。""有所结,深中骨,气因于骨,骨与气并,日以益大,则为骨疽。有所结,中于肉,宗气归之,邪留而不去,有热则化而为脓。""有所疾前筋,筋屈不得伸,邪气居其间而不得反,发为筋溜。"

《灵枢》关于阴茎、睾丸生理、病理之认识在《灵枢·刺节真邪》中有记载。"茎垂者,身中之机,阴精之候,津液之道也。"《灵枢·邪客》在论述天人相应时勉强指出:"辰有十二,人有足十趾,茎垂以应之;女子不足二节,故以抱人形。"所谓茎垂,即阴茎、睾丸也。但女子不足二节,以抱人形。《灵枢·五色》则论述了阴茎、睾丸疼痛、阴囊肿大,与腹股沟斜疝之描述:"男子色在于面王,为少腹痛,下为卵痛,其圜直为茎痛,高为本,下为首,狐疝㿉阴之属也。"关于睾丸,《灵枢·刺节真邪》:"故饮食不节,喜怒不时,津液内溢,乃下留于睾。"《灵枢·经脉》:"结于茎,其病气逆则睾肿,卒疝。"

7. 关于肩周炎

《灵枢·经筋》:"足太阳之筋……项筋急,肩不举,腋支,缺盆中纽痛,不可左右摇。"

又"手阳明之筋……其病当所过者支痛及转筋,肩不举,颈不可左右视。"二者均谓"治在燔针劫刺,以知为数,以痛为输",以其发病之时分别名曰仲春痹也(名曰孟夏痹也),当属肩周炎类疾病,或俗谓之"五十肩"。

8.关于骨髓炎、深部化脓性感染之病因、病机与诊断

《灵枢·刺节真邪》:"虚邪之入于身也深,寒与热相搏,久留而内著,寒胜于热,则骨疼肉枯;热胜其寒,则烂肉腐肌为脓,内伤骨,内伤骨为骨蚀。"

9.关于堕坠引致内伤

《灵枢·厥病》:"头痛不可取于腧者,有所击堕,恶血在于内,若肉伤,痛未已,可则刺,不可远取也。"

10.关于箭针放腹水技术

《灵枢·四时气》:"徒㿗,先取环谷(注:环谷,杨上善注:'环谷当是脐中也。')下三寸,以铍针针之,已刺而箭(注:箭,音筒,同筒,竹筒,吹火筒之)之,而内之,入而复之,以尽其㿗。必坚,来缓则烦悗,来急则安静,间日一刺之,㿗尽乃止。"

11.关于按摩之适应证

《灵枢·九针论》重复了《素问·血气形志篇》的观点:"形苦志乐,病生于筋,治之以熨引……形数惊恐,筋脉不通,病生于不仁,治之以按摩醪药。"《灵枢·官针》还指出:"大热在上,推而下之,从下上者,引而去之""寒入于中,推而行之""缓节柔筋而心和调者,可使导引行气""爪苦手毒,为事善伤者,可使按积抑痹,各得其能,方乃可行,其名乃彰。"

《灵枢》一书中上述有关外科疾病证候论述以及外科医疗技术描述,都反映了该书除针灸是其重点外,也重视外科内容,特别设专篇予以较系统的论述,参见后论。

《黄帝内经》一书,由《素问》八十一篇与《灵枢》八十一篇组成,仔细分析其内容,不难发现《素问》与《灵枢》成书之内容,各有侧重点,它们或与西周时期医学分科制度有一定的关系,或受其影响。对比两书主要内容,《素问》所论之内容多偏重于《周礼》医学分科之食医、疾医;而《灵枢》所论之内容则多偏重于疡医、针灸。例如《素问》除集中论述了疾医内容外,还重点对"食医"问题进行了比《周礼》更具体的评述。

《素问·藏气法时论》:"肝色青,食宜甘,粳米、牛肉、枣、葵皆甘;心色赤,宜食酸,小豆、犬肉、李、韭皆酸";"肺色白,宜食苦,麦、羊肉、杏、薤皆苦";"脾色黄,宜食咸,大豆、猪肉、栗、藿皆咸";"肾色黑,宜食辛,黄黍、鸡肉、桃、葱皆辛"。"辛散、酸收、甘缓、苦坚、咸软"。该篇总结性强调:"毒药攻邪,五谷(注:五谷为黍、稷、稻、麦、菽)为养,五果(注:五果为李、杏、枣、桃、栗)为助,五畜(注:五畜为牛、羊、猪、鸡、狗)为益,五菜(注:五菜为葵、藿、薤、葱、韭)为充,气味合而服之,以补精益气。""四时五藏,病随五味所宜也。"此为"食医""食疗""食养"之系统论述。

又如《素问·五藏别论》:"水谷入口,则胃实而肠虚;食下则肠实而胃虚。""五味入口,藏于胃以养五藏气。"《素问·上古天真论》还强调养生要"食饮有节""故美其食"。

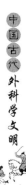

《素问·汤液醪醴论》："黄帝问曰：'为五谷汤液及醪醴奈何？'岐伯曰：'必以稻米，炊之稻薪。'"感慨"当今之世，必齐毒药攻其中，镵石针艾治其外也"，而不用食疗。

以下我们再分析《灵枢》内容之偏重疡医者，明显可见与《周礼》所设疡医关系密切。除上述疡医内容外，更以《灵枢·痈疽》专篇论述。该篇首先从人体体表与脏腑之气血、经脉论及食饮营养之生理理论，提出："余已知血气之平与不平，未知痈疽之所从生？成败之时，死生之期，有远近，何以度之？何得闻呼？"对比，岐伯在作答时，论述了痈疽之病理："寒邪客于经络之中则血泣，血泣则不通，不通则卫气归之，不得复反，故痈肿。寒气化为热，热胜则腐肉，肉腐则为脓，脓不泻则烂筋，筋烂则伤骨，骨伤则髓消……熏于五脏，脏伤故死矣。"

关于痈疽之证候、诊治要点，以及近二十种痈疽之鉴别诊断与预后，《灵枢·痈疽》于上述生理、病理论述后，紧接着一一进行了十分详尽的介绍。

"痈发于嗌中，名曰猛疽。猛疽不治。化为脓，脓不泻，塞咽，半日死。其化为脓者，泻则合豕膏，冷食，三日而已。

"发于颈，名曰夭疽，其痈大以赤黑，不急治，则热气下入渊腋，前伤任脉，内熏肝肺，熏肝肺十余日而死矣。

"阳留大发，消脑留项，名曰脑烁。其色不乐，项痛而如刺以针，烦心者，死不治。

"发于肩与臑，名曰疵痈，其状赤黑，急治之，此令人汗出至足，不害五脏。痈发四五日，逞焫之。

"发于腋下赤坚者，名曰米疽。治之以砭石，欲细而长，疏砭之，涂以豕膏，六日已，勿裹之。

"其痈坚而不溃者，为马刀、挟瘿，急治之。

"发于胁，名曰败疵。败疵者，女子之病也，灸之，其病大痈脓，治之，其中乃有生肉，大如赤小豆，到薏翘草根各一升，以水一斗六升煮之，竭为取三升，则强饮厚衣，坐于釜上，令汗出至足已。

"发于膝，名曰疵痈。其状大痈，色不变，寒热，如坚石。勿石（注：石，即砭石，勿石即不要用砭石切开手术），石之者死。须其柔（注：指疵痈柔软者），乃石之（注：石之，即用砭石切开引流术）者生。

"发于胫，名曰兔啮。其状赤至骨，急治之，不治害人也。

"发于内踝，名曰走缓。其状痈也，色不变。数石（注：石，即砭）其输，而止其寒热，不死。

"发于足趾，名脱痈。其状赤黑，死不治。不赤黑，不死。不衰，急斩之，不则死矣。"

《灵枢·痈疽》在结束各种化脓性外科疾病论述后，以短文历述了化脓性感染各类痈疽之鉴别诊断，以及痈疽之区别，强调"大热不止，热胜则肉腐，肉腐则为脓。然不能陷（注：指不能内陷而引致脓毒血症），骨髓不为焦枯，五脏不为伤，故命曰痈。"关于痈、疽之鉴别,指出"痈者,其皮上薄以泽""疽者,上之皮夭以坚,上如牛领之皮""热气淳盛,下陷肌肤,筋髓枯,内连五脏,血气竭,当其痈下,筋骨良肉皆无余,故命曰疽。"

第六节　现存第一部外科专著——《金疮瘛疭方》

20 世纪 70 年代于湖南长沙马王堆三号汉墓出土了一部久已亡佚的医方专著。马王堆出土医书整理小组,因未发现有书名,根据原有目录共五十二个以病名为中心的小标题,试定为《五十二病方》。很遗憾,这种不考内容而命名书名,与中国传统文化的惯例常识是不相符的。就以我国最早医学图书目录《汉书·艺文志》为例,所载经方十一家,一千四百七十四卷的经方图书,《六藏六府痹十二病方》30 卷,《五藏六府疝十六病方》40 卷等,于十二病方、十六病方之前首先强调脏腑病位,然后确认"痹""疝"病性,最后才有十二种、十六种之医方命名,使人一目了然,知其书之主要内容。即使是《妇人婴儿方》19 卷,虽未示知其医方数,但从"妇人婴儿"名已给人以十分明晰的定位。再者,整理小组不考内容,仅就目录载有病名五十二,且不接受他人意见,命名该出土医书残卷为《五十二病方》,距历史之真实相去甚远。考察该书内容,有着突出而明显的重点,即以诸伤、伤痉、婴儿索痉、狂犬病……为首,为重点,且于诸伤中强调了"刀伤""金伤""令金伤毋痛方",紧接着记述了由于"伤"而引起的"伤痉"(破伤风)多条,伤痉之主证表现为瘛疭。至于婴儿索痉,显然也是记述了婴儿产下时由于断脐带缺乏消毒卫生所致之婴儿破伤风,这与"伤痉"同病,其主证表现亦当为瘛疭。至于婴儿病痫、婴儿瘛、狂犬啮人(狂犬病)等,几乎皆有瘛疭之表现。因此,命名该书为《汉书·艺文志》所载经方十一家之《金疮瘛疭方》,可能更接近真实。

既然视《五十二病方》为《金疮瘛疭方》,即外科专书,就让我们从史学角度评述它对中国外科的学术贡献与其历史水平。从其总体内容来看,该书当系《内经》之前的临床专家所撰写,反映了春秋战国时期或更早前如《周礼·天官》,疡医对金疡、肿疡等之经验积累与整理,是讨论我国该时代外伤科发展水平十分珍贵的依据。该书按其残存目录,记述疾病 52 种,其中绝大多数为外科、伤科之病证,所占篇幅 90% 以上。

马王堆汉墓的发掘,给我们研究春秋战国时期外科疾病认识和医学技术提供了可靠的珍贵史料。《金疮瘛疭方》(以下即《五十二病方》)依次论述了诸伤、伤痉、婴儿索痉、婴儿病痫、婴儿瘛、狂犬病、体臭、皮肤病、毒箭伤、蝎伤、蛭伤、毒蛇伤、疣、癫痫、白癜风、肋间神经炎、毒虫伤、麻风、人病马痫、人病羊痫、人病蛇痫、泌尿系结石、腹股沟斜疝、内痔外痔与瘘管,以及痈疽、下肢烧伤等共计 52 种疾病,从现代概念理解,这些疾病几乎完全可以视为外科疾病,现分别重点评述如下。

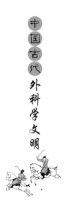

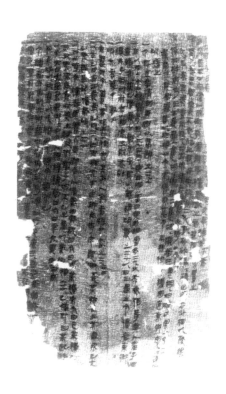

《五十二病方》书影

1973年湖南长沙马王堆汉墓出土,埋葬时间为公元前176年。全书9910字,抄录于高24厘米、长450厘米长卷后之5/6部分,卷首有目录,目录后有"凡五十二"字样,由于无书名,整理者即以"五十二病方"命名。该书现存291条,绝大多数为疽、伤痉等外科疾病诊治,故疑为《汉书·艺文志》所载之《金疮瘛疭方》。

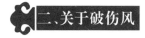 **一、诸伤**

《金疮瘛疭方》论述了人体被金刃等伤所造成的疼痛、出血、瘢痕等病症的各种治疗方法。其中如"令金伤毋痛方""令金伤毋痛"等条,已记述了"入温酒一杯中饮之,不效,可增药量,至不痛而止""醇酒盈一衷栖,入药中,挠饮。不者,酒半栖。已饮,有顷不痛。复痛,饮药如数。不痛,毋饮药。"可见其时用酒止外伤疼痛已相当普遍,其效果是可以肯定的。

二、关于破伤风

（一）伤痉

伤痉,由于金刃等外伤而引致之痉证,按其所述:"痉者,伤,风入伤,身信而不能诎。

治之,爋(熬)盐令黄,取一斗,裹以布,卒醇酒中,入即出,蔽以市,以熨头。""诸伤,风入伤,伤痏痛。"其所论述共计六条之病因、症状描述,可断定即破伤风。在其治疗的六个处方中,包括有炒盐令黄,布裹淬酒以"熨头",取药汁"强启其口,为灌之","蠡膏煎汁……以敷伤孔",用药散"和以温酒一音,饮之","以敦淳酒半斗者溃,温衣陕坐四旁",熏蒸至"汗出到足乃止"等,用以止痛、止痉、发汗。同时,从治疗方法和用药剂型的多样,也能反映出此时对破伤风的认识和治疗均已达到相当高的水平。

(二)婴儿索痉

"索痉者,如产时居湿地久,其月直而口钳(注:即口禁),筋坙难以信(伸)。取封殖土冶之,□□二,盐一,合挠而悉,以悉熨,直月挛筋所。"《五十二病方》原释婴儿索痉为孕妇之"子痫"证,显然有误。既名婴儿,就绝非胎儿,因称婴儿者,乃一岁以下之小儿,怎么能与尚未出生胎儿引致的孕妇"子痫"相提并论呢?况且,其论证已明确强调其病因为"如产时居湿地久"。婴儿既是主体,而索,从字源上看,指带,或绳索也,与婴儿连接,由于当时尚未命名脐带,故婴儿索显然是指初生儿之脐带而言。因此"婴儿索痉"一病,从产时居湿地久,卫生条件恶劣,以及断脐不当,发病后婴儿肌肉强直、口噤、筋挛难以伸屈等症状表现来看,显然即现代的"新生儿破伤风",绝非产妇"子痫"。其论述说明春秋战国时期或之前的医学家们对新生儿破伤风之病因、病理、证候等,已有了比较正确的认识,其治疗技术可能不足以治疗该病,但对缓解症状,减轻患儿痛苦,肯定还是有效的。

(三)婴儿瘛

"婴儿瘛者,目繲眽然,胁痛,息瘿瘿然,屎(大便)不□化而青……因以匕周揾婴儿瘛所,而洒之杯水中,候之,有血如蝇羽者,而弃之于垣。更取水,变唾匕浆以揾,如前。毋征,数变之,征尽而止,令。"

婴儿瘛是一种儿科惊风之类疾病,其医疗强调了"祝由",并非外科疾病,但在叙述祝由治疗的同时,明确强调了"匕周揾婴儿瘛所"的刮痧技术,其所用刮痧板为匕。匕为古代勺、匙之类的食具,如饭匕、牲匕、疏匕、挑匕等,即用匕于婴儿瘛所环周进行抚摩刮擦,以杯中水为润滑剂,稍候之,即可见"有血如蝇羽者"。如此经过多次刮痧医疗,可愈。因所用外治法当属外科,故简述之。

三、狂犬齧人

在春秋战国时期,狂犬咬人引致狂犬病之严重后果,已经成为社会大众的常识,所以《左传·襄公十七年》(前556)出自为民除害而提出"国人逐瘈狗"的预防举措。很有意义的是到了《左传·哀公十二年》(前483),更以"国狗之瘈,无不噬也"比喻吴国失道。

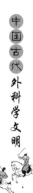
《金疮瘈疭方》设长篇"狂犬齧人"三段,并以"犬筮人伤者"三段,叙述了"狂犬病"之诊断治疗与鉴别,使认识论治达到了新的水平。其狂犬咬伤三段皆为治疗方法之记述:一为恒(长)石水磨取汁敷伤口;一为取百草霜入地浆内服,并令伤者挥手运动;一为冶(炮制)巨毒药礜与橐莫(注:一释为款冬花,一释为莫菜)入醋半杯饮之。前二方似难治愈真正的狂犬病,后者似仍不失有其实验研究观察之价值。

至于一般犬咬伤治疗,亦示三方。一用蚯蚓与井底泥并熬,以醋为丸,熨伤;一用酒冲洗伤口止痛;一为煮□茎以汁酒洗伤口。其用酒冲洗犬咬伤口以止痛,当是有效之法,更有消毒预防继发感染之功效。

四、麻风病

中国学者对麻风病的记述似有十分悠久的历史。《周易·筮卦》记述"噬肤灭鼻"形象之表现,似为对麻风病人形态之描述。秦统治者已立法处理该病之危害。例如,1975年于湖北云梦县睡虎地发掘一批秦墓,其中墓主喜(前262—前217)曾历任安陆卿史、安陆令史与鄢令史等司法官职。在他的墓中出土了大量秦竹简,经整理定名为《睡虎地秦墓竹简》,或称《云梦秦简》。这批秦简中发现有210支与法医学关系密切,即《法律答问》与《封诊式》,如所规定:"疠者有罪,定杀,定杀可如(何?),生定杀水中之谓殹(也),或曰生埋,生埋之异事殹。""甲有完城旦罪,未断,今甲疠,问甲可(何)以论,当迁疠所处之,或曰当迁所定杀。""城旦,鬼薪疠,可(何)论? 当迁疠迁所,捕赀罪,即端以剑及兵刃刺杀之,可论? 杀之完为城旦,伤之,耐为隶臣。"秦律对犯有死罪之麻风病人,规定:①水中溺死;②活埋;③当迁疠所定杀;④以剑及兵刃刺杀之。这里为我们反映出一个十分重要的问题,从秦律的规定,已知最晚在秦律中已明确规定了对麻风病人采取先进的隔离措施,而且由政府建立了隔离机构——迁疠所。

《金疮瘈疭方》(即《五十二病方》)在描述冥(螟)病时,对麻风病之发病特点、证候发现等已有比较正确的记述。例如,"冥(螟)病方:冥者,虫所齧穿者殹,其所发毋(无)恒处,或在鼻,或在口旁,或齿龈,或在手指各节,使人鼻抉指断。治之以鲜产鱼……以傅虫所齧……"

尽管文字有缺损,但仍然可以看出先秦医学家对麻风病病因、发病部位、症状与预后已有比较正确的认识。

五、泌尿系结石等病

泌尿系结石等病包括血尿、石尿、膏尿(乳糜尿)、小便不利等,《金疮瘈疭方》记载癃(癃)计27法,约占全书十分之一篇幅,现按次序摘其要者记述如下:小便不通,占绝大多数,计20法,说明其发病率之高,在治疗技术上颇有特色,例如,(取)干葱……盐隋(脽);于肛门周围热熨、按摩,或令患者背部火灸,医者二人(手)按摩会阴部;或用熏蒸疗法;或用逵华,封涂于肛门部位;或灸疗左侧脚中趾部;或用内服法治疗。在症状描述上,强调:膀胱部位疼痛,或痛甚,小便时疼痛加剧。除小便困难、不通外,还记述了"血癃",即血尿,体现了当时医生对泌尿系肿瘤、结石等因所致血尿已有一定认识。其次是"石癃",即泌尿系结石之疾病,在论述治疗效果时指出:在服药过程中,有细沙粒或像淘米水样物从尿中排出,是诊断石癃的依据。再次,则记述了"膏癃",即小便中带有乳白色物质,或有脓汁排出。《金疮瘛疭方》对泌尿系疾病之论述虽然还比较简略,加之多法存在严重残缺,对其所认识还难以进行比较客观的评估,但也不难看出其理论水平还是比较高的,特别是尿难、尿不通、尿血、尿石、尿膏等,已能给予清晰的分别记述,而且能施以有区别的治疗方法与技术应用,多能取得较好的治疗效果。一些方法至今还有很大的借鉴价值。

六、腹股沟斜疝与阴囊水肿手术治疗

《金疮瘛疭方》记述有穜橐(囊)、蕢(癀)、稢及瘿、蕢者及股痛等多种表现于阴囊之疾病,分别可以看出其对阴囊肿胀、阴囊积水、直疝与腹股沟斜疝等已有很高明的认识,并发明创造了许多科学水平很高的治疗技术,分别记述讨论如下。

(一)穜(肿)橐(囊)

虽然论述中仅用"穜橐者,黑实橐,不去"记述其证候,但已能清楚告诉我们:肿囊者,其囊皮黑而坚硬不退的诊断依据,这就给医生临床鉴别诊断提供了可能。

(二)肠蕢(癀)

其所论似含多种阴囊胀大之病,其鉴别对作者而言,尚不能作清楚的说明,而且治疗上普遍依靠祝由、禹步的方法。但令人钦佩的是,当时已能应用穿刺放水的医疗技术,治疗属于癀之水癀(注:阴囊积水),即"以箭赻之二七"。前已提到《灵枢·四时气》:"徒㽱……以铍针针之,已刺而筩之,而内之。"历代相沿至明代楼英《医学纲目》中载:"刺灸水肿有五法",其注曰:"筩针,针中有空窍,如筩出水也。"可以说明该书于广泛应用祝由以疗肠蕢之同时,也创造性运用筩针穿刺放阴囊中之积水了。

(三)蕢(癀)者及股痛、鼠复(腹)者

蕢(癀)者及股痛、鼠复(腹)者,意思是说:癀至股部状如痛肿,很像鼠状之态。按其描述,当是对股疝的生动写照。

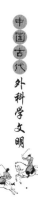

（四）腹股沟斜疝之手术治疗

该书论述㿉时，尚未清楚其证候特点，但依据其所介绍的治疗方法，已有了疝气带、原始疝修补术的发明、应用，可以推断其第 17 和 18 法是为治疗腹股沟斜疝而设的。例如，"穿小瓠壶令其空，尽容癫者肾与膘……须癫已而止。"意思是取壶卢瓢，将其内容掏空，然后使胀大的阴囊与阴茎完全纳入壶卢瓢内（使其肠内容被挤压入腹），日日如此，等到癫完全消失为止。这显然是早期的疝罩或疝气带之应用。

另一法："癫，先上卵，引下其皮，以砭穿其隋（脽）旁；□□汁及膏□，挠以醇□，又灸其痏，勿令风及，易瘳，而灸其太阴、太阳□□，令。"这一描述太精彩了！它用十分简练之语言，生动刻画出早期腹股沟斜疝修复手术的步骤与成功后的完美效果。现将全文用现代语言译出以供读者参阅、评判、领悟。腹股沟斜疝手术治疗法：先将阴囊内疝体（一般为肠）向上推入腹腔，再将腹股沟疝环部之皮肤向下牵移，然后在腹股沟斜疝环部用砭石反复刺割致成较深的创面，再用可以消毒与刺激性较强的药汁与好酒，反复涂擦伤口（注：有刺激伤口，促成伤口愈合形成较深广的瘢痕，以达到封闭疝环、堵塞腹腔肠管等疝体坠入阴囊通道之作用），并于砭刺伤口处进行烤灸（注：如此系列措施，均有助于伤口部位发炎，在愈合中形成瘢痕以堵塞疝环之作用。无论手术者是否认识其目的在于封闭疝孔，但其上述手术措施显然可以达到闭锁疝孔，以治疗腹股沟斜疝之良好效果）。最后，术者着重强调："勿令风及"以预防砭刺伤口的继发性感染，并乐观指出"易瘳""令"，即容易治疗，而且预后良好。也就是说：腹股沟斜疝通过上述修补手术治疗，能够达到比较理想的治疗目的。我们不得不钦佩两千多年前我国外科医生设计并完美进行的腹股沟斜疝修补手术的精巧和有效。

七、肛门痔与瘘管医疗手术

《金疮瘈疭方》已有脉痔、牡痔、牝痔、血痔、巢（肛门瘘管）以及肛门部瘙痒、脱肛（人州出）等病名诊断、鉴别诊断、医疗技术的论述。仅就医疗与外科手术水平而言，对于"如鼠乳状，末大本小，有孔其中"之牡痔，已有进行烧灼结扎痔根的手术。对位于肛门旁大如枣的牡痔，角法使痔由肛门口吸出，进行"□以小绳，剖以刀"的手术结扎切除疗法。对"牡痔之有数窍，蛲虫从道出者"的痔患者，进行"先导以滑夏铤，令血出"的搔爬手术，并配合药熏疗法。更可贵者是对混合痔合并脱肛之"巢塞脽者"，创造出"杀狗，取其脬（膀胱），以穿竹管，入肛门中，吹之，引出，徐以刀剥去其巢"，乃混合痔合并脱肛之环切术。就其先进方法与术式来讲，与公元 1877 年怀特氏环切术十分相似，而怀特氏用以引痔外出的是木棒，比之用狗脬给病人所造成的痛苦大得多。该书所描述的直肠脱出还纳技术也是很科学的。该书论痔、瘘、脱肛等计 15 法，现仅就其要引评如下。

（一）牡痔

"有赢肉出，或如鼠乳状，末大本小，有空其中。治之，疾久热，把其本小者而蕊绝之，取内户旁祠空中黍腏，燔死人头骨皆治，以脏膂膏濡而入之其空中。"将这段文字翻译成现代语，即：牡痔，肛门部位有如螺肉状物，或如鼠乳头蒂状突出物，乳头部大而根部较小，或生于肛门孔中。治疗方法：可先用艾火烤灸牡痔部位，使其快速灼热（注：有麻醉、止痛消毒作用），即可从其痔根部细小处扭断，或以绳戾绝。然后取屋内祭祠用之黍饭，加入燔烧之死人头骨研末，再用猪肉干脂调匀涂其伤口，即愈。这是一例用结扎法、扭断法手术治疗息肉型"雄痔"的成功案例，也告诉我们在春秋战国时期及以前，息肉型痔手术治疗已达到相当高的水平。

另一例，"牡痔居窍旁，大者如枣，小者如枣覈（核）者方：以小角角之，如孰（熟）二斗米顷，而张角，絜以小绳，剖以刀。其中有如兔髓（菟丝子），若有坚血如拊末而出者，即已，令。"现译如下：肛门旁生有牡痔，大的如枣，小的亦如枣核。大的治疗方法：用拔火罐（古代用动物角磨制而成，故称角）法约煮熟二斗米的工夫，将火罐拔掉，用细绳将痔核根部结扎，并用刀切除。术后检查切除的痔中，有如菟丝子样或有如凝结成的坚硬血块，如此手术切除就已完成，疗效很好。此例可视为我国外科学家实行痔结扎切除术的最早记录。

还有一例，"牡痔居窍瘙大如枣覈，时养时痛者方：先剟之；弗能剟，取龟

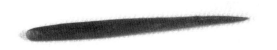

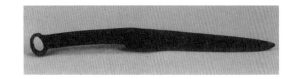

砭针、铜刀

上图砭针为 1978 年于内蒙古达拉特旗树林召所收集。据鉴定为战国时期，针体长 4.6 厘米，刃宽 0.15 厘米，针尖锋利，针腰呈三棱形，针大端呈半圆形刃。针尖端用于刺病，刃端用于放血或切开排脓。下图铜刀为 1978 年收集于内蒙古伊金霍洛镇。刀通长 13.6 厘米，柄长 5 厘米，据考为战国时期匈奴生活用刀。此期刀具使用较多，亦用于外科医疗。现藏于陕西中医药大学医史博物馆。

喵与地胆虫相半和以傅之。燔小隋石，淬醯中，以熨。不已，有复之，如此数，令。"现翻译成现代语，即肛门旁生牡痔，像枣核那么大，其症状表现，一时痒一时疼痛，反复发作，治疗方法：先用刀切除，如不适合手术切除者，可采用保守方法治疗，即可取乌龟头、地胆虫各半，捣和调匀外敷痔核部，或用小卵石烧热，投入醋中淬之，乘热熨痔部，如果未愈，可以多次熨敷，至完全治愈为止。此例是对不能外科手术切除者，可用外敷法或热熨法保守治疗，说明此时外科医生已很好地掌握了手术切除术、手术切除术之适应证选择，显然证明这个时期中国外科手术治疗肛

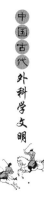

门痔核已有了很高的技术修养。

再举一例牝痔治疗手术:"牝痔之有数窍,蛲白徒道出者方:先道以滑夏铤,令出血,穿地深尺半,袤尺,广三寸,燔□炭其中,段骆阮少半斗,布炭上,以布周盖,坐以熏下窍。烟威,取肥□肉置火中,时自启窍……"这段文字的意思是:内痔并发多个瘘管,有蛲虫从瘘管爬出的治疗方法,首先用榾木或楸木制作的铤——探针,反复导入瘘管内,使瘘管内壁破裂血出,同时,挖一个深一尺半、长宽一尺、口约三寸之坑,坑内烧炭火,煨骆阮少半斗,布于炭上,用布周盖留口,痔瘘患者坐其上以熏肛门痔瘘下窍。若烟灭,取肥肉置火中,时时按熏热烧灼感自启窍以调之。此法十分出色地说明春秋战国时的外科医生已创造了木质探针,进行痔瘘内壁之搔爬手术,以促进瘘管腔之愈合,其科学性令人钦佩。其熏疗法之设计与运用也很富有科学性。

(二)混合痔合并瘘管脱肛

"巢塞直者,杀狗,取其脬,以穿籥,入直中,炊之,引出,徐以刀去其巢。冶黄黔而娄傅之。人州出不可入者,以膏膏出者,而到(倒)县(悬)其人,以寒水戋(溅)其心腹,入矣。"

此段讲述较严重的混合痔合并脱肛瘘管的手术治疗,以及脱肛严重不能还纳者的治疗技术,应该说都是十分先进的。现将其文译为现代白话,以供学界参考。内痔、外痔兼瘘管而堵塞直肠者的治疗:杀狗,取狗之膀胱,用一小竹管插入狗膀胱,使其纳入直肠中,再向膀胱吹气,然后将充气的膀胱向外引出,混合痔等即被引出,术者用刀徐徐切除痔、瘘,用炮制好的黄芩末屡屡敷其伤口,即愈。

此手术设计之巧,用狗膀胱之妙,可谓空前绝后之高招。因为,这一手术与公元1877年怀特氏所进行的环切术十分相似,但怀特氏所用以引痔外出的是木棒,比之用狗膀胱给病人造成的痛苦不知要大多少倍。不客气地讲,以木棒塞入肛门再将混合痔、瘘与直肠引出,实在有些野蛮之感,而早于怀特氏约两千年的中国外科医生用狗膀胱吹气法引出,显然十分轻盈柔和,几无痛苦。

关于严重脱肛不能还纳的还纳术,其设计也很富有科学道理,如所强调:人有患肛门脱出不能入者,以脂膏涂其所出,然后将患者倒悬,以寒冷之水,猛溅其心腹部,脱出之肛肠可立即还纳。其设计之巧妙,效果之可靠,令人赞叹。

八、关于化脓性感染之辨证治疗思想已确立

关于化脓性感染引致的疽、溃烂、结瘢以及预后,《金疮瘈疭方》论述者35法。其理论虽然不如《灵枢》所述,对痈疽尚未进行清楚的鉴别,但治疗的"辨证论治"思想确已清晰可见,具体的治疗方法的选择与处方用药等,则更为其所长。将两书有关内容进行比

较,可以明显看出:《金疮瘈疭方》显然更早更原始一些,更偏重外科医疗技术经验之记述,尚未能将化脓性感染区分为痈、疽、疮、疡等;而《灵枢·痈疽》则更像是对化脓性感染理论有所概括,是在《金疮瘈疭方》等类外科医疗经验基础上的认识与规律性总结。从其内容上看,《金疮瘈疭方》似更早,更体现其经验性基础,而《灵枢·痈疽》当晚出。《金疮瘈疭方》从实践中吸收经验而进行了富有理论性的概括,如"睢病:治白蔹、黄蓍、芍乐、桂、畺、椒、朱臾,凡七物。骨睢倍,白蔹,肉睢倍黄蓍,肾睢倍芍乐,其余各一。并以三指大最,一入梧酒中,日五六饮之,须已□(残缺)。"(注:睢,音居,通疽。《管子·法法》:毋赦者,痤睢之砭石也。)译文:疽病,炮制白蔹、黄芪、芍药、桂、姜、椒、朱萸,凡七种常用药。治疗骨疽时,白蔹量加倍;治疗肉疽时,黄芪用量加倍;治疗阴囊部疽病时,芍药用量要加一倍。其余的几味药不用加倍,仍为原量。上药共研为末搅匀,治疗取药末时,用大拇指、食指、中指合撮大半放入一杯酒中,和匀饮下,每天饮五六次,不久即可治愈。从所述内容可以看出这段文字已形成了治疗疽的基本方。基本方所用药影响深远,对不同疽用药已树立了辨证论治的思维原则与加减用药的指导,似为该书论疽证治的总纲。细读以后 34 条文字,有用药汁喷洒冲洗疽痈者;有用热熨以消疽肿者;有疽红肿热痛明显欲溃破者,即停止内服药者;有局部涂药、按摩助疽消退者;有对已溃疽烂用温水冲洗,然后以诸药入烤炙猪油滴入烂伤者;有疗之以热浴者等。富有意义的是,该书还记录了血疽、气疽。

(一)血疽

"血睢始发,修修以热,痛勿适,(缺五字)睢(缺十二字)戴糳、黄芩、白蔹,皆居三日,(严重缺字)之,令汗出到足,已。"此论严重残缺,但尚能看出其对"血疽"证候的要点论述。现译如下:血疽发病之初,来势猛烈,病人高烧,疽局部呈如血般红色,疼痛难忍无舒适时。仅按此可知其作者对血疽症状等要点已叙述得生动真实,说明我国外科学家在春秋战国时期仅用十一个字即对脓疱性丹毒或大疱脓液性丹毒进行了生动的描述,这可能是对多种化脓性感染最早的鉴别与比较清晰的记载。此外,现代外科学家对治疗该病的禁忌中强调不可用沐浴,以避免丹毒之蔓延。但该书之作者论述的治疗方法,虽然严重残缺,却仍然可以看出,即强调"……黄芪、黄芩、白蔹,皆居三日……之,令汗出到足,已",说明运用具有消毒、补益作用的上述药物,经煮沸后待温令患者全身泡浴三日,即可治愈。相信以两千多年以前的医疗水平,此法无疑是最为有效的疗法。

(二)气疽

书目亦有对"厌氧性(产气性)感染"之"气性蜂窝织炎和气性坏疽"之认识:"气睢始发,涓涓以痹,如□状,挽(抚)靡□而(缺十六字)二果,令靲叔□螯(熬)可□,以酒沃,即浚(缺十六字)出而止。"这段关于气疽的叙述文,虽然残损严重,但尚能为我们提供判断

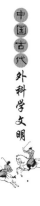

的依据。仅据此译出：气疽发病之初，局部肿胀，呈水波纹状相次不断，头痛而重，如按摩则可能出现水气声。有气从伤口逸出，故命名为"气疽"。苏联学者 И. Г. 鲁凡诺夫认为："希波克拉底氏业已知道此病，在中世纪也知道了，18世纪的 Пезо，19世纪初叶的 Dupuytren，Roux 等人关于此病做了记载。"①中国外科学家们在春秋战国时，显然比约同时代的希波克拉底氏，更清晰地对气疽做了比较正确的记载。遗憾的是我们对残缺之字，已无法正确补入，但据该书前后文所论，推断其下文当是"……用乌喙二颗，经过煎熬，用酒做伤口深部疏浚冲洗治疗……出而止。"由于"出"字前严重缺损，推断当有即深部疏浚而出的腐败血肉之类"出"，故有"而止"的结论。由此可见，中医外科此期的认识能力已达到很高水平。

关于气疽之预后，其次所论，即"（气）疽发，出礼，如人殡之状，人携之甚（注：残缺严重）煮成三升，饮之，温衣卧"。从本节残留文字可以看出，气疽发病，出现全身严重证候，患者如死亡一般，人扶之已不能起……服药之后，要注意保暖。

九、小腿溃疡（胻久伤）

在胻久伤之前，该书比较详细地记述了烧烫伤（阑者方）、下肢烧烫伤（胻膫）、小腿外伤（胻伤）等，并记述治疗方法20余种。紧接其后则为"胻久伤"，按其所记述之内容考察，当属小腿溃疡之类的伤病，与下肢静脉曲张引起之溃疡十分相关。原文："胻久伤者痛，痛溃，汁如麋。治之，煮水二斗，郁一参、术一参、□一参，凡三物郁、术皆冶，（置）汤中，即炊汤。汤温适，可入足，即置小木汤中，即（患足）居（木上），入足汤中，践木滑（游），汤寒则炊之，热则止火，自适殹（也）。朝已食而入汤中，到铺时出休，病即愈矣。病不（愈）者，一入汤中即瘳，其甚者五、六入汤中即瘳。其瘳殹，瘳痛，瘳痛而所肉产。肉产，即毋入汤中矣，即自合而瘳矣。服药时毋禁，及治病毋时，令。"

由于下肢特别是小腿部血液循环回流欠佳，故而在小腿部之烧烫伤、化脓性感染，特别是下肢静脉曲张等引起的溃疡，其治愈是比较困难的，多形成慢性久治不愈的溃疡面。《金疮瘈疭方》所叙述的"胻久伤"，最大可能即是对该类溃疡的写照。

值得指出的是胻久伤所记的治疗方法较有特点。小腿部溃疡处，有一层腐肉，腐肉溃破处流出如黏稠米汤样脓汁，治疗方法要用热药水浴疗法，即煮水两斗，再取郁李仁、苍术与某药（注：字残缺）各三等份，捣碎投入水中煮熟，然后待药水温适合时将足放入，踩于先放入的小木板上，慢慢滑动，使药液能不断冲洗溃疡面。若药液变凉了，再加热烧煮，使患足感到舒适为度。治疗可于每天早晨饭后开始进行，持续到晚饭时停止。如此治疗多次

---

① 鲁凡诺夫：《外科学总论》，吴英恺、曾宪九译，人民卫生出版社，1955，第361－365页。

后,小腿溃疡即可治愈。如果尚不能治者,在热药浴时可将溃疡面上的腐肉切除,这样经过五六次后就可以看到新肉芽慢慢长出来,此刻就要停止汤药浴法,溃疡即慢慢愈合。在热药汤浴过程中,口服药没有什么禁忌,药浴时间亦无时间长短之限制,如此可以痊愈。

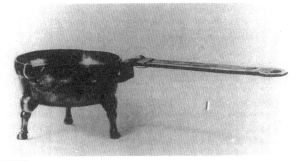

暖药银铫

1970年西安南郊何家村唐代窖藏出土,银质,暖药器物。高7.6厘米,口径10.7厘米,有三足,柄长19.1厘米,柄扁平可折叠而置于器上,铫内腹底有墨书"十二两"字。

读了该段关于小腿溃疡的药浴疗法的论述,其所达到的先进水平,令人不能不钦佩两千多年前中国的外科医师在治疗上已具备的高明的理论知识和十分可贵的治疗技术。我相信其对现代外科医师保守治疗小腿溃疡,仍然不失为一种很有价值的选择参考。

又如在论述溃疡、伤口愈合过程中形成痂的处理上,应用"冶雄黄,以彘膏潹,少骰以醮,令其寒温适以傅之,傅之毋濯,先孰酒痂以汤,乃傅"。这显然也是一例疗效可靠的伤痂处理方法。又如用烤灸疗法剔除厚痂止痛法,强调"先饮美酒令身温",即烤灸除痂前,先饮好酒(注:酒是古代外科用以进行麻醉的方法),不但可以止痛,而且可使血液循环加速,腠理肌肤温暖,亦可提高药效,促进去痂的效果。

另外,其治疗的处方中,令人关注的还有动物脑髓等用于创伤溃疡面瘙痒的外敷法,这令人想到晋代葛洪应用狂犬脑预防被狂犬咬伤引起狂犬病之发作。其科学道理还是值得现代医学家的关注,或许可以发现机体溃疡、伤痂瘙痒治疗的新领域。很有意思的是该书还强调:患痂病者,先用陈放多日已变酸的淘米水冲洗痂壳,然后再用水银、楮树皮汁调和以敷痂的外治法等。

通读《金疮瘛疭方》相关烧伤、小腿烧伤、小腿伤、小腿慢性溃疡、伤痂等的论述,共计医疗处方、疗法等达48种,其内容是非常值得现代外科医师给予关注并加以很好研究发掘的,不可使之继续埋没于我们的眼前。

十、过敏性皮炎(漆疮)

漆疮是一种对漆过敏的疮疡。《诸病源候论》:"漆疮候云:漆有毒,人有禀性畏漆,便中其毒,喜面痒,然后胸、臂、胜、腨皆悉痒,面为起肿。"该段已明确强调对漆过敏可产生

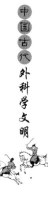

过敏性皮炎。《金疮瘈疭方》于"鬃"条下所列治法有7条,可能由于对人群中漆过敏者现象不可思议,或视之为鬼神作祟,故强调了多种巫祝方法治疗,而未涉祝由法者却因残缺严重不能知其确论。在令人十分遗憾之际,我们读到了"久疕"篇的第5个治方:"行山中而疕出其身,如牛目是胃(谓)日(注:以下文残缺)",生动地告诉我们当人行走于山中时,却突然于身体出现疕,如牛眼大的水泡,当时人们对这种在山林(遇到漆树)而身体出大如牛眼的水泡,称其与日有关,这距离过敏性漆疮的认识明显地跨出了一大步。

十一、冻伤的治疗

《金疮瘈疭方》于《久疕》篇记述有关冻伤治疗计有5条,颇富特色,既反映了我国外科学早期的朴素,也令人直视了两千多年前值得现代予以重视的内容,我以为这些疗法虽然比较原始,但其思想对我们今天的继承与创新有可贵的启迪作用。

例如久疕的第10方,涿(瘃),即古冻伤的病名,强调先用粟米汁煮温洗伤,再炮制陈年藁烧灰敷冻伤创面,若藁灰被分泌物湿透了,即除去而再敷藁灰,如此反复手揩除旧换新,虽说长久冻伤不易立效,但将冻伤分泌物汲尽后,冻伤即可痊愈。"傅药时禁(注:可惜残缺,不知所禁为何)尝试,令"(效果很好)。

第11方:"蒸冻土,以熨之。"第12方:"以兔产(新杀兔)齿(脑)涂之。"此方很有意义,用新鲜兔脑敷冻伤的经验为历代本草学家与临床医家所重视。《名医别录》始收入,经发展除用以外敷治疗冻伤外,并应用于难产、火伤及皮肤皲裂等。

第13方:"咀(啖咀)蝥(薤)以封之。"此方虽简单,但也值得研究。

第14方的医疗方法更有值得关注的价值:"践(赤足)而家(瘃)者,燔地穿而入足,如食顷,而已。即咀葱封之,若蒸葱熨之。"该法强调了凿地坑以火烧使之温热,再将啖咀之葱泥封贴冻伤之足放于温热之土坑内,如此熏蒸与葱熨约食顷,冻伤即可治愈。

第七节　春秋战国时期的外科人物

一、岐伯

关于岐伯故里的争论,多年来学者似乎难以求得共识,年代久远、确凿证据比较缺乏,特别是相关医药文化始祖或出于游览利益等驱使而争论不止,在这种情况下,要求得共识,恐怕在近期是难以实现的。不过,综合现实能够提供的最早期学者、文献与地域相关者考虑,盐亭、庆阳与新郑之说,较之岐山之说,似乎说服力均显欠弱了些。我近年来阅读了学者们各自的观点、依据,感觉岐伯故里在岐山之依据似更具说服力。因此,关于岐伯之故里,暂定为陕西岐山县。岐伯生于何时,似乎也十分难以评估,按医学发展水平而言,大约不可能早于西周。

由于岐伯精通医道、医理之真谛,《内经》讲述其渊源时指出:"黄帝坐明堂,始正天纲,临视八极,考建五常,请天师(岐伯)而问之。"(注:明堂,古代天子宣明政教的地方,凡朝会、祭祀、庆赏、选士、养老、教学等大典均在明堂举行。)

所谓天师,古代称有道术之人。黄帝称岐伯为天师,一部《黄帝内经》博大精深的医道、医理论述,其三分之二为黄帝问于岐伯作答论的内容。《灵枢》首篇《九针十二原》开篇即强调黄帝问于岐伯曰:"余欲勿使被毒药,无用砭石,欲以微针通其经脉,调其血气,营其逆顺。出入之会,令其传于后世,必明为之法。"可见黄帝发问的主旨是否可以不用毒药,不用砭石(外科手术),而采用针刺疗法治疗疾病。意欲以针刺疗法取代毒药(汤液)、砭石(手术)。如果我没有理解错的话,毒药治疗、手术治疗在其时可能发生过较多的事故,促使黄帝询问岐伯寻求更为安全有效的医疗方法。通读《内经》并未发现岐伯对黄帝如此提问给予正面回答。尽管《灵枢》以针刺为论述重点,但也同时强调了"铍针者……以取大脓""已成脓血者,其唯砭石铍锋之所取也",以及于《灵枢·痈疽》集中论述了"治之以砭石"的脓肿切开引流术,以及强调"急斩之,不则死矣"的截趾手术。关于外科手术,晋代皇甫谧在《释劝论》亦曾认为"岐伯剖腹,以蠲肠",惜未详载。

《素问》《灵枢》等关于外科化脓性感染的论述大多为岐伯答黄帝问的内容。就总体而言,岐伯并非专论外科疾病的理法方药,但所涉外科医疗、手术等重要内容,大多为岐伯之真知灼见。首先于《灵枢·痈疽》专论外科疮疡与外科手术截趾、穿刺放腹水技术等,均系岐伯答黄帝问所进行的科学论断。再看《素问》,其亦有不少关于外科疾病疮疡痈疽以及外科医疗技术等内容。仅本书所引其有关外科之约略统计而言,几近半数篇目涉及外科之论述,且大都为岐伯答黄帝问之内容。例如,涉及对外科化脓性感染治疗原则之理论论述,也可以说达到了很高的指导法则或科学水平。关于脓肿切开引流宜早在"冬则闭塞,用药而少针石也"的论辩中,明确强调:"所谓少针石者,非痈疽之谓也,痈疽不得顷时回"。(注:"冬月虽气门闭塞,然痈疽气烈,内作大脓,不急写之,则烂筋腐骨,故虽冬月,亦宜针石以开除之""所以痈疽之病,冬月犹得用针石者何?此病顷时回转之间,过而不写,则内烂筋骨,穿通脏腑"。)其论之确切且符合科学原理前无古人,而就后世外科学家而言,能全面宗此者也并非很多,特别于清代王洪绪辈,不但主张"以消为贵,以托为畏",极力反对脓肿之手术切开引流者,公然指责明代外科学家陈实功等强调已化脓者应早做切开引流者"尽属刽徒""病人何能堪此极刑"。中医外科失去早年发展之优势,王洪绪辈之思想、阻力,其责难能逃遁。

现仅就岐伯回答黄帝关于若干外科疾病认识诊疗技术与学术思想等,分述如下。

(一)关于外科化脓性感染

《素问·风论》岐伯对曰:"风气与太阳俱入,行诸脉俞,散于分肉之间,与卫气相干。

其道不利,故使肌肉愤䐜而有疡。"《素问·气交变大论》岐伯曰:"其病反废、痈肿、疮疡""民病……血便注下""民病口疮"。《素问·五常政大论》:"其病肢废,痈肿疮疡","其动疡涌(痛),分溃痈肿""疮疡血流,狂妄目赤……其病痉""其动暴折疡疰""温热者疮……汗之则疮已"。《素问·六元正经大论》亦有若干疡、痈之论述。例如,岐伯稽首再拜曰:"民病寒,反热中,痈疽注下,心热瞀闷,不治者死""痈肿疮疡疟寒之疾,骨痿血便""头痛身热,昏愦脓疮……血溢脓疮""故民病少气,疮疡痈肿……胕胀疡痱,呕逆瘈疭""少阳所至为嚏呕、为疮疡,厥阴所至为里急,少阴所至为疡胗""热至则身热……痈疽、疮疡"。《素问·至真要大论》岐伯曰:"少阳司天,客胜则胗外发,及为丹熛,疮疡""少阳之复……病痱胗疮疡,痈疽痤痔,甚则入肺,咳而鼻渊"。岐伯历述了外科疮疡发病与运气、气候变化之关系,如能予以较全面总结,或有规律可循。

关于脓有更多记述,《素问·评热病论》中岐伯对曰:"咳出青黄涕,其状如脓。"《素问·腹中论》在讨论内痈时,岐伯认为:"(伏梁者)裹大脓血,居肠胃之外,不可治,治之每切,按之致死。"回答黄帝询问何以然时,岐伯认为"此下则因阴,必下脓血,上则迫胃脘,生鬲,侠胃脘内痈"。《素问·阴阳类论》岐伯曰:"阴阳并绝,浮为血瘕,沉为脓胕(腐)。"

(二)关于麻风病

《素问·风论》岐伯回答黄帝问时明确提出:"疠者,有荣气热胕,其气不清,故使其鼻柱坏而色败,皮肤溃疡,风寒客于脉而不去,名曰疠风。"《素问·脉要精微论》:"脉风成为疠,病之变化不可胜数。"(注:《素问·风论》:"风之伤人也……或为疠风。"《素问·长刺节论》:"病大风,骨节重,须眉堕,名曰:大风。")

综以上二论所述,再结合《素问·刺法论》及《灵枢·四时气》:"疠风者,素刺其肿上。已刺,以锐针针其处,按出其恶气,肿尽乃止。"可知岐伯对麻风病的认识,在《五十二病方》等基础之上,已提高了一步,治疗措施似亦有所进步。

(三)关于腹股沟斜疝

《素问·四时刺逆从论》中关于腹股沟斜疝,岐伯曰:"厥阴有余,病阴痹……滑则病狐疝(腹股沟斜疝)风。"注曰:"厥阴脉循股阴,入毛中,环阴器,抵少腹,又其络支别者,循胫上睾,结于茎,故为狐疝,少腹积气也。"《灵枢·本藏》黄帝问于岐伯,答曰:"肾下则腰尻痛,不可以俯仰,为狐疝。"

(四)关于高空堕坠引致内脏损伤

关于高空堕坠引致内脏损伤,《素问·缪刺论》岐伯答黄帝问时曰:"人有所堕坠,恶血留内,腹中胀满,不得前后,先饮利药。"《素问·经脉别论》岐伯对曰:"凡人之惊恐恚劳动静皆为变也……有所堕恐,喘出于肝……渡水跌仆,喘出于肾与骨。"《灵枢·贼风》岐伯曰:"若有所堕坠,恶血在内而不去。"

(五)关于血尿

关于血尿,《素问·气厥论》中岐伯回答黄帝关于"五藏六府,寒热相移者何"的问题时说:"胞移热于膀胱,则癃,溺血"。

(六)关于化脓性鼻窦炎

关于化脓性鼻窦炎一病,《素问·气厥论》中岐伯对曰:"胆移热于脑,则辛頞鼻渊。鼻渊者,浊涕下不止也。"化脓性鼻窦炎是一种比较多发的疾病,虽然《素问》作者对其病因误认为是"胆移热于脑",但对其发病初之鼻頞部辛辣刺激性症状,以及最后浊涕(脓性鼻涕)不止的描述,却是十分正确的。《素问·至真要大论》中岐伯更明确指出:"病疿胗疮疡痈疽痤痔,甚则入肺,咳而鼻渊。"

(七)关于针刺引致膝关节功能障碍等并发症

《素问·刺禁论》中岐伯回答黄帝关于刺禁之问时强调:"刺膝髌出液为跛。刺臂太阴脉出血多(注:即大出血),立死";"刺肘中内陷,气归之,为不屈伸"(注:即肘关节强直);"刺腋下胁间内陷,令人咳"(注:即胸膜炎);"刺关节中液出,不得屈伸"(注:即关节强直)。

(八)关于足弓反折(破伤风?)

关于足弓反折,《素问·诊要经终论》中岐伯曰:"太阳之脉,其终也,戴眼反折瘛疭,其色白,绝汗乃出,出则死矣!"(注:戴眼,为睛不转而仰视之状。)

(九)关于犬咬伤

关于犬咬伤,《素问·骨空论》中岐伯回答黄帝曰:"犬所囓之处灸之三壮。即以犬伤病法灸之"(注:即犬伤而发寒热者)。

(十)关于按摩医疗技术

关于按摩医疗技术,《素问·异法方宜论》中岐伯回答黄帝同病异治之道理时答曰:"故其病多痿厥寒热,其治宜导引按跷。故导引按跷者,亦从中央出也。"关于按摩时间之选择,《素问·金匮真言论》岐伯对曰:"故冬不按跷,春不鼽衄。"关于适应证,《素问·血气形志》中指出:"病生于不仁,治之于按摩醪药。"关于手法,《素问·阴阳应象大论》中岐伯曰:"其慓悍者,按而收之。"《素问·平人气象论》中指出:"平肾脉来,喘喘累累如钩,按之而坚"。《素问·离合真邪论》中岐伯曰:"必先扪而循之,切而散之,推而按之,弹而怒

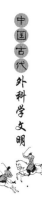

之。"关于禁忌,《素问·针解》中指出:"邪胜则虚之者,出针勿按。"

以上为岐伯于《素问》一书中关于外科之论述,且看《灵枢》关于解剖记述,《灵枢·经水》中岐伯答黄帝问曰:"善哉问也!天至高不可度,地至广不可量。……若夫八尺之士,皮肉在此,外可度量切循而得之,其死可解剖而视之,其藏之坚脆,府之大小,谷之多少,脉之长短,血之清浊,气之多少,十二经之多血少气,与其少血多气,与其皆多血气,与其皆少血气,皆有大数。"说明人体解剖通过体表之"度量切循",内脏可"解剖而视之",能获得一个大概了解,如前所述不赘。

(十一)关于化脓性感染

关于化脓性感染,《灵枢·玉版》中黄帝问曰:"……乃发痈疽。阴阳不通,两热相搏,乃化为脓。小针能取之乎?"岐伯曰:"圣人不能使化者,为之邪不可留也。……夫至使身被痈疽之病,脓血之聚者,不亦离道远乎? 夫痈疽之生,脓血之成也……故圣人自治于未有形也,愚者遭其已成也。"岐伯强调了预防与早治疗之思想。黄帝问曰:"其已形不予遭(注:预防),脓已成不予见,为之奈何?"岐伯曰:"脓已成,十死一生,故圣人弗使已成","故其已成脓血者,其唯砭石铍锋(注:铍锋,即铍针,《灵枢·九针论》:"铍针,取法于剑锋,广二分半,长四寸,主大痈脓。")之所取也"(注:用砭石、铍锋切开引流)。在历述痈疽不当治疗引致五逆等后,黄帝强调:"善乎方,明哉道,请著之玉版,以为重宝,传之后世,以为刺(注:手术治疗)禁,令民勿敢也。"

(十二)关于内、外痈之鉴别诊断与手术切开引流

关于内、外痈之鉴别诊断与手术切开引流,《灵枢·上膈》中岐伯答黄帝问曰:"其痈在管内者,即而痛深;其痈在外者,则痈外而痛浮,痈上皮热。"岐伯回答黄帝"刺之奈何"时强调:"微按其痈,视气所行,先浅刺其傍,稍内益深,还而刺之,毋过三行,察其沉浮,以为浅深。已刺(注:切开引流后)必熨,令热入中,日使热内,邪气益衰,大痈乃溃。"

(十三)关于鼻息肉、颈淋巴结核

关于鼻息肉、颈淋巴结核,《灵枢·邪气藏府病形》黄帝问脉于岐伯,岐伯强调曰:"肺脉……微急为肺寒热,怠惰,咳唾血,引腰背胸,若鼻息肉不通。""微涩,为鼠瘘,在颈支腋之间,下不胜其上,其应善痠矣。"

(十四)关于腹腔肿瘤、卵巢囊肿、癌肿、子宫肌瘤

关于腹腔肿瘤、卵巢囊肿、癌肿、子宫肌瘤,《灵枢·五变》记载少俞在回答有关"人之善病肠中积聚者,何以候之"时,强调体表表现"皮肤薄而不泽,肉不坚而淖泽。如此则肠胃恶,恶则邪气留止,积聚乃伤"。关于发病之问,岐伯指出:"脾胃之间,寒温不次,邪气

稍至;蓄积留止,大聚乃起。"《灵枢·水胀》中黄帝问曰:"肠覃何如?"岐伯答曰:"寒气客于肠外,与卫气相搏,气不得荣,因有所系……瘜肉乃生。其始生也,大如鸡卵,稍以益大,至其成,如怀子之状,久者离岁,按之则坚,推之则移,月事以时下,此其候也。"黄帝问曰:"石瘕何如?"岐伯曰:"石瘕生于胞中,寒气客于子门,子门闭塞,气不得通,恶血当泻不泻,衃以留止,日以益大,状如怀子,月事不以时下,皆生于女子。"

(十五)关于瘤肿与男性生殖器疾病

关于瘤肿与男性生殖器疾病,《灵枢·刺节真邪》中岐伯答黄帝问,曰:"(邪)搏于脉中,则为血闭,不通则为痈。""有所结,气归之,卫气留之,不得反,津液久留,合而为肠溜(瘤)。久者数岁乃成,以手按之柔。已有所结,气归之,津液留之,邪气中之,凝结日以易甚,连以聚居,为昔瘤,以手按之坚。有所结,深中骨,气因于骨,骨与气并,日以益大,则为骨疽。有所结,中于肉,宗气归之,邪留而不去,有热则化而为脓。""有所疾前筋,筋屈不得伸,邪气居其间而不得反,发为筋溜。"

关于阴茎、睾丸生理、病理之认识,《灵枢·刺节真邪》中岐伯曰:"茎垂者,身中之机,阴精之候,津液之道也。"《灵枢·邪客》在论述天人相应时勉强指出:"辰有十二,人有足十趾,茎垂以应之;女子不足二节,以抱人形",所谓茎垂,即阴茎、睾丸也,但女子不足二节,故以抱人形。《灵枢·五色》则论述了阴茎、睾丸疼痛、阴囊肿大,与腹股沟斜疝等内容,"男子色在于面王,为少腹痛,下为卵痛,其圜直为茎痛,高为本,下为首,狐疝癀阴之属也。"关于睾丸,《灵枢·刺节真邪》中指出:"故饮食不节,喜怒不时,津液内溢,乃下留于睾。"《灵枢·经脉》中指出:"结于茎,其病气逆则睾肿,卒疝。"

(十六)关于箭针放腹水技术

关于箭针放腹水技术,《灵枢·四时气》中岐伯答曰:"徒㽷,先取环谷下三寸,以铍针针之,已刺而箭之,而内之,入而复之,以尽其㽷,必坚。来缓则烦悗,来急则安静,间日一刺之,㽷尽乃止。"

上述有关外科疾病证候之论述以及外科医疗技术之描述,除反映了《灵枢》一书针灸是其重点外,也反映了岐伯对疡医内容的重视,特别设长篇予以较系统的论述。

二、秦越人(扁鹊)

《史记·扁鹊仓公列传》所列扁鹊事迹者上下近 300 年,由此可知其所指并非一人,或为春秋战国时期人们誉称良医为扁鹊者,其医疗活动当为数人之事迹,而秦越人只是数位扁鹊中之一耳。

被誉为扁鹊之一的秦越人,据考约生于公元前 5 世纪—公元前 4 世纪,为战国时期

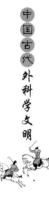

著名医学家，其故里为今河北任邱县，或认为是山东长清人，或认为是临淄人。青年时期的秦越人，"为人舍长"，随长桑君出入十余年，颇得其信任，长桑君乃以《禁方书》授予秦越人，经研习而以医著名于时。望色、听声、切脉、写形，"视疾尽见五藏癥结"，他"过邯郸，闻贵妇人，即为带下医；过雒阳，闻周人爱老人，即为耳目痹医；入咸阳，闻秦人爱小儿，即为小儿医"。他对内、外、妇、儿、五官科均有很高的修养，以通晓汤液、针灸、按摩、熨帖、砭石、手术等医疗技术而名闻天下。汉代王充评扁鹊："医能治一病谓之巧，能治百病谓之良，是故良医服百病之方，治百人之疾……扁鹊之众方，孰若巧医之一伎？"我们仅就其外科医疗所取得的成就简述如下。

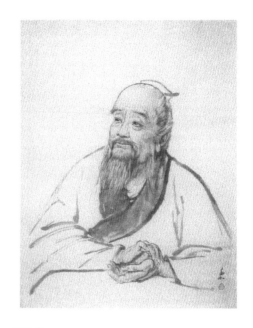

扁鹊像

扁鹊（公元前5世纪），战国时期著名民间医生，本姓秦，名越人，渤海郡郑（今河北任丘）人。师承长桑君，医术精明，行医于河北、山东、河南、陕西等地，治疗妇女、小儿、老年疾病，每多效，擅长针灸、方药综合治疗技术，著名的"六不治"反映了越人与鬼神观念、特权思想决裂的科学医观。本图为现代著名人物画家蒋兆和绘。中国医史博物馆藏。

（一）创救虢太子尸蹶（严重休克）

《史记·扁鹊仓公列传》："扁鹊过虢。虢太子死，扁鹊过虢宫门下"，获"中庶子曰：太子病血气不时，交错而不得泄，暴发于外，则为中害。精神不能止邪气，邪气畜积而不得泄，是以阳缓而阴急，故暴蹶而死。"扁鹊问明发病时间、暴死时间等以后，说："臣齐勃海秦越人也……臣能生之。"中庶子表示怀疑说："上古之时，医有俞跗，治病不以汤液醴酒，镵石挢引，案扤毒熨，一拔见病之应，因五脏之输，乃割皮解肌，诀脉结筋，搦髓脑，揲荒爪幕，湔浣肠胃，漱涤五脏，练精易形。先生之方能若是"，秦越人批评中庶子"若以管窥天，以郄视文"。中庶子被秦越人说服而禀告虢国国君，"虢君闻之大惊，出见扁鹊于中阙，曰：'窃闻高义之日久矣'，言未卒，因嘘唏服臆，魂精泄横，流涕长潸，忽忽承睫，悲不能自止。"经秦越人入诊太子后指出："太子未死也""乃使弟子子阳厉针砥石，以取外三阳五会。有间，太子苏。乃使子豹为五分之熨，以八减之齐和煮之，以更熨两胁下。太子起坐。更适阴阳，但服汤二旬而复故。"《说苑》所记之综合治疗"八成之汤。砥针砺石，取三阳五输。子容捣药，子明吹耳，阳仪反神，子越扶形，子游矫摩。太子遂得复生。"秦越人针灸、熨帖、按摩、汤药综合疗法抢救虢太子严重休克成功，"故天下尽以扁鹊为能生死人"，秦越人谦虚地指出："越人非能生死人也，此自当生者,越人能使之起耳。"

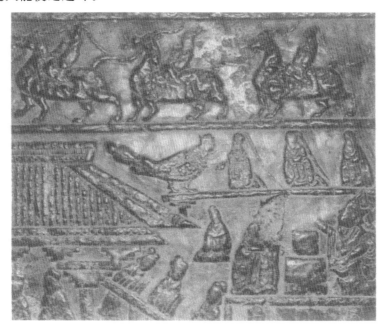

神医扁鹊画像石
东汉.画像石中层为三人依次跪坐.面向神医扁鹊,神医为人面、人手、鹊身,右手似为病人诊脉,或
针刺治疗。山东曲阜孔庙藏。

(二)面部痈肿(肿瘤?)治疗

《战国策》载:"医扁鹊见秦武王,武王示之病。"扁鹊诊视后指出应尽早行切除治疗,秦武王大臣则认为可能会出现"君主病在耳之前,目之下,除之未必已也,将使耳不聪,目不明"的结果,强调了手术治疗可能引起的不良预后,但扁鹊却不如此认为,甚至"怒而投其石",证明扁鹊对面部痈肿治疗之确凿把握。同时,有经扁鹊实施"以砭石弹刺"治疗秦武王面部痈肿成功的记述。

(三)关于换心手术

换心术是中国外科史上一则很有趣的故事,虽然所言颇富神话色彩,或认为根本没有可信之处,联系嫦娥奔月之故事,再看看今日之实际,或不无启迪之意义。《列子·汤问》:"鲁公扈、赵齐婴二人有疾,同请扁鹊求治。扁鹊治之。既同愈。谓公扈、齐婴曰:'汝曩之所疾,自外而干府藏者,固药石之所已。今有偕生之疾,与体偕长;今为汝攻之,何如?'二人曰:'愿先闻其验。'扁鹊谓公扈曰:'汝志强而气弱,故足于谋而寡于断。齐婴志弱而气强,故少于虑而伤于专。若换汝之心,则均于善矣。'扁鹊遂饮二人毒酒,迷死三日,剖胸探心,易而置之,投以神药,既悟如初。二人辞归,于是公扈反齐婴之室,而有其

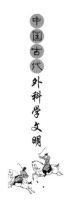

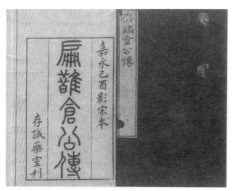

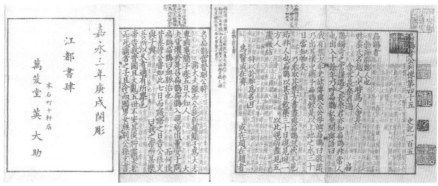

司马迁《史记·扁鹊仓公列传》书影

据宋本影刊本。

志弱而气强，故少于虑而伤于专。若换汝之心，则均于善矣。'扁鹊遂饮二人毒酒，迷死三日，剖胸探心，易而置之；投以神药，既悟如初。二人辞归。于是公扈返齐婴之室，而有其妻子，妻子弗识。齐婴亦返公扈之室，有其妻子，妻子亦弗识。二室因相与讼，求辨于扁鹊，扁鹊辨其所由，讼乃已。"该文之记述颇富幻想，或出于某种需求而设计，其换心之欲者，乃中枢神经大脑之功能，并非现代意义的心脏。何以促使《列子》作此构想，值得思考，或会有启迪作用。原始人曾进行过不少的穿颅术，以治疗脑水肿或颅脑肿瘤之类的疾病，换心术（注：实则或为换脑术？）之想当然。

三、医䱿

医䱿，战国时秦人。《尸子》载："有医䱿者，秦之良医也。""（医䱿）为宣王（前369—前342）割痤，为惠王（前369—前335）疗痔，皆愈。有张子求疗背疾（肿）谓医䱿曰：'背非吾背也，任之治焉。'治之遂愈。䱿诚善治疾也，张子委制焉。夫身与国亦犹此，必有所委制，然后治矣。"由以上文字可知医䱿与医和、医缓皆秦之著名医家，医䱿当以外科而著名。

四、吴起

吴起(? 一前381),卫(今山东曹县)人,尝学于曾子。《韩非子·外储说》:"吴起为魏将而攻中山。军人有病疽者,吴起跪而自吮其脓。伤者之母立泣,人问曰:'将军于若子如是,尚何为而泣?'对曰:'吴起吮其父之创而父死,今是子又将死也,今吾是以泣。'"《史记·孙子吴起列传》:"起之为将,与士卒最下者同衣食。卧不设席,行不骑乘,亲裹赢粮,与士卒分劳苦。卒有病疽者,起为吮之。卒母闻而哭之。人曰:'子卒也,而将军自吮其疽,何哭为?'母曰:'非然也,往年吴公吮其父,其父战不旋踵,遂死于敌。吴公今又吮其子,妾不知其死所矣,是以哭之。'"《庄子·列御寇》:"秦王有病召医,破痈溃痤者,得车一乘;舐痔者,得车五乘。"《汉书·佞幸传》记有:"文帝尝病痈,邓通常为上嗽吮之。"《论语·阳货》:"苟患失之,无所不至矣。"朱熹注:"小则吮痈舐痔,大则弑父与君。"这些史实与评论,可见在春秋战国时期吮痈疽是比较常见的治疗化脓性感染的有效疗法。兵家吴起虽非外科医生,也深知其痈疽已化脓者自然排脓不畅会使痈疽加重,而使引流脓汁顺畅,才能获得治疗之速效,在当时尚无吸脓器具的情况下,人工用口吸吮当是最简捷的医疗措施。吴起为了士卒的健康,先后为父、子两人亲自吮脓的事迹,并非"谄媚之徒奉权贵的卑鄙行为"。为了增强士卒官兵关系,为了铸造战胜敌人的精神武器,吴起作为不畏污秽的将军,亲自为士卒吮疽以治愈士卒化脓性感染,应该是高尚的举措。吴起的事例反映了当时外科发展的水平。

五、墨子

墨子(前468—前376),名翟,春秋战国时著名思想家,原籍宋(今河南商丘一带),后迁鲁,出身儒家,后成为儒家主要反对派。《墨经》是战国时期墨家著作的总集《墨子》中的一部分,概括了墨翟与其弟子后学的创作及认识论逻辑学、自然科学等方面的研究成果。在此,我仅就其士大夫家设置临时救助伤兵医院者简述如下。《墨子·号令》篇:"伤甚者,令归治病,家善养,予医给药,赐酒日二升,肉二斤。令吏数行间。视病有瘳,辄造事上。诈为自贼伤以辟事者(原注:辟同避,言诈为废疾以避事),族之。"《墨子·备突》篇记载了以烟熏杀敌人的方法,同时对防治敌人烟熏的方法,在《墨子·备穴》篇中亦有说明,如用醋治疗烟熏伤眼睛的方法。汉代董仲舒在《春秋繁露》中强调了"醯(醋)去烟,鸱羽去眯,磁石取铁,颈金取火"。

六、韩非子

韩非子(约前280—前233),战国末期哲学家,法家代表人物。《韩非子·安危》:"闻

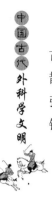

古扁鹊之治其病也,以刀刺骨……忍痛故扁鹊尽巧""寿安之术也""病而不忍痛,则失扁鹊之巧"。《韩非子·外储说》:"吴起之出爱妻,文公之斩颠颉,皆违其情者也。故能使人弹疽者,必其忍痛者也。"韩非子在此所说之"弹疽",似为春秋战国前欲行痈疽手术前之镇痛技术,即以手指弹击痈疽部位,使之由痛、忍痛而达到麻木无痛感之原始技术。

七、吕望

吕望,姜姓,吕氏名尚,一名望,字子牙,号飞熊,也称吕尚。《六韬·龙稻·王翼》载武王问太公曰:"王者帅师,必有股肱羽翼以成威神,为之奈何?"太公曰:"故将有股肱羽翼七十二人,以应天道……方士二人,主百药,以治金疮,以痊万病。"《六韬·复军诚法》规定:"军人被疮,即给医药,使谨视之;医不即视,鞭之。"

第四章

秦汉三国时期外科学的实践与进步

（公元前221—280）

The Practice and Improvement of Surgery in Qin and Han Dynasties and the Three Kingdoms Periods

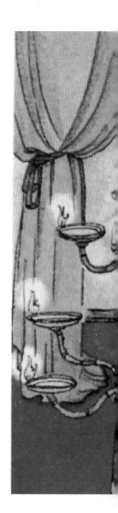

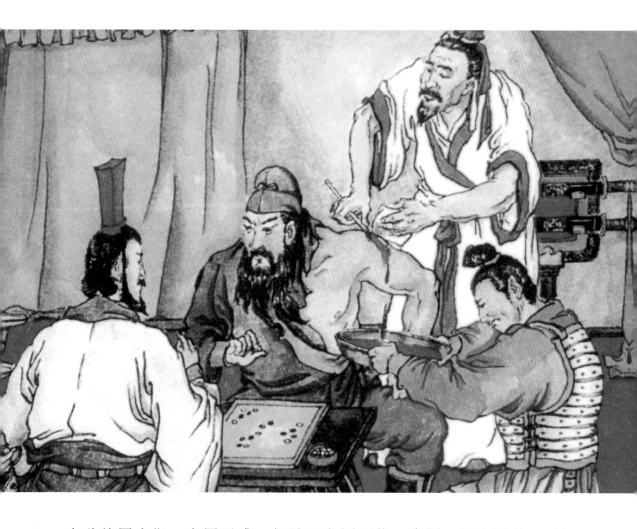

　　春秋战国末期，秦国强盛，相继灭六国而统一全国，于公元前221年建立了中央集权的第一个封建专制国家，在统一文字、货币、车轨、度量衡等方面做出了重要贡献，在其失民心的"焚书坑儒"中，却强调了保护医书的政策，其影响不可小视，这或许是"秦多名医"以及秦始皇寻求长生不老药的必然举措。但十分可惜，秦政权终因统治阶级横征暴敛、大兴土木等，在农民起义冲击下，很快土崩瓦解。公元前206年，经过楚汉战争，西汉王朝建立，中国重归统一，沿袭秦制，崇尚黄老，实行"无为之治"，使民休养生息，经济迅速恢复和发展，医疗卫生进步，人口大增。自董仲舒"罢黜百家，独尊儒术"之后，对医学发展特别是外科手术发展多有制约。东汉末形成三国局面，战争频频，传染病流行，战伤救治有所进步。

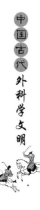

秦汉三国时期,中国医学发展有着承前启后、继往开来的明显特点,外科、骨伤科、针灸,以及传染病诊疗理论经验总结,有了明显的进步。或者可以说,该时期外科医学之发展,具有继承与发扬了《内经》为理论基础的明显进步。《汉书·艺文志》之《黄帝内经》《黄帝外经》《扁鹊内经》《白氏内经》《白氏外经》《白氏旁篇》等医经,或据现存者之所论,或据已佚者之研究推断,均不乏有关疮疡、外伤等疡医之理论及医疗之继承与发展。其经方 11 家,274 卷中之《五藏六府疝十六病方》40 卷、《泰始黄帝扁鹊俞拊方》23 卷、《五藏伤中十一病方》《金疮瘛疭方》30 卷、《黄帝岐伯按摩》10 卷等,显然以外科疾病为其论述之重点,可惜均已佚。

令人欣慰者,湖南长沙马王堆汉墓出土之 14 种医书中,有被整理者据目录而命名之《五十二病方》,其内容实际上即《金疮瘛疭方》,已如前述。

西周结束商末战乱,其时为疮疡伤残救治而发展的疡医,及《周礼》使之创设专掌肿疡、溃疡、金疡、折疡之制度与分工,明显证明其外科发展取得了空前的进步。历经春秋战国战乱之影响,其外科进一步丰富发展是不难理解的,只是上述典籍流失,给我们全面系统总结秦汉时期外科的实际水平,造成了不可弥补的遗憾。特别是外科鼻祖——华佗,遭曹操杀害,并因此使其著作被焚烧,给我们全面系统评估秦汉三国约 500 年间的外科医疗与手术水平,更是造成了无法弥补的损失。尽管如此,据遗存之《金匮要略》以及经史子集等之记述,我们仍然可以对秦汉三国时期中国外科的进步与发展水平,勾画出一个令人兴奋的轮廓。

第一节　医事制度

秦汉三国时期的医事管理制度,显然不如西周时期,特别是在外科方面显得更为落后,其原因尚待研究。按文献记载,秦汉虽有太医令丞之设,但其管理制度未见其详,至于其外科之设置至今尚未见其具体内容,甚至由于医学综合而似乎消失了。不过从民间外科学家之卓著声名,似仍可知当时外科取得的空前成就。

《通典·职官七》:"秦有太医令丞,亦主医药,属少府。"秦始皇上朝,有"侍医"夏无且捧药囊侍奉帝侧,可知秦之医事制度于少府(九卿之一)下设六丞之一——太医令丞的管理制度,但未见太医令丞下的管理制度与医学分工,有无外科之设无从讨论。

虽然如此,《秦律》仍给我们提供了有关秦外科的相关内容。1975 年我国考古工作者于湖北云梦睡虎地发掘了十二座秦墓,其竹简文献定名为《睡虎地秦墓竹简》。根据墓主喜(前 262—前 217)曾历任安陆御史等司法职务,其竹简又与法医内容紧密相关者,包括有《法律答问》简,计 210 支,《封诊式》简,计 98 支,共计 308 支竹简,内容虽系法医专著,但较为丰富地反映了秦时关于人体解剖、伤害等外科相关内容,进而可以推断秦时之外科发展水平。例如,《秦律》为了给予致人不同程度伤害之罪犯以公正处罚,明确规定：毁损人之耳、鼻、唇、指等，处以耐刑、拔去须眉、斩下髭、完城旦（筑城劳役）；若以针、铢、锥等锐器伤人者，处以黥为城旦，即不但处以黥刑，还要兼服筑城之劳役。又如《封诊式》所规定的诊察、勘验、检验等手段，反映了当时已要求诊察等必须有很高明的外科特别是人体各部外伤的鉴别知识水平。例如，《封诊式》所记两例活体检验鉴定，一是由于外伤引起流产的病人，一是患麻风病病人。该书记载了二者的诊断方法，以及流产胎儿的检验与鉴定技术等。

关于麻风病之隔离与诊疗，《秦律》中亦有所记载。该书记载了对麻风病患者进行隔离以免相互传染的"疠所"，这可能是我国最早建立的治疗、隔离麻风病的医院，其律文："疠者有辠（罪），定杀。定杀可（何）如？生定杀水中之谓殹（也）；或曰生埋，生埋之异事殹（也）。"又一段："甲有完城旦辠（罪），未断，今甲疠，问甲可（何）以论？当罢（迁）疠所处之，或曰当罢（迁）所定杀。"一例规定："患麻风病而犯罪者，定杀。"杀死的方法规定于水中溺死。另一例是本已犯有筑城之劳役罪，尚未实施，今又发现其染有麻风病，如何以律施为，回答：当于"疠所"隔离，或当执行死刑。

从有关秦医事制度资料来看，显然不如周时完善，更没有专门给予有关外科之设置，无从知其发展之全貌，但也可以从《秦律》中窥见其有限的水平。

汉袭秦制，在医事管理上虽较秦有所进步，但纵览全局仍然较周制大为逊色。其太常太医令丞约与后世之太医署、局、院相当；而少府所辖则与后世专管皇室医疗的内府相当。从职责而言，《汉书·艺文志》："侍医李柱国校方技。"侍医者，"天子之医也"；方技者，"医药之书"。李柱国既是侍医，又作医药书之校注，应当说所校医书，当包含有关外科之内容。仅就汉太医令丞主管的皇室与国家民众之医疗而言，虽未如周制之明确分科、分工，但也不可能排除化脓性感染与军阵外科之需求。由于第一手史料之缺乏，秦汉医学管理制度缺失明确的医学分科设施，或系全科医师发展所替代。淳于意、张仲景等之医疗实践、著述，显然主要以综合性强的全科医为代表，但他们均涉外科，特别是医圣张仲景。而华佗之成就，显然重点在外科领域。由此实例则可知外科在医学发展过程中，并不可因国家统治者对医学管理制度关注与否的情况来评价其发展水平。秦汉医事制度虽然疏于分科，并不影响秦汉外科发展的实际水平。

云梦出土《睡虎地秦墓竹简》有关疠律图影

首段：疠者有辠（罪），定杀。定杀可（何）如？生定杀水中之谓殹（也）；或曰生埋，生埋之异事殹（也）。

二段：甲有定城旦辠（罪）未断，今甲疠，问甲可（何）以论？当罢（迁）疠所处之，或曰当罢（迁）所定杀。

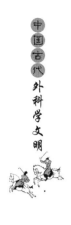
（罪）得处隐官·群盗赦为庶人,将盗戒（械）四

将司人而亡[注□]能自捕及亲所智（知）为捕[注一]除毋（无）皋（罪）;已刑者处隐官。可（何）皋

捕赀皋（罪），即端以剑及兵刃刺杀之可（何）论？杀之完为城旦[注二四]伤之,耐为隶臣

城旦、鬼薪疠可（何）论当罢（迁）疠罢（迁）所[注三]

一疠所,下称疠迁所,隔离麻疯病人之处。

注释

遣所定杀

注释

一疠麻疯病,此句意为麻疯病人犯罪

论当罢（迁）疠所处之[注二]或曰当罢（迁）罢（迁）所

甲有完城旦皋（罪），未断,今甲疠,问甲可（何）以

也）

杀水中之谓殹（也）或曰生埋,生埋之异事殹

疠者有皋（罪）[注一]定杀可（何）如？生定

（劓）[注□]

当鲸城旦而以完城旦诬人可（何）论当鲸劓

《法律答问》释文书影

高敏的《云梦秦简初探》系据考古发掘云梦秦墓出土之律令简文,（约于公元前 217 年）。书影原文"疠者有皋（罪）,定杀。定杀可（何）如？生定杀水中之谓殹（也）;或曰生埋,生埋之异事殹（也）。""甲有完城旦皋（罪）,未断,今甲疠,问甲可（何）以论？当罢（迁）疠所处之,或曰当罢（迁）罢（迁）所定杀。""疠所,下称疠迁所,隔离麻疯病人之处。城旦,鬼薪疠,可（何）论？当罢（迁）疠罢（迁）所。捕赀皋（罪）,即端以剑及兵刃刺杀之,可（何）论？杀之完为城旦;伤之,耐为隶臣"为秦对麻风病人犯罪之法律条文。原简藏于中国科学院考古研究所图书室。

第二节　秦汉时期解剖学的进步

外科化脓性感染之诊断治疗,特别是手术切开引流术之选择,与人体解剖有着很密切的关系,秦汉时期的人体解剖知识,在前代特别在《黄帝内经》解剖知识的基础上,不断获得新的进展。关于夏商西周之人体解剖与春秋战国时期之解剖已于第二章、第三章叙述如前,在此不予赘述。关于秦汉时期《难经》之解剖、史游《急救篇》之解剖、《汉书·王莽传》所述之解剖与儒家文化对解剖之影响等,予以简要之评介。

一、《难经》之解剖知识

关于《难经》之作者、成书之年代颇多歧见。《隋书·经籍三》《新唐书·艺文三》首出秦越人"《黄帝八十一难经》二卷"之目,但后世谓其为伪书,非秦越人所著,或谓其成书当系东汉之时作。《隋书》《新唐书》皆以《难经》为秦越人所撰,并非无据之妄言。唐代文学家王勃(650—676)于公元661年,根据父亲庭训认为:《难经》是医经之秘录也。他根据秦越人传承学术之渊源,提出:"昔者岐伯以授黄帝,黄帝历九师以授伊尹,伊尹以授汤,汤历六师以授太公,太公授文王,文王历九师以授医和,医和历六师以授秦越人,秦越人始定立章句,历九师以授华佗,华佗历六师以授黄公,黄公以授曹夫子,曹夫子讳元,字真道,自云京兆人也。盖授黄公之术,洞明医道,至能遥望气色,彻视脏腑,洗肠剖胸之术往往行焉。"《汉书·艺文志》将"扁鹊内经九卷""扁鹊外经十二卷""扁鹊俞拊方二卷"与"黄帝内经十八卷""外经三十九卷"并列,惜扁鹊内外经等已佚,但由此可知,将扁鹊《黄帝八十一难经》作为伪书论据之不足。王勃麟德初应举及第,曾任虢州参军,其文学与杨炯、卢照邻、骆宾王并称"初唐四杰",于唐龙朔元年(661)关于秦越人学派传承之回顾,不能视之为空穴来风。他实实在在告诉我们扁鹊、秦越人学派之脉络,外科学派之传承。盖《难经》一书,乃秦越人撷《灵枢》《素问》之精要,阐轩岐之奥秘所成者。

《难经》关于解剖之论述,其体表解剖散见于"腧穴"等各难中,内脏解剖则主要集中于三十至四十七难,例如第三十难曰:"荣行脉中,卫行脉外,营周不息,五十而复大会,阴阳相贯,如环无端,故知荣卫相随也。"清晰地描绘出血液循环之解剖生理概念。

关于脏腑解剖之记录,《难经》第四十二难曰:"人肠胃长短,受水谷多少,各几何?"

"然:胃大一尺五寸,径五寸,长二尺六寸,横屈受水谷三斗五升,其中常留谷二斗,水一斗五升。小肠大二寸半,径八分、分之少半,长三丈二尺,受谷二斗四升,水六升三合、合之大半。回肠大四寸,径一寸半,长二丈一尺,受谷一斗,水七升半。广肠大八寸,径二寸半,长二尺八寸,受谷九升三合、八分合之一。故肠胃凡长五丈八尺四寸,合受水谷八斗七升六合、八分合之一。此肠胃长短,受水谷之数也。

"肝重四斤四两,左三叶,右四叶,凡七叶,主藏魂。心重十二两,中有七孔三毛,盛精汁三合,主藏神。脾重二斤三两,扁广三寸,长五寸,有散膏半斤,主裹血,温五脏,主藏意。肺重三斤三两,六叶两耳,凡八叶,主藏魄。肾有两枚,重一斤一两,主藏志。

"胆在肝之短叶间,重三两三铢,盛精汁三合。胃重二斤二两,纡曲屈伸长二尺六寸,大一尺五寸,径五寸,盛谷二斗,水一斗五升。小肠重二斤十四两,长三丈二尺,广二寸半,径八分分之少半,左回叠积十六曲,盛谷二斗四升,水六升三合合之大半。大肠重二斤十二两,长二丈一尺,广四寸,径一寸,当脐右回十六曲,盛谷一斗,水七升半。膀胱重九两二铢,纵广九寸,盛溺九升九合。

"口广二寸半,唇至齿长九分,齿以后至会厌,深三寸半,大容五合。舌重十两,长七寸,广二寸半。咽门重十二两,广二寸半,至胃长一尺六寸。喉咙重十二两,广二寸,长一尺二寸,九节。肛门重十二两,大八寸,径二寸大半,长二尺八寸,受谷九升三合、八分合之一。"

又,"四十四难曰:七冲门何在?

"然:唇为飞门,齿为户门,会厌为吸门,胃为贲门,太仓下口为幽门,大肠小肠会为阑门,下极为魄门,故曰七冲门也。"

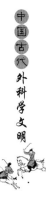

现代解剖学家侯宝璋教授通过比较研究认为,上述《难经》所论解剖知识,与现代人解剖所得数据基本相符。可见扁鹊时代或稍晚时期,中国医生对人体曾进行过认真的解剖、观察、记录,否则不可能获得上述比较精确的结论。体表解剖之确切与脏腑解剖关系之解剖与记录,对外科手术的准确实施是紧密相关的,与手术能否获得预期效果也是十分重要的。

二、《急就章》之解剖知识

西汉人史游,元帝时(前48—前33)曾任黄门令,用韵语撰《急就章》,又名《急就篇》便于记诵,其内容按姓名、衣服、饮食、器用等编成,供当时学童识字之用。该书关于人体解剖部位、器官计60多种,例如,"头额颊颐眉目耳,鼻口唇舌龂牙齿,颊颐颈项肩臂肘,卷(拳)捥(腕)节爪母(拇)指手,肿腋匈(胸)胁喉咽髑,肠胃腹肝肺心主,脾肾五臧(脏)膍齐乳。尻髋脊膂要(腰)背偻,股脚膝膑胫为柱。腨(踹)踝跟踵相近聚。"对外科疾病也有叙述,例如:"寒气泄注腹胪张(胀),痈疽疥疠痴聋盲。痹疸瘻疯瘘痹痕,疝瘕颠(癫)疾狂失响……瘅热瘘痔眵曒眼,笃癃衰废迎医匠。"可见关于人体解剖知识与外科疾病发病、医疗知识,在西汉时期已普及于儿童。

三、西汉时期的人体解剖

西汉末年,王莽(前45—23)于公元5年毒死平帝,8年称帝,时东郡太守翟义等起兵讨伐王莽,失败被杀于天凤三年(16)。起兵者王孙庆等被捕,王莽自称为了医学发展的需要令太医、尚方与巧屠等解剖了被捕者。对活人进行解剖甚是残忍,但仅就医学发展而掌握人体解剖知识而言,仍应承认其有一定的意义,仅录以供参考。

《汉书·王莽传》中载公元16年(天凤三年十月)"翟义党王孙庆捕得,莽使太医、尚方与巧屠共刳剥之,量度五脏,以竹筳导其脉,知所终始,云可以治病。"(按:唐代颜师古注曰:"刳,剖也","筳,竹梃也","以知血脉之原,则尽攻疗之道也。")

翟义(?—7),西汉汝南上蔡(今河南上蔡)人,平帝时曾任东郡太守,平帝被王莽毒死,他联结东郡都尉刘宇、严乡侯刘信等起兵反莽,立刘信为帝,自称大司马柱天大将军,后失败被杀。东郡,西汉时辖今山东、河南一带。王孙庆,"素有勇略,以名兵法"。东汉史学家班彪(3—54),西汉扶风安陵(今陕西咸阳)人,曾评曰:"义不量力,怀忠愤发,以殒其宗,悲夫!"

四、儒学"孝道",阻碍解剖之发展

董仲舒(前179—前104),西汉哲学家,汉武帝举贤良,他献策武帝,主张"罢黜百家,独尊儒术"，为武帝所采纳，开此后两千年封建社会儒学为正统的局面。儒学家提倡医学"上以疗君亲之疾，下以救贫贱之厄，中以保自身健康"，扩大了知识分子弃儒从医的社会风气，抵制了社会轻视医业的思想，在一定程度上对提高医学家道德思想修养有所助益。但儒学于孝道中提倡所谓"身体发肤，受之父母，不敢毁伤"之教条，则严重导致对人体解剖发展的思想阻碍，同时，也严重影响到外科手术医疗之发展与进步。

第二节　淳于意《诊籍》之外科病案

淳于意（约前205—？），齐临淄（今山东淄博）人，西汉著名医学家。少喜医方术，先后师从公孙光、公乘阳庆，得《扁鹊脉书》（或即扁鹊《难经》）、《药论石神》等，以精医术而闻名于时。文帝四年（前174），有人上书言意以刑罪，传至长安，小女儿缇萦上书愿入宫为婢以赎父刑。文帝诏问意："方伎所长，及所能治病者？有其书无有？皆安受学？受学何岁？尝有所验？何县里人也？何病？医药已，其病之状皆何如？具悉而对。"淳于意在回答汉文帝上述问题时，所答25个病例，世人称之为《诊籍》，即我国现存最早的医案记录，载于司马迁《史记·扁鹊仓公列传》。其《诊籍》所记医案中，约有化脓性感染、麻风、膀胱结石、膀胱癌等外科疾病之诊断与治疗等，现分析评述如下。

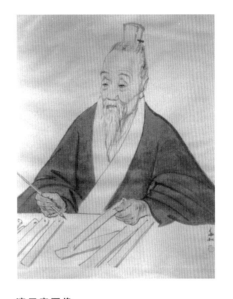

淳于意画像

淳于意（约前205—？），齐临淄（今山东淄博）人，师从公孙光、公乘阳庆，医术高明。但因被诬告接受汉文帝询问，历述诊治病例25案，史称《诊籍》，乃中国最早的医案记录，其中包括口齿、外科疾病。现代著名画家蒋兆和绘，中国医史博物馆藏。

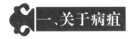 一、关于病疽

"齐侍御史成自言病头痛。臣意诊其脉，告曰：'君之病恶，不可言也。'即出，独告成弟昌曰：'此病疽也，内发于肠胃之间，后五日当臃肿，后八日呕脓死。'成之病得之饮酒且内。成即如期死。所以知成之病者，臣意切其脉，得肝气。肝气浊而静，此内关之病也。""所以知其后五日而臃肿，八日呕脓死者，切其脉时，少阳初代。代者经病，病去过人，人则去。络脉主病，当其时，少阳初关一分，故中热而脓未发也，及五分，则至少阳之界，及八日，则呕脓死，故上二分而脓发，至界而臃肿，尽泄而死。""热气已上行，至头而动，故头痛。"此案可能是淳于意所记述的病人因醉酒、性生活诱发胃、十二指肠部溃疡穿孔，或素有胃溃疡、胃癌者，因此致脓性胃肠内容呕出

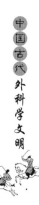

而造成死亡的病例。

据淳于意所述之病疽，显然属于"内疽（痈）"。内痈在张仲景的记述中有肺痈与肠痈两种（见后）。淳于意所论之"病疽"属哪一种，一时还难以得出确切论断。但其对发病之病因、病机之分析，以及"君之病恶，不可言也"（注：淳于意所讲之病恶，或即胃溃疡、胃癌者），其预后之判断，反映了淳于意对脏腑严重疾病的认识及预后判断的水平，已令人钦佩。

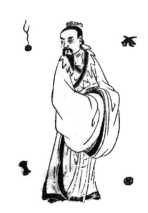

淳于意画像

《图像本草蒙筌》(1525)12 卷。陈嘉谟纂。图出自明崇祯戊辰(1628)
金陵万卷楼刻本，附历代名医考。中国中医科学院图书馆藏。

二、关于湧疝①

"齐郎中令循病，众医皆以为蹙入中，而刺之。臣意诊之，曰：'湧疝也，令人不得前后溲。'循曰：'不得前后溲三日矣。'臣意饮以火齐汤，一饮得前（后）溲，再饮大溲，三饮而疾愈。病得之内。所以知循病者，切其脉时，右口气急，脉无五藏气，右口脉大而数，数者中下热而涌，左为下，右为上，皆无五藏应，故曰湧疝。中热，故溺赤也。"

涌疝（注："涌"字、"疝"字合组为病名），结合淳于意诊此疾命名的证候，涌疝之病，极似阴囊水肿。淳于意诊断主要依据脉诊，运用火齐汤治疗效果十分理想。所用火齐汤，尚不知何药组成。但火齐有以火灸刺之意，其用药或有据于此，或用灸刺放水法，尚待研讨确定。结合淳于意诊"齐王太后病，召臣意入诊曰：'风瘅客脬，难于大小溲，溺赤'，亦用火齐汤，再饮病已，溺如故"之疗效，亦可证明其利小便之功能比较理想。

---

① 湧（音勇，或读充），为涌之异体字。涌，水液云气冒出意，如泉涌、云涌。疝，刘宋时邹诞注之，疝，山也。

三、关于迵风

"阳虚侯相赵章病,召臣意。众医皆以为寒中,臣意诊其脉曰:'迵风,迵风者,饮食下嗌而辄出不留。法曰"五日死",而后十日乃死,病得之酒。"为什么能延时生存,淳于意解释:"所以过期者,其人嗜粥,故中藏实,中藏实者,故过期。师言曰:安谷者过期,不安谷者不及期。"按淳于意对迵风之记述,从该病案"饮食下嗌而辄出不留"之证候来看,可以解释为"贲迫癌"或"胃癌"? 又"齐淳于司马病,臣意切其脉,告曰:当病迵风。迵风之状,饮食下溢辄后之,病得之饱食而疾走。"此迵风似为吞咽困难之症。

四、关于遗积瘕

"齐中尉潘满如病少腹痛,臣意诊其脉曰:'遗积瘕也。'臣意即谓齐太仆臣饶、内史臣繇曰:'中尉不复自止于内,则三十日死。'后二十余日,溲血死。病得之酒内。"该案可能是膀胱癌。

五、关于蛲瘕

"临淄氾里女子薄吾病甚,众医皆以为寒热笃,当死,不治。臣意诊其脉,曰:'蛲瘕。'蛲瘕为病,腹大,上肤黄麤(粗),循之戚戚然。臣意饮以芫华一撮,即出蛲可数升,病已。三十日如故。"(注:此案当是蛔虫引致肠梗阻之病证,若蛲虫当不致引致腹大、寒热、病甚之证候。)

六、关于内伤尿血

"齐中郎破石病,臣意诊其脉,告曰:'肺伤,不治,后十日丁亥溲血死。'即后十一日,溲血而死。破石之病,得之坠马僵石上。"此案系因坠马外伤引致尿血不治而亡者。

七、关于服五石散引致痈疽而亡者

"齐王侍医遂病,自练五石服之。臣意往过之,遂谓意曰:'不肖有病,幸诊遂也。'臣意即诊之,告曰:'……刚药入则动阳,阴病益衰,阳病益箸,邪气流行,为重困于俞,忿发为疽。'意告之后百余日,果为疽发乳上,入缺盆,死。"

淳于意回答汉文帝问所论述的几个外科方面的医案,是很有意义的,他为我们提供了西汉早期中国医学关于外科发展水平的真实依据，反映了当时医学家对外科疾病的认识方法、诊疗理论与技术水平。

第四节　外科疮疡用药与炼丹、服石

《周礼·天官冢宰》："医师掌医之政令，聚毒药以供医事。凡邦之有疾病者，疕疡者造焉，则使医分而治之。岁终，则稽其医事，以制其食。""疡医掌肿疡、溃疡、金疡、折疡之祝药劀杀之齐。凡疗疡，以五毒攻之。"在最高医疗卫生管理官员——医师之职责中，规定"聚毒药以供医事"；在疡医之职责中，规定"掌肿疡、溃疡、金疡、折疡之祝药劀杀之齐""凡疗疡，以五毒攻之"。（注："毒药""五毒"，汉代郑玄注："攻，治也。五毒，五药之有毒也。今医人有五毒之药，合黄堥置石胆、丹砂、雄黄、礜石、磁石于其中，烧之三日三夜，其烟上着，以鸡羽扫取之，以注疮。"黄堥是古陶制器皿，石胆、丹砂、雄黄等皆是矿石药物，经过三天三夜不间断地烧炼，这种升炼制造的外科疮疡用药品，其消炎、抗毒、去腐、生肌之作用，为历代医家所推崇。）由《周礼·天官冢宰》所记述之疡医分为四科，从其职责分工及外用药之制备，可以推知我国于公元前1000年前后，由于卫生条件、战争创伤等引起的化脓性感染、兵器伤、折伤等高发，促成最高管理当局对其高度的重视，并促进了该领域医疗技术的空前进步和医疗水平的提高。

根据史实分析，《周礼·天官冢宰》关于五毒药之炼制，仍然出于外科外用药物之制备，尚不存在出于炼制"不老药"之炼丹，寻求"不老""神仙"荒诞动机之炼丹及炼五石活动，这些活动当晚于此，即在秦汉之际，才逐渐兴盛起来的。

服石、炼丹动机虽然荒诞，但炼丹家们的实践，却取得了化学药物之制备。中国古代科技史上的汞化学、铅化学、砷化学、矾化学以及冶金术的出色成就，都是由秦汉以来历代中国炼丹家创造，并遥遥处于世界化学史之领先地位。包括炼丹家们发明的火药，也是从炼丹炉中诞生的。汞、铅、砷、矾、硝等炼制品，都被广泛应用于疮疡之治疗。因此，出于"不老神仙"动机之炼丹，促成了外科外用药之丰富与进步，这也许并非炼丹家们之初衷。

人类追求长寿，自古而然。《尚书》将寿列于五福之首，春秋时齐景公问晏子："古而无死，其乐若何？"秦皇、汉武信方士而服食丹药，企望"长生不老"，成为"不老神仙"。理想可以理解，而自然规律则不可能因此追求而改变。然而炼丹家们的实践，的确为外科用药创造了丰富的思路与成果，他们为制药化学开辟了新的途径。例如《五十二病方》治疗外伤、疥疮与痂等，应用了水银软膏、雄黄软膏等。现摘引数例如下。

（去）"般（瘢）者，以水银二，男子恶四，丹一，并和……百日已"；又如去"加（痂）……冶雄黄，以彘膏脩；""燔礜……并和以头脂，布裹、布灸以熨，卷而休。""以水银、谷汁和而傅之，先以滑脩沃痂即傅"；又如治疥疮，"干骚方，以雄黄二两、水银二少半、头脂一升……抚以布，令瘙（疥）上而傅之，一夜一日……"以上虽不属炼丹，但也可见在炼丹之前，水银、雄黄、礜石等已相当广泛地应用于伤瘢、伤痂、疥疮等外科疾病治疗之外敷药。

《神农本草经》所反映之炼丹与外科用丹药，"丹砂，久服通神明，不老，能化为汞"。《吴氏本草》："能化朱成水银"；"水银，治疥、瘙、痂疡、白秃，杀皮肤中虫、虱……熔化还复为丹，久服神仙不死"。"矾石……治恶疮"；"青石脂……治疽、痔、恶疮"；"扁青……治折跌、痈肿、金疮不瘳，破积聚、解毒气"；"雄黄……治鼠瘘、恶疮、疽、痔、死肌、百虫毒肿。""治疥疮、𧏾疮、鼻中息肉等"；"铅丹，炼化还成九光，治金疮"；"礜石，治寒热鼠瘘、蚀疮、死肌，去鼻中息肉"；"硫黄，治疽痔、恶疮，除头秃"等。

《神农本草经》所载石类药，多有炼丹之记述，例如丹砂之"能化为汞""能化朱成水银"；水银之"镕（熔）化还复为丹"充分说明炼丹家于此时对丹砂（硫化汞）加热后分解成二氧化硫和汞，硫化汞受热分解获得水银，水银与硫黄共热又能合成硫化汞等诸多化学反应，已有所认识。就此而言，炼丹家们炼丹之动机，即所谓"雄黄炼食之轻身神仙，水银久服神仙不死"等虽然荒诞，但其实践中则对化学特别是制药化学之贡献可谓卓越，促进了外科用药之发展，明显提高了外科疮疡等之治疗效果。

甘肃武威出土的汉简医书《治百病方》中记载治疗麻风病之有效方剂："大风方，雄黄、丹砂、礜石、滋（磁）石、玄石、消石"（注：可惜制炼方法严重残缺），虽然残缺，但尚能看出其治疗效果，"卅月知，六十月愈，□（眉）落随复生，□虽折能复起，不仁者仁。"亦即经过两年半到五年时间之治疗，可以达到眉毛落即复生，麻木不仁者皮肤知觉恢复的显著效果。

司马迁《史记·扁鹊仓公列传》在记述淳于意回答汉文帝问时，讲述了自己诊治齐王侍医遂，自炼服用五石散病案。"臣意往过之，遂谓意曰：'不肖有病，幸诊遂也。'臣意即诊之，告曰：'公病中热。论曰"中热不溲者，不可服五石"。石之为药精悍，公服之不得数溲，亟勿服。色将发痈。'遂曰：'扁鹊曰"阴石以治阴病，阳石以治阳病"。夫药石者有阴阳水火之齐，故中热，即为阴石柔齐治之；中寒，即为阳石刚齐治之。'臣意曰：'公所论远矣。扁鹊虽言若是，然必审诊，起度量，立规矩，称权衡，合色脉表里有余不足顺逆之法，参其人动静与息相应，乃可以论。论曰"阳疾处内，阴形应外者，不加悍药及镵石"。夫悍药入中，则邪气辟矣，而宛气愈深。诊法曰"二阴应外，一阳接内者，不可以刚药"。刚药入则动阳，阴病益衰，阳病益箸，邪气流行，为重困于俞，忿发为疽。'意告之后百余日，果

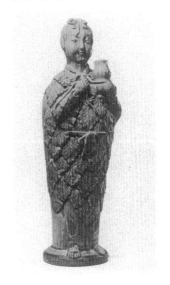

神农像

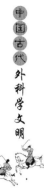

为疽发乳上,入缺盆,死。此谓论之大体也,必有经纪。拙工有一不习,文理阴阳失矣。"

此病案乃齐王侍医遂,以自己服石不肖有病,请淳于意诊视,展现了两位医家关于服石与健康的一次大争论,辩论围绕如何理解、掌握扁鹊有关阴阳石治病理论,争论十分激烈。淳于意强调"中热不溲者,不可服五石"之告诫,并指出"刚药入则动阳……忿发为疽"。百余日后遂"果为疽发乳上,入缺盆,死",有力地批判了服食五石散而并发痈疽之严重后果。

第五节 《神农本草经》之外科用药

前节已就石类药、炼丹服石之外科应用进行了叙述,本节将以《神农本草经》中所述外科用药,作一些简要的评述。

《金疮瘈疭方》是目前存世最早的外科专书,载方约 300 首,实存 283 首;用药仅就现存者 247 味,其中见于《神农本草经》者约 100 味,见于《名医别录》者 35 味。可知《金疮瘈疭方》外科用药远比《神农本草经》多,盖缘于《神农本草经》编撰者出于该书系综合性本草专著,或与编撰者出于道家思想影响,对外科用药或不甚关注有关。

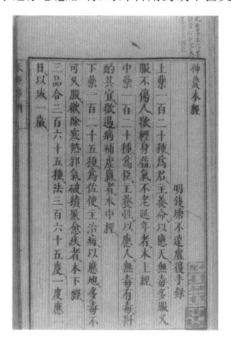

《神农本草经》书影

《神农本草经》约成书于秦汉时期,一说更早为战国,一说晚在汉末。乃托名神农所撰,载药 365 种,后遗。明代卢复首辑成册。该图为日本宽正十一年(1799)江户书影刻本。

《神农本草经》所载药物 365 味,涉及外科用药者列表如下。

《神农本草经》涉外科药物表

药名	作用	药名	作用	药名	作用
菖蒲	痈疮	菊花	肿痛、皮肤死肌	人参	破坚积
甘草	金疮、解毒	干地黄	折跌、绝筋长肌肉、积聚	菟丝子	主续绝伤
牛膝	伤热、火烂	茺蔚子	瘾、疹、痒	独活	金疮、止痛
龙胆	续绝伤	细辛	风湿痹痛、死肌	卷柏	癥瘕
丹乡	破癥、除瘕	络石	死肌、痈伤、痈肿不消、喉舌肿	蒺藜子	破癥结积聚
肉苁蓉	除茎中寒热痛	香蒲	口中烂臭	续断	金疮、痈伤、折跌、续筋骨
漏芦	恶疮、疽、痔	旋花	去面黚	蛇床子	恶疮
景天	火疮	石龙蒭	恶毒	王不留	金疮、止血、逐痛、出刺
松脂	恶疮、头疡、白秃、疥瘙	槐实	补绝伤、五痔、头疮	五加皮	疽疮、阴蚀
杜仲	除阴下痒湿	蕤核	目赤痛伤、泪	鸡头实	腰脊膝痛
冬葵子	五癃	丹砂	疥瘘、诸疮	矾石	阴蚀、恶疮
消石	瘘蚀疮	朴消	六腑积聚,能化七十二种石	滑石	癃闭、胃中积聚
曾青	破癥坚积聚	禹余粮	癥瘕	太一余粮	癥瘕
青石脂	疽、痔、恶疮	赤石脂	痈、疽、疮、痔	白石脂	排脓、疽、疮、痔
黑石脂	阴疮	扁青	折跌、痈肿、金疮不瘳、破积聚	龙骨	癥瘕坚结、诸痉
熊脂	五脏积聚、头疡、白秃、面黚疱	蜜蜡	续绝伤、金疮	牡蛎	鼠瘘
干姜	止血	地葵	恶肉死肌	葛根	解诸毒
栝蒌根	续绝伤	苦参	癥瘕积聚、除痈肿	芎藭	金疮
当归	诸恶疮疡、金疮	麻黄	破癥坚积聚	芍药	消痈肿
瞿麦	诸癃结、决痈肿	玄参	腹中寒热积聚	知母	肢体浮肿
贝母	淋沥、金疮、风痉	白芷	阴肿,长肌肤	淫羊藿	阴痿、茎中痛、消瘰疬下部有疮
黄芩	恶疮、疽蚀、火疡	白鲜皮	女子阴中肿痛	紫乡	心腹积聚

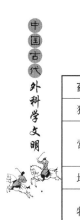

中国古代外科学文明

药名	作用	药名	作用	药名	作用
狗脊	腰背强、膝痛	萆薢	腰背痛,恶疮不瘳	白兔藿	獭狗、蜂、虿
营实	痈、疽、恶疮、败疮	微衔	厉节痛、鼠瘘,痈肿	王瓜	瘀血、鼠漏、散痈肿留血
地榆	止痛、除恶肉、金疮	海藻	瘿瘤、痈肿、癥瘕	泽兰	衄血、金疮、痈肿疮脓
牡丹	瘰疬、疗痈疮	爵床	腰脊痛不得着床	黄芪	痈疽、久败疮排脓、止痛,五痔,鼠瘘
黄连	眦伤泣、妇阴中痛	桔梗	胸胁痛如刀刺	陆英	脚肿、膝寒痛
栀子	酒疱齇鼻、疮疡	竹叶	恶疡	柏木	肠痔、蚀疮
吴茱萸	止痛	桑根白皮	可以缝金疮、癥瘕	紫葳	癥瘕
猪苓	解毒	白棘	痈肿溃脓	木兰	赤疱、酒齇、恶风
桑寄生	腰痛、痈肿	柳叶	马疥、痂疮、逐脓血	松萝	阴寒肿痛
干漆	续筋骨	石南	内伤、破积聚	蔓椒	风寒湿痹厉节痛
栾花	伤眦,消目肿	淮木	女子阴蚀	梅实	止肢体痛、去痣
蓼实	痈疡	薙	金疮疟败	水靳	止血
麻蕡	破积散脓,令人见鬼狂走	石硫黄	疽、痔、恶疮、头秃	石膏	金疮
磁石	周痹,肢节痛	阳起石	癥瘕结气	理石	破积聚
孔公孽	恶疮、疽、瘘、痔	殷孽	烂伤、鼠瘘、癥瘕	发髲	小儿痫、大人痉
鹿角	恶疮痈肿	天鼠屎	面痈肿、肤痛、积聚	乌贼鱼骨	阴蚀肿痛、癥瘕
文蛤	恶疮蚀、五痔、大孔出血	石龙子	破石淋下血	白殭蚕	灭黑䵟
桑螵蛸	疝瘕、阴痿	附子	金疮、破癥坚、积聚、血瘕	乌头	破积聚
天雄	厉节痛、破积聚、金疮	半夏	咽喉肿痛	虎掌	积聚、伏梁、伤筋
鸢尾	破癥瘕、积聚、诸毒	大黄	破癥瘕积聚	葶苈	癥瘕积聚、破坚
草蒿	疥瘙痂痒、恶疮	藜芦	头疡疥瘙、恶疮	钩吻	金疮
蛇含	金疮、疽、痔、鼠瘘、恶疮头疡	蜀漆	腹中癥坚、积聚	甘遂	大腹疝瘕、破癥瘕
白蔹	痈、肿、疽、疮、肿痛	青葙子	风瘙身痒	雚菌	白癣蛇螫毒、癥瘕
白及	痈肿、恶疮、败疽	大戟	积聚	茵芋	诸关节风湿痹痛
贯众	诸毒、止金疮	荛花	破积聚大坚、癥瘕	牙子	疥瘙、恶疡痔
羊踯躅	肤淫淫痛、恶毒	芫花	咽肿、痈肿	商陆	熨除痈肿
羊蹄	头秃、疥瘙	萹蓄	治浸淫、疥瘙、疽、痔	狼毒	破积聚、恶疮、鼠瘘

药名	作用	药名	作用	药名	作用
鬼臼	解百毒	白头翁	癥瘕积聚、瘿气、止痛、金疮、鼻衄	羊桃	积聚、恶疡
连翘	鼠瘘、瘰病、痈肿、恶疮、瘿	茼茹	蚀恶肉、败疮、疥、排脓	乌韭	金疮、内塞
鹿藿	肠痈、瘰病、疡	蚤休	痈疮	石长生	恶疮
苘草	痂疥、白秃、疡气	夏枯草	瘰疬、鼠瘘、头疮、脚肿	败酱	头疮、疥瘙、疝、痔、痈
积雪草	恶疮、痈疽、浸淫、赤熛	蜀羊泉	头秃、恶疮、疥、瘙、癣虫	巴豆	癥瘕、积聚、去恶肉
栋实	疥、疡	郁李仁根	齿断肿	莽草	痈肿、乳痈、疥瘙
桐叶皮	治恶蚀疮著阴、五痔	鼠李	瘰病疮	杏核仁	金疮
假苏	鼠瘘、瘰病生疮	大豆黄卷	膝痛、痈肿	赤小豆	排痈肿脓血
腐婢	饮酒过量头痛	石胆	金疮、石淋、阴蚀痛	雌黄	秃、痂疥、身痒
雄黄	鼠瘘、恶疮、疽、痔、疥、鼻息肉	水银	疥瘙、痂疡、白秃、杀肤虫虱	肤青	恶疮
凝水石	腹中积聚	铁落	恶疮疡疽疮痂疥	铅丹	金疮溢血
粉饧	毒螫	青琅玕	身痒、火疮、痈伤、白秃、疥	礜石	鼠瘘蚀疮
石灰	疽、疡、疥、恶疮、癞疾、杀痔虫、去黑子、息肉	白垩	癥瘕、积聚、阴肿	冬灰	治黑子,去肬、息肉、疽疥
犀角	蛇毒	豚悬蹄	主五痔、肠痈内蚀	麇脂	痈肿、恶疮、死肌
燕屎	破五癃	龟甲	破癥瘕、五痔、阴蚀、头疮	虾(蛤)蟆	破癥坚血、痈肿、阴疮、狙犬伤疮
鮀鱼甲	心腹癥瘕,伏坚积聚、疮疥	鳖甲	癥瘕坚积息肉、阴蚀、痔、恶疮	露蜂房	瘈疭、肠痔、蜂毒
马刀	破石淋	蟹	面肿、败漆	蛇蜕	瘈疭、肠痔、虫毒
蝟皮	治五痔、阴蚀、阴肿痛引腰背	蜣蜋	瘈疭	蛞蝓	肤筋及脱肛
蛴螬	恶血、血瘀、破折、血在胁下坚满痛	石蚕	五癃、破石淋	斑蝥	鼠瘘、恶疮、疽蚀、死肌、破石癃
蝼蛄	溃痈肿、下哽噎、解毒、除恶疮	蜈蚣	噉诸蛇、虫、鱼毒	马陆	腹中大坚癥、破积聚、息肉、恶疮、白秃
地胆	鼠瘘、恶疮、死肌、癥瘕	萤火	小儿火疮	鼠妇	气癃、血瘕
水蛭	恶血、瘀血、血瘕、积聚	䗪虫	坚痞癥瘕、破下血积	蜚蠊	血瘀癥坚、破积聚
蛋虫	血积癥瘕	贝子	五癃		

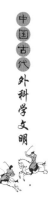

据以上不完全统计,《神农本草经》中外科类用药,计 215 种,显然比《金疮瘼疭方》(《五十二病方》)283 种在治疗范围上要广泛一些。《金疮瘼疭方》药种数虽少了一些,但 283 种显然不全是用于外科。

第六节　《武威汉代医简》之外科

《武威汉代医简》(一名《治百病方》),1972 年 11 月出土于甘肃武威下五畦旱滩坡汉墓,出土简牍计 92 枚,曾由甘肃省博物馆、武威县文化馆、中国中医科学院医史文献研究室(现中国医史文献研究所)以及文物出版社参与研究整理并正式出版。该书内容所记包括现代意义上的内科、外科、妇科等,而外科实际上则处于比较重要的地位,所论疾病之认识水平与诊疗水平也比较突出,反映了这位高龄医师具有较高的医学修养,曾受到人们广泛的敬重,这从墓主人男性随葬器物之鸠杖可以得到证明。

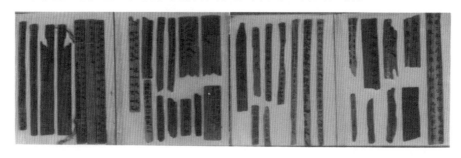

《武威汉代医简》简牍

1972 年 11 月于甘肃省武威县旱滩坡汉墓出土。计 92 枚,其中一简只有"右治百病方"5 字,故名。该简记载了较完整的医方 30 多个,所用药物 100 余种,剂型有丸、散、膏、丹等,还记述了诸多病名、症状、病理变化及方剂功用等,反映了西汉以来实践医学的真实水平。

综览 92 枚简牍内容,大体上为先内科杂病,后外科金疮痈疡、妇科与五官、针灸等,若仔细分析则于内科杂病中还涉及了麻风等外科疾病,外科比重实多于或大于内科杂病。墓主人男性医师至少七十高寿,医简牍是他生前医疗经验之总结,代表了其所达到的先进水平,从而可以得知该长者生前是一位全科医师而兼长外科疾病之诊疗。现按简牍顺序仅述其与外科紧密相关的内容,以反映汉代地方医师对外科疾病的认识水平、诊疗技术、治疗效果方面的成就。

第 9～10 简:"治诸癃:石癃出石,血癃出血,膏癃出膏,泔癃出泔,此五癃皆同乐(注:为"药"字的误写)治之。茶(术)、姜、瞿麦各六分,兔糸实(菟丝子)、滑石各七分,桂半分,凡六物,皆冶合,以方寸匕。酒饮,日六七,病立愈(愈),石即出。"癃即癃,现多称之为淋,相当于今之泌尿系炎症、结石等疾病,从处方组成与所述治疗效果看,确属比较理想!

第 13 简:"治金疮止恚(痛),令疮中温方:曾青一分,长石二分,凡二物皆冶合,和温酒饮一刀,日三,疮立不恚(痛)。"二药于《神农本草经》中,记有止痛、破癥瘕之功效,酒之应用在外科领域比较广泛,也确有止痛、麻醉之效。

第 14～15 简:接上文为"皆冶合,和,以方寸匕,酒饮。不过,再饮。血立不出,不即大便血。良禁●①。治金疮肠出方:冶龙骨三指撮,和以鼓(即"豉"之讹)汁饮之。□□禁□□□□●。治金疮内痓痉创(疮)养不恚(痛)腹胀方:黄芩"。该 15 简黄芩之后应有下文,但残缺,记录不全,十分遗憾,不过尚可看出这位老医师处理腹部金属创伤所致肠出的医疗技术,以及创伤合并感染内痉(破伤风?)的治疗方法,该简为我们提供了可贵的病案,用以评估其处理状况是有参考价值的。

第 44～49 简:"治心腹大积上下行如虫状大恚(痛)方"与"治伏梁裹脓在胃肠之外方"。其所述反映了这位老医师对功能性肠梗阻与腹腔胃肠外大脓肿之诊断与医疗水平。值得注意者,他在治疗功能性肠梗阻时应用了有毒性的斑蝥,所述"斑毦(蝥)十枚,地脂(胆)一枚,桂一寸,凡三物皆并冶合,和,使病者宿毋食,旦饮药一刀圭(空腹,服药)……从"。从字在此为老医生对有毒斑蝥应用之肯定,对效果之把握。又"大黄、黄芩、勺(芍)药各一两,消石二两,桂一尺,桑卑肖(螵蛸)十四枚,䗪虫三枚,凡七物皆㕮咀,渍以淳酒五升,卒时。煮之三。去中令病后不复发……"从其处方之药物组成来看,其治疗效果应予肯定。

第 50～51 简:"治金创(疮)内漏血不出方:药用大黄月(丹)二分,曾青二分,消石二分,䗪虫三分,䖟(虻)头二分,凡五物皆冶合,和,以方寸匕一,酒饮。不过,再饮,血立出,不即从大便出。"此例系金疮引起内出血的诊断与治疗技术。从所述"不过,再饮,血立出,不即从大便出"来观察,可以肯定其效果是比较好的。

第 52～53 简:"治金创止恚(痛)方:石膏一分,姜二分,甘草一分,桂一分,凡四物皆冶合,和,以方寸寸(匕),酢浆饮之,日再夜一,良甚,勿传也。"老医师肯定此金疮止痛药良甚,不要外传是值得注意的,若与第 13 简相比,其"疮立不痛"的效果,尚未注明"勿传也",该方似应予以关注。

第 54 简:"治金膓(肠)出方:冶龙骨三指撮,以鼓(豉)汁饮之,日再三饮,膓自为入,大良,勿传也。"此例与第 14～15 简所记述之内容重复,该例正可补第 15 简之残缺,从该例治疗结果"肠自为入,大良",可知其对外伤引致肠出的治疗效果是比较理想的。

第 67～71 简,以及木牍 86 甲乙,记述了对麻风患者的治疗过程与较为出色的治疗效果,现摘引如后:"身生蒽(恶)气……六日胫中当恚,恚至足下,伤脓出,逐服之(注:指千金膏药方),卅日知愈六十,须糜(眉)生。音毄虽樕败能复精,鼻柱鼻中胃(腐)血出。若脓出,去死肉,药用代庐如(藘茹)、巴豆各一分,并合和,以絮裹药塞鼻,诸息肉皆出。

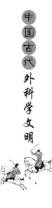

不出,更饮调中药,药用亭磨(葶苈)二分,甘逐(遂)二分,大黄一分,冶合,和,以米汁饮一刀圭,日三四饮,徵出乃止。即鼻不利,药用利庐(藜芦)一本,亭磨(葶苈)二分,付(附)子一分,早(皂)荚一分,皆并吹咀,合和,以醇醯渍卒时,去宰,以汁灌其鼻中。"又木牍"☐蒇(恶)病大风方:雄黄、丹沙(砂)、礜石、☐兹(磁)石、玄石、消石……圝之各异斯(分别捣之),☑,三重盛药……";"……卅日知,六十日愈,☑皆落,随皆复生。☑虽折,能复起,不仁皆仁"。综览前后有关麻风病的治疗,在当时确已获得良好的治疗效果,若称之为麻风病专家,并非过誉。

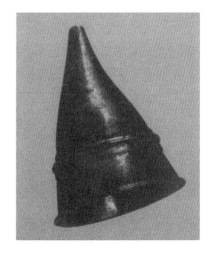

医用银漏斗形器

西汉,银质,河北满城中山靖王刘胜墓出土。

第87甲乙木牍,治疗痂、久疮、长期骑马造成的臀胯部磨损伤、狗咬伤、烫火伤等,所用方药也均达到愈如故、良、良甚的效果。老医师于第57~67简所记述的"千金膏药方",制法与适应证的描述很有特点,如溃脓、疮痛、喉痹、心腹痛、牙齿痛、鼻衄、鼻中生恶伤、嗌痛、血府痛、金疮痛、头痛等,外敷或内服均有较好的疗效。

以上所摘引之有关外科疾病内容已涉及35个简牍,超过该书1/3,实际比内科杂病要更为丰富些。这些内容出自甘肃武威县一位名不见经传的老年医师之记述,其外科医疗技术已达到很高的水平,这从一个侧面反映出我国秦汉时期外科发展的先进性。

第七节　医圣张仲景论外科

张仲景十分崇拜秦越人,于《伤寒杂病论·序》感叹:"余每览越人入虢之诊,望齐侯之色,未尝不慨然叹其才秀也。"在张仲景的医学实践中,面对传染病猖獗流行,及其宗族"死亡者,三分有二,伤寒十居其七。感往昔之沦丧,伤横夭之莫救",不得不以伤寒为研究重点。尽管以全力"乃勤求古训,博采众方"而撰《伤寒杂病论》,以伤寒为首论,但仍然给予杂病以重要地位。他在杂病之中,对外科疾病也倾注了不少心血。

张仲景关于外科疾病的论述与治疗集中反映在《金匮要略》一书中,所论外科内容对于一位传染病大家来讲,十分难得,也十分可贵。他在外科方面所达到的高水平也令人钦佩。然而宋代孙奇在整理《金匮要略方·序》时,特别强调:"臣奇尝读《魏志·华佗传》云:'出书一卷曰:此书可以活人。'每观华佗凡所疗病,多尚奇怪,不合圣人之经,臣奇谓活人者,必仲景之书也。"孙奇以尚书都官员外郎之官衔,上书皇帝,并以校正医书局专家写序与《金匮要略》书广传天下,但此言产生了两个很不好的影响值得再考虑。一是解释华佗被曹操杀害之前所讲的"此书可以活人",不是华佗的著作,而是张仲景之书,该推断错就错在张仲景晚华佗约半个世纪,华佗被杀时在公元208年,根据张仲景《伤寒杂病论·序》建安纪元(196—219)以来"感往昔之沦丧","乃勤求古训,博采众方",此时张仲景尚在青年,《伤寒杂病论》很难说于208年前已成书,华佗能以之为"活人书"赠给狱卒,此其一误;其二,暴露了孙奇轻视外科之思想偏见,尊仲景而非议华佗,视华佗"凡所疗病,多尚奇怪",非医学发展之正途。如此评价,则对后世外科医疗技术之发展以严重的摧残、打击,从而在思想领域严重制约了外科医疗技术之进步,甚而影响华佗学术思想与技术之流传,其后果使中医外科逐渐步入了保守思想居统治地位的深渊。这样评孙奇上述言论,或对其过苛,但孙奇言论结果无疑是有害的,至少孙奇的以上言论对中医史上轻外科思想发挥着推波助澜的作用。

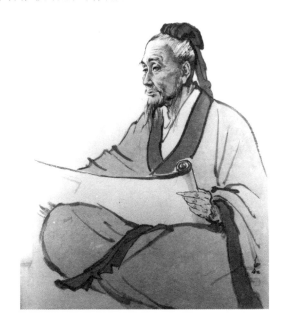

张仲景画像

张仲景(约150—219),名机,东汉南阳涅阳人。他"勤求古训,博采众方",撰《伤寒杂病论》,其杂病部分经晋代王叔和整理为《金匮要略》,有专论外科疾病并获重要成就而为后世医家效法者。图为蒋兆和绘。

《金匮要略》反映了秦汉时期张仲景外科医疗技术的发展水平与成就。该书共分25项,论述了各种杂病的诊疗内容和所达到的水平。其中《肺痿肺痈咳嗽上气病脉证治第七》《五脏风寒积聚病脉证并治第十一》《消渴小便利淋病脉证并治第十三》《水气脉脉证并治第十四》《疮痈肠痈浸淫病脉证并治第十八》《妇人杂病脉证并治第二十二》《杂疗方第二十三》《禽兽鱼虫禁忌并治第二十四》等共八篇,八篇中约三分之二或专论或涉及外科疾病的论述与医疗,可见张仲景对外科疾病论治之重视。

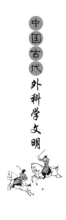

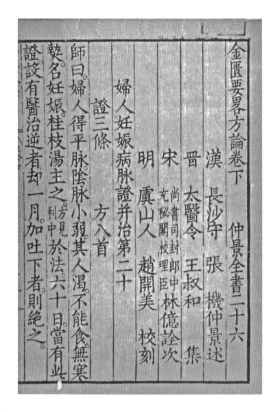

《金匮要略》书影

图为中国中医科学院图书馆珍藏之明万历二十七年（1599）海虞赵开美刻本。《金匮要略》亦名《金匮要略方论》，原为医圣张仲景所撰《伤寒杂病论》之杂病部分，王叔和编次为《伤寒论》与《金匮要略》，宋校正医书局林亿诠次，明代赵开美校刻。该书对外科疾病所论高于前人。

 一、肺痈

肺痈类似大叶性肺炎与肺脓疡。张仲景认为，肺痈原有肺痿，"热在上焦者，因咳为肺痿"，"寸口脉数，其人咳，口中反有浊唾涎沫"者为肺痿之病，"若口中辟辟燥，咳即胸中隐隐痛，脉反滑数，此为肺痈，咳唾脓血""脉数实""口干喘满""时时振寒""蓄结痈脓"。对于肺痈的治疗，张仲景认为"始萌可救"，严重者"脓成则死"。与此同时，张仲景于妇人杂病还强调妇人肺痈，"妇人之病因虚、积冷、结气，为诸经水断绝。至有历年，血寒积结，胞门寒伤，经络凝坚。在上，呕吐涎唾，久成肺痈。"关于早期治疗，仲景强调：肺中冷多涎唾，咳而上气，喉中水鸡声用甘草干姜汤、射干麻黄汤，按发病不同阶段，辨证论治，处以不同方药治疗。若已成肺痈，喘不得卧，则用葶苈大枣泻肺汤；或咳而胸满，振寒脉数咽干不渴，时出浊唾腥臭，久久吐脓者用桔梗汤等。仲景辨证论治肺痈早期晚期，共用方剂多达 15 种,说明他对肺痈之治疗积累了丰富的经验,也取得了良好的效果。

二、积聚

关于积聚(肿瘤)古已有认识,仲景解释:"积者,脏病也,终不移;聚者,腑病也,发作有时,展转痛移,为可治""诸积大法,脉来细而附骨者,乃积也。寸口,积在胸中;微出寸口,积在喉中……各以其部处之。"他认为发于脏者,坚硬难移动无痛,预后不良,发于六腑者,多能移动,证有痛,可以治疗,说明其对不同肿瘤已能进行初步鉴别。可惜由于原书流传残缺或战乱损毁,缺少治疗方法。该篇"脾死藏,浮之大坚,按之如覆杯",显然对消化道肿瘤已有认识,但亦因"以古文简乱极多"而难以知其详。

三、淋病

张仲景关于淋病等泌尿系疾病的认识与医疗,似与前辈或同辈医学家相比有所退步。例如分水气为风水、皮水、正水、石水、黄汗五种,其中"石水,其脉自沉,外证腹满,不喘",其分类与对石水之论述,尚不如前代或同代医家关于"石水未见石""治疗未见排出石"之论述正确而清晰。

四、肠痈与化脓性感染、皮肤病

肠痈按张仲景之论述,可以被认为系阑尾炎引致阑尾周围脓肿。根据所论述之内容,可以肯定张仲景在认识和治疗该病方面,达到了我国秦汉时期医学的高水平。例如,他首先论述了化脓性感染之先期证候及是否化脓的诊断要点,指出"诸浮数脉,应当发热,而反洒淅恶寒,若有痛处,当发为痈",并强调"诸痈肿,欲知有脓无脓,以手掩肿上,热者为有脓,不热者为无脓",然后提示"肠痈之为病,其身甲错,腹皮急,按之濡如肿状,腹无积聚,身无热,脉数,此为腹内有痈脓,薏苡附子败酱散主之",进而着重强调"肠痈者,少腹肿痞,按之即痛,如淋,小便自调,时时发热,自汗出,复恶寒。其脉迟紧者,脓未成,可下之,当有血。脉洪数者,脓已成,不可下也,大黄牡丹主之。"对此,他提请注意,服上药"有脓当下脓,无脓当下血",并警示"若身有疮,被刀斧所伤"必须另当论治处理,接着论述了"病金疮,王不留行散主之""小疮即粉之,大疮但服之,产后亦可服"的治疗出血等原则。

该篇在论治肠痈之辨证中,确立了治疗方法与方剂之选择,并结合脓痈治疗对一般化脓性感染、金疮出血等,叙述了自己的治疗经验,其后列出"排脓散方""排脓汤方",以增加化脓性病症的治疗选择。最后,还记录了"从口流向四肢"之浸淫疮可治;而"从四肢流人口"之浸淫疮难愈。治疗浸淫疮,他创造性地应用了"黄连粉主之"的治疗方法,可以肯定其必然会产生良好的治疗效果。

五、关于急救技术

张仲景于《金匮要略》一书,论述和记载了丰富的医疗急救技术,一方面反映了他继承前代医家所达到的先进水平;另一方面又充分记录了他创造性地运用如此丰富的急救医疗技术的贡献,我们为他的聪明才智感到骄傲,为中国医学在秦汉时期所达到的创造发明水平之高而自豪。

(一)折齿灌药抢救中恶客忤口噤患者

对于"诸卒暴百病,若中恶客忤,心腹胀满,卒痛如锥刺,气急口噤,停尸卒死者"之牙关紧闭,不能饮药之急救,仲景指出:"以暖水苦酒,服大豆许三四丸(三物备急丸)",并进一步强调病人口噤"或不下,捧头起,灌令下咽,须臾当差。如未差,更与三丸,当腹中鸣,即吐下便差"。当上述给药均不能使患者饮咽下时,他强调了折齿灌药的急救技术,即"若口噤,亦须折齿灌之"。

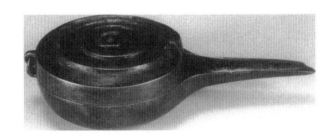

注水式银药盒

西汉·银质,河北满城中山靖王刘胜墓出土,可能为用于向口噤患者喂药、饮食之器物。

(二)鼻饲急救技术

张仲景《金匮要略》于上述折齿灌药技术之后,还记录了鼻饲等多条急救医疗技术。例如,"救卒死方:薤捣汁,灌鼻中";"雄鸡冠,割取血,管吹内鼻中";"猪脂,如鸡子大,苦酒一升,煮沸,灌喉中";"尸蹶,脉动而无气,气闭不通,故静而死也方治。菖蒲,屑纳鼻两孔中,吹之,令人以桂屑着舌下",或"灌令入喉,立起"。上述急救技术,对于牙关紧闭痉证与休克之类的急症救急,在当时确属比较先进的技术。

(三)人工呼吸抢救自缢

读张仲景"救自缢死"的解救法与施行天才般的人工呼吸法,实在令人感佩,其要求与我们今天的医疗救急,在理论与方法上可以说基本一致。且看其解救与施行人工呼吸的步骤、方法等,如所强调"救自缢死,旦至暮,虽已冷,必可活。暮至旦,小难也。恐此当言,忿(阴)气盛故也。然夏时夜短于昼,又热,犹应可治。又云:心下若微温者,一日以上,犹可治"。张仲景于自缢患者抢救时机与成功率论述后,又叙述了他急救"自缢死"的步骤与方法,强调"徐徐抱解,不得截绳,上下安被卧之,一人以脚踏其两肩,手少挽其发,常弦弦勿纵之;一人以手按据胸上,数动之。一人摩捋臂胫,屈伸之。若已僵,但渐渐强屈之,并按其腹。如此一炊顷,气从口出,呼吸眼开,而犹引按莫置,亦勿苦劳之。须臾,可少桂汤及粥清含与之,令濡喉,渐渐能嚥(咽),及稍止。若向令两人以管吹其两耳,深好"。张仲景在清晰叙述急救自缢者的方法与步骤后,信心百倍地指出:"此法最善,无不活者"。

(四)温热敷救治中暍(暑)

"凡中暍死,不可使得冷,得冷便死。"张仲景记述的救治方法,其中或有些今天看来不雅,但仍不失急中生智而有效者,例如,"屈草带绕暍人脐,使三两人溺其中令温。亦可用热泥和屈草,亦可扣瓦椀底,按及车缸以着暍人,取令溺,须得流去。"张仲景强调:此法是途中一时没有热汤,不得不用之法,"若(有温)汤,便可与之,不可泥及车缸,恐此物冷"。最后,仲景强调"暍既在六月,得热泥土、暖车缸,亦可用也"。

(五)救溺死方

"取灶中灰两石余,以埋人,从头至足,水出七孔,即活。"灶中灰,有着很强的吸水功能,而且温暖,用以将溺水之人埋于其中,其急救之效果可以想见。

(六)灌肠术

《伤寒论》曰:"阳明病……宜蜜煎导而通之。若土瓜根及与大猪胆汁,皆可为导";"津液内竭,肠胃干燥,此非结热,故不可攻(注:不可用泻下法),宜以药外治而导引之。"其方法有:

蜜煎导方:"食蜜七合,上一味。于铜器内,微火煎,当须凝似饴状……并手捻作挺,令头锐,大如指,长二寸许,当热时急作,冷即硬,以内谷道中(肛门内),以手急抱,欲大便时乃去之。"

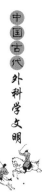

猪胆汁方:"大猪胆一枚,泻汁,和少许法醋,以灌谷道中(灌入肛门)。如一食顷,当大便出。"(注:赵开美本《伤寒论》本条下有"宿食,恶物,甚效"六字)。

(七)肢体肿痛

关于抬高患肢在治疗肢体肿痛之应用方面,张仲景也曾有大腿肿痛,坚硬如石,痛苦异常,欲以绳系足高悬梁上,其疼乃止,放下疼即如斫等论述。

第八节　秦汉时期军阵外科发展

阶级矛盾与社会发展往往导致战争,战争必然造成创伤,小范围战争引起小范围伤亡,大范围战争必然引起大量士兵的伤亡。统治者为了保存战力,他们慢慢开始重视军事医学和军医人才的培养与选拔。特别是掌握战伤救护的外科医家,为当局者所重用,逐渐形成了有军阵外科性质的学科发展。秦汉时期的军事水平在先秦发展基础上,逐渐有所提高,由于军兵种较战国时期增多,兵器杀伤力不断提高,伤亡也明显增加,对伤员的急救、转运、医疗也逐渐提出了更高的要求。如此情况,对军阵外科性质的技术与人员的迫切需求也日益增加,此期军医外科理应得到更明显的进步,但是,由于秦汉时期的史料缺乏,要作全面、系统、切合史实的论述,仍然存在着比较大的困难。以下仅就目前能够掌握到的资料,进行一些初步的分析评述。

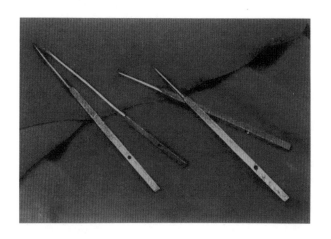

金针

1968 年出土于河北满城西汉中山靖王刘胜墓。金质针 4 枚,另有银质针 6 枚(残),4 枚金针中,毫针 2 枚,鍉针、锋针各 1 枚。据考为西汉或之前针灸用针,亦可为外科手术用者。

一、战时伤员的医疗转运

《汉书·李陵传》:"(单于)召左右地兵八万余骑攻陵。陵且战且引,南行数日,抵山谷中。连战,士卒中矢伤,三创者载辇,两创者将车,一创者持兵战。"[①]于此可以清楚看出汉武帝(前 156—前 87)时,李陵(? —前 74)率兵出击匈奴单于,以五千战单于八万之众,"且战且引,南行数日""士卒中矢伤"之处理有条有理,所谓"三创者载辇",就是身有三创的伤兵员,给予乘坐设备讲究的人力推挽之车辇以优护;而身受两创者,也给予乘车之优待,以使其有秩序地后退并得到及时救治。由于战争中兵员减少,受一创伤者,还必须继续与单于之兵士决战。此文所记虽然并非专述军阵外科之医疗创伤战地救护组织,但为我们研究公元前汉代的军阵外科救护提供了珍贵的线索。

《后汉书·段颎》记述段颎"凡百八十战"获得巨大战功的原因时强调:"颎行军仁爱,士卒疾病者,亲自瞻视,手为裹创。在边十余年,未尝一日蓐寝,与将士同苦。故皆乐为死战。"[②]我们引此段知段颎大将军不但有勇有谋,而且对战伤救护颇有修养,在战士受伤时,他能亲手为伤者包扎处理伤口,如此也可看出汉代武官对战伤创伤急救处理的重视与关注。

二、边防军战伤救护

汉文帝(前 202—前 157)从晁错之言,募民徙塞下以实边。晁错进一步上奏文帝:"陛下幸募民相徙以实塞下,使屯戍之事益省,输将之费益寡,甚大惠也。""民至有所居,作有所用,此民所以轻去故乡而劝之新邑也。为置医巫,以救疾病,以修祭祀,男女有昏(婚姻),生死相恤,坟墓相从,种树畜长,室屋完安,此所以使民乐其处而有长居之心也。"[③]此举虽系实边而置医药以救疾病,似不涉军阵医疗,但实则与军阵外科之设紧密相关。《武威汉代医简》之墓主,被授予鸠杖之老医家,或即文帝实边而被迁居武威者。

1931 年西北考察团在甘肃张掖西北之居延、敦煌、蒲昌海等区域发现了若干有关医药的简牍和遗物,十分珍贵,对了解汉代西北部边界地区戍边军旅医药卫生设施,提供了第一手史实依据。例如,简牍所记曾担任戍役的士卒中,有几人"在养",有几人"在病";属部队中第几队,戍卒某患何病,服用何药;或用针,或用灸;治疗结果,或愈或亡,均

---

① 班固:《汉书》卷五十四,中华书局,1962,第 2453 页。
② 范晔:《后汉书》卷六十五,中华书局,1965,第 2153 页。
③ 班固:《汉书》卷四十九,中华书局,1962,第 2288 页。

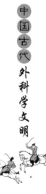

有比较详细的"病案"记录(病书)。与此同时,还发现有"显明黔药函",即标明药函的牌子,作长方覆斗形,其函尚有系绳纹,以及安置泥封之痕迹。药函中所盛者,即行军必备之药品。汉代医方木简"谷口坠左道,十月丙寅,疡在右胫"。此外,还发现有"药盛囊"等,可见西汉边防军医疗设施相当精良,这也可从《汉书·窦田灌韩传》知其创伤治疗的先进水平:"(灌)夫身中大创十余,适有万金良药,故得无死。创少瘥。"①这段说明军旅备有治疗效果佳良的创伤救治药物,被誉为"万金良药"。

《折伤簿》是考察团于居延烽燧遗址中发现的,同时还发现有《吏卒名籍》《卒家属名籍》等。《折伤簿》由簿本之名即可确知系专门记录士卒中战伤骨折伤员的简牍册本文件。该簿立于天凤元年(14),其内容除记录折伤之病案外,尚含有内科疾患与兽医内容,说明汉代西北部边防所设之伤折等外科军阵设施已较为先进。或谓"已略具驻屯医院之雏形"。可惜,限于史志记录缺无,对其机构、人员、设施等还不能做出清晰的判断。不过,从公元前1世纪之制度中,已置隶属光禄寺之宫医卫士81人(武职)可知,或系中央统领各军种医药之官员。

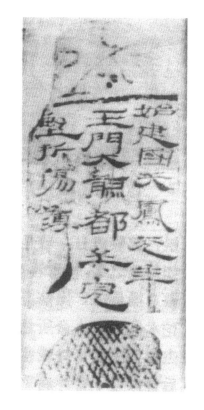

汉代《折伤簿》书影

汉代军营已有军医。该《折伤簿》是军营外科医生诊疗兵士伤折之病历,按其文字是王莽始建国天凤元年(14)所立的士兵折伤医疗记录簿。

三、战伤救治

除上述已涉及战伤救治医疗之内容外,在《神农本草经》《本草拾遗》《武威汉代医简》等书中,也不乏战伤救治药物与技术的论述。《神农本草经》与《武威汉代医简》已如前述,现仅就《本草拾遗》之有关内容,简述于下。

唐代药学家陈藏器补《神农本草经》之遗漏,撰《本草拾遗》(739)10卷,"博极群书""搜罗幽隐",命名萝藦为斫合子,或名为婆婆针线包。该书明确补曰:"汉高帝(即汉高祖)用子傅军士金疮,故名斫合子。"陈氏据此记述其主治作用:"捣子,傅金疮,生肌止血;捣叶,傅肿毒。"汉高帝刘邦(前256—前195),曾任泗水亭长,在其起兵推翻秦统治的战

---

① 班固:《汉书》卷五十二,中华书局,1962,第2382页。

争中,可能掌握了斫合子捣敷金疮的经验。

第九节　外科鼻祖——华佗

《后汉书·方术列传》载:"华佗字元化,沛国谯(今安徽亳州)人,一名旉。游学徐土,兼通数经。晓养性之术,年且百岁而犹有壮容,时人以为仙。沛相陈珪举孝廉,太尉黄琬辟,皆不就。"

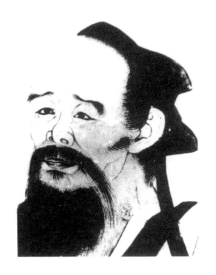

华佗像

故宫博物院藏"历代名贤画像"本。华佗(?—约208),一名旉,字元化,沛国谯(今安徽亳州)人。其创用"酒服麻沸散,既醉无所觉",麻醉下进行腹部肠胃外科手术,获得成功,被誉为中国外科鼻祖。

一、关于华佗之外科与手术成就

《后汉书·方术列传》称华佗:"精于方药,处齐(剂)不过数种,心识分铢,不假称量。针灸不过数处。若疾发结于内,针药所不能及者,乃令先以酒服麻沸散,既醉无所觉,因刳破腹背,抽割积聚。若在肠胃,则断截湔洗,除去疾秽,既而缝合,傅以神膏,四五日创愈,一月之间皆平复。

……

"又有疾者,诣佗求疗,佗曰:'君病根深,应当剖破腹。然君寿亦不过十年,病不能相杀也。'病者不堪其苦,必欲除之,佗遂下疗,应时愈。十年竟死。

"广陵太守陈登,忽患匈中烦懑,面赤,不食。佗脉之,曰:'府君胃中有虫,欲成内疽,

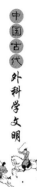

腥物所为也。'即作汤二升,再服,须臾,吐出三升许虫,头赤而动,半身犹是生鱼脍,所苦便愈。

……

"有李将军者,妻病,呼佗视脉。佗曰:'伤身而胎不去。'将军言间实伤身,胎已去矣。佗曰:'案脉,胎未去也。'将军以为不然。妻稍差,百余日复动,更呼佗。佗曰:'脉理如前,是两胎。先生者去,血多,故后儿不得出也。胎既已死,血脉不复归,必燥著母脊。'乃为下针,并令进汤。妇因欲产而不通。佗曰:'死胎枯燥,势不自生。'使人探之,果得死胎,人形可识,但其色已黑。佗之绝技,皆类此也。

……

"初,军吏李成苦咳,昼夜不寐。佗以为肠痈,与散两钱服之,即吐二升脓血,于此渐愈。乃戒之曰:'后十八岁,疾当发动,若不得此药,不可差也。'复分散与之。后五六岁,有里人如成先病,请药甚急,成愍(悯)而与之,乃故往谯更从佗求,适值见收,意不忍言。后十八年,成病发,无药而死。"

以上为《后汉书·方术列传》[①]所述有关华佗施行外科手术与医疗之病案,检阅《三国志》中有关华佗之内容,大体相当,只病历略富。其中有两例或关乎外科,现录于后。

"彭城夫人夜之厕,虿螫其手,呻呼无赖。佗令温汤近热,渍手其中,卒可得寐,但旁人数为易汤,汤令暖之,其旦即愈。"

关于曹操头风眩,佗为针灸即痛止的记述,《后汉书》与《三国志》所述并无差异,但《三国志》中特别强调:"后太祖亲理,得病笃重,使佗专视。佗曰:'此近难济,恒事攻治,可延岁月。'""佗死后,太祖头风未除。太祖曰:'佗能愈此。小人养吾病,欲以自重,然吾不杀此子,亦终当不为我断此根原耳。'及后爱子仓舒病困,太祖叹曰:'吾悔杀华佗,令此儿疆死也。'"[②]

二、关于华佗之解剖知识

元代儒学教授孙奂《华佗先生内照图·序》,称该书"初长葛禹益之,避兵汉上,得此书于包洪道(元代汉上人)家。一日复见宋人杨介《存真图》,曰:'此华佗作也。'佗虽立图,而解注颇简,因取介图左注,说参附其中……"。由此可见,《华佗先生内照图》之八幅人体内脏图一为《存真图》中之解剖图;二者与《存真图》或有渊源关系。众所周知,腹腔脏器解剖知识是否精确,与外科手术能否成功有着密切的关系。现摘数图如下。

---

① 范晔:《后汉书》卷八十二,中华书局,1965,第2736-2740页。
② 陈寿:《三国志》卷二十九,中华书局,1959,第803页。

116

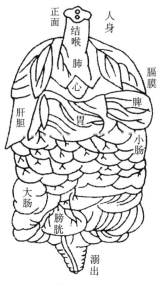

脏腑正面图

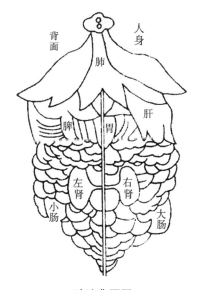

脏腑背面图

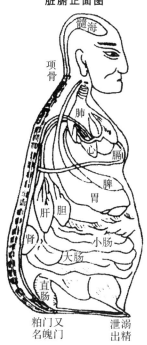

脏腑右侧图

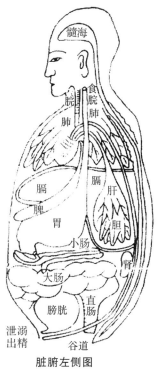

脏腑左侧图

117

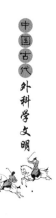
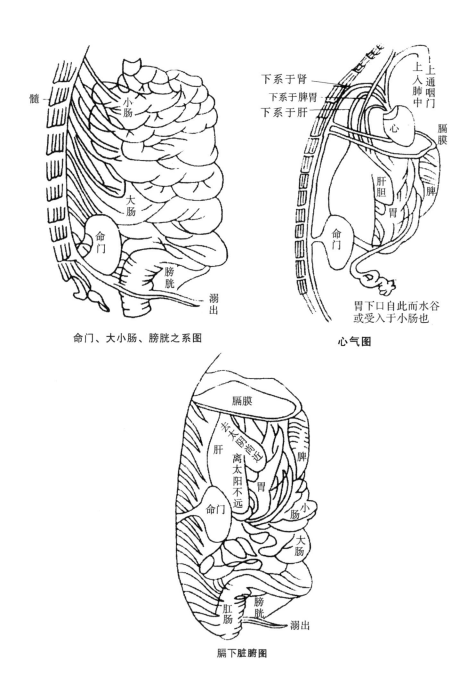

命门、大小肠、膀胱之系图

心气图

膈下脏腑图

中医解剖之发展,前已评述《内经》时代的解剖水平,可以用"先进"概括之。当然,后代医学家改进或改错前人之记述、观察,乃科学发展之规律。解剖学在医疗实践中得到不断的改错为正,在中医学发展中也非鲜见。华佗外科手术的实践,必然接触到体表解剖与内脏解剖的正误问题。《华佗先生内照图》虽然不能视为华佗的原著,但据学术界研究认为:"也是其受业弟子、传人根据华氏佚文缀辑而成。"因为,早于南梁阮孝绪所撰之

《七录》中已有著录,据华佗生活年代约公元 200 年,《华佗先生内照图》书中虽多有后人补益,但保留了华佗的遗意、认识、论述等,的确还是可做参考的。

关于正误喉咙、咽之关系,书中指出:"《九墟》(注:亦即《灵枢》)云:'喉咙喘息之道,其中空长,可以通气息。'杨玄操云:'喉咙与咽并行,其实两异,而人多惑之。'盖喉中为息道,咽中下水谷,其喉咙下接肺两叶之间,与今所绘者同。若吴简序、宋景所画希范喉中三窍者,非果喉中具三窍,则水谷与气各从一窍而俱下,肺下无窍,何由传道水谷入于下焦。"此段论述看似与华佗无关,但唐初医学家杨玄操补充华佗引据《灵枢》喉咙之论,似乎咽之解剖、生理者,特予补充、说明。后世医学家于此更引吴简作三窍之误,实乃解剖之进步,即中医解剖、生理发展史上的先进事例。

三、关于华佗腹部外科手术与麻醉问题

众所周知,任何外科手术,特别是剖腹开胸的大手术,必须首先保证病人在无痛或基本不痛的条件下,承受切肤割肌和断肠剖心之苦,这就要求有安全有效的麻醉技术,麻醉之是否成功,直接关系着手术之成败。华佗作为一位杰出的外科学家,深知其重要性。因此,在他的外科手术中,十分强调麻醉和麻醉的安全效果。华佗对我国外科之手术麻醉做出了创造性贡献,对麻醉方法也有所改进。

中国古代文献记载有关外科麻醉和创伤止痛者虽不是很多,但其可供参考的价值却是相当高的。马王堆三号汉墓出土的先秦医书——《金疮瘛疭方》(注:即《五十二病方》),其中有"令金伤勿痛方……入温酒一杯中而饮之,不可,当加药,至不痛而止。"又有"令金伤勿痛……醇酒盈一杯入药中,挠饮。不能饮酒者,酒半杯。已饮,有倾不痛,饮药如数。不痛勿饮。"可见我国外科医学在先秦时期对酒之止痛作用已经有了深刻的认识。《列子·汤问》在记述扁鹊为鲁公扈、赵齐婴施行外科手术时强调:"扁鹊遂饮二人毒酒,迷死三日……既悟如初。"这里所讲的毒酒,显然是一种用富有麻醉作用的药物泡制的药酒,如"乌头"之类,《金疮瘛疭方》已称之为毒堇,或有名之为乳毒、毒公者。我国第一部药物专书《神农本草经》对乌头尤多论述,对其毒性已有清楚的描述;张仲景运用乌头止痛治疗"心痛彻背,背痛彻心"等也积累了丰富经验,对其

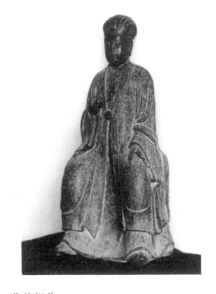

华佗铜像

华佗(? —约 208),中国外科鼻祖,为历代人民所敬重。有关遗址有纪念墓、石像等。图为徐州华祖庙内明代所铸华佗铜像。

麻醉作用也有所认识,如用桂枝汤五合解乌头中毒所呈现的轻度麻醉现象,强调"知其者如醉状"。这些都反映了在华佗之前和同时代我国医学界运用麻醉药之状况,可以认为前人之经验,给华佗创造性改进麻醉术奠定了良好的基础。

《三国志》在记述华佗的外科手术麻醉时说:"当需刳割者,便饮其麻沸散,须臾便如醉死,无所知,因破取。"《后汉书》中关于华佗施行麻醉手术的相关的有关记载则强调了酒的同时应用,指出:"乃令先以酒服麻沸散,既醉无所觉。因刳破背,抽割积聚。"从这两段文字可以清楚地看出,尽管二书的取材稍有出入,但华佗的外科手术麻醉都是很成功的。所用麻醉剂,一说"饮其麻沸散",一说"酒服麻沸散"。以酒服麻沸散为例,前面已经讲过毒酒、酒用于麻醉的先例,可见用酒作麻醉剂无论古今都是比较理想的。20世纪50年代我于西北医学院攻读外科专业,教授为我们授课时,仍指出酒对临床外科手术的应用价值,特别有用酒作为婴幼儿手术之麻醉者。再说麻沸散,由于处方早已佚失不存,历代对其药物组成都有一些推论。有人认为《神农本草经》记载有"麻蕡"一药,在论述其功效时强调"多食令人见鬼、狂走";及至唐代,孙思邈则系统论述了麻蕡的止痛和麻醉作用,并用以治疗腕折、骨损等痛不可忍者。如托名孙思邈所著之《华佗神医秘传》卷三,"华佗麻沸散神方","专治病人腹中症结……或脑内生虫,必须劈开头脑,将虫取出,则头风自去。服此(注:指羊踯躅、茉莉花根、当归、菖蒲、水煎一碗服)能令人麻醉,忽忽不知人事,任人劈破,不知痛痒"。更重要的是麻沸与麻蕡之读音几乎完全一样,所以我认为华佗的麻沸散其药物之组成,就是以麻蕡为主的麻醉剂①。现代人研究认为:华佗之麻沸散是以乌头为主药组成的。乌头用于麻醉也已有一千多年的历史,华佗用以为麻沸散之主药自然也是很有道理的。或认为是山茄花(曼陀罗)为主组成的②,我国现代外科学界据此为临床麻醉剂进行了数以千计的各种外科手术,取得了很大的成功。根据现代实验研究证明,山茄花不但有着较好的麻醉效果,而且有抗休克的作用,是用于中药麻醉的一种较好的药物。

综合以上各种意见,无论华佗的麻沸散以麻蕡为主药,或是以乌头为主药,抑或以山茄花为主药,甚或是一种麻醉效果并不肯定的药物为主药,均可获得比较好的麻醉效果。因为,单用酒一项即可获得较好的麻醉效果,何况在用酒之外,再加上乌头、曼陀罗之类的麻醉药物,那效果自然就很理想了。近代以来,关于华佗麻沸散之组成还有一些其他意见,如茉莉花根之类③。华佗对麻醉术之贡献是很大的,我认为他主要是总结了前人的经验,选取酒与麻沸散予以综合使用,使之发挥了更为理想的麻醉作用。酒借药力之持久,药借酒效之迅速,从而达到"须臾便如醉死,无所知"的效果。或谓"既醉无所觉"的麻醉深度,实在是外科手术比较理想的麻醉境地。华佗的麻醉技术虽然并未完整

① 柏华亭:《药物图考》,中央国医馆,1935,第36页。
② 参见徐州医学院关于中药麻醉的多篇报道。
③ 张骥:《后汉书华佗传补注》,1935,双流张氏刊本。

传至后世,但其影响仍然是很大的。托名孙思邈编集《华佗神医传》记有多个麻醉方,例如,"华佗麻沸散神方""琼酥散神方""整骨麻药神方""外敷麻药神方"以及"解麻药神方"等,其所用之药对了解华佗施用者,富有参考价值。我国历代外科学家、整骨学家等的全身麻醉术,几乎无不注重华佗的麻醉方法的发挥和运用。华佗麻醉术对国外的影响也是较为明显的。美国拉瓦尔在20世纪30年代论述世界麻醉史时曾强调:"一些阿拉伯权威提及吸入性麻醉术,这可能是从中国人那里演变出来的。因为,据说中国的希波克拉底氏——华佗,曾运用这一技术,把一些含有乌头、曼陀罗及其他草药的混合物用于此目的。"[①]作者虽然没有予以肯定,但中国医学早就明显影响阿拉伯医学之发展确是事实,甚至被推崇为医学之父的阿维森纳,在其《医典》中大段引用着中国医学的脉诊、药物等。

日本弘前大学麻醉科教授松木明知先生曾一再论述被誉为世界麻醉史上的佳话和先例——被广为传颂的日本江户时代著名的外科学家、无痛手术的发明者纪州(注:今日本和歌山县)华冈青洲。松木氏追述了华冈青洲麻醉术之源流,并订正了华冈青洲全身麻醉术成功是在1804年,不是1805年。松木指出:"纪州华冈青洲以中国汉代的名医华佗作为自己从事外科的终身目标。因此,他终于以麻沸散进行全身麻醉和乳癌摘除术成功,这是众所周知的。"[②]华冈青洲距离华佗虽已一千六百余年,但他崇拜华佗,研究华佗,探索其麻醉与外科手术,从中国的有关资料中汲取了助益,获得了有世界意义的成功。

四、关于成功实施胃肠吻合手术问题

中国外科学的发展有着悠久的光荣历史,在外科手术治疗上也积累了相当丰富的经验。据《列子》一书记载,公元前四五世纪时的扁鹊,就曾为病人进行过较大的外科手术,并使用"毒酒"作为麻醉剂。如:"扁鹊遂饮二人毒酒,迷死三日,剖胸探心,易而置之,投以神药,既悟如初。"[③]这一外科手术从文献记述看是换心术,从科学发展水平衡量,此时完全没有这种可能性,显然是一种理想的设计,然而"毒酒"之作为麻醉则是完全可能的创造。马王堆三号汉墓出土医书《金疮瘈疭方》,均反映了先秦的医疗水平。其中记述多种治疗痔、瘘的外科手术,还有很类似腹股沟斜疝修补术,均反映了华佗之前的外科手术水平。《三国志·魏书》中关于华佗记载:"若病结积在内,针药所不能及,当需刳割者……病若在肠中,便断肠湔洗,缝腹膏摩,四五日差,不痛,人亦不寤,一月之间,即平复矣。"《后汉书》华佗传中有关外科手术之记载与上文相类,但并不完全相同。如所述:"若疾发结于内,针药所不能及者……因刳破背,抽割积聚。若在肠胃,则断截湔洗,除去疾秽,傅以神膏,四五日则愈,一月之间皆平复。"从以上两书有关华佗外科手术的记载看,

① 转引美·拉瓦尔(Lawall)所撰写的《药学四千年史》(Four Thousand Years)。
② 松木明知:《华佗と青洲》《医学史杂稿》,津轻书房,1981(昭和五十六年)。
③ 《列子·汤问》《史记·扁鹊仓公列传》也有类似记载。

华佗外科手术首先强调适应证,即服药、针灸等疗法不能取效者才进行手术治疗,这是很正确的原则。从前述《三国志·方术列传》记有军吏李成这一病例看,我们虽不能确切指出华佗所说肠痈即今之化脓性阑尾炎,但其化脓性病灶当与消化道密切相关。华佗对这种化脓性外科疾病并不强调手术,而是用内服药的办法治疗和预防其复发。尤为可贵的是华佗在此病例上已证明了他对来自肺的出血与胃肠的出血有了出色的鉴别诊断能力。

关于腹部外科手术步骤和手术预后的论述,《三国志》和《后汉书》二书在华佗传记中的记载基本一致,在所论述的手术种类上,一则详于肠切除吻合手术;一则同时描述了腹腔瘤肿的摘除术。这两种腹腔手术在当时都是非常了不起的成就,反映了华佗在外科学方面的造诣之深。《华佗别传》还记载:"又有人病腹中半切痛,十余日中,须眉堕落,佗曰:'是脾半腐,可刳腹养疗也。'佗使饮药令卧,剖腹视,脾半腐坏。刮去恶肉,以膏傅(敷)疮,饮之药,百日平复。"如果这里所说的脾即日之脾脏,则华佗已成功地施行过脾部分切除术,这是华佗外科手术曾成功打破腹腔禁区的又一例证。《三国志·魏书·方技传》还记有一士大夫自觉不快,请华佗诊视。佗云:"君病深,当破腹取。然君寿亦不过十年,病不能杀君,忍病十岁,寿俱当尽,不必自取刳裂。"但士大夫不忍痛痒,甘愿手术治疗,经佗施行腹腔外科手术而治愈。如此等等,均说明华佗之腹部外科手术确实是十分高明的。无怪乎陈寿在写完这些手术事例后评论说:"华佗之医诊……诚皆玄妙之殊巧,非常之绝技矣。"又说:"佗之绝技,凡此类也。"

20 世纪 30 年代,有人以三国时期中国不可能有如此成功的外科手术为理由,认为华佗的外科手术是从外国学来的[1];或认为华佗是神话,原无其人[2];或得出华佗是印度人的结论[3];或以为华佗是波斯人[4]。所有这些观点互为影响,均是建立在对中国外科学史缺乏研究的基础上的,是缺乏说服力的。难道说:华佗是外国人,其手术就可信,是中国人即不可信吗? 这实在是一个很离奇的观点,是民族虚无思想影响严重的观点。陈寿在《三国志》为华佗立撰时,距离华佗被杀不过半个多世纪,况均根据原始资料,他以司马迁撰扁鹊、仓公传为榜样,感叹华佗之绝技,"故存录云耳",充分说明《三国志》之华佗传均有事实根据,绝非群众传云之词。再说,陈寿并非医家,更不懂外科手术,臆造如此符合客观实际的术前疾病之确诊,腹腔外科手术适应证、手术方法步骤,如何掌握麻醉术和麻醉深度、伤口愈合时间及预后等,是绝不可能的。众所周知,我国古代的人体解剖学知识也是比较进步的,《内经》关于人体内脏之大小、重量、容量、尺寸、部位等,都有着相当正确的描述,这对成功开展腹部外科手术是一个十分重要的有利条件,加之用酒和药物麻醉、创伤治疗、创伤休克抢救技术等,都已达到相当高的水平,这些都为保证外科手

① 夏以煌:《华佗医术传自外国考》,《中西医药》1935 年。
② 猷先:《华佗原来是神话》,《大公报医学周刊》1930 年第 12 期。
③ 陈寅恪:《三国志曹冲华佗传与佛教故事》,《清华学报》1950 年第 1 期。
④ 松木明知:《汉名医实际是波斯人》,《麻醉》1980 年。

术之成功施行创造了良好的条件。因此,我国在三国时期产生像华佗这样伟大的外科学家并不是偶然的。

此外,必须指出,《三国志·蜀书》中记述关云长左臂中毒箭,"羽尝为流矢所中,贯其左臂,后创虽愈,每至阴雨,骨常疼痛。医曰:'矢镞有毒,毒入于骨,当破臂作创,刮骨去毒,然后此患乃除耳。'羽便伸臂令医劈之。时羽适请诸将饮食相对,臂血流离,盈于盘器,而羽割炙引酒,言笑自若。"此段原文说明术者并非华佗,而饮酒显然有麻醉之效。《襄阳府志》记有:"华佗洞晓医方……关羽镇襄阳,与曹仁相距,中流矢,矢镞入骨,佗为之刮骨去毒。"《三国演义》更据此加以渲染,使华佗为关云长刮骨疗毒之事妇孺皆知。但考其实,关羽中毒箭之时,华佗已被曹操杀害了,怎么能为关羽刮骨疗毒呢? 这一手术虽然不是华佗做的,但为关羽刮骨疗毒的手术却是真的,说明三国时期的蜀国确有外科手术高明的军阵外科医学家。

又《华佗方》治大便坚,数清不能得出方,用灌肠技术治疗:"皂荚末,下筛,以猪脂合,苇管长一寸,以指排内谷道中,齐指一节,须臾则去。"乃灌肠法之用于临床。《华佗神医秘传》也记有:"豚胆一具,取汁入醋少许,取竹筒长三四寸者,以半纳谷道中,将汁灌入,一食顷,当便。"

五、其他手术治疗记录

托名孙思邈编集的《华佗神医秘传》,对一般外科手术治疗亦多有记述,现摘若干以了解其梗概。

"凡阳症(证)痈疽……若未服败毒之散,已在五日之外,致成痈奔溃,必用金刀,去其口边之腐肉,使内毒之气不藏。刀长凡三寸,宽约三分,两面之锋俱利,勘定患处,一刀直画,成十字形,以末药敷于膏药之上,贴上即能止痛。三日之内,败脓尽出,即消灭于无形矣。""治缩脚疽(疑为股骨骨结核)……不可开刀,若开刀则必成缩脚","治血瘤……以利刃割断,即用银烙匙烧红,一烙即止血,且不溃,并不再生","治筋瘤神方。筋瘤无甚大害,本可置之不治。若妄用刀针,往往伤筋,反至死亡,故最忌刀割。若必欲割去,须于初生之日,以芫花煮细线系之,日久自落。""治翻花痔……外用药水熏洗,后再用药线扎之"。

以上所述,对了解华佗一般外科手术原则之掌握,有着很好的参考价值。此外,如《华佗别传》记述一例似阑尾切除术者,"有女年几二十,左脚膝里上有疮,痒而不痛(注:《独异志》作:有女子极美丽,过时不嫁,以右膝常患一疮,脓水不绝)。疮发数十日愈,愈已复发,如此七八年,迎佗使视,佗曰:是易治之。……乃以药(注:麻醉药)饮女,女即安卧不知人。因取犬断腹近后脚之前,所断之处向疮口,令去三二寸。停之须臾,有若蛇者从疮中出,便以铁锥横贯蛇头。蛇在皮中摇动良久,须臾不动,乃牵出,长三尺所,纯是蛇……以膏散著疮中,七日愈。"此例显然为阑尾切除术,可能只是因为患者为少女,不得不以犬叙述手术过程。

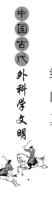

《志怪》记一肿瘤病理解剖例,也涉及华佗。"后汉末,有得心腹瘕病,昼夜切痛,临终,救其子曰:'我气绝后,可剖视之。'其子不忍违言,剖之得一铜枪,容数合许。后华佗闻其病而解之,因出巾箱中药以投枪,枪即成酒焉。"铜枪为温酒器,其瘕形或似枪,并非真正病理解剖所发现有铜枪。

六、导引强身健体

中国导引以求健身延年益寿的养生学有着悠久的历史。《庄子·刻意》篇将远古之延年益寿理论和方法归纳为:"吹呴呼吸,吐故纳新,熊经鸟申,为寿而已矣。此导引之士,养形之人,彭祖寿考之所好也。"这段文字的意义是很深刻的,意思是每天坚持做深呼吸,要求深呼以吐故,深吸以纳新,此即早期气功。这是静功,意在运动内脏,促进人体之新陈代谢。然后还要进行动功,即所谓导引,要求模仿动物之动作,如熊之攀树而自悬,飞鸟之展翅伸脚等,活动肢体筋骨。无论是静功或是动功,其目的皆在于"导气令和,引体令柔",以求强健身体,颐养心神性格,最后达到延年益寿之目的。

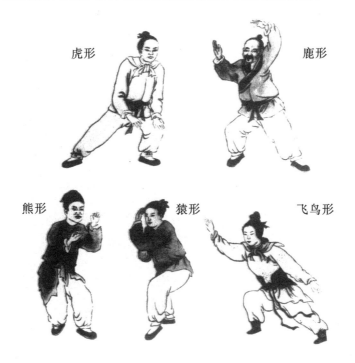

虎形　　鹿形

熊形　　猿形　　飞鸟形

五禽戏

华佗曾指导吴普说:"人体欲得劳动,但不当使极耳。动摇则谷气得消,血脉流通,病不得生,譬如户枢终不朽也。是以古之仙者,为导引之事,熊经鸱顾,引挽腰体,动诸关节,以求难老,吾有一术,名五禽之戏。"后世据以绘制成图,使之流传更广。

研究华佗的延年益寿方法和养生学理论,可以看出正是上述静功、动功和早期医疗体育方法的继承和发展。华佗的医疗体育方法集中在"五禽戏"中,即模仿虎、鹿、熊、猿、鸟五种动物的动作特点,活动人体之肢体关节,以达到健身、祛疾、延年之目的。根据《三国志》记载"(佗)年且百岁而貌有壮容",其所以能如此,就是由于华佗长期坚持"五禽戏",使容颜焕发,精神矍铄,这段记载是有说服力的。但是,关于华佗生卒年代之研究,有的学者以举孝廉当四十岁以上推论,说华佗约生于公元141年前后,曹操杀华佗是在公元208年前,华佗只活了六十多岁,两者是很矛盾的。如果确定生年在2世纪初,则陈珪举孝廉时,华佗年六十余岁,则可自圆其说。当然,华佗是被杀害而死的,并非因疾病或年高而寿终,即使六十多岁时被杀也不影响他养生长寿的形象。《后汉书》作者范晔在记述华佗养生学时指出:"佗语普曰:'人体欲得劳动,但不当使极耳。动摇则谷气得消,血脉流通,病不得生,譬犹户枢,终不朽也。是以古之仙者,为导引之事,熊经鸱顾,引挽腰体,动诸关节,以求难老。吾有一术,名五禽之戏。一曰虎,二曰鹿,三曰熊,四曰猿,五曰鸟。亦以除疾,兼利蹄足,以当导引。体有不快,起作一禽之戏,恰而汗出,因以著粉,身体轻便欲食。"范晔还强调:"普施行之,年九十余,耳目聪明,齿牙完坚。"唐代章怀太子李贤在注引《华佗别传》时说:"吴普从佗学,微得其方,(曹操孙)魏明帝(227—239)呼之,使为禽戏。普以年老,手足不能相及,粗以其法语诸医。普今年将九十,耳不聋,目不冥,齿牙完坚,饮食无损。"可见华佗总结创造的五禽戏是延年益寿、祛病健身的一种很有效的方法和理论。今人倡导"生命在于运动",为人类所共知,求其实则五禽戏均已具备矣。华佗的五禽戏,对中国人之延年益寿有着深远的影响,虽然其直接资料未能留存,但梁代陶弘景《养性延命录》和北宋时期张君房的《云笈七签》中《导引按摩》篇均有记述,特别是后者的辑录尤为可贵,如:"虎戏者,四肢距地,前三掷,却二掷,长引腰,乍却仰天,即返距行,前、却各七过也。鹿戏者,四肢距地,引项反顾,左三右二,左右伸脚,伸缩亦三亦二也。熊戏者,正仰,以两手抱膝下,举头,左僻地七,蹲地,以手左右托地。猿戏者,攀物自悬,伸缩身体,上下一七,以脚拘物自悬,左右七,手钩却立,按头各七。鸟戏者,双立手,翘一足,伸两臂,扬眉鼓力,右二上,坐伸脚,手挽足距各七,伸缩二臂各七也。"对华佗五禽戏的这一辑录叙述,是一项承前启后的贡献,华佗五禽戏能发扬光大,造福中国人民和全人类,张君房可谓华佗学术发展之功臣。

七、关于华佗是否建议为曹操施行穿颅术的问题

曹操患头风眩病,犯病时头部疼痛剧烈,难以忍受,曾请华佗诊疗,佗为之针灸治疗,效果很好,但终不能根治。"后太祖(曹操)亲理,得病笃重,使佗专视。佗曰:'此近难济,恒事攻治,可延岁月。'"

华佗对曹操所讲,其意即:你所患(头风眩)之病,虽针灸治疗可以减轻痛苦,但很难治愈,即使运用"攻治",也只能延长你的寿命而已。"攻治"是什么医疗技术?有学者理

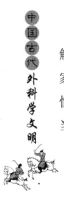

解为"穿颅术",多疑而对华佗根本不信任的曹操,以为华佗在谋害他。华佗因此借"久远家思归,因曰:'当得家书,方欲暂还耳。'"到家后又"辞以妻病,数乞期不反",最终使曹操恼羞成怒,杀害了华佗,并诬称"佗能愈此。小人养吾病,欲以自重,然吾不杀此子,亦终当不为我断此根原耳。"其阴暗之心理昭然若揭。

八、后世医家对华佗之评述

晋代皇甫谧于《针灸甲乙经·序》中曰:"汉有华佗,奇方异治,施世者多不能尽记其本末。"元末明初医学家吕复于《医门群经辩论》中曰:"华元化医如庖丁解牛,挥刃而肯綮无碍,其造诣自当有神,虽欲师之而不可得。"以上两位相隔近千年的名家,均对华佗外科手术成就崇拜而感叹难能为继。清代徐大椿《华佗神医秘传》序引《后汉书》关于华佗腹部手术之记载后,确认"先生之以神医见称于世者盖以此"。徐氏思想虽保守,而对华佗肠胃外科手术,也给予了正面的肯定。但也有持怀疑之论者,如明代虞搏(1438—1517)肯定华佗导引术而视其外科手术"涉于神怪矣"!他于《医学或问》指出:"下次则淳于意、华佗,佗之熊经鸱顾,亦导引家之一术;至于刳腹背、湔肠胃而去疾,则涉于神怪矣!"

九、华佗遗迹与后世纪念活动

华佗以其卓越的医疗技术和高尚的医疗道德名扬千古,深得人民群众的爱戴和尊敬,他是长期活在群众心目中的少数杰出人物之一。华佗在当时已是群众传颂、官府赞誉的名医,因此不但《三国志》《后汉书》为他立传,还有《华佗别传》等著作记载其人其事。然而同时代的张仲景,后世虽尊为医圣,但正史却只字未提。据传约于唐宋年间,华佗的故乡安徽亳县的群众,为了纪念华佗,修了华祖庵,传说还有华佗旧居、华佗读书台等。华祖庵经历代不断重修保存了下来。如乾隆辛巳年(1761)重修时碑文:"汉神医华祖,沛国谯人。故亳谯地因建庙祠,春秋以致祭焉。岁久倾圮……不免风雨剥落,殿宇毁坏,缮完补葺,正有赖于后人也。"1962年当地政府全面整修了华祖庵,并请郭沫若题词"华佗纪念馆",刻石镶嵌。1981年当地政府清理破坏之处,再次重修了华祖庵,并将其列为安徽省重点文物保护单位。古井酒厂还根据华佗遗方研制生产了华佗屠苏酒。

在华佗行医多至的沛县,有相传为华佗经常居住的地方——华庄。1956年沛县人民政府为了纪念华佗,将华佗故居整修一新,建立了沛县华佗医院。

徐州,既是华佗游学之地,又是他学成为群众防治疾病之所。王陵路修有华祖庙,庙内有华佗墓。传说是华佗被杀害后,徐州群众为纪念华佗而修的纪念庙和墓。华佗庙内有华佗铜像,两旁一童子手持医书,一童子手持刀圭。其墓高二米,由长方石围砌而成,有题为"后汉神医·华佗之墓"的镶刻石碑。墓前有石几、石香炉及吴普、樊阿造像,可惜已毁。

在扬州旧城太平桥有"神医庙",群众称之为"华太医庙",即为纪念华佗所建。据说,华佗以医神名于魏,曾视广陵太守陈登病,并传医道于广陵人吴普,有惠于扬州人。佗殁,普为之立庙以祀。明成化年间(1465—1487),郡士马岱,赴省会试前患疾,梦佗治而痊。后,岱获显贵,因请"以家祠敕建今庙"。这一故事既说明华佗影响之深远,也为该庙之沿革提供了依据。

许昌,是曹操狱禁华佗之处,也是杀害华佗之地,更是华佗为曹操刺治头风眩病之所在。许昌有华佗墓,有华佗被杀的纪念地——哭佗村,有监禁华佗的纪念地等。

纪念华佗的建筑、庙宇、馆院当然不只这些,在全国各地的药王庙都有塑像供奉。中医学传至海外,在东南亚等地的中医界也多塑像纪念。笔者1983年应邀参加在曼谷举行的中医药学术交流会期间,曾拜访泰国中医总会,即见供奉华祖神像。

中华中医药学会为了纪念华佗,我代学会起草一碑文:"伟哉中华,源远流长。华佗文化,亳州之光。辉映东汉,大医堂堂。外科鼻祖,医术精良。刮骨疗毒,涮洗胃肠。麻醉先驱,远领西洋。通观各科,针药并长。五禽导引,养生有术,千年流衍,大显彰今,颂其德辉……"现各立于安徽亳州华祖庵(注:华佗纪念馆)。

第十节　非医学文献记载的外科疾病与手术治疗

除上述比较完整反映秦汉时期医学中外科医疗水平和疾病认识的医学文献外,尚有若干零散史实资料可作研究此时期外科医疗技术水平之参考。

一、外科手术切除景王目瘤

《三国志·魏书》中关于傅嘏载有:"正元二年(255)春,毋丘俭、文钦作乱。或以司马景王不宜自行,可遣太尉孚往,惟(傅)嘏及王肃劝之。景王遂行。"为什么景王司马师先不从而后"蹶然而起"行呢?《汉晋春秋》为我们解答了疑团:"嘏固劝景王行,景王未从。嘏重言曰:'淮、楚兵劲,而俭等负力远斗,其锋未易当也。若诸将战有利钝,大势一失,则公事败矣。'是时景王新割目瘤,创甚,闻嘏言,蹶然而起曰:'我请舆疾而东。'"原来,司马景王不肯行的主因,是因刚做过目瘤切除手术,创伤还比较严重。此资料虽非医家记述,但客观说明了公元255年,在河南洛阳曾有外科医生为司马师进行了眼部肿瘤的手术切除。

二、关于剖腹产手术

《史记·楚世家》:"楚之先祖出自帝颛顼高阳……吴回生陆终。陆终生子六人,坼剖而产焉。"坼剖,古代之剖宫产手术。南朝宋裴骃《史记集解》注曰:"干宝曰:'先儒学士多

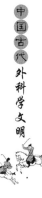

疑此事。谯允南通才达学,精核数理者也,作《古史考》,以为作者妄记,废而不论。余亦尤其生之异也。然按六子之世,子孙有国,升降六代,数千年间,逮至霸王,天将兴之,必有尤物乎?若夫前志所传,修己背坼而生禹,简狄胸剖而生契,历代久远,莫足相证。近魏黄初五年(224),汝南屈雍妻王氏生男儿从右胳下水腹上(注:其部位,当在腋下,膀胱上)出,而平和自若,数月创合,母子无恙,斯盖近事之信也。以今况古,固知注记者之不妄也。天地云为,阴阳变化,安可守之一端,概以常理乎?《诗》云'不坼不副,无灾无害'。原诗人之旨,明古之妇人尝有坼副而产者矣。又有因产而遇灾害者,故美其无害也。"按南朝(420—589)宋裴骃撰《史记集解》,征引各家之说为注,其有关"陆终生子六人,坼剖而产焉",先述干宝之论与谯允《古史考》,认为坼剖而产系"作者妄记,废而不论";同时,裴骃也认为"余亦尤其生之异也"。但他同时又进行了大量考证,引经据典,给予"坼剖而产"的剖宫产以肯定。笔者认为裴骃之考证、结论是"持之有据,言之有理"的,是可信的,远古妇女之难产当属多发,其剖宫产术之施行与成功在中国是可信的。

三、太医灭伤痕术

唐代段成式(803—863)撰《酉阳杂俎》,唐代段公路撰《北户杂录》,均记有:"(三国)吴孙和宠邓夫人,尝醉舞如意,误伤邓,颊血流,娇婉弥苦。命太医合药,言:得白獭髓、杂玉与虎魄屑,当灭此痕。和以百金购得白獭,乃合膏。虎魄太多,及差,痕不灭,左颊有赤点如痣。"

四、汉高祖中流矢医疗

《汉书·高帝纪》载汉高祖刘邦(前206—前195)击黥布(?—前195)时,"为流矢所中,行道疾。疾甚,夏四月,吕后迎良医。医入见,曰:'疾可治。'"但刘邦粗暴拒绝,谩骂之曰:"吾以布衣提三尺取天下,此非天命乎?命乃在天,虽扁鹊何益?遂不使治,赐黄金五十斤罢之。"刘邦为何拒绝了治疗,而又赏赐黄金五十斤?不合情理。我认为:其一,即是刘邦拒绝了治疗,但良医所言"疾可治",是经检查诊断后颇有信心治愈之谓。其二,则或为刘邦以首尊而詈骂医家后,仍然接受了治疗,并获良效才赏赐重金的。

五、关于背部化脓性感染(疽发背)、附骨痈之记述

《史记·项羽本纪》:"项王乃疑范增与汉有私,稍夺之权。范增大怒,曰:'天下事大定矣,君王自为之。愿赐骸骨归卒伍。'项王许之。行未至彭城,疽发背而死。"(注:《集解》引《皇览》曰:"亚父(范增)冢在庐江,居巢县郭东……至今祠之。"《正义》:"崔浩云,

疽,附骨痛也。")项羽怀疑范增,范增大怒,"愿请骸骨归",暴发背疽而死亡的事,《史记·陈丞相世家》也有记:"亚父闻项王疑之,乃怒曰:'天下事大定矣,君王自为之,愿请骸骨归!'归未至彭城,疽发背而死。"《史记·吴王濞列传》:"周丘……闻吴王败走,自度无与共成功,即引兵归下邳。未至,疽发背死。"可见此时由于卫生条件低下,又加情绪打击严重,背部化脓性感染多发,且因此而死亡者众,未得及时治疗乃死亡率较高的重要因素。

六、关于胎儿畸形

《汉书·五行志》记录:"《左氏传》:鲁襄公时,宋有生女子赤而毛,弃之堤下,宋平公(前575—前545)母共姬之御者见而收之,因名曰弃。长而美好,纳之平公。"又平帝元始元年(公元1年)"六月,长安女子有生儿,两头异颈面相乡,四臂共匈(胸)俱前乡,尻上有目长二寸所。"

七、甲状腺切除术

《三国志·魏书》卷十五:"然太祖心善(贾)逵,以为丞相主簿"下之注:"《魏略》曰:'……逵前在弘农,与典农校尉争公事,不得理,乃发愤生瘿,后所病稍大,自启愿欲令医割之。太祖惜逵忠,恐其不活,教'谢主簿,吾闻十人割瘿九人死。'逵犹行其意,而瘿愈大。"由此记述知三国时甲状腺切除术成功率很低。不过贾逵(174—228)不听曹操忠告而愿坚持进行甲状腺切除以治瘿,至少可知曹操忠告该手术只有10%成功,恐怕也是言过其实。我为三国时期我国医学家成功进行的甲状腺切除手术而自豪。

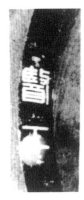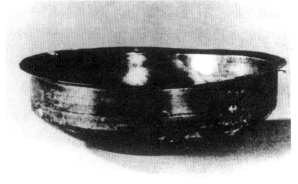

医工铜盆

1968年出土于河北满城西汉中山靖王刘胜墓。铜盆通高8.3厘米,口径27.6厘米,底径14厘米,铜盆口沿两处、器壁一处均刻有"医工"两字,镌刻工整,口沿与盆底部有修补痕迹。现藏于河北省文物研究所。

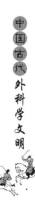

八、王充《论衡》之外科论述

（一）雷击与雷击伤

王充《论衡·雷虚篇》："雷电迅疾，击折树木，坏败室屋，时犯杀人"，"其'犯杀人'也，谓之有阴过……天怒，击而杀之"，"推人道以论之，虚妄之言也"。王充对雷击伤人之因，给出了正确的解释，批判了虚妄之言，十分可贵。接着，他对雷击伤人之伤势与伤情进行了描述："人为雷所杀，询其身体，若燔灼之状也。""夫雷，火也。火气刿人，人不得无迹。如灸处状似文字。"记述了法医学上的"雷击纹"。该文还对人体不同部位遭雷击所致烧伤做了记述："以人中雷而死，即询其身，中头则须发烧焦，中身则皮肤灼焚，临其尸上闻火气"。王充为了证实自己的论点，还进行了朴素的实验观察，称雷击为自然现象，指出："然则雷为天怒，虚妄之言。"

（二）论化脓性感染

《论衡·幸偶篇》："由是以论，痈疽之发，亦一实也。气结郁积，聚为痈，溃为疽，创，流血出脓。岂痈疽所发，身之善穴哉？营卫之行，遇不通也。"

（三）关于先天性畸形之解释

《论衡·骨相篇》记述了"表候者，骨法之谓也。传言黄帝龙颜，颛顼戴午，帝喾骈齿，尧眉八采，舜目重瞳，禹耳三漏，汤臂再肘，文王四乳，武王望阳，周公背偻，皋陶马口，孔子反羽""苍（仓）颉四目""晋公子重耳骿胁""苏秦骨鼻""张仪骿胁""项羽重瞳"等畸形，批评了"察表候以知命"之错误。

（四）关于"肝移植"术

卫有忠臣弘演"引刀自剋其腹，尽出其腹实，乃内哀公之肝而死"。因为哀公为狄人杀之，尽食其肉，独舍其肝，弘演痛哀公之死，乃自剋内哀公之肝以示忠。此例颇有肝移植之举，但其实恐无科学依据。其实为王充借"儒书言"之事，批评儒家之所言。

（五）关于磁石引针技术

《论衡·乱龙篇》王充用比喻称"顿牟掇芥，磁石引针"，同时认为，"桓君山亦难以顿牟，磁石不能真是，何能掇针、取芥。"

（六）论中毒

《论衡·言毒篇》："有蝮、蛇、蜂、虿，咸怀毒螫，犯中人身，谓获疾痛，当时不救，流遍一身；草木之中，有巴豆、野葛，食之凑懑，颇多杀人。""天地之间，毒气流行，人当其冲，则面肿疾，世人谓之流火所刺也。""盛夏暴行，暑暍而死，热极为毒也。""故美味腐腹，好色惑心，勇夫招祸，辩口致殃。四者，世之毒也。"

(七)论"功不可以效贤"

《论衡·定贤篇》王充述曰："譬犹医之治病也，有方，笃剧犹治；无方，才微不愈。""命当死矣，扁鹊行方，不能愈病。"此"功不可以效贤，二也"；"荆轲入秦之计，本欲劫奉干生致于燕，邂逅不偶，为秦所擒。当荆轲之逐秦王，秦王环柱而走，医夏无且以药囊提荆轲。既而天下名轲为烈士，秦王赐无且金二百镒。夫为秦所擒，生致之功不立，药囊提刺客，益于救主，然犹称赏者，意至势盛也。……是功不可以效贤，三也"。

九、桓宽《盐铁论》之外科记述

桓宽，西汉时人，撰《盐铁论》。《盐铁论·轻重》以扁鹊医术为喻，论述了"夫拙医不知脉理之腠，血气之分，妄刺而无益于疾，伤肌肤而已矣"，指责外科手术、针石之妄。《盐铁论·申韩》："法能刑人而不能使人廉，能杀人而不能使人仁。所贵良医者，贵其审消息而邪气也，非贵其下针石而钻肌肤也。"显然，他并不赞成针石钻肌肤之手术治疗。《盐铁论·六论》："扁鹊攻于腠理，绝邪气，故痈疽不得成形。圣人从使于未然，故乱原无由生。是以砭石藏而不施……治未形，覩未萌者，君子也。"此段以预防痈疽之化脓为原则，恐系主张痈疽保守治疗之早期思想。

十、时令与外科疾病

《后汉书·律历志》于二十四节气大雪·暑景下，引述郑玄（127—200）《易纬》作注：列举大寒……未当至而至，多病上气、嗌肿；立春……未当至而至，多病熛；惊蛰……未当至而至，多病痈疽，胫肿；以及各节气之未当至而至者，"多病肿嗌""多熛嗌肿""病眉肿""多病上气咽肿""多病痤疽""多病臂掌痛""多病痈疽痛，应在芒种"等，对外科病之发病与否与时令气节之是否正常而至者的关系进行讨论，其《易纬》之说显然并无可靠之处，但其认识考虑到气候变化影响应该有其参考之价值。

十一、法医与外科疾病、动物实验

秦汉时期虽然尚未发现法医学资料遗存，但文献中有若干记载，研究早期之动物实验以及法医与外科之相关记录，仍有着很好的参考价值。例如，窒息而死动物实验之利

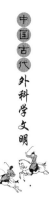

用,王充《论衡·道虚篇》述:"致生息之物密器之中,覆盖其口,漆涂其隙,中外气隔,息不得泄,有倾死也。"又如,铁钉钉头案之鉴别,最早记载案例出自东汉,严遵任扬州刺史"曾巡行部内,忽闻哭声,惧而不哀。驻车问之,答曰:'夫遭火烧死。'遵令吏守其尸,乃有蝇集于首,披髻视之,得铁钉焉。因知此妇与人共杀其夫也。"又如王充关于雷击纹之发现与鉴别,已如前述。

十二、妇科、五官科、口齿科医疗技术、器具与外科

(一)汉代张仲景《金匮要略·妇人妊娠病脉证治》

"妇人宿有癥病,经断未及三月,而得漏下不止,胎动在脐上者,为癥痼害。妊娠六月动者,前三月经水利时,胎也。下血者,后断三月衃也。所以血不止者,其癥不去故也,当下其癥,桂枝茯苓丸主之。"这段叙述虽然还未能十分准确说明属于何病,但他已经对妇科肿瘤与胎孕、出血之间的关系,以及鉴别诊断,指出了比较清晰的判断依据,而且在汉末时期当属高水平论证。例如,他首先明确指出该患者已有宿疾——腹腔肿瘤,约为子宫肌瘤、卵巢囊肿、宫颈癌之类的疾病,然后对出血等是否为癥疾所引起者进行多种可能之分析鉴别,已达到了较高的科学水平。

(二)汉代刘安《淮南子》

西汉淮南王刘安在《淮南子》中对如何掌握五官科疾病手术治疗方法及手术适应证进行了正确的记述。例如,"目中有疵,不害于视,不可灼也;喉中有病,无害于息,不可凿也。"亦即眼睛生有疵疮等化脓性感染,若不影响视力,不可用烙灼之法进行治疗;若咽喉有病,对呼吸、饮食未造成伤害者,不可采用手术切除的方法进行治疗。

(三)精巧剔齿牙签与砷剂失活牙髓技术

1976年于江西南昌市三国时期东吴高荣墓出土一金制耳挖勺与剔除齿隙残渣用的龙形小杨枝器物,根据口腔史学家周大成研究,确认为汉末时之金制牙签。张仲景于《金匮要略·小儿疳蚀齿方》记载:"雄黄、葶苈。上二味,末之,取腊月猪脂熔,以槐枝绵裹头四五枚,点药烙之。"(注:雄黄化学成分为二硫化砷)。该法所记述的药物用量及失活时间,所要求之点药烙等方法,对失活牙髓是有效的技术。美国斯普纳(Spooner)于1836年,始用砷剂失活牙髓技术,该法至今仍旧应用于临床。

第十一节 医学交流中的外科

国内各民族关于外科疾病之认识与治疗技术之交流,以古丝绸之路上最具有代表

性。如 1978 年于天山阿拉沟塞人墓葬中出土青年妇女头骨,顶部有一 0.5 厘米圆形钻孔,边缘光滑锐利,被认为是生前施行穿颅术者,可惜未测定该穿颅术时间,但其地理位置可以说明该术之实施与内地有着较为密切的关系。又如,新疆维吾尔自治区巴音郭楞蒙古自治州且末县出土了形似羊乳房用皮囊缝制的小药袋、牛角磨制的吸乳器以及装朱砂的陶罐等,另外还发现有石钵、石臼、玉石碾槽,显然与外科医疗有着较为密切的关系,该论述反映了汉代于阗地区与内地交流的情况。又如哈拉墩遗址出土一枚用鱼鳍骨磨制的骨针,无孔,显然是用于放血或针刺的医疗工具。又如印古文《佉卢文残卷》曾记载于阗流行结节癞、疥疮等疾病。

大秦,即古中国所称之古罗马,《后汉书·西域传》记有:"合会诸香,煎其汁以为苏合。""(西夜国)地生白草,有毒,国人煎以为药,傅箭镞,所中即死。""元嘉元年(151),长史赵评在于阗病痈死,评子迎丧,道经拘弥。拘弥王成国与于阗王建素有隙,乃语评子曰:'于阗王令胡医持毒药著疮中,故致死耳。'"反映了汉代西域箭伤、痈疽治疗中"胡医"用药(毒药?)的情况。

汉武帝时(前 140—前 87),月氏国曾派使臣向汉朝贡返魂香。据《汉武内传》所载,返魂树,状如枫、柏,花叶香闻百里。采其根于釜中水煮取汁,炼之如漆,乃香成也。其名有六,曰:返魂、惊精、回生、振灵、马精、却死。凡有疫死者,烧豆许熏之再活,故曰返魂香,显然有急救之术。

第五章

两晋南北朝时期外科学领域的拓展

（265—589）

The Development of the Surgery's Scope in the Western and the
Eastern Jin Dynasties' and the Northern and Southern Dynasties

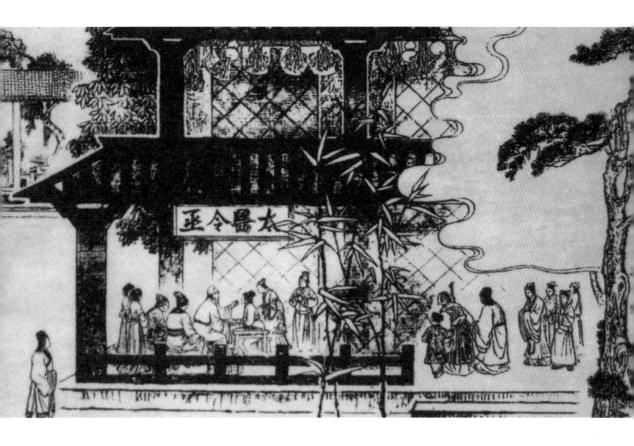

　　两晋南北朝是中国历史上最纷乱的时期之一。西晋灭亡后，北方由于少数民族南进中原，形成十六国纷争，直到北魏政权建立，是为北朝之始。南方自东晋建立，是为南朝之始。公元589年，隋朝统一天下。由于战乱，这一时期生产力的发展相对缓慢，但社会大动乱也带来了各民族及其文化的大融合与大交流，促进了南北经济与科学文化的发展。在先秦初步形成的医学理论体系的指导下，在两汉时临证医学成就的基础上，两晋南北朝时期的医疗经验不断积累和丰富，并探索新的医疗方法，医学理论在实践中得到进一步检验、充实和提高，为隋唐时期医学全面兴盛奠定了较为广泛的基础。

两晋南北朝是中国历史上最纷乱的时期之一。自公元 265 年晋武帝司马炎废魏建立西晋,不到十年,就以"八王之乱"为序幕,引出了长达三百年的战乱和分裂。西晋灭亡后,北方由于少数民族南进中原,形成十六国纷争,直到公元 386 年,北魏政权建立,是为北朝之始,其后又有东魏、西魏的分立与北齐、北周的更迭。南方自公元 317 年建立东晋,公元 420 年以后,又有南朝的宋、齐、梁、陈四朝相代。公元 581 年,北周相国杨坚夺取北周政权,建立隋朝,589 年重新统一了中国。由于战乱,这一时期生产力的发展相对缓慢,但社会大动乱也带来了各民族及其文化的大融合与大交流,黄河中游先进的经济文化逐步传向长江流域,促进了南北经济与科学文化的发展。学术文化上,儒、佛、道三家此起彼伏,各有发展。魏晋时儒、道二家混合的玄学泛滥,南北朝时佛教兴起,道教流行,形成了三教鼎立错综复杂的局面。另一方面,晋代裴頠(267—300)提出了反对道家学说的"崇有论",南朝的范缜(450—510)用"神灭论"驳斥佛家的"轮回说",并提出形神统一的观点,都是反对宗教迷信的思想家。此外,此时期天文、数学、农学、地理、博物等自然科学及书画艺术等方面也取得了不少成就。

这一阶段医学发展尚有如下特点:首先,由于两晋南北朝时国家长时间处于战乱和分裂,割据和对峙阻碍了区域间的医学交流,使得医家们在经验的积累和学术思想的总结上存在一定的局限性,而且统治阶级忙于争权夺利,一般无暇顾及医药卫生,所以这一时期出现的医著,都是靠个人力量完成的,往往是带有一定区域局限性的个体经验总结,这一点和后来大统一的隋唐时代显然不同。但是,两晋南北朝时期出现的一些医著,如《脉经》《肘后备急方》《针灸甲乙经》《刘涓子鬼遗方》等却是我国现存最早的一批偏重于医疗实践经验总结的专门著作。再者,此时期宗教唯心的思想,对医学的影响日益加深,由"玄学"泛滥所导致的服石之风盛行一时,其余绪直至唐初以后才渐渐平息下去。由于服石成风,由此而引起的疾病及相应的治疗方书就大量出现,这也是此期医学发展的一个独特现象。

两晋南北朝兼并战争不断,南北交流增多,道家服石之风日盛,在客观上促进了医学交流。外科疮疡技术的发展,外科专著《刘涓子鬼遗方》的出现,代表了此期军阵外科、创伤、化脓性感染疮疡医疗水平提高,各医学专著中对外科疾病、医疗等也有所关注,并各予以总结。

第一节 医事制度中有关外科的设置

反映两晋南北朝中国医学发展中医事制度的资料,由于战乱频繁,在两晋、刘宋、南齐、梁、陈、魏、北齐、北周等朝史书中,记述十分简略,或十分缺乏,或仅于传记中涉及。至于外科之设置尤为少见,只能从有关人物传记中记有的外科相关内容中,体会到当时外科设置与发展水平。

唐代房玄龄所撰之《晋书》，记载了西晋泰始元年（265）到东晋元熙二年（420）的历史，《晋书·职官志》载："宗正，统皇宗族……太医令史……哀帝省并太常，太医以给门下省"；又《晋书·礼志》载："前太医令韩杨上书，宜如旧祀五帝"；又《晋书·舆服志》载："太官令丞在左，太医令丞在右"。《太平御览》载晋代刘德"官至太医校尉"。又如，有关"太医""御医""高手医""医寺"，以及"御药车"之设，"医方称量"之规定等，均说明两晋之医事制度已有一定建制，并已形成分工。关于外科之设置，在《晋书·职官志》虽未记录，但从相关医疗活动中，可以看出已设有外科专科。例如，《晋书·苻生传》记载关于残酷杀害太医令事："尝使太医令程延合安胎药，问人参好恶药分多少，延曰：'虽小小不具，自可堪用。'（苻）生以为讥其目，凿延目出，然后斩之。"又如《晋书·刘曜传》载："幽（刘）曜于河南丞廨，使金疮医李永疗之，归于襄国。曜疮甚，勒载以马舆，使李永同载。"［注：刘曜（？—329），十六国时，前赵国君，318—329年在位，匈奴族，刘渊侄，刘渊建汉国，历任要职……进军平阳（山西临汾）即帝位，尽灭勒氏，迁都长安，改汉为赵，史称前赵。］由上述两例，一则苻生令凿太医令程延之目出的眼球摘除术；一则可知刘曜战伤"使金疮医李永疗之"，由此可知在其医疗设置中已有"金疮医"。又《晋书·景帝纪》："初，帝目有瘤疾，使医割之。"证明时已有专长为眼科肿瘤摘除术的外科医师。

梁代沈约所撰之《宋书》记录了刘宋永初元年（420）到刘宋升明三年（479）的历史，《宋书·百官志》载其时设有"太医令一人，丞一人"，并谓"周官为医师，秦为太医令，至两汉属少府，太医令一人，丞一人。""奉使京师及诸国者，及礼乐卫士、医工……长各一人。"在《宋书·礼志》所载较详，如"殿中太医司马""太医丞铜印朝服""太医""殿中太医"等。又于《宋书·后妃传》有"令太医煮药"，《宋书·宗室传》有"（遵考）疾病太医给药"，《宋书·蔡兴宗传》有"是夜，废帝横尸在太医阁口"《宋书·周朗传》有"今太医宜男女习教"之规定，《宋书·始安王休仁传》有"乃敕太医上省"者。而《宋书·王歆之传》规定有"初悦为侍中，检校御府、太官、太医诸署，得奸巧甚多"，可知刘宋时已有太医署之设置。太医署之设与"今太医宜男女习教"之规定，证明刘宋时期之医学教育应已创设，其医学分科按隋、唐太医署分科教育，似当有疮疡科之设立。

梁代萧子显所撰之《南齐书》记载齐建元元年（479）到齐中兴二年（502）的历史，设《百官志》记有"保学医二人"属太常；"大医令一人，丞一人"属起部，亦属领军。《南齐书·文惠太子传》："立六疾馆以养穷民"；其他还可见到"太医煮药""典药吏"等。涉外科者虽有记载，但是否有分科医事之设者尚待考。

唐代姚思廉所撰之《梁书》记述了梁天监元年（502）到梁太平二年（557）的历史，但未载职官内容，只于《梁书·侯景传》《梁书·沈约传》提及"太医令""上省医"之名，因此，无从讨论是否有外科之设置。《梁书·周兴嗣传》："兴嗣（？—521）两手先患风疽，是年又染疠疾，左目盲，高祖抚其手嗟曰：'斯人也而有斯疾也。'手疏治疽方以赐之。"可见高祖是懂医而知外科医疗的。又《梁书·太祖五王传》："费太妃……目有疾，久废视瞻，有北渡道人慧龙得治眼术,恢请之。既至,空中忽见圣僧,及慧龙下针,豁然开朗,咸谓精诚所致(至)。"费太妃是鄱阳王恢之生母,萧恢是太祖第九子。慧龙道人"下针"治疗费太妃"久废视瞻"之目疾,有豁然开朗之效果,显然是成功进行针拨白内障手术者。

唐代姚思廉所撰之《陈书》,记述557至589年历史,未涉医政设施,亦无外科记述。

北齐魏收所撰《魏书》记北魏登国元年(386)至东魏武定八年(550)之历史,其有关职官之《官氏志》记:"太医博士……第从七品下(注:一说六品下)","太医大师助教……第九品中(注:一说八品中)"。从"太医博士""太医助教"职称之设,可推断当时已有医学教学机构太医署之设立,进而隋唐太医署均设有外科疮疡专科之教学。《魏书·世宗纪》记载永平三年(510)十月丙申"诏曰:……可敕太常于闲敞之处,别立一馆,使京畿内外疾病之徒,咸令居处。严敕医署,分师疗治,考其能否,而行赏罚。虽龄数有期,修短分定,然三疾不同,或赖针石,庶秦扁之言,理验今日。又经方浩博,流传处广,应病投药,卒难穷究。更令有司,集诸医工,寻篇推简,务存精要,取三十余卷,以班九服。郡县备写,布下乡邑,使知救患之术耳。"又延昌元年(512)癸未,诏曰:"肆州(今山西忻县境)地震陷裂,死伤甚多。言念毁没,有酸怀抱。亡者不可复追,生病之徒宜加疗救。可遣太医、折伤医,并给所须之药,就治之。"从世宗诏中之"别立一馆""严敕医署"以及"可遣太医、折伤医"可知,北魏确于太常创设太医署,而且有专门科之"折伤医"等,不难发现,彼时外科专科设专门教育已清晰可见。

唐代李百药所撰《北齐书》记述北齐天保元年(550)至北齐承光元年(577)的历史,虽未专志记职官,但从有关人员列传中知其有尚药局、尚药丞、尚药典御之职称,虽有外科疾病之记述,但未见有相关职官设立者。

唐代令狐德棻所撰《周书》记述北周闵帝元年(557)至北周大定元年(581)之历史,该书未设职官志,仅从列传中知有尚药典御、太医正、太医、医师等从职者。《周书·柳霞传》记有一乳痈病案:"其(柳霞)母尝乳间发疽,医云:'此病无可救之理,唯得人吮脓,或望微止其痛。'霞应声即吮,旬日遂瘳。"可知该医可能专长外科治疗,指出引流不畅为乳痈治疗之症结所在,吮脓出虽非卫生之举,但确是引脓外出的理想方法。有关文献记载北周设有疡医上、中、下士之职称,说明该政权在继承周礼之制度方面,有所作为。

唐代李延寿所撰《南史》述刘宋永初元年(420)至陈祯明三年(589)之历史。其书虽未设职官志,但列传中提到太医正、太医之职称。很有价值者是于《南史·王悦之传》记述了刘宋时曾有"太医署"之创设。如"宋明帝泰始(466—471)中,为黄门郎、御史中丞。上以其廉介,赐良田五顷,以为侍中,在门下尽其心力。掌检校御府太官太医诸署。"由此可知,刘宋时即设有"太医署",既有太医署之设,其外科之分科必不可少。

唐代李延寿之《北史》记述北魏登国三年(386)至隋义宁二年(618)之历史。因其书只有纪、传,未设职官志等,故其医事制度也只能从有关列传中知其一二。例如《北史·周澹传》载:"多方术,尤善医药,遂为太医令。"又如《北史·李修传》:"后卒于太医令。"另关于太医正之设,见《北史·姚僧垣传》:"年二十四,即传家业。仕梁为太医正。"或《北史·隋本纪》《北史·宇文述传》均记有"张恺为医正"者。此外,尚有多种关于医职之称谓,均出于列传之中。关于外科,有《北史·张元传》记载张元"祖丧明三年……(张元)读《药师经》,见'盲者得视'之言……其夜梦见一老翁,以金镵疗其祖目……三日,祖目果明",此实为针拨白内障手术之记录,知其时已有专门施此眼科手术者。又《北史·长孙道生传》下之长孙子彦,记有"子彦本名隽,有膂力,以累从父征讨功,封槐里县予。……子彦少常坠马折臂,肘上骨起寸余(注:当系折臂之畸形愈合)。乃命开肉锯骨,流血数升,言戏自若。时以为逾于关羽。术卒石发(注:即因服石并发疮疡之证),举体生疮,虽亲戚兄弟以为恶疾。子彦曰:'恶疾如此,难以自明。世无良医,吾其死矣!尝闻恶疾蝮蛇螫之不痛,试为求之,当令兄弟知我。'乃于南山得蛇,以股触之,痛楚号叫,俄而肿死。文帝(535—551)闻之,恸哭曰:'失我良将!'赠幽州刺史。"此例前段说明长孙子彦曾接受"开肉锯骨"的骨外科整形手术,并获良好效果;后段则说明疑为麻风病用蝮蛇螫疗之无知,甚为可悲。但此例证明西魏已有整形骨科手术医师。

第二节　外科专著与综合医著中的外科

两晋南北朝时期,乱局十分突出,但医学家秉承着救死扶伤的天职,总结前人与自己经验而著作者,也明显优于前代,出现了许多内容丰富的学术著作。除综述医学理论与经验总结外,还出现了外科疮疡诊疗专著,他们在自己的著作中,记述了内容十分丰富、水平十分高的疾病认识、医疗技术、手术成就,使我国外科学领域发展达到了相当高的水平。例如影响深远的《小品方》《肘后方》《脉经》《甲乙经》《名医别录》等,都有丰富的外科论述。外科专著也十分丰富,除现存于世之《刘涓子鬼遗方》外,《隋书·经籍志》还记载了已佚外科专著,如:署名甘濬之的《痈疽金疮要方》14 卷,《疗痈疽部毒惋杂病方》3 卷,《痈疽部党杂病病源》3 卷,《疗耳眼方》14 卷,甘伯齐《疗痈疽金疮方》15 卷,赵婆《疗瘰方》1 卷,还有治疗暴肿的《落手方》,等等。仅从书名亦可见其内容之丰富,十分可惜均佚于世了,只极少数尚可见于后世医书之引用者。现按先后评述如下。

一、《脉经》

晋代王叔和,名熙,高平(一说今山东济宁,一说今山西高平)人,曾任太医令,有人提出王叔和曾以张仲景为师,或认为乃张仲景的私淑弟子。他整理的《伤寒杂病论》为今流传之《伤寒论》与《金匮要略》,功莫大焉,对传承与传播仲景学术做出了巨大贡献。其《脉经》专著 10 卷,集《内经》《难经》《伤寒杂病论》与扁鹊、华佗等有关脉学论述之大成。他认为:"脉理精微,其体难辨在心易了,指下难明。"《脉经》分脉象为 24 种,并以脉合脏腑

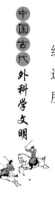

经络,举其阴阳之虚实,形证之异同,以作疾病论治之依据,在疾病诊断的发展上影响深远。王叔和《脉经》在外科疾病诊断上也总结了前人与自己的经验,同样为后世外科医师所珍重。其关于外科类疾病之诊断内容也较丰富,现仅举若干论述为证。

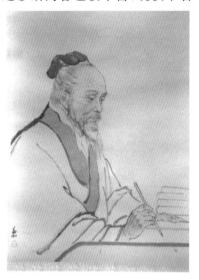

王叔和画像

王叔和(3世纪),名熙,高平人,晋太医令,脉学专家,撰《脉经》10卷,整理
张仲景《伤寒杂病论》为《伤寒论》与《金匮要略》。图为蒋兆和绘。

《脉经·扁鹊阴阳脉法》:"从二月至八月,阳脉在表,从八月至正月,阳脉在里。附阳脉强,附阴脉弱。至即惊,实则痿疭。细而沉,不痿疭即泄……"指出在脉诊上诊断痿疭的重要依据;又如:"脉气统急,病变在肝……少腹积聚症癥结,经常吐血"。

《脉经·扁鹊、华佗察声色要诀》:"诊寒热瘰疬,目中有赤脉,从上下至瞳子,见一脉,一岁死。见一脉半,一岁半死……见三脉,三岁死。"

《脉经·肝足厥阴经病证》:"肝主胸中喘,怒骂。其脉沉,胸中必窒,欲令人推按之,有热,鼻窒。""肺乘肝,即为痈肿。"

《脉经·肺手太阴经病证》:"肺病,身当有热,咳嗽,短气,唾出脓血。其脉当涩,今反浮大……为大逆。"

《脉经·平卒尸厥脉证》:"寸口沉大而滑,沉则为实,滑则为气,实气相搏,血气入于脏即死,入于腑者即愈,此为卒厥。"

《脉经·平五脏积聚脉证》:"诸积大法,脉来细而附骨者,乃积也。寸口,积在胸中;微出寸口,积在喉中。关上,积在脐旁。上关上,积在心下。微下关,积在少腹。尺,积在背气街。脉出在左,积在左;脉出在右,积在右;脉两出,积在中央,各以其部处之。""脉弦紧而微细者,癥也。夫寒痹癥瘕积聚之脉,皆弦紧。若在心下,即寸弦紧……""脉弦而伏者,腹中有癥。""脉来细而沉,时直者,身有痈肿,若腹中有伏梁";"脉来下沉而实者,胃中

140

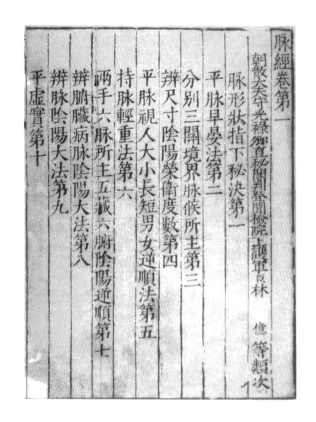

《脉经》书影

晋代王叔和撰，10卷，宋校正医书局林亿等类次。明《医统正脉》本。中国中医科学院图书馆藏。

有积聚，不下食，食即吐。"

《脉经·平肺痿肺痈咳逆上气、淡饮脉证》："咳则胸中隐隐痛，脉反滑数，此为肺痈。咳吐脓血，脉数虚者，为肺痿。脉数实者，为肺痈。""趺阳脉浮缓，胃气如经，此为肺痈。""问曰：振寒发热，寸口脉滑而数，其人饮食起居如故，此为痈肿病……何以知有脓？脓之所在，何以别知其处？师曰：假令痛在胸中者，为肺痈。其人脉数，咳唾有脓血。设脓未成，其脉自紧数。紧去但数，脓为已成也。"

《脉经·平痈肿肠痈金疮浸淫脉证》："脉数，身无热，内有痈也"，"诸浮数脉，应当发热，而反洒淅恶寒，若有痛处，当发其痈。脉微而迟，必发热，弱而数，为振寒，当发痈肿脉浮而数，身体无热，其形嘿嘿，胸中微躁，不知痛之所在，此人当发痈肿。脉滑而数，数则为热，滑则为实，滑则为荣，数则主卫，荣卫相逢，则结为痈，热之所过，则为脓也。""肠痈者……其脉迟紧者，脓未成……脉洪数者，脓已成"。

二、《针灸甲乙经》

《针灸甲乙经》是晋代皇甫谧(215—282)依据《素问》《针经》(《灵枢》)与《明堂孔穴针灸治要》,"三部同归""使事类相从,删其浮辞,除其重复,论其精要"而撰成的我国现存第一部针灸专著。就外科而言,其解剖知识多为《灵枢》内容之引用,此不赘述。关于外科疾病之针灸治疗,内容十分丰富,以下仅举其要。例如"寒热颈肿,申脉主之;腋下肿、马刀瘘(注:颈淋巴结核)……阳交主之";又如对伏梁、胃脘内痈、肺痈等所引致之"息贲时唾血,巨阙主之;腹中积上下行,悬枢主之;疝积胸中痛,天容主之;暴心腹痛,疝积时发,上冲心,云门主之;脐疝绕脐痛,冲胸不得息,灸脐中。"再如"奔豚,卵上入,痛引茎,归来主之";"腹满积聚,府舍主之"。另如"脐疝绕脐痛,石门主之;茎肿先引腰,后引少腹,腰膜少腹坚痛,下引阴中,不得小便,两丸骞,石门主之",等等。

1. 关于子宫肌瘤、卵巢肿瘤或腹腔肿瘤、水肿

关于妇科之子宫肌瘤、卵巢肿瘤或腹腔肿瘤、水肿等之针灸治疗,也有一定的经验总结,强调了"皆生于女子,可导而下之","先刺其腹之血络,后调其经,亦刺去其血脉"。关于水肿:"人中尽满,唇反者死,水沟主之","大脐平,灸脐中","大腹石水,四满主之","胞中有大疝瘕积聚(注:子宫肌瘤?),与阴相引而痛,苦涌泄上下出,补尺泽、太谿、手阳明寸口,皆补之。"

2. 关于腹股沟斜疝(狐疝)

《针灸甲乙经》中指出:"惊悸少气,巨缺主之,阴疝引睾,阴交主之","暴疝痛,少腹大热,关元主之","阴疝,瘘,茎中痛,两丸骞痛,不可仰卧,刺气冲。""狐疝,太冲主之,阴跳遗溺,小便难而痛,阴上入腹中,寒疝阴挺出,偏大肿,腹脐痛,腹中悒悒不乐,大敦主之。""气癃癫疝,阴急,股枢腨内廉痛,交信主之","癃疝,然谷主之",等等。

3. 关于气聚于下脘发内痈

《针灸甲乙经》强调:"其痈在脘内者,则沉而痛深,其痈在脘外者,则痈外而痛浮,痈上皮热。微按其痈,视气所行,先浅刺其傍,稍内益深,还而刺之,无过三行,察其浮沉,以为浅深,已刺必熨,令热入中,日使热内,邪气益衰,大痈乃溃。"

4. 关于寒气客于经络之中发痈、疽成浸淫

《针灸甲乙经》首先引《素问》《灵枢》之相关论述以及治疗原则方法等,着重指出痈疽之不同证候,对病痈肿颈痛"灸之则瘖,石之则狂",认为"须其气并而治之,使愈"。对"病颈痈者……宜以针开除去之,夫气盛血聚者,宜石而泻之",强调了"此所谓同病而异治者也"。关于"腋痈大热,刺足少阳五,刺而热不止,刺手太阴经络者、大骨之会各三";"痈疽,窍阴主之";"马刀肿瘘(注:颈淋巴结结核瘘?),渊掖、章门、支沟主之";"厉风者,索刺其肿上,已刺以吮其处,按出其恶血,肿尽乃止。"

5. 关于鼻息肉、鼻出血、鼻痛

《针灸甲乙经·血溢发衄》指出：“鼻衄衄，上星主之，先取噫嘻，后取天牖、风池”；“鼻管疽，发为厉鼻，脑空主之；鼻衄有痈，迎香主之……鼻中息肉不利、鼻中有蚀疮，断交主之；衄血不止，承浆及委中主之。”

皇甫谧撰著《针灸甲乙经》关于外科疮痈等疾病之理论，基本上源于《素问》与《灵枢》，在此不赘述。

三、《肘后备急方》

葛洪（283—363？），字稚川，号抱朴子，丹阳句容（今江苏）人。终生致力于医学研究与炼丹，医学研究注重急救技术之总结，而炼丹活动有超出医学贡献者，英国研究中国科学技术史著名学者——李约瑟博士，称赞其为“最伟大的博物学家和炼金术士”。葛洪因见戴霸、华佗《金匮绿囊》、崔中书《黄素方》以及阮河南等百家杂方“混杂烦重，有求难得”，因取其要，“率多易得之药”，撰成备急手册，名为《肘后救卒方》行于世，后名为《肘后备急方》。其有关外科创伤与急症抢救内容丰富，影响亦十分深远。例如，骨折之竹片夹裹固定术，咽食道异物剔除术，狂犬脑髓外敷狂犬咬伤伤口以防狂犬病发作等，开中国医学外科医疗抢救技术之先河。但作为医史研究，不得不指出由于陶弘景、杨用道之补阙、附广，该书早已失于原貌，有些内容难知其为葛洪书，抑或陶弘景补阙，还是杨用道之附广。限于篇幅，本文为求有所辨析，避免后之混杂，希望能反映葛氏之成就，以下按次序摘录以为参考。其书名简称《肘后》。

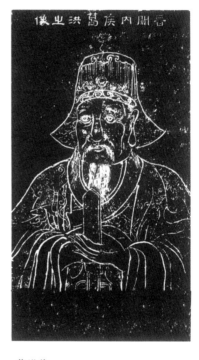

葛洪像

拓片·杭州西湖葛岭碑刻葛洪像。半身像高 120.2 厘米，宽 58 厘米。葛洪（283—363？），字稚川，号抱朴子，丹阳句容（今江苏）人，医学家、炼丹术士，撰有《肘后救卒方》等。

1. 关于口噤扣齿灌药急救

《肘后备急方·救卒中恶死方》：“取牛马粪尚湿者，绞取汁灌其口中令入喉。若口已噤者，以物强发之，若不可强者，乃扣齿下。若无新者（注：指牛马粪），以人溺解干者绞取汁，此扁鹊云。”对口噤者行扣齿灌药以抢救之医疗技术，可称之为先进者。“又方，令爪其病人人中取醒；不者捲其手，灸下文头，随年。”

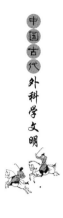

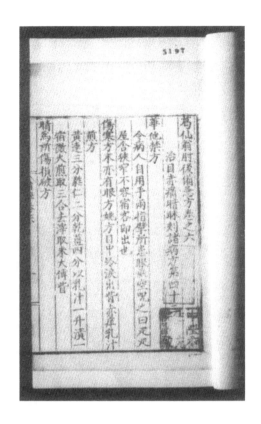

《肘后备急方》书影

《肘后备急方》3 卷,亦名《肘后救卒方》,作者葛洪,内容多为简、便、验、廉之急救方药,名曰"肘后"者,实急救手册,随身挂于肘臂之意,急救有效方药丰富。中国中医科学院图书馆藏。

2. 关于肠断吻合术

"《治金疮肠断方》:《葛氏方》若肠已断者方:以桑皮细线缝合,鸡热血涂之,乃令入。"(见《医心方》卷十八引文)

3. 关于下颌关节脱臼整复术

"《葛氏方》治卒失欠颔车蹉张口不得还方:令人两手牵其颐已,暂推之,急出大指,或咋伤也。"此下颌关节脱臼之整复法,符合下颌关节解剖,其法经改进而沿用至今。(见《医心方》卷五引文)

4. 关于割法、烧烙疗法

《肘后备急方·治痈疽妬乳诸毒肿方第三十六》:"著厚肉处,皆割之,亦烧铁令赤,烙赤三上,令焦如炭,亦灸黯疱上,百壮为佳。早春酸薹叶,炮其四面,防其长也。饮葵根汁、犀角汁、升麻汁,折其热。内外疗依丹毒法也。"其割法、烧烙法医疗技术之应用,并配合外敷、内服药物,实则处理顽疮死肉之先进技术。

5. 关于异物剔除术

《肘后备急方·治耳为百虫杂物所入方第四十五》：“治耳中有物不能出，以麻绳剪令头散，傅好胶，著耳中物上粘之，令相著，徐徐引之，令出。”《治卒食噎不下方第四十六》：“《广五行记》云：永徽中，绛州僧病噎（注：食道癌）不下食。告弟子：吾死之后，便可开吾胸喉，视有何物，言终而卒。弟子依言而开视胸中，得一物，形似鱼而有两头，遍体是肉鳞……”此例所记虽为唐代永徽（650—655）时事，但涉食道癌患者之病理解剖，特录记之。《治卒诸杂物鲠不下方第四十七》：“食诸鱼骨鲠……小嚼薤白，令柔，以绳系中，持绳端，吞薤到鲠处，引之，鲠当随出。”《治卒误吞诸物及患方第四十八》：“治小儿误吞针，用磁石如枣核大，磨令光，钻作窍。丝穿，令含，针自出。”“误吞钗方：取薤暴令萎，煮使熟，勿切。食一大束，钗即随出。生麦菜，若节缕皆可用。”

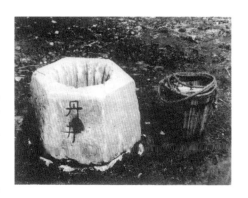

丹井

坐落在江苏句容县城隍庙，据传为葛洪炼丹用井。

6. 关于敷狂犬脑预防狂犬病发作

《肘后备急方·治卒有猘犬凡所咬毒方第五十一》：“仍杀所咬犬，取脑傅之，后不复发。”“已自赤口噤者折齿下之”，“凡猘犬咬人，七日一发，过三七日不发，则脱也。要过百日乃为大免耳”。猘犬即狂犬，俗谓疯狗。该书出色总结出，以所咬伤人之狂犬脑外敷被其咬伤伤口，以预防狂犬病之发作，实乃最为杰出的免疫法技术发明，是现代狂犬疫苗制造之先驱。该书更强调了狂犬病发作引起口噤折齿灌饮药物的先进技术。此外，对狂犬病发作的潜伏期，也做了客观实际的记录，足以证明葛洪对狂犬咬伤的预防、治疗与预后观察，都进行了比较正确的论述。

7. 关于悬痈肿手术治疗

“肘后疗悬痈肿卒长数寸如指，随喉出入不得食：开口捧头，以箸抑舌，及烧小铁于管中灼之令破，灼火毕，以盐随烙处涂之。”

8. 关于毒虫螫伤

该书《治卒蜈蚣、蜘蛛所螫方第五十六》记述了刘禹锡《传信方》的药效动物实验，特录如下以为参考。“取大蓝汁一碗，入雄黄、麝香二物随意著多少，细研，投蓝汁中，以点咬处，若是毒者，即并细服其汁，神异之极也。昔张员外在剑南为张延赏判官，忽被斑蜘蛛咬项上，一宿，咬有二道，赤色，细如箸，绕项上，从胸前下至心经。两宿，头面肿痛，如数升碗大，肚渐肿几至不救。张相素重荐因出家资五百，并荐家财又数百千，募能疗者，忽一人应召云：可治。张相初甚不信，欲验其方，遂令目前合药。其人云：不惜方，当疗人

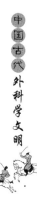

性命耳。遂取大蓝汁一瓷碗,取蜘蛛投之蓝汁,良久方出,得汁中甚困,不能动;又别捣蓝汁加麝香末,更取蜘蛛投之,至汁而死;又更取蓝汁、麝香复加雄黄和之,更取一蜘蛛投汁中,随化为水。张相及诸人甚异之,遂令点于咬处。两日内悉平愈,但咬处作小疮,痂落如旧。"

《肘后备急方·治卒中沙虱毒方第六十三》中载:"(沙虱)已深者,针挑取虫子,正如疥虫,著爪上,映光方见行动也。若挑得便就上灸三四壮,则虫死病除。"葛洪描述的沙虱,即恙虫幼虫,是恙虫病的传染媒介,1930年日本学者证实恙虫病是由沙虱(注:东方立克次体)引起的,可见葛洪临床观察的仔细、认识的正确了。

9. 关于预防射工传染

"射工毒虫……冬月并在土中蛰,其上雪不凝,气蒸休休。然人有识处,掘而取带之,溪边行亦往往得此,若中毒,仍为屑与服。夏月在水中则不可见,乃言此虫含沙射人影便病。"该段讲述内服射工虫屑以预防射工虫毒。

10. 关于中野葛毒之急救

《肘后备急方·治卒中诸药毒救解方第六十五》:"治食野葛已死方,以物开口,取鸡子三枚和以吞之,须臾吐野葛出。""若口不开者,取大竹筒洞节,以头注其胁,取冷水竹筒中,数易水,须臾口开,则可得下药。若人多者,两胁及脐中各与筒,甚佳。""中鸩毒已死者,粉三合水三升,和饮之。口噤以竹管强开灌之。"

11. 关于骨折小夹板固定医疗技术

现本《肘后备急方》已失载,可从王焘《外台秘要》所引者得知。如卷二十九《坠堕金疮等四十七门》:"筋骨俱伤方:肘后疗腕折、四肢骨破碎及筋伤蹉跌方:烂捣生地黄熬之,以裹折伤处,以竹片夹裹之,令遍病上,急缚易令转动,一日可十易,三日即差。"按王焘所注,竹片固定以治疗四肢骨折、复杂骨折,最早出自《肘后》,其后《千金》《删繁方》《备急》《古今录验方》及张文仲等均有引自《肘后》者(注:按范行准先生考证)。

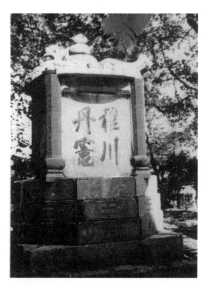

稚川丹灶

稚川即葛洪,据考"稚川丹灶"四字为东坡书。稚川丹灶为花岗岩质,通高2米,基座直径1.5米,坐落在广东罗浮山葛洪隐居处。

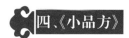
四、《小品方》

陈延之,南朝宋齐间医学家,约于公元5世纪撰《小品方》(又名《经方小品》)12卷。该书成书后"僮幼始学治病者,亦应先习此,以为入门"。因此,唐太医署将《小品方》定为学生必修课。日本引进中国唐代官办医学教育制度,于其《大宝律令》及《延熹式》仿效中国医学教育体制,规定学生必须学习《小品方》长达 300 天,其重视程度可想而知。《小品方》约于宋代失传,当日本学者于 1985 年在日本尊经阁文库发现抄写于镰仓时期(1190—1324)的《经方小品》残卷后,始行于世。当然在此之前,国内已出版有《小品方》辑佚本。《小品方》第 10 卷专论外科疮疡、折伤等疾病的诊治方药,也可说明外科教育在唐代中日医学教育制度中已占有比较重要的地位。太医署关于外科的教学中《小品方》占有一定份额,要求学生学习至少 30 天。纵览《小品方》对外科疾病之认识与诊疗,可见其不同程度的进步与提高。

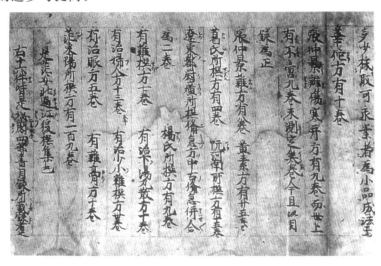

《经方小品》(残卷)书影

《经方小品》亦即《小品方》,1985 年日本东洋医学综合研究所于尊经阁文库发现藏古钞卷子本(残)。《经方小品》为南朝时期陈延之所撰,隋唐太医署作为医学教科书,北宋初亡佚。该书内容丰富,所论外科疾病之诊疗,对研究两晋南北朝中国外科学医疗水平颇富参考价值。

1. 关于急救

在预防与诊疗"入井冢闷冒"方面,《小品方》正确强调:"凡五月六月,井中及深冢中皆有伏气,入中令人郁闷杀人。如其必须入中者,先以鸡鸭杂鸟毛投之,直下至底,则无伏气。毛若徘徊不下,则有毒气也。亦可内生六畜等置中,若有毒,其物即死。必须入,不得已,当先以酒,若无,以苦酒数升,先洒井冢中四边畔,停少时,然后可入。若觉中有此气,郁闷奄奄欲死者,还取其中水洒人面,令饮之。又以灌其头及身体,即活。若无水,取他水用也。"

2. 关于急救溺死自缢

《小品方》:"疗溺死,若身尚暖者方……便脱取暖釜,覆之,取溺人伏上,腹中水出便活也。"又如:"治自缢死方……即悬牵头发……坚塞两耳,勿令耳气通,以葱叶刺其鼻中,

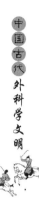

吹令通……啮死人两踵根,待其苏活乃止也。"

3. 关于骨折引起破伤风

对骨折引致痉(注:疑似破伤风)者,《小品方》强调:"若口中已噤者,可以物拗开内之。令下(注:指竹沥饮三二升)。禁冷饮食及饮酒。竹沥,卒烧难得多,可合束十许枚,并烧中央,两头承其汁,投之可活。"另:"治腕折四支骨方,若有聚血在折上,以刀破去之。……"

4. 关于指甲化脓性感染之代指

《小品方》可能首先论述"代指",并清晰记述:"代指者,其状先肿,焮焮热痛,色不黯黪,然后缘爪甲边结脓。剧者,爪先脱落,亦谓之代指病也。代指无毒,正由人筋骨中热盛撮结故耳。吴人名遭指,野夫名为土卢,即皆是代指疾也,治之方。单煮甘草汁渍之,或用芒硝汤渍之,捣青菜汁揾之,但得一种浸渍之,即差。"《小品方》关于代指之论述与医疗方法,为隋唐医学大家及明清外科医师所继承与发扬。

5. 关于泌尿系结石之排石

《小品方》:"疗石淋方。浮石取满一手,捣为末,以水三升,苦酒一升,煮取二升,澄清,温服一升,不过再三服,石即便出。"该排石法值得实验研究其价值。

6. 关于剔哽法

《小品方》也记述有:"作竹篾,刮令滑,绵缠,内咽中,令至哽处,可进退引之,哽即出。""又疗误嚼针方。取真吸针磁石末,酒白饮服一方寸匕。解曰:磁石特能吸取针。难云:今吞针哽在喉中,而服磁石末入腹耶。若含磁石口中者,或吸针出耳。二理详取其义焉。"

7. 关于疗眼肤肉生覆瞳仁手术

《小品方》:"疗眼肤肉生覆瞳子者方。取针烧令赤,烁著肤上,不过三烁缩也。有令人割之三复生,不如烁之良。"该段论述瞳仁部肤肉针烙法与手术摘除疗效之比较。

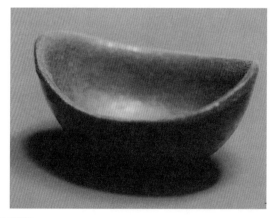

瓷质洗眼杯

晋。杯体长 5.5 厘米,宽 4 厘米,高 3 厘米,杯口上沿呈弧形,恰与人眼眶部位吻合。用以洗治目疾。原为我国现代解剖学家侯宝璋教授收藏,后捐首都博物馆。

8. 关于鼻息肉与瘿之辨析

《小品方》"疗鼻中生肉"，通草、真(珍)珠、矾石、细辛捣末，"以绵裹如枣核，沾散如小豆，并绵头内鼻中，日三，取差"。陈延之指出："瘿病者，始作与瘿核相似。其瘿病喜当颈下，当中央不偏两旁也，乃不急腄然，则是瘿也。中国人息气结瘿者，但重腄腄无核也。长安及襄阳蛮人，其饮沙水，喜瘿有核瘰瘰耳，无根，浮动在皮中，其地妇人患之，肾气实，沙石性合于肾，则令肾实，故病瘿也。"

五、《刘涓子鬼遗方》

刘涓子(约370—450)，晋末我国著名外科学家，京口(今江苏镇江)人，于义熙六年(410)曾随宋武帝刘裕北征，任随军外科医师，有战伤被创者，治之即愈。曾居秣陵(今南京)，有秣陵令因脊背疽而绵困，刘涓子与甘伯济(注：甘伯济或即甘伯齐之误。《隋书·经籍志》载有甘伯齐《疗痈疽金疮方》15卷)参与治疗，获良效。刘涓子整理其外科医疗理论与经验，于元嘉十九年(442)撰《刘涓子鬼遗方》10卷。永元元年(499)经龚庆宣编定。今存本为5卷，分述痈疽病因、鉴别，金疮外伤治法，痈疽发背、妒乳、痈疽治方，疥癣、发秃治方，等等，综观其内容，多可代表当时之先进水平。例如创造性凭借波动感辨析深浅部脓肿，警惕头面部化脓性感染危候之观点，灸法、薄贴法、针烙、纸捻引流之应用，腹部外伤肠脱出的创伤救治等，开创了外科多领域医疗技术的先河，影响深远。

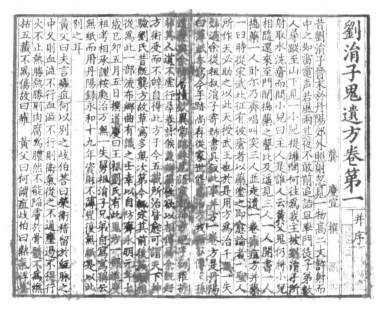

《刘涓子鬼遗方》书影

刘宋时期刘涓子撰，南齐时期龚庆宣编定，宋刻本，国家图书馆藏。

《刘涓子鬼遗方》书名,颇有些鬼怪之说,但考虑到南北朝时期人们的鬼神观念,借以提高其影响者,也许是很自然的现象。该书在《隋书》《旧唐书》《新唐书》均以10卷本存目;《千金要方》《千金翼方》《外台秘要》《医心方》与《证类本草》等均有引用者。北京图书馆藏有该书最早版本之宋刻本,为5卷本,即卷一论痈疽病因、证候、鉴别;卷二为金疮外伤治方;卷三为痈疽、发背、妒乳证治;卷四为痈疽论、痈疽治方;卷五除痈疽外尚有热疮、鼻塞、竹木刺伤、烫火伤、灭瘢等。纵览全书,凡作黄父(鬼)曰,多为与《黄帝内经》有关内容,特别是与《灵枢·痈疽篇》相符。

1. 关于痈化脓与否之鉴别与切开引流法

《刘涓子鬼遗方》卷一:"痈……在乳者,熟(注:指已化脓者为熟)之候,手按之,若随手起,便是熟。针法要脓看,以意消息之,胸、背不可过一寸针。""肿自有似痈而非者,当以手按肿上,无所连是风毒耳,勿针",明确地强调了局部触诊方法,在确定是否有脓等方面,指出比较客观的临床指征,说明当时外科医生对化脓性感染,其脓已成或脓未成的鉴别,已有了比较可靠的鉴别诊断方法。所谓"脓看",即"针刺取脓",与现代"先穿刺"而后决定切开引流的主张是一致的。

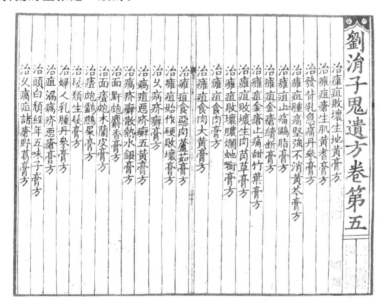

《刘涓子鬼遗方》书影
宋刻本,卷五目录,国家图书馆藏。

《刘涓子鬼遗方》卷四《相痈疽知有脓可破法》:"痈大坚者,未有脓。半坚薄,半有脓。当上薄者,都有脓,便可破之。所破之法,应在下逆上破之,令脓得易出,用铍针。脓深难见,上肉厚而生肉,火针。若外不别有脓,可当其上数按之,内便隐痛者,肉夹坚者,未有脓也。按更痛于前者,内脓已熟也。"该段论述更是对切开引流之部位、方法给予了正确的论断。

2. 关于切开引流方法原则之掌握

《刘涓子治痈疽神仙遗论·辨痈疽》更进一步强调："脓成宜针，出脓之后，人必生之。""疽皮厚宜烙，痈薄宜针。"这里所讲的宜针，指适宜用刀切开引流；所讲的宜烙，指适合用烧烙铁助刀切开。关于痈疽切开引流之适应证与禁忌证，《刘涓子治痈疽神仙遗论·决生死法》还强调："八日内脓成，针烙导引之，生。""待脓自出，不导引者，死。未内攻前，针烙导引之，生；内攻后，针烙，用药导引者，死。脓成后，不导引，不出，但薄傅药者，死。"该段论述正确地强调了掌握脓肿切开引流时机是多么关键！关于切开引流，除刀针切开或烙切开外，还指出："取草间蛭人者置之疮上，仕其吮脓血，无不效。"即用水蛭吸吮脓血出之技术。

3. 关于人体七处不可患痈疽，患则预后危险

其中特别值得重视者为关于面部化脓性感染危险性的论述，例如，普遍认可的"危险三角区"被列入其中，即"鼻下人中两处发者，为发髭结毒，攻作寒热交并，亦能害人。""鼻骨中并能害人"，"唯眼后虚处最险"对外科医师具有重要的警戒作用。对"正脑上为脑痈及脑疽、脑烁，并在大椎骨上，入发际。……"虽然同属危险，但他亦正确强调"急急出脓不害"。

4. 关于预防化脓性感染"内攻""透膜"之严重问题

《刘涓子治痈疽神仙遗论》多处强调："两胁起疽……唯有此处是内毒，却入内攻多致死地。急以针刺出脓，免致内攻，则无伤内之患矣。"其《用药法》中要求医家特别注意："凡一切疮肿，始患高肿，五七日忽平陷者，此是毒气内攻，急以内托散及内补汤药，填补脏腑令实。最怕透膜，膜穿必死。凡有发背、痈疽，外热内疼者，是外有客邪，内有积毒，欲作脓透之候也。""须引脓外透，方渐安妥。"内攻，疑即脓毒血症；透膜，疑即胀毒穿透胸膜、腹膜引起胸、腹腔化脓。

5. 关于针烙适应证与切开引流部位选择、白纸纴引流之应用

刘涓子外科所述，也多有着先进性思想与技术指导。例如，"诸药贴不破者，宜用熟铜针于油火上燎透，先用墨笔点却当头，后以铜针浅浅针入，随针而出脓者，顺也。若不随针出脓，当用白纸作细纴，纴入针孔，引出其毒脓，当时肿退几分便好。""更有痈生实处，不问浅深，有脓即（切）开，用针烙无害，迟缓恐伤筋骨。""凡近筋脉骨节空处，不得乱行针烙，恐反致他病也。""即是大脓窍，当用熟铁大针头如钗脚者，于麻油灯上烧令热透，插入一寸至二寸。当下恐未有脓出，却用纸纴纴入，直候次日取出，其脓即随纴下矣。""凡人患发背……觉自有脓成，便用火熟铁针，当正头烙之，其针烙，并用麻油灯火上烧令通红，平平烙入可二寸。初用烙针，须从横插入，不得正入，恐烙透膜也。""如横长赤引开阔，当须两头下针，令脓随针出。""若气虚脉大者，不可乱行针烙。"

6. 关于强调早期诊断与早期治疗

《刘涓子鬼遗方》卷四中《释痈疽色诊》载："夫痈疽者，初发始微，多不为急，此实奇患，惟宜速治之，急治不若速，成病难救，以此致祸，能不痛哉！具述所怀，以悟后贤。"又

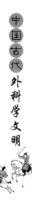

《刘涓子治痈疽神仙遗论·辨痈疽》进一步强调:"唯急唯速,方能救生,不可缓慢,缓慢则毒气展引开阔。"

7.《刘涓子鬼遗方》对日本外科发展的影响

《日本纪略》约成于日本弘仁十一年(820),记有:"置针生五人,令读《新修本草》《明堂经》《刘涓子鬼遗方》各一部。兼《少小》《集验》《千金》《广济方》等中治疮方。特给月料,令成其业。"可见日本于公元820年实施的医疗教育体制已明确规定:针生(注:外科学生)的教育中将《刘涓子鬼遗方》作为教材。日本宽平五年(893)由藤原佐世奉敕所撰《日本国见在书目录》中收有"《鬼遗方》十一,龚庆宣撰。"《刘涓子鬼遗方》在日本影响大的另一方面由日本医学家丹波康赖于公元982年仿《外台秘要》体例撰《医心方》中十分重视该书可知。因为该书以《诸病源候论》为病证论述冠首之例,唯独第十五卷痈疽篇部分的医论,未引述《诸病源候论》或《千金》《外台》之论,几乎全部以《刘涓子鬼遗方》卷一、卷四内容而罗列叙述,十分显眼,足见丹波氏对该书外科内容的重视。日本医史学家富士川游在《日本医学史》中给予《刘涓子鬼遗方》对日本外科之发展的影响以高度肯定。

8. 关于外科医疗用药与制药

关于痈疽疮肿之医疗,《刘涓子鬼遗方》严格掌握了已化脓、未化脓之诊断方法,未化脓者强调灸法,已化脓者强调针刺切开排脓或针烙切开排脓,排脓不畅者强调纸纸之引流等,已是很先进的医疗技术或手术方法,应该说十分突出地反映了两晋南北朝时期化脓性感染医疗的先进思想与技术水平。但综览全书,药物治疗所占的比重,仍居于重要的地位。

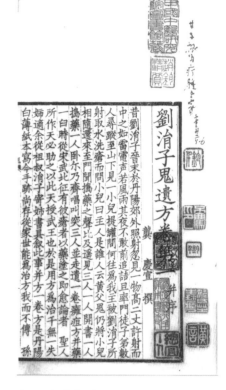

《刘涓子鬼遗方》书影

《刘涓子鬼遗方》5卷,刘宋时期刘涓子传、南齐时期龚庆宣撰。中国中医科学院图书馆藏。

9. 关于内服药治疗外科疾病

关于外科疾病亦即痈疽疮肿、金疮等的保守治疗,强调内服药治疗,其比重约占十之八九。据统计《刘涓子鬼遗方》5卷所使用的医方约150个,用药品种也较前代明显增加,而且辨证施治之应用原则也更明显。例如,清热解毒、活血化瘀、补气生津、补血生肌等,在临床治疗中已广为应用。从其理论指导而言,已为后世消、托、补三大法则的创立奠定了基础。例如,"发皮肉,浅肿高之赤,即消","发筋肉,深肿下之坚,其色或青或黄……宜急治之，成消中"，"亦应即贴即薄，令得所即消"，"治痈疽一二日，痛微，内薄令消"。又如："治痈未溃，黄芪汤"，"治痈，内补竹叶黄芪汤"等。至于内服以清热解毒者、生肌止痛者，所立所创方更多。

10. 关于活血化瘀在创伤外科之应用

创伤治疗之重点，当以止血为要，而出血瘀于肌肤者，其治疗更需强调活血化瘀，例如，《刘涓子鬼遗方》首方即"治金疮，止血散方"，其次则列出"治金疮血肉瘘，蝙蝠消血散方"。其间广泛论述了金疮、痈疽诊疗方药，更出"治金疮内有瘀血，未及得出，而反成脓，乌鸡汤方"，特别创"治金疮有瘀血，桃核汤方"，由䗪虫、虻虫、水蛭、桂心、大黄、桃核组成，其方意、药物组成对后世影响十分深远。

11. 关于薄贴法

薄贴，有广义、狭义之分，广义薄贴指包括膏药、油膏、糊剂等，而狭义者，则专指膏药之古称。《刘涓子鬼遗方》总结膏药方十分丰富，应用也十分广泛，如"续断生肌膏""生肌膏""五黄膏""水银膏""丹砂膏""六物灭瘢膏方"等，约占其方三分之一，可见其用膏之广泛了。薄贴法应用于外科疮疡治疗，是中医一大特点，除有良好的敷贴作用外，研究黑膏药之应用可知，其还具有收敛、制泌、杀菌、消炎、生肌长肉等效果。

12. 关于水银软膏之应用

《刘涓子鬼遗方》卷五载有水银膏方三首，即："治病疥癣、恶疮，散热，水银膏方。水银、矾石、蛇床子、黄连以上各一两。上四物两度筛，以腊月猪脂七合和，并水银搅令调，打数万过，不见银膏成，傅疮。若膏少益取。并小儿头疮良。""治小儿热疮，水银膏方。水银二两、胡粉二分、松脂二两、猪脂四升，上四味煎松脂、水银，气出下二物，搅令不见银，放冷，以傅疮上。"第三方："治痈疽瘘，水银膏方。水银二两半，胡粉二两，松脂二两，猪脂四升，上四味，先煎松脂，水气尽下胡粉，搅令水银尽不见，可傅疮，日三。亦治小儿疳热疮、头疮。"今本葛洪《肘后方》卷五虽有多处记述了水银制剂用于痈疽疮疡之治疗，但从所述尚不能证明出自葛洪，明显为后人整理附广时所加入，很难证明为葛氏原有者，从时间先后来看，不能证明早于刘涓子，不能证明《刘涓子鬼遗方》之三首水银膏方来自《肘后方》。况且，今本《肘后方》水银之应用尚作粉剂，而《刘涓子鬼遗方》则清晰说明为膏方，而且正确强调"消水银"的方法。该方法在欧洲的应用可能比刘涓子约晚500年。据于文忠研究，"欧洲约于10世纪之巴尔德古医书（Leech Book of Bald）始有水银与油脂合剂的记载，约在13世纪才详载了水银软膏中的水银消法。"

关于膏药之制备，当时已能掌握根据四季不同气候条件区别调剂软硬度，可将同一种膏药制出适于春夏、秋冬与四季皆宜的三种剂型，例如，"丹砂膏方三方……春夏共用，调合在后方消停"；"上十三味，秋冬共用，亦在年中有所宜，以意消息"；"上十五味……此膏是四时常用，日三，此方无比。"上述丹砂膏方三首用药大致相同，只配伍用量上互有差异，以适应不同季节气候条件下应用方便速效。

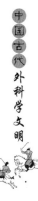
第三节　外科医疗手术记录与外科病理解剖

两晋南北朝时期的外科医疗手术记录,除上述医学文献所记录者外,于非医学文献中所记录的外科疾病认识、医疗手术,以及为求疾病诊断之确真进行的病理解剖等,为我们展现出许许多多光辉的事例,或已达到令人钦佩的重要成就。为了更好地反映此时期外科发展的真实水平,我认为重视非医学文献所记述的有关外科内容,并予以分析比较,借以为读者提供文史工作者所记述内容,会对此时期有关外科发展水平的论述,补充一些十分珍贵的史实。因为,中医外科之发展,特别是那些名不见经传的具备一技之长的外科专家,或因种种条件所限,缺乏或没有文化,识字不多或根本就不识文字,他们的技术成就在当时可能广为天下所闻,但却不可能有专门的医学著作流传于世。由于他们的名声很大,往往会被士大夫阶层、知识分子传为美谈,或引发史学家们将其名著于史籍,或写于笔记、小说而得到传颂。这就是我写中医外科史给予非医学文献有关评述重视鉴别分析论评的初衷。

一、吮脓治疗乳痈之高效技术

唐代李延寿《北史》(386—618)与唐代令狐德棻《周书》(557—581)两书,均设有《柳霞传》,同时记述了柳霞吮脓以治疗母亲乳痈危证的真实故事。"其母尝乳间发疽,医云:'此病无不可救之理,唯得人吮脓,或望微止其痛。'霞应声即吮,旬日遂愈。咸以为孝感所致。"

二、止血药

止血问题永远是外科医生处理创伤出血、手术中出血的第一要事。治疗创伤能否有效,重要问题是止血;外科手术能否成功,止血是否有效仍旧是问题的关键之一。在中国外科发展史上,不乏对止血的重视。下述史料除了提供人们需要关注的手术中止血,其手术本身也是值得重视的。《魏书·悦般国传》:"真君九年(448),遣使朝献,并送幻人,称能割人喉脉令断,击人头令骨陷,皆血出,或数升,或盈斗,以草药内其口中,令嚼咽之,须臾血止。养疮一月复常,又无痕迹。世祖疑其虚,乃取死囚试之,皆验。云:中国之名山皆有此草。"考"悦般",古西域国名,乃匈奴迁后留在龟兹(今新疆库车县一带)者。割喉或与今之气管切开术相当,击人头令骨陷或即原始人之穿颅术,遗憾的是止血草药尚不知所指为何物。

三、头部巨瘤切除术失败

对此失败之经验教训,在当时已引起人们比较广泛的关注。因此,在唐代李延寿撰《南史》(420—589)与梁代沈约撰《宋书》(420—479)时,均收录有《朱龄石传》,同时强调:"舅头有大瘤,龄石伺舅眠,密往割之,舅即死。"查龄石即朱龄石,南朝宋时任建武参军,武帝甚亲委之,伐蜀为元帅。他密为舅父施行头部大瘤切除术,虽然失败而致舅父死亡,但何以能在舅父不知的情况下施行此大手术,其麻醉术,或即华佗的酒服麻沸散之类,或借机令舅父饮酒大醉以为麻醉。手术失败,推其原因,可能还是因为失血所引起。

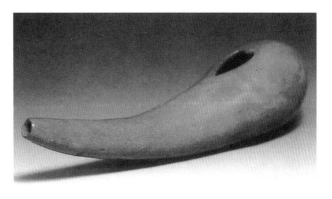

瓷质灌药器

晋。器通长 25 厘米,腹径 2.7 厘米,进药口径较大,出药口径 1 厘米,用于灌注药之器具。我国现代解剖学家侯宝璋收藏,后捐首都博物馆。

四、精巧唇裂修补手术成功

《晋书·魏咏之传》记录殷仲堪帐下有唇裂修补术名医,为魏咏之修补唇裂取得良好效果而获得广泛赞誉。如所述:"魏咏之,字长道,任城人也。家世贫素,而躬耕为事,好学不倦。生而兔缺。有善相者谓之曰:'卿当富贵。'年十八,闻荆州刺史殷仲堪(? —399)帐下有名医能疗之,贫无行装,谓家人曰:'残丑如此,用活何为!'遂赍数斛米西上,以投仲堪。既至,造门自通。仲堪与语,嘉其盛意,召医视之。医曰:'可割而补之,但须百日进粥,不得笑语。'咏之曰:'半生不语,而有半生,亦当疗之,况百日邪?'仲堪于是处之别屋,令医善疗之。咏之遂闭口不语,唯食薄粥,其厉志如此。及差,仲堪厚资遣之。"年 18 岁的有志青年魏咏之,生而兔缺,投荆州刺史、爱好医学的殷仲堪帐下,求其补唇医家为其施行唇裂修补术,获疗而愈,是我国医学史上首例实施唇裂修补术并获成功的记录,或有因无手术方法步骤而疑者,但不少相继成功的记录,即可完全释疑者之问难。以下引唐代方干唇裂修补术记录事例。北宋王说,字正甫,长安(今陕西西安)人,曾任国子监丞,于崇宁、大观间(1102—1110)撰写《唐语林》,该书记述了唐代社会、人物、风情、仕林言行、典章故实者,多有足资考证史传之文。该书卷七:"方干貌陋唇缺,味嗜鱼鲊,性

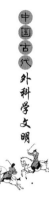

多讥戏。萧中丞典杭。军倅吴杰患眸子赤。会宴于城楼饮,促召杰。杰至,目为风掠,不堪其苦。宪笑命近座女伶,裂红巾方寸帖脸,以障风。于时在席,因为令戏杰曰:'一盏酒,一捻盐,止见门前悬箔,何处眼上垂帘?'杰还之曰:'一盏酒,一脔鲊,止见半臂著襕,何处口唇开袴?'一席绝倒。尔后人多目干为'方开袴'。"此则方干嬉笑吴杰目疾,吴杰回敬以嬉笑方干唇裂的故事,特别因此人称方干为方开袴者,实令方干以为更大的刺激。《唐诗纪事》卷六十三"方干"条记有:"(方干)为人唇缺,连应十余举,遂归镜湖。后十数年,遇医补唇,年已老矣。镜湖人号补唇先生。"宋代马永易《实宾录》:"五代方干,为人缺唇。尝应举,有司议以干虽有才而缺唇,奏而不第。后归镜湖(今浙江绍兴)十余年。遇医者补之,年已老矣!遂不复出,时号补唇先生。"以上两书同载方干因先天性畸形唇裂而失去了功名,并遭到人们讽刺讥笑,晚年时才得补唇先生之修补,但时光已失无法弥补,遗憾终生。据载,为方干成功施行唇裂修补术的医学家,曾有为人施行此术成功十余例的宝贵经验。可见继两晋南北朝时期为魏咏之成功施术之后的唐代,该手术仍然流传于民间,未闻有失败之记录。至明代该手术已记录于外科医学家的外科著作中,手术方法、步骤以及注意事项也多有所交代,见后。

五、目瘤摘除术

首先我们引《晋书·景帝纪》关于景帝司马师(208—255)的一段史实:"初,帝目有瘤疾,使医割之。莺之来攻也,惊而目出。惧六军之恐,蒙之以被,痛甚,蓥被败而左右莫知焉。闰月疾笃,使文帝总统诸军。辛亥,崩于许昌,时年四十八岁。"细察该段文字,可知司马师幼年曾患有目瘤,使医割之。那么,施行手术的医学家是谁?何人主使令医割之?明代陈元龙《格致镜原》有:"晋王[注:指司马懿(179—251)之长子司马师,曾为晋王]婴时有目瘤疾,宣王(注:指司马懿曾任宣王)令华佗治之,出眼瞳去瘤而纳之,傅药。"根据这段记述可以认为,为司马师进行目瘤摘除手术,是司马师的父亲司马懿请华佗做的。如果陈元龙所记属实的话,据其所述"出眼瞳去疾而纳之"说明,华佗不但为司马师摘除了目瘤,为了摘除目瘤手术顺利进行,还将目瞳出而纳之(注:目瘤可能深在眼睛之后?)据此,华佗很可能于摘除目瘤的同时,还将已失明之眼睛、球、瞳等一并摘除,而同时进行义眼纳入。否则,司马师后来受惊,怎么会"惊而目出"?

弄清此段人物之间的关系,有助于理解景帝目瘤摘除术之前前后后,或可证实其手术之真实可靠。其实,司马懿、司马师、司马昭(211—265)父子三人,均曾前后担任过魏大将军,司马懿任魏大将军,临终时(251)传给长子司马师,司马师继任魏大将军临终时(255)传给其弟司马昭(注:即司马懿之次子)。司马昭接任魏大将军后约十年,于公元265年传于司马懿之孙司马炎,司马炎(注:为司马师之侄)代魏称帝,建立晋朝,即西晋。司马炎称帝,帝号晋武帝,追尊宣王司马懿为宣皇帝,追尊景王司马师为景皇帝,追尊司马昭为文帝。

六、关于金针拨白内障术

唐初有两位史学家奉命分别撰《梁书》《南史》，他们都据史实为鄱阳忠烈王萧恢立传，并记其母费太妃患目疾，请得慧龙道士治疗得愈的案例。按其所记述之史实分析，费太妃目疾当系白内障，而慧龙所下针术很可能是金针拨障手术。现将两部史书所记引述于下。

唐代姚思廉（557—637）奉敕所撰《梁书》："（费太妃）后又目有疾，久废视瞻，有北渡道人慧龙得治眼术，恢请之。既至，空中忽见圣僧，及慧龙下针，豁然开朗，咸谓精诚所致（至）。"

唐代李延寿奉敕所撰《南史》："所生费太妃犹停都……后有目疾，久废视瞻。有道人慧龙得疗眼术，恢请之。及至，空中忽见圣僧。及慧龙下针，豁然开朗，咸谓精诚所致（至）。"

上述两位唐初史学家所撰前朝史书，从不同角度同时记载了萧恢——梁文帝第九子为其母费太妃诊治目疾的历史，内容大体相同。按所记"久废视瞻"，最大可能为白内障，均指出"慧龙下针"，"豁然开朗"，更可证实慧龙所得疗眼术为白内障针拨术，只此可以获得"豁然开朗"的显效（至）。至于空中圣僧之谓，以及"精诚所致（至）"，只不过是其时的一种神化、孝道之解释而已。

金针拨内障术之掌握者，最初多与道教、佛教人士有关，或谓传自印度者。又李延寿撰《北史·孝行》记有张元为其祖诊治目疾（白内障？）的故事："及元年十六，其祖（成，曾任平阳郡守）丧明三年。元恒忧泣……后读《药师经》，见'盲者得视'之言。……今以灯光普施法界，愿祖目见明，元求代闇。如此经七日，其夜梦见一老翁，以金针疗其祖目，于梦中喜跃，遂即惊觉。乃遍告家人。三日，祖目果明。"另一例见《涅槃经》所记"刮膜良医"，"有盲人诣良医，医者即以金针刮其眼膜，使复明"，或亦说明金针拨障术与佛教有着密切的关系。

七、狂犬病诊疗

中国医学家对狂犬病早有比较正确的认识与正确的应对预防方法。《左传·襄公十七年》已明确强调："国人逐瘈狗。"说明在公元前400年，我们的前人已大声疾呼"逐瘈狗"。瘈狗即疯狗、狂犬，或称为猘狗、猘犬。他们呼吁人们于狂犬活跃时逐杀之，以预防被咬伤引致狂犬病，因为人被狂犬咬伤而发狂犬病者几乎都要死亡。大约同时代的医学典籍《素问·骨空论》，在论述"风者，百病之始也"最后一段强调："犬所啮之处，灸之三壮,即以犬伤病法灸之。"其注说:"犬伤而发寒热者,即以犬伤法三壮灸之。"接着《素问·骨空论》强调:"凡当灸二十九处……不已者,必视其经之过于阳者,数刺其俞而药之。"《内经》是一部医学理论典籍,并不涉治疗,但在此,不但强调灸法之运用,而且指出必要时要数用刺法,以及药物治疗,足以说明《黄帝内经》给予犬伤(包括狂犬咬伤)以特别之关注。如此者,实为该书所罕见。

两晋南北朝时期关于狂犬病的认识与诊疗,在《内经》理论、方法指导下,取得了新的进步。特别于前所述葛洪《肘后备急方》已重点评述了用被咬狂犬脑敷伤口具有免疫效果的先进方法。在此不再重复,仅就其他医家在处理狂犬咬伤方面的先进理论认识与防治技术,进行一些评述。例如,《小品方》引用《肘后备急方》有关资料,现仅能于《外台秘要》卷四十得到线索,特引如下:"《小品》疗狂犬咬人方……已发狂如猘犬者,服此药即愈。""又众疗不差,毒攻人烦乱,喊(注:动也)已作犬声者方。"此外,更明晰指出,狂犬病潜伏期:"凡狂犬咬人,七日辄应一发,过三七日不发则免也。要过百日,乃为大免。"很有价值的是,葛洪《肘后备急方》强调的外敷被咬伤狂犬脑以预防发作的免疫法,于"崔氏疗狂犬咬人方"也予强调:"又取所咬犬脑,以涂疮大佳。"同时还指出"取大虫(毒蛇)牙齿末,或大虫脂涂之便佳",也富有研究参考价值。

《宋书·张畅传》记述了南朝宋吏部尚书张畅弟张牧被狂犬咬伤的治疗。"弟牧尝为猘犬所伤,医云宜食虾蟆脍。牧甚难之,畅含笑先尝,牧因此乃食,创亦即愈。"虾蟆脍能否治愈狂犬咬伤是很值得研究观察的。可贵的是,防治狂犬病已在普通人群中得到十分的关注,特别在知识阶层已形成"宁可疑其有而早防治以不误,不可疑其非而误以致死"。例如,唐代李延寿在《北史》与李百药在《北齐书》中均收有北齐孝昭帝时任太子太傅,武平初年(570)升迁大鸿胪的王晞(?—581)传,传中均记有王晞曾被犬伤而引起的是否狂犬伤的辩论:"及西魏将独孤信入洛,署为开府记室。晞称先被犬伤,困笃,不赴。有故人疑其所伤非猘,书劝令赴。晞复书曰:辱告存念,见令起疾。循复眷旨,似疑吾伤未必是猘。吾岂愿其必猘?但理契无疑耳。就足下疑之,亦有过说。足下既疑其非猘,亦可疑其是猘,其疑半矣。若疑其是猘而营护,虽非猘亦无损。疑非猘而不疗,傥是猘则难救。然则过疗则致万全,过不疗或至于死。若王晞无可惜也,则不足取。既取之,便是可惜。奈何夺其万全,任其或死。"其被犬伤,宁可信其为狂犬伤,而按狂犬伤早诊断、早治疗,虽死而无憾的思想理念是十分正确的决断。今天,若被犬所咬伤,必须早早注射狂犬疫苗,亦即同理之正确选择也。

八、烧烙法与灸㾤术

东晋明帝永昌二年(323),由淮、泗而至京师,四处讹传虫病由肛门而入腹致人于死,并谓有治疗之方法,引起百姓惊忧,出现人人皆自云已患其病的混乱局面。此恶性讹传虫病所叙述之医疗技术中,有运用"烧铁以灼之"治疗虫病在肛而尚未入腹之患者,现仅以"烧烙法"而论之,但其有效与否限于记述未详,难作确切评论。

唐代房玄龄《晋书》与梁代沈约《宋书》均于《五行志》中记述了该谣言之始末。"永昌二年(323),大将军王敦下据姑熟。百姓讹言行虫病,食人大孔,数日入腹,入腹则死。治之有方,当得白犬胆以为药。自淮、泗遂及京都,数日之间,百姓惊扰,人人皆自云已得虫病。又云,始在外时,当烧铁以灼之。于是翕然被烧灼者十七八矣。而白犬暴贵,至相请夺,其价十倍。或有自云能行烧铁者,赁灼百姓,日得五六万,悉而后已,四五日渐静。"该传记述其理论依据时,认为"金者晋行,火烧铁以治疾者,言必去其类而来,火与金合德,共治虫害也"。与时局形势联系而称:"北中郎将刘遐及淮陵内史苏峻率淮、泗之众以救朝廷,故其谣言首作于淮、泗也。朝廷卒以弱制强,罪人授首,是用白犬胆可救之效也。"或真实反映了其时、其事、其人等处置之真实。我引此例则纯借治虫病而用"烧铁以灼之"的医疗技术耳。

关于灸瘿、丹毒疗法,梁代萧子显《南齐书·五行志》记述了永明年间(483—493)京师有病瘿者以火灸治疗的史实,虽然医理欠当,但可反映其时火灸疗瘿病的史实,故录之为参考。"永明中,虏中童谣云:'黑水流北,赤火入齐。'寻而京师人家忽生火,赤于常火,热小微,贵贱争取以治病。法以此火灸桃板七炷,七日皆差。敕禁之,不能断。京师有病瘿者,以火灸数日而差。邻人笑曰:'病偶自差,岂火能为。'此人便觉颐间痒,明日瘿还如故。"评述其依据时认为"梁以火德兴"之故。

九、外科手术记录分析

这里录述几个案例,或能提供若干事以说明两晋南北朝时期外科医疗水平,供作研讨之参考。例如,梁代沈约《宋书·何尚之传》在叙述处理犯罪案例时,以"螫毒在手,解腕求全,于情可愍,理亦宜宥。使凶人不容于家,逃刑无所,乃大绝根源也。""螫毒在手,解腕求全"作为成语,沈约撰《何尚之传》是引以说明除毒不惜用解腕求得最佳效果,"乃大绝根源也"。审视"螫毒在手,解腕求全"之本意,即手部螫毒严重,不解腕则毒走全身而丧命,解腕实有从腕部截肢之意。如果理解不错的话,如《黄帝内经·灵枢》所述,在我国南北朝时期或之前已于临床实施截除脚趾以治疗脱疽的同类外科手术。

又如徐嗣治钉疽。梁代萧子显《南齐书·徐嗣传》谓:"东阳徐嗣,妙医术","又春月出南篱门戏,闻笪屋中有呻吟声,嗣曰:'此病甚重,更二日不治,必死。'乃往视。一姥称举体痛,而处处有黵(黯)黑无数。嗣还煮升余汤送令服之,姥服竟,痛愈甚,跳投床者无数,须臾,所黵处皆拔出长寸许,乃以膏涂诸疮口,三日而复,云此名钉疽也。事验甚多。"萧子显写到此处,颇为感慨地认为徐嗣之术"过于(褚)澄矣"。唐代李延寿《南史》亦记有此案例。

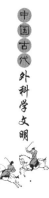

又如练石丹药疗背肿。唐代李延寿《北史·艺术下》记："杨愔患背肿,嗣明以练石涂之,便差,因此大为杨愔所重。作练石法:以粗黄色石如鹅鸭卵大,猛火烧令赤,内淳醋中,自有石屑落醋里。频烧至石尽,取石屑暴干,捣下筛,合醋以涂肿上,无不愈。"

中国医学使用丹药以治疗外科疮疡者,早于《周礼·天官冢宰下》已有制备方法与应用之论述,强调"五毒方"以注疮,获得"恶肉破骨尽出"之效果。此后历代不断沿用并有所发展。晋代葛洪《抱朴子·内篇·金丹》收录《太清经》九光丹之五石,或即源于《周礼》五毒方之演变,扩大了外科疮疡的治疗方法,提高了治疗效果。后世外科常用的红升丹(氧化汞类制剂)、白降丹(氯化汞类制剂)等,亦有其渊源关系。目前,在中医外科医师治疗骨髓炎、结核性骨炎、淋巴结核等方面,其仍发挥着重要作用。

又巫术在此期用以治疗外科痈疽者,限于时代仍有记述,例如《南史·薛伯宗传》记录:"时又有薛伯宗善徙痈疽,公孙泰患背,伯宗为气封之,徙置斋前柳树上。明旦痈消,树边便起一瘤如拳大。稍稍长二十余日,瘤大脓烂,出黄赤汁斗余,树为之痿损。"

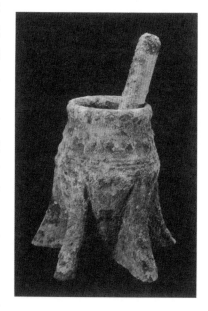

捣药杵臼

1989 年采集于陕西澄城善化,据考为晋时期,铁质,臼通体高 23.5 厘米、口径 10 厘米,腹围 45 厘米,鼓腹蹼足,腹有三道环纹。杵通长 30 厘米、直径 3 厘米。捣药器,亦外科常用者。

十、关于外科病理解剖

南北朝时期,围绕着外科病理解剖引起的诉讼案,曾因旧俗为之哗然。事出妻子张氏奉丈夫唐赐临死前的要求,病理解剖以探明其病死之因,张氏践夫遗言,却与子遭到"子为不孝,妻同不道",并以大理为断"律伤死人四岁刑",判"妻伤夫,五岁刑,子不孝父母,弃市,并非科例"。此例显示封建社会十分难得有唐赐愿将自己死后尸体贡献以查明自己病死的死因;而同时暴露出封建礼法忠实维护者——顾觊之由此而制约医学发展的罪过。

梁代沈约撰《宋书》、唐代李延寿撰《南史》,均于其史书中立《顾觊之传》,两书中《顾觊之传》均记述上述史实,内容也大体相同,可见其历史真实性。沈约《宋书·顾觊之传》:"时沛郡相县唐赐往比村朱起母彭家饮酒还,因得病,吐蛊虫十余枚。临死语妻张,死后剖腹出病。后张手自破视,五藏悉糜碎。郡县以张忍行刳剖,赐子副又不禁驻,事起赦前,法不能决。律伤死人,四岁刑;妻伤夫,五岁刑;子不孝父母,弃市,并非科例。三公郎（注：太师、太傅、太保之谓）刘勰议：'赐妻痛往遵言，儿识谢及理，考事原心，非存忍害，谓宜哀矜。'（顾）觊之议曰：'法移路尸，犹为不道，况在妻子，而忍行凡人所不行。不宜曲通小情，当以大理为断，谓副为不孝，张同不道。'诏如觊之议。（觊之）加左军将军，出为吴郡太守。"在该案的处理上曾有不同的意见，刘勰意见虽然合理，但终被否定而从重。

对于此案，刘勰之议虽不合其时之大理，但其同情之心与所提处理意见，无疑有利于外科病例死后病理解剖的开展，有利于医学发展，可惜未能得到当时最高统治者认可，令人十分遗憾。

刘勰（465—532），山东莒县人，南朝梁代文学理论批评家。早年笃志好学，因家贫不婚娶，曾依沙门，精佛经。梁武帝萧衍时，历任奉朝请、东宫通事舍人，深得武帝长子、梁文学家、信佛的萧统所重。晚年出家为僧，撰有《文心雕龙》，发展了前人进步的文学理论，批评抨击当代创作追求形式的风气。所谓"三公郎刘勰议"当系其任东宫通事舍人的梁武帝（502—549年在位）时期。刘勰于532年逝世，该病理解剖案应发生于晚年出家为僧之前。刘勰于萧衍、萧统十分重用的晚年出家，固然与他青年时期依沙门、精佛经有关，或与未能按己意处罚唐赐妻、子因奉遗令施行病理解剖案不无关系。

《徐之才传》中也曾涉及病理解剖事迹。徐之才（505—572），北齐医学家，山东诸城人，寄籍丹阳（今南京），中国世医传统南北朝徐家徐之才八代名医之代表者。《北齐书·列传第二十五·徐之才传》曾记述："有人患脚跟肿痛，诸医莫能识。之才曰：'蛤精疾也，由乘船入海，垂脚水中。'疾者曰：'实曾如此。'之才为剖得蛤子二，大如榆荚。又有以骨为刀子靶者，五色斑斓。之才曰：'此人瘤也。'问得处，云于古冢见髑髅额骨长数寸，试削视，有文理，故用之。其明悟多通如此。"

《徐之才传》中所记述徐氏相关外科或涉外科病例解剖事，值得分析。其蛤精，谓因乘船入海垂脚水中所得，说明其蛤精或即今之蛤仔，生活于浅海泥沙滩中，但之才为患者手术切除，"得蛤子二"有些费解，尚需进一步分析研究。关于用人骨瘤所作"刀柄"之识别，很能证明徐之才外科病理解剖知识之丰富。他看见"有以骨为刀子靶者，五色斑斓"，即做出正确判断："此人瘤也。"经询问得于何处，果然由古冢见干枯无肉之"髑髅额骨长数寸，试削视，有文理，故用之"以为刀柄。唐代李百药撰《北齐书》时，感叹徐之才"其明悟多通如此"，亦可知当视其为中国早期关于外科病理解剖之尝试矣！

第四节　外科学术交流

文化交流是推动人类社会、科学技术前进发展的重要动力。在人类初成之际，为生存而采集寻食的经验鉴别，无不饱含着认识、体会、经验的交流。这种交流，显然对人类的生存、繁衍以及人类社会的进步，都是不可或缺的重要方面。

全世界的民族、社团、国家，不管他们所处的发展阶段多么先进或多么落后，都不可

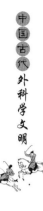

能离开文化交流的影响,也无不由于交流而享受着或多或少的实惠。全世界各民族在其发展过程中,都有着自我的卫生保健创造与交流而获益的历史。中国医药卫生的发展、形成体系,存在着国内各民族之间的经验交流;同时,远在千百年前已与亚洲各国、各民族以及欧、美、非许多国家与民族的卫生保健有过不少的交流,交流中也促进了各自医药卫生的进步。在这些交流中,中国传统医学对朝鲜、日本、越南、印度以东南亚国家、阿拉伯国家,乃至欧洲、美洲、非洲不少国家与民族的医学发展,都曾经发挥过十分重要或比较重要的影响,他们各自医学的发展,或多或少地从中国传统医学汲取过先进思想与技术。重要的是,中国医药卫生文化的发展,随着历史的演进,越来越多地汲取了上述国家与民族的先进理论与医疗技术,从而增加了中国传统医学发展的新启示、新动力。所有这些交流,共同促进了人类战胜疾病宝贵经验的积累,保证了各个历史时期人类与大自然斗争的健康需要。

关于中外医学交流,20世纪末我曾应约为国学大师季羡林教授总主编的《中外文化交流史丛书》,主编编撰了其中的《中外医学交流史》一书,现仅摘录整理其中关于国内国外有关外科疾病认识与医疗技术方面的交流情况,以展示医学交流中一般比较难以交流的内容。因为,外科疾病之鉴别,特别是否适于外科手术,以及外科手术之方法、步骤等,如果没有实际操作、面对面实际指导,仅口头或书面文字的交流,是不大可能得到完美的交流与掌握。也正因为如此,今天要予以客观求实的评价,就比较困难。可以肯定地说,中外医学交流的历史史实非常丰富,但涉及外科手术的交流,就显得比较苍白少见了。

一、中朝外科交流

中朝医学交流或从元代周致中所撰《异域志》的一段文字中可以看出端倪:"周封箕子之国,以商人五千从之,其医巫卜筮、百工技艺、礼乐诗书,皆从中国。"即商周时期两国已于医药卫生方面有了实质的交流,其中《周礼》医事制度,外科在其中之地位与分置等,或已在朝鲜医事中有所体现。因为"医巫卜筮、百工技艺……皆从中国。"又《酉阳杂俎》载:"魏时有句骊客,善用针,取寸发斩为十余段,以针贯取之,言发中虚也,其妙如此。"针之应用于医,首先应理解其为针刺治病,其次所谓针,即外科痈疽类疾病之砭刺、切开引脓之术。两晋南北朝时期,即朝鲜三国(注:即高句丽、新罗、百济)时代(386—662),其大力引进中国医药理论与医疗技术。陈文帝天嘉二年(561),吴人知聪携《内外典》《本草经》《脉经》《明堂图》等164卷,经由高句丽赴日传授医学。日本坂本太郎校注《日本古典文学大系·日本书记》于卷十九,称知聪赴日前,曾居朝鲜一年时间,向朝鲜医学界、僧界传授中国医学与佛学等。按其所带医学著作,其内容不乏中医解剖与有关外科之论述。张文宣撰文《古代中朝医药交流简史》指出:"(朝鲜)《百济新集方》所收录之治肺痈方和治丁肿方等,即来自中国葛洪之《肘后救卒方》",认为朝鲜百济国即仿照中国南北朝之体制,设置有医博士与采药师。又如,朝鲜与中国当时南梁建立有良好的关系,并大力引进中国佛教文化,其印度医学之有关外科在中国的发展,或对朝鲜也有所影响。

二、中日外科交流

早期中日医学交流往往经朝鲜而成行,如前所述不赘。浅田惟常《皇国名医传前编》记有:"金武,新罗人,新罗王遣武为调贡大使兼献方,帝服之而愈。"《日本书记》记有:"皇子谢曰:我之不天,之离笃疾,不能步行,且我已欲除病。独非奏言,而密破身治病云云。"日本著名医史学家富士川游指出"破身治病"一词,可能是针刺放血治疗。我以为破身治病所指,不能排除外科刀针医疗之可能。这里所称之帝,即允恭天皇(412—453年在位)或尚未继承王位的皇太子,应在公元443年或更早一些时间。日本钦明天皇(539—571年在位)于钦明十五年(554)请百济王派遣医博士、采药师等多人赴日讲学,同往者还有五经博士、历算博士等。其医博士所讲内容由隋唐太医署所设医博士之职责可知,必然包括有疮疡外科之学术。此外,《针经》即《内经·灵枢》向日本传播,见于浅田惟常《皇国名医传前编》:"传云,钦明帝十三年(552)梁文帝赠《针经》,帝赐其书于纪河边多兔麻吕。"据考梁文帝应系梁元帝之误,因为,文帝551年已死于侯景之乱,552年已是梁元帝萧绎主事。重要的是《内经·灵枢》于钦明十三年已由梁元帝赠送日本,必然引起日本医学界的极大关注,《灵枢》关于外科痈疽疮疡之论断与成就,必然会在日本引起重视。

三、中印外科交流

古印度医学曾有过辉煌的历史,远在吠陀时期(约前1500—前700),在人体解剖与拔除异物、敷裹绷带等外科方面已有一定的经验积累与论述。据《开元释教录》记载:"东汉之末,安世高医术有名,译经传入印度之医药。"安世高,东汉末佛教翻译家,名清,以字行,安息(约今伊朗高原东北部)人,安息国太子,父死让位叔父,出家学习佛经。于东汉桓帝建和二年(148)来洛阳,20年间译出佛经95部115卷,其中包括《医方明》多部。所译《佛说㮈女耆域因缘经》,载有丰富的医药知识,特别有关外科医疗技术令人注目。所记印度外科鼻祖苏斯拉,已进行了肿瘤切除术、脓肿切开术、穿刺术、异物摘除术、白内障术、鼻成形术、骨折整复术、剖腹产术、开腹术、肠吻合术、膀胱结石剔除术等。其所应用之手术器械有刀、剪、锯、针、套、镊、钩、管、探针等约125件。由此可见印度古外科之发展已有了很高的水平。

中印外科手术、医疗技术之交流史研究是十分重要的领域,两国于东汉末年之后,经由《佛说㮈女耆域因缘经》的翻译、流传,影响了中国医学界、外科学之发展,现仍有待学者们进行认真研究。

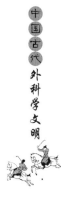

第五节　外科医学家与医学名家之善于外科者

一、刘涓子与龚庆宣

刘涓子(约 370—450),京口(今江苏镇江)人,晋末外科学家或称军阵外科学家,于义熙六年(410)曾以擅长金疮、痈疽诊疗而随刘宋武帝(刘裕)北征,遇军中官兵被创伤或患痈疽者,以药涂之即愈。文帝(刘义隆)元嘉二十年(443)居秣陵(今江苏南京)时,秣陵令患背部疽,久治不愈,刘涓子曾与甘伯济合作,使秣陵令之背疽获愈。《刘涓子鬼遗方》即其外科医疗经验的系统总结。龚庆宣整理成书作序时或因抬高其价值的心理作用标其书为鬼神所授,杜撰了鬼遗的故事:"昔刘涓子,晋末于丹阳(约今江苏南京或南京南)郊外照射,忽见一物,高二丈许,射而中之,如雷电,声若风雨,其夜不敢前追。诘旦,率门徒子弟数人,寻踪至山下,见一小儿提罐,问何往为?'我主被刘涓子所射,取水洗疮'。而问小儿曰:'主人是谁人?'云:'黄父鬼'。仍将小儿相随,还来至门,闻捣药之声,比及遥见三人,一人开书,一人捣药,一人卧尔,乃齐声叫突,三人并走,遗一卷痈疽方并药一臼。"刘涓子得此而名其著为《刘涓子鬼遗方》。显然是刘涓子为了自己医疗来之神奇而编造者,或黄父鬼即黄姓医所遗给刘涓子外科方者。南齐东昏候(萧宝卷)永元元年(499)经龚庆宣编定而流传于世。

《刘涓子鬼遗方》今传本系经龚庆宣修订整理过的宋刻 5 卷本。据《隋书·经籍志》与《旧唐书》《新唐书》记载,该书原作 10 卷本,另有《刘涓子治痈疽神仙遗论》1 卷,今世传有两种刻本,曾被作为佚文收录于《刘涓子鬼遗方》。但据研究者分析,此论不妥,认为系李顿托名之作,然今本《刘涓子鬼遗方》后,多附《刘涓子治痈疽神仙遗论》以备参考。

《刘涓子鬼遗方》是中国现存较早时期专论外科痈疽疮疡金疮毒虫伤的一部外科专著,系刘涓子随刘宋武帝北征依之以诊疗士卒创伤痈疽的依据,或为其诊疗经验再总结的基础。从今本观之,该书比较系统全面地总结整理了中国晋以前外科的出色成就,集中体现其在化脓性感染未化脓与已化脓的鉴别诊断,经验丰富,很有理论依据。它基本上可以指导外科医生给予正确诊断,并可依之给予正确的治疗,于已成脓之痈疽即时进行刀针排脓,并用纸纴引脓外出,配合以清热解毒、活血化瘀疗法,达到当时之最先进水平。其所述金创外伤治法及发背、妒乳、疥癣、发秃治法等,也都具备了一定的经验,反映了两晋南北朝以前的诊疗实际与诊疗水平。

刘涓子是我国晋末时期的一位外科医学家,他一生在痈疽疮疡等外科领域积累了丰富的理论与经验技术,晚年居秣陵时,曾对自己的医疗理论与技术进行整理,于丹阳薄纸本写成《刘涓子鬼遗方》《刘涓子方》1卷，经姐姐赠给医学世家龚氏家族。或称祖考相传此书至孙道庆，谨按处治有验，于齐明帝建武二年(495)，因儿子幼稚，苟非其人，道不虚行，与龚庆宣邻居，情款异常，临终以《刘涓子方》相赠。龚庆宣既喜方术，受而不辞。并谓：自得此方，所治皆效。于齐永元元年(499)以方书为草体书写，多无次第，乃定其先后，蔟类相从，重新编纂，作序以叙其缘由。鬼遗之说，宜即龚氏神化之始作俑者。

二、甘伯齐(济)

甘伯齐(济)，外科医家，疑为秣陵(今江苏南京)人。刘宋文帝(刘义隆)元嘉二十年(443)，秣陵令患背疽，甘伯齐曾为之治疗。中亚出土《刘涓子鬼遗方》卷十，前题："刘涓子、甘伯济治秣陵令《已用省验方》卷十。"次行为卷十之小叙，云："余以元嘉二十年临秣陵，脊背绵困，主上垂矜，遣甘伯济资给；又刘涓子素周游，于时邻居，参共为治，蒙得会□，将旧应方亦已详备，既是所经，亦复连集，以为一□"①，《隋书经籍志》记甘伯齐撰有《疗痈疽金疮方》十五卷，或作《疗痈疽金疮要方》，惜已佚。

三、李頔

李頔(907—960)，五代东蜀官吏，曾任刺史，抄录有《刘涓子神仙遗论》十卷。南宋藏书家陈振孙认为："《刘涓子神仙遗论》十卷，东蜀刺史李頔录。按中兴书目，引崇文总目云：宋龚庆宣撰。刘涓子者，晋末人，时于丹阳县得鬼遗方一卷，皆治痈疽之法，庆宣得而次第之，今按《唐志》。有龚庆宣《刘涓子男方》十卷，未知即此书否。"

四、葛洪

葛洪(283—363，一说卒于343年)，晋著名医学家、炼丹术家。字稚川，自号抱朴子，丹阳句容(今江苏句容)人。少好神仙导养之法，世业炼丹术，撰《抱朴子》叙"金丹""黄白""仙药"。所言炼丹过程中物质分解、化合、置换等反应，对制药化学多有贡献。其一生博览经方，精研医学，特别关注急救医学易得药物的调研、收集整理工作，于撰录《玉函方》百卷之基础上，撰《肘后救卒方》三卷，众急之病，无不悉备。治疗用药，率多易得，且多贱价草石之类，实乃我国医学史上第一部"急救手册"之作，或可视之为外科疾病医疗手册。其于外科疾病之认识、四肢骨折之竹片夹裹固定治疗、食道异物剔除术、狂犬病免

---

① 何时希：《甘伯齐》，载《中国历代医家传录》，人民卫生出版社，1991年。

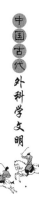

疫预防等，前已述及。葛洪《肘后救卒方》在其后一千多年间影响十分深远。梁代陶弘景十分重视，并予高度评价，特予补阙，改书名为《补阙肘后百一方》，以广其传。金代杨用道，汴京国子监博士，获辽乾统（1101—1110）年间所刻《肘后方》善本，更加附广，更名为《附广肘后方》八卷，即现今流传本。

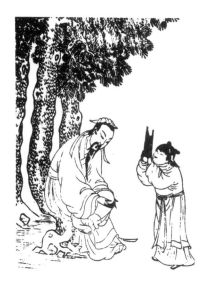

陶弘景画像

陶弘景（456—536），南梁著名医药学家，道士，字通明，号华阳隐居，丹阳秣陵（今江苏南京）人。像出自《列仙全传》卷五。

五、甘濬之

甘濬之，南北朝时期外科医学家，据考约生活于南北朝陈代（557—589），其籍贯或即陈辖区，现仅能从《梁书》《隋书·经籍志》《旧唐书》《新唐书》及《通志·艺文略》所载其书目，知甘濬之精外科、五官科等一般内科疾病之诊疗及本草。何时希撰《中国历代医家传录》甘濬之条时称："《梁书》记有甘濬之《痈疽部党杂病病源》三卷等，不知何所据。如该称属实，甘濬之或早于陈代。"据《隋书·经籍志》等隋唐史书所记，甘濬之所撰外科等医书有：《痈疽耳眼本草要钞》九卷，《痈疽部党杂病病源》（或名《甘濬之痈疽部党杂病疾源》）三卷，《疗痈疽金创要方》（或名《甘濬之疗痈疽金创要方》）十四卷，《疗痈疽毒惋杂病方》三卷，《疗耳眼方》（或名《甘濬之疗眼方》）十四卷等。另《中国人名大辞典》甘濬之条下，仅述"陈，尝撰《本草方》"数字，又不知其撰收之所据为何。可惜上述撰著均佚，从上述情况虽不能详知甘濬之生平贯里，但仅就其撰著，不难看出其于外科医学之高深修养与成就。根据目前所知，一人能于梁、陈时期，根据其所学与临床外科痈疽、金创以及耳眼疾病之理论知识与经验,撰成如此丰富之专书,他在我国外科学发展史上,应该占有重要的地位。

另据《隋书·经籍志》还记有:佚名《疗痈经》一卷,佚名《疗三十六瘘方》一卷,秦政应撰《疗痈疽诸疮方》二卷等,从书名即可知其为治疗外科痈疽疮疡的专书,亦可见其时外科疾病经验总结之盛况。

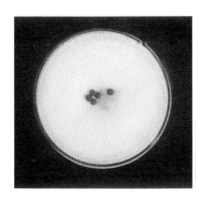

丹药丸

1965 年江苏南京北郊象山七号东晋升平三年(359)王丹虎墓出土,丹丸直径 0.5 厘米。上海中医药大学医史博物馆藏。

第六章

隋唐五代时期外科的繁荣

(581—960)

The Thrive of Surgery in Sui, Tang and the Five Dynasties

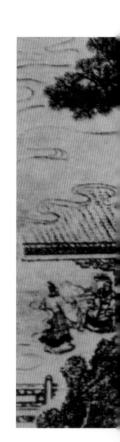

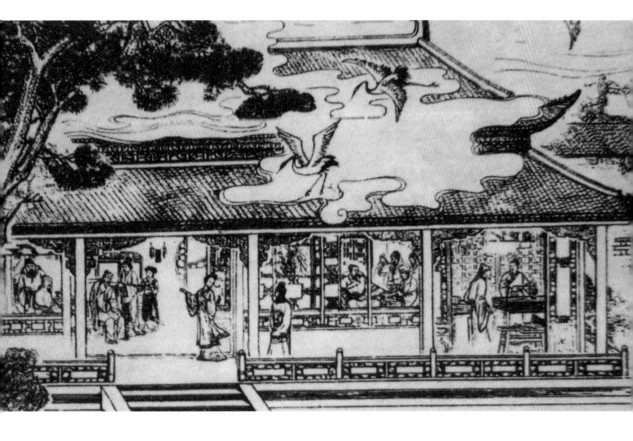

　　隋唐经济繁荣、科学文化发展、中外学术交流频繁，加之统治者多对医药卫生给予重视，促成了医药学的明显进步，外科医疗也从而得到相应的发展。隋唐时期，外科在太医署医学教育体制中，虽已设有疮肿专科，而且于按摩科、角法中也明确涉及正骨与外治法等学科，但就全局而言，外科、骨伤科实际上还居于弱势。

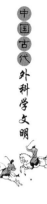

公元581年,杨坚夺取北周政权,建立隋,定都长安,是为隋文帝。隋加强中央集权,发展经济,增强国力,于589年一举灭陈,实现了国家的统一,加强了南北经济、文化之交流与融合。不久,隋上层统治集团腐朽性逐渐暴露,土地兼并加剧,社会矛盾日益加深。特别隋炀帝横征暴敛,穷奢极侈,大兴土木,巡游享乐,劳民伤财,使国内"耕稼失时,田畴多荒",人民不得不过着"采树皮叶,或捣藁为末,或煮土而食之,诸物皆尽,乃自相食"的悲惨生活。公元618年,出身关陇贵族的李渊乘机兴兵攻入长安,建国号曰唐,乃至统一全国。唐太宗李世民总结隋"民不堪命,卒士分崩"而亡的历史教训,告诫"舟所以比人君,水所以比黎庶,水能载舟,亦能覆舟",实行"去奢省费,轻徭薄赋,选用廉吏,使民衣食有余,则自不为盗",促成"贞观之治"(627—649)以及"开元盛世"(713—741)经济繁荣、科学文化发展的局面。唐中期以后,统治腐败,均田制逐渐破坏,土地兼并,造成人口逃亡,地方割据恶性膨胀,安史之乱使唐由盛转衰,安史之乱虽被平定,但藩镇割据局面不但未能解决,而且不断发展壮大,一直延续到唐代灭亡。乃至公元907—959年,中原一带相继有梁、唐、晋、汉、周五代更替。

隋唐经济繁荣、科学文化发展、中外学术交流频繁,加之统治者多对医药卫生给予重视,促成了医药学的明显进步,外科医疗也从而得到相应的发展。

第一节 外科医事制度与教育

隋唐医事制度约有三种:一是为帝王服务的尚药局和食医;二是为太子服务的药藏局和掌医;三是为百官乃至民众服务兼医学教育的太医署及地方医疗机构。为帝王、太子医疗服务机构之医师名额所设,尚不知"侍御医"4人中有否疡医,但从隋尚药局之按摩师多达120名来分析,可知其享乐之盛。同时,按摩也多包括正骨等,亦可说明为帝王、太子服务的医生,也应当有外科医生者。唐代尚药局则明显减少按摩师,仅设4名,但却增加了"合口脂匠",虽属化妆品之制备,但也包括帝王于严冬赐臣下口脂以防寒冬口唇冻裂者。此举似应属外科或皮肤外科之设置。

隋唐太医署医事制度之设,有着为帝王也为臣民服务性质的医药卫生设施。其功能不但有医疗服务性质,更是全国医学教育的最高学府。

一、太医署的外科、骨伤教育制度

我国唐代(618—907)的教育事业是比较发达的,如唐代设在首都的国子监,相当于一所综合性大学,分为国子、大学、四门、律师、书学、算学六学,虽然主要以皇室、官僚子弟及留学生为教育对象,但在律、书、算学人才的培养上,允许庶民百姓子弟入学。其在校学生达八千人之多。

我国医学教育,继六朝、隋代开创学校教育始,在唐代已相当完善。当时举办了规模宏大的中央医科大学——太医署,在地方也广泛兴办了医学校;不但以政府之力推行官办中央与地方医学校,而且提倡私办学校。这些使人不能不为唐代医学教育的光辉成就叹服,不能不为我国在一千三百多年前的医学教育水平而自豪。

唐太医署实际上是一座中央医科大学,其规模之大,学制之健全,课程设置之新,教学目标之高,考核制度之严等,在我国古代医学教育史上都是很突出的。

(一)太医署规模

唐太医署的规模是很大的,属太常寺领导。它的行政管理设有太医署令二人,掌学校之全面工作,丞二人负责协助太医署令之工作,另有府二人、史二人、医监四人、医正八人、掌固四人等,则各自主管教务、文书、档案和庶务等工作。

太医署分医学为四科,即医科、针科、按摩科、咒禁科,另有药园一所,实际上是五个系。因为,在医科之下还要"分而为业,一曰体疗,二曰疮肿,三曰少小,四曰耳目口齿,五曰角法"。即在医科(系)之下所设疮肿即外科,耳目口齿与角法两科也多有外科教学之内容。同时,必须指出,五系中之针科、按摩科两系也含有不少外科教学内容,例如,按摩博士还掌教"若损伤折跌者,以法正之",明显地即后世骨伤、正骨科教学。

太医署的教师队伍也是很整齐的,职称等级划分清楚,职责分工明确。如医科聘有医博士一人,医助教一人,医师二十人,医工一百人。医博士系医科教师之长,医助教是帮助医博士教学的。由于太医署在当时除负责教授医学生外,为了培养学生临床治疗的实际能力,还聘有医师、医工等一百二十人,辅佐博士、助教进行临床教学,治疗病人和带学生实习等。其他如针科、按摩科等,也均聘有博士、助教、师、工等。总计医科学生四十人,其中外科学生六人;针科学生二十人;按摩学生十五人(注:隋按摩生一百二十人,可能与其征战中外伤、骨折所需按摩医生剧增有关);咒禁科学生十人;药科学生八人。教职员工和学生总数文献记录互有差异,但均约三百五十人。

(二)学制及考核、晋升

太医署的学制是十分严格的。按《唐六典》规定,医科学生中体疗科(内科)修业期为七年,疮疡(外科)及小儿科修业期为五年,耳目口齿科(五官科)修业期为四年,角法科修业期为三年。学生在学习期间有着严格的考试制度,即由博士主月考,太医署令主季考,年终及毕业由太常丞主考。制度还规定:"若业术过于见任官者,即听补替。其在学九年无成者,皆退从本色。"可见当时的考试既十分严格又比较灵活。

学生入学资格的确存在着封建等级观念。《唐六典》曾明确指出:"其考试登用,如国子监之法",国子监学生要求为三品以上官僚子弟,太学要求为五品以上官僚子弟,四门

171

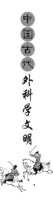

要求为七品以上官僚子弟,其他如律、书、算学的学生则可招收八品以下及庶民百姓子弟入学。医药学教育虽然规定了"如国子监之法",但实际上并不一定比律、书、算更受重视,其学生极少来自官僚子弟是可以想见的,如药学生还要从事药物之栽培和加工,实际上是药农劳动者,因此才明确规定"取庶人十六(岁)以上,二十以下充药园生,业成补药师"。学生入学的礼节,甚至由皇帝正式发布命令,如"神龙二年(706)九月,敕学生在学,各以长幼为序,初入学,皆行束修之礼,礼于师","凡学生有不率师教者,则举而免之","诸生先读经文通熟,然后授文讲义,每旬放一日休假",若考不及格者"酌量决罚"。国家制度还规定"不得改业",这与我国历来强调本色,世医出身等是一致的。

(三)学业教育

太医署的学业,既强调大班教学基础,也甚重视小班分科学习理论和专科技术,同时很注重学生临床实际和操作技术的培养。医学基础课有《明堂》《素问》《黄帝针经》《本草》《甲乙经》《脉经》,这是各科都要学习的,而且要求"诸医、针生,读《本草》者,即令识药形,而知药性;读《明堂》者,即令验图识其孔穴;读《脉诀》者,即令递相诊候,使知四时、浮沉、涩滑之状;读《素问》《黄帝针经》《甲乙》《脉经》,皆使精熟。"在基础学科教学考试合格的基础上,再分科学习,即所谓"诸医生既读诸经,乃分业教习"之意。

1. 医科教学

医科为唐代太医署五系之一。医系又有五个临床科,显然是太医署教学的重点,其医博士一人,官衔待遇为正八品上,助教二人,为从九品上,"又置医师二十人,医工一百人,辅佐掌教医生";"医博士掌以医术教授诸生习《本草》《甲乙》《脉经》,分而为业"。在四十名学生中,二十二名学习内科,六名学习外科,六名学习小儿科,四名学习五官科,两名学习拔火罐等外治法。根据其分科又各另有专科教材,医科中之外科、五官科、角法科等也应有专科教材,可惜目前尚未发现。

2. 针科教学

针科为唐代太医署五系之一,有针博士一人,针助教一人,针师十人,针工二十人,辅佐针博士、助教。针系有针灸学生二十人,由针博士掌教针生以经脉孔穴,使识浮沉涩滑之候,又以《九针》为补泻之法。"凡针疾先察五脏有余不足而补泻之",并指出,"凡针生习业者教之如医生之法。"很有意义的是《唐六典》:"人心藏神,肺藏气,肝藏血,脾藏肉,肾藏志,内连骨髓,外通津液,以成四肢九窍十六节,三百六十五部,必先知其病之所在。"该段强调了生理解剖知识的重要性。

针科教学的教科书在《唐六典》中有明确规定:"针生习《素问》《黄帝针经》《明堂》《脉诀》",以及各科医生都要学习《本草》《甲乙》等,并要求针生"兼习《流注》《偃侧》等图,《赤乌神针》等医学新著。业成者试《素问》四条,《黄帝针经》《明堂》《脉诀》各二条"。

3. 按摩教学

按摩科为唐代太医署五系之一,设有按摩博士、按摩助教各一人,按摩师四人,按摩工十六人,辅助博士进行按摩生之教导。按摩系下也不分科,有学生十五人。按摩教学在唐初被大大削弱了,这可能与当时推行精减的政策有关,如将隋设按摩博士二十六人减为一人,将按摩师一百二十人减为四人,另增设按摩工十六人,按摩生也由隋之一百人减为十五人。关于按摩生的专业教学内容,《唐六典》按摩博士条注释有"崔实,《政论》云:熊经鸟伸,延年之术,故华佗有五禽之戏,魏文有五槌之锻,仙经云:户枢不朽,流水不腐,谓欲使骨节调利,血脉宣通,即其事也。"说明按摩教学除《素问》《脉经》《本草》之外,专业学习的内容主要是导引、按摩等外科、正骨技术。《唐六典》载:"按摩博士掌教按摩生,以消息导引之法,以除人八疾,一曰风,二曰寒,三曰暑,四曰湿,五曰饥,六曰饱,七曰劳,八曰逸。凡人肢节府脏积而疾生,导而宣之,使内疾不留,外邪不入。若损伤折跌者,以法正之。"可见按摩教学包括有骨关节损伤之正骨科在内。

4. 药学教学

隋唐时期的医学教育,医学与药学已经分开,但仍统一由太医署掌管。太医署所设药园,不但独立培训药学人才,而且承担医系各科及针灸、按摩等学生学习《本草》、辨药形、识药性的学习任务。就其实质而言,唐太医署之药园即药系,或为中国医学史上第一所药学校。《唐六典》规定:太医署设有"主药八人,药童二十四人","药园师二人,药园生八人"。其职责也很明确,"药园师以时种莳,以采诸药","凡药有阴阳配合、子母兄弟、根叶花实、草石骨肉之异,及有毒无毒、阴干采造时月皆分别焉"。药园,在京师有良田三百亩,用以栽培种植药材的同时进行教学。由药园师授课,使之掌握各类药物的种植和收采时间、方法,辨别药物的气味作用和学习炮制贮纳的知识等,所用教材除《神农本草经》《名医别录》外,《新修本草》颁行后,更是学习的重要教材。

5. 咒禁教学

咒禁为唐代太医署五个系之一。设咒禁博士一人,其待遇与按摩博士同,内容除迷信(从略)外,心理疗法等或仍有现实意义。

唐代地方医学教育之博士、学生员额,在府不过二十人,大都督府、中都督府等不过十五人,下都督府、上州、中州等为十二人,下州则仅十人,所培养并不分科,显然为全科医生,外科自然为其必学。

太医署设军医,《五代会要》卷十二:"后唐清泰三年(936)三月,翰林学士和凝奏:'天下诸屯驻兵士,望令太医署合伤寒、时气、疟疾等药,量事给付本军主掌,以给患病士卒之家。百姓亦准医疾令,和合药物,拯救贫民。兼请依本朝故事,诸道署置药博士,令考寻医方,和合药物,以济部人。其御制《广济》《广利》等方书,亦请翰林医官重校,颁行天下。'敕:'所奏医博士,诸道合有军医,许及诸道补署,不在奏闻,余依所奏。'"后唐(923—

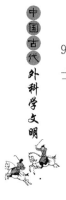

936)虽仅是 13 年的小朝廷,但有法医学家和凝奏请于太医署设军医以关注"天下诸屯兵士"及其家属之伤病。

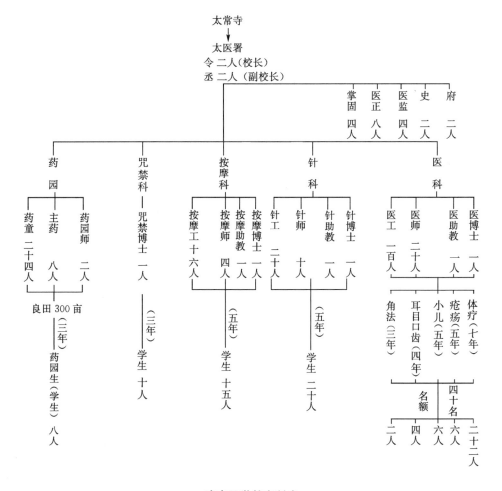

隋唐医学教育制度

二、医学律令与疡科

关于毒药,《唐律疏议》卷十八规定:"诸以毒药毒人及卖者,绞;即卖买而未用者,流二千里。"该律明文规定,所有用毒药毒杀人者,或卖毒药者,一经确定即行绞刑;对于卖毒药或买毒药但尚未用以毒人者,则可判其流放两千里之外的刑罚。必须指出:医用外科麻醉药多属于有毒药之列,该刑律之实施,必然给医用作为麻醉药的毒药造成极大的制约。因为,该律并未规定医用不在此限之内的条款。

卷二十六规定:"诸医为人⋯⋯针刺,误不如本方,杀人者,徒二年半。"

卷二十九规定:"对因犯应脱去枷、锁、杻而不脱者,杖六十","致死者,徒一年";"即有疮病,不待差而拷者,杖一百","以故致死者,徒一年半。若依法拷决,而邂逅致死者,勿论;仍令长官等勘验,违者杖六十。"刑律为防止枷锁致伤做了明确的保护措施,若狱卒、管理者不按律即时解脱枷锁而致伤、致死者,杖刑六十乃至判刑一年半。

卷六规定:"若年七十以上、十五以下及废疾,犯流(放)罪以下收赎","若老小及废疾,不合加杖,无财产放"。对70岁以上老人、15岁以下儿童或患有废疾者(注:一般指麻风病患者)减刑或不予判刑也做了规定。

唐太宗曾亲自下诏修法"决罪人不得鞭背"。贞观时,唐太宗令针灸学家甄权修订《针灸明堂图》,甄权奉旨完成《明堂孔穴图》送唐太宗,太宗曾亲自到甄权家祝贺其百二岁长寿,并送寿礼。可能于此时唐太宗观看了《明堂孔穴图》,知道人体五脏六腑之系均在背部,认为刑部中之"箠"(音垂,即棰子、鞭子、杖棍,杖刑,鞭背之刑),虽为五刑中之最轻者,但皆能因鞭背而造成脏腑之损伤,甚而导致死亡,因于贞观四年(630)十一月,特诏废除刑法中"箠"刑,明确要求"决罪人不得鞭背"。

另外,隋唐时,民间所办"疠人坊",专门收容男女麻风病患者,例如释道宣《高僧传》,二集卷二与卷二十五中《沙门法智居士万天懿传》记录"收养疠疾,男女别房,四时供承,务令周给"。《释智岩传》也记述有他往石头城疠人坊治疗,吮脓、洗濯等感人之举。

三、外科、骨伤专门机构之设置与教学内容

根据《唐六典》所记:"按摩博士掌教按摩生以消息导引之法……若损伤折跌者,以法正之。"隋代太医署分科中之按摩生达200人之众;唐代太医署之按摩生员大大压缩,但仍可看出隋唐两代设正骨伤科于按摩科,虽未以正骨设专科,但生员之众完全可知其时对正骨专业相当重视。

太医署医科下之疮肿科、角法科等,显然均属外科学科领域。在教学制度方面,也强调了"分而为业",故其疮肿科除教授本草、针灸、脉学等医学基础理论课之外,还要学习疮肿科专门理论、医疗方法与技术,虽然文献尚缺具体内容,但也有如已于魏晋时期形成的外科专著《刘涓子鬼遗方》之类的著作。外治法的角法,虽然内容比较单一,其分而为业的拔火罐、放血等医疗技术,必定也是不可或缺的教学内容,也是中医外科、外治法的重要内容。

四、《唐律疏义》损伤检验与刑判

(一)《唐律疏义》损伤定义

《唐律疏义》明确界定损伤为"见血为伤";其致伤物则分为手足、他物与兵刃伤三类。

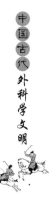

其所损伤者,手足伤为轻,他物伤较重,兵刃伤为重。手足与他物殴伤者与现时的钝器损伤一致,而刃伤则与今之锐器损伤一致。

(二)损伤程度与刑判

现将《唐律疏义》非致命与致命损伤分类轻重列表如下表。

《唐律疏义》非致命与致命损伤分类轻重

损伤程度与凶器性质	刑罚
1.斗殴手足殴人无伤	笞四十
2.斗殴手足殴人有伤(见血为伤);以他物殴人无伤;以烫火未伤人;拔发不满方寸;鼻头出血	各杖六十
3.以他物殴人有伤;拔发方寸以上至髡发不尽仍堪为髻者	各杖八十
4.耳目出血;内损吐血;痢血	以手足者杖八十 以他物者杖一百
5.兵刃砍射人不着者	杖一百
6.折齿;毁损耳鼻口眼;眇一目;折手足指;破骨;烫火伤人	徒一年
7.折二齿、二指以上;髡发	徒一年半
8.刃伤;折人肋;眇两目;堕人胎(母辜限内子死)	各徒二年
9.折肢;骨移位;瞎一目等辜内平服者	各徒二年
10.折肢;骨移位;瞎一目等辜内未平服者——残疾、废疾	各徒三年
11.瞎两目;十指并折;折二肢;断舌;毁败阴阳——笃疾(及因旧患令至笃疾)	流三千里
12.以手足他物斗殴杀人者	绞
13.刃杀人及故杀人者	斩

从上表所列损伤情况与刑罚情况,可以判断《唐律疏义》对损伤轻重已有比较清晰的鉴定,特别对致残、废、笃疾者,致死亡者,更是进行了比较严格的界定。

《唐律疏义》还规定:"诸保辜者,手足殴伤人限十日;以他物殴伤人者二十日;以刃及汤水伤人者三十日;折跌肢体及破骨者五十日。"此律之立十分科学,因为若干损伤之后往往需要观察时日,才能最后确定其损伤之程度、轻重。所以根据损伤之可能引致内伤,于保辜期内死亡者,当以杀人罪论处,若过保辜期而死亡者,则以相应的殴伤法治罪。

《唐律疏义》关于损伤之规定,虽属法医学范畴,但与外科、伤科关系至为密切,故简录之以为参考,以助对唐代有关外科水平有所了解。

第二节　隋唐外科发展水平与重要贡献

隋唐时期,外科于太医署医学教育体制中,虽已于医科中设立疮肿专科,而且于按摩科、角法科中也明确涉及正骨与外治法等学科,但就全局而言,外科、骨伤科实际上还居于弱势地位。十分可惜,外科类专著于隋唐时期之典籍虽不算少,但《隋书·经籍志》《旧唐书·艺文志》《新唐书·艺文志》等,基本上仅能见其存目。例如,《隋书·经籍志》所载医经类存有《华佗观形察色并三部脉经》1卷、《痈疽论方》1卷;本草类有《甘濬之痈疽耳眼本草要钞》9卷;医方类有《华佗方》10卷、《华佗内事》5卷、《甘濬之痈疽部党杂病疾源》3卷、《甘濬之疗痈疽金疮要方》14卷、《甘濬之疗痈疽毒惋杂病方》3卷、《甘伯齐疗痈疽金疮方》15卷、《甘濬之疗耳眼方》14卷、《刘涓子鬼遗方》10卷、《疗痈疽诸疮方》(奉政应撰)2卷、《赵婆疗漯方》1卷,以及《导引图》3卷等。除《刘涓子鬼遗方》残存外,其他均已佚不存。《旧唐书·艺文志》与《隋书·经籍志》重出者不录,尚有《疗目方》5卷、《骨蒸病灸方》《产图》(崔知悌撰)各1卷。《新唐书·艺文志》尚记有《邵英复口齿论》1卷,《排玉集》2集、《喻义纂疗痈疽要诀》1卷、《疮肿论》1卷、《沈泰之痈疽论》2卷等,共计约20种,可见此期1卷本乃至15卷本之外科类专书相当丰富,从一个侧面反映了此期外科还是很繁荣的。但不知何故,此类专著很快消失,给研究隋唐外科发展水平造成了很大的损失。

由于外科类专门文献绝大部分早已不存于世,我们只能从个别尚存专书之研究,以及从综合类医书相关外科论述中,分析研究其有关外科疾病诊疗技术,探索此期外科发展之概要。

一、《诸病源候论》之外科病因、证候与手术技术

巢元方在前人积累的大量资料的基础上与同道共同编撰了一部《诸病源候论》(610),全书共50卷,成为我国历史上探讨病因病机内容最为丰富的一部专著,在人类认识疾病的长河中,在我国医学发展史上,对医学理论的进步做出了卓越的贡献,是继《内经》理论之后的一个新的创举。列宁说:"判断历史的功绩,不是根据历史活动家没有提供现代所要求的东西,而是根据他们比他们的前辈提供了新的东西。"《诸病源候论》正是巢元方等利用前人的知识积累和成就,研究医学理论问题写成的,比他们的前辈提供了许多新的东西。

(一)突破前人外科疾病病因学说

巢元方等在病因学说方面,有不少创造性见解,对有些疾病,甚至突破前人的定论,发现和描写了真正的病原体。

1.确认疥疮等病的病原体

隋以前,医家对疥疮的病因,多认为是皮肤受风,邪热所致,尚不能离开风、寒、暑、湿、燥、火等传统学说。巢元方等通过临床上的认真观察,在前人基础上确认疥疮是因为

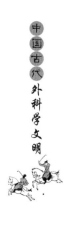

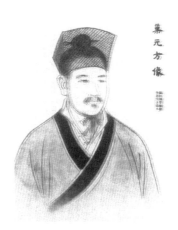

巢元方画像

巢元方,隋太医署医学博士,长安(今陕西西安)人,奉旨编撰医学理论专
著,约于公元610年成书,名《诸病源候论》,50卷,系统论述诸般疾病病
因、病机、证候等。该书虽不论述疾病治疗方药,但在外科领域之手术诊疗
方面颇多先进之描述,内容十分珍贵。图为现代苏州名医画家所绘。见陈
雪楼《中国历代名医图传》(1987)。

疥虫引起的:"疥者,有数种。……并皆有虫。人往往以针头挑得,状如水内瘑虫。"(注:
《诸病源候论》卷三十五《疥候》。以下凡引该书者,只注卷数和篇名。)他同时强调:"疥
疮,多生手足指间。染渐生至于身体……其疮里有细虫,甚难见。小儿多因乳养之人病
疥,而染着小儿也。"(卷五十《疥候》)。巢氏在叙述羌虫病时提到:"熟看见处,以竹簪挑
拂去之。已深者,用针挑取虫子,正如疥虫,著爪上,映光易见行动也。挑不得,灸上三七
壮,则虫死病除。"(卷二十五《沙虱候》)。他还指出:"至其病成,皆有虫侵食,转深连滞不
瘥。"这些描述,比欧洲Linne在公元1758年关于疥虫的报告,要早一千多年。由此可
知,巢氏等关于疥疮病原体、传染性、好发部位、不同类型的临床表现特点和进行诊断的
要点,都有了比较正确的认识,可见其观察是如何的仔细了。

2. 有关感染绦虫病的确切论断

关于人体寄生虫虽早已有很多描述,但对如何发病,则缺乏确切的认识。巢氏等正
确地提出人之所以患绦虫病,乃是由于"以桑树枝贯串牛肉炙食,并食生栗所作;或云食
生鱼后,即食乳酪,亦令生之。"(卷五十《寸白虫候》)初看上去,他的这一论述,似乎还不
十分肯定,因为他还同时提到了生栗、乳酪等,但是,他能依据自己的观察,将绦虫的发病
原因,与吃了半生不熟的牛肉或生鱼联系起来,可见洞察力是何等敏锐。

3. 探讨男女无子的原因

巢元方等人虽然没有否定封建社会对此问题的谬论,但他们已经正确地指出男女
无子的原因,不单是女子的问题,男子疾病也与无子有着密切的关系。"妇人无子者,其
事有三也……"(卷三十八《无子候》)对女子无子作了比较确切的论述,并强调了"丈夫无

子者,其精清如水,冷如冰铁,皆为无子之候。又,泄精精不射出,但聚于阴头,亦无子。"(卷三《虚劳无子候》)。他的这些论述,对造成无子是有关男女双方的因素,进行了正确的判断。

4. 揭示酒齄鼻的病因

巢氏等指出:"此(酒齄鼻)由饮酒,热势冲面,而遇风冷之气相搏所生,故令鼻、面生齄,赤疱帀帀然也。"(卷二十七《酒齄候》)。现代医学的一个重要学说,认为酒齄鼻发病,是由于嗜酒的刺激、温度的骤变,引致血管舒缩神经反射性病变造成的。这与巢氏等人的主张,其实质是一致的。当然,现代医学对酒齄鼻病因的认识,更为深入具体,且探明了更多的发病因素。

5. 白秃(头白癣)

巢氏指出:"白秃之候,头上白点斑剥,初似癣而上有白屑,久则生痂瘰成疮,遂至遍头,洗刮除其痂,头皮疮孔如筋头大,裹有脓汁出,不痛而有微痒。"他强调其病因"时其里有虫,甚细微难见。"

6. 漆疮

巢氏指出:"人无问男女大小,有禀性不耐漆者,见漆及新漆器,便着漆毒,令头面身肿,起隐疹,色赤",强调了"禀性不耐漆"的过敏性病因。"漆有毒,人有禀性畏漆,但见漆,便中其毒","有性自耐者,终日烧煮,竟不为害也"。

7. 麻风

关于麻风病因,巢氏指出:"所食秽杂肉虫生,日久冷热至甚,暴虫遂多,食人五脏骨髓,及于皮肉筋节,久久皆令坏散,名曰癞风。"

8. 脱肛

关于脱肛病因,巢氏指出:"肛门脱出也,多因久痢后大肠虚冷所为……大肠虚而伤于寒,痢而用气嗯,其气下冲,则肛门脱出,因谓脱肛也。""小儿患肛门脱出,多因痢大,肠虚冷,兼用瘕气,故肛门脱出。"

9. 甲状腺肿

关于甲状腺肿病因,巢氏指出:"瘿者,由忧恚气结所生,亦曰饮沙水随气入于脉,抟颈下而成之。"强调了情志与饮用沙水(注:缺碘地区的水)引致瘿病,并对良性与恶性进行了鉴别。

(二)对外科证候与发病特点的正确理论

1. 对过敏性疾病与晕动病的认识

关于过敏性疾病,巢氏等出色地叙述了"漆疮"的典型症状,并且正确地指出:人们体质是否过敏,是发病与否的关键。他说:"漆有毒,人有禀性畏漆,但见漆,便中其毒。喜面痒,然后胸、臂、腔、腨皆悉瘙痒,面为起肿,绕眼微赤。诸所痒处,以手搔之,随手辇展,

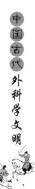

起赤瘩瘟。瘩瘟消已,生细粟疮甚微。有中毒轻者,证候如此。其有重者,遍身作疮。小者如麻豆,大者如枣、杏。脓㿀疼痛,摘破小定。或小瘥,随次更生。若火烧漆,其毒气则厉,著人急重。亦有性自耐者,终日烧煮,竟不为害也。"又说:"人无问男女大小,有禀性不耐漆者,见漆及新漆器,便著漆毒。"由此可见,巢氏等已正确说明接触性皮炎的发病与个体反应性的关系,并对其症状表现有了较全面的认识。

关于晕动症,他描述了晕车、晕船,同时说明这一疾病也是由于个人体质的原因。他说:"无问男子女人,乘车船则心闷乱,头痛吐逆,谓之注车、注船。特由质性自然,非关宿挟病也。"(卷四十《婴子小儿注车船候》)

2. 对泌尿系结石的认识

巢氏初步认识到小便淋漓而出石的疾病,与肾脏之虚损受邪,水结而化为石有关,并且描绘出泌尿系各脏器间的生理解剖关系。尽管这一印象,未必是有实际依据,但其由临床感性认识所总结出来的这一理论,基本上是正确的,也比前代高明。他说:"石淋者,淋而出石也。肾主水,水结则化为石,故肾客(注:客为容)砂石。肾虚为热所乘,热则成淋。其病之状,小便则茎中痛,尿不能卒出,时自痛引小腹,膀胱里急,砂石从小便道出。甚者水道塞痛,令闷绝。"(卷四十九《石淋候》)"淋而出石……细者如麻如豆,大者亦有结如皂荚核状者,发则燥痛闷绝,石出乃歇。"(卷四十《石淋候》)这些生动逼真的描述,有利于在临床上作出正确的诊断。

3. 对尿闭症状之描述与病因预后分析

"胞转(尿闭)者,由是胞屈辟……其病状,脐下急痛,小便不通是也。……此病至四五日,乃有致死者。饱食、食讫,应小便而忍之,或饱食讫而走马,或小便急因疾走,或忍尿入房,亦皆令胞转,或胞落,并致死。"该段叙述了由于小便不通引致尿毒症而死亡者。在论述小便不通引起膀胱充盈发病理论时强调了"外水应入不得入,内渗应出不得出,内外壅胀不通,故为胞转"。

4. 乳腺炎、乳腺结核

关于乳腺化脓性感染,巢氏指出:"此由新产后,儿未能饮之,及饮不泄;或断儿乳,捻其乳汁不尽,皆令乳汁蓄积,与血气相搏,即壮热大渴引饮,牢强掣痛,手不得近是也。初觉便以手助捻去其(乳)汁,并令傍人助嘬引之,不尔成疮有脓。其热势盛,则成痈。"又指出:"(乳痈)肿结皮薄以泽,是痈也……寒搏于血,则血涩不通,其血又归之,气积不散,故结聚成乳痈者。"还强调,"年四十已还,治之多愈;年五十已上,慎,不当治之多死(注:多乳癌而引起死亡)"。关于预后还指出:"乳痈久不瘥,因变为瘘"。巢氏还将颈淋巴结核之"瘰疬"与乳腺结核联系起来进行论述,认为:"乳结核候……其经虚,风冷乘之,冷折于血,则结肿。夫肿热则变败血为脓,冷则核不消。"他还于导引治疗上将瘰疬与乳腺结核以同法治之,给人以二者同源的印象。

5. 关于甲状腺肿与甲状腺癌

巢氏指出:"瘿者,由忧恚气结所生。亦曰饮沙水,沙随气入于脉,搏颈下而成之。初作与樱核相似,而当颈下也,皮宽不急,垂捶捶然是也。""诸山水黑土中,出泉流者,不可久居,常饮令人作瘿",此强调由饮用沙水(缺碘)而成者,当系良性甲状腺肿大。他接着强调:"恚气结成瘿者,但垂核捶捶无脉也",则似甲状腺癌。对良性甲状腺肿,巢氏指出"可割之"。

6.关于静脉曲张

巢氏形容:"恶脉者,身里忽有赤络,脉起毚毚,聚如死蚯蚓状;看如似有水在脉中,长短皆逐其络脉所生是也。"他在讨论病因病理时认为:"由春冬受恶风,入络脉中,其血瘀结所生。久不瘥,缘脉结而成瘘。"

7.化脓性感染

关于化脓性感染,本书论述尤为丰富,以下仅摘数段以为参考。

关于鉴别化脓性感染是否化脓及相应治疗原则,巢氏多处强调:"凡痈经久,不复可消者,若按之都牢鞕者,未有脓也;按之半鞕半软者,有脓也。又,以手掩肿上,不热者,为无脓。若热甚者,为有脓。凡觉有脓,宜急破之(注:手术切开引流)。不尔,侵食筋骨也。"

关于糖尿病(消渴病)需预防化脓性感染,巢氏多处强调:"夫消渴者,渴不止,小便多是也。"讲到病因他强调:"由少服五石诸丸散","数食甘美而多肥","渴利之病,随饮小便也,此谓服石药之人,房室过度"。关于易发合并症,"其病变多发痈疽","其久病变成发痈疽,或成水疾","又少苦消渴,年至四十以上,多发痈疽"。

关于中耳炎(聤耳),巢氏指出:"亦有因沐浴,水入耳内,而不倾沥令尽,水湿停积,搏于气血,蕴结成热,亦令脓汁出","久不瘥,即变成聋也"。

8.关于脱肛与阴挺

巢氏指出:"脱肛者,肛门脱出也。多因久痢后大肠虚冷所为。……其气下冲,则肛门脱出","胞络伤损,子脏虚冷,气下冲,则令阴挺出,谓之下脱。亦有因产而用力偃气而阴下脱者。"前者为脱肛,后者为妇女子宫下垂症。

(三)创伤外科上的光辉成就

《诸病源候论》虽然是探讨病因证候的专著,但也叙述了不少有关治疗创伤的外科手术方法和缝合理论等,这些创造性的成就,说明巢氏等人在外科方面也有着高深的修养。

1.肠吻合手术及其护理

肠吻合手术这一复杂的腹部手术,是在急救处理腹部外伤引致肠断裂时进行的。汉代虽曾有过华佗进行肠切除吻合手术的记载,但记述却很简略。巢氏的这一手术,远比前代所记载者要具体。他强调指出"先用针缝合如法",他虽然没有在这里交代究竟应如何"如法",但参见下文《诸病源候论》卷三十六《金疮成痈肿候》所描绘的缝合理论和原则,就可知他的这一"如法"的含义。"连续断肠","勿使气泄",这也说明巢氏对肠吻合手

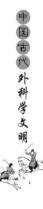

术的要求是很严格的,而且有了相当高明的水平。正如巢氏等所述:"肠两头见者,可速续之。先以针缕如法,连续断肠,便取鸡血涂其际,勿令气泄,即推内之。"对于护理,他也提出了具体的要求,如"当作研米粥饮之,二十余日稍作强糜食之,百日后乃可进饮(饭)耳。饱食者,令人肠痛决漏"。同时也客观地指出:"夫金疮肠断者,视病深浅,各有死生。肠一头见者,不可连也。若腹痛短气,不得饮食者,大肠一日半死,小肠三日死。"他们缝合断肠的原则和护理的要求,至今还是外科医师进行这种手术的注意要点。欧洲最早的同类手术,是意大利人 Roger 与 Roland 两人在十二三世纪进行的,这比巢氏等人的手术晚了五百多年。

2. 创造了结扎血管切除坏死大网膜的方法

巢氏等记载的这一手术,也是在处理腹部外伤,切除大网膜时应用的。他首先指出:"若肠腹册(注:大网膜)从疮出",其预后"有死者,有生者,但视病取之,各有吉凶"。他明确强调:"册出如手,其下牢核,烦满短气,发作有时,不过三日必死",而"册下不留,安定不烦,喘息如故,但疮痛者,当以生丝缕系绝其血脉,当令一宿,乃可截之。勿闭其口,膏稍导之。"他在进行手术时,要求患者基本情况良好,方可切除坏死大网膜,在手术步骤上要求首先注意结扎血管,这些原则都是很正确的。手术中结扎血管方法的应用,意大利著名的外科学家 Brcapaglid 于 1460 年创造了一般结扎血管和出血创口内贯穿结扎血管的方法;另一位外科学家埃伯罗斯·帕勒(1517—1590)在截肢术中,应用了大血管的结扎方法。《诸病源候论》所记载的同类方法,虽尚不如他们具体,但比欧洲人要早八百多年。

3. 在创伤缝合理论和要求上的贡献

巢氏等在探讨刀刃伤的处理时,创造性地提出了富有科学性的缝合方法和理论原则,这些方法和原则至今仍是处理外伤时所必须遵循的。他强调"凡始缝其疮,各有纵横。鸡舌隔角,横不相当。缝亦有法,当次阴阳。上下逆顺,急缓相望。阳者附阴,阴者附阳。腠理皮脉,复令复常。但亦不晓,略作一行。"(《诸病源候论》卷三十六《金疮成痈肿候》)按这段文字的描述,巢氏等对缝合的方法,要求鸡舌隔角。考其含义和全文所要求者,当是做如右图形状之缝合。缝合的步骤,要求次浅深,分上下,别逆顺,松紧适当,针角要整齐相望,使皮肤、肌肉和筋脉,都能再次恢复到原来正常的位置。

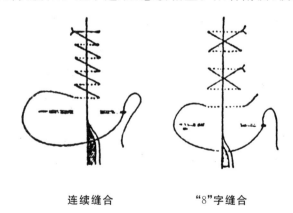

连续缝合　　　　　"8"字缝合

4. 建立创伤内异物剔除原则

巢氏等在处理新鲜外伤的伤口时提出:"若碎骨不去,令人痛烦,脓血不绝。不绝者,不得安。"(《诸病源候论》卷三十六《金疮伤筋断骨候》)"箭镞、金刃中骨,骨破碎者,须令箭镞出,仍应除碎骨尽,乃敷药。不尔,疮永不合。"(《诸病源候论》卷三十六《金疮病诸候》之《箭镞金刃入肉及骨不出候》)对陈旧伤口久不愈合者,则强调:"其疮内有破骨、断筋、伏血、腐肉、缺刃、竹刺,久而不出,令疮不愈,喜出青汁。当破出之,疮则愈。"(《诸病源候论》卷三十六《金疮病诸候》之《金疮久不瘥候》)他们在一千五百年前提出的这些外科手术剔除方法及原则,与现代医学关于创伤内异物剔除原则是相符的。

5. 关于截指

燸疽即于指严重的化脓性感染,或导致坏死者。巢氏指出:"不急治,毒逐脉上,入脏则杀人。南方人得此疾,皆截去指,恐其毒上攻脏故也。""是燸疽,直截后节,十有一愈。"

6. 关于骨缝合

巢氏在论述"金疮始伤之时",指出:"其血气未寒,碎骨,便更缝连","若碎骨不去,令人痛烦,脓血不绝","仍应除碎骨尽……不尔,疮永不合","金疮久不愈者,其疮内有破骨、断筋、伏血、腐肉、缺刃竹刺,久而不出,令疮不愈,喜出青汁。当破出之,疮则愈。"

7. 关于小儿金疮与破伤风

巢氏指出:"小儿为金刃所伤,谓之金疮。若伤于经脉,则血出不止,乃至闷顿。若伤于诸脏俞募,亦不可治。自余腹破肠出,头碎脑露,并不难治。其伤于肌肤,浅则成疮,终不虑死。而金疮得风则变痓。""金疮未瘥,忽为外物所触,及大啼呼,谓为惊疮也。"巢氏于《金疮中风痉候》中指出:"夫金疮痉者……荣卫伤穿,风气得入……其状,口急背直,摇头马鸣,腰为反折,须臾大发,气息如绝,汗出如雨,不及时救者皆死。"

8. 人工流产

巢氏强调:"此谓妊娠之人羸瘦,或挟疾病,既不能养胎,兼害妊妇,故去之。"

(四)在中毒与毒物分析上的成就

我国医学家对有毒药物的识别早就积累了经验,并且创造了不少疗法。但是,如何进行诊断、毒物分析,则很少有人进行过研究,直至巢元方等以其深入地观察和认真地总结才打破了这种局面。

1. 对乌头、钩吻等中毒症状的描述

巢氏等最早而系统地记载:"著乌头毒者,其病发时,咽喉强而眼睛疼,鼻中艾臭,手脚沉重,常呕吐,腹中热闷,唇口习习,颜色乍青乍赤,经百日死。"(《诸病源候论》卷三十六《蛊毒病诸候》之《解诸毒候》)这样的认识与现代医学对乌头中毒的症状描述,基本上是一致的。但在巢氏之前,却未曾见过类似的记载,他们是最早重视描写毒物中毒表现症状的医学家。其次,对如钩吻中毒的症状等,巢氏等也在前人只载"有毒""杀人"的基础上,作了相当正确的描述。这对误食引起中毒的诊断,提供了宝贵的依据。

2. 中毒诊断水平的提高

在中毒的诊断上,巢氏除了重视上述症状外,还创造性地应用实际观察胃中内容物

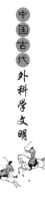

的方法,以确定是何毒物所致的中毒,这就比单纯依靠临床症状的诊断方法大大提高了一步。他说:"若定知著药,而四大未羸者,取大戟长三寸许食之,必大吐利。若色青者,是焦铜药;色赤者,是金药;吐菌子者,是菌药。此外,杂药利亦无定色,但小异常利耳。"这种方法,至今仍是医家确诊何物中毒时,取胃内容物进行分析的一种常用的手段。现代科学证明,硫酸铜、铜绿的中毒,其呕吐物为蓝色或绿色的铜质,这与"若色青者,是焦铜药"的记载是一致的。至于吐出毒菌,当然可以更容易地确诊了。

3. 记载群众毒物分析的方法

巢氏等称:"岭南俚人,别有不强药,有蓝药(注:《本草纲目·蓝蛇》引藏器曰:头毒尾良,岭南人呼为蓝药,用头合毒药,毒人至死),有焦铜药(注:《诸病源候论》卷三十六《毒箭所伤候》载岭南夷俚用焦铜作箭镞)、金药、菌药。此五种药中人者,亦能杀人。但此毒初著,人不能知。欲知是毒非毒者,初得便以灰磨洗好熟银令净,复以水杨枝洗口齿,含此银一宿卧,明旦吐出看之。银黑者,是不强药。银青黑者,是蓝药。银紫斑者,是焦铜药。"又说:"取鸡子煮去壳,令病人齿啮鸡子白处,亦著露下,若齿啮痕处黑,即是(中毒)也。"(《诸病源候论》卷二十六《解诸毒候》)

二、《备急千金要方》外科疾病论述

1. 关于预防新生儿破伤风(脐风)与新生儿口腔手术

孙氏指出:"小儿初生……乃先浴之,然后断脐,不得以刀子割之,须令人隔单衣物咬断,兼以暖气呵七遍,然后缠结。"并强调"若先断脐,然后浴者,则脐中水,脐中水则发腹痛……令儿脐风"(注:脐风即断脐带感染之破伤风)。同时他还指出预防新生儿疮疥与手术切断先天性舌下系膜连舌的方法,如:"新生浴儿者,以猪胆一枚,取汁投汤中以浴儿,终身不患疮疥",并强调,"勿以杂水浴之,儿生三日,宜用桃根汤浴,桃根、李根、梅根各二两,枝亦得㕮咀之,以水三斗煮二十沸,去滓,浴儿良,令儿终身无疮疥"。又如:"小儿初出腹有连舌,舌下有膜如石榴子中隔,连其舌下后喜,令儿语言不发不转也,可以爪摘断之,微有血出无害。若血出不止,可烧发作灰末敷之,血便止也。""若悬痈有胀起者(注:悬雍垂肿大),可以绵缠长针(注:长柄手术刀),留刃处如粟米许大,以刺决之,令气泄,去青黄赤血汁也。一刺之止消息,一日未消者,来日又刺之,不过三刺,即消尽。"又说:"急视其口中悬痈(垂)左右,当有青黑肿脉核如麻豆大,或赤或白或青,如此便宜用针速刺溃去之。亦可爪摘决之,并以绵缠钗头拭去血也。"

2. 关于早期血清疗法在小儿疣、疣治疗上之创造

孙氏在治疗小儿身上疣、疣目时强调指出:"治小儿身上有赤黑疣方:针父脚中,取血贴疣上,即消";"治小儿疣目方:以针及小刀子决目四面,令似血出,取患疮人疮中汁黄脓敷之,莫近水三日,即脓溃根动自脱落。"关于治疗疔肿,孙氏也强调:"凡疗疔肿,皆刺中心至痛,又刺四边,拾余下,令血出,去血傅药,药气得入针孔中佳,若不达疮里,疗不得力。""刺四畔令血出,以刀刮,取药如豆大许内疮上。""病者以两刃针当头直刺疮","刺疮头及四畔令汁极出,捣生栗黄傅上,以面围之勿令黄出,从旦至午,根拔出矣。"该理论很富有血清疗法之意义。

3.关于烧烙止血

《千金方》载:"治舌卒肿,满口溢出如吹猪胞,气息不得通,须臾不治,杀人。方:刺舌下两边大脉,血出。勿使刺着舌下中央脉,血出不止杀人。不愈,血出数升,则烧铁篦令赤,熨疮数过,以绝血也。"孙氏多处强调烧烙止血:"治舌上黑有数孔,大如箸,出血如涌泉……亦烧铁烙之。""治舌上出血如泉方,烧铁篦熟烁孔中,良。"又如:"治酒醉,牙齿涌血出。方:烧钉令赤,注血孔中,止。"

4.关于葱叶鼻饲与导尿术之发明与应用

孙氏在论述风毒气甚,咽喉闭塞不能噉者,强调"折齿,内葱叶口中,以膏灌葱叶中令下。病肿者向火摩肿上……酒服之内鼻中亦得方"。又如:"以葱叶除尖头,内阴茎孔中,深三寸,微用口吹之,胞胀,津液(注:小便)大通,便愈。"

5.关于灌肠、保留灌肠之临床应用

孙氏"治疗大便不通方",多处指出:"蜜和胡鷰屎内大孔中,即通。""水四升、蜜一升合煮熟,冷,灌下部中,一食顷即通。""盐半合、蜜三合,合煎如饧,出之。著冷水中,丸如梃榔,形如指许大,深内下部中,立通。""单用豉清、酱清、羊酪、土瓜根汁,灌之,立通。"治疗痔湿可用"凡吹药入下部,没中指许深,即止"。更总结出"保留灌肠法"治疗痔湿:"以竹筒吹杏仁大,着大孔中,所有患痔疮上悉敷之……若病大者用(保留)灌法",即(煮取一升)"灌大孔,旦一灌、酉一灌之。凡久下一月不差,成痔候,大孔必宽者是,以此主之。""内汁中冷暖如人体……乃侧卧,徐徐灌之讫,多时卧不出为佳。大急,乃出之于净地。"又,"治三十年气痣方,豉心、生椒,右二味以水二升煮取半升,适寒温,用竹筒缩取汁,令病人侧卧,手擘大孔,射灌之,少时当出恶物,此法垂死悉治得瘥。"

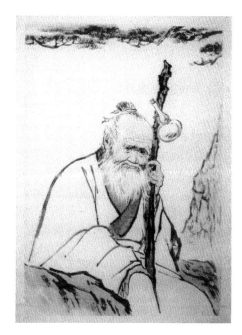

孙思邈画像

孙思邈(581—682),中国医学史上伟大的医药学家。唐太宗赐"真人",后世尊为药王。学识渊博,医学著作《备急千金要方》与《千金翼方》,被誉为中国最早的临床医学百科全书。其故乡陕西铜川五台山隐居处,有历代纪念碑刻数十,故居与祖茔亦有纪念建筑。后世改五台山为药王山,每年均有盛大纪念活动。本图为现代人物画家蒋兆和所绘孙思邈画像。现藏中国医史博物馆。

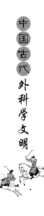

关于不适灌肠用蜜导法而通大便者,孙氏强调:"猪胆汁、蜜七合,内铜器中微火煎之,稍凝如饴状,搅之勿令焦著,欲可丸捻如指许,长二寸,当热时急作令头锐,以内谷道中,以手急抱,欲大便时乃去之。"又,"大猪胆一枚,泻汁,和少法醋,以灌谷道中,如一食顷,当大便出宿食恶物,已试甚良。"

6. 关于食道异物剔除术

孙氏对因骨、鱼刺、针等异物哽塞咽、食管者,治疗除"以其类"的保守疗法外,已创造性发明制作器具以剔除的手术治疗。例如:"治诸哽方,取鹿筋渍之令濡,合而萦之大如弹丸,以线系之,持筋端吞之入咽,推至哽处,徐徐引之,哽著筋出。"又如:"作竹篾,刮令滑绵裹,内咽中令至哽处,可进退引之,哽即随出。"又如:"治误吞针方,取悬针磁石末,饮服方寸匕,即下。"孙氏还引用《古今录验方》疗法,指出:"今吞针在喉中,而服磁石末入腹。若合磁石口中,或吸针出耳。"又指出:"针折入肉中方,磁石吸铁者,著上即出。"

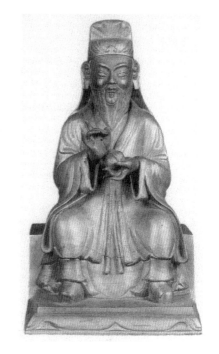

孙思邈鎏金塑像

孙思邈历代画像、塑像无数,特别是塑像遍及全国与海内外。本图为药王山博物馆珍藏鎏金塑像,现藏上海中医药大学博物馆。

《千金翼方》有"治小儿误吞针方:吞磁石如枣核大,针立下。"又如:"取磁石如枣核大吞之,及啥之,其针立出。"

7. 关于糖尿病必须预防化脓性感染

孙氏在论述消渴病(糖尿病)时,强调:"消渴之人,愈与未愈,常须思虑有大痈,何者?消渴之人,必于大骨节间,发痈疽而卒。所以戒之,在大痈也。当预备痈药以防之。"他还强调:"凡消渴病,经百日以上者,不得灸刺,灸刺则于疮上漏脓水不歇,遂致痈疽,羸瘦而死。亦忌有所误伤,但作针许大疮,所饮之水皆于疮中变成脓水而出,若水出不止者,必死。慎之慎之。"

8. 论述骨结核

孙氏指出:"凡附骨疽者,以其无破(故)附骨成脓,故名附骨疽,喜著大节解中。丈夫、产妇喜著䏶中,小儿亦著脊背。大人急著者,先觉痛不得动摇,按之应骨痛","洪肿如肥状是也","败为深疽者,在䏶胫间,喜生疮中水恶露,寒冻不差,经年成骨疽……亦有碎骨出者","疮中碎骨,当出数片差"。

9. 关于乳腺炎预防

孙氏强调:"产后宜勤挤乳,不宜令汁畜积,蓄积不去便结不复出,恶汁于内,引热温

186

壮结坚牵制痛,大渴引饮,乳急痛,手不得近,成妬乳非痈也……断痈状也,不复恶手近乳,汁亦自出,便可手助连捋之,则乳汁大出,皆如脓状。"孙氏还强调乳腺炎经久不治,可能癌变:"凡女人多患乳痈年四十已下,治之多瘥。年五十以上,慎不治,治之多死。"又于发背预防与早治强调冷敷:"诸发背未作大脓,可以冷水射之,浸石令冷熨之,日夜莫住,差乃至。"

10. 关于恶疾(麻风病)

孙思邈可谓治疗麻风大家,他曾记述:"恶疾大风,有多种不同,初得虽偏体无异而眉须已落;有偏体已坏,死眉嶷嶷然;有诸处不异好人,而四肢腹背有顽处。重者手足十指已有堕落……""予尝手疗六百余人,差者十分有一,莫不一一亲自抚养。""故余所睹病者,其中颇有士大夫,乃至有异种名人,及遇斯患,皆爱恋妻孥……""余以贞观(627—649)年中,将一病士入山,教服松脂,欲至百日,须眉皆生,由此观之,惟须求之于己,不可一仰医药者也。"

11. 关于反对服五石散

孙氏严肃指出,服石"多皆杀人,甚于鸩毒"。"寒石五石更生散方,旧说此药方,上古名贤无此,汉末有何侫者行用,自皇甫士安已降,有进饵者,无不发背解体,而取颠覆。余自有识性已来,亲见朝野仕人遭者不一。所以宁食野葛,不服五石,明其大大猛毒,不可不慎也。有识者遇此方,即须焚之,勿久留也。"

12. 关于阴囊损伤睾丸脱出还纳缝合手术与腹股沟斜疝修补术

孙氏记述:"治马鬶人阴卵脱出方,推内之,以桑皮细作线缝之,破乌鸡取肝,细剉以封之,且忍勿小便即愈。"又如:"治小儿气癞方,三月上除日,取白头翁根捣之,随偏处傅之,一宿作疮,二十日愈。"此为比较原始的以疮形成瘢痕以闭锁疝环的手术。此手术与《五十二病方》所述者类似。

13. 关于预防狂犬病

孙氏认为:"凡春末夏初,犬多发狂,必诫小弱,持杖以预防之,防而不免者。""若初见疮愈,即言平复,此最可畏,大祸即至,死在旦夕。凡狂犬咬人著讫,即令人狂,精神已别,何以得知……""此病至重,世皆轻之,不以为意,坐而死者,每年常有,吾初学医,未以为业,有人遭此,将以问吾,吾了不知报答,以是经吾手而死者不一,自此锐意学之,一解已来,治者皆愈。方知世无良医,枉死者半,此言非虚。"接着孙氏列举治狂犬病方数十条,并强调了"取猘犬脑傅上,后不复发",显然应用并肯定了葛洪《肘后备急方》的成功

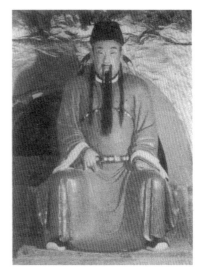

孙思邈塑像
药王山药王洞之药王塑像。

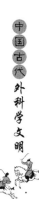

技术。

14. 关于验透胸膜法

孙氏创此验透胸膜法,有着很高的科学性,明显提高了背疽是否穿透胸膜的诊断水平:"凡背疽大溃欲穿透内膜者,不可用皂角散嚏法。但以纸封患处,令病者用意呼吸。如纸不动者,未穿透也。倘用取嚏法,鼓动内膜,则反致穿透,慎之慎之。"

15. 批判针(手术)能杀生人理论

孙氏指出:"夫用针刺者","勿失其理","不离乎心","目如内视","不得妄行","针皮毛腠理者,勿伤肌肉;针肌肉者,勿伤筋脉;针筋脉者,勿伤骨髓;针骨髓者,勿伤诸络"。然后批判指出:伤筋膜、伤血脉、伤皮毛、伤骨髓、伤肌肉而出现五乱后遗症。"此为五乱,因针(注:手术)所生。若更失度者,有死之忧也。所谓针能杀生人,不能起死人。谓愚人妄针,必死,不能起生人也。"

三、《千金翼方》外科疾病论述

《千金翼方》曾被作为培养外科等医学生之必修课,可知唐宋时期太医署、太医局医学教育对《千金翼方》的重视。

1.《药录纂要》论外科用药

该《用药处方第四》中分别集中评述有关外科医疗用药之分类,颇有创见,现仅摘有关者如:身瘙痒列常用药 27 种;阴下湿痒用药 8 种;淋闭用药 13 种;目赤痛用药 15 种;肠痔用药 23 种;鼠漏并痔用药 32 种;痈肿用药 21 种;恶疮用药 18 种;口疮用药 13 种;下血、吐血、衄血、尿血等用药计 39 种。借以为临床处方用药之参考,很富有价值。

2. 关于润肤面脂、手膏、衣香、藻豆等护肤品

孙氏批评了"然今之医门,极为秘惜,不许子弟泄漏一法"的保守风气。他汇集整理"面脂、面膏、面药等,计 13 个药物配方;令人面、手白净澡豆(即香皂)方 4 个;治面部疱疮、皮干黯、灭瘢等方 12 个;擦手膏方、冻伤方等 5 个;熏衣、浥衣香方及乾香方、香粉方、香身方等 9 个;治腋臭方 10 个;治发落不生、生发须、落发以及染发方计 18 个"。分析其内容与制作方法、用法,至今仍不失价值。

3. 防治毒虫螫与防御刀箭伤害

孙氏叙述"太一流金散方",认为佩戴胸前可以逢大疫不染,并强调:"若遭毒螫者,以唾和涂之。"他还引述"务成子萤火丸"助武威太守刘子南"被围,矢下如雨,未至子南马数尺,矢辄堕地"。此例有些神奇,且录以为参考。

4. 改进下颌脱臼复位术

"治失欠颊车脱臼开张不合方:以一人捉头,着两手指牵其颐,以渐推之,令复入口中,安竹筒如指许大,不尔啮伤人指。"

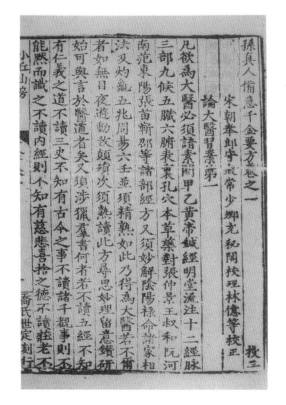

《备急千金要方》书影

《备急千金要方》30 卷，孙思邈撰于公元 652 年，孙氏以"人命至重，有贵千金，一方济之，德逾于此"故名。中国中医科学院图书馆藏。

5. 肠道结石治疗法

孙氏于"大青丸，主积年不解，不能食，羸瘦欲死方"之又方中，指出："肥猪肉作臛一升，调和如常法，平旦空腹一顿食之，须臾间腹中雷鸣，鸣定便下，药随下出，以器承取，以水淘汰，取石不尽，更作如前服之。"

6. 论华佗针曹操头风

孙思邈晚年在论述"汤药、针灸、蒸熨"综合治疗的重要性时，强调不可偏废的道理，"是以防御风邪，以汤药针灸蒸熨，随用一法，皆能愈疾。至于火艾，特有奇能。虽曰：针汤散皆所不及，灸为其最要。昔者华佗为魏武帝针头风，华佗但针即差。华佗死后数年，魏武帝头风再发，佗当时针讫即灸头风，岂可再发。只由不灸，其本不除，所以学者不得专恃于针及汤药等，望病毕差。既不苦灸，安能拔本塞源，是以虽药饵，诸疗之要在火灸为良。"

7. 辨便血之远近

"凡下血者，先见血后见便，此为远血；先见便后见血，此为近血。"

8. 熨法

孙氏在论述"疗十年疬癖方"时，详述了熨法器具之制作与医疗方法："取新盆一口，

189

第六章 隋唐五代时期外科的繁荣

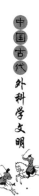

受一斗者,钻底上作三十余孔,孔上布椒三合、椒上布盐,盐上安纸两重,上布冷灰一升,冷灰上安热灰一升,热灰上安热炭火如鸡子大,常令盆大口热,底安薄毡,其口以板盖上,以手捉勿令落。仰卧安盆于腹上,逐病上及痛处,自捉遣移熨之,冷气及症结皆从下部中作气出,七日一易椒盐,满三七日,百病皆差,乃止。"(注:痃癖约为功能性肠梗阻)。

9. 诊治金疮理论与技术

现仅分段摘录其要,以说明孙氏处理金疮等之高明。关于金疮出血禁止饮水之论:"凡金疮出血必渴,当忍,噉燥食,不得饮粥及浆,犯即血出,杀人。"关于矢中背脥十余年患者经孙氏治疗而矢出的医案:"正观中(637)有功臣远征,被流矢中其背脥上,矢入四寸,举天下名手出之不得,遂留在肉中,不妨行坐,而常有脓出不止。永徽元年(650)秋,令余诊看,余为处之瞿麦丸方"(注:酒服10丸加至20丸,日二次),"其镞遂跳出一寸","终冬至春,其镞不拨自然而落"。孙氏对金疮内有异物深藏者,主张开放疮口不使早期愈合:"凡金疮深,不用早合,若合则以滑石朱粉则不合。治凡竹、木刺在肉中方:以羊矢他猪脂涂之出矣。"待竹、木刺从疮中出,则愈合无虑矣。

10. 孙氏吸收印度治疗麻风病经验

孙氏在论述《耆婆治恶病》时,论曰:"疾风有四百四种,总而言之不出五种。"他历述了麻风病各种临床表现后,指出:"胡云迦摩罗病,世医拱手无方对治,名曰正极非也。""往往人得此疾,弃家室财物入山,遂得疾愈","今人患者,但离妻妾,无有不瘥"。联系孙氏于《备急千金要方》关于治疗麻风600余人之治疗经验,可以肯定此论"多致神仙"者,是吸收印度佛教医学之影响使然。

11. 化脓性感染(痈疽)理论与医疗技术

孙思邈首先系统论述了《黄父相痈疽论》及源于《内经·灵枢》之理论与认识,强调:"发于足指名曰脱疽,其状赤黑则死,不赤黑不死,治之不衰,急斩去之(注:即手术切除),活也。不斩去者,死。"关于辨痈疽之是否已化脓与手术切开引流之方法,孙氏正确地指出:"凡痈按之大坚者,未有脓;半坚半软者,半有脓;当上薄者都有脓。有脓便可破之(注:即切开术),不尔侵食筋骨也。""破之法(注:即切开脓肿之方法),应在下逆上破之(注:即选刀口部位,应于脓肿下部位向上切开),令脓易出,用铍针。脓深难见,肉厚而生者用火针(注:即将手术刀于火上烧赤再做切开手术)。若不别有脓者,可当其上数按之。"孙氏强调痈疽疮口要用盐水清洗消毒:"此主痈疽溃后及冻疮用之甚良……临时以盐汤沃之令释,用之亦佳。"关于胸背部痈疽切开引流之刀法,强调浅刺:"若背生破无苦在乳者,宜令极熟,熟之候,手按之随手即起者,便熟(注:即已化脓)须针之。针法要得着脓,以意消息之。胸背不可过一寸,酌量不得脓,以食肉羔散著尢头内痈口中(注:即用化腐药助脓出)。"

关于引流绖之发明应用:"诸恶肿失治有脓者方……以筋作绖,任孔中勿令合,使引脓血","以渐自消"。

12. 关于肛门坐药锭

"仍刮生姜二枚如指大,以楸叶、桃叶数层裹之,煻火中烧之令极热,内下部(注:肛门)须臾,若湿䘌(注:肛门部寄生虫或兼痔漏溃疡等疾病)盛者,频三日作之,无有不差。"又如:"用大枣蒸烂为羔,以水银和,捻长二三寸许,绵裹内大孔中过宿,明旦虫皆出。"

从《千金翼方》有关外科医疗内容来看,孙氏晚年十分重视外科疾病治疗经验之总结,但其思想似已明显转为比较保守,例如特别以两卷之巨,收录了《禁经》内容,如禁痈肿、禁金疮、禁蛇蝎蜂毒等,令人遗憾。

四、唐《新修本草》等之外科用药

公元 657 年,唐高宗李治采纳苏敬建议,征召著名学者等 23 人修订本草,提出"《本经》虽阙,有验必录,《别录》虽存,无稽必正"的修订原则,强调"下询众议","定群言得失"的修订路线,于 659 年完成《新修本草》54 卷,较《本草经集注》730 种新增药物 114 种,由政府颁行全国。该书不久即传至日本,成为中日医学教学必修 300 天的教科书。

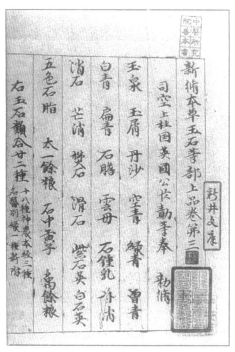

《新修本草》书影

《新修本草》为唐高宗李治采纳苏敬建议,于公元 657 年征召著名医药学家等 23 人,根据前代本草著作与全国进献之道地药材标本、绘画等,于公元 659 年修订完成,共 54 卷,并由皇帝召令颁行全国,被誉为中国第一部药典。中国中医科学院图书馆藏。

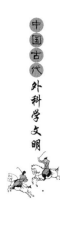

（一）《新修本草》外科用药摘抄

口疮：黄连　龙胆　升麻　大青　豉

鼻窦炎：通草　细辛　桂心

鼻息肉：藜芦　矾石　地胆　通草

金疮：石胆　地榆　艾叶　王不留行　白头翁

火灼：柏白皮　生胡麻　盐　醋　井底泥　黄芩　牛膝

痈疽乳痈：络石　黄芪　白蔹　通草　败酱　白及　大黄　半夏　玄参　蒲公英

恶疮：雄黄　雌黄　石硫黄　矾石　松脂　蛇床子　地榆

漆疮：吴茱萸　蟹

瘿瘤：海藻　昆布　文蛤　海蛤　松萝

瘘疮：雄黄　礜石　常山　狼毒　狸骨　斑蝥

脱肛：鳖头　卷柏　铁精　蜗牛

阴痿：白石英　阳起石　巴戟天　肉苁蓉　五味子　白马茎　雀卵　狗阴茎

（二）《新修本草》医疗技术

苏敬在《新修本草》中对药物作用增加了新内容，其中与外科相关的有：天名精治疗痒疹，蚤休能治蛇咬伤，以及蝮蛇可以治疗伯牛疾（注：即麻风病）等，富有临床参考价值。

值得注意的是，《新修本草》特别记述之"牙齿缺损之充填剂制作与技术"，确为一重要创造发明。书中银膏制法为："其法用白锡和银箔、水银合成之，凝硬如银，堪补牙齿脱落"，按白锡、银箔、水银三物合成者，即银、汞合成之银汞合金（注：银膏），与目前所用牙齿充填剂——水银、银、锡、铜、锌所配成的汞合金基本相同。英国人 Bell 最初应用于1819 年，法国人 Taveau 于 1826 年始用，Crawcoueh 于公元 1836 年将汞合金传入美国。《新修本草》除用银膏作为牙齿缺损充填剂外，还以松脂、蜡、枣膏为基质，混合雄黄末、附子、乳香、莨菪子等有消炎止痛作用的药物充填龋齿洞，或用棉裹、蜡封龋洞，既有止痛效果，又能恢复牙体外形，实为现代齿科所用安抚牙髓、失活牙髓或间接盖髓法之雏形。

第三节　《外台秘要》之外科疾病与医疗

一、诊疗效果实验观察

王焘引"《必效》疗阴黄，眼睛黄，汗染衣，涕唾黄方……每夜小便中浸帛片，取色退为验。"又"每夜小便里浸少许帛，各书记日，色渐退白，则瘥。"（《外台秘要》卷四）

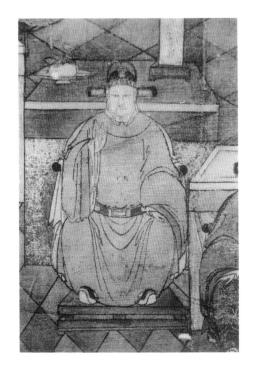

王焘像

王焘(约 670—755),中国医学文献整理大师,陕西眉县人,画像取自王
氏家族谱。现藏陕西中医学院医史博物馆。

"正元十年(264),通事舍人崔抗女患心痛,垂气欲绝,忽记此方,服便吐出一物,可方
一寸以来,状如虾蟆,无目足,微似有口,盖被此物所蚀。抗云:'往年见亲表患心痛,因偶
食地黄食餄䬾,遂吐一虫犹动,其时亦不谓地黄冷淘,能害此虫。因盛于小竹筒,正食缘
其上,便以数茎地黄冷淘,投于竹筒中,须臾视之,已化为水。然觉此冷淘杀虫,心痛无不
永绝。'绛自得此方,救三四人,皆如神效,出手抄方。"(《外台秘要》卷七)

二、诊疗诸异物哽于咽、食道之医疗技术

王焘广集各家医疗技术,例如《集验》"取鹿筋渍之濡,索之大如弹丸,持筋端吞之,候
至哽处,徐徐引之,哽著筋出。"又:"作竹篾刮令滑,绵缠,内咽中令至哽处,可进退引之,
哽即出。《小品》《古今录验》《深师》同。"又:"张文仲疗食诸鱼骨哽:小嚼薤白令柔,以绳
系中央,持绳一端,吞薤到哽处引,哽当随出。《集验》《古今录验》《深师》《备急》《千金》
同。"又:"《肘后》疗误吞钩方:若绳犹在手中者,莫引之,但益以珠珰若薏子辈就贯之,著
绳稍稍令推至钩处,小小引之则出。"又:"以小羊喉以沓绳推至钩处,当退脱,小引则出。"
又:"《深师》疗误吞钩方:虎珀珠……贯著钩绳,推令前入至钩所,又复推,以牵引出矣!
若水精珠,卒无珠,坚物摩令滑用之也。出第二十二卷中。"又:"《备急》葛氏误吞钗方:取

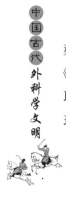

蕹曝令萎,煮令熟,勿切,食一大束,钗则随便出。生麦叶若蘩缕,皆可用,良效。《千金》《肘后方》。"又:"疗误嚥鍼方:取真吸针磁石末,酒白饮服一方寸匕。解曰:磁石,特能吸取针。《难》云:今吞针哽在喉中,而服磁石末入腹耶。若含磁石口中者,或吸针出耳。二理详取其义焉。《小品》《集验》《千金》同出。"

三、糖尿病诊断、医疗、预后判断技术

王焘首先引《诸病源候论》与《千金方》的理论,强调:"其病变者,多发痈疽","常须虑患大痈",因"消渴之人,必于大骨节间,忽发痈疽而卒"。他一再指出:"其病变多发痈疽,以其内热而小便利故也……故成痈脓也。"王氏于论述糖尿病证候特点与诊断要点时,正确指出:"消渴病有三,一渴而饮水多,小便数,无脂似麸片,甜者,皆是消渴病也;二吃食多,不甚渴;三渴饮水不能多,但腿肿脚先瘦小,阴痿弱,数小便者,此是肾消病也。"关于治疗效果之判断,他强调"得小便咸苦如常"为治愈标准。

王焘进一步以《消渴不宜针灸方》为题,虽然首先引"《千金》曰"为始进行论述,但考《备急千金要方》《千金翼方》虽有类似内容,但并不全同,疑为王氏综述而论者,现引如下:"《千金》曰:凡消渴病经百日以上者,不得灸刺,灸刺则于疮上漏脓水不歇,遂成痈疽,羸瘦而死。亦忌有所误伤皮肉。若作针孔许大疮者,所饮之水,皆于疮中变成脓水而出,若水出不止者必死,慎之慎之。"又如:"孙氏云:消渴病百日外,既不许针刺……特须慎之。又云:仍不得误伤皮肉,若有小疮,亦云致死","今初得(消渴病)日,岂得令其灸刺,致此误伤之祸","未悟初灸之说,故不录灸刺","灸刺特不相宜"。王焘反复强调糖尿病患者不宜针刺、艾灸,不可误伤皮肉,经现代科学证实,糖尿病患者极易患化脓性感染,且缺乏有效疗法控制,故其所论十分正确。

关于糖尿病小便甜,王焘强调:"每发即小便至甜"。他引《近效》祠部李郎中消渴方一首:"消渴者,原其发动(病),此则肾虚所致,每发则小便至甜。医者多不知其疾,所以古方论亦阙而不言,今略陈其要。按《洪范》稼穑作甘,以物理推之,淋锡醋酒作脯法,须臾即皆能甜也,足明人食之后,滋味皆甜,流在膀胱,若腰肾气盛,则上蒸精气,气则下入骨髓,其次以为脂膏,其次为血肉也,其余别为小便,故小便色黄,血之余也。……消渴疾者,下泄为小便,此皆精气不实于内,则便羸瘦也。"然后论述了糖尿病的饮食治疗等。虽然解释小便至甜之理论尚较原始,但其推断甚是有理。

四、鳖瘕病理解剖与医疗

王焘引《诸病源候论·鳖瘕》"谓腹内瘕结如鳖状是也",指出:"昔曾有人共奴俱患鳖瘕,奴在前死,遂破其腹,得一白鳖,仍故活。有人乘白马来看此鳖,白马忽尿坠落鳖上,

即缩头及脚，寻以马尿灌之，即化为水。其主曰：吾将愈矣！即服之，果如其言得差。"（《外台秘要》卷十二）

五、角法吸脓毒法治疗骨结核寒性脓疡之殗殢

"患殗殢等病必瘦，脊骨自出……取三指大青竹筒长寸半，一头留节，无节头削令薄似剑，煮此筒子数沸，及热出筒，笼墨点处（注：即检查确诊处用墨点做标记者），按之良久，以刀弹破所角处，又煮筒子重角之，当出黄白赤水，次有脓出，数数如此角之，令恶物出尽，乃即除，当目明身轻也。"（《外台秘要》卷十三）

又："角法吸蝎毒法：遂以角法，以意用竹依作小角，留一节长三四寸，孔径四五分，若指上，可取细竹作之，才令搭得螫处。指用大角，角之气漏不嗍，故角不厌大，大即嗍急差，速作五四枚，铛内熟煮，取以角螫处，冷即换。初被螫，先以针刺螫处出血，然后角之，此神验。不可以口嗍，毒入腹杀人。"此为甄立言法（《外台秘要》卷四十）。

又，疗骨蒸，以骨汁淋饮方："取枯朽骨碎（五大升，一切骨皆堪用，唯洗刷刮，不得遣微有土气，但似有土气，即不差病），柳枝、棘针、桃枝，以清水五大石煮之减半，乃滤出汁。别取清浆两大石投釜中，和骨重煮三两沸，然后惣滤出。净拭釜，取此前后汤相和，更极暖随次取用。……患重者不过再淋，欲重淋时，量气力淋此汤，若饮之尤佳。"

"若已噤，将物强发开。若不可发，扣齿折以溃下药汤，酒随进之即效"，此为折齿灌药以疗传尸五疰法。

六、肛门给药

"必效疗上气咳嗽满体肿方：取楸叶三升，煮三十沸，去滓、煎，堪作丸如小枣子，以竹筒内下部，立愈。"（卷十）又疗上气大便秘涩："杏仁、盐、干姜，捣筛以酱汁和之，作瓮（状）可长一寸余，如指大两头尖，仍似薄绵裹之，内下部中，时易之，不过一二易，即有恶物下。"（《外台秘要》卷二十）

七、脚气泡脚法

"近效疗脚气方：附子，甘草，并细到，以水五斗，煎取二斗半，置盆中，以板子宽三寸许，横汤上，共水面平，脚踏板上，以汤将脚，水冷即休，此汤得四、五度用，脚气永除，此方极验。"（《外台秘要》卷十八）

第六章 隋唐五代时期外科的繁荣

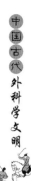

八、熏蒸疗法

"崔氏疗暴得风,四肢挛缩枯细,不能行动,用大豆蒸……取大豆三升;净拣择淘之,漉出蒸之。待气溜下甑,倾二大升酢、醋甑中,和搅令遍,于密屋内地上,设铺席一帛帕,倾豆著帕上,仍以五、六重绵衣覆豆,令病人于豆上卧,以被覆之(冷即加热更换)……日再度,夜一度,如此经三日三夜即休。"(《外台秘要》卷十九)

九、白内障、倒睫等外科手术

《外台秘要》于卷二十一以陇上道人撰《天竺经论眼序一首》,论述从西国胡僧处传授之术,现仅摘录其外科手术治疗的若干内容,以展示中印外科手术疗法在唐代之交流情况。

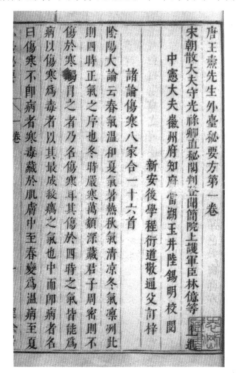

《外台秘要》书影

唐代王焘撰于公元 752 年,40 卷,明崇祯庚辰(1640)新安程衍道刻本。中国中医科学院图书馆藏。

(一)批判神鬼欺诈行为

《外台秘要》多处批判"常见愚人""道姑瘿妪"的欺诈行为,给患者造成"增为痼疾",

"永成盲瞽"，"云犯神鬼，或以环钩，或复蒜熏，或火烧针熨，此皆不识病原而逆疗"。

（二）关于白内障与针拨术

"忽然膜膜，不痛不痒，渐渐不明，久历年岁，遂致失明。令观容状，眼形不异，唯正当眼中央小珠子里，乃有其障，作青白色。虽不辨物，犹知明暗三光，知昼知夜，如此之者，名作脑流青盲眼。未患时，忽觉眼前时见飞蝇黑子，逐眼上下来去，此宜用金篦决，一针之后，豁然开云而见白日。"

综览《外台秘要》，有关白内障手术来自印度之可能性很大，但通读《天竺经论眼》，陇上（今甘肃）谢道人住齐州（今济南）于西国胡僧处授，但其治疗方法、理论等，已与中医传统无两样。有趣的是白内障针拨术为中国医家所普遍运用，例如石公集，同州（今陕西大荔）人。唐文宗（827—840）时，有石公集和周师两人，专治白内障，当白内障"硬如白玉"（注：已成熟），可用针拨即愈。石公集专攻此疾已三代，治愈者二百多人。[①]

（三）倒睫手术疗法

"眼有倒睫毛，或折在睑中，聚生刺人白睛，唯觉痒闷，渐赤膜起，连上下睑多赤生疮。若掣刺黑睛，则泪出似白翳出；若刺著瞳仁，令眼疼痛碜涩，不欲见明，连鼻骏痛，兼脑掣痛。此多损伤，宜速救疗，其法如左。若欲疗之者，皆取平晨日未出之际，令一眼明人把镊子拨之，去倒睫毛，勿使毛断，连根去之，下手十减八九，疼痛立止……一月内即瘥。"

十、口齿科外科手术与医疗技术

（一）口齿外科手术烧烙止血与齿垢、残齿剔除术

《外台秘要》引《姜生论》云："齿断虚软，而无脓血。又口罿，其齿断触著，脓血出。又口疳，其齿断不触，自然脓血出。又口瘘，其齿断上有小孔，如蜂窝形。又齿疳，其骨脆，烂其齿断，唇口吻变作白色，或作青紫黑色者，是急疳之状，死不过旬日，宜急疗之。先看唇颊边有赤白黑脉处，急须以针针去恶血，便烧铁篦烙之，如此变即定。或附齿有黄色物，如烂骨状，名为食床，凡疗齿看有此物，先以钳刀略去之，然后以方用药。其齿断内附著齿根者，形如鸡子膜，有如蝉翼缠著齿者，亦须细看之。不尔，其齿断永不附著齿根也。病状如前，后方自有委曲也。"又："牙齿涌血出，烧钉赤，炷血孔中即止。"（见《外台秘要》卷二十二）此方又见《外台秘要》引称"《千金》疗酒醉"语，则烧烙止血无痛，因酒醉可产生麻醉之效果。

① 南开大学历史系：《中国古代史稿》，出版者不详，1973。

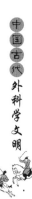

(二)刷牙与龋齿填充术

"升麻楷齿方：升麻、白芷、藁本、细辛、沉香、寒水石。右六味捣筛为散（注：即唐代前用以刷牙的牙粉），每朝杨柳枝咬头软（注：唐以前之牙刷），点取药揩齿，香而光洁。一方云：用石羔、贝齿各三分，麝香一分，尤妙。"

又："备急疗牙齿有孔方：莨菪子数粒，内齿孔中，以蜡封之即差。""姜生疗齿有孔方：附子、蜜腊，相合为丸，塞齿孔中，即差。忌冷水油腻。"（《外台秘要》卷二十二）

(三)悬雍垂肿套管烧烙手术

"疗悬痈肿卒长数寸如指，随喉出入，不得食方：开口捧头，以筋抑舌，及小铁于管中灼之令破，灼火毕，以盐随烙处涂之。"（《外台秘要》卷二十三）

(四)结扎法、搯脉法治疗瘤、瘿

"白瘤及二三十年瘤方：先极搔刮，以绳缚之即愈。"又，"凡水瘿、气瘿可差，石瘿不可治。气瘿，平旦手挽瘿，令离项，搯其下根，脉断愈。一日一度搯，易愈者七日，如难差者三七日。"

(五)鼻腔坐药治疗喉肿术

"疗喉里肿塞痹痛，水浆不下入：巴豆一枚开其口，以绵裹极坚，令有绳出外，以巴豆内鼻中，随肿左右，时时吸气，半日许即差。无巴豆，用杏仁以塞耳如之。"（《外台秘要》卷二十三）

十一、外用药脱毛发技术

关于治疗"腋臭（狐臭）"之外敷药，多强调"去腋下毛"（首先必效方）的必要性。又："经心录漏腋方：捣马齿草腋下夹之。令燥后复易之，先用雌黄、石灰等分，合水煎一两沸如泥，泥之毛落，然后涂诸药，良。"（《外台秘要》卷二十三）

十二、痈疽外科手术方法与原则

王焘首先引述《灵枢》有关论述以为指导，同时对外科手术治疗也强调"发于足指者，名曰脱疽，其状赤黑，死不疗。不赤黑可疗，疗可衰，急斩去之，得活。不去者死。"关于掌握痈疽辨证论治时机，强调早诊断，早治疗，预防变证之发生，"见有少异，即须大惊忙，须急治之"。

（一）痈疽深浅与有脓、无脓诊断技术

"疗痈疽，大按乃痛者病深，小按便痛者病浅；按之处陷不复者无脓；按之即复者有脓。若当上破者，脓出不尽，不尽稍深蚀骨，骨碎出，当以鱼导侧际。从下头破令脓出尽，出尽则骨生愈矣。"（《外台秘要》卷二十四）。该书正确阐明化脓性感染深、浅的鉴别方法，已化脓与尚未化脓的鉴别技术，以及脓已成切开引流部位的选择，并指出正确切开引流部位应在脓肿之下部，不但引流通畅，且不会由于脓引流不畅而引起深部骨性合并感染。

（二）关于石痈（癌肿）禁手术与拔火罐治疗

"其痈疽、石痈、结筋、瘰疬，皆不可针角（注：针是指手术切开引流或手术摘除。角，即以兽角或特制竹筒，进行吸取脓、恶物者），针角杀人。"（《外台秘要》卷二十四）

（三）骨结核诊断水平提高

王氏在孙思邈正确诊断基础上指出："《千金》诊附骨疽法：凡附骨疽者，无故附骨成脓，故名附骨疽。喜著大节解中，丈夫、产妇喜著胯髀，婴儿亦著脊背。丈夫急者，先觉痛，不得动摇，按之应骨痛，经日便觉皮肉渐急，洪肿如肥状是也。小儿才近便大啼哭呼，即是肢节有痛候也……""凡附骨疽者，久疮不差，差而复发，骨从孔中出，名为骨疽。"治疗以"穿地作坑，口小里大，深三尺，取干鸡屎五升，以艾及荆叶和之，令可燃火，令烟出，内疽孔坑中，以衣拥坑口，勿泄烟（熏之），半日许，当有虫出。"（注：可能为继发感染出蝇蛆）

十三、五痔熏疗技术

"生槐煎、皂角、麝香、鳗鲡鱼、雄黄、莨菪、丁香、木香，八味捣筛，以槐煎为丸，分为五丸。取一净瓶可一升来，掘地埋之，著一叠子于瓶上，钻叠子作孔，内火瓶中，灰盖之，然后内药一丸烧，以下部（指肛门）著叠孔上坐，便通汗，其尽一丸药即止。内痔以药一丸内下部立效，仍不及熏。"又："桃叶蒸痔方：桃叶、细糠、胡麻，合为一家蒸之，取细糠熟为度，内小口甕中，将肛门坐，桃叶气熏入肛门，虫出当死。"又："猬皮、熏黄、熟艾，穿地作坑，调和，取便熏之，取口中熏黄烟气出，为佳，火气稍尽即停。三日将息，更熏之三度，永差。"（《外台秘要》卷二十六）

《外台秘要》卷二十六中以"掘地为坑"或"小口器中"进行熏、熨，治疗痔、漏、脱肛等外科疾病者，相当丰富，大多强调了良好的医疗效果，故不一一摘录。

十四、泌尿系结石

"范汪疗五淋……石淋下石，或下砂。""病源石淋者，淋而出石也。肾主水，水结则化

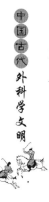

为石,故肾客砂石……其病之状,小便则茎里痛,溺不能卒出,痛引少腹,膀胱里急,砂石从小便道出,甚者塞痛,令人闷绝。""古今录验……又疗石淋沥沥茎中痛,昼夜百行,或血出。"(《外台秘要》卷二十七)

十五、灌肠术与肛门坐药技术

王焘引述前代医家之成功经验,发展了肛门坐药与灌肠医疗技术,仅摘要如下。"大便不通方:用礜石如指大者导下部","湿瓜蒂七枚,绵裹内下部;如非时,酱瓜亦得","用猪胆和少蜜,于铛中热令熟调,丸如枣大,内下部中,即差","猪、羊胆,以筒灌三合许,令深入,即出矣,不尽,须臾更灌。一方加冬葵子汁和之,又有椒豉汤五合,猪膏三合,灌之佳。""煎蜜令强,加干姜末,和丸如指,导下部中。姚云:欲死者,蜜三升,微火煎如饴,投冷水中,令凝丸如大指,长三四寸,导之良","猪汁一枚,内下部中……须臾便通,良"。又如:"取生土瓜根,捣取汁,以水解之,于筒中吹内下部,即通。"治小儿大便不通:"必效……白蜜煎为丸,内下部中,即通。"又:"兼少许内下部。"又:"疗小儿疳湿方:羊胆以酱汁和灌下部中,猪胆亦得",等等。如此通利大便方法甚多,不一一引录,足证隋唐乃至以前之两晋南北朝,对大便秘结之治疗,已总结出十分丰富的坐药或灌肠技术,使此领域之医疗技术达到比较领先的水平。

十六、关于导尿术

王焘也摘引多种导尿技术记录。例如,"救急主小便不通方:取印成盐七颗,捣筛作末,用青葱叶尖盛盐末,开便孔,内叶小头于中,吹之,令盐末入孔即通,非常之效。"又"古今录验……又说不得小便者,为胞转,或为寒热气所迫,胞屈不得充张,津液不入其中为尿,及在胞中尿不出方。当以葱叶除尖头,内茎孔中吹之,初渐渐以极大吹之,令气入胞中,津液入便愈也。"

十七、灸疗陷睪(睪丸下降不全)

如"卵偏大上入腹方:灸三阴交,在内踝上八寸,随年壮。"又"两丸缩入腹方,灸三阴交,随年壮,神效。"

十八、自缢急救术

王焘引仲景、葛洪关于急救自缢者之理论与人工呼吸急救医疗技术,以及《备急》《范

200

汪《删繁》等之化裁运用,说明隋唐之急救术实则承先启后有成。例如,所引急救中恶之人工呼吸:"仰卧以物塞两耳,以两竹筒内(纳)死人鼻中,使两人痛吹之,塞口傍无令气得出,半日所死人即噫噫,勿复吹也"等,兹不赘述。

十九、溺死急救术

引《肘后方》:"取甓倾之,以死者伏甓上,令口临甓口,燃以芦火二七把,烧甓中当死人心下,令烟出,小入死者口鼻中,鼻口中水出尽则活,芦尽更益为之,取活而止。常以手候死人身及甓,勿令甚热。冬天常令火气能使死人心下得煖。若卒无甓,可就岸穿地,令如甓,烧之令煖,乃以死人著上。亦可用车毂为之,当勿隐其腹,及令得低头,使水出,并熬灰数斛以粉身,湿即易。"书中有多例相似或有改进之技术者。

二十、热敷、热熨急救猝死技术

治疗心腹绞痛胀满,气冲心胸"以铜器、瓦器盛热汤,器著腹上,冷者彻去衣,器衬肉;大冷者,易以热汤,取愈也"。又"先以衣三重藉腹上,以铜器著衣上,取茅草于器中烧之,草尽再益,勿顿多也,取愈乃止。"

二十一、创伤急救技术、骨折整复固定

《外台秘要》关于这方面的内容也十分丰富,现仅摘录其要者。王氏引《千金》从高处坠下,及被木石所迮,或因落马,凡是伤损血瘀、凝积,气急欲绝者,治疗可取"净土五升,蒸之令极热,分半,以故布数重裹之,熨病上,勿令大热,恐破肉,候冷即易,以痛止即已。但有损伤,并以此法疗之,神效。"又:"疗腕折、四肢骨破碎,及筋伤:烂捣生地黄熬之,以裹折伤处,以竹片夹裹之,令遍病上,急傅勿令转动,一日可十易,三日即差。"关于竹片固定治疗四肢骨折之小夹板固定法,王焘指出来自《肘后方》《千金方》《删繁方》《张文仲方》与《古今录验方》,为我们了解骨伤、四肢骨折之治疗在晋唐时期的发展水平,提供了真实的资料。又如许仁则所论"外损因坠打压损,或手足节、肱头项伤折骨节,痛不可忍",介绍了"宜以生地黄一味薄之法,及芥子苏等摩之方:生地黄无问多少,净洗捣碎令烂熬之,候水气尽,及热以薄折处,冷即易之,如骨蹉跌,即以疗折伤法,缥缚,兼薄羊脑、生龟、生鼠等法……"(见《外台秘要》卷二十八)。这里所讲的缥缚,即用青色丝织品捆扎固定之方法,结合前述之竹片夹裹,更能帮助理解"疗折伤法"的技术要求。但从此处之论说,虽给人能知其时尚有"疗折伤法"之文献,惜未能使人尽知其方法与步骤、要点,实憾。

二十二、金疮伤缝合术

"近效金疮或压损损断裂方:剥取新桑皮,作线缝之。又以新桑皮裹之,以桑白汁涂之,极验。"(《外台秘要》卷二十九)该段讲解了损伤之缝合术。

二十三、关于血清疗法治疗疔肿

齐州(今济南)荣姥方,以白姜石等制作药锭治疔肿:"用法以针刺疮中心,深至疮根,并刺四畔令血出,以刀刮取药如大豆许,内(纳)疮上,若病重困,日夜三四度,轻者一二度,重者二日根烂始出,轻者半日一日烂出。当看疮浮起,是根出之候。若根出已烂者,勿停药,乃著之,药甚安稳,令生肌易。"(《外台秘要》卷三十)又"凡疗疔肿,皆刺中心至痛,又刺四边十余下,令血出,去血后敷药,药气入针孔中佳,若不达疮里,则不得力也。"(《外台秘要》卷三十)又"刺疮四边令遍,以唾和面围疮四面,写药渐渐令满其中,仍三五度换之。睟时疮即烂,以针挑之,拔去根即差止,未出更著之,神效。""巴豆、半夏,捣末,以寒食餳和之,以针刺疮四边,即以药涂之,立拔出。""先以针刺疮上,及四畔作孔。""刺疮头及四畔,令汁极出,捣生栗黄敷上,以面围之。""以针乱刺疮上及四畔,取铜器煎醋令沸,写著面围中……"以上治疗疔肿之"刺疮四畔(边)令血出""令汁极出",与孙思邈用患者血清或取父血清,以治疗疥病、疔肿,似有渊源关系,或不如孙氏以血汁、脓汁和药更为确切,或在其基础上扩大了应用范围。他们虽然尚未认识此乃血清疗法,但实际上已具备了血清疗法之妙要。

又,"千金翼疗癣秘方:捣羊蹄根,分著瓷中,以白蜜和之。刮疮四边,令伤。先以蜜和者敷之,如炊一石米久拭去,更以三年大醋和之,以敷癣上,燥便差。若刮疮处不伤,即不差。"在此,更强调了刮疮四边令伤之关键作用。又"疗湿癣",亦强调:"刮疮令圻,火炙指摩之"(注:令圻,系指刮的范围要求宽广)。如此,刮令圻,且火炙、指摩,实均有利于血清的析出,以促进治疗效果。

二十四、产后急性乳腺炎乳头生疮之预防

"集验论疗妇人妒乳、乳痈。诸产生后,宜勤挤乳,不宜令乳汁畜积不去,便不复出,恶汁于内引热,温壮结坚掣痛,大渴引饮,乳急痛,手不得近,成妒乳,非痈也。始妒乳,急灸两手鱼际各二七壮,断痈脉也。便可令小儿手助将之,则乳汁大出,皆如脓状。"又:"产后不自饮儿,及失儿无儿饮乳,乳畜喜结痈,不饮儿令乳上肿",强调含漱后"使漱口中冷,为嘬取乳汁,吐去之。不含水漱,令乳头作疮"。

二十五、阴挺(子宫脱垂)阴道坐药术

"广济疗妇人子藏挺出,乌头、白及,捣散,取方寸匕,以绵囊内阴中,令入三寸,腹内热即止,日一度著,明晨仍须更著,以止为度。""集验疗妇人阴下挺出,蜀椒、乌头、白及,捣筛,以方寸匕,绵裹内阴中,入三寸,腹中热,明旦更著,差止。"(《外台秘要》卷三十四)"通真论疗妇人子门冷,坐药法……捣散,蜜丸,绵裹如酸枣内之","近效坐药,主下冷……为散,以锦裹如枣许,内子宫中,令热为度。"又:"以口中玉泉和兔矢大,内阴门中,去冷内热良。"(《外台秘要》卷三十四)

二十六、悬雍垂肿大、重龈手术

书中记载疗重舌、重龈,"以绵缠长针,留刃处如粟米许大,以刺决之,令气泄去青黄赤血汁也,一刺之止,消息一日,若不消,又刺之不过三刺,自消。"

二十七、针烙医疗技术与止血术

"必效:雄黄为末,以枣膏和为丸,塞牙孔中,以膏少许置齿,烧铁篦烙之,令彻热,以差止。""养生论云:齿疳……即须以针,针去恶血,便烧铁篦烙之,如此,即定。"又"范汪方,治龋齿有孔,取细铁,大小如孔中也,曲铁头,火烧令热,以内孔中,不过四五便止。"

二十八、外科双刃刀针之应用

《备急千金要方》卷二十二引《赵娆方》:"以两刃针当头直刺疮,痛彻拔出针,刮取药末塞疮孔中,拔针出即内药。"

二十九、骨折固定术

《外台秘要》卷二十九引《肘后方》疗腕折、四肢骨破碎及伤蹉跌方:"烂捣生地黄熬之,以裹折伤处,以竹片夹裹之,令遍病上,急缚勿令转动,一日可十易,三日即差。"其所注出处还有《千金方》《删繁方》《肘后方》《张文仲方》《古今录验方》等,但查阅今本《肘后方》《千金方》缺无,该资料比《理论续断方》约早百年。

203

三十、化妆品

王焘引《近效》："则天大圣皇后鍊（炼）谏益母草留颜方：用此草每朝将以洗手面，如用澡豆（香皂）法，面上皯黯及老人皮肤兼皱等，并展落浮皮，皮落着手上如白垢，再洗再有效，淳用此药已后欲和澡豆洗亦得，以意斟酌用之初，将此药洗面，觉面皮手滑润、颜色光泽，经十日许，特异于女面，经月余生血色，红鲜光泽，异于寻常。如经年久用之，朝暮不绝，年四五十妇人，如十五五女子。"治法略。

第四节　第一部正骨专著——《理伤续断方》

唐代的佛、道教等十分活跃，教徒、寺院的权势也日益增强。无论是由印度或阿拉伯传来的佛教或伊斯兰教，还是中国固有的道教，都集中了一批有学问的知识分子，特别是不少教徒出于传教的需要，都掌握有丰富的医药理论和疾病防治技术。他们除了宗教活动外，在寺院内兴办救治贫病伤残的福利设施，或三三两两或单独四处布施，为人治病。他们对医药知识的普及和中外医学的交流，做出了值得肯定的贡献。唐末，社会日益动荡，僧尼释道之徒增多，不但经济日趋衰退，非生产者且囊耗之风日甚。在这种情况下，唐武宗在宰相的支持下，于会昌年间（841—846），裁减冗员，奖励生产，废除寺院，使数十万"不务桑农，空谈彼岸"的僧尼还俗农耕，当时拆除寺庙4600多所，改作驿舍，收膏腴上田数千万顷，及其财货并为官有，所有铜像、钟磬用于铸钱。这些措施，从文献记载看，在当时的确得到了坚决地执行，应该说是有一定进步作用的。但是，在执行中显然不分其有否专技，"遣御史分道督之"，"皆勒归俗"。因此，寺院兴办的悲田院、养病坊一类医院性质的组织也相继关闭停办。掌握医药知识和技术的僧尼，也多还俗农耕，或以乞食为生。他们之中有学问的技术人员，大多怀才不满，悲观厌世，消极度日。

蔺道人，唐长安（今陕西西安）人，约生活于公元750—850年。他是一位行脚乞食的僧道，有着比较渊博的学识，掌握着比较丰富的医药知识，特别是对骨伤科的理论知识和治疗技术尤为精熟。会昌年间，在唐武宗勒令僧尼还俗农耕的政策下，他离乡背井，由长安流落到江西宜春，在钟村买了几亩地，盖了间草房，在村民的帮助下，过着耕种自给的半隐居生活。他对当时的统治者十分不满，往往与知己邓先生对酌歌唱，以发泄悲观厌世的情怀。因此，除帮他耕种的彭叟外，素不与人来往，长期隐没医术而不露。一次，彭叟的儿子不慎从树上坠折颈部和肱骨，痛苦异常而得不到治疗，蔺道人才不得不用自己精熟的正骨技术，为这位骨折十分严重的病人解除了疾苦，很快获得痊愈。他高明的医术在群众中迅速传开了，求治者越来越多，促使他约于公元845年把《理伤续断方》传授给彭叟。等到彭氏完全掌握了自己的正骨理论和技术后，他便不辞而别，另寻静处以度晚年去了。

彭氏得蔺道人《理伤续断方》之传，成为远近知名的正骨医生。有不知其然者，还以为治跌打损伤的技术起自彭家。江西观察使在询问彭氏后，得知蔺道人的博学和专技在身，便亲自去拜访，不料早已无影无踪。为了纪念蔺道人，在观察使的倡导下改钟村为巩村，并要求彭氏把蔺道人所传的正骨知识和技术进行广泛的传授。同时，出于对蔺道人的崇敬和所谓仙化，《理伤续断方》也被改为《仙授理伤续断秘方》了。

《理伤续断方》在唐武宗会昌之前即公元 841 年之前成书，是我国现存第一部骨伤科专著。该书有着很高的科学水平，反映了我国骨伤科学在公元八九世纪已达到了惊人的水平。现从六个方面论述其主要成就。

一、建立骨关节损伤检查、诊断与治疗常规

蔺道人的《理伤续断方》对骨折和关节脱臼所论述的治疗常规，在唐代处于世界领先地位。若用现代骨科衡量，虽然有不尽正确或不恰当之处，但其中的一些治疗理论和技术，仍然有着现实的意义，有些甚至比现代骨伤治疗学还要先进。因此，继承发掘并用以培养骨伤科医师，进行中西医结合研究，仍不乏有益的借鉴。例如，他所规定的治疗常规："一煎水洗，二相度损处，三拔伸，四或用力收入骨，五捺正，六用黑龙散通，七用风流散填疮，八夹缚，九服药，十再洗……"这些具体而切合实际的步骤是何等系统全面且符合科学原理！现据以简释如下。

"一煎水洗"是指医家在开始诊治骨伤科病人时，必须首先使用具有一定消毒作用的生葱、荆芥、当归等煎汤，待汤水温凉时淋洗伤部，使局部清洁。这同今天使用盐水、酒精清洁伤口的道理是一致的。"二相度损处"，就是医者对伤损情况进行检查，包括将伤患侧同健侧肢体对照，肢体长短的度量、局部解剖部位的改变情况等，以得出正确的诊断，确定伤折的性质和程度等。"三拔伸"，即在检查诊断的基础上，进入拔伸，就是医者施行骨折牵引，将骨折断端由于肌肉牵拉而缩短、屈曲变形者，使之拔回或伸出到正常位置。"四或用力收入骨"，实则与拔伸紧密相关，拔伸之结束即收入骨之开始，或收入骨接近完成。收入骨即在拔伸的基础上，使错位的骨折断端收入正常位置。"五捺正"，指经拔伸后之骨折断端，若尚不能收入到正常位置者，就要手法加压，使之恢复正常位置，拔伸、收入骨、捺正三步骤，是正骨复位手法的关键，可以统称之为正骨手法。为什么蔺氏分三步骤加以强调呢？我想其意思是要

《理伤续断方》书影

205

第六章 隋唐五代时期外科的繁荣

强调骨折复正的关键性，并给施术者提出更明确的阶段性要求或施术要领，便于术中掌握。六、七两步骤为外敷药，根据皮肉肿胀、破损情况，于局部选用或同用外敷法。"八夹缚"，即今之固定，是骨折关节脱臼治疗中能否取得完满效果的又一组重要措施。蔺氏对此十分重视，书中多次予以强调，归纳起来，要求做到：上述正确复位和必要的伤口敷药后，用摊有地黄汁的细布或皮纸（注：相当于纱布绷带），包裹保护伤患局部肢体。然后用杉木皮等所做的小夹板，每一夹板间留有均匀空隙，绕患肢局部一周，再用绳子上、中、下三部捆扎固定，使已复位的伤折不再发生变位，保证伤折正常愈合，不致畸形愈合。为达此目的，蔺氏对肌肉较厚、骨折容易变位的肢体，还强调了三层夹板捆扎固定，强调适当的早期活动。这些理论都是十分可贵的。中西医结合小夹板固定在四肢骨折上获得的重大成就，更增添了我们对蔺氏在骨伤科光辉成就的崇敬心情。"九服药"即内服活血化瘀、促进骨伤愈合等类的药物。"十再洗"即换药时再次清洁伤肿局部，等等。

关于检查诊断之方法与步骤，举例如："凡脑骨伤碎，轻轻用手撙令（或作捺）平正"，指出头皮不破与破之不同处理后，强调"疮口不可见风着水，恐成破伤风。若水与风入脑，成破伤风，则必发头痛，不复可治。"对预后判断："凡脑骨伤碎，在头骨上，则可治；在太阳穴，乃是命处，断然不可治矣。"（注：限于时代技术水平，实为求实之态度）又如："凡手脚骨，皆有两胫，若一胫断，则可治；两胫俱断，决不可治。"蔺氏还特别强调："凡认损处，只须揣摸骨头平正，不平正便可见。""凡左右损处，只相度骨缝，仔细捻捺，忖度，便见大概。要骨头归旧，要撙捺皮相就入骨。"

二、改进骨折固定方法和原则

众所周知，骨伤的正确复位固然重要，但只有正确复位，没有可靠而适当的固定，也难以获得理想的愈合。或因固定不全，使复位正常的骨伤又会发生变位而畸形愈合，或因固定过度而造成关节强直、肌肉萎缩。可见固定方法之是否恰当，与骨伤治愈率高低多么密切。我国骨伤科疾病的治疗有着悠久的历史，远在汉代军队里已有"折伤簿"，是专门记载折伤的病历。在隋、唐早期医家的著作中，也强调骨折和关节脱臼整复后要进行固定，但均失于过简。蔺道人的《理伤续断方》则比较正确地叙述了骨折和关节脱臼的固定方法和原则，大大促进了我国正骨技术的进步和治愈率的提高。他强调，在正确复位的基础上，固定要"平正"，"凡夹缚（固定）用杉木皮数片，周回紧夹缚，留开皆一缝，加缚必三度，缚必要紧。"对穿破性复杂骨折则强调"夏三两日，冬五三日解开，夹缚处用热药水泡洗"以促进伤口愈合，防止感染，着重要求洗去旧药，"洗时切不可惊动损处"，洗了敷药，仍要"夹缚"。对于不易可靠固定者，则要求夹缚三层。对于体表平正部位的骨折固定强调"用密加缚"，对于骨关节部位的固定，要注意"时时运动，盖曲则得伸……或屈或伸，时时为之方可"。"庶可曲转屈伸"活动，防止关节强直等后遗症的发生。蔺道人对骨折固定之上述种种要求以及一些方法和原则,给现代中西医结合先进技术和思想以很有益的启发。动静结合、功能锻炼、小夹板固定等内容,证明《理伤续断方》已达到相当高的水平。

三、复杂骨折手法、手术整复治疗原则的创立

蔺道人在复杂骨折治疗技术和原则的创立上,也做出了突出的贡献。我们学习他的有关论述,可以清楚地看出他在这方面已总结出三条成功的经验,也可以说是他治疗复杂骨折的三个原则。

第一个原则,对于粉碎性骨折,只要体表没有穿破,或虽穿破皮肉,但手法可以正确复位者,就用手法整复固定治疗。如所强调:"凡骨碎断,须看本处平整如何? 大抵骨低是骨不曾损,左右看骨高骨定损、损处要拔伸捺正、用药贴、夹缚要平正方是。捺正了,要时时曲转,使活处不强。"第二个原则,对于粉碎性骨折,骨折尖端穿破体表,应用手法整复,不能使骨折尖端复位,仍有一二分暴露者,可用最犀利的刀,割去不能复位的骨锋,使断端正确复位,敷药固定即可。如所强调:"凡皮破骨出差爻,拔伸不入,搏捺相近,争一二分,用快刀割此,捺入骨,不须割肉……所用刀,最要快利,剜刀雕刀皆可。"第三个原则,凡是骨折严重,上述手法整复均难以正确复位者,就要考虑手术切开整复治疗。如其所强调:"凡伤损重者,大概要拔伸捺正,或取开捺正,然后敷贴,填涂夹缚,拔伸当相近本骨损处,不可别去一节骨上。"对于骨碎断的复杂骨折的处理,他分不同情况给予不同原则的复位和固定治疗,这是十分可贵的。这三个原则,至今仍然有着现实的指导意义,具有很高的科学价值。更可贵者,蔺氏还一再强调,要注意预防破伤风的发生,除了不自觉地强调煎水洗伤损部位,并着重指出"不可见风着水,恐成破伤风"。特别是他还在"夺命散"应用中指出破伤风的"角弓反张"症候,证明其对破伤风已有高水平认识。

联系到蔺氏在诸如比较有效地应用麻醉技术,已经掌握人体的生理解剖知识,已有相当熟练的检查、诊断方法,总结出一套比较成熟的骨折牵引复位、夹缚固定等处理骨折治疗上的关键,创造性地提出了复杂骨折治疗的三原则,以及强调早期运动、活动关节等内容,足以说明,我国在公元八九世纪时,对一般骨折和复杂骨折的治疗已经达到了很先进的水平。我们可以毫不夸张地说,唐代一般骨折和复杂骨折的治愈率是很高的。而畸形愈合、骨不连,或关节强直并发后遗症等,可以想见是很少的。这不但为当时许多符合人体生理解剖要求的理论和技术所说明,而且为其中不少正确论述和要求被现代中西医结合治疗骨折所反映出的优越性所证实。如对于骨折穿破皮肉的处理:"凡骨破打断,或筋断有破处……却用针线缝合其皮"。关于碎骨之处理,虽未发现剔除者,但已强调:"凡皮里有碎骨……后来皮肉自烂,其碎骨必然自出来,然后方愈。"这些理论均是十分可贵的。

四、骨关节脱臼整复手法之杰出贡献

关于关节脱臼手法复位,在蔺氏之前一百多年,孙思邈曾对下颌脱臼的复位固定给予记载。除此之外,很少有价值较高的论述。蔺氏对关节脱臼的描述,特别是几个主要关节部位脱臼的整复手法,已经达到很高的水平。现举几例加以说明。

(一)尺骨脱臼等手法复位术

蔺道人对肘、腕关节脱臼的整复要领,虽然还不尽符合生理解剖学的要求,但他叙述的手法整复原则和方法,无疑是可以使脱臼的尺骨等恢复到正常部位。但其缺点是方法还欠具体,复位时病人痛苦会大一些,不过绝大多数脱臼均可正常复位,若遇到技术熟练的医生,则复位率高且痛苦少。因为蔺氏的方法只强调了:"凡手骨出(脱臼)者,看如何出,若骨出(脱臼之骨)向左,则向右边拔入,骨向右出,则向左拔入。"这个方法虽然还比较笼统,但在公元9世纪也算是难能可贵的技术成就了。

(二)肱骨脱臼手法复位术

根据现有文献记载,蔺道人的肱骨脱臼手法整复术,是我国最早有系统记述的肱骨脱臼复位术。《理伤续断方》是这样论述的:"凡肩胛骨出,相度如何整,用椅当圈住胁,仍以软衣被盛簟,使一人捉定,两人拔伸,却坠下手腕,又着曲着手腕,绢片缚之。"用现代汉语来讲,就是强调了凡是肩关节部位的脱臼,即肱骨脱臼,首先要求医家必须进行仔细的检查,确定诊断,然后按脱臼的情况决定应用什么方法复位为好。对肱骨脱臼的复位手法,一般都用椅背复位法,即令伤者侧身坐在椅子上,以椅背贴于脱臼侧的腋下胁部,同时要用柔软的衣被,包裹成为一个垫子,垫在椅背上,防止牵引复位时给病人造成痛苦。进行手法复位时,一人将病人固定在上述要求的位置上不动,医家和医家助手,牵引患肢,向外展方向拔伸,然后顺势慢慢将向外牵引的患臂向下压,直到贴近胸胁为止。一般经过这样的牵引复位即可成功。如未复位,可照此要求再次操作。如已复位,还要将患臂屈曲,用绢带(三角巾)悬吊胸前,固定一定时间后可将绢带解除恢复劳动。蔺道人记载的肩关节脱臼的椅背整复手法,适合于该部位大多数脱臼的整复,它完全符合现代解剖生理学的要求,其基本原理和步骤方法等与现代骨科是完全一致的。

(三)股骨脱臼整复术

股骨脱臼整复术是蔺氏在脱臼整复术方面的又一个重要贡献。《理伤续断方》对此也曾作了比较详细的描述,强调了该术施行的要领。如所述:"凡跨(胯)骨,从臀上出者,可用三两人,挺定腿拔伸,乃用脚捺入。如胯骨从裆内出,不可整矣。"挺,在此作引、出讲,意思是将脱臼向后上移位的股骨头牵引出来,然后伸直使之复位。其方法和步骤与问号复位法基本一致,故成功率是可以想见的。他所论述的"裆内出",即现今之前脱位,或闭孔脱位,其整复确比后脱位要困难。限于当时的技术,作者也客观指出:"如跨骨从裆内出,不可整矣。"

五、正骨麻醉术的应用

我国医学家,特别是外科医家、正骨科医家,应用麻醉药有着悠久的历史。但是,在春秋战国、秦汉三国时期,除了文献记载已知用酒外,其他则知之甚少。《太平广记》引《玉堂闲话》有"饮以乳香酒数升,则懵然无知,以利刀开其脑缝"的记载,说明唐代的手术麻醉除酒外,还应用了乳香。蔺道人的《理伤续断方》中"常用整骨药",即整骨手术时所常用的麻醉药,他记述了两个方剂。一是"用大草乌,刮去皮为细末,每服半钱,温酒调下,如未觉,再添二分药。酒下。""又方:用乳香、没药各一两,别研。次用血竭、自然铜、无名异、醋煮黄木鳖子各一两、地龙二两,并为末,蜜丸如龙眼大。嚼烂,热酒咽下。俟下,用生葱嚼解。"草乌和酒等都有着较好的麻醉作用,均经现代科学研究所证实。同时,能说明这两个麻醉方剂的麻醉效果比较理想,即蔺氏强调:"俟下,用生葱嚼解。"一则证明手术完毕,若麻醉未解,可用生葱嚼解;二者证明催醒剂的应用;三则强调"未觉,再添二分药酒下"。这就说明不仅是麻醉药方,而且催醒剂在唐代也已有了具体的记载和应用,应该说麻醉效果是很好的。

六、手术器具

骨伤科治疗和手术器具也反映了蔺道人的医疗技术达到了空前的水平,如制药用的秤、臼杵、碾、锅;摊膏药和外敷药用的皮纸、油纸、板子;储药用的罐子;整骨复位用的椅子、软衣被盛簟、绢垫、细布;复位后,局部固定用的杉木片、苎麻秆、捆扎的苎麻绳;整复手术用的快刀、剜刀、雕刀、剪刀,缝合伤口"用针、线缝合其皮",以及包扎伤口或悬吊固定用的绢片、帛,消除伤痕用的花叶纸,包在绢中的按摩器等。虽然蔺氏的正骨器具等仍很简陋,但较他的前代确已有了一定进步,这些器具也反映了唐代整骨医疗技术水平之高明是空前的。

《理伤续断方》虽然只是一本寥寥万言的著作,却记录了极其丰富的骨折、脱臼的诊断、整复手法、手术治疗原则和方法,以及近五十个内服外用的方剂和一百多味药物的炮制要求等知识。它既是我们继承发扬祖国整骨知识以创造我国新正骨学的重要宝库,也是我们研究中国外科学,特别是骨伤科学、麻醉学发展史的重要文献。

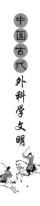

第五节　藏医《四部医典》之外科及手术、器械

藏医学,是我国藏族同胞千百年来同疾病作斗争的经验和理论总结,由于西藏地处西陲,山高地寒,其气候、地理环境的特殊条件以及生活习惯的不同,形成了既同于内地医学又有着丰富独特内容的医学体系。藏医学,千百年来不但对国内各民族医学的发展做出了杰出的贡献,在国外也有着广泛的影响。藏医学是我国传统医学的一个重要组成部分,作为藏医学经典著作的《四部医典》(藏语称《居悉》),更是我国传统医学体系中极其宝贵的财富。

《四部医典》约成书于公元 8 世纪末,是著名藏医学家宇妥·元丹贡布和其他几位藏医广泛吸取前代藏医经验,并总结他们自己的医疗实践以及多次到内地和印度、尼泊尔等国学习考察所获,经过二十多年的共同努力撰写而成的。该书包含有丰富的藏医学理论和经验,不仅对藏医学影响很大,而且对蒙医、维医及内地医学的发展也有着明显的影响。《四部医典》是藏医的一部基础理论和临床实践俱全的医学百科全书,内容十分丰富,现仅就其外科内容进行一些评述。

一、创伤分类和治疗总则

《四部医典》第三卷第八十三至八十六章,阐述了创伤外科的内容,其外科诸症总治一章,可视为创伤外科之总纲。其中根据创伤原因及所损伤组织的情况,分创伤为八类。又对各类创伤的不同情况,既有共同的治疗原则,又有各自的处置方法。

(一)创伤分类

创伤分类为:擦皮,指体表皮肤擦伤;划裂,指筋肉被切割或划裂;断裂,指筋肉断裂或并发骨折;悬垂,指完全骨折,筋肉断裂,但少量肌肉皮肤相连;完全脱,指肢体完全断离;跌落,指跌仆损伤;刺伤,指锐器伤;穿漏,指锐器贯通伤及刺伤等感染至漏。

(二)创伤处理原则和方法

藏医认为,创伤的治疗难易程度,与创伤损及组织的不同和感染与否有关。如果伤中要害,如眼、耳、鼻、牙齿、腮边、肋间、胸部、肚脐、乳房、腋窝、睾丸与骨头、脊节、筋腱难缝连处,或本身有骨瘤存在,或已有感染,都属难以治疗者。

对八种创伤类型之处理原则,则可分为三种。如有创之损伤,如斫破、划裂等,采用黏合或缝合并敷药的方法:"横向两边粘之以白胶布和毡片,上下兜袋束之,开口处敷刀疮药,疮口可贴酒糟";若"阴囊被划裂者",缝合后还需"系于腰际",以免行动时再损伤,

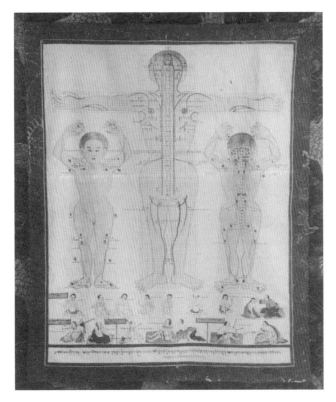

藏医之人体脉络背面及外伤图

亚麻布画,据《四部医典》(5—8世纪)内容绘制的79幅挂图之一,约绘于公元10世纪,图示人体解剖脉络背面,并示外伤部位等。西藏自治区藏医学院研究所藏。

并"禁忌熨浸之法";对肌肉损伤严重,"肌肉腐毁者,可用丝线缝合,束上毡片,夹上木板",来保护受伤部位。此粘法与后世用胶布蝶形粘合法相似,丝线缝合则更是临床所常用的。

刺穿漏等损伤,一般伤口均小而深,采用"毡片包紧,使创伤合拢","勿令创口深部汇聚黄水"的方法,这种加压包扎,使创口肌肉紧密相接,便于肉芽组织的形成,有助于愈合。有脓穿漏者,指出要配合药物治疗,用药如肉豆蔻、金樱子、山豆根、蒲公英、姜黄、黄柏、天花粉、黄连等,大都具有清热解毒作用,能消炎控制感染。

对伴有骨折的创伤,如悬垂断和完全断离之肢体伤,首先采用骨折复位、肌肉对位,然后包扎固定。固定方法为:"在肉上放白胶布和毡片,其上放五六块木板,皮条扎束,于交错缝隙中牵钩扭紧。"

对无创口之损伤,如跌扑损伤之局部肿胀、发热等,用针刺、放血、火灸、水浸或敷药等治疗。

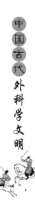

(三) 丰富多样的缚扎固定法

藏医对于受伤肢体各部的缚扎方法，相当讲究。如对肩胛部，采用"轮子展翅法（注：从肩膀处向腋下取而缚之，可分有木、无木两种）。肩胛骨骨折的现代治疗，除肩胛体骨折、肩胛冈骨折移位甚少，只需三角巾悬吊患肢外，肩胛颈、肩峰骨折都需将上臂外展70°～95°，牵引 1～2 周，再改用三角巾固定。其外展牵引法与轮子展翅法使上臂呈外展状态是一致的。

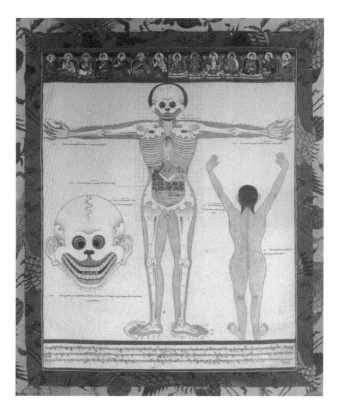

藏医之人体骨骼正面图

亚麻布画，藏医画家据藏医经典《四部医典》（5—8 世纪）内容绘制的 79 幅挂图之一，图示人体解剖骨骼正面全图，反映了藏医于解剖学的先进水平。画通高 103 厘米，幅宽 72 厘米。西藏自治区藏医学院研究所藏。

又如"臂膊可用三枷含笑缚"（分从腋下取缚和上缠绳两种）。我们认为这是用木片围成枷状固定，然后再予以缚扎。病人没有痛苦而"含笑"接受治疗，"三"指上、中、下三度缚。而现代肱骨骨折，一般以木板四块，围于患臂周围，则也有围成"枷"之义，且其外面缚扎，一般亦以上、中、下三处扎缚为宜，故此"三枷含笑缚"似也与近代之夹缚一致。

此外，从其"肘伤交缚腕伤蓬帐缚，胯伤抵角绷缚为治，膝伤六缚踝节用圈缚"等，不同部位用不同的束缚方法来看,也是富有科学价值的。

《四部医典》中还着重提出应特别注意扎缚的松紧度,指出若患者扎缚处周围肿胀,且伴有失眠、呕吐、胃纳不佳、头痛、耳鸣等现象,是为束之过紧,宜略放松;而出现脓血不止,疼痛亦不减等现象,是为束之过松,则又宜稍微紧缩之,是很有临床实际意义的。若骨折而创口久不愈合,提出要考虑创内有"死肌"或"碎骨",认为死肌要以"铁针去灸",犹如现代之烧灼法;碎骨则施以手术,"割开肉层取去碎骨"。

(四)骨科手术器械

藏医能施行不少骨伤科手术,总结其医疗及手术所用器械有:用于割除腐烂肌肉的小刀、小斧,用于灸熨法的金制烙器、青铜刺针、卵石、陶器、铁针,用于穿刺引脓的金针、燕嘴管针、刺针,用于吸贮脓血的桦皮吸盘,用于引流、注药的铅勺、红铜扁嘴,用于吸脓、吸血的唧角、抽器,用于去除箭镞的钳子、狮口钳、鹭嘴钳、机钳族痤、镊子、钻子,用于截断骨干的锯子等二十多种。

(五)缝线、绷带、夹板的制备和要求

对于手术缝合的缝线、包扎的绷带、固定的夹板,藏医均提出了明确的要求。缝线宜选择丝线或马的筋腱、马尾等,结实而有张力;应用马筋、马尾作缝线,反映了藏族为游牧民族的特点,也是就地取材的体现。绷带要用大绸锦缎或细布,薄而柔软,一般以二横指宽为宜,胯部及无外伤者可用三横指宽者,手指及创口多用一横指宽的,或视部位而定;夹板要求用松木、白杨木或柳木来制作,并以"端直无节无疤干燥"为宜,且要锯刨锉之,使光滑无弯曲及有一定长度,才能"质密力匀合乎标准"。

二、损伤的诊断和处理

(一)脱臼的诊断和治疗

《四部医典》提出脱臼的症状为"脱象稍有刺痛即发病,骤然肿胀,伸踣功能衰,所脱凸凹长短皆发生",因此很明确,藏医诊断脱臼之依据为疼痛、肿胀、功能障碍及与健侧比较有长短不等和局部畸形、有凸凹不平之感,与目前临床诊断要点一致。

对于脱臼的治疗,提出要使脱出之骨回纳,宜早施行,"纳法未肿新伤即纳入",是应该掌握的原则。对陈旧性脱臼,认为可用浸浴方法使肌腱韧带柔和,然后再行手法,即"陈久浸浴肌韧调后纳"。施行复位的手法为:"诸脱关节分离猛力牵,脱面骨端之处向里推","或用绳子牵而棍棒击,出声凸起削尖而能伸踣,刺痛减则骨脱归其位"。明确指出应用牵引法,后者已接近现代之悬吊牵引,不过当时是用人力牵引绳索,现代是用牵引支架。从上述论断可见当时判断复位的标准是:听见入臼的声音;畸形消失;活动自便,

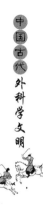

与健侧长短一致（"长短当与未折骨面顺"）及疼痛轻减，这也可作为现代临床复位之要求。

脱臼复位以后亦要予以固定，藏医法为先放毡片，再用布或绸条子缠缚约束，重症可加木板夹缚，并内服杜仲汤以促进痊愈。脱臼并骨折，损伤周围组织严重者，可服乳香、冰片、熊胆、红花、白檀香、杜仲、白糖组成的方药接骨，然后休养待愈。

（二）颅脑外伤的诊治水平高

《四部医典》第八十三章用整章篇幅介绍了藏医诊治头颅外伤的内容，显示了藏医较高的诊疗水平。

首先，提出颅脑外伤分为有创和无创（注：类似现代的开放性颅外伤和闭合性颅外伤），后者又根据颅骨之骨折与否，分为传经和破碎。传经为"颅缝破"，症见步履不稳，不能闭目，上逆呕吐，头晕目眩，脉、尿皆有热象，犹如现代诊断之脑震荡、脑挫伤。破碎，是指颅骨有骨折现象，提出用触诊法检查以下几个征象：触之觉凹凸不平，按之疼痛难忍，揉挤有咔咔声，这可能是我国医学史上以骨擦音确诊骨折的较早记载。

在治疗方面，有创无创，都要先剃去头发，去除异物，如矢、镞等。然后，如有骨折，则把肌肉划开、反转以正骨；若骨折断端间夹有肌肉，则剔除之，再予以复位并栓束包扎。若只是骨裂，提出无须复位而直接包扎。《四部医典》还指出当创口小而不易观察治疗时，可"从创口中部开口如兔唇形"或开孔探查以便观察和治疗，都是有实践意义的。提出颅底骨折、损伤脑膜、要防"传经"，也是值得临床注意的。

值得探讨的是"铅勺"插入创口以探测深浅及引流。"铅勺"是由铅制作的管状器械，顶端和四方穿孔如针眼，其孔可"出毒气"，"抽出脓液"和"送补剂"如冰片、珍珠、熊胆、三七、白糖、人奶合成的膏乳剂。当脓液减少，新肉渐生，内部觉刺痛时，可在每日清晨观察病情时逐渐抽出，待脓水稀少时拔出。同时，"铅勺"还可用于脑瘤的治疗，以吹入"截药"。此外，有一种"红铜扁嘴器"，用于"脓胀穿刺排脓洗脑伤"，即亦可用于注药，抽出脓水，但不能如"铅勺"般插入深部创口。

（三）颈部创伤诊治水平高

《四部医典》第三卷第八十四章关于颈部创伤提出"二脉断伤左右将交错"及"颈强下瘫小便闭则死"的临床症候，说明藏医学家已观察到脑干损伤引起肢体瘫痪有左右交叉现象及脑性强直，这是难能可贵的。其提出颈部骨伤当按头伤治疗，因脑干与颈有直接联系，故这个原则的提出也是正确的。

在颈部损伤中还提到"喉咙中伤腰断患者死"，即指出了气管横断者死，而气管划裂者，可用熊胆腱索缝合，再覆以"薄膜胶水面糊毡片弥"，似为气管缝合术。

（四）胃肠破裂缝合术

《四部医典》第三卷第八十五章，突出了胃肠破裂的治疗。胃体破裂者，使用枣骝马筋缝合，并外涂生肌之药，再用绸子盖严实，绸子上又再扎束毡片，此举犹如现代腹腔手术后使用多头带绑扎加压，以免伤口裂开，这在腹腔手术后是很有意义的。如果创口有"肚油"（注：指大网膜）露出，需趁热填进腹内。其缝线除马筋外，也用马尾毛及丝线。对小肠外堕者，要求用水和酒精洗，再用药汁洗之，并注意保温，然后把露出的腹脂（注：大网膜）放入腹腔，再用冷水喷脸，患者因惊悸而使小肠收缩入腹腔，这与《刘涓子鬼遗方》之"小麦饮喷创方"是相类似的。此外，亦可用羽毛探吐法，趁吐时将肠子推入。冷水喷脸惊悸及探吐恶心，都可反射性地引起平滑肌收缩而使肠子收回腹腔内。至于肠管破裂，亦用枣骝马筋缝合，其他处理措施与胃破裂术之缝合相仿。

胃肠术后护理，强调七日之内只令仰卧，禁忌侧倾；注意排尿排便机能，保持大小便通畅，若便秘则使用药挺灌肠；认为饮食以浓汤为好，然后宜进柔软饮食直至恢复。

（五）肺、胸膜穿通伤及并发脓肿之鉴别诊断

《四部医典》中已提出多种脏器受损伤的症状，其曰："内穿令语其言尾声断，行姿软弱内重气不匀，肺咳发作伤处即屈弯，饮食不欲剧痛发际汗，上述九象备者为内穿。"若未内穿胸膜，必"微痛气匀颜明行未衰，未曾发热食香语言强"。这些症状，特别是咳嗽时伤口随之内陷或膨出如"屈弯"状，更有诊断意义。

如果外伤损及肺脏继发感染形成脓肿，除症状面黑、胸满、时有刺痛、嗜睡昏语、眼或脚肿、口臭、痰中有豆粒状物、寒战有助于成脓等的诊断外，藏医实际上已借助于叩诊、听诊、触诊。其叩诊为：用指弹胸膛，空音为无脓，挤音为有黄水，颤音为脓熟证。另有震抖法诊断脓肿。听诊法是令患者盘足端坐，两手交头顶猛抖三次，如胸部有"嘈杂如风啸音"为黄水，"浑浊茜汁汩汩"声为有脓。触诊法是令患者侧卧，医者持患者肩与胯骨猛抖，然后以"手掌按俞穴"，如感突突切切如犊群动为有脓。这些均是应用正常肺组织与肺内有脓腔震动所产生的音响不同，以及同为有液体，但液体黏稠度不同（黄水与脓），震动幅度不同，故在叩、触、听诊中有不同的感觉。这些都说明了藏医有较先进的物理诊断水平。

三、外科手术器械

《四部医典》记录外科手术器械十分丰富，形质并佳，如图示，文略。

215

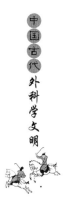

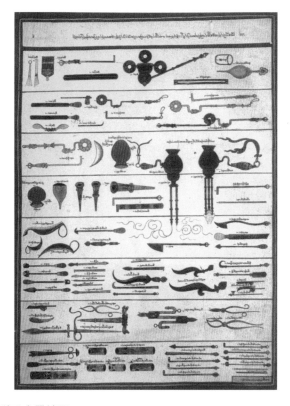

藏医外科手术器械图

据藏医经典《四部医典》(公元 5—8 世纪)内容绘制的 79 幅挂图之一,约
绘于公元 10 世纪前后,从所绘外科手术器械图与存世之明清时期藏医外
科手术器械实物加以分析,可知藏医学外科水平十分高明。西藏自治区
藏医学院研究所藏。

第六节　非医学文献记述之外科手术与医疗技术

　　中医外科学与外科手术均有着比较悠久的历史,我们在前面已有叙述。但是自两
晋隋唐以来,外科手术的改进和外科学的进步十分缓慢。其原因可能是多方面的,比如
中医内科治疗学的高度发展,使保守治疗优于外科手术。又如封建观念"人体发肤,受之
父母,不能损伤"之类的思想制约。还有外科手术本身必须具备的条件,也严重制约其发
展。例如,尚缺乏可靠的止血、麻醉技术;休克和继发感染等的防治措施仍处于初级水
平;特别是外科手术者对人体局部解剖知识的掌握,还比较原始,病人不愿意承受手术
之苦等。因此,文化修养高、理论知识强的医学家,很少操持外科业务,更不愿以外科手
术为专长;而长于外科手术者,往往没有较高的社会地位,或缺乏文化知识,无力记述自
己的手术经验于著作之中,或因守密不传而得不到传播,特别缺乏同行间之交流与研讨

改进等。所以在医学书籍中很少有外科手术。特别是比较大的手术记载，只能由知识阶层中珍视其成就者予以描述和记录。这些记录多出自非医学家手笔，记述往往只记述其手术、医疗技术之结果，缺少具体的方法、步骤。虽然存在上述若干缺陷和不足，但其真实性多是不容置疑的。其所描述的外科手术，虽不能说是普遍水平，但也足以证明当时外科手术与医疗技术确已达到的水平。

一、《旧唐书》《新唐书》《唐会要》《五代史》所记述外科手术与医疗技术

（一）颅脑外科手术

《旧唐书·西戎传》："拂菻有善医，能开脑出虫，以愈目眚。"《新唐书·波斯国传》："波斯国医，有善医，能开脑出虫，以愈目眚。"两例开颅手术之地，《旧唐书》称为"拂菻"，指东罗马帝国及所属西亚地中海沿岸，而《新唐书》则谓"波斯"。显然所述同为开脑疗"目眚"之疾，联想原始社会医做"穿颅术"或与之有关。

（二）肩关节凝固医疗技术

《旧唐书·甄权传》："甄权（541—643），许州扶沟（今河南）人，隋鲁州刺史库狄嵚，苦风患，手不能引弓，诸医莫能疗。权谓曰：'但将弓箭向垛，一针可以射矣。'针其肩隅一穴，应时即射。权之疗疾，多类此也。"

（三）剖腹肠出急救术

《新唐书·安金藏传》与《资治通鉴》均记录了安金藏剖腹以示其忠的事例。唐长寿二年（693），武则天怀疑皇嗣（即后之睿宗）异谋，并处死与皇嗣接近之人数名。一日，武后诏俊臣问状，左右畏惨楚，欲引服。太常工安金藏在此关键时刻挺身而出，大呼曰："公不信金藏言，请剖心以明皇嗣不反。"引佩刀自剖腹中，肠出被地，眩而仆。武后闻之大惊，"舆致禁中，命高医纳肠，褫桑皴（音渡，桑皮）纹之，阅夕而苏"，即以桑皮线缝合，经宿而复苏。这一真实故事，反映出当时外科急救手术是相当高明的，也说明皇室有外科手术高明的医生。《资治通鉴》也记述了这一事件："长寿二年，太常工人京兆安金藏……引佩刀自剖其腹，五脏出，流血被地，太后闻知，令舆入宫中，使医纳五脏，以桑皮线缝之，傅以药，经宿始苏。"

《旧唐书·元积传》记述该事时称："当中、睿二圣勤劳之际，虽有骨鲠敢言之士，既不得在调护保安之职，终不能吐扶卫之一辞，而令鬈匠胡安金剖腹以明之，岂不大哀哉耶？"此所记"令鬈匠胡安金剖腹以明之"，而《新唐书·安金藏传》则谓"金藏大呼曰：公不信我言，请剖心以明皇嗣不反也"，"引佩刀自剖腹中"。两书所指虽有差异，但进行剖腹肠出

217

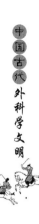

之缝合抢救手术并无矛盾。

（四）唐高宗头部放血术治疗头眩不能视获效

《新唐书·则天皇后传》及《谭宾录》记有："帝头眩不能视，侍医张文仲、秦鸣鹤（诊视）曰：'风上逆，砭头血可愈。'后（武则天）内幸帝殆，得自专，怒曰：'是可斩，帝体宁刺血处耶？'医顿首请命，帝曰：'医议疾，乌可罪？且吾眩不可堪，听为之。'医一再刺。帝曰：'吾目明矣。'言未毕，后（则天）帘中再拜，谢曰：'天赐我师。'身负缯宝以赐。"又《谭宾录》："唐高宗苦风眩头，目不能视，召侍医秦鸣鹤诊之。秦曰：'风毒上攻，若刺头出少血，愈矣！'天后自帘中怒曰：'此可斩也！天子头上，岂是出血处耶？'鸣鹤叩头请命。上曰：'医人议病，理不加罪。且吾头重闷，殆不能忍，出血未必不佳，朕意决矣！'命刺之，鸣鹤刺百会及脑户出血。上曰：'吾眼明矣。'言未毕，后自帘中顶礼以谢之曰：'此天赐我师也。'躬负缯宝以遗之。"

（五）蒸气疗法

《旧唐书·许胤宗传》："许胤宗，常州义兴人，初事陈，为新蔡王外兵参军，时柳太后病风不言，名医治皆不愈，脉益沉而噤。胤宗曰：'口不可下药，宜以汤气熏之，令药入腠理，周理即差。'乃造黄芪、防风汤数十斛，置于床下，气如烟雾，其夜便得语。如是超拜义兴太守。陈亡（589）入隋，历尚药奉御。"《新唐书·甄权传》："王太后病风不能言，脉枕难对，医家告技穷。胤宗曰：'餌液不可进。'即以黄芪、防风煮汤数十斛，置床下，气如雾，熏薄之，是夕语。擢义兴太守。武德初（618），累进散骑侍郎。"二书所载蒸气疗法一致，但一为柳太后，一为王太后，似为疏误。抑或两例者。

（六）滴血沥骨认亲

《旧唐书·王少玄传》："王少玄者，父隋末于郡西为乱兵所害。少玄遗腹生，年十余岁，问父所在？其母告之，因哀泣。便欲求尸以葬，时白骨蔽野，无由可辨。或曰：以子血沾父骨，即渗入焉。少玄乃刺其体以试之，凡经旬日，竟获父骸以葬，尽体病疮，历年方愈。"此法或用于滴血认亲之司法判案依据者，设计或者可取，但结果实难为据。

（七）残酷的摘除睾丸、阴茎手术

《旧唐书·安禄山传》："安禄山，营州柳城杂种胡人也"，"前后十余度欺诱契丹，宴设酒中著莨菪子，预掘一坑待其昏醉，斩首埋之。""初，猪儿出契丹部落，十数岁事禄山，甚黠慧，禄山持刃，尽去其势，血流数升，欲死。禄山以灰火傅之，尽日而苏，因为阉人。禄山颇宠之最见信。"封建社会的皇室为男性佣人做去势手术是必然的，这种阉人的制度是由专人与专门机构负责进行的，其利刃、快速止血、止痛方法也在经验总结中不断提高。

(八)验尿判断预后

晋唐医学文献记有验小便甘、苦以确定糖尿病治疗之效果与预后之判断,有方法、步骤与具体要求,但未记实例。《旧唐书·郭霸传》:"郭霸,卢江人也。……魏元忠卧疾,诸御史尽往省之,霸独居后,比见元忠忧惧,请示元忠便液,以验疾之轻重,元忠惊悚,霸悦曰:大夫粪味甘或不瘳,今味苦,当即愈矣,元忠刚直,殊恶之。以其事露朝士,尝推芳州刺史李思,征榜(楞)棰考禁,不胜而死。"以人尝尿液甘否以诊断糖尿病之进退,虽于诊断技术上是一大进步,但毕竟是很不卫生的方法。

(九)人体解剖知识令唐太宗修法废鞭背

《唐会要》:"(太和)八年(834)四月勅。朕比属暇日,周览国史,伏睹太宗因阅明堂孔穴图(注:为甄权奉敕所修订之明堂孔穴图),见五脏之系,咸附于背,乃制决罪人,不得鞭背。且人之有生,系于脏腑,针灸失所,尚致夭伤,鞭扑苟施,能无枉横。"又《旧唐书·太宗纪下》亦记有:"(贞观)四年(630)冬十月戊寅,制决罪人,不得鞭背,以明堂孔穴针灸之所。"时间虽有差异,然必属真实之举。

(十)凿骨剔除矢镞手术

《旧五代史·苌从简传》记有:"中箭而镞入于骨,使医工出之,以刃凿骨,恐其痛也,良久未能摇动,从简瞋目谓曰:何不沉凿,洎出之。左右无不恻然,从简颜色自若。"又《五代史记·苌从简传》:"从简尝中流矢,镞入髀骨(即股骨),命工取之,工无良药,欲凿其骨,人皆以为不可,从简遽使凿之,工迟疑不忍下,从简叱其亟凿,左右视者,皆若不胜其毒,而从简言笑自若。"

吕思勉《隋唐五代史》引欧史云:"工无良药,欲凿其骨",良药疑即指麻醉药。然当时医家之手术,实不可为劣。

又《五代史记·王重师传》:"(王)重师身被八九疮,军士负之而还,太祖闻之,惊曰:'奈何使我得濮州而失重师乎?'使医理之,逾月乃愈。"

又《旧五代史·潘环传》记有:"(潘)环每预战,先登陷敌,金疮遍体。《玉堂闲话》曰:潘环常中流矢于面,骨衔其镞,故负重伤,医至经年,其镞自出,其疮成漏,终身不痊。"此段可知五代时剔除矢镞不成功者亦有之。

二、《资治通鉴》所记外科手术与医疗技术

(一)战伤外科手术与麻醉术

《资治通鉴》卷二九三记有:"显德三年(956)三月,太祖皇帝乘皮船入寿春(今安徽寿

219

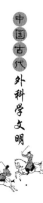

县)壕中,城上发连弩射之,矢大如屋椽。牙将馆陶张琼,遂以身蔽之,矢中琼髀(股),死而复苏。镞著骨不可出,琼饮酒一大卮,令人破骨出之。流血数升,神色自若。"

(二)唐太宗李世民为将士吮血、敷药

《资治通鉴》卷一九七记有:"乙未(635),进军白岩城(今云南弥渡县境内)。丙申(636)右卫大将军李思摩(即阿史那思摩)中弩矢,上亲为之吮血,将士闻之,莫不感动。"又卷一九八记有:"以白岩城为岩州,以孙代音为刺史。契苾何力疮重,上自为傅药。"李世民以皇帝之尊,竟能为少数民族将士吮血、敷药,值得肯定。

三、《集异记》所记外科手术与医疗技术

《集异记》作者为唐代薛用弱,所记均为隋唐两代之奇闻逸事,仅录其有关外科医疗手术事例以为参考。

(一)针刺麻醉鼻瘤摘除术

"狄梁公(仁杰)性闲医药,尤妙针术。显庆中(656—660),应制入关,路由华州(今陕西渭南市华州区)。阛阓之北,稠人广众,聚观如堵。狄梁公引辔遥望,有巨牌大字云:'能疗此儿,酬绢千匹。'即就观之,有富室儿,年可十四五,卧牌下。鼻端生赘,大如拳石,根蒂缀鼻,才如食筯。或触之,酸痛刺骨,于是两眼为赘所缒,目睛翻白,痛楚危极,顷刻将绝。恻然久之,乃曰:'吾能为也。'其父母洎亲属叩颡祈请,即辇千缣,置于坐侧。公因令扶起,即于脑后下针寸许,仍询病者曰:'针气已达病处乎?'病人颔之。公遽抽针,而疣赘应手而落,双目登亦如初,曾无病痛。其父母亲眷且泣且拜,则以缣物奉焉。公笑曰:'吾哀尔命之危逼,吾盖急病行志耳,吾非鬻伎者也。'不顾而去焉。"此例疑以针刺脑后麻醉止痛之术,于针刺达鼻赘处时,手术剔除之(因其根系细小如筷子耳)。

(二)寒食饧助矢镞拔出术

《集异记》载:"(邢曹进)飞矢中目。左右与之拔箭,而镞留于骨,微露其末焉。即以铁钳遣有力者挟而出之……其镞坚然不可摇动。曹进痛楚,计无所施。……数日,则又以索缚身于床,复命出之,而其坚如故。曹进呻吟忍耐,俟死而已。……胡僧曰:'何不灌以寒食饧,当时其神验也。'则取之如法以矣,应手清凉。顿减酸楚,然既夜,其疮稍痒,即令如前缚绷,用力以拔,钳才及肩,镞已突然而出,不旬月而差矣。"又:"至德中(756—757),河朔将(即曹进)也,飞矢中目,而镞留于骨,三出之不得,后遇神僧以寒食饧渍之,出甚易,月余愈。"(出自《南部新书》)

220

四、《因话录》所记外科手术与医疗技术

《因话录》为唐代赵璘所作，是一部记载唐人遗闻轶事的著作，现仅录目瘤切除术以为参考。

《因话录》载："相国崔公慎……左目眦生赘如息肉，欲蔽瞳人，视物极碍，诸医方无验。一日，淮南判官杨员外牧，自吴中越职馈召于中堂，因话扬州有穆中善医眼，来为白府主。请遗书崔相国铉，令致之，崔公许诺。后数日得书云：'……有谭简者，用心精审，胜穆远甚。遂致以来。既见，白崔公曰：'此立可去，但能安神不挠，独断于中，则必效矣。'崔公曰：'如约，虽妻子必不使知。'谭简又曰：'须用九日晴明，亭午于静处疗之，若其日果能遂心，更无忧矣'……是日引谭生于使宅北楼，惟（善医者沈）师象与一小竖随行，左右更无人知者。谭生请公饮酒数杯，端坐无思。俄而谭生以手微扪所患曰：'殊小事耳。'初觉似拔之，虽痛亦忍。又闻动剪刀声，白公曰：'此地稍暗，请移往中厅。'象与小竖扶公而至于庭，既坐定，闻栉焉有声，先是谭生请好绵数两染绛，至是以绛绵拭病处，兼敷以药，遂不甚痛。谭生请公开眼，看所赘肉大如小指，坚如干筋，遂命投之江中，方遣报夫人及子弟。谭生立以状报淮南崔相国。复书云：'自发医后，忧疑颇甚，及闻痊愈，神思方安'。后数日而征召至金陵。嗟夫，向若杨君不遇，谭生不至，公心不断，九日不晴，征诏遽来，归期是切，碍其目疾，位当废矣。安得秉钧入辅，为帝股肱。此数事足验玄助，而公作相之后，谭生已逝，又何命之太薄也。"又《唐语林》亦记此目瘤切除术："……谭生请崔饮酒，以刀圭去赘，以绛帛拭血，傅以药，遣报妻子知，后数日诏旨至金陵，乃作相，谭生已卒。"

五、《朝野佥载》所记外科手术

《朝野佥载》为唐代张鷟所撰，记述隋唐两代朝野遗闻，现仅摘其外科手术案例以为参考。

（一）肿瘤切除术

《朝野佥载》："久视年中（700），襄州（今湖北襄阳）人杨元亮，年二十余，于虔州（今江西赣县）汶山观佣力，昼梦见天尊云：'我堂舍破坏，汝为我修造，遣汝能医一切病。'悟而悦之，试疗无不愈者。赣县里正，背有肿，大如拳，亮以刀割之，数日平复。疗病日获十千，造天尊堂成，疗病渐渐无效。"此案富有神话色彩，但其肿瘤之切除，反映了唐代民间的医疗水平。《太平广记》卷二百一十八亦记此案。

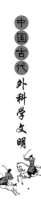

（二）崔知悌熏疗法

崔知悌（615—685）为唐代医学家，擅长于灸法治疗骨蒸病（结核），《本草纲目》"款冬花"条载有其治疗久咳不愈的熏疗法："每日取款冬花如鸡子许，少蜜拌花使润，纳一升铁铛中，又用一瓦碗钻一孔，孔内安一小笔管，以面泥缝，勿令漏气，铛下着炭火，少时烟从管出，以口含吸，咽之。如胸中少闷，须举头，即将指头按住筒口，勿使漏，至烟尽乃止。如是五日一次为之，待至六日，饱食羊肉馎饦一顿，永瘥。"

六、骨外科手术与麻醉术

《酉阳杂俎》为唐代段成式（803—863）撰写的笔记，所记奇且繁，或录秘藏，或叙异事，现仅录骨剔除术，或疑为骨移植术者。

《酉阳杂俎》云："荆州一人损胫，张仕政饮以药酒，破肉，去骨一片，涂膏而愈。三年复痛，张曰：'所取骨寒也。'寻之，尚在床下，以汤洗绵裹收之，其痛遂止，气之相应如此，熟谓枯骨无知乎，仁者当悟矣！"（《本草纲目·人部》）

又《湖广通志》亦引《酉阳杂俎》叙及此案："张仕政，唐荆州（今湖北松磁）人，精外科，善治伤折，唐王潜在荆州，有军人损胫，求张治之，仕政饮以药酒，破肉取碎骨，一片大如两指，涂膏封之，数日如旧。"《湖广通志》所引比较确切，剔除了神秘色彩，读后示人以胫骨复杂骨折剔除死骨手术之成功案例。

七、《独异志》所记外科手术与医疗技术

（一）矢镞入骨剔除术

《图书集成》引自《独异志》："隋末，高开道唐代信阳人，卒于624年，世煮盐为生，少勇，走及奔马，曾被立为齐王，后自称燕王。被箭、镞入骨，命一医工拔之不得，开道问之，云：'畏王痛。'开道斩之。更命一医，云：'我能拔之。'以一小斧，当刺下疮际，用小锤打入骨二寸，以钳拔之。开道饮啖自若，赐医工绢三百匹。"

（二）被剖腹急救术

《独异志》载："李祐为准西将，元和十三年（818），送款归国，裴度被吴元济入其城，官军有剥妇人衣至裸体者。祐有新妇姜氏，怀孕五月矣，为乱卒所劫，以刀划其腹，姜氏气绝踣地。祐归见之，腹开尺余，因脱衣襦裹之，一夕复苏，傅以神药而平满。十月产一子，朝廷以祐归国功，授一子官。"此例虽然没有缝合，但衣襦裹之适度，加之敷神药而平复，

伤愈后约五个月顺利产子,读后甚慰。

八、《续异录》所记尸蹶(严重休克)急救术

"(梁)革入郭遇其柩,载归而请苏之。崔怒革之初言,悲莲子之遽夭,勃然曰:'匹夫也,妄惑诸侯,遂齿簪裾之列,汝谓二十春无疾者,一年而死,今既葬矣!召其柩而归,脱不能生,何以相见?'革曰:'此固非死,盖尸蹶耳,苟不能生之,是革术不神于天下,何如就死以谢过。'崔乃令破棺出之,遂刺其心及脐下各数处,凿去一齿,以药一刀圭于口中,衣以单衣,卧空床上,以素束缚其手足,安微火于床下,曰:'此火衰,莲子生矣。且戒其徒,煮葱粥伺焉。其气通若狂者,慎勿令起,逡巡自定,定乃困,困即解其缚,以葱汤灌之,遂活矣。'……崔大释其怒,留坐厅事,俄而莲子起坐言笑。"由于患者处于深度休克状态,医学家梁革于破棺后采取了一系列急救措施。例如:①针刺心及脐下穴位多处;②凿齿灌药;③平卧床上以衣保暖,并于床下安微火保暖;④灌温热葱粥;⑤预防患者可能出现躁动而缚之手足,等等。此急救方法与步骤之科学合理,可谓唐代医疗急救技术的一大杰出贡献。

九、《玉堂闲话》所记外科开颅手术

(一)开颅手术

《玉堂闲话》载:"江淮州郡火令最严,犯者无赦,盖多竹屋,或不慎之,动则千百间立成煨烬。高骈镇维扬之岁,有术士之家,延火烧数千家。主者录之,即付于法,临刃谓监刑者曰:'某之愆尤,一死何以塞责?然某有薄技,可以传授一人,俾其救济后人,死无所恨矣。'时(高)骈延待方术之士,恒如饥渴。临刑者即缓之,驰白于骈,骈召入亲问之。曰:'某无他术,惟善医大风。'骈曰:'何以核之?'对曰:'但于福田院选一最剧者可以试之。'遂如言,乃置患者于隙室中,饮以乳香酒数升,则憨然无知,以利刀开其脑缝,挑出虫可盈掬,长仅二寸,然后以膏药封其疮,别与药服之,而更节其饮食动息之候。旬余疮尽愈,才一月眉须已生,肌肉光净,如不患者。骈遂礼术士为上客。"《太平广记》亦记其案。

(二)暗示疗法

《玉堂闲话》载:"京城及诸州郡阛阓中,有医人能出蛊毒者……此是蛇蛊也,立可出之。""良久,医工秉小铃子于傍,于是觉咽喉间有物动者,死而复苏。少顷,令开口,铃出一蛇子长五七寸,急投于炽炭中燔之,其蛇屈曲,移时而成烬,其臭气彻于亲邻。自是疾平,永无龋心之苦耳。则知越人起虢太子之死,老聃肉除甲之骨,信不虚矣。"

又《玉堂闲话》载:"近朝中书舍人于遘尝中蛊毒,医治无门……一日,策杖坐于中门

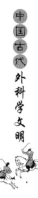

之外,忽有钉铰匠见之,问曰:'何苦而羸苶如是?'于即为陈之,匠曰:'某亦曾中此,遇良工为某钤出一蛇而愈,某亦传得其术。'遘欣然,且祈之,彼曰:'此细事耳,来早请勿食,某当至矣。'翊日果至,请遘于舍簷下,问明张口,执钤俟之。及欲夹之,差跌而失,则又约以来日。经宿复至,定意伺之,一夹而中。其蛇已及二寸许,赤色,粗如钗股矣,遽命火焚之。遘遂愈,得累除官至紫微而卒。其(钉铰)匠亦不受赠遗,但云:'某有誓救人。'唯引数觞而别。"

又《北梦琐言》亦记有:"唐时京城有医者,忘其姓,名元颊。中表间有一妇从夫南中,曾误食一虫,常疑之,由是成疾,频疗不损,请看之。医者知其患,乃请主人姨妳中谨密者一人,预戒之曰:'今以药吐泻,但以盘盂盛之,当吐之时,但言有一小虾蟆走去,然切不得令病者知是诳绐也。'其妳仆遵之,此疾永除。"

(三)鼻饮止脑痛术

《玉堂闲话》载:"近代曹州(今山东曹县)观察判官申光逊,言本家桂林,有官人孙仲敖,寓居于桂,交广人也。申往谒之,延于卧内,冠簪相见曰:'非慵于巾栉也,盖患脑痛尔。'申即命醇酒数升,以辛辣物洎胡椒、干姜等屑仅半杯以温酒调,又于枕函中取一黑漆筒,如今之筚项,安于鼻窍,吸之至尽,方能枕。有汗出表,其疾立愈,盖鼻饮之类也。"

(四)草泽医巧施咽喉脓肿切开引流术

《医说》引《名医录》所记:"唐李王女公主患喉内痈毒数日,痛肿饮食不下,召医官,言须针刀开,方得溃破。公主闻用针刀,大哭不肯治,痛逼水谷不入。有一草泽医曰:'某不使针刀,只用笔头蘸药痈上,霎时便溃。'公主喜,遂令治之,方两次上药,遂溃出脓血一篓余,便宽,两日疮无事。遂酬谢补官,令供其方。医者乃请罪云:'某方以针系笔心中,轻轻划破其溃散尔,别无方。'言医者意也,以意取效尔。"

又《景陵县志》:"王超,复州(今湖北沔阳)医人,善用针,病无不差。文宗太和五年(831)……见一人卧,召前,袒视左臑,有肿大如杯,令王超治之,即以针出脓升余。"

(五)针拨白内障术

《陕西历代医家事略》载:"周师达,唐文宗(827—840)时,同州(今陕西大荔)有石公集和周师达,专治白内障,当眼白'硬如白玉'时,用针拨去即愈。石公集三代世攻此疾,治愈二百多人。"

(六)麻醉术与刀伤急救

《分门古今类事》引《无双传》:"唐茅山使者药,服之立死,三日却活。"这显然是麻醉药,但尚不知为何成分组成。又《中朝故事》记有:"唐文昌孙安节,为人厚重,言未尝虚发。每言天复中(901—903)避乱进京,至商山中,逆旅见一老妇人,无一半头,坐床心辑麻,运手甚熟。其儿妇在侧,言广明庚子(880)岁,黄巢入京,为人所伤,自鼻一半已上,并随刃去,有人以药封裹之,得不死。两目亦如往者,后微动手足,眷属以米饮灌口中,久而无庠。今已二十余年矣,人间有此异事。"

十、《太平广记》所记外科手术与医疗技术

《太平广记》为北宋李昉(925—996)等撰之小说总集,采自汉代至宋初小说、笔记等,约成书于太平兴国年间(976—996),故名。

(一)目瘤切除术

《太平广记》引《闻奇录》记有"金州防御使崔尧封,有亲外甥李言吉者,左目上睑忽痒而生一小疮,渐长大如鸭卵,其根如弦,恒压其目不能开。尧封每患之,他日饮之酒,令大醉,遂剖去之,言吉不知觉也。"江瓘《名医类案》亦引用。

(二)额部肿瘤切除术

《太平广记》引《稽神录》称:"处士蒯亮,言其所知额角患瘤,医为割之,得一黑石碁子,巨斧击之,终不伤缺。复有足胫生瘤者,因至亲家,为猘犬所齿,正齧其瘤,其中得针百余枚,皆可用,疾亦愈。"

(三)截指术

《太平广记》引《玉堂闲话》:"顷刻间,手指如中毒药,苦不禁,于是鞭马归营,至臂膊已粗如桶。时有村妪善禁,居在深山中,急使人召之,已将不救。……妪遂禁勒。自膊间趁,渐渐下至腕,又并趁入食指,尽食指一节,趁之不出。蹙成一毬子许肉丸,遂以利刀断此一节,所患方除,其断下一节,巨如一气毬也。"

(四)局部麻醉与鼻息肉摘除术

《太平广记》引《酉阳杂俎》记有:"永贞年(805),东市百姓王布知书……有女年十四五,艳丽聪悟,鼻两孔各垂息肉,如皂荚子,其根细如麻縩,长寸许,触之痛入心髓。其父破钱数百万治之,不差。忽一日……僧乃取药,色正白,吹其鼻中,少顷摘去,出少黄水,都无所苦。"

(五)金疮止血术

《太平广记》引《酉阳杂俎》记有:"相传裴旻山行,有山蜘蛛,垂丝如匹布将及旻。旻

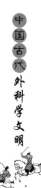

引弓射却之,大如车轮,因断其丝数尺,收之。部下有金疮者,剪方寸贴之,血立止。"

(六)中毒急救技术

《太平广记》引《北梦琐言》记有:"梁新赵鄂,唐崔铉镇渚宫,有富商船居,中夜暴亡。待晓,气犹未绝。邻房有武陵(今湖北竹溪县)医工梁新闻之,乃与诊视曰:'此乃食毒也,三两日非外食也。'仆夫曰:'主翁少出舫,亦不食于他人。'梁新曰:'寻常嗜食何物?'仆夫曰:'好食竹鸡,每年不下数百只。近买竹鸡,并将充馔。'梁新曰:'竹鸡吃半夏,必是半夏毒也。'命捣姜掠汁,折齿而灌,由是而苏。崔闻而异之,召至,安慰称奖。资以仆马钱帛入京,致书于朝士,声明大振,仕至尚药奉御。"

又如无鳃鲤鱼中毒急救术。《太平广记》记有:"荆人道士王彦伯(约公元 8 世纪),天性善医,尤别脉,断人生死寿夭,百不差一。裴胄尚书有子,忽暴中病,众医拱手,或说彦伯。遽迎使视之,候脉良久,曰:'都无疾。'乃煮散数味,入口而愈。裴问其状,彦伯曰:'中无鳃鲤鱼毒也。'其子实因鲙得病,裴初不信,乃鲙鲤鱼无鳃者,令左右食之,其疾悉同,始大惊异焉。"

(七)"人面疮"与巨人症描述

《太平广记》引《酉阳杂俎》记有:"荆州处士侯又玄,尝出郊厕于荒塚上。及下,跌伤其肘,疮甚。行数百步,逢一老人,问何所苦也。又玄具言,且见其肘。老人言,偶有良药,可封之,十日不开,必愈。又玄如其言,及解视,一臂遂落,又玄兄弟五六人互病,病必出血月余,又玄见兄两臂,忽病六七处,小者如榆钱,大者如钱,皆成人面。"

又《太平广记》引《三水小牍》记有巨人症案。"皇甫及者,其父为太原少尹,甚钟爱之。及生如常儿,至咸通壬辰岁(872),年十四矣,忽感异疾,非有切肌彻骨之苦,但暴长耳。逾时而身起七尺,带兼数围,长啜大嚼,复三倍于昔矣。明年秋,无疾而逝。"

十一、《太平御览》所记外科手术与医疗技术

《太平御览》为宋太宗命李昉等辑,约成书于公元 985 年,1000 卷,记宋以前传记、地志等,资料十分丰富。

(一)义眼镶嵌术

《太平御览》载:"唐崔碾(字乾锡,进士,历刑部刺史),失一目,以珠代之。施肩吾(唐洪州人,字希圣,元和进士,终身不仕)嘲之曰:'二十九人及第,五十七眼看花。'""元和十五年(820)太常少卿李建知举,放进士二十九人,时崔碾舍人与施肩吾同榜,肩吾寒进为碾瞽一目,曲江宴赋诗,肩吾曰:'去古成段,著虫为蝦,二十九及第,五十七眼看花。'"该

诗讥唐崔崏一目为义眼。

又《吴越备史》为宋代钱俨专记唐僖宗乾符二年(875)至宋太祖开宝元年(968)吴越史事的编年体杂史,内容可靠,其中记有:"唐立武选以击毬(球)较其能否,置铁钩于毬杖以相击。周宝尝与此选,为铁钩所摘一目睛珠,宝取睛吞之,复击毬,获头筹,遂授泾原,敕赐木睛。莫知何木,置目中无所碍,视之如真睛矣。"

(二)肿瘤摘除术失败案

《太平御览》卷七四〇记有:"《魏略》曰:晋景帝先苦瘤,自割之,会母丘俭。反而瘤发,及俭走,竟以自终。""沈约《宋书》曰:朱龄石舅,头有大瘤。龄石伺舅眠,密往割之,舅即死。"

十二、《唐语林》所记外科手术

《唐语林》作者为王谠,宋代长安(今陕西西安)人,字正甫,仿《世说新语》体,记唐代名言、典章、故事,撰《唐语林》,多与正史相发明。

(一)眼瘤切除术

《唐语林》:"崔相慎由,廉察浙西。左目生赘肉,欲蔽瞳人,医久无验,闻扬州有穆生善医眼,讬淮南判官杨收召之,收书报云:'穆生性粗疏,恐不可信。有谭简者,用心精审,胜穆生远甚。'遂致以来,既见崔曰:'此立可去,但能安神不挠,独断于中,则不效矣。'崔曰:'如约,虽妻子必不使知闻。'又曰:'须用天日晴明,亭午于静室疗之,始无忧矣。'问崔饮多少? 曰:'饮虽不多,亦可饮满。'谭生大喜,是日崔引谭生于宅北楼,惟一小竖在,更多人知者,谭生请崔饮酒,以刀圭去赘,以绛帛拭血,傅以药,遣报妻子知。后数日征诏至金陵,及作相,谭生已卒。"

(二)麻醉剂

"元宗好神仙……有张果者,则天时闻其名不能致,上亟召之……试饮以堇汁无苦者……果遂引饮三卮,醺然而醉,顾侍者曰:'非佳酒也。'乃寝顷之,引镜视其齿,尽焦且黧,命左右取铁如意,击齿尽坠……"此例堇,即乌头类药,当系乌头酒之麻醉剂。

十三、《纲鉴易知录》所记外科手术

(一)剖腹肠出急救还纳缝合手术

此例前已有记述,但《纲鉴易知录》所述似有参考价值,特再录之以为参考。"太常工

227

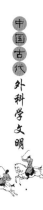

人(乐工)安金藏,大呼曰:'请剖心以明皇嗣不反。'即引佩刀自剖其腹,五脏皆出。太后闻之,令輦入宫,使医内五脏,以桑皮线缝之,傅以药,经宿始苏。太后亲临视之,叹曰:'吾有子不能自明,使汝至此。'即命俊臣停推,睿宗由是得免。"

又宋代药学家苏颂曰:"桑白皮作线,缝金疮肠出,更以热鸡血涂之。唐安金藏剖腹,用此法而愈。"

(二)唐太宗与医药故事两则

此例虽非直接关于外科者,但有趣、真实,富有学术参考价值,特录之以为学习者之参考。

唐太宗李世民与医药的故事,前已记其亲为战伤战士吮血者,现引《纲鉴易知录》所记为大臣李世勣剪须和药的故事:"世勣尝得暴疾,方云:须灰可疗,上自剪须为之和药。又尝从容谓曰:'朕求群臣可托幼孤者,无以逾公,公往不负李密,岂负朕哉。'世勣流涕辞谢,啮指出血。"

又:"贞观中……太宗苦于气痢,众医不效,即下诏问殿庭左右,有能治此疾者,当重赏之。(张)宝藏尝困此疾,即具疏以乳煎毕拨方进。上服之立瘥,宣下宰臣与五品官。魏征难之,逾月不进,拟上疾复发。问左右曰:'吾前日饮乳煎毕拨有效。'复命进之一啜,又复平,因忆曰:'尝令与进方人五品官,不见除授何也。'征惧曰:'奉诏之际,未知文武二吏。'上怒曰:'治得宰相,不妨已授三品官职,我天子也,岂不及汝耶?'乃厉声曰:'与三品文官,授鸿胪卿。'"(见《说郛》引自唐·钟辂《前定录》)

(三)冷敷法

《说郛》卷八十引唐代罗虬《比红儿诗》,记有:"荀奉倩妻曹氏,病热,奉倩乃出中庭,取冷还以体熨之。"

第七节　隋唐外科医学学术交流

隋统一中国后,结束了将近4个世纪两晋南北朝政权分立、内战不息、人口减少、经济衰退、科学文化与医药卫生发展缓慢的局面。中国重归统一,为科学文化、医药卫生之发展创造了良好的环境与条件,加之隋唐两代的一些统治者比较重视文化与医药卫生,单就医药学而言,出现了许多规模宏大的总结性著作。例如,《四海类聚方》2600卷,集大成的《诸病源候论》《小品方》《备急千金要方》《新修本草》《千金翼方》与《外台秘要》等,不但为中医学的发展做出了影响深远的贡献,而且为中医学同国外的交流及向外传播发挥了巨大的作用。

与中国政局发展趋势相仿,日本、朝鲜也先后统一,进入较为稳定的发展时期,他们渴望学习中国高度发达的文化、科学、艺术与医药卫生知识,从管理体制、机构到人才和学术著作的引进,以及派遣留学人员到中国考察、访问等交流活动,都十分活跃。

隋唐时期,特别是唐代,是中国封建社会的盛世,政治稳定,经济繁荣,科学文化与医药卫生事业发展先进,国内外海陆交通发达,对周边甚至远在欧洲的许多国家与民族,都产生了巨大的吸引力。例如朝鲜、日本、越南、印度、阿拉伯各国,多派使者、学问僧、学者来到中国,对科学文化、艺术及宗教、政治、经济等领域进行考察,加强彼此之间的贸易与文化交流。隋唐盛世,约有近百个国家和地区与中国建立了相互交往的官方或民间关系。中国的科学文化不断传至外国,国外的科学文化也相继被传至中国,并为中国学者所吸收发展。当时的中国首都——长安(今陕西西安),成为中外文化与经济交流的中心。正如英国研究中国科学文化历史的著名学者李约瑟博士所指出:"在迎外与仇外两种态度反复交替为特色的中国(欧洲也如此)历史中,唐代确是任何外国人在首都都受到欢迎的一个时期。长安与巴格达一样,成为国际人物荟萃之地。阿拉伯人、叙利亚人和波斯人从西方来到长安,同朝鲜人、日本人、中国人和印度支那的东京人相会……"

当时的长安是世界最大的城市,居住着国内外人民近百万,国内外客人络绎不绝地往来于长安,学者云集,商贾伙众。长安不但是当时世界商贸交易的中心,更是世界科学文化艺术的交流中心之一。围绕人类保健的医药卫生理论与技术,更是这一欣欣向荣的互易巨流的重要组成部分。特别是中朝医学交流、中日医学交流、中印医学交流、中国与阿拉伯医学交流,都空前活跃,十分频繁。中国医学被大批甚至完整地传至朝、日、阿拉伯等国家或地区。同时,印度医学、阿拉伯医学也相继被比较完整地引进中国。各国医学发展相互借鉴和吸收先进成果,促进了各自保健事业的进步,也促进了各国医疗事业不同程度的迅速发展。

外科疾病认识、学术思想与医疗技术、手术等,继两晋南北朝时期的交流,于隋唐两代也有了较明显的进步。但十分遗憾,不少颇有水平的外科手术未能在交流中得到发展,似与当时尚未具备外科手术发展必备条件,例如确切的定位诊断技术、可靠的麻醉技术、完善有效的止血方法以及必要的消毒思想、理念与有效方法等,有着密切的关系。尽管如此,这一时期若干令人钦佩的外科医疗与手术记录,印证了中国外科之发展仍然达到了当时人类先进水平。

一、中印关于外科医疗与手术交流

印度医学发明很早,大约源于公元前 2000—公元前 900 年的吠陀时期。《吠陀》是印度诗集,最初包括《梨俱吠陀》(Rig-veda)、《挲摩吠陀》(Sama-veda)、《耶桑吠陀》(Yajur-veda)、《阿闼婆吠陀》(Atharva-veda)。其内容记载了当时的解剖知识、疾病、草药与保健等内容。其附属有四种续吠陀,其中《寿命吠陀》(注:亦称《阿输吠陀》,分医学为八科，唐译作"八医"）包括拔除异物与敷裹绷带之拔除医方，以利器治疗头部、五官疾病的利器医方，以及解毒等与外科相关之部分，它是印度古典外科之圭臬。以此为基础，约于公元前1000—公元前500年间的婆罗门教时期，医学被列为古圣学"三十二明"之一；其后的佛教时期（前500—500），"五明"（注：声、工巧、医方、因、内明）之中列有"医方明"，外科也成为"医方明"的组成部分。

佛教反对婆罗门教的等级，主张一切人平等，以慈悲为怀，得到人们的广泛支持。"医方明"在佛教不断扩大影响的过程中，得到信众的学习而普及，当时著名御医耆婆的名声以及龙树随着佛教传到中国而为中国医学家所推崇。据《开元释教录》记载："东汉之末，安世高医术有名，译经传入印度之医药。"据统计，安世高〔注：安世高，于东汉桓帝建和二年（148）由安息（西域国名）来洛阳，从事佛教翻译，到灵帝建宁三年（170），二十年间共译经34部40卷。〕经西域来洛阳译经，先后译有佛经34部40卷，包括《医方明》类多部，其中的《佛说㮈女耆域因缘经》记载有丰富的关于古印度外科手术内容。例如，所述外科鼻祖苏斯拉，他已能做肿瘤切除术、脓肿切开术、穿刺术、异物摘除术、白内障术、鼻成形术、骨折整复术、剖腹产术、肠吻合术、膀胱结石截石术等。其所涉外科手术器械已记述的有刀、剪、锯、针、套、镊、钩、管、探针等125种，亦可证明其外科手术之进步与精良。

据《佛说㮈女耆域因缘经》载，耆域（即耆婆）为㮈女与鉼沙国王之子，传说耆婆出生时"手持针、药囊"，人皆谓"此国王之子生而手持医器，必医王也"。耆婆以医名闻于时，有迦罗越家15岁女儿临出嫁时，"忽头痛而死"，耆婆用药王树"照视头中，见有刺虫，大小相生乃数百枚，钻食其脑，脑尽，故死"，于是"以刀披破其头，悉出诸虫，封着鼍中，以三种神膏涂疮。一种者，补虫所食骨间之疮；一种生脑；一种治外刀疮"，后静养七天乃"瘳"，十天而愈。这与中国原始社会之穿颅术，以及西欧关于穿颅术之颅骨发掘相似。又如，一男好武，从木马上摔下，"落地而死"，耆婆往诊，用药王树"照视腹中，见其肝反戾向后，气结不通，故死"，即"以金刀破腹，手探料理，还肝向前，以三种膏涂之。其一种补手所攫持之处；一种通利气息；一种生合刀疮"。如此外科手术之记录者不乏其例。随着安世高的翻译，印度外科手术在中国当有着不可小视之影响。中国外科鼻祖华佗约卒于汉献帝建安十三年（208），华佗的腹腔手术不会完成于晚年，就当时国内政治环境、华佗所处地位以及亳州远距洛阳而言，即使安世高译印度外科相关佛经已完成，也很难对华佗的腹腔肠吻合术产生直接影响。

印度医学中，以针拨白内障手术对中国的影响最大。约于南北朝时期，该手术已为国人所知，在当时两度汉译的《大般涅槃经》中记载，目盲者求医，"良医即以金篦决其眼膜……（盲者）乃言少见"。可见此时针拨术还仅仅限于佛经文献的记述。《南史》记有梁文帝（424—453）第十子萧恢"有目疾，久废视瞻，有道人慧龙，得疗眼术，恢请之。及至，空中忽见圣僧，及慧龙下针，豁然开朗"。显然是金针拨白内障手术成功的纪实。

金针拨白内障手术在唐代已为人们所熟知，例如大诗人杜甫诗曰："金篦刮眼膜，价重百车渠";刘禹锡以"三秋伤望眼,终日哭途穷。两目今相暗,中年似老翁。看朱渐成碧,羞日不禁风。师有金篦术,如何为发蒙"句,赠眼医婆罗门僧;白居易诗"人间方药应无益,争得金篦试刮看";李商隐诗"刮膜想金篦"等等,可知该术在文化界已广泛熟知。医学界王焘《外台秘要》的引述中,论述了金针拨障术的成功,例如所引《天竺经论眼》:"陇上道人撰,俗姓谢,住齐州,于西国胡僧处授。""今观容状,眼形不异,唯正当眼中央小珠子里,乃有其障作青白色,虽不辨物,犹知明暗三光,知昼知夜,如此者名作脑流青盲。眼未患时,忽觉眼前时见飞蝇、黑子逐眼上下来去,此宜金篦决一针之后,豁然开云而是白日。"

由于汉译印度佛经自汉唐以来日益增多,其有关医药内容与外科相关知识,也不断受到医学界、文化界的关注。唐代著名诗人白居易有《病眼诗》云:"案上漫铺龙树论,盒中虚捻决明丸。"白居易所讲的"龙树论",即以印度名医龙树命名的《龙树菩萨眼经》,亦即《医方类聚》中所引述之《龙树菩萨眼论》。又隋代汉译的《不空罥索咒经》记述药物约25种,其中即有"荜拨蜜丸敷治恶疮";《观世音菩萨秘藏和意陀罗神咒经》也记述了"蛊毒""丁疮"病症。孙思邈《备急千金要方》《千金翼方》引述了不少与印度医学相关的论述与医方,如"耆婆治恶病方"等内容,其"天竺国按摩"也反映了印度按摩术在中国的影响。印度医学对我国藏族医学的发展,影响可能更大。

二、中国与西域有关外科交流

"西域"一词所指,既涵盖我国西部之新疆等地,也包括印度半岛、欧洲东部乃至非洲北部,以及阿拉伯地区、地中海一带等。就中外文化交流而言,亦即世称之"丝绸之路"。中国与西域的交往,大约在先秦已经开始,秦汉时期交往逐渐增多,慢慢形成高峰。张骞两度出使西域,可谓中国与西域交往的第一次高峰。汉武帝时期,已有中亚大月氏的成药被引入汉庭,旧题东方朔(前154—前93)撰《海内十洲记》载有凤麟洲产"神药百种",所记"聚窟洲,在西海中……山多大树,名为反魂树……令可丸之,名曰惊精香""或名之为却死香",并称"死者在地,闻香气乃却活,不复亡也。以香熏死人,更加神验",显示其急救之功能。此西海据《史记·大宛传》记载即今之咸海或里海,或指今波斯湾,或中亚、西亚阿拉伯地区。

隋唐时期,中国与西域的文化交流、医学交流,尤其是有关外科之交流较前有所发展,且药物交流也更为兴盛,见载献药次数及数量较多者当属吐火罗国。吐火罗又称土豁罗、睹货逻等,居古大夏国地域,约今之阿富汗北部。据《册府元龟》卷九十一记载,开元十二年(724)吐火罗国遣使献胡药等300余品;"开元十七年,吐火罗使僧难陀献须那伽帝释陵等药";"开元十八年,吐火罗难陀来朝,贡献瑞表香药等";"开元二十九年(741),吐火罗遣使献红颜黎、碧颇梨……及质汗等药。"尤其值得注意的是质汗一药,成为中国本草所载治疗外科、疮疡损伤常用的药物。例如,唐代陈藏器《本草拾遗》(739)

记述其主治"金疮伤折、瘀血内损、补筋肉、消恶血……并以酒消服之,亦傅病处"(注:参见李时珍《本草纲目》"质汗"条主治),又指出:"质汗出西番……番人试药,以小儿断一足,以药内口中,将足踏之,当时能走者良",亦可知时人视质汗为疗伤折之圣药。李时珍注质汗释名称"汗音寒,番语也",可见质汗为吐火罗国语言之音译。

宋代《政和本草》亦称:"质汗味甘温,无毒,主金疮伤折,瘀血内损,补筋肉,消毒血,下血气,妇人产后诸血结腹痛,内冷不下食,并酒消服之,亦傅病处。出西番。如凝血,番人煎甘草、松泪、柽乳、地黄并热血成之。"

明代伟大药学家李时珍撰《本草纲目》时,给予质汗一药特别重视,于卷三百病主治药之"破血散血"条下,强调"质汗,并活血、散血、止血"之作用;卷四,百药主治药之"外治散瘀接骨"条下,列有乳香、没药、质汗等西域传入之药,并强调"活血"用质汗,"血气痛"用质汗;卷十五"茺蔚"之"释名"引《外台秘要》关于"土质汗":"林亿云:'质汗出西番,乃热血活诸药煎成,治金疮折伤。益母亦可作煎,治折伤,故名为土质汗也。'"或因宋时由吐火罗进口质汗产生困难,时人用茺蔚制作为代用品;卷三十四更以"质汗"列条,详载历代本草学家关于质汗之论述。

隋唐时期由西域传入用于外科医疗之药物,尚有多种,在此仅举乳香、没药两种中医外科不可缺者为例。

乳香(薰陆香)分布于红海沿岸,原产利比亚、土耳其等,《名医别录》列为上品。《海药本草》名马尾香,生南海,出红海、利比亚、土耳其。时珍曰:佛书谓之天泽香……又谓之多伽罗。"苏恭曰:薰陆香形似白胶香,出天竺者色白,出单于者夹绿色。李珣曰:是波斯松树脂也。禹锡曰:薰陆出大秦国。寇宗奭曰:南印度界阿吒厘国出之。承曰:西出天竺,南出波斯等国。时珍曰:南番诸国皆有。按叶廷珪《海录》云:"出大食国南。"

关于乳香主治,《名医别录》云"主风水毒肿;瘾疹痒毒";陈藏器《本草拾遗》云"主疗诸疮,令内消";《大明本草》云"煎膏,止痛长肉""消痈疽诸毒""治妇人产难折伤";元代危亦林《世医得效方》处方用以治疗"淋癃溺血";《简易方》用以治疗"咽喉骨硬";《圣惠方》处方用以治疗"大风疠疾";《直指方》处方用以治疗"漏疮脓血";《灵苑方》用以治疗"甲疽、弩肉";《仁斋直指方》用以治疗"痈疽寒颤";《山居四要》用以治疗"玉茎作肿";《幼幼新书》用于治疗"野火丹毒";《永类钤方》强调用以治疗"杖疮溃烂";《千金方》用于治疗"疬疡风驳"。上述唐宋医学家所述乳香用以治疗外科疮疡痈疽等范围之广,足以彰显其为外科圣药之地位。

《本草纲目》归纳乳香"消痈疽诸毒,托里护心,活血止痛、折伤、伸筋"。其选方所治者有:跌扑折伤筋骨,发背脑疽,疮肿疼痛不可忍,鱼肚痈,翻花起肛,指头炎,齿虫痛不忍等。

没药于宋《开宝本草》志曰:没药生波斯国;李珣曰:按徐表《南州记》云,是波斯松脂也。

《开宝本草》载其用于破血止痛,疗金疮杖疮、诸恶疮痔漏;《大明》记其可破癥瘕宿血,损伤瘀血,消肿痛;李珣曰:主折伤马坠,生血、推陈出新,堕胎、产后心腹血气痛。李时珍曰:散血消肿,定痛生肌。

附方:《图经本草》载其可治历节诸风;《御药院方》载其可治筋骨损伤;《奇效良方》载其可治金刃所伤;又筋骨损伤、治五痔,漏眼脓血,疗疮无名肿毒,痈疽肿毒,去腐生新,杀伤未透膜者,血灌瞳仁等。

关于与大秦之医术交流,《新唐书·拂菻国传》载:"有善医,能开脑,出虫,以愈目眚。"《通典》卷一九三注引杜环《经行记》,也有类似记载,称:"其大秦善医眼及痢,或未病先见,或开脑出虫",用开颅手术治眼疾,是占希腊、罗马医学家常用之法。被西方誉为"医圣"的希波克拉底在《希波克拉底文集》早有记载:"当无其他疾病而双目失明时,则应在脑盖骨的两旁施用手术,剖肉、洗骨、清血便愈。""当眼睛毫无显著病症并失明时,可以在头顶部切开,把柔软的几部分分开,穿过头骨,使液体全部流出。这是一种疗法,用此法病人便可治愈。"似即"穿颅术"。

穿颅术在中国石器时期已有应用,本书于原始社会章已专述中外关于穿颅术之论述,此处不再赘述。隋唐时期,关于开颅术治疗目盲等疾病者,除西域传入者外,中国医家也曾运用,如已于前讲述《玉堂闲话》中记载一术士用以治疗麻风病者。

三、中医外科医疗技术东传日本

中日医学交流,以隋唐时最为繁荣,直至遣唐使邀鉴真和尚东渡,形成高潮。日本医学家丹波康赖所撰《医心方》(984),系依据中国晋唐时期医家著作编撰而成,其中卷十五至十八集中论述痈疽、肿物、丹毒疮、汤火并灸等,其资料源于《刘涓子鬼遗方》《诸病源候论》《千金方》《小品方》《新修本草》《广济方》《广利方》《痈疽方》等,计约46种。其内容所涉也十分丰富,例如痈疽所论,比较系统记述了"所由""未脓""有脓""发背""骨疽""石痈""痤疖""肠痈""肺痈"等;肿物则系统论述了"疔疮""毒肿""恶核""瘰疬""瘿""瘤""瘘""鼠瘘"等39种;丹毒疮则系统论述了"丹毒""癣""疥""恶疮"等17种;汤火并灸则对汤火烧灼、灸疮、金疮、金疮肠出、肠断、血出不止、金疮血内漏、金疮中风痉、毒箭伤、箭镞不出、刀锥不出、医针不出、打伤、腕折破骨、狂犬咬伤以及各种动物咬伤等54种,大多进行了比较系统的论述。该书的编撰出

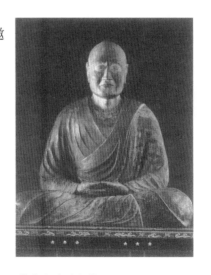

鉴真和尚漆塑像

鉴真(688—763),唐代高僧,俗姓淳于,广陵江阳(今江苏扬州)人。天宝二年(743)应日僧荣睿、普照之邀东渡,在日本被誉为"日本神农""过海大师"。日本奈良唐招提寺供奉。

233

版,可以证明它已将中国晋唐外科水平相当完整地奉献给日本的读者、外科医生。

《医心方》在日本医学发展史上的杰出贡献,亦即在日本外科学发展史上的杰出贡献。例如,《医心方》卷十八《治金疮肠出方第六》,引用《诸病源候论》云:"若中于腹,则气激,则肠随疮孔出也";"肠但出不断者",记述了"洗肠,以水渍之,纳(入)"的技术;"夫金疮肠断者,视病深浅,各有死生,肠一头见者,不可连也……肠两头见者,可连续之。先以针缕如法,连续断肠,便取鸡血涂其际,勿令泄,即推纳之。"又引《删繁方》治金疮肠出方:"取桑皮线缝腹皮,用蒲黄粉之。"还引《葛氏方》:"若肠已断者,以桑皮细线缝合。"即将中国医学家处理腹部外伤致肠出、肠断之手术治疗方法与技术,较完整地介绍给日本学者。

又如"治金疮伤筋断骨方"引《诸病源候论》云:"夫金疮始伤之时,半伤其筋,营卫不通,其疮虽愈,已后仍令痹不仁也。若被疮截断诸解,身躯、肘中,及腕、膝、髀,若在踝际,亦可连续,须急及热,其血气未寒,即去碎骨,便缝连,其愈后直不屈伸。若碎骨不去,令人痛烦,脓血不绝,不能得安。"《医心方》非常重视中国外科手术技术,其作为日本培养医师的教科书,必然对日本外科之发展发挥了重要的作用。

第八节　著名外科医家与相关学者

一、重视外科手术记述与正骨按摩术的隋太医博士巢元方

隋著名医学家巢元方,生平籍贯不详,现代学者考证认为其籍贯为长安(今陕西西安)。于大业(605—616)年间任太医博士、太医令。据《开河记》载,曾治愈麻叔谋风逆不得起坐之症。大业六年,奉诏主持编撰《诸病源候论》50卷。此书博采兼搜,荟萃群说,形脉证候悉备,分67门,1720证候,专论疾病病因证候,不载方药,但附有导引及手术疗法,是我国第一部疾病病因证候专书。巢氏于病源、证候方面多有创见,如于传染病,不满足于前人六淫之说,认为是外界"乖戾之气"所致,一旦发病,互相传,强调当预服药以防之。对疥疮,指出:"疥者,有数种",强调"并皆有虫","熟看见处,以竹簪挑拂去之,已深者,用针挑取虫子,正如疥虫,著爪上,映光易见行动也。挑不得,灸上三七壮,则虫死病除",提出其致病虫并由接触而传染,强调此病必以"虫死"为治愈。对炭疽之发病,认为是因人先有疮而触及病畜所致。对漆疮所发,认为与人之禀性有关,强调"特由质性自然,非关宿挟病也","亦有性自耐者,终日烧煮,竟不为害","漆有毒,人有禀性畏漆,但见漆便中其毒",有"禀性不耐者,见漆及新漆器,便著漆毒"。

关于外科手术,记有创伤治疗之缝合术、肠吻合术、血管结扎术、大网膜切除术等,是我国外科医学大成就之一,前已述,此处不赘。此书对后世医学影响颇大,唐代王焘《外台秘要》以其作论病源之根据,宋代以其课试医生,为医门七经之一。

隋唐太医署医学教育体制分科，将按摩与医科并列，隋之按摩博士、按摩师与按摩生编制多达百余人，可见其重视程度。关于按摩教育内容与职业范围，明显包括有后世之正骨科学，即骨关节损伤疾病之诊疗。巢元方等奉朝廷命令编撰《诸病源候论》这部专论诸病之病因证候巨著时，显然并不涉诸病之临床治疗方药与技术等。但巢氏于书中多处着重论述了外科手术等，可谓其第一大特殊之处；其次，巢氏于许多疾病病因证候论述之同时，强调"其汤药针石，别有正方。补养宣导，今附于后"，然后，巢氏详述养生导引对该病的治疗方法。例如，鼻渊（鼻窦炎）"养生方导引法：东向坐不息三通，手捻鼻两扎，治鼻中患，交脚踑坐，治鼻中患，通脚痛疮，去其涕唾，令鼻道通，得闻香臭，久行不已，彻闻十方"；又如鼻息肉"养生方导引法：端坐生腰，徐徐以鼻内气，以右手捻鼻，除目暗泪苦出，徐徐闭目内气，鼻中息肉、耳聋，亦能除。"又如诸痔"养生方导引法：一脚踏地，一足屈膝，两手抱犊鼻下，急挽向身极势，左右换易四七，去痔，五劳三里气不下""踞坐合两膝，张两足，不息两遍，治五痔"等。

巢元方虽以整理研究诸病源候而著称，书中强调"汤药针石"之治疗方法"别有正方"，不在其论述范围者，但他在外科医疗手术，诸种疾病之"导引法"时，却给予了特殊的关注，打破该书论述重点要求，而给予比较详细的记载、说明，足以证明巢元方太医博士对外科手术、按摩导引医疗技术是十分重视的，特予立传以记之。

二、药王孙思邈十分关注外科

孙思邈（581—682），京兆华原（今陕西耀州孙家塬）人，唐代伟大的医学家。他天资聪敏，治学精勤，善言老庄，喜好释典，通经史，知百家，是集道、儒、佛三家于一身的饱学之士。孙氏百年临床实践经验积累，深感古代诸家医方浩博散乱，求简至难，他博采群经，勤求古今，删繁裁复，又以求简易，历年百岁而先后编撰完成《备急千金要方》（652）30卷，因"人命至贵，有贵千金，一方济之，德逾于此"，故以"千金"命其书名，时年已七十高寿。但他仍时时感其不足，又集30年的不断努力，补充编纂了《备急千金要方》。时又因尚未能阅读伤寒大家张仲景《伤寒杂病论》经典与唐高宗李治敕修的《新修本草》（659）内容等，又以"辀轩相济，羽翼交飞"之意，撰成《千金翼方》（682）30卷，将唐代医学发展推向了顶峰。由于孙思邈在医学发展上的卓越贡献，后世尊之为药王、真人。唐宋以来，历代人民于其家乡树碑建祠，纪念其丰功伟绩，其生前隐居之五台山，也改名为药王山。明清以来，最高统治者敕建"先医庙"纪念历代名医，孙思邈多居重要地位，北京作为京师，相继并建了东、西、南、北四所"药王庙"，每年春、秋两季庙会祭祀，从而逐渐影响到全国各地，纪念孙思邈的药王庙林立。

孙思邈是一位医学临床大家，用现代语言讲，他是一位地地道道的全科医师。除了在内科、妇科、儿科、针灸等方面的出色成就外，他在外科医疗方面也有着很好的修养。

例如他正确揭示糖尿病患者必须时刻严防化脓性感染,指出糖尿病患者如果并发化脓性感染,后果严重,因为治疗效果不佳,预后则不佳。因此,他警告临床医生不得给已诊断为糖尿病的患者施行针灸,特别是瘢痕灸。例如,他强调:"凡患消渴须百日以上者,不得灸刺……灸刺则疮上漏脓,不歇,遂致痈疽羸瘦而死。""凡患消渴之人,愈与未愈,常须虑患大痈,当备痈药以防之。"更提醒糖尿病患者要时刻严防破皮、外伤成化脓性感染的危险,强调糖尿病患者必须随时随身携带防治化脓性感染的药物,以备急需。

关于麻风病的症状描述、分型治疗、预后之判断以及在多方面的认识,与今天多相近(见前述)。关于骨关节结核,他明确指出其好发于大关节,如发于成人者,以髋、膝、股为多见,儿童则以脊椎发病者较多。关于地方性甲状腺肿大(瘿)的发病原因,他指出是由于某些山区居民长期饮用一种水质不好的水造成的,主张用动物甲状腺(如鹿靥、羊靥)和海产之海带、海白菜等进行治疗。上述动物靥(甲状腺)与海带等均含有丰富的碘质,可见其认识水平之高。脚气病,也是一种常见的外科、皮肤科常见病,孙氏在他的著作中提出经常服用谷皮煎汤煮粥便可防治之方法,因为谷皮含有较丰富的维生素,故其防治效果是可以肯定的。孙思邈还十分重视人体表面解剖图的修订与绘制,他修订了针灸名家甄权根据唐太宗敕令所绘制的《明堂图》,并创造性地绘制成三幅大型彩色经络腧穴挂图,三幅彩色人体经脉图,分别将人体正面、背面、侧面的十二经脉与奇经八脉,用不同颜色绘出其走行线路,并示知与人体内脏之关系。此图虽属针灸所用,但其体表解剖作用也十分明确。关于预防新生儿断脐不当而引致破伤风的论述也十分可贵,他提出"取儿脐带向身捋之"或"葱白徐徐鞭之"以预防新生儿窒息;"断脐不当以刀子割之,须令隔衣咬断"或用火灸断脐以预防新生儿破伤风;又如"儿生下若一月,脐有汁不愈,烧虾蟆灰粉之,日三度,若脐中水及中冷,则令儿腹绞痛,夭矢啼呼,面目青黑",论述了新生儿"肠卵黄管未闭合"症之治疗;又"小儿初生有连舌,舌下有膜如石榴子中隔,连其舌下后喜,令儿言语不发,不转也,可以爪摘断之,微有血出无害",论述了新生儿舌系膜过长之手术治疗。孙思邈以"验透膜法"诊断胸背脓肿是否已穿透胸膜而引起脓胸的方法,十分精巧且比较可靠。其方法强调:用竹内膜,或质薄之纸,于疮口周围湿以水,将竹内膜或薄纸贴封疮口与周围,令病人做深呼吸,如竹内膜或纸不动者,则未透胸膜也;明代张景岳《景岳全书》也曾引用孙氏之法,"凡背疽大溃,欲穿透内膜者,不可用皂角散嚏法,但以纸封患处,令病者用意呼吸,如纸不动者,未穿透也。倘用取嚏法,鼓动内膜,则反致穿透,慎之、慎之。"如竹内膜、纸随呼吸而外凸、内陷者,则说明该脓肿已透胸膜,而引起脓胸。孙氏关于导尿、灌肠等医疗技术,已早为学界所知,兹不赘述。以上均属富有科学指导意义之举措。

纵览孙思邈两部《千金方》撰著,对外科之化脓性感染、兵器创伤、骨关节损伤、其他外科、皮外科等疾病之论治,均给予了很广泛的关注与总结论述。例如《备急千金要方》以四卷之巨,对近百种外科疾病之病因、证候、理法方药积前人与己经验,进行了较为广泛的评述。《千金翼方》更以卷六至卷八对外科与相关疾病百余种,进行了评介,虽然叙述不如《备急千金要方》系统,条分缕析,但内容确比之前更为丰富,这或许与孙氏年近百岁或已逾百岁之思绪有关。综上所述,两部《千金方》有关外科疾病证治经验的总结,对宋代及以后外科专著的丰富、发展与进步,提供了坚实的学术基础,故特于此记述之。

三、藏医宇妥·元丹贡布与外科

宇妥·元丹贡布(708—833),或称宇陀·宁玛元丹贡布,或称为老宇妥·元丹贡布,堆龙格那(今西藏堆龙德庆)人,唐代西藏杰出的藏医学家,出生于西藏藏医世家,自幼随父学习医学。学成后曾应藏王赤松德赞(754—797)之召,来到桑鸢与王室侍医高足昌秋、格尼可布等名医辩论医学问题,由于获胜而声誉大振。为了开阔视野,增加医学理论与知识,又随入藏之汉族医家东松嘎瓦学习汉族医学,并游学全藏充实自己的学识。此后又到五台山并远赴尼泊尔、印度考察医学,其医学造诣修养颇深,遂被藏王赤松德赞任命为吐蕃王朝首席侍医,因治愈藏王异疾而名益显。宇妥·元丹贡布根据《医学大全》《月王药珍》等前代医家论著,并结合个人数十年临床经验,以及中国及尼泊尔、印度调研所得,历二十年之勤奋努力,撰成《据悉》巨著,汉译为《四部医典》。成书后,历代藏医学家视之为藏医学经典,学习掌握藏医学所必读,并且尊宇妥·元丹贡布为医圣。《四部医典》内容十分丰富,不但指导着藏医外科的发展与进步,而且对藏族聚居地区医学的发展也有着深远的影响。此外,对蒙古族地区的医学发展、蒙医学的形成与进步、维吾尔族地区医学发展的影响,以及藏医学与汉族医学的交流、相互影响,都曾发挥过重要的作用。

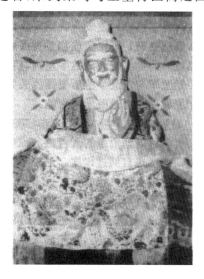

宇妥·元丹贡布塑像

宇妥·元丹贡布(708—833),吐蕃王朝首席侍医,堆龙格那(今西藏堆龙德庆)人。世医出身,游学中国大部分地区及与尼泊尔、印度等,总结藏医理论与经验,参考《医学大全》与《月王药珍》等,历20余年,撰成《四部医典》,成为藏医学发展的经典,他被尊为医圣。

宇妥·元丹贡布撰著《四部医典》时,在总结藏医外科方面也给予了很大的重视。笔者于20世纪80年代曾支持李永年先生汉译《四部医典》工作,并于拉萨请藏医学家、藏医史专家强巴赤列国医大师以及蒙医学者对汉译《四部医典》进行审订,从而对其人体解剖、外科部分的突出成就感受很深。因此,于汉译《四部医典》出版后,特与傅芳合作以《〈四部医典〉之创伤外科成就》为题撰文①,对宇妥·元丹贡布于《四部医典》第三部之八十二至八十六章,分创伤为擦皮伤、划裂伤、断裂伤、悬垂伤、完全脱伤、跌落伤、刺伤、穿漏伤等八类,叙述其处理原则与方法。例如,砍破、划裂伤采用黏合或缝合者,对"阴囊被划裂者"强调缝合后必须"系于腰间";对"肌肉腐毁者,可用丝线缝合",还必须"束上毡片,夹上木板"以保护伤口愈合。对于伴有骨折的创伤,其复位、包扎、固定与汉地正骨医生之治疗几乎完全一致。关于《四部医典》所载外科手术医疗器械等,明显优于中医相关记述,可以说达到了时代的最高水平。《四部医典》彩色挂图中的外科手术医疗器械图示,给人印象十分深刻,可以明显看出现代外科器械与其渊源关系。关于颅脑外伤之诊断、治疗,在唐代乃至宋、明、清时期,也可以说是十分先进的。鉴于宇妥·元丹贡布于《四部医典》所论述的先进的外科医疗技术,故特于此立传以记述之。

四、正骨学家蔺道人

蔺道人(约790—850),长安(今陕西西安)人,蔺姓,名失考,由于终生为道,所以世人尊之为蔺道人,于医学领域精正骨医疗技术,曾传有《理伤续断方》之作。唐会昌年间(841—846),由于佛、道、景教日益兴旺,社会呈现出"不务农桑,空谈彼岸"和"僧徒日广,佛寺日众"的状况,严重影响农耕生产,国家经济越来越困难,兵源也日益缺乏。有识之士屡奏皇帝废除宗教,以改变上述状况。朝廷实施了废佛政策,使佛、道、僧、尼26万人还俗,从事农桑生产,从而收回寺院良田数千万顷,还田于民。废寺庙道观4600余所,用作驿站馆舍,或为救济贫病之所,其佛、道寺院所用之铜器等,则用以为铸造钱币或兵器之原料。蔺道人正是在这样的背景下,怀着悲观厌世的思想情绪,离开了唐都长安,途经河南时,或往白马寺、少林寺参拜,最后到了江西宜春,拜访小仰山紫云观,虽仰慕邓先生,在当时大形势下也未得继续修道的机遇,不得不移居钟村结草庵,买田数亩,垦畲种粟以生活自给,并不以正骨为业。钟村村民彭叟常往其草庵并助其耕种,两人颜情甚稔。一日,彭叟之子"升木伐条,误坠于地,折颈挫肱,呻吟不绝,而诉于蔺道人,蔺视后,亲为其诊治","俄而痛定,数日已如平时"。从此,求治者益众,打破了蔺道人修道与邓仙人话叙的清静生活,乃取《理伤续断方》授彭叟,要求"毋传非人",他另寻修道之地去了。

北宋熙宁年间(1068—1077),民间曾流传载有"治伤折内外损神授散"的方书。《苏沈良方》所收之"神授散",与蔺道人《理伤续断方》之"接骨散",同"治伤折内外损神授散"完全相同,可知《理伤续断方》手抄本曾于唐宋间在民间流传。

又据元代李仲南与孙允贤搜集方书所编撰的《永类钤方》(1331)之卷二十二《伤损伤折》曾辑录注以"彭氏口教"或"彭氏方"的论述内容,与蔺道人《理伤续断方》有着明显的

---

① 李经纬,傅芳:《〈四部医典〉之创伤外科成就》,《中华医史杂志》1986年第2期。

传承关系。分析研究,宋元医学家之所引蔺道人《理伤续断方》,不仅在江西宜春曾传授给彭叟,从而有"由是言治损者宗彭氏""彭氏口授""彭氏方"之流传。而苏轼(1037—1101)、沈括(1031—1095)曾收集的医方"神授散",很可能源于北宋时流传于河南洛阳或由苏轼(四川)所知密州(今山东诸城)、徐州(今江苏徐州)、湖州(今浙江吴兴)等时所收集者;又或沈括(浙江)曾知延州(今陕西延安),居润州(今江苏镇江),筑梦溪园,举平生所见闻,撰《梦溪笔谈》《沈存中良方》《灵苑方》,记所录医方于其中。苏轼、沈括均为北宋名臣,进士出身、翰林学士,长期于河南、洛阳为官,其"神授散"很可能获自白马寺、少林寺,此仅为推断,尚未有确凿之证据。不过蔺道人于唐末由长安东行最终落脚江西宜春,途经河南白马寺、少林寺者,当系料想中事,遗《理伤续断方》内容于此,也并非毫无所据,值得思考。

后世出于神奇,谓蔺道人仙去,而将《理伤续断方》命名为《仙授理伤续断秘方》,为古老朴素之正骨专家蒙上了一层神秘的外衣。纵览《理伤续断方》,简明求实的理论与医疗技术记述,其治疗骨关节脱臼、骨折之医疗技术、知识理论体系、整复手法,以及诊治中麻醉、牵引、复位、固定以及内服、外用药物等方法、步骤,基本上与现代正骨医疗技术相一致,并无神秘色彩,反映了唐代正骨科学的实际水平,有着很高的历史地位与实际应用价值。

五、外治法专家崔知悌

崔知悌(615—685),唐代外治法医学家,许州鄢陵(今属河南)人,出身于宦族,祖父崔枢,曾任司农卿,父崔义真,曾任陕州(今河南陕县)刺史。知悌历任洛州司马、户部员外郎、殿中少监、中书侍郎。咸亨中(670—674)升尚书右丞,调露元年(679)官至户部尚书。他于诸政事之暇,好岐黄,喜医疗,擅针灸,精外治,尤于骨蒸病(注:相当于今之肺结核、骨结核等病)深有研究,强调骨蒸病无问长少,均可相互传注染易,并对其临床症状、发作进行了比较系统的描述。从其论述中可以看出,他对结核之发于颈部、腹腔病变与肺部病变等同出一源的相互关系,已有了一定的认识。其所撰《骨蒸病灸方》闻名于世,该书虽已佚,但从王焘《外台秘要》所引用而知其梗概。崔氏不仅善用丸、散、膏、丹内服药治疗诸病,如他亲自配制之"黄连丸",治疗洛阳军中数千人所患之热痢,均取得良好的效果,同时他还精于灸法、蒸汗法、熏吸法、淋汗法、导尿法、灌肠法等。例如《外台秘要》卷一"崔氏方"之"蒸法"疗伤寒:"薪火烧地良久,扫除去火,可以水小洒,取蚕沙,若桃叶、桑柏叶、诸禾糠及麦麸,皆可取用……以此等物著火处,令厚二三寸,布席卧上温覆,用此发汗,汗皆出。若过热当细审消息,大热者不可重席,汗出周身辄便止,当以温粉粉身,勿令遇风"以;又"以猪胆灌下部,用亦立通"疗伤寒"胃中有燥粪"之大便不通。又如卷九"熏咳法"疗"久咳不差熏法":"款冬花,每旦取如鸡子许,用少许蜜拌花使润,内一升铁铛

239

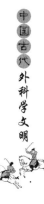

中,又用一瓷碗合铫,碗底钻一孔,孔内插一小竹筒。无竹,苇亦得,其筒稍长作碗铫相合,及插筒处,皆面泥之,勿令漏烟气,铫下著炭火少时,款冬烟自从筒中出,则口含筒吸取烟咽之,如觉心中少闷,须暂举头,即将指头捻筒头,勿使漏烟气,吸烟使尽止。凡如是三日,一度为之,待至六日,则饱食羊肉馎饦一顿,则永差。"又如卷二十一"崔氏疗三五十年眼赤并胎赤方":"穿一坑,其形如瓶,口小里大,烧使干,别开一小风孔,以麻油、艾、杏仁、黄连、盐、鸡粪、乱发等一重重著坑内,如灸炷,以火烧之,将前所磨铜器以盖坑口,烟尽,收取铜器上脂烟傅眼眦疮上……不过三两日差。"又如卷二十二"疗牙疼方":"乌头、独活、郁李根白皮,切,绵裹以好酒一大升半,渍一宿,缓火煎,取一升去滓,看冷热渐含,良久即吐却,含取差……必须含吐之,不可咽却也,有毒恐伤人,单用乌头、独活亦差。"又如卷二十四"崔氏蛇衔膏疗痈肿瘀血"载"崔氏疗发背及诸疮,久不差有效方":"先以甘草汤洗疮,拭极干,乃嚼胡麻傅上,干即易……乃取黄连末滑石末,中半相合,以傅疮上,数数易,明日又依前傅胡麻、黄连等末,更不须洗疮,不过六七日即差。"又如卷二十八:"崔氏论曰:凡尸厥为病,脉动而形,无所知,阳脉下坠,阴脉上争,营卫不通,其状如死,而犹微有息,其息不常,人乃不知,欲殡殓者疗之方;急可以芦管吹其两耳,极尽以气吹之,立起。若人气极,可易人吹之。"又如卷四十崔氏疗狂犬咬人方,不但详述了各种药物外敷咬伤法、灸法、嗍去血法等,而且强调了"又取所咬犬脑以涂疮大佳"。崔氏在此所强调"所咬犬脑以涂疮大佳",显然乃直接或间接继承自晋代葛洪的方法,但也更有力地证明了葛洪法在唐代狂犬咬伤防治中,得到了很好的发扬,其有效性"大佳"得到进一步肯定。其他如灸痔法、热敷法、马齿草熟捣敷治丹毒法、癣外治法、蛇蝎伤外治法,以及崔氏合口脂方等,多可显示崔知悌为外科、皮肤科、熏蒸医疗技术之继承发扬等做出了重要贡献。

六、李珣《海药本草》之外科用药

李珣(约9—10世纪),字德润,前蜀梓州(今四川三台)人,祖籍波斯,其先祖于隋代来华,唐初随国姓改姓李,安史之乱(755—763)时,李珣从玄宗亡命入蜀,定居梓州,人称蜀中土生波斯。据知李珣兄妹有三人,珣为长史,其妹李舜弦为蜀主王衍昭仪,其弟李玹,字延仪,人称李四郎,喜游历,好摄生术,尤以炼制丹药为趣,即倾家之产亦所不计,以鬻香药为业,曾任蜀主王衍的太子率官(注:或其太子为王衍与李舜弦之子,李弦之外甥)。

李珣素养甚高,诗作为世人相互传颂,为蜀主王衍所赏识。其对丝绸之路进口药物颇有研究,为此曾游历岭南,以调研海外传入药物而著称,撰有《海药本草》6卷,以引述海药文献为特色。仅据佚文统计,全书收录药物124种,其中96种均注所产地为国外,如安息香、诃梨勒出波斯,龙脑香出律国,金屑出大食国等。《海药本草》所收载之海药,不少为外科医疗所常用的药物,如前所述出自印度、波斯之乳香,出自波斯之没药,出自吐火罗国之质汗等。

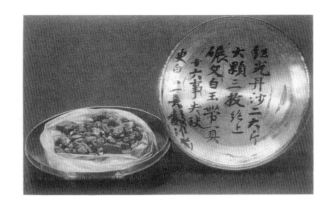

银药盒

1970年陕西西安市南郊何家村窖藏出土。盒高4.6厘米，口径16.7厘米，盖内墨书"红光丹沙二大斤，大颗三枚绝上，碾文白玉带一具，十六事失缺，更白，一具□准前"，5行32字，炼丹用药品。现藏于陕西历史博物馆。

七、王焘《外台秘要》关注外科传承

王焘（约670—755），唐代整理医学文献大师，郿（今陕西眉县）人，宰相王珪之孙。因幼时多病，长好医学，每从高医游学，遂精医术。曾任职于尚书省兰台二十余年，得以博览弘文馆图籍方书，采集诸家医药方书，积累弘富。因故被贬房陵、大宁，地处僻陋，瘴疠盛行，以所习方药诊疗而幸存者众。遂发愤刊削，纂得古方五六十家，新撰者数千卷，研其总领，核其指归，撰录晋唐数十医家之理论与经验，自炎昊以迄隋唐，去粗取精，成《外台秘要》（752）40卷，计1104门，6000余首医方，均先论而后方，并详注其出处，是我国医学文献详注原始出处之创始者，故我以"大师"尊称之。

从《外台秘要》之整理编撰可以看出，王焘对传承外科医疗是比较重视的。由于他详注原始出处，我们通过读《外台秘要》即可知许多已佚医书的丰富内容，特别是有关外科疾病的认识、手术、医疗技术记述的早期情况，均有比较具体的记录，如此为外科学史整理研究提供了珍贵的资料来源。《外台秘要》所论外科内容者，几乎四十卷中无不涉及，例如，卷一专论伤寒，但同时论及"咽喉痛、唾脓血""衄血""斑出"以及"猪胆汁灌肠"等；卷二伤寒所论中，详论"衄血""攻目生疮""口疮""蜃疮"等；卷三专论天行，其所强调之"衄血""口疮""发斑""豌豆疱疮"亦详列理论与治疗；卷八痰饮，则论载有"五膈""气噎""卒食噎"等，或与食道癌相关者，并收录"诸骨哽方""杂误吞物方"，论述了误吞异物哽塞咽、喉、食道不下之医疗技术52首。如《千金》《集验》所载以鹿筋渍软索之为丸，持筋吞之以引哽物出的医疗技术，以及用吸铁磁石吸针从咽喉出等8种有效方法，并各一一详

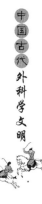
列其最早之出处；卷十虽为专论肺痿、肺气上气咳嗽者，同时给予肺痈（肺脓疡）、肠痈（阑尾炎）以特别关注，引《千金》《仲景》《集验》《备急》《古今录验》等前代名家之论、方、术予以论述，富有参考价值；卷十一专论消渴，着重强调："渴利虚经脉涩成痈脓方 11 首，渴后小便多恐生诸疮方 2 首，消渴不宜针灸方 10 首"等，指出糖尿病易生疮，必须预防化脓性感染，并特别指出糖尿病不宜进行针灸，因针灸易引发化脓性感染，而感染往往使糖尿病不救；卷十二重点论述积聚癥瘕，基本上论述了人体各部位良性与恶性瘤肿之诊疗；卷十三虽专论骨蒸传尸等疾，但亦涉及骨结核之诊治；卷十五虽论风狂、诸风，但也论及皮肤病与白癜风等；卷十七专论

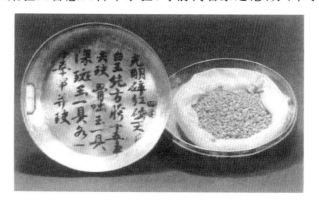

银药盒

1970 年于陕西西安南郊何家村唐代窖藏出土，盒高 4.6 厘米，口径 16.7 厘米，盖内有"光明碎红砂一大斤四两、白玉纯方胯十五事，失缺，骨咄玉一具，深斑玉一具，各一十五事，并玦"，计 5 行 37 字。盒内为炼丹原料。

虚劳，其风湿腰痛、卒腰痛、久腰痛、腰胯痛、腰脚痛、腰肾脓水等，实际都论述了属于外科骨关节风湿痛等疾病；卷二十一专论眼疾，以《天竺经论眼序》叙述了白内障典型症状，强调"此宜用金箆决，一针之后，豁若开云而见白日"的针拨白内障手术效果，以及眼外科病症等；卷二十二专述耳鼻咽喉与口腔牙齿等疾病，其耳卒肿痛、中耳炎，虫、物入耳，鼻息肉，鼻窦炎，唇癌等等，均与外科关系密切；卷二十三专论瘿瘤、喉舌生疮、悬痈肿、颈淋巴结核、腋臭等外科疾病；卷二十四专论外科化脓性感染的痈疽、痈肿、石痈（癌？）、疖痈、附骨疽（骨结核）、瘰疬、发背等；卷二十六专论外科以痔为主要内容的诸痔、五痔、肛门部之肿痛、脱肛，以及股疝、腹股沟斜疝、阴囊肿胀痛、阴疮等外科疾病；卷二十七专论外科之诸般淋病，例如泌尿系结石、血尿等；卷二十八专门论述尸厥（休克？）之急救，自缢、溺水、中暑、冻死等之急救，以及入井塚中毒之预防与救治等；卷二十九专论外科之坠堕、四肢骨关节损伤、金疮、烧伤、烫伤、灸伤、刺伤，以及漆疮、浸淫疮、甲疽、疣目、疣、赘、疵、黑子与灭瘢等等之救治与医疗技术；卷三十专论恶疾、大风、疮疡与癣疥等外科疾病；卷三十一虽以论采药时节、所出土地等为主，但也涉外科用药制法，酒醉过度恐肠烂与喉舌生疮，解蛇、蛊毒，解金、铁等毒；卷三十二专述面膏、面脂、手膏、香皂等化妆品制作、使用，同时对面部疾病、皮肤疾病、白发、生发、令发黑、生眉毛等也积累了比较丰富的资料；卷三十四虽以论妇科病为主，但也涉及产后阴部撕裂伤、子宫脱垂、阴道疮等；卷三十五专论儿科疾病，但亦涉小儿重舌、鹅口疮、口疮、舌上疮、唇肿、咽喉生疮等小儿外科病症；卷三十六继上卷，再论小儿痈肿、丹毒、秃疮、头疮、头面热疮、颈淋巴结核、浸淫疮、恶疮、风疹、疝气、脱肛、疥、癣及误吞异物等;卷三十九专论明堂灸法,所涉与人体皮表、内脏解剖相关;卷四十专论熊虎伤人、毒蛇伤、蜘蛛伤、蜂螫伤、蜈蚣伤、犬伤、狂犬伤,以及剥死畜伤人、牛觚肠出伤等,实际上也是一卷外科专著。

　　纵览《外台秘要》40卷,专论外科者有6卷,若将非外科专卷而涉外科疾病者,计有20卷之多。从《外台秘要》论外科与相关外科内容看,其比重恐怕超过五分之一,或达四分之一者。由此足可证明王焘在传承中国外科疾病论述、外科手术、医疗技术以及极为丰富的汤药、外敷药等方面,有着卓越的贡献。

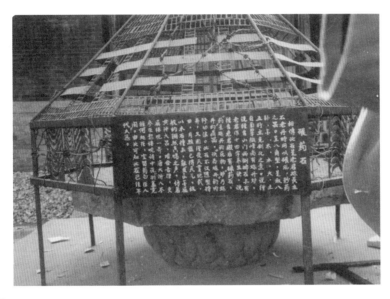

楼观台碾药石

楼观台,传说春秋末年尹喜在此结草楼而居,后人创立道观,唐武德初年(618)更名宗圣观。宋、元屡更名,是中国最早的宫观。此碾药石,相传为老君炼制长生不老丹时用以碾粉药石之器。形作八角,以取八卦,中轴为太极,其间为五行生克制化。据考为唐以前器物。

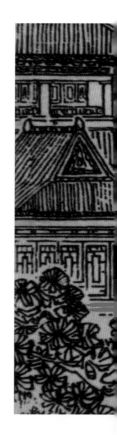

第七章

两宋时期外科的总结与创新

The Generalization of Innovation of Surgery in the Southern and Northern Song Dynasties

(960—1279)

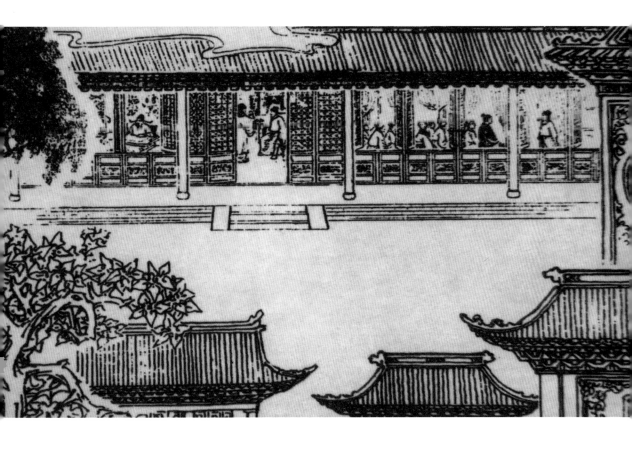

　　宋代是我国科技文化发展的一个重要阶段，火药、指南针、印刷术三大发明的改良和应用是这一时期科技水平发展的重要标志。北宋历代皇帝对于医学事业均比较重视，由国家组织修订医书，铸针灸铜人以明示经络腧穴流注等。此外，宋代医学发展的特点还表现在对脉学和解剖人体知识的观察、研究，疾病诊断水平的提高，以及临床各科的进步等方面。

公元 960 年,赵匡胤废除了后周恭帝,自己登上皇位,建立宋朝,以汴梁(今河南开封)为都城,继而又结束了五代十国封建割据局面,中原暂告统一,但与当时北方的辽国、西方的西夏仍然对峙。其后历经九帝,至 1126 年,被北方崛起的女真族建立的金国攻占汴梁,徽、钦二帝被掠,北宋灭亡。徽宗第九子康王赵构渡江移都于临安(今浙江杭州),亦经九帝,至 1279 年为蒙古人所灭,史称南宋,两宋共计 319 年。

宋朝实行中央集权,赵匡胤即位初期,一方面用计谋令部下交出军权,由他统一掌握;另一方面着重文治,在国家职能上,增强文职官员对国家大事的筹划,并积极推行科举制度,选贤任能。

在经济方面,宋代徭役税收在不同地区有所减轻,加上农田水利建设和科技文化进步,宋代初期社会生活曾出现了比较繁荣的局面。但自中期以后,由于辽与西夏的侵扰,经济不振,国势日渐衰退,宋朝政府一方面需要应付与辽、西夏的对抗;另一方面,仍然企图以文人控制日渐腐朽的政治,著名的儒臣一时出现很多,诸如王安石、司马光、范仲淹、欧阳修、苏轼、沈括等,他们才华出众,又都有经典著作传世,但是他们对"治国兴邦"却不能真正有所作为。王安石虽然提出"变法"主张,但在当时反变法派的掣肘之下,不能顺利实施,最后以失败告终。南宋王朝偏安一隅,与金元对峙,朝中奸佞当道,只集中注意力横征暴敛,宣扬封建的纲常伦理,以加强对人民精神束缚,致使爱国的文臣武将才华得不到发挥,使国家从衰弱最终走向灭亡。

宋代科技文化事业的发达,和造纸与雕版印刷术的飞跃密不可分。我国使用竹子造纸,原料无缺,加上技术进步,造纸业发展很快。雕版和印刷术始于唐代,至北宋时,我国南北各地均涌现出一批雕版高手,加之当时大规模官修书籍的流行,促进了雕版事业的发展。北宋中期毕昇发明活字版,更标志着我国印刷事业的进步。另外,宋代个人著述非常丰富,像北宋沈括的《梦溪笔谈》,内容包罗万象,涉及很多有关医药的知识和科学论述,英国李约瑟博士认为沈括是"中国整部科学史中最卓越的人物"。又如曾化亮《武经总要》是一部论述古代火药武器的总括,描述了宋、辽、金、元战争中,应用火药的种类和水平,这些名著都由于当时雕版印刷术的发达而流传至今。

北宋历朝皇帝对于医学事业也比较重视,宋太祖赵匡胤本身就通晓医学,史载他曾为弟弟赵光义用"艾灸灸背",传为佳话。赵匡胤建国之初即命纂修《开宝本草》,赵光义在即位之前,就有搜集历代医方的爱好,即位以后,命王怀隐纂修《太平圣惠方》100 卷。雍熙年间,太宗还曾命贾黄中编《神医普救方》1000 卷。真宗时期重刻《道藏》,其中收录了相当多的医学内容。仁宗时期,成立校正医书局,由高保衡、孙奇、林亿、孙兆等先后担任校正医书事宜,在古代断简残帛的基础上,校正误字、漏句,将我国重要医籍《素问》《伤寒论》《金匮玉函经》《金匮玉函要略方》《脉经》《针灸甲乙经》《诸病源候论》《备急千金要方》《千金翼方》《外台秘要》等作了整理,使我国后世医家研读此类医学经典有所依据。同时还命王惟一铸造铜人,标定穴位,撰修《铜人腧穴针灸图经》,并刻石保存。这是自唐代我国针法一度不被重视、濒临失传的情况下，重新得到重视的时期。

此外，仁宗和神宗时，很重视医药人才的培养，医学教育比唐代更有发展，太医局成为专管医学教育的机构。王安石变法实行"三舍法"，也是对医学教育制度改革的尝试。此外，还先后设立了"惠民局"和"和剂局"，前者以医疗为主，后者以合药为主。以后随着时代变迁，又将二局合并，改称"太平惠民和剂局"。与此同时，各州府县还设立安剂坊、养济院、福田院等，收养老年病残者。

道家关注医学，重视技术，其思想对医学发展的促进也比较大。唐代推崇道教，药王孙思邈就深受道家思想的影响。宋代皇帝都很崇信道教，如宋太祖赵匡胤纂修《开宝本草》就吸收道士马志参加。宋太宗纂修《太平圣惠方》，主撰者王怀隐也出身于道士。宋太宗还曾诏见华山道士陈抟，并赐封号。至真宗时，他续修《道藏》，在各地大建道观。至徽宗赵佶时，对道教更加崇信，他曾封道士林灵素为"通真达灵先生"，而自封"教主道君皇帝"。在这样的历史背景下，赵佶主持编纂的医学书籍《圣济经》和《圣济总录》都受到道家思想的影响，尤以后者为甚，其中的相当篇幅反映了他崇信道教思想的内容。

宋代医学发展的特点还表现在对脉学和人体解剖知识的观察、研究的重视，对疾病诊断水平的提高，以及临床各科的进步等，在疾病诊断方面发挥了很好的作用。南宋医家崔嘉彦使脉学研究执简驭繁，其《崔氏脉诀》对后世脉学发展有相当影响。另有南宋医家施发，把脉搏跳动形状绘成33种脉象图，这种以图示脉的尝试是世界脉学研究史上可贵的科学探索。在解剖方面，突出的成就是《欧希范五脏图》与杨介《存真图》的绘制，其对外科之发展与进步的作用不可小视。临床医学的进步十分明显，例如对仲景伤寒杂病之整理研究；杨子建《十产论》、陈自明《妇人大全良方》等代表了产科、妇科的发展；钱乙《小儿药证直诀》、刘昉《幼幼新书》代表了儿科的进步；王惟一《铜人腧穴针灸图经》以及碑石之刻制、针灸铜人之铸造等，使针灸学发展得到更加规范的进步。宋代外科之发展进步，既得益于最高统治者之关注，战争之需要，更得益于若干外科名家的整理与经验总结，并形成了多部外科专著。《宋史·艺文志》载有外科类医书20余种，且始有以"外科"而命名者多部。

综上而言，北宋历朝皇帝对医学之重视，是史无前例的。在他们的影响下，一些文臣武将也多关注医学，如欧阳修、王安石、曾公亮、富弼、韩琦、夏竦、宇文虚中等也都曾参加古医书之整理，苏轼、沈括、陈尧叟、孙用和均有个人收集的医方著述，计北宋现存的医方与临床各科医书约近100种。北宋校正医书局刊印医书后，对于各科临床及伤寒学研究的专著增多，诸如庞安时、郭雍、史载之、刘昉、阎孝忠等著作，都反映了一定历史时代的背景和特点。南宋时期由于与金战争频繁，政府对医学的重视相对来说比北宋时期差多了，但是民间还是出现了许叔微、寇宗奭、陈言、杨士瀛、陈衍、朱端章、严用和、张杲等在医学和药学方面有成就的医学家。因此，两宋时期的医学，在我国医学发展的历史上是一个重要且对后世医学具有深远影响的时期。

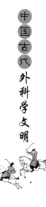
第一节　外科医事制度

两宋医学发展进步明显,归结其因,除总体上社会进步、经济发展、生活水平提高、文化水平不断提高、知识分子更多关注和投入医学学习与研究等因素外,最高统治者重视医疗保健,提倡医学研究与发展医学教育,加强医学普及,禁止巫医等,是中国历朝历代之佼佼者。

一、皇帝关于外科之诏令

北宋皇帝关于医药卫生的政令、诏书、纪事等,据不完全统计约有 248 条次[①],其中涉及相关外科者列举如下。

1. 宋太祖赵匡胤(960—976 年在位)

乾德四年(966)

"(六月)丙午,……诏:人臣家不得私养宦者……士庶敢有阉童男者不赦。"(《宋史》卷二)

"乾德改元……受命杜太后,传位太宗。太宗尝病亟,帝往视之,亲为灼艾,太宗觉痛,帝亦取自灸。每对近臣言:太宗龙行虎步,生时有异,他日必为太平天子,福德吾所不及云。"(《宋史》卷三)

2. 宋太宗赵光义(976—997 年在位)

太平兴国七年(982)

《宋会要辑稿》载宋太宗宣布解除海舶输入药物木香等三十七种禁令,并公布乳香等八种药物为官府专卖。

"诏:遣使分往南海诸国博买香药。"(《宋史》卷一八六)

3. 宋真宗赵恒(998—1022 年在位)

咸平四年(1001)

"咸平中,有军士尝中流矢,自颊贯耳,众医不能取,医官阎文显以药傅之,信宿而镞出。上嘉其能,命赐绯。"(《宋史》卷四六一)

景德元年(1004)

"(六月)壬午,暑甚,罢京城工役,遣使赐暍者药。"(《宋史》卷七)

"沙门洪蕴……以其医术知名。太祖召见,赐紫方袍。"(《宋史》卷四六一)

---

① 李经纬:《北宋皇帝与医学》,《中国科技史料》1989 第 3 期。

"夏四月戊子,昇州火,遣御史访民疾苦。"(《宋史》卷七)

"(四月)壬寅……诏医官院处方并药赐河北(注:北界人多腮肿而死,民多南徙。腮肿,当系流行性腮腺炎)避疫边民。"(《宋史》卷七)

大中祥符五年(1012)

"上以禁中苏合香丸赐近臣。"(《中国医籍考》卷四十五)

4. 宋仁宗赵祯(1023—1063 年在位)

天圣四年(1026)

"殿中省尚药奉御王惟一素授禁方,尤工厉石。竭心奉(仁宗)诏。精意参神,定僵侧于人形……上又以古经训诂至精,学者封执多失,传心岂如会目,著辞不若案形,复令创铸铜人为式,内分脏腑,旁注溪谷。……名曰:《新铸铜人腧穴针灸图经》。肇颁四方,景式历代。"(《铜人腧穴针灸图经·夏竦序》)

以上内容充分反映了宋代人体体表与内脏解剖知识的水平。

天圣四年(1026)

"仁宗尝诏:惟德(即王惟一)考次针灸之法,铸铜人为式……医官院上所铸铜人式二。"令一置医官院,一置大相国寺仁济殿。(《铜人针灸经》)

天圣七年(1029)

"先是上以针砭之法传述不同,命尚药奉御王惟一,考明堂气血经络之会,铸铜人式。又纂集旧闻,订正讹谬,为《铜人腧穴针灸图经》三卷,至是上之,摹印颁行……赐诸州。"(《玉海》卷三十六)

又刻针灸经于石,其碑之题篆,则宋仁宗御书。(《中国医籍考》卷二十一)

景祐元年(1034)

"仁宗不豫,侍医数进药,不效,人心忧恐。冀国大长公主荐希。希诊曰:'针心下包络之间,可亟愈。'……而帝疾愈。命为翰林医官……乃请以所得金兴扁鹊庙。帝为筑庙于城西隅……因立太医局于其旁。"(《宋史》卷四六二)

仁宗寝疾,下召草泽,始用针自脑后刺入,针方出,开眼曰:好惺惺。翌日,圣体良已,自称其为惺惺穴(风府)。(《古今图书集成·医部全录》卷五〇七)

庆历四年(1044)

范仲淹奏:准于太常寺,始建太医局,培养医师,学习《素问》《难经》《脉候》《修合药铒》《针灸》等,凡医师未经太医局师学,不得入翰林(医官)院。

庆历六年(1046)

"夏四月甲寅,遣使赐湖南戍兵方药。"(《宋史》卷十一)

"闽俗左医右巫,疾家依巫作祟,而过医之门,十才二三。……酌其便于民用者,得方六千九十六……誊载于版,列牙门之左右,所以道圣主无穷之泽……亦

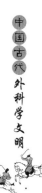

刺史之要职也。"(《中国医籍考》卷四十五)

庆历八年(1048)

"二月癸酉,颁庆历善救方。"(《宋史》卷十一)

"以南方病毒者,乏方药,为颁《(庆历)善救方》。"(《玉海》卷六三)

诏:以福州奏狱医林士元,药下蛊毒,人以获全,录其方,令国医类集附益(按:指《庆历善救方》)。八年颁行。(《中国医籍考》卷四十五)

皇祐元年(1049)

(王安石)"伏读《善救方》……谨以刻石,树之县门外左,令观赴者自得,而不求有司云。《临川文集》)"

嘉祐四年(1059)

"(正月)辛丑,……自去年雨雪不止,民饥寒,死道路甚众。诏:遣官分行京城,视孤、穷、老、病者,人赐百钱,小儿五十,畿县委令佐,为糜粥济饥。"《续资治通鉴长编》卷一八九)

嘉祐五年(1060)

《宋会要辑稿》载嘉祐五年四月二十六日,太常寺言:准诏,详定太医局学生人数永额。今后报名需投家状(姓名、家世、履历等),使臣或翰林医官、医学一人作保,学生三人结为联保,先在太医局听一年始可参加入学考试,合格者方可补入太医局为正式生。太常寺规定,凡考试"于问义十道中兼问《本草》大义三两道。如虽通他经,于《本草》全不通者,亦不预收补"。太医局学生限额为百二十名,分为大方脉四十人,风科三十人,小方脉三十人,产科四人,眼科六人,疮肿四人,口齿咽喉科四人,金镞兼书禁一人,金镞兼伤折一人。

嘉祐八年(1063)

"(三月)壬戌,孙兆为殿中丞,单骧为中都令,仍令校正医书,封神应候扁鹊为神应公。宋安道等降官。"(《续资治通鉴》)

5. 宋神宗赵顼(1067—1085 年在位)

熙宁四年(1071)

(八月)甲寅,诏:自今保甲与贼斗死者,给其家钱五十千,有户税者,仍免三年科配。因致废疾者,给钱三十千。折伤者,二十千。被伤者,五千。(《续资治通鉴长编》卷二二六)

熙宁九年(1076)

以知制诰熊本提举,大理寺丞单骧管勾。后诏勿隶太常寺,置提举一、判局二,判局选知医事者为之。科置教授一,选翰林医官以下与上等学生及在外良医为之。学生常以春试,取合格者三百人为额。太学、律学、武学生、诸营将士疾病,轮往治之。各给印纸,书其状,岁终稽其功绪,为三等第补之。上等月给钱十五千,毋过二十人;中等十千,毋过

三十人;下等五千,毋过五十人。多失者罚黜之。受兵校钱物者,论如监临强乞取法。(《宋史》卷一六四)

医学,初隶太常寺,神宗时始置提举判局官及教授一人,学生三百人。设三科以教之,曰:方脉科、针科、疡科。凡方脉以《素问》《难经》《脉经》为大经,以巢氏《病源》《龙树论》《千金翼方》为小经,针、疡科则去《脉经》而增《三部针灸经》。(《宋史》卷一五七)

元丰元年(1078)

(钱乙)至京师视长公主女疾,授翰林医学……擢太医丞。(《宋史》卷四六二)

皇子病瘛疭。乙进黄土汤而愈。神宗召问黄土所以愈疾状,对曰:"以土胜水,水得其平,则风自止。"帝悦。(《宋史》卷四六二)

元丰四年(1081)

太医局改隶太常礼部,设九科:大方脉、风科、小方脉、眼科、疮肿兼折疡、产科、口齿咽喉、针灸、金镞书禁等。

6. 宋哲宗赵煦(1086—1100 年在位)

元祐三年(1088)

八月八日　下项医书(注:指《伤寒论》《千金翼方》《金匮要略方论》《脉经》《嘉祐本草》等)册数重大,纸墨价高,民间难以买置……奉圣旨,令国子监别作小字雕印。……广行印造,只收官纸工墨本价,许民间请买,仍送诸路出卖。(宋代刻印《伤寒论》敕文)

7. 宋徽宗赵佶(1101—1125 年在位)

崇宁二年(1103)

《宋会要辑稿》中记有"卖药所增至五所,修合药所两所"。御药院并入殿中省,改卖药所名"太平惠民局"。

"九月,讲议司奏:'昨奉圣旨,令议医学,臣等窃考熙宁,迢通三代,遂诏兴建太医局教养生员,分治三学诸军疾病,为惠甚博,然未及推行天下,继述其事,正在今日,所有医工未有奖进之法,盖其流品不高,士人所耻,故无高识清流,习尚其事。今欲别置。医学,教养上医。窃考熙宁、元丰置局,以隶太常寺,今既别兴医学,教养上医,难以更隶太常寺。欲比三学,隶于国子监,仿三学之制,欲制博士四员,分科教导,纠行规矩。欲立上舍四十人,内舍六十人,外舍二百人,逐斋长、谕各一人。今参酌修定,设三科通十三事。教诸生一十人,通习大小方脉,风科、针科、疡科。其试补考察仿太学立法。十三科各习七书:《黄帝素问》《难经》《巢氏病源》《补本草》大小方脉。内方脉科兼习王氏《脉经》,张仲景《伤寒论》,针科兼习《黄帝三部针经》《龙木论》。疡科兼习《黄帝三部针灸经》《千金翼方》。'"考试三场。第一场三经大义五道。第二场诸科脉证大义三道,运气大义二道,针、疡科小经大义三道,运气大义二道。第三场假令病法三道。……上舍分优、平二等,不犯学规而试在优等者,补上舍郎。……诸学赐出身,以待清流,庶有激励。……赐医学出身除七等,差遣上舍生,高出伦辈之人,选充尚药局医师,医学博士,医学正录,或外州

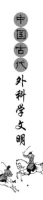

大藩医学教授,诸州军医学教授等。"

(九月)壬辰,置医学。(《宋史》卷十九)

(太医局)改隶国子监,置博士、正、录各四员,分科教导,纠行规矩。立上舍四十人,内舍六十,外舍二百,斋各置长、谕一人。其考试:第一场问三经大义五道。次场方脉试脉证、运气大义二道;针、疡试小经大义三道,运气大义二道。三场假令治病法三道。中格高等,为尚药局医师以下职,余各以等补官,为本学博士、正、录及外州医学教授。(《宋史》卷一五七)

崇宁三年(1104)

(六月)辛酉,复置太医局。(《宋史》卷十九)

遗弃小儿,雇人乳养,仍听宫观、寺院养为童行。(《宋史》卷一七八)

三年,又置漏泽园。初,神宗诏:"开封府界……贫者不能葬,令畿县各度官不毛之地三五顷,听人安厝,命僧主之,葬及三千人以上,度僧一人,三年与紫衣。(《宋史》卷一七八)

安济坊亦募僧主之,三年医愈千人,赐紫衣、祠部牒各一道。医者人给手历,以书所治瘥人,岁终考其数为殿最。诸城、砦、镇、市户及千以上有知监者,依各县增置居养院、安济坊、漏泽园。(《宋史》卷一七八)

道路遇寒僵仆之人及无衣丐者,许送近便居养院,给钱米救济。孤贫小儿可教育,令入小学听读,其衣襕于常平头子钱内给造,仍免入斋之用。(《宋史》卷一七八)

靖康元年(1126)

师中兵溃,有被伤军士,多疲曳道路,臣(知滋州赵将之)已随宜措置,出榜招收。权置一医药院,收管医治。如臣一州,所医已二百多人。(《宋会要辑稿》)

二、两宋医事管理之外科

两宋医事管理制度的形成有三方面来源:一是传承前朝之医事管理制度,医学分科教育等;二是皇帝根据臣僚面临疾疫流行、战伤所需以及民间不良习性的实情所奏而发布之诏令;三是刑法制定的有关医药卫生律令条款等。虽然两宋尚未形成完全统一的医事管理制度和管理机构,但相较前朝而言,还是有了较为集中的管理机构与制度,即中央的国子监太常寺领导下的太医局(注:一段时间为提高医学地位而废太医局改设医学,改属太常寺为国子监,以与国学同级)。外科自古均为医事管理制度与机构的组成部分。

(一)翰林医官院之外科

翰林医官创设于唐代,宋代始设翰林医官院,由唐代倾向个体职责者,升格为群体的机构设置,并就其职能赋予了医学管理与科研性质的中央管理性质。翰林,是文翰荟萃之所在,唐玄宗初设翰林待诏,乃文学侍从之官;于医学始有翰林医官之设。

由相关资料可知,宋代始设翰林医官院,但究竟创始于何时,从文献史料之中尚未能确知。经查证,依据多名医学家被提拔任命的史实,并由此得知其职位高于尚药奉御,我们至少可以肯定在北宋之初,翰林医官院已经正式创立了。

刘翰,沧州临津人,世医医业。响应朝廷献医药典籍之号召,显德初(954),献经用方书30卷、论候10卷等,世宗嘉之,命为翰林医官。乾德初(963)令太常寺考翰林医官艺术,以翰为优。太平兴国四年(979),命为翰林医官使。端拱初(988)(因事故降职)为尚药奉御,淳化元年(990)复为(翰林)医官使。

王怀隐,宋州睢阳(今河南商丘)人,初为道士,住京城建隆观,善医,诊太宗疾有功,于"太平兴国初(976)诏还俗,命为尚药奉御,三迁至翰林医官使"。太平兴国三年(978)诏翰林医官院各具家传经验方以献。《宋史·王怀隐列传》有关王怀隐"命为尚药奉御"官职,经"三迁至翰林医官使",可证翰林医官职高于尚药奉御。而太平兴国三年,宋太宗"诏翰林医官院……"则完全说明高级别的翰林医官院于公元978年已有建制。

冯文智,并州(山西太原)人,世以方技为业。"咸平三年(1000)明德太后不豫,文智侍医既愈,加尚药奉御,赐金紫。六年,直翰林医官院,东封转(翰林)医官副使。"从冯文智之升迁,也能看出翰林医官之职位高于尚药奉御之职位。

以上引《宋史·刘翰传》《宋史·王怀隐传》与《宋史·冯文智传》关于尚药奉御与翰林医官、翰林医官院使职之升迁关系,均可证实:北宋初已设有翰林医官院,其翰林医官之职,高于尚药奉御。

翰林医官院人员中包括有擅长外科医疗技术者在内,例如《宋史·冯文智传》记有阎文显、刘赟两位翰林医官擅长治疗矢镞入骨不出顽疾史实。"上(宋真宗赵恒)每便坐阅兵,有破金疮者,即令(翰林)医官处疗。咸平中(998—1003),有军士尝中流矢自颊贯耳,众医不能取,医官阎文显以药敷之,信宿而镞出,上佳其能,命赐绯。又有医学刘赟亦善此术,天武右厢都指挥使韩晸,从太祖(赵匡胤)征晋阳,弩矢贯左髀,镞不出凡三十年。景德初(1004),上遣赟视晸,赟傅以药出之,步履如故。晸请见自陈感激,愿得死所又极称赟之妙,赐赟白金,迁(翰林)医官。"这足以证明,擅长外科医疗技术而能愈他人所不能之战伤者,也可以升迁翰林医官院医官。

宋代翰林医官院职位最高的外科医家,当推仇鼎,但对仇鼎的医德,存在着对立的观点,按其一再升迁为翰林医官院副院使,其外科医疗技术水平当十分出众。现摘录诸家所述作一些评估。

《括异志》称:"张景晟,洛阳人也。仕为屯田郎中,熙宁四年(1071),奉朝请于京师。忽疡生于手,痛不可忍。时有御医仇鼎者,专治创痏,呼视之,遂取少药敷其上,既而苦楚尤甚,仇虽复注以善药,而痛不能已,数日而卒,沉困之际,但云仇鼎杀我,始仇知张橐实良厚,疑欲先以毒药溃其创,然后加良药愈之,以邀厚赂,遂至不救。噫,庸医之视疾,多以药过其病,使困而后治,欲取厚谢,因而致毙者众矣。"

此案记述之前段,记其治疗经过,重要点为张景晟"沉困之际"所言"仇鼎杀我"。接着疑为《括异志》作者之分析,认为:仇鼎知张富有,先将之手疡加重,然后治之使愈,"以邀厚赂"。果如此,则御医仇鼎医德十分恶劣,不料使张景晟不治而亡。如据此说,在封建社会竟有如此等医学败类! 仇鼎是否果如《括异志》所批评者? 科学家沈括于《苏沈良方》记有:"梓州路转运判官张君,曾当胸下锐骨端溃脓成疮,至痛楚不可卧,每夜倚坐至晓,如此三年不瘥。国医仇鼎、沈遇明辈治之都不验。"此案则说明仇鼎对化脓性感染治疗水平确实不高,但胸下锐骨(胸骨)之溃脓成疮,多因结核性炎症所致,由仇鼎、沈遇明辈治之三年不瘥,也并非技不高者。

文学家苏东坡《东坡志林》中也曾记有:"近世医官仇鼎,疗痈肿为当时第一,鼎死未有继者。今张君直所能,殆不灭鼎。然鼎性行不甚纯淑,世或畏之。今张君用心平和,专以救人为事,殆过于鼎远矣。元丰七年(1084)四月七日。"苏东坡对仇鼎之评价,似较客观,一方面认为仇鼎"疗痈肿为当时第一",同时指出"然鼎性行不甚纯淑,世或畏之"。苏东坡评其修养"不甚纯淑,世或畏之",可知仇鼎之医德很可能有不小的缺陷,或可说明《括异志》作者之严厉批评并非空穴来风。

再看看宋代著名政治家、改革家王安石对仇鼎的看法,其于《殿中省尚药奉御直医官仇鼎充翰林医官副使制》载:"古者视疾医之全失,而上下其食,所以明沮劝也。尔以技事上,久而有劳,迁序厥官,往钦无敳。"

从《王安石文集》所记《殿中省尚药奉御直医官仇鼎充翰林医官副使制》,知仇鼎于当朝并非一般御医,由殿中省尚药奉御直医官,升迁翰林医官院副使,即副院长之职,其医学理论修养与医疗技术水平,应当是比较高明的,而且必有不俗的医疗业绩,否则不会一路升迁重用。因为,历代太医局、太医院等对医师之升迁都是十分严格的,当然,也有皇帝一时高兴而越级重用者。从上述病案而知,仇鼎当主要是一位外科医家,外科医家升迁至翰林医官院副使者,也实在罕见。

翰林医官院之组成人员,显然均有医术超于同行之医家者,或由尚药奉御有出色表现者,始可升迁翰林医官之职,但史实也证明,医官之中不乏学识浅显之徒混入。例如,乾德初(963),"令太常寺考翰林医官艺术""绌其业不精者二十六人"。嘉祐二年(1057),翰林医官院定员 142 人,宝元(1038—1040),对医官院员额限制甚严,但其后却恣意叙迁、荫补,以致员额滥冗无度。宣和二年(1120)员额竟达 1096 人,冗员之多,莫此为甚。次年裁汰至 350 人,又绍兴三年(1133)竟减为 43 人。

(二)皇室医药设施与官办药厂、药店

1. 尚药局与御药院

为皇室医疗服务者,显然多重在内科、妇产科与小儿科疾病之诊疗,外科感染与伤

折可以想象是少有的,对此从略。

2. 官办药厂与药店

王安石变法制定有"市易法",以实行国家专卖制度,禁止不法商贾操纵药物价格牟取暴利,坑害民众,例如当时药商所售药物常常存在以次充好,以假乱真,不惜危害病人生命的社会现象比较普遍。熙宁九年(1076),宋神宗诏令撤销合并旧有的熟药库、合药所、卖药所,于京城设置太医局熟药所(修合卖药所)即药局,委官监制,所售药品质量得到保障。此后各地先后仿照建立熟药所。绍兴十八年(1148)改称"太平惠民局",从而在保证药品质量等方面发挥了有效作用。可惜,其后由于主管官吏图谋私利,弄虚作假,民众讽刺其为"惠吏局""惠官局"。太平惠民局之设,在制售外科成药等,当亦有其积极作用。

(三)慈善机构

宋代是慈善事业发展比较好的一个时代,大约先后提倡建设有各类慈善机构。①病囚院(病牢):承后唐五代制,宋真宗咸平四年(1001),令诸路置囚院,医治持杖劫贼、徒流以上病囚。②安济坊:沿袭唐"悲田养病坊"制,于大中祥符二年(1009)置,发展较快,其后有官员出私资建置者,使医院之设形成规模。③福田院:宋仁宗前,京师已有东、西两福田院之设,专门安置老疾乞丐者。④泽漏园:于元丰年间(1078—1085),神宗诏令开封府置,专责掩埋贫无以葬其客死者。⑤居养院:于元符元年(1098)置,居养鳏寡孤独贫困不能自存者。⑥保寿粹和馆:创于政和四年(1114),是掖庭宫人养病处。⑦慈幼局:设于淳祐九年(1249),专门收养被遗弃新生儿。上述慈善机构之设,无疑均会涉及相关人员之伤损,或严重外科化脓性感染之疾病。

三、宋太医局、医学教育最高学府

(一)中央医学教育与外科教学

中央医学教育设立机构,始自仁宗庆历四年(1044),太常寺置太医局,于翰林医官院选拔医官讲授医经。学生初无定额,由于入学考生日益增多,嘉祐五年(1060)以 120 人为额,设 9 科,各科名额不等。学生年龄须在 15 岁以上,于太医局设预科听读 1 年后经考试合格,候补为正式学生。课程除设有《素问》《难经》《诸病源候论》和《太平圣惠方》外,加习《神农本草经》,以改变自古以来缺乏本草教学的局面。

王安石变法后,推行三舍升试法,改革医学教育。首先改变体制。熙宁九年(1076)太医局不再隶属于太常寺,成为医学教育专门机构,开医学教育独立发展之先河,置提举及局判、管勾官。局判以知医事者充任,掌医学教授学生。

《宋史·选举三》:"医学,初隶太常寺,神宗时始置提举局官及教授一人,学生三百人。设三科以教之,曰:方脉科、针科、疡科。凡方脉以《素问》《难经》《脉经》为大经,以《巢氏病源》《龙树论》《千金翼方》为小经。针、疡科则去《脉经》而增《三部针灸经》。常以春试,三学生愿与者听。

"崇宁间(1102—1106),改隶国子监,置博士、正、录各四员,分科教导,纠行规矩。立上舍四十人,内舍六十,外舍二百,斋各置长谕一人。其考试:第一场问三经大义五道;次场方脉试脉证运气大义各二道,针、疡试小经大义三道,运气大义二道;三场假令治病法三道。中格高等为尚药局医师以下职,余各以等补官,为本学博士、正、录及外州医学教授。"

通常每年春季招收学生,以三百人为额,采取"三舍升试法"分级教学,外舍(低年级)二百人,内舍(中年级)六十人,上舍(高年级)四十人。三舍升试法是一种严格的淘汰制,即三百人经考于外舍二百人,选合格者六十人入中舍,淘汰一百二十人之多,中舍六十人经考核优秀者升为上舍,又淘汰二十人。即三百名学生入学,毕业时仅优选为四十名,逐渐淘汰二百六十名。其分科仅设方脉科、针科、疡科 3 个专业。本科学生必须兼通其他有关学科,所谓"三科通十三事",即要求各科学生有广博的基本知识。其十三事如下。

方脉科:必修大小方脉及风科,兼习《脉经》《伤寒论》。

针科:必修针、灸、口齿、咽喉、眼、耳,兼习《黄帝三部针灸经》《龙木论》。

疡科:必修疮肿、折伤、金疮、书禁,兼习《黄帝三部针灸经》《千金翼方》。

三科必修的公共课程则是《素问》《难经》《诸病源候论》《补注本草》《千金要方》。

不难看出,此时的外科在宋代已为三科之一。同时,在针灸教学中采用王惟一铸造的针灸铜人,进行直观教学,也是历代医学教育的一大创举。

考试仿太学之法,建立了严格的制度。每月一次私试,每年一次公试,成绩分为优、平、否三等。优良者升为内舍,每年一次会试,及格者升为上舍。另外,根据学生的品德和技术水平,将上舍分为上、中、下三等。学生在学期间为使理论与实践紧密结合,除课业学习外,还要参加临诊,轮流为太学、律学、武学的学生及各营将士治病,年终根据每个学生的临床记录考察其成绩,按疗效高低分为上、中、下三等,其失误多者,酌量轻重给予处罚,严重者勒令退学。

元丰改制后,太医局隶太常礼部,学生限额三百人,设大方脉(一百二十人)、风科(八十人)、小方脉(二十人)、眼科(二十人)、疮肿兼折伤(二十人)、产科(十人)、口齿咽喉科(十人)、针灸科(十人)、金镞兼书禁科(十人)。神宗死后,王安石新法夭折,医学教育一度实行的"三舍升试法"也被废止。

崇宁二年(1103)徽宗诏令另在国子监设立"医学",吸收儒生学医,造就有文化素养的医学人才,以提高医学的社会地位。医学教育恢复"三舍升试法",每科设博士教导学生,每舍设有学长、学谕。还仿照太医,建立了严格而又繁琐的考试制度。每月一次私

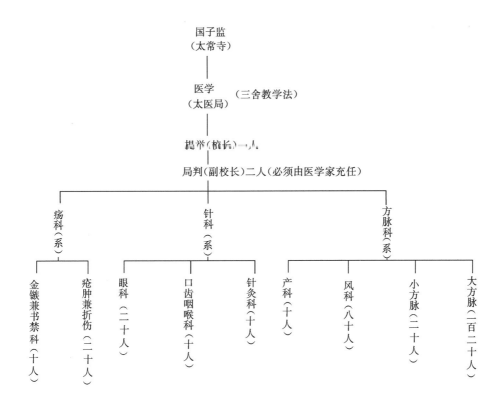

宋代医学教育机构设置图

注：①每科均设有博士或教授、助教等进行教学。

②共同必修课：《素问》《难经》《诸病源候论》《补注本草》《千金要方》。

③专业课：方脉加学《脉经》《伤寒论》、大小方脉及风科，针科加学《针灸甲乙经》《龙木论》（口齿耳目六门），疡科加学《针灸甲乙经》《千金翼方》（伤、折、金疮、书禁六门）。

④三舍教学法（王安石变法推行）、医学三舍法规定：外舍二百人，内舍六十人，上舍四十人。经外舍学习考试优良者可晋升内舍继续学习，内舍学习优秀者可晋升上舍，上舍学习优秀者，可升任医官（包括尚药）、博士、正录以及外州医学教授。

⑤考核按月考、年考、晋升考试，考试分墨义（笔试）、脉义（切脉）、大义（天地之奥……）、方论（处方、制药）、假令（诊治实例）、运气（阴阳客主、天人感应）。

⑥与唐代相比，咒禁科地位明显降低，按摩也下降，可能因战争需要，疮疡折伤、金疮受到重视。

试，由本学长官自行考试；每年一次公试，由朝廷差官主考。考试分三场。当时以《内经》《难经》和《脉经》为大经，以《诸病源候论》《龙木论》和《千金翼方》为小经。第一场，考三经大义，五道考题；第二场，方脉科考脉证大义和运气大义，各两道考题；针科和疡科考小经三道考题及运气大义两道考题；第三场，考假令治病法，试以临症处理技能。上列考试内容既有基础理论和基本知识，还有实践技能检验，这是较全面而合理的。由于徽宗的倡导，当时五运六气之说盛行，运气也成为学习重点之一，列为各科必试科目。

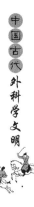

公试合格后,选取医疗技术精良者充当药局医师以下职务,其余各以其等第补官,或派为本学博士、正录,或委为外州医学教授。

南宋乾道八年(1172)置太医局,存留医学各科,由太常寺掌管。绍熙二年(1191)复置太医局,仍隶太常寺,学生限额为一百人,余如罢局前旧制。这时医学考试按《太医局诸科程文》进行,内容包括笔试记问(墨义)、试验察脉(脉义)、试验天地之奥及脏腑之源(大义)、试验古人制方佐辅之法(论方)、试验证候方治之真(假令)、试验一岁之阴阳客主及人身感应之理(运气)等六方面,成为当时标准试题。

宋医学教育之进步与范仲淹、王安石关系密切。

宋仁宗时的范仲淹(989—1052),大中祥符进士,革科举,兴教育。庆历四年(1044)掀起兴办学校教育高潮,史称"庆历兴学"。他曾进奏:"今京师人百万,医者千数,率多道听,不经师授,其误人命者,日日有之。""选能讲说医书者三五人为医师(注:当时被选者有尚药奉御孙用和、赵从古等)于武成王庙讲授《素问》《难经》……并教脉候及修合药饵、针灸……三年后方可选试,高等者入翰林院""所贵天下医道,各有源流,不致枉人性命,所济甚广,为圣人美利之一也"。

宋神宗时的王安石(1021—1086),庆历进士,变法新政,改革教育制度。熙宁三年(1070)推行三舍考选法,史称"熙宁兴学"。外舍一年(大学预科,面向全国),经私考(月考)、公考(年考)合格者升内舍,内舍两年可考入上舍,上舍两年优秀者任官职。上舍优者任官,中等者可免礼部(省级)考试直接殿试;下等者免乡试,经礼部(省试)考试优者殿试。医学教育断续实行三舍教学法。

(二)唐宋医学教育特点

学制:根据专业不同、时代不同而有别,学制为 3～7 年,有缩短趋势,内科也由 7 年调整为 5 年(但学生入学前要求已有一定医学修养),严格分析,学校教育多为继续深造、进修提高者。

教师:唐宋两代基本相似,由文献记述者,唐继隋制有基础,少见批评博士、教授水平不高低劣者。唐末五代约百年断档,宋初深感教师缺乏、水平低劣,继设"太医署",改设"太医局",又提高品位为"医学"。虽不断改革教学设施,努力提高教师水平,但成效不太显著,似与原基础较差有关。

教材:唐宋两代有一共同特点,即既重视《素问》《难经》《脉经》等历代视之为经典的教材,也注意吸收当代或近世医药学著作为教材;既重视官修本,也吸收个人经验。

教管:学籍、入学资格、考核、资格论证、认可委任等,已有相当系统的制度要求。

教改:唐宋两代均有改革,但以宋代最为明显。例如,改革医学教育地位、级别。

分科:唐宋有差别,按摩生由隋 100 人演变为唐 15 人,至宋已基本上不设专科;按摩师由隋 120 人演变为唐 4 人,至宋已基本上不设专科,按摩博士也由隋 20 人演变为唐 1

人,至宋未设该专业。

学生:逐渐由官僚子弟向大众开放。

医籍制度:北宋校正医书局、重修本草、铸造教具——针灸铜人,均对提高教学水平做出了重要贡献。

(三)地方医学教育与外科医生培养

宋代地方医学教育也较发达和普及,嘉祐六年(1061),各道、州、府仿照太医局的教学方式,设立地方医学,吸收本地学生习医,选官管勾,由医学博士教习医书,学满一年时,委官进行考试,合格者补充地方医官。

政和五年(1115),州、县医学隶属当地提举学事司,医学生进行分斋教学,设三科,即方脉科通习大、小方脉,风、产科;针科通习针、灸、口齿、眼耳科;疡科通习疮肿、伤折、金镞、书禁科。由此可见相关外科内容的教习得到更多的重视。教科书等与中央医科教育也大致相等。其成绩优良者,亦可根据科举贡士之法,输送中央,对州、县医学生无疑起到了激励的作用。此外,其优秀者,可以得到州、县医学博士之职称。

四、政府颁行、校正、印行医药书中之外科

宋代由于诸帝对医学特别关注、重视,他们在修订本草、整理医方、校正重要医书与颁印医药图书方面,均有着不凡的举措。在修订颁行本草方面,如《开宝新详定本草》(973)、《开宝重定本草》(974)、《嘉祐补注神农本草》(1060)、《图经本草》(1061)、《经史证类备急本草》(约 1098)、《大观经史证类备急本草》(1108)、《政和新修经史证类备用本草》(1116)、《绍兴校定经史证类备急本草》(1157)等,其内容均对外科用药比较重视,集宋以前外科用药之大成。

在编纂医方方面,也多集大成之作,例如《神医普救方》1000 卷(986)、《太平圣惠方》100 卷(992)、《太平惠民和剂局方》10 卷(1151)、《圣济总录》200 卷(1117),以及推广普及的《庆历善救方》《简要济众方》等,也多汇集了多科临床常用的方剂,其大型方书更设专卷论述外科化脓性感染、伤折等救治、医疗技术。

在校正医书局所系统校正的十部经典医书中,其对外科内容的关注、论述,可以代表其对外科发展的重视,关于各自在外科方面的论述与达到的高水平,按其所属时代已于前章分别进行了评述,此不赘。

值得注意的是,宋代特别是南宋时期,除中央官刻医书之外,各州、郡、府、县学甚至军学、书院等,也都有刻书者,科普医学小书或得以有刻印流行的机会。更为有意义之举,乃北宋校正医书局校正刻印之《素问》《灵枢》《伤寒论》《金匮要略方论》《脉经》《针灸甲乙经》《诸病源候论》《备急千金要方》《千金翼方》《外台秘要》等,出于官方为了解决官

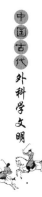

刻"卷帙巨大,书价昂贵,民间难以购置"的困难,"乃令国子监另作小字雕印",以适应民间广泛的需要。此令一出,除校正医书局所校正十部医书得以能够作小字本广泛发行外,中央官刻之本草类图书、针灸书,以及普及性《简要济众方》《庆历善救方》也得以小字刻印而普及于民间。无疑,此举对外科疾病诊疗等,也创造了十分难得的普及机会,给民间外科从业者提供了良好的条件。

宋代还出现了书商刻书与医学家私刻医书者,这对外科之推广与普及,意义重大。宋代以营利为目的的书商刻书,统称之为"坊刻本",影响较好且大者有:浙江杭州的浙本,四川之蜀本,福建之闽本等,其所刻行者,多为民间医生所喜爱之方书、本草。医学家私人刻本,多为私人出资,命刻工刊刻,或非出于谋利,例如史堪的《史载之方》、严用和的《严氏济生方》等,对外科知识的普及都起到了积极作用。

第二节　人体解剖与病理解剖

一、人体解剖

北宋在中国古代解剖学史上有着重要的成就,此期间先后进行过两次人体解剖活动,并由此产生了两部人体解剖学图谱——《欧希范五脏图》和《存真图》,这对外科学发展特别是手术医疗的发展是很有益的。

(一)《欧希范五脏图》

宋仁宗庆历年间(1041—1048),广西地方官府处死欧希范等56名反叛者,并解剖死者的胸腹,宜州推官吴简(注:一作灵简)与医生和画工较仔细地观察了这些尸体的内脏器官,并由画工宋景描绘成图,这便是《欧希范五脏图》。这一史实在当时及稍后的许多史志及笔记文集中都有记载①,但该图早已佚失,难以知其详情,从《史记标注》转引杨介《存真图》中所载吴简的一段话中可以窥其大略。

《存真图》云:"宜贼欧希范被刑时,州吏吴简令画工就图之以记,详得其证。吴简云:'凡二日剖欧希范等五十有六腹,皆详视之。喉中有窍三:一食、一水、一气,互令人吹之,各不相戾。肺之下,则有心肝胆脾;胃之下,有小肠;小肠下有大肠。小肠皆莹洁无物,大肠则为滓秽。大肠之旁则有膀胱。若心有大者、小者、方者、长者、斜者、直者、有窍者、无窍者,了无相类;唯希范之心,则红而碨,如所绘焉。肝则有独片者、有二片者、有三片者。

---

① 范缜《东斋纪事》卷一、沈括《梦溪笔谈》卷二十六、叶梦得《岩下放言》卷下、赵与时《宾退录》卷四、李攸《宋朝史实》卷十六、杨仲良《通鉴长编纪事本末》卷四十九、郑景璧《剧谈录》等都或详或略地记载了其始末。

肾则有一在肝之右微下,一在脾之左微上。脾则有在心之左。至若蒙干多病嗽,则肺且胆黑;欧诠少得目疾,肝有白点,此又别内外之应。其中黄漫者脂也。'"①

就已知中医文献来看,吴简对人体胸腹脏器间的位置及相互关系的描述,较之前人详细而准确得多,实际上他已注意到右肾比左肾的位置略低,说明解剖者观察比较精细:他明确指出脾在心之左(不言而喻,肝则在右侧),从形态学上纠正了左肝右脾的错误认识。不过,吴简的论述中仍有一些错误,如认为喉中有三窍、心脏有的无窍、肝脏片数不同等,这可能是观察上的偏差所致。"喉中三窍"可能是把颈部椎管也误作一"窍",说心脏有"有窍者,无窍者"可能是受"慧人心多窍,愚人心无窍"的旧观念所束缚,也可能是在解剖某些心脏时,只切开心壁肌肉而未深入到心腔,以致误以为该心"无窍"。由于时代条件的局限性,这些失误我们不能苛求于解剖者。我们评价古人,首先看他们比前人进步了多少,而不可以今天之水平,批评他们未达到什么。《欧希范五脏图》不仅在生理解剖方面取得一定成就,在病理解剖方面也有可贵发现。如吴简所云:"蒙干多咳嗽,则肺且胆黑;欧诠少得目疾,肝有白点",虽然"目疾"而"肝有白点"未必相关,但久病咳嗽而致肺颜色发黑的病理解剖现象却是完全可能的。这一解剖发现不仅以事实说明中医学"有诸内必形诸外"的脏腑相关理论,而且首开了中国医学史上从人体内脏形态的改变寻找体表病证产生原因的先例。

(二)《存真图》

《欧希范五脏图》是已知最早的人体解剖学图谱。不过,就其在历史上的影响而言,实不及其后问世的杨介《存真图》。《存真图》是宋徽宗崇宁年间(1102—1106),医家杨介和画工合作,观察宋廷处决被剖剐的反叛者的胸腹内脏而绘制的解剖图谱。晁公武《郡斋读书志》称:"崇宁间,泗州刑贼于市,郡守李夷行遣医家并画工往,亲决膜,摘膏肓,曲折图之,尽得纤悉。(杨)介校以古书,无少异者,比《欧希范五脏图》过之远矣,实有益于医家也。"《存真图》至清代初期尚存,《文渊阁书目》和《汲古阁毛氏藏书目录·医家类》均有著录。元、明时期的一些医书还转录其解剖图谱及说明文字。《存真图》现在虽已佚失,但其部分内容却由这些医书而得以保存下来。从中可知,《存真图》的绘制比较精细具体,它不仅有人体胸腹内脏的正面、背面和侧面全图,而且还有分系统、分部位的分图,如《肺侧图》为胸部内脏的右侧图形;《心气图》为右侧胸、胸腔的主要血管关系图;《气海膈膜图》为横膈膜及其上穿过的血管、食管等形态图;《脾胃包系图》为消化系统图;《阑门分水图》绘出了泌尿系统;《命门、大小肠、膀胱之系图》绘出了泌尿生殖系统。

① 转引自《中国医籍考》卷十六,182 页。

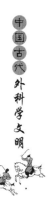

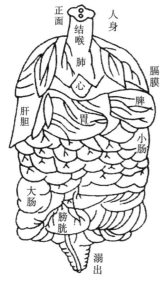

脏腑正面图

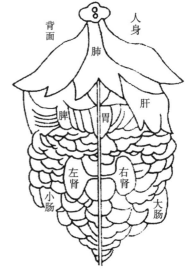

脏腑背面图

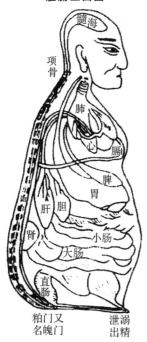

脏腑右侧图

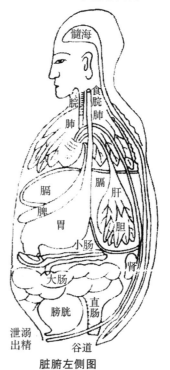

脏腑左侧图

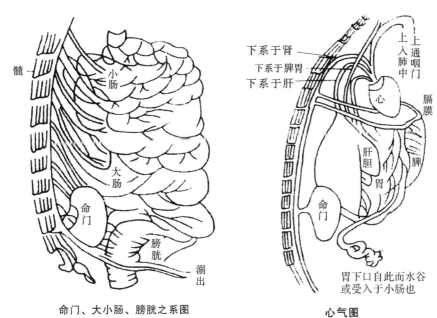

命门、大小肠、膀胱之系图

心气图

下系于肾
下系于脾胃
下系于肝
上通咽门
上入肺中
髓
小肠
大肠
命门
膀胱
溺出
心
膈膜
肝胆
脾
胃
命门
胃下口自此而水谷
或受入于小肠也

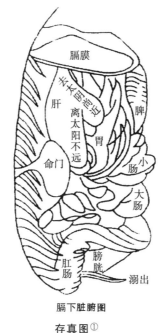

膈膜
肝
光长居室近
离太阳不远
脾
胃
命门
小肠
大肠
肛肠
膀胱
溺出

膈下脏腑图

存真图①

① 《脏腑正面图》《命门、大小肠膀胱系图》《心气图》系依陈氏旧抄本《玄门脉诀内照图》所引杨介《存真图》摹绘。《脏腑背面图》据明崇祯本《万寿丹书·脏腑》所引杨介《存真图》摹绘。《脏腑左侧图》据明代钱雷刊《人镜经》所引《存真图》摹绘。《脏腑右侧图》据明万历本杨继洲《针灸大成》所引《存真图》摹绘。《膈下脏腑图》据明万历本王圻等《三才图会》所引《存真图》摹绘。

263

此外，《存真图》中可能还有各脏腑的形态专图，各幅图后附有描述性文字。

《郡斋读书志》称杨介的《存真图》较吴简的《欧希范五脏图》"过之远矣"，表明《存真图》比《欧希范五脏图》有很大的进步。这种进步不仅更加详细具体，也更加精确。如《欧希范五脏图》认为喉中有三窍，而《存真图》则明显绘示出喉中只有两窍，纠正了前者的错误；《心气图》绘出了心脏与肺、脾、肝、肾等脏器的血管联系，这是中国古代生理解剖学史上的重要发现。不过，《存真图》中也存在一些局限性，例如，它认为肾脏有一管直通前阴（以泄精），并漏绘了胰脏等。尽管如此，《存真图》仍不失为中医史上一部最有价值、最有成就的解剖学图著。

《存真图》问世以后，很快便取代了《欧希范五脏图》在解剖学领域的位置，成为当时及后世生理解剖学图著的范本，宋以后医籍中所描述的人体脏腑图形及其文字说明，基本上都取之于《存真图》。例如，宋代朱肱《内外二景图》、元代孙焕重刊《玄门脉诀内照图》、明代施沛《脏腑指掌图》、高武《针灸聚英》、杨继洲《针灸大成》、钱雷《人镜经》、王圻的《三才图会》《身体图会》以及龚居中《万寿丹书》等都引用了《存真图》的脏腑图说，足见《存真图》对后世影响之深远。

在 16 世纪以前，人体实际解剖在欧洲极少见到，《欧希范五脏图》和《存真图》的出现及其影响，说明我国人体解剖学的水平，在 11 世纪曾处于当时的世界领先地位，可惜囿于长期封建社会诸种因素的束缚，没有进一步发展起来。

（三）宋慈《洗冤集录》之解剖、外科伤折等知识

宋慈（1186—1249），字惠父，建阳（今福建南平）人，法医学家。嘉定十年（1217）进士，曾四任提点刑狱公事，十分强调"狱事莫重于大辟，大辟莫重于初情，初情莫重于检验"，"每念狱情之失，多起于发端之差，定验之误，皆原于历试之浅"。在办案过程中，十分重视案情调研与实地检验，积多年多任司法办案经验与前人成就，于淳祐七年（1247）撰成并刊行《洗冤集录》五卷，迅即由湖南传遍全国，成为后世有关法医著作之祖本。该书先后流传至朝鲜、日本、越南等国，还曾先后被译为荷、英、法、德文等，对世界法医学的发展做出了重要贡献。

为了适应验尸之科学性记述，该书对人体体表解剖之定位、描述，做出了可贵的贡献。现仅摘录贾静涛《中国古代法医学史》所论重大贡献之"检验"说明之。

检验：在光明处先干检一遍，然后以温水冲洗，再以酒醋拥罨尸体，使不明显的伤痕变明显。对于无名尸体特别着重个人特征的检查："其尸首有无雕青（即文身）、灸瘢、旧有何缺折肢体及伛偻、拳跛、秃头、青紫黑色红痣、肉瘤、蹄踵诸般疾状，皆要一一于验状声载，以备证验。……后有骨肉陈埋者，便要验状证辨观之。"然后记载尸首身长、发长及年龄。尸体的检验是按以下各部位进行的，将人身分为四面（四缝尸首）。

正头面：（有无）髭子，发长（若干），顶心，囟门，发际，额，两眉，两眼（或开或闭，如闭，

擘开验眼睛全与不全），鼻（两鼻孔），口（或开或闭），齿，舌（如自缢舌有无抵齿），颔，喉，胸，两乳（妇人两奶膀），心，腹，脐，小肚，玉茎，阴囊（次后捻肾子全与不全，妇人言产门，女子言阴门），两脚，大腿，膝，两脚臁肕，两脚胫，两脚面，十指爪。

翻身：脑后、乘枕、项、两胛、背脊、腰、两臀瓣有无杖疤、谷道、后腿、两曲䐐、两腿肚、两脚跟、两脚板。

左侧：左顶下、脑角、太阳穴、耳、面脸、颈、肩膊、肘、腕、臂、手、五指爪（全与不全或拳与不拳）、曲腋、胁肋、胯、外腿、外膝、外臁肕、脚踝。

右侧：亦如之。

以上的尸格构成当时官定"验状"的主要部分，并成为以后历代尸格、尸帐的基础。

根据上述验状，检尸官躬亲检验尸体，由仵作配合进行。若一处有痕损在要害或非致命，即令仵作当众指定喝起；若无异常，即由仵作按上述部位顺序喝某部位"全"，如"囟门全""额全"等；发现损伤就要求细致量长阔、深浅、大小，最后定致死之由（死因）。

虽然笔者并不认同"有人把《洗冤集录》说成是解剖、药理、外科、检验等的科学总结"，但该书的确反映了宋代特别是宋慈对人体解剖知识尤其是体表解剖有着很好的掌握，对诸多外科疾病，特别是各种钝器损伤、锐器损伤、杖伤、塌压伤、硬物瘾疹伤、牛马踏伤、车马踏伤、车轧伤、虎咬伤、刃伤等损伤、骨折，以及瘀血、皮破、骨折、肠脏出、内损、口眼耳鼻内出血等，都有着深刻的辨析与鉴别能力。

二、人体病理解剖

关于中国的病理解剖，已于两晋南北朝作过一些记述，因隋唐时未列专节论及，故在论述宋代病理解剖前，首先引述唐代之病理解剖事例，以说明病理解剖虽然在中国医学发展中并未形成专科，而且大都处于非法状态者，但先民确是进行了十分富有科学意义之盛举，也借以强调病理解剖者虽遭严厉处罚，但如此科学之举，还是有着一定的继承性表现。

例如《宋书》《南史》等所载的唐赐死前命妻剖视自己之死因何在，已如前述。到了隋唐时期，则有宋《太平广记》卷四七四所记："隋炀帝大业末年（616），洛阳人家中有传尸病，兄弟数人，相继亡殁。后有一人死，气犹未绝，家人并哭，其弟急见物自口中出，跃入其口，自此即病，岁余遂死，临终，谓其妻曰：'吾疾乃所见物为之害，吾气绝之后，便可开吾脑（疑为胸）喉，视为何物？欲知其根本。'"又如宋《太平广记》卷四一四所载："唐河东裴同父，患腹痛数年，不可忍，嘱其子曰：'吾死后，必出吾病。'子从之，出得一物，大如鹿条脯。悬之久干，有客窃之，其坚如骨。削之，文彩焕发，遂以为刀把子，佩之，在路放马，抽刀子割三棱草，坐其上，（刀）把尽消成水，客怪之，回以问（裴）同，同泣，具言之，后病状同者，服三棱草汁，多验。"此例很似消化道癌症。按三棱草于唐代《千金翼方》已用于临床,但引入本草专著者,恐始于宋《开宝本草》。孙思邈《千金翼方》称三棱草之适应证为"癥瘕鼓胀";宋《开宝本草》记载三棱草有治疗"老癖癥瘕,积聚结块"之作用。李时珍撰《本草纲目》时,于三棱下之"发明"栏,引《志》曰:"俗传昔人患癥癖死,遗言令开腹取之。得病块,干硬如石,文理有五色,以为异物,削成刀柄,后因以刀刈三棱,柄消成水,乃知此药(三棱)可疗癥癖也。"此处所见《志》曰之《志》不知何时何人所撰之《志》,查李时珍《本草纲目》曾阅读参考以《志》为名图书有 10 多种,其中既有晋唐人所撰者,也有宋明之作者,一时很难确知其《志》曰所指为何,但据其内容可知,当系《太平广记》引用唐代张鷟撰《朝野佥载》所记裴同的故事,而李时珍《本草纲目》《志》曰的《志》,当晚于张鷟撰《朝野佥载》,按其语气言辞或已于民间口耳相传多时者。再如宋《太平广记》卷二二〇引用《广五行记》载有:"永徽(650—655)中,绛州(今山西新绛县)有一僧病噎,都不下食,如此数年,临命终,告其弟子云:'吾气绝之后,便可开吾胸喉,视有何物?'欲知其根本,言终而卒。弟子依其言开视,胸中有一物,形似鱼而有两头,遍体悉是肉鳞,弟子致钵中,跳跃不止,戏以诸味致钵中,虽不见食。须臾,悉化成水,又以诸毒药内之,皆随销化。时夏中蓝熟,寺众于水次作靛,有一僧往,因以少靛致钵中,此虫惶惧,绕钵驰走,须臾化成水。世传以靛水疗噎疾。"靛用于临床,据文献记载可能始于唐代,但未见用于治疗"噎"者。明代李时珍《本草纲目》以蓝淀(按:同靛)为目,于主治下注明"治噎膈",并于"发明"下引称:"按《广五行记》云:唐永徽中,绛州一僧,病噎不下食数年,临终命其徒曰:'吾死后,可开吾胸喉,视有何物苦我如此?'及死,其徒依命,开视胸中,得一物,形似鱼而有两头,遍体悉是肉鳞。安钵中,跳跃不已。戏投诸味,虽不见食,皆化为水。又投诸毒物,亦皆销化。一僧方作蓝淀,因以少淀投之,即怖惧奔走,须臾化成水。世传淀水能治噎疾,盖本于此。今方士或以染缸水饮人治噎膈,皆取其杀人也。"李时珍所引较宋《太平广记》所引,虽同源自《广五行记》,但义更实际,富有参考价值。蓝靛是外科常用以治疗"诸毒""热疮""热肿""解诸药毒""恶肿""金疮下血""蛇犬等毒"等之药。

以上数例,按其所记述者,似均为食道癌患者,亦可视之为唐宋时食道癌最早之病理解剖诊断,其解剖虽非医学家亲自进行,其观察也颇欠科学要求,但其所剖视记录仍有着很好的参考价值。今天我们读后,仍然可以得出其为"食道癌"的意见。他们的解剖给医学家使用"三棱"以治疗癥瘕积聚(注:即多指现代之肿瘤、癌肿);"靛"以治疗噎(注:即多指现代之食道癌),提供了新的启示与方法。

另如宋代贾似道《悦生随抄》记有一例动物病理解剖实例,也有一定参考价值。贾似道(1213—1275),宋理宗贵妃之弟,因专权为非被革职放逐。《说郛》卷十二引其《悦生随抄》所记:"舅氏慈公远,好记异事,一日远来相访言,任丘县友人养恶犬甚猛,群犬莫能胜。晚年既衰,瘁为众犬所嚙,溃溃不食而死,剖其心,已化为石,而脉络包之似石非石,色如寒灰,重如砖瓦,观其脉缕真心也,不知何缘致此。然尝闻人患石淋者,皆旋细石癥块,有刀斧不破者。"如果解剖者观察记录无误,犬类心脏结石确系十分罕见的病例。

还有一例关于"干尸法"的记载与外科手术有些相关，亦记其要以为参考。宋代刘跂《暇日记》："（宋哲宗）元祐七年（1092），贺正房使耶建，卒于滑州，房人倒悬其尸，出滓秽口鼻中，又以笔管刺皮肤出水，以白矾涂尸令瘦，但留皮骨以归。"（见《说郛》卷四）。此制作干尸以防腐败而便于运尸归里的方法，在当时条件下，实乃医学死尸防腐败技术的可贵史实。

另外，明清之病理解剖记载已很少见，兹将孙一奎《赤水玄珠》（1584）有关解剖史料的记载抄录，以示明代曾有医者进行过多次人体解剖。《赤水玄珠》之撰，按孙氏语："诊暇，采先哲之名言，出已试之鄙见，积以岁年，意辑成帙。"后世每赞赏孙氏"巧发奇中，用意甚精"，可知"余无牛以医从征，助剖贼腹，考验藏腑，心大长于豕心，大肠与豕无异，惟小肠多红纹，余皆如《难经》所言。"查该文之"余"，是孙一奎之自称，还是孙一奎所引文（何一隅？）。这段文字说明在公元 16 世纪时或以前，曾有医家从军后，在军中服役期间进行过多次人体解剖，并将人体解剖与动物（猪）解剖以及与《难经》之解剖知识进行过比较研究。可惜未见比较研究之具体文献流传，甚是遗憾。

第三节　外科专著调研

回顾中国外科专著之成书者，以《汉书·艺文志》所载之《金疮瘈疭方》为最，令人遗憾的是该书已佚。1972 年于湖南长沙马王堆出土，被整理小组命名之《五十二病方》（注：因有目录而无书名），按其内容当系《金疮瘈疭方》者。又《华氏佗外科方》仅见《医藏目录》，《刘涓子鬼遗方》首见《隋书·经籍志》，同时还有《神仙遗论》，以及已佚甘濬之等痈疽外科专著八种。《唐志》所记外科有喻义、沈泰之、白岑等已佚痈疽专书，以及存世之《理伤续断方》。从目录可知，汉唐外科医家之专著多已佚，而今能得见者仅《刘涓子鬼遗方》《理伤续断方》与千余年后出土之《金疮瘈疭方》（《五十二病方》），其他则难见其全貌。

一、《宋史·艺文志》外科专著收目分析

该志除载有当时尚存的宋以前之痈疽等外科专著外，宋代外科医家的著作明显增多。此外，《宋史·艺文志》漏载者也有多部，以下先评述《宋史·艺文志》所载。

（一）佚失书卷

1. 邢元朴《痈疽论》一卷
佚。内容缺无。

2. 徐梦符《外科灸法论粹新书》一卷
佚。内容缺无。

3. 王蘧《经效痈疽方》一卷
佚。

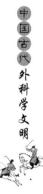

按:许叔微《普济本事方》卷六"金疮痈疽打扑诸疮破伤风"条,所叙述之第三例即"王蘧发背方,序云:元祐三年夏四月官京师,疽发于背,召国医治之,逾月势益甚,得徐州萧县人张生,以艾火加疮上,自旦至暮,凡一百五十壮,知痛乃已。明日镊去黑痂,脓血尽溃,肤里皆红,亦不复痛,始别以药傅之,日一易焉。易时旋剪去黑烂恶肉,月许疮乃平。是岁秋夏间,京师士大夫病疽者七人,余独生,此虽司命事,然固有料理,不知其方遂至不幸者,以人意论之,可为慨然,于是撰次前后所得方,模版以施庶几古人济众之意。绍圣三年(1096)三日题"。实为王氏书自序。而许叔微《普济本事方》(1132)自序:"元祐三年(1088)四月,官京师,疽发于背,召国医治之,逾月势益甚,得徐州萧县人张生,以艾火加疮上,自旦至暮,凡一百五十壮,知痛乃已。明日镊去黑痂,脓血尽溃,肤里皆红,亦不复痛,始别以药傅之,日一易焉,易时旋剪去黑烂恶肉,月许疮乃平。是岁秋夏间,京师士大夫病疽者七人,余独生。"从两段引文可知,其内容实即王蘧《经效痈疽方》自序。

4. 胡权《治痈疽脓毒方》一卷

佚。

考胡权,宋外科学家,撰有《治痈疽脓毒方》一卷,《夷坚志》称权曾任歙县丞。遇异人都下,授以治痈疽内托散方,曰:"吾此药能令未成者速散,已成者速溃,败脓自出,无用手挤;肉恶自去,不假刀砭,服之之后,痛苦顿减。其法用人参、当归各二两,芎劳、防风、厚朴、桔梗、白芷、甘草各半之,皆细末为粉,别入桂末一两,令匀,每以三五钱投热酒服之,以多为妙,不能饮者煎木香汤代之,然要不若酒力之奇妙。有苦背疡肿毒发,效验甚多,真神仙济世之宝也。"

5. 史源《治背疽方》一卷

佚。

考陈自明《外科精要》卷上,收有"壬午(1162)上元日,颖昌史源序"称:"源幼时学举业,全不知医药,甲戌年(1154),自太学归省,国医常颖士器之,适在府下,求为母氏一诊。云:'有蓄热必渴,时母氏不引饮,略喜水。'又云:'但防作疮,觉疮,便著艾于上,热盛则五花灸之,切记。'"又郭雍《伤寒补亡录》序亦有言:"甲戌年,疡医常器之诊太学士史氏之母,云:内有旧热,防其作疽,至辛巳(1161)六月,果背胂,微痒,疮粒如黍,灼艾即消,隔宿发作,灼艾四十壮而愈。"史源序记外科医生常器之为其母背疽预诊,以及后果发之治疗过程,由初觉有效到复作加重至危,乃至"每一壮烬,则赤随缩入,灸至三十余壮,赤晕收退"而愈。"源即再拜邀讲","源痛自咎,为人子不晓医药,致亲疾危甚","及为名医所论,长者所教,体常治疗,将养避忌之法,尽告后来"。史源以母病背疽邀外科医家常器之诊治过程全程记录,并向名医请教而撰成《治背疽(注:一为疮)方》一卷。可惜常器之未见有专著留存。

6. 张允蹈《外科保安要用方》五卷

佚。

考张允蹈,宋外科医家,真源(今河南鹿邑)人,曾官至知兴化军。其作《外科保安方》

三卷,谓为允蹈家藏方,龚参政茂良,夙为序跋。(见《河南通志·医家类》)

7. 定斋居士《五痔方》一卷

佚。内容失考。

8. 李氏《痈疽方》一卷

佚。李氏或即李迅。内容可参考《集验背疽方》及陈自明《外科精要》。

9. 亡名氏《治发背恶疮内补方》一卷

佚。内容失考。

(二)现存或有明确论述者

以下为现存外科专著,或虽不存,但可见后学作比较系统引述者。

1. 亡名氏《卫济宝书》一卷

《宋史·艺文志》作者未见,即东轩居士撰《卫济宝书》。《四库全书》称:"世间久无传本,惟《永乐大典》内,尚有其文。"东轩居士序"称予家藏痈疽方论二十二篇,共为一帙,其方论精微,图证悉具,随病施效,可以传无穷,而为卫家济世之宝,故记之曰:《家传卫济宝书》。"

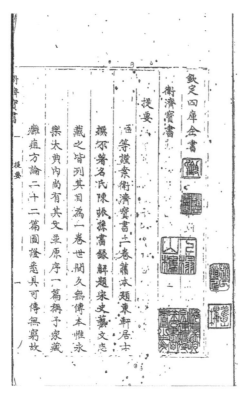

《卫济宝书》

宋代东轩居士撰,图为《钦定四库全书》本。国家图书馆藏。

考《卫济宝书》有董琏原序："予仲父乾道庚寅岁（1170）六月，苦背疽……琏一日至汪氏妻家，得所传背方一帙，默契居礼所用药，其服者乃卷中逼毒散，傅者乃黄真君妙贴散。""后以此集示居礼。""今居礼以卷一二方而愈人疾若是……名曰《卫家济世宝书》，不亦宜呼！予不敢私于家，谨以此授居礼，仍传好事者，姑叙其始末云。"由此可知，董琏亦非原作者。但陆以湉撰《冷庐医话》时称："董琏著《卫济宝书》，袁永之影宋定本二十二篇，完美无缺，视文劳同之本多三分之一，后有'续添方'，乃元人所辑，不知名氏。"亦恐难能为确论。

《卫济宝书》原作者一时尚难确知，但其内容实属可贵，于后当做进一步研究，分析其历史价值与促进宋外科发展之作用。

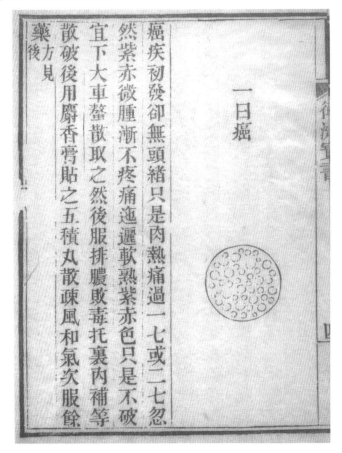

《卫济宝书》书影

《卫济宝书》2卷，宋代东轩居士撰。首记"癌"病。中国中医科学院图书馆藏。

2. 李迅《集验背疽方》一卷

未见。

李迅，字嗣立，泉江（今江西）人。宋外科医学家，曾官至大理评事，后官泉江（今福建）。于南宋庆元二年（1196）编纂成《集验背疽方》一卷，原书已佚，现存本系由《永乐大典》中辑出者，收《四库全书》中。从郭应祥序，畅叙："来官泉江，未入境，首问邑有良医师乎？市有佳药肆乎？""二者老幼所依以为命也。""或曰：邑有李嗣立廷评者，广收方书，多蓄药味，有问方者必告，有求药者必与，了无吝色厌心。予固私窃庆幸。"在郭应祥与李迅交谊中"见其持心近厚，非爱人利物之言不谈，叩以《难（经）》《素（问）》《脉诀》《病原》等书，其应答如流。厥后，家人子或有病，疏方惠药虽数，数不惮烦。""一日嗣立出示一编曰：此治背疮方也，今人例以此为恶疾，悉付之外科，而邈不加之意，不知治疗之失宜，盖未有能得全其生者，某于此究心有年，所治甚众，君能捐二三万钱，刻版流布，不犹愈于刊他书乎？""予与其兄嗣宗尝同校长沙……故乐为之成其志云。"可知李迅《集验背疽方》成书之刊行，是得到郭应祥的资助的。而李迅确是南宋时很著名的外科医家。据考，前所记之《李氏痈疽方》的李氏者，即李迅。《四库全书》给予李迅《集验背疽方》以高度评价，认为"其议论详尽曲当"。在论述批评之前"俗医剽窃""妄施刀针"后，强调："今迅所撰，于集方之前，俱系以论说，凡诊候之虚实，治疗之节度，无不斟酌轻重，辨析毫芒，使读者了如指掌。""洵疡科中之善本矣。"

3. 伍起予《外科新书》一卷

佚。

《唐宋金元名医全书·陈自明〈外科精要〉》有"伍起予序跋"称："大抵痈疽之发于背者，至危殆之疾也，多至不救者，夫岂皆命也哉？然有法可活，非羔涂末傅之能愈。初觉便从头上作艾炷，宣泄蕴毒，使毒气殴夺，而无内蚀之患，惟头颈则否，此更生法也。灼艾

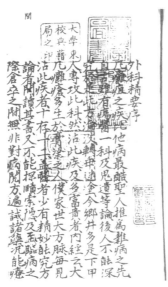

《外科精要·序》
宋代陈自明撰，明嘉靖戊申（1548）刻本。国家图书馆藏。

271

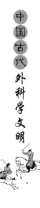

之外，则又有奇方存。起予平昔屡用屡效，实不敢私，以广其传。"此甚似其所撰《外科新书》之序。陈自明景定癸亥(1263)孟秋撰《外科精要·序》称："近代名医李嗣立、伍起予、曾孚先辈，编集上古得效方论要诀，愚因暇日，采摭群言，自立要领，或先或后，不失次序……"阅陈氏《外科精要》之内容，所引用李嗣立(迅)《集验背疽方》、伍起予《外科新书》内容者甚多，不难看出已佚伍起予《外科新书》之梗概。或从中可辑《外科新书》之佚者，日人丹波元胤《中国医籍考》《伍氏起予外科新书》条所列序，其内容与伍起予序跋相似，但署名为"江南西路提刑邹应龙为之序跋"，刊于章首，写于开禧丁亥(1207)十月旦日。所据亦为陈自明《外科精要》，但今本未见。

《外科精要》成书颇多引用伍起予《外科新书》内容，从其内容看，陈氏多以伍起予之外科理论立论，其55篇中以"论"为题者有19篇，而独引伍起予之论多达11篇。例如，《灸法要论第八》《痈疽灼艾痛痒论第九》《别脉辨证论第十六》《痈疽分表里证论第二十三》《发背治贵在早论第二十九》《疮出未辨用津润墨围论第三十》《看色灼艾防蔓论第三十一》《用药温凉须防秘泄论第三十三》《生白痂切护勿触论第三十四》《体察爱护论第三十五》《用香药调治论第三十六》等。另外还以《蒜饼施用分其轻重第七》与《论痈疽作渴当调补精气第四十七》为其篇章的重要组成部分。

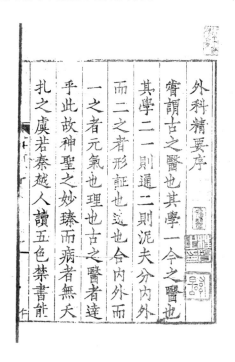

《外科精要》书影

从陈自明《外科精要》所引伍氏之论点，也可看出伍起予外科痈疽疮疡医疗思想也较先进，并不一味反对手术。他主张对痈疽等化脓性感染，必须掌握脓未成、脓已成的论断与鉴别诊断方法,对手术切开引流于脓已成者,采取积极态度,并不盲目附和患者反对手术的要求。例如,《发背治贵在早论第二十九》引"伍氏曰:夫痈发背者,皮薄肿高,多有椒眼数十粒。疽发背者,皮肤顽硬,状如牛颈之皮,二症皆宜灼艾。痈成脓则宜针,其针当以马衔铁为之,形如韭叶样,两面皆利,可以横直裂开五六寸许,取去毒血,其病顿轻,须先灸而后裂……""疽成脓则宜烙,用银篦大寸许,长六寸,烧赤频烙患处,以脓出为效。"伍氏于此特别强调:"大抵痈疽难于诸科,非心传契妙,其可以易治耶。"

又如,《看色灼艾防蔓论第三十一》,伍氏曰:"疮肿赤色,按之色不变者,此脓已成矣;按之随手赤色者,其亦有脓也;按之白者,良久方赤,此游毒已息,可就赤白尽处灸断,赤肿自消。凡痈疽,以手按之,若牢靷,未有脓也;若半软半靷(注:硬),已有脓也;又按肿上,不热者为无脓,热甚者为有脓,宜急破之。"

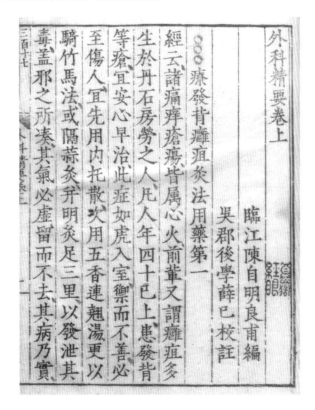

《外科精要》书影

《外科精要》(1263)3卷,陈自明(1190—1270),字良甫,临川(今江西抚州)人,专大方脉,任建康府(今江苏南京)明道书院医学教授。在外科领域,取南宋外科名医伍起予《外科新书》(1207)等,撰成《外科精要》。图为明嘉靖戊申(1548)刻本。中国中医科学院图书馆藏。

273

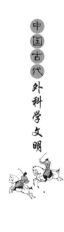

二、《宋史·艺文志》未载的宋代外科专著评述

（一）宋霖《丹毒备急方》3 卷

佚，内容失考。

（二）李世英《痈疽辨疑论》2 卷

日本有抄本，上卷末有小岛识语，但可惜现代《海外回归中医善本古籍丛书》未见，丹波元胤《中国医籍考》存，《中国中医古籍总目》未见。

李世英，字少颖，雪岩人，南宋著名外科医家，年过从心（注：七十岁）。曾任宋太医局太医（或为史弥忠撰序时之敬称），名重于时。据丹波元胤《中国医籍考》示："端明殿学士、金紫光禄大夫致史弥忠为《痈疽辨疑论》作序时知"（其）弟定叔得痈疽于积年患渴之后，不数日间，肿大如杯，势极可虑，不敢轻用外科。父子兄弟，相与为谋，惟有李君太医，老成更练，可付兹事，亟致礼招之，至则诊其脉，察其证，遽举手相贺曰：此阴病也，见得甚明，无庸过忧，但多备雄、附等料耳。既服其药数日……遂收全功"，"李君世攻外科，壮岁从古绾陆从老学"，"晚岁遂为吾乡独步。一日与余言……某辄犯不腆，著辨疑论，仍以常用既效之方，具述于后，因欲命工刻梓，以广其传。"

该书尚有李世英于淳祐二年（1242）作跋曰："仆年过从心，历医五十余载"，"世英仅将家传积世秘效之方书，参考古今诸家之论，并亲承前辈诸老先生指证之教，编成一帙，命曰《痈疽辨疑论》。"

（三）陈自明《外科精要》3 卷

陈自明（约 1190—1270），南宋医学家，字良甫，临川（今江西抚州）人，三世业医，专妇科，撰《妇人大全良方》等。他关注外科，撰成《外科精要》（1263），曾经熊宗立校补，薛己校注而传世。明、清与近现代有约 20 种版本广为流传。

陈自明《外科精要·序》曰："凡痈疽之疾，比他病最酷。"他感外科者缺乏知书达理之士，认为"今乡井多是下甲人，专攻此科"，"持补割、理折伤、攻牙疗痔，多是庸俗"。严肃鞭挞诸般时弊之后，他强调"愚因暇日，采撷群言"，"如近代名医李嗣立、伍起予、曾孚先辈，编集上古得效方论要诀"而撰成该书。中国中医科学院图书馆藏日本刻本津轻氏藏版。

以上见于《宋史·艺文志》有关外科存目医书，除唐以前外，属宋代外科书者计 14 部 20 卷，仅占全部医书 509 部 3327 卷的极小一部分。但较之前，则有所增长。仅从此宏观变化，亦可知外科医生虽多仅有医疗技术，而无著作医书水平之人，但也可看出其发展之趋势。

第四节　现存外科专著与手术医疗

两宋外科之发展,应该说较晋唐学术水平、理论总结均有比较明显的进步,而手术医疗技术似因保守理论制约,以及外科手术尚未能摆脱止血、麻醉、消毒技术比较落后的制约,手术范围不但未见明显扩大,而且适应手术治疗者逐渐有所缩小。此之为古代外科中外发展的共同规律。现以三个方面,即外科专书所反映之两宋外科水平,综合性医书外科部分所反映之外科水平,以及非医学文献所记述之外科内容摘抄,讨论两宋外科发展的实际。

两宋外科专著按《宋史·艺文志》等目录学所载,约有 20 部,但存世至今易于参阅者,不过三四部。

外科在中国是一个古老的学科,但以"外科"命名专著者约始于宋代。按当时医学教育分医学为三个专业,外科包括疮肿、伤折、金疮等,与针灸、方脉并列。

宋代外科富有代表性的著作有:东轩居士《卫济宝书》(1170)、李迅《集验背疽方》(1176)、伍起予《外科新书》。《外科新书》已佚,但它可能是以外科命名书名之最早者。之所以说可能是,是因为还有徐梦符《外科灸法论粹新书》、张允蹈《外科保安要用方》等,但尚不知其成书年代。

伍起予,生平籍贯未详,所撰《外科新书》乃集上古以来有效方论要诀而成。原书虽佚,但其内容因陈自明撰《外科精要》尊伍起予为先辈,其内容引述也较多,如将陈氏引述者辑出,或能知其梗概。邹应龙为《外科新书》作序,但据研究,该序之内容,可能为伍氏之序跋。序文:"大抵痈疽,发于背者,至危殆之疾也,多至不救者,夫岂皆命也哉!然有法可活,非膏涂末敷之能愈。初觉便从头上作艾炷,宣泄蕴毒,使毒气亟夺,而无内蚀之患。惟头颈则否,此更生法也。灼艾之外,则又有奇方存。起予平昔屡用屡效,实不敢私,以广其传。"由此可知,伍起予在《外科新书》中,除论述传统的治疗痈疽之法外,还有自己创造性的医疗技术与理论,其创新之内容,或有被陈自明视为"精要",而收录于《外科精要》者。

一、东轩居士《卫济宝书》

东轩居士《卫济宝书》,是一部富有学术性、创新性的外科专书,代表着宋代外科学发展的新水平。关于东轩居士是否为《卫济宝书》作者,存有异议,但他曾参与该书之整理则属实。《卫济宝书》内容中所涉神秘者,或能说明东轩居士确为其作者,故暂以其为作者评述之。

东轩居士,生平籍贯不详。据考,东轩居士即北宋之魏泰[注:魏泰,字道辅,襄阳人,

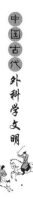

工文学,崇宁大观年间(1101—1110)人,著有《临汉隐居集》《东轩笔录》。由此可知,东轩居士或即魏泰。又有人考证,其为孝宗(1163—1189)以前之人,其意与前考无矛盾。]

《卫济宝书》之作者,恐怕并非一人之专著,前后当有多人参与整理研究,这也并非不可理解,医学史上此类悬案并不罕见。对待这部书,首先应该重视其内容,我们今天所能见者,乃得《永乐大典》《四库全书》收录而传世。清代陆以湉撰《冷庐医话》时称:"董琏著《卫济宝书》",如前所述,的确难能为确证。

《卫济宝书》由其内容可知,是一部宋时外科类专书,学术成就突出。该书是中国医学书籍中首先正确描述恶性肿瘤之形态特点,而且首先创用"癌"字命名者。例如,"嵒疾初发者,却无头绪,只是肉热痛,过一七或二七,忽然紫赤微肿,渐不疼痛,迤逦软熟紫赤色,只是不破。""癌"字是该书首创字,从疒从嵒,嵒者通岩,取其盘纡隐深,礧嵬岑嵒,岩崖连形,用以比喻癌肿,凹凸坎穴之菜花样外观形态,并喻其坚硬如岩石之状貌。为了帮助读者理解认识,作者还绘有"嵒原图"。再如,所记载之背部化脓性感染,俗称发背,在古代可谓严重疾病,处理不当大多危及生命,故历代学者十分重视。《卫济宝书》首节"论治"篇,即明确强调:"发背透膜者,死不治。"为了早期确诊早防早治,他详述了"验透胸膜法",也很生动形象。从方法与步骤来看,颇似来自唐代的孙思邈法,但在用物与具体要求上,则有明显改进。如所强调:首先要用"捻子试之",然后在用物上,将孙氏用纸改进为用竹膜,肯定是改进的重要一步。因为,竹膜比纸更能准确观察其是否透胸。《卫济宝书》载其法为:"试法论,疮已溃,须用好厚纸,作一合索捻子。捻入,看分数。如背上自肝俞以上,试直入无偏斜,及一寸三分者为将通,十全三四,过此不治。虽过数而精神强者,须以竹膜一片,可覆疮口。密者,先择一净明室中,以水湿疮口四旁,然后覆竹膜,在静看其动,似气之搋,搋则已通矣。非风非扇,而与呼吸相应,十死不治,无此者可疗。"并强调"余法载前论,一应背溃,皆以此法试,至妙。如无大竹膜,可糊合为之。"《卫济宝书》所记述之鉴别胸背部化脓性感染是否穿透胸膜的方法,有着很高的科学价值,在没有 X 光等先进仪器设备的古代,可以说是最高的科技成就。

古针法与外科手术同出一门,关于外科手术,《卫济宝书》之方法要求与应用态度十分慎重,强调"针固妙法,不得其旨,祸若反掌"。他掌握手术方法与原则比较严格,例如,关于腐肉之切除,他强调:"腐肉色青黑,缺(肉)牙不附骨者,用炼刀、竹刀割之","或已腐而肌肉薄者,不可割","又有肉里痈(注:深部脓肿)一证,在好肉之里有脓,当诀(注:手术切开)之,否则成附骨。决而以油捻子(注:类似凡士林引流纱布)塞之,良久乃出,可以尽毒。"在此,《卫济宝书》强调了深部脓肿手术应于麻醉下进行:"应行肉里针(注:深部手术),须量其人平日饮(酒)量,以酒调药,乘其服药酒后而决之。"特别是深部脓肿切开引流"然背无此证",即背部脓肿不可用此法。"厚肉有之,肠痈在肤,准此。"

在论述手术之方法、原则、适应证后,《卫济宝书》还明确论述了手术工具之制作与应用法之掌握。如:"用马衔铁于甲子日,一日炼打阳针一枚,如韭叶,长三寸六分;丁酉日,打阴针一枚,长二寸四分;惊蛰日,打雷锋针一枚,长二寸四分。又打取脓针一枚,如韭叶,长三寸六分;打炼刀一枚,小钩一个。"形如韭菜叶者,与今之柳叶刀无异。《卫济宝书》外科手术用刀已有各种形制六种。

关于外科手术刀具,该书已有了一定的清洁消毒观念,例如强调手术刀具"右用桑白皮、紫藤香煮一周时,以紫藤香末藏之"。关于各种针刀应用范围,书中还指出:"阳针,针独痈;阴针,针痈;雷锋针,针怪形。非怪形者,必须辨认仔细乃可针,或以尾为头,误人不浅。"其严谨如此,只现代则知其不尽然者。

最后,我们不能不特别指出,《卫济宝书》在乳腺化脓性感染的正确认识方面,其预防乳腺炎化脓方法之创造尤为科学。例如,关于乳腺炎发病原因:"凡乳痈易萌,皆由气逆,寒热相乘,荣卫缝结,乳汁不行而生痈。"关于预后估计:"四十(岁)以下,治之多愈;四十以上,十愈四五。"关于早治与预防化脓者,指出:"未成者(注:尚未化脓之炎症期),吸其乳","其已成者(注:已化脓),如痈法治之"。对于延误不治或癌变,强调"不救"。

《卫济宝书》关于预防乳腺炎化脓之"吸乳法"的方法、步骤与要求,可谓周全而富有实效。例如,准备期,要求"乳香酒下,乳香入在内尤佳","温酒调下,急以手揉乳","如有乳者,急以纸五寸阔一片,用火烧于三升许瓶中,火欲过未过,便以瓶口掩乳,以手扶定。其乳吸在瓶中,觉飕飕,乳在瓶则便取去,急洗以药。若本无乳,依痈法治。"

二、李迅《集验背疽方》

李迅,南宋外科医家。按所撰《集验背疽方》自序:"庆元岁在柔兆执徐律中大吕(当为丙辰之1196年)中浣日遂江李迅嗣立书",李迅应系遂江(今属江西)人,但其友郭应详序"始予奉亲携幼,来官泉江……久之,嗣立来请,间与款语",知李迅当系泉江(今福建泉州)人。细思之,李迅原籍遂江,任职泉州落户为泉州者。《四库全书提要》《历代名医像》均记其为"泉州人,官大理评事"(注:大理评事是法官之职,掌决断疑狱,隶大理寺)。

李迅自序称:"业之贵乎专门,固也","余自上世,本以儒术名家","于医方待寓意于其间,志在济人而已","凡士大夫家传名方,每喜于更相传授。至于医生、术士,或有所长,略以重贿幸而得之,则必试而用之","始则试之田夫、野人,中则用之富家巨室,久而献之贵官、达官,有如印券契钥之验,屡欲编集,以贻后人","故不耻而为之撰集","续得名方……实君子闻善相告之意也"。

李迅以儒传家,官大理评事,喜研外科,尤精背疽诊疗经验之积累。李迅撰《集验背疽方》,明辨证候虚实,诊疗之原则、方法,今存者,乃清《四库全书》本于明《永乐大典》中辑录之者。阅览研习,《集验背疽方》在中国中医外科学术发展上,给笔者印象深刻者,略述之于下。

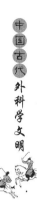

(一)疽证病因认识深刻

李迅于《背疽方总论》明确指出："背疽其源有五：天行一；瘦弱气滞二；怒气三；肾气虚四；饮冷酒、食炙煿物、服丹药热毒五。"此五因，今天看来基本上应属诱因，但其观察总结实乃不易之卓见。因为他已清楚认识背疽之源有五，所以在确定治疗原则时，强调："盖治背疽，不可一概将为热毒，其治之法难易，当自一而至五。"其辨证论治之思想指导，十分清晰，故而论述立有"察疽发有内外之别""审内证用药""服补药捷径""疽发所在有不可治者""戒忌"等。

(二)学术思想趋于保守

李迅学术思想趋于保守的概括认识，是仅就其外科发展水平而言，是否对李迅思想之要求过高，当再评估。不过，我们在论述学术发展规律时，必须向前看，必须据科学发展规律性探讨其缘由，何种思想、举措更切合医疗水平之提高。例如，李迅在讨论治背疽之"麦饭石膏论"时举例说："有一庸医，见脓不溃，遂打两锡管欲插入疽，以口吸出其脓。愚谓：用此则病者必不可救！力沮其说。又用荐席开其一窦，使病者仰卧以取脓，此说不可谏。因令试之，脓亦不来，后卒用愚所合麦饭石膏而取效。自此而后，乡间有此疾者来下问，因录此方，俾择修合，尽取十全之功。"又如论"痈久疮口不合论"时，批评"病痈疽之人，适被庸医用毒药掩盦，或以针刀伤割，不能生肌肉，疮口不合，切不可用急涩敛口药。"当然，过早应用敛口药是欠当的。毒药掩盦、针刀切开引流，也必须掌握时机与原则，不可滥用，这是应当强调的。但是，从李迅的批评，结合其全书论述关于痈疽治疗方法与指导思想而言，他所指责的庸医，显然有些言过其实，相反，正反映出他治疗背疽的指导思想、原则与方法是倾向保守的。必须指出，在宋代诊疗背疽的实际病死率较高的现实下，保守治疗效果不佳而引起严重后果者，往往能得到患者、家属的理解，但如果手术切开引流引起严重后果者，则必引起患者、家属、社会舆论不理解，甚至被指责，或斥之为庸医。何谓真理？难以得出切合科学发展规律的客观判断。但通读《集验背疽方》，他对背疽的手术切开引流，是持反对态度的，除上述所论外，短短一卷之著作，竟还多处指责："治因砭伤其经络，白脓，赤汁逗流不止""续用好膏贴之，疮口自然敛合，如医治后，时为庸医用毒药掩盦或刀割肉伤内血重者，兼服此。""一切痈疽疖疮，未成者速败，已成者速溃，败脓自出，无用手挤，恶肉自去，不犯刀仗。"但未见有一处能正确指出针刀切开引流之原则与方法。

三、陈自明《外科精要》

陈自明（1190—1270），南宋医学家，临川（今江西抚州）人，字良甫，或作良父。出身

278

医门，以大方脉为擅长，尤专妇科，素留意外科证治方药之征集与临床观察。曾任南宋建康府（今江苏南京）明道书院医学教授，遍行于东南，所至必尽力索方书以阅览。因虑妇科医籍纲领未备，乃采诸家之善者，并附家传，撰成《妇人大全良方》(1237)24卷，为宋乃至明清妇科名著。陈氏阅览诸家医籍中，留心常见病外科痈疽疮疡之理论与证治，每于自己医疗实践中给予检验总结，特别关注当代外科名医李迅、伍起予、曾孚先等人之外科理论与经验，力求其要领，结合读书心得与个人丰富的实践经验，撰成《外科精要》3卷。

从现在所知，伍起予《外科新书》可能是中国外科医学家以"外科"命名化脓性感染等疾病论述著作之最早者，但因该书于《宋史·艺文志》等目录学专著等仅见其书目，原著早已不存，幸得同代稍晚之外科学家陈自明《外科精要》作为重要参考而多有引证，从而可以得知其外科理论、学说、实际辨证论治与方药等内容。通过对《外科精要》内容较全面的宏观分析，得出陈氏撰《外科精要》时，十分重视伍起予的理论、原则与重要医疗技术。据初步统计，陈氏书共计55篇，以"论"为题者19篇，而引伍氏论者11篇，可见其对伍氏外科痈疽理论论述之重视。

陈自明虽以妇科名闻天下，其外科痈疽之理论、辨证、方药处治等医疗技术，也颇多建树，特别是关于手术切开引流方法、原则之掌握、运用，也十分难得。以下仅就《外科精要》所载陈氏55个治验案例中所能反映者，特按其次第摘录富有代表性者于下。

"一男子股内患毒，欲求内消。其脉滑数，脓已成矣，因气血虚而不溃，遂刺之，脓出作痛。以八珍汤治之，渐可。但脓水清稀，更以十全大补汤加炮附子五分，数剂渐愈，乃去附子，又三十余剂而愈。

"上舍毛体仁，素阴虚，春初咳嗽，胸中隐痛，肾脉洪数，肺脉数而时不见。余曰：内当结痈，先用六味地黄丸料一剂服之。翌早来谓余曰：昨得良剂，嗽愈六七，务求一方，到监调理。余曰：此阴火上炎，患痈之症，第因元气虚弱，未能发出。因其易忽，余辞不能。乃别用降火化痰等剂，愈甚。月余复请计之，脉洪滑而数。余曰：脓已成矣，当请常治者同议计之，且免内溃之患。仍不决。又月余请视，他医已先开疮孔偏上，兜脓不出，仍内溃，脉愈洪大。余曰：脉洪滑而数，视其舌青黯，内脏已坏，无能为矣。后果然。"

这是一例内痈失治，而且于晚期切开引流时又在切开部位上欠适当，造成虽已切开但仍引流不畅，致痈脓内攻而并发脓毒血症而死亡。教训惨痛。

"邻人苏子遇之内，左手指患疔，麻痒，寒热恶心，左半体皆麻，脉数不时见……余曰：势虽危，所喜作痛，但毒气无从而泄。欲针之，适值望日，其家俱言尻神（注：古代针灸有尻神图，即按十二时人神歌，十二支日人神所在，所制定的禁忌针灸，外科手术之时辰日月），不从，势愈肿甚。余强针之（注：即外科手术切开引流），诸症顿退，又用解毒之剂，其疮痊愈。"

此例说明陈自明并不迷信尻神图之说，不顾患者家属坚持尻神此日不宜外科手术

279

第七章 两宋时期外科的总结与创新

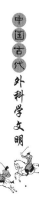

之信念,"余强针之",达到"诸症顿退"立竿见影之佳效。陈自明在正确医疗思想指导下,不考虑患者、家属之反对,坚持立即实施脓已成之手术切开引流,是有一定的卓识与胆量的。

"二守施希禄,项患毒,脓已成,因畏针,煅延至胸,色赤如霞,其脉滑数,饮食不进,月余不寐,肢体甚倦。此气血虚,而不能溃也。余针之,脓出即睡,觉而思食,用托里药,两月而愈。

"州守胡廷器,脓熟不溃,倦怠发热。余为针之,脓遂涌出,已而发热恶寒,不渴不止,此虚之极也。服人参黄芪汤二剂,热愈甚,又二剂始应。再以当归补血汤数剂渐痊。"

陈自明强调:"疽发背肿,若有瘀肉腐烂,脓水淋漓,肿痛仍作者,此处有筋一层间隔,内脓不出故也,宜用针引之。老弱者若待其自溃,多致不救,治者审之。"此乃处理痈疽脓汁引流不畅因素分析与补施切开隔膜之卓见。

关于不可过早应用收口之医疗,陈氏指出:"夫痈疽之发有浅深,故收敛之功有迟速,断不可早用收口之药,恐毒气未尽,后必复发,为患匪轻。"陈氏还特别强调切开必须达到引流通畅的原则,要关注脓腔中是否有隔膜所造成的引流不畅。他指出:"若用铍针利剪,徐去犹好,须使不知疼痛,不见鲜血为善。若脓未流利,宜用针于纹中引之。若脓水已出,肿痛仍作,乃内筋间隔,亦用针引之。""若妄用针刀,去肉去血,使阳随阴散,是速其危也。"

第五节 综合性医书之外科学术

宋代以《太平圣惠方》《圣济总录》等大型方书为代表的综合性医书,内容十分丰富,涉于外科者,亦可视之为集大成之作。医学家个人经验总结的医书,虽然部头小,但其内容则各显其特色,更富有临床实践经验之总结。个人综合性医书之涉于外科者,虽其系统性、内容丰富性不及前者,但实用价值可能更高一些。为了能更全面探索宋代外科之发展水平,除对外科专著进行较全面分析研究外,我们还特别选择一些大型医书与医学家个人之综合性医书在外科方面的成就作一些论述,以尽可能反映出宋代外科之全貌。

一、《太平圣惠方》之外科

宋太宗赵光义于太平兴国初(976)诏令王怀隐还俗,出任尚药奉御职,领衔与王祐、郑奇、陈昭遇等合作,历时 14 年完成编撰《太平圣惠方》,100 卷,分 1670 门,载方 16834 首。赵光义御赐书名并序,令雕刻印版,遍施华夷,"颁行天下,诸州各置医博士掌之",从而带动中医学之发展。《太平圣惠方》百卷之中,20% 以上均涉及外科内容之论述,特别是卷六十至六十八专论外科痈疽、跌打损伤、金疮等,足以说明其为集宋以前外科之大成,现仅就外科疾病认识、外科医疗手术等举例,说明其成就与水平,以证明外科发展、繁荣与影响。

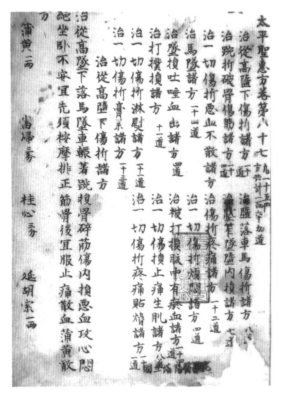

《太平圣惠方》书影

《太平圣惠方》100 卷,北宋王怀隐等奉宋太宗旨编撰,撰于公元 978 年,现存日本人公元 1514 年抄本(残),图为卷六十七之骨伤科。中国中医科学院图书馆藏。

(一)眼部手术钩割针镰法

"夫眼若两眦头有赤脉及息肉者,宜钩起以铍针割取令尽。如未全尽,重取之以尽为度。或以缝衣细针,以线穿眢衔线头牵起,别以铍针拆起,令离。乌珠向日中割之,割了以火针熨令断其势,即不再生。""大凡钩割不得一时,急速取之,唯在斟量渐次镰洗,免有晕闷之虑也。"该书卷三十二首述"眼论",次则述眼外科手术之方法与原则、注意事项,可证其重视。

(二)开内障眼论

关于针拨白内障手术,强调"凡内障之眼,形候甚多",唯"老障者可用小针,嫩薄者须用大针,障浮者,去乌珠近下针之;障沉者须远下针……",并强调"妊娠、产后有斯疾者未

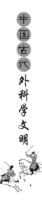

宜下针。直候体力安平,方可开之"。手术"并须候天气晴明,无风,仍静处,断除喧乱,安心定意,方可行针"。关于针拨白内障方法、步骤以及患者体位等,指出"随眼左右,向小眥头下针,隔鼻开眼者,鼻碍于手,下针不妙,令患人正面坐,手捉医人腰带,勿令放手,先将钝针,柱穴令定,便得眼惯,勿令转动,定呼吸气五十息,徐徐进针,勿令过重,亦不得全轻,初且须轻轻,未入即须稍重,针头若偏,或有伤损,血则随针出,即不可止,亦不得重手按之,恐血更多,可轻轻裹之,又须缓气,徐徐用力逼之,血即自止。""若针觉坚急者,则是入膜,若放手犹滑及未得全入,若已入了,其眼觉痛。若痛且住歇少时,更渐渐进入,临欲过膜,痛即更甚,方便用意针过,待痛稍定,即可倒针,向瞳人与瞳人齐平拨之,向下不得绝重手也,离瞳人微远,开眼便见物,既见物须捻眼合,缓缓抽针出了,停五十息久,开得明明见物分明,即以线封之,依法将息,勿令失度。"(《太平圣惠方》卷三十三)

(三)眼球外伤手术

"夫眼忽被物撞打着,睛出眼带未断,当时内入睑中,但勿惊触,可四畔摩膏及以生地黄细捣,厚傅之,无令外风侵击。若内有恶血,以针引之,自出眼中,亦不用傅药。若损及睛血出,亦依此将理至差,后长服治风热药……如眼带断睛损,即不可治也。"(《太平圣惠方》卷三十三)

(四)误吞钩、针急救术

多与前代相仿,但摘录数条以为参考。例如,"治误吞钩线方:若(线)犹在手中者,莫引之,但急以珠珰若薏苡子辈,穿贯著线,稍稍令推至钩处,小小引之,则出。"(注:卷八十八有同样记述)又如:"治误吞钩方:右以琥珀珠著线贯之,推令前入至钩,又复推以牵引出矣,或用水精珠亦佳。"(注:卷八十八有类似方法。)无珠,诸坚实物磨令滑,钻作孔用之。"(《太平圣惠方》卷三十五)

(五)治唇上生结核肿痛

"用刀锋决破核,出却恶血差。"(《太平圣惠方》卷三十六)

(六)肛门痔结扎术

"治痔疾,肛边生鼠乳(注:指痔核如鼠乳状),痛痒不可忍……又方:用蜘蛛丝,缠系痔鼠乳头,不觉自落。"(《太平圣惠方》卷六十)

又,"肠中生痔,肛边有结核,疼痛,发作憎寒壮热,肠多挺出(脱肛),良久乃缩。"又方:"砒霜一分,甜葶苈一分微炒令香,蜣螂一两微炙取腹下内。右件药,都研为末,炼蜜和丸,如莲子大,绵裹一丸内下部,不觉急逼,但且忍之。待苦急,可上盆子泻下恶脓,去病根本。"(《太平圣惠方》卷六十)此即早期之枯痔疗法。

《太平圣惠方》卷六十,专论肛门各种痔疾之治疗,记有药物烟熏、汤熏、药熨、药洗、涂贴以及有止痛作用药物口脂调涂等治疗技术之应用。例如,"莨菪子炒熟为末,以牛皮胶煎汁,调和如膏,摊于帛上,贴痔瘘处,其痛立止,如有头即渐渐消落。"其治疗痔疾的医疗技术与方法已有明显进步。

(七)化脓性感染切开引流术

该书于卷六十一,以"痈疽叙疗诸法"为题,强调了认真辨证与医疗手术方法之选择。例如,"精意辨之,定是痈疖,便当上灸之;若是疽,则审按侯其浅深,烧针烙之,于纴(注:纱制引流之物品)上涂止痛引脓膏,纴之,兼以膏涂帛贴之,常令开润,勿令燥也。"

又如:"辨痈疽宜针烙,不宜针烙法",强调"夫痈疽者,头小肿处,多出脓不快者,宜针烙。脓未盛以前,不可不以诸药贴","脓成,即当弃药,从针烙也。既至脓成,即当决(注:即手术切开引流)生死之际,不可疑惧痛,顷刻之间,以至内溃(按:即引致脓毒血症),古今同毙,斯疾十有八九矣。通贤明识,固当不扰于死生之源,即断其去就。""夫患痈疽已成结肿须有出处,疗之无不针,针无不差。未有不针不利而差者。未有针利及时而不差者。"此论之法实古所罕见,于宋之后特别是到了清代,保守之风实在令人遗憾。

关于切开手术方法之选择,强调:"痈则皮薄宜针,疽则皮厚宜烙。古法无烙,唯有针刺。烙即火也,亦谓之燔针劫刺,以其有劫病之功也。今用烙法,多差,殊稳妙于铍针,法本用铍针;烙法当用火针。"关于手术切开部位,明确强调:"油烧令赤,皆须近下面(注:取痈疽之下部,易于引脓出)烙之。一烙不透,即再烙之令透。若其攻烌稍广,即须散烙数处,并令透则气疎达,脓水易出,不假按仰。实者,捻发为纴;虚者,以纸为纴,涂引脓膏药纴之。""余脓及脓根未尽,便令疮合,后必有再发之理。"(《太平圣惠方》卷六十一)

(八)附骨疽药纸纴引流法

附骨疽多系骨结核所引发之慢性化脓性感染,或肿瘤引致之恶疮类疾病,在认识上,该书沿袭了传统理论,但对附骨名之释尚不如前贤。然而,其所记述之引流技术较前则有明显之进步。例如,"治附骨疽及一切恶疮宜纴药方(注:富有消炎解毒的12味药物),右件药捣细,罗为散,入研为药,同研令匀,剪单纸条子,看疮眼子大小,每一条子纸用药末一字已下,捻药末在纸条子内,纴于疮中,不计近远,如药无力,纸纴子自退,即以前更用药末为纸纴子,更纴。候纸纴渐短,直至好痊为度。若患恶疮,不计在甚处,看疮眼大小,皆用纴子,不计个数,以差为度。"该书虽未提及附骨剔除手术,但也对此有所认识,强调"附骨疽不愈,愈而复发,骨皆从疮孔中出者,宜用此方",即指可用保守法用药"内于疮中,碎骨当出即愈"。(《太平圣惠方》卷六十二)

(九)骨折碎骨剔除术

《太平圣惠方》卷六十七对此进行了比较系统的论述。例如,"治从高堕下,伤折诸

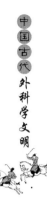

方",强调"宜先须按摩排正筋骨后(即手法整复),宜服止痛散血"。可惜未具体记述"按摩排正筋骨"的步骤、方法等内容。对刀刃伤及腹肠等伤之若干严重者,也未谈及诊治之手术医疗等,似均较前退步了,诊疗独详方药之处理。又宋代郭坦《十便良方》(1195)引"《太平圣惠方》取箭头论:夫箭中于骨,骨破者,须出箭镞,仍应除碎骨尽,乃傅药。不尔者,疮永不合,纵合(纵然愈合)常有疼痛。"

(十)金疮伤口内碎骨、异物剔除术

《太平圣惠方》卷六十八进行了较系统的保守治疗介绍,罗列了大方药,与前卷相似,涉及对先贤医疗手术之论述则十分稀少,几乎集前人保守治疗方药之大成。但也偶述及有医疗之先进思想与技术要求者。例如,"治金疮久不差诸方:夫金疮有久不差,脓汁不绝、肌肉不生者,其疮内有碎骨、断筋、伏血、腐肉、缺刃、竹刺,久而不出者,令疮不愈,喜出清汁,当破出之,疮则愈矣。"可惜,如何"破出"碎骨等异物则未见论述。

(十一)乳腺炎与瘘

《太平圣惠方》卷七十一对妇人乳痈、乳肿瘤之诊断、预后等,已有一定的鉴别能力。例如,"治妇人乳痈诸方",清晰强调"故结聚成痈。年四十以下,治之多愈,年五十以上,宜速治之即差,若不治才,多死。又中年又怀娠,发乳痈肿及体结痈,此必无害也。""乳痈久不差,因变为瘘。"认识虽较确切,但医疗仍以保守、敷贴、淋洗等方药,未辨脓成、脓未成之医疗技术,较先贤不如。

(十二)小儿无辜疳(似颈部淋巴结结核?)针烙法

按该书卷八十六与《圣济总录》均述:"小儿无辜疳者,其候面黄发直,时时壮热,饮食不生肌肤,积经日月,遂致死者。谓之无辜,言天有鸟名无辜,昼伏夜游,洗浴小儿衣褥,露之经宿,或遇此鸟飞从上过而将衣褥与小儿卧,便令小儿著此病。"所述似小儿感染结核者。其病因之探讨,虽不尽然,但也属观察之难得所见。小儿无辜疳,很像小儿感染结核病菌所出现之颈部淋巴结核病症。在其丰富的医疗方药之中,强调针烙法时指出:"凡小儿无辜疳,头干发竖,身无滋润,头露骨出,脑热腹胀,鼻中多痒……腹中有块,渐加黄瘦","脑后两边,皮中有筋肉,结作小核,如杏子大,多时不除,即流入腹中,遂成前状,须有烙破结子者,或有灸其结子者,又有割皮挑出结子者,稍胜于灸。""但看小儿病状相似有结子者,途以此法烙之",其方法为:"以一铁针尖利者,烧针头似火色,看核子大小,作一纸环子,束定无辜,仍须捏定,以针当中烙之,可深二豆许,即贴沉香膏(沉香、黄丹)。"其后还论述了术后护理以及可能并发症之防治。

(十三)小儿疖、痈

治疗小儿疖、痈用"捏"法排脓,显示出《太平圣惠方》思想保守,方法落后,对其可能

出现之后遗症认识不清,其态度与方法值得关注,特亦指出以为警惕。例如,"痈热痛久,则脓溃,捏脓血尽便差。""凡痈疖捏脓不尽,而疮口便合,其恶汁在里,虽差终能更发,皆便成瘘也。"

二、《太平惠民和剂局方》

《太平惠民和剂局方》一名《和剂局方》,简称《局方》,宋代太平惠民和剂局官设药局之成药处方配本,始于北宋元丰(1078—1085)年间,历经名医多次修订,至南宋绍兴二十一年更名为本书名。《局方》分 14 门,收方 788 首,医家评其"选方精审,疗效卓著,为历代学者所重视"。但元代朱丹溪撰《局方发挥》曾评其"官府守之以为法,医门传之以为业,病者持之以立命,世人习之以为俗"。其有关外科者,设有"治疮肿伤折"云母膏等 20 个成方。例如,云母膏由云母、黄芩、柴胡、没药、乳香、麝香、黄丹、水银等 40 味药物组

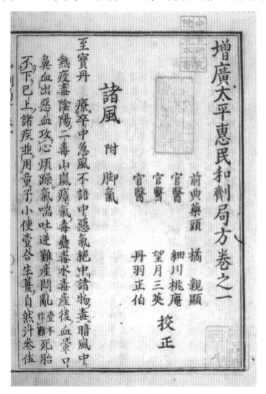

《太平惠民和剂局方》书影

《太平惠民和剂局方》系北宋由政府所设药局拟定之制剂规范底本,原名《和剂局方》,后经医官陈承等校正,分 5 卷 21 门,279 方。南宋时随药局更名而更名,并陆续增扩为 10 卷 14 门,788 方。中国中医科学院图书馆藏。

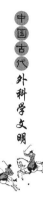
成,主治"治一切疮肿伤折等病,治发背、乳痈、肠痈、箭头所伤,甚至死胎在腹,瘤赘,一切肿疖"等数十种外科类疾病。其他成方也大都主治外科类疾病或证候,基本上均属于保守治疗,很少涉及外科手术与医疗技术之运用。值得注意者,于"花蕊石散,治一切金刃箭镞伤中,及打扑伤损"中,提及"若牛觝肠出不损者,急内入,细丝桑白皮尖茸为线,缝合肚皮,缝上掺药,血止立活。如无桑白皮,用生麻缕亦得,并不得封裹疮口,恐作脓血。"

三、《历代名医蒙求》等之外科

南宋周守忠,钱塘(今浙江杭州)人,集前代医人医事,撰有《历代名医蒙求》(1220),其所收历代医家奇闻轶事、病案选编中载有:"咸平中(998—1003)……有数子弟相戏,以一钓竿垂钓,用枣作饵登陆鸡雏,一子学之,而误其钩至喉中,急引,乃钩以须逆不能出,乃命之诸医,不敢措手。魏公大怖……时本郡有一莫都料,性甚巧,可召问之,公召老妇责之曰:'吾子误吞钩,莫都料何能治之?'老妇曰:'闻医者意也,其莫都料曾水中打打碑塔,添仰瓦。'魏公大哈,亲属勉之曰:'试询之。'公召莫都料至,曰:'要得一蚕茧及大念珠一串。'公与之。莫都料剪茧如钱大,用物推四边令软,以油润之,仍中通一窍,先穿上钩线,次穿数珠三五枚,令儿正

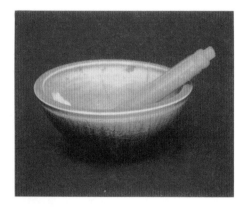

青瓷研钵

宋代,青瓷质,口径 20 厘米,高 6.5 厘米,外科用药研磨器。广州中医药大学医史博物馆藏。

坐开口,渐添引数珠,掭之至喉,至系钩处,向项下一推,其钩向下而脱,即向上急出之。见茧钱向下裹定钩线须而出,并无所损。"(《普济方》引《名医录》《历代名医蒙求》)

此案系小儿误吞鱼钩至咽之危症,莫都科(注:一为料)所设计之器具,甚为精巧,成功施行"咽喉鱼钩剔除"手术,取得良好效果,惜此法未能得以推广、改进。

又《普济方》引《古今医统》,记有宋代范九思医案,叙述扁桃体化脓性感染,脓已成,切开引流手术。"范九思,不知何郡人,业医善针,沉疴悉能起之。一人患喉内生蛾,诸医不能愈,且畏针。范与末药,计以笔搽之,遂暗藏针于内,刺之即愈矣。"据考其为嘉祐(1056—1063)中人,何若愚撰《流注指微赋》一书中,曾有范九思疗咽于江夏。"嘉祐中,有太傅程公守任于江夏,因母暴患咽中有痛,卒然而长,塞气不通,命医者止,可用药治之,勿施针以损之,故众医不敢措治,寻有医博范九思云:'有药须用,先使亲笔点之,痛疽即便差。'公遂取新笔与之,九思(原注:以小针藏于笔头内)乃以点药上痛,药到则有紫血顿出,渐气通而差。"此案一娇贵老妇人患扁桃体脓肿向医者开出只许用药,不可施刀针

切开之术等条件，因此，诸医不敢给予治疗。可见当时之众医，均以非手术切开引流是难能治愈的共识。病者反对手术切开，他们只好缩手观望。唯范九思巧施妙术，以毛笔头藏刀针之障眼法，切开引流，获得治愈效果。

四、《圣济总录》之外科

宋徽宗赵佶（1082—1135）一生比较关注医学之发展，也较重视提高医学之地位，对医学著作之整理也有贡献，作为封建社会的皇帝，应该说是十分难得的表现。北宋政和年间（1111—1118），赵佶曾下诏编撰《圣济总录》两百卷，涉及医学理论及临床各科、养生等内容，收医方近两万首，其中对外科医疗手术也较为重视。纵览外科部分之叙述，似乎并不排除医疗技术之应用，在肛门痔瘘方面，广泛强调了"洗痔""熏痔""涂痔""熨痔""坐药""手术结扎法"等的广泛运用。例如，熏痔法：穿地坑，内著熟火一斤。方砖一片，中心钻孔子，盖坑口，旋入药一撮，披衣坐上熏。涂痔法：用黄柏、铅丹、黄连、腻粉、石矾等分，捣罗为散，先煎葱汤洗，后用药散一钱匕涂之。此涂痔法，实际上是最早"枯痔散"之应用，或为先声之举。又如蒸洗法，强调将所用药"煎五七沸，盛在深盆中，便令患者于上面坐，围衣被熏之，勿透气，候下得手，便淋渫患处"。关于枳壳散方之应用，强调"桃子内炒令热，以帛裹热熨，冷即再炒再熨。"肛门坐药应用比较广泛，例如"以帛、绵裹药"纳肛门之法，于多处推荐应用。

要特别指出的是《圣济总录》中痔瘘、久痔所强调的结扎手术疗法，对后世的影响深远，至今仍为中医外科临床医师所常用。"治痔瘘有头，或如鼠乳，治用圣膏方。""芫花根，不计多少，右一味，洗净阴干，木臼内捣，入水少许，绞取汁，于银石器内，慢火煎成膏。将丝线就膏内度过，以线系痔头。初时，微痛、心躁，候落（注：即等候结扎之痔萎缩脱落），以纸拈子膏药，内于窍（肛门）内，永除根本。未落，不得使水。"该法使痔之治疗技术达到比较理想的水平。

五、《普济本事方》之外科、伤科

《普济本事方》（1132）作者许叔微（1079—1154），是南宋时期医学家，字知可，真州白沙（今江苏仪征）人。绍兴二年（1132）进士，曾任集贤院学士，对张仲景《伤寒论》钻研有年，成就卓著，著作颇富。晚年整理自己"平生已试之方，记其事实"以成书，初名《本事方》，分 25 门，辑录医方、医论、医案，载方 318 首，其有关外科、伤科内容分述于卷六或卷八。例如卷六所记述："宣和中（1119—1125），有一国医，忽承快行宣押，就一佛刹医内人……奉旨取军令状，限日下安痊。医诊视之，已昏死矣。问其从人……云：因蹴秋千自空而下，坠死。医者云：打扑伤损，自属外科。欲申明，又恐后时参差不测。再视之，微觉有

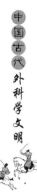
气,忽忆药篋中有苏合香丸,急取半两,于火上烙去脑、麝,用酒半升,研化灌之。至三更方呻吟,五更下恶血数升,调理数日得瘥。"此案不仅反映了宋代外科医师急救水平之高,而且为我们提供了一个重要的信息,即"打扑伤损,自属外科"。说明我国北宋时期,已有"外科"学科之名,并明确将骨关节伤损之病症统归于"外科",从而给予中国外科学史之研究很多启示。

另一例,亦属伤科病案。"元祐中(1086—1093),宋人许元公,赴省试卷,过兴寺桥,值微雨,地滑坠马,右臂臼脱,路中一人云:急与接入臼中,血渍臼中即难治也。仆者如其说,神已昏,亦不觉痛也。……或云非录事巷田马骑不能了此疾。急召至,则已日暮矣。田秉烛视其面色,云尚可治,此疾料理费力,先议所酬,方敢用药。此公去省试止旬日,又是右臂,正妙作字,今须作两等商量。如旬日内安痊如旧,不妨就试,作一等价……悉如其说,遂用药封其肿黯处,至中夜方省,达旦已痛止矣。翌日至,悉去其封药,损处已白,其瘀血青黯已移在臂臼之上。如是数日易之,其肿暗直至肩背。于是用药下之,泻黑血一二升,三五日如旧,臂亦不痛,遂得赴试。……(田)元公云:若在外方遭此厄,微田生,吾终作折臂鬼矣。故知坠损手足臼脱,急须接入,不尔终成芦节也。"(《普济本事方》卷六)。此例亦见于《医说》。元代危亦林《世医得效方》等亦论及。坠马致肩关节脱臼者,唐代蔺道人《理伤续断方》已作正确复位手法论述,宋代田马骑擅长此术本非过人之术,然田乘人之危,不光复位救疗,竟乘许元公赴省应试之急,称:"此疾料理费力……如旬日安痊如旧,不妨就试"要求"作一等价"。如此品德太过恶劣,此或为今之医者借鉴。

许叔微《普济本事方》卷八,叙述"治打损接骨方"时,又曾指出"若大段伤损碎折,先整了骨,用前药贴了,然后服"接骨方。如此,可知许叔微或对粉碎性大骨之伤折,已掌握了手法,或手术整复之医疗技术,如所谓"先整了骨"。但十分可惜,遍查《普济本事方》与其他医著,均未见许氏做具体术式之记载。

六、《济生方》之外伤科

《济生方》作者严用和(1206—1268),南宋著名医学家,庐山(今江西九江)人,字子礼。十七岁即以医名于时,至宝祐元年(1253),积学30年,谓:"世变有古今之殊,风土有燥湿之异,人禀亦有厚薄之不齐,概以古方疗今病,往往枘凿不入。"因采古人可用之方,裒所学已试之效,撰成《济生方》。

《济生方·痈疽疔肿门》于论述"疔肿论治"时,引:"嵇云……内翰洪舜俞,以恶疮生腭上,久不能治。嵇云:此名内疳疮,初发如莲花痔,根蒂小,而下垂反大。治法以勾刀决断其根,烧铁器令七八分赤烙之以止血,次以雄黄、轻粉、粉霜、香白芷、白蔹为散,敷其上,令病人侧卧,以槐枝作枕,支其牙颊间,毋使口合,一两时许,疮瘢定,令病者自便,治日得脓,便渐治之愈。若此证久不治,即四边肉渐成死肌,法用槐枝枕支病者牙,毋使得合，以小镰去其恶肉，令尽，即撒生肌散，上仍用乳香膏护之，自非饮食时，且令病者侧卧，支其牙颊，毋使口合，则津液不冲动疮药。三日后，肌肉渐生，才可令病人自便，无所碍矣。""洪内翰云：此症缘医家不识，则无治法，以至不救，良可惜也。"

又《瘘论治》篇："嵇云：漏疮当探其浅深，渠在北地时，有一人害瘘疮于胁间，嵇以榆皮细枝刮去皮，取线以绵裹其尖，以绵牢系之，以榆皮探疮中，疮之穴乃自胁而达于腰，在皮肤之间。嵇遂于病者腰间，以针决破，用追毒丹三粒，纳于疮中，三日即溃，而胁间之漏遂止，则脓悉自腰间针孔中出，脓尽生肌遂愈。其服狗宝丸，敷乌龙膏、乳香膏、生肌散并如前法。"

"嵇云：澄江治一妇人漏疮，此妇人先于小腹下成一漏疮，久又于背脊腰下成一疮，嵇以榆枝，自背探之，乃直达于腹前之漏疮，嵇两用追毒丹、乳香膏、乌龙膏而愈。"

此三例，第一例按其所述，其所谓"恶疮生腭上"之"内疗疮"，似上腭部之恶性癌肿，或即齿龈癌瘤，嵇医师治以用勾刀从癌肿根部切除，并用烧红之烙铁烙之以止血，局部伤口涂以有消炎作用的药品外敷。按其所论之良好效果，说明该癌肿之手术切除是十分成功的。第二、三例，同为椎骨或肋骨结核所引起的瘘道。两者病情相似，一为从胁而通于腰之漏疮，一为由背至腹前之漏疮，前者应系腰椎或肋骨之结核性病灶，而后者则可能系胸椎之结核性病灶。嵇氏之治疗法类似，均采用具有柔性的榆树枝做成探针，以探其窦道之终始。为了防止榆枝断于漏管中，或防树枝尖刺伤，特选用线以裹其枝尖，并强调"以绵牢系之"。在用榆枝探明窦道始末后，以针刀切开其漏道下端使积脓顺利引流排出，并处以具有效消炎、消毒生肌之药膏外敷治疗，均获十分理想效果。

据考，严用和《济生方》所记述"嵇云"之"嵇"，且该书于《痈疽论治》中以"嵇论治法"为题："嵇云，金人大定间（1161—1189），有遇异人传狗宝丸，得之者以献之伪主。其后，嵇乃事伪朝，以外科奉御，疗将士金疮有功，金主以金帛赐焉。"由此可知嵇氏曾任金大定间之"外科奉御"。有外科之名者，或以此为早。

严用和《济生方》之"痈疽疔肿门（附瘘）"，引述嵇云者甚为广泛，几乎可以视之为主体理论与医疗技术，所用方药也多系嵇氏所述常用者。而其他章节，未见有提及嵇云者。综览该门之论述，严用和撰《济生方》时，其"痈疽疔肿门"可能主要参考了嵇氏之专著，惜今已不知其专著名。

关于严用和《济生方》之"痈疽论治""疔肿论治""瘘论治"时所引嵇云之嵇，其名何人？从严氏所提及者，知其曾官于金大定间之"外科奉御"，并口称金为"伪主""伪朝"，其视南宋为正宗者。但其名仍不知，何时希《中国历代医家传录》收有《嵇大夫》者，以《济生方》所述为其传，未出生平与贯里。今读《仁和县志》，其嵇清之生平年代以及医术特点，与《济生方》所述之嵇氏颇多一致之处，不知有否关联，或是否同族，甚或为同一人，仅将《仁和县志》所记嵇清传录后以为参考。

嵇清，字伯仁，仁和县（今浙江杭州）人，世传秘术，善疗金疮骨损。父初由汴扈跸南渡,时(1126)方戎马蹂躏,救治戎马践伤者,全活甚众,及北兵入寇,帅臣请俱。值兵溃,因失所在。事闻,命清摄职,年未冠,早谙先业。先是,大江以南,良医故鲜,正骨一科,尤所罕睹。清既著名,日有扶疾救治者,续断起废,辄见奇效。其后,嵇胜者,侍明武庙,以杂科显,掌院事,卒于官,至今称"嵇接骨"焉。宫中有患折胧者,他医莫措。清为整治,完好如昔,禁掖诧曰:"小小嵇真能接骨耶?""寿皇躬亲骑射,时有惧损,应期而愈,中外益重之。"

又《绍兴医学史略》所述"嵇幼域",作者首先引用流传绍兴民间歌谣"清明时间雨潇潇,路上行人跌一跤,借问伤科何处有,牧童遥指下方桥。"赞扬绍兴"三六九"伤科。"世居山阴下方桥里西房,故有称'下方寺里西房伤科'为浙江著名的伤科世家,其历史悠久,盛名较先于顾代伤科。它始于南宋高宗(1127—1162)绍兴年间(1131—1162),沿袭已二十余代,迄今已有八百余年历史,支派繁衍,代有传人,在民间深负盛誉。三六九伤科源于少林,据《下方寺里西方秘传伤科》序:三六九伤科始自南宋,由其鼻祖嵇幼域,字霞坡,早年拜少林武师徐神翁为师,授其武功及医术,后护驾至绍,悬壶行医,堂曰'善风草堂',不久医名雀起。嵇公幼域,收授孤苦贫孩,传艺授徒,创'下方寺里西房伤科',著《秘传伤科》为寺中传钵。子嵇绍,师承其业,直至明清。"

七、《小儿卫生总微论方》之外科

《小儿卫生总微论方》20卷,不著撰人,据南宋嘉定(1208—1224)太医局何大任序称,家藏该书已有60余年,其成书当不晚于南宋绍兴年间。按此推断,可能晚于钱乙《小儿药证直诀》约半个多世纪。由于该书较钱乙书之内容大大丰富,所以在小儿外科方面,也得到更多的关注。例如其恶核、瘰疬、疥癣、金疮等小儿外科疾病之论述,以及医疗技术之收录,均非钱乙书所能比。以下仅录其有关咽喉异物剔除术、治疗疣所反映的富有创新之血清免疫疗法,以说明其小儿外科医疗方法之进步。

《小儿卫生总微论方》卷十七:"以磁石如枣核大,磨令光,钻作窍子,以线系定,令儿含之,针则自出。若误吞钱者,用枣大。"又如:"以针或小刀子,决疣子,四面微微血出,取患疮人疮中脓汁傅之,莫得近水,三日外脓溃,其根动自落。"此术或引自唐代孙思邈《备急千金要方》,此两例小儿外科疾病,均强调使用外科医疗手术治疗,且富有进步意义,较之同时代儿科医家,其思想更切合医疗发展之实际。虽然该技术并非《小儿卫生总微论方》作者所创,但他能吸纳有效医疗方法以指导小儿外科,应予以肯定。

八、其他医书中关于痔疮医疗技术

魏岘《魏氏家藏方》(1127)已记述了肛门痔的枯痔疗法,所用处方为轻粉、信石、蟾酥与白矾，与现今外科临床所施用的枯痔散药物组成相似。

又，明代薛己《外科发挥》(1528)曾引述："曹五如神千金方,治痔无不效。年远者,不出十日取尽;日近者,俱化为黄水,连根去净,更探生好肉药,应是五痔皆去之。乃临安(南宋首都,今浙江杭州)曹五方。黄院荐引为高宗(1127—1162)取痔得效,后封曹官至察使。"《普济方》引《家藏经验方》亦曾引述曹五之医案:"曹五,临安人,治痔无不效。黄院引为高宗取痔得效,后封察使。""临安曹五,医痔本刀镊人,因黄院子荐引为宋高宗取用'如神千金方',愈后,官至观察使。"上述事例说明曹五当系南宋初著名外科痔漏专科医生,可惜其"如神千金方"组成药物不详,或即有效的枯痔散方。

杨士瀛《仁斋直指方》(1264)卷二十三之治诸痔方:"患处即以明白矾泡汤温洗,仍以葱汤再沃,次用桐壳灰,穿山甲尾间炙焦,地胆去翅足,秫米炒,各一分为细末,入胆矾少许,研和,酒调,以笔蘸敷,少顷痛来,以葱汤沃去,准一时许;前药又增些胆矾,若痛,又以葱汤沃之;又等一时,药中又增些胆矾,并如前法,一日三次。用前药,其胆矾又以渐加多于第一日矣。后日三次用前药,其胆矾又以渐加多于第二日矣。痛则沃之以葱汤,三日以还,更不用药,只是明矾泡汤,与白汤相间淋洗,日三四次,十余日自然成痂。如柿干之状。无胆矾,以绿矾代之。"胆矾成分为硫酸铜($CuSO_4 \cdot 5H_2O$),绿矾主要含硫酸亚铁($FeSO_4 \cdot 7H_2O$),二者均为外敷治疗痔有着较好效果的药物。(注:杨士瀛逐日增加外敷用量,因腐蚀引起疼痛之洗淋,以及良好的治疗效果,此案可能是枯痔疗法之最佳选择,显然较魏岘《魏氏家藏方》所记载之枯痔散更为安全而少痛苦。)

九、多位南宋医家记述的外科个案

(一)骨折整复与固定术

杨倓《杨氏家藏方》(1178)卷十二载骨折手法复位,柳帘固定法:"通灵黄金膏治打扑伤损","如损折者,以竹夹夹直,以药摩之"。卷十四:"整骨丸治从高坠下,筋断骨折……并皆治之""若骨碎及蹉跌者,并皆平正""不成芦节"。又:"接骨膏治手脚骨折:取嫩细柳条,量所用长短,截数十条,以线穿成帘,裹于损伤处,缠一遭,就线头系定,又用好皮纸一长条,量柳帘高下,截剪即于纸上摊镕黄蜡匀,掺肉桂末,在蜡上厚半米(粒)许,即于帘子上缠药纸三四重,上用帛子软物缠缚扎定,其痛渐止,骨渐相接,即获平复。"(据日本宫内厅书陵部南宋刻本影印本《杨氏家藏方》,宋代郭坦《十便良方》(1195)卷三十二"打扑"引《杨氏方》)

杨倓(1120—1185),南宋医学家,字子靖,整理父杨存中与自己经验,成《杨氏家藏方》,多有创见。除上述外,还有如用大风油治疗大麻风等。

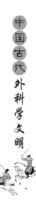

（二）肠出缝合术

南宋吴彦夔《传信适用方》（1180），以"缝合创伤肠出者，桑白皮作线缝之，更以热鸡血涂上。唐安金藏剖腹用此法便愈"，记述了外伤致腹部肠出的缝合术。虽然引用，没有病例，但也说明南宋时期在战伤等处理上，该术仍发挥着作用。

（三）结扎止血术

南宋温大明《温隐居海上仙方》（1216），记有："金疮出血涌如泉，龙骨黄连功未全。一味紫苏为细末，用时封扎自然全。""金疮血出如泉，用陈年紫苏为末，傅扎患处。"温大明，祖籍南京，寄迹四明，祖传医术，并得王承宣心传。自淳熙改元（1174）始续先业，取五世家传名方，历学请教四方名医，汇为《温隐居海上仙方》。曾官保仪郎，差充殿前司兼和剂局收买药材官职。

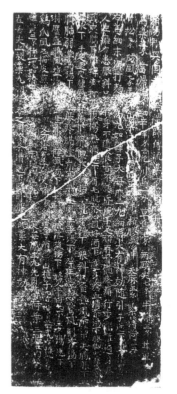

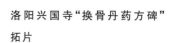

洛阳兴国寺"换骨丹药方碑"拓片

碑身高 76.5 厘米，宽 31 厘米，原碑立于宋代洛阳兴国寺，碑文为该寺无际禅师所传诊治骨科疾病之换骨丹等药方。该拓片拓于清代，现藏于上海中医药大学医史博物馆。

（四）肿瘤切除术

《名医类案》引《闻奇录》文，叙述宋代外科医家为患者施行目瘤切除术。"金州防御使崔尧封，有甥李言吉，左目上睑忽生一小疮，渐大如鸭卵，其根如弦，恒偃其目不能开，尧封饮之令大醉，遂与割去。"此例虽未详述手术切除之方法、步骤，但强调了比较理想的酒麻醉。所以为《闻奇录》所载，是因为同时有"疮既破，中有黄雀飞鸣而去"的奇闻，显然出于奇特，或出于对切除手术之神秘化宣示，非真有其物者。

又《名医类案》引《五湖漫闻》文，叙述："吴江一农夫，两股赤肿，痛甚，不能坐立，一医与之剖开，中有小蛤蜊四个，取出遂愈。"

又《名医类案》引《稽神录》文，叙述："处士蒯亮言，其所知额角患瘤，医为剖之，得一黑石棋子，巨斧击之不伤缺。"人称之为剖棋子医。以上或为医家或撰记者所故为之者。

（五）骨折整复，杉木皮固定术

何时希《中国历代医家传录》记有："宋外科陈氏，名不详，东阳（或为今浙江东阳）人，专治一药，治一切赤肿疖毒。初发便贴，无有不散。"（出《宋本备急灸法》）该书或即宝庆

(1225—1227)闻人耆年之《备急灸法》。

又:"用绿豆粉,新铫炒紫,新汲水调敷,以杉木皮缚定,治打扑损伤,其效如神。此汀人,陈氏梦传之方。"谓出《澹疗方》,何氏定为元代人。二人贯里虽异,是否同为一人,尚待考察。

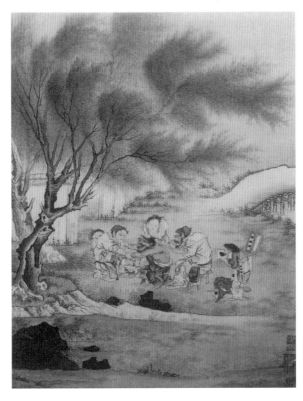

宋代民间外科医师手术图(灸艾图)

宋代著名画家李唐绘。《故宫书画录》第五册载画云:"素绢本,著色画,立轴,无款识,上方右角有'乾隆御览之宝'玉玺印。绢高二尺一寸二分,广一尺七寸九分。"题名"灸艾图"。此图为著名画家摹宋本。现藏台北故宫博物院。

第六节　非医学文献中记述之外科

宋代统治者对医学发展,可以说特别关注,以北宋皇帝尤为重视。在他们的具体要求下,医学发展出现了许多创造性进步。广大知识界在范仲淹(989—1052)"不为良相,但为良医;不能救国,但愿救民"的名言引导下,许多知识分子仕途不通时,多改作医学研究,从而促进了有宋一代儒医的成长。加之宋徽宗改"太医局"为"医学",直属国子监,与太学平级,在改变医学行业地位方面,也发挥了显著的作用。知识阶层较前代更加关注

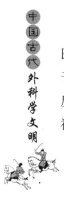

医学,各级官员中不乏精于医药卫生保健知识者。在他们的著作中,往往记述了当代关于医药卫生之传闻、实录,其中关于外科者,也多有记述,而且不乏富有科学的内容。能反映有宋一代外科手术、医疗技术之发展水平,为我们提供了珍贵的史料,现仅就个人视线所及者,录之以为学者参考。

一、《宋史》等传记所涉外科

《宋史》涉及医学家传记与非医学家传记涉及医学内容者不少,但所涉外科内容者并不是很多,现仅就所涉及外科内容,特别是所涉外科手术医疗,作一些记叙与分析。

(一)箭镞剔除术

关于在麻醉下箭镞剔除术,十分珍贵,现引述《宋史·张琼传》中之内容。"及攻寿春(今安徽寿县),太祖乘皮船入城壕。城上车弩遽发,矢大如椽,琼亟以身蔽太祖,矢中琼股,死而复苏。镞著髀骨(即股骨),坚不可拔。琼索杯酒满饮,破骨出之,血流数升,神色自若。太祖壮之。"太祖,即宋代第一位皇帝赵匡胤。张琼,馆陶人,少有勇力,太祖为周将,琼隶帐下……及帝即位,擢为殿前都虞侯。

这段记载只记述了张琼箭伤后的情况,以及伤及部位、严重程度。但对手术方法、步骤,哪位医生在麻醉下进行的手术切开剔除深入股骨之箭镞等,未作较详记述,十分遗憾。但短短数语告诉我们,该手术是在酒麻醉下,成功将深入股骨之箭镞剔除,获得急救之成功,可谓宋代军阵外科的高水平成就。

(二)矢穿颊耳、矢贯左髀诊疗术

"自颊贯耳"与"弩矢贯左髀(左侧股骨)",也获得良好治疗效果。例如,《宋史·冯文智传》:"冯文智(952—1012),并州(今山西太原)人。世以方技为业。太平兴国中(976—983)诣都自陈,召试补医学,加乐都县主簿。端拱初(988),授少府监主簿,逾年转医官,加少府监丞。尝隶并代部署。淳化五年(994),府州折御卿疾,文智诊疗获愈,御卿表荐之,赐绯,加光禄寺丞。咸平三年(1000),明德太后不豫,文智侍医,既愈,加尚药奉御,赐金紫。六年,直翰林医官院。东封,转医官副使。""自建隆(960)以来,近臣皇亲、诸大校有疾,必遣内侍挟医疗视,群臣中有特被眷遇者亦如之。其有效者,或迁秩、赐服色。边郡屯帅多遣医官、医学随行,三年一代。出师及使境外、贡院锁宿,皆令医官随之。京城四面,分遣翰林祗候疗视将士。暑月,即令医官合药,与内侍分诣城门寺院散给军民。上每便坐阅兵,有被金疮者,即令医官处疗。咸平中(998—1003),有军士尝中流矢,自颊贯耳,众医不能取,医官阎文显,以药傅之,信宿而镞出。上嘉其能,命赐绯。"

"又有医学刘赞,亦善此术。天武右厢都指挥使韩晟从太祖(927—976)征晋阳,弩矢贯左髀,镞不出几三十年。景德初(1004),上遣赟视嵒,赟傅以药出之,步履如故。嵒请见,自陈感激,愿得死所,又极称赟之妙,赐赟白金,迁医官。"

(三)化脓性感染手术扩疮引流术

刘遇,沧州清池(今河北沧州)人,宋初以琼州团练使从征太原,善射,宋太宗待之甚厚。"(太平兴国)八年(983),徒镇滑州(今河南滑县)。晨兴方对客,足有灸疮痛,其医谓:'火毒不去,故痛不止。'遇即解衣,取刀割疮至骨,曰:'火毒去矣。'谈笑如常时,旬余乃差。遇性淳谨,待士有礼,尤善射,太宗待之甚厚。"

(四)"金针拨白内障"手术

从现知资料来看,宋代眼科医疗技术比较先进,特别是白内障手术比较成功。掌握"金针拨白内障"手术者,似也较为普遍,而且效果也较佳。《宋史·皇甫坦传》《宋鉴》与地方志书等,均见其不同之记述。例如,《宋史·皇甫坦传》:"皇甫坦,蜀之夹江(四川中部)人。善医术。显仁太后苦目疾,国医不能疗,诏募他医,临安守张俦以坦闻。高宗召见,问何以治身?坦曰:'心无为则身安,人主无为则天下治。'引至慈宁殿治太后目疾,立愈。帝喜,厚赐之,一无所受。令持香祷青城山,还,复召问以长生久视之术。坦曰:'先禁诸欲,勿令放逸。丹经万卷,不如守一。'帝叹服,书'清静'二字以名其庵,且绘其像禁中。荆南帅李道雅敬坦,坦岁谒道。隆兴初(1163),道入朝,高宗、孝宗问之,皆称皇甫先生而不名。"

又:"宋显仁后韦氏两目失明,募医疗者莫能奏效。有道士应募,金针一拨,左翳脱然复明。后喜,请治其右,报当不赀。道士曰:'后以一目视足矣,彼一目存誓可也。'后惕然,起拜。盖后自房中回,曾与钦宗誓曰:'吾先归,苟不迎君者,瞽吾目也。'道士固欲治之无益,遂不治耳。"(见《医药文献》引《雪履斋笔记》)

《宋史·皇甫坦传》所指"显仁太后",即宋高宗赵构之生母,宋徽宗赵佶之韦妃。靖康二年(1127),宋徽宗、宋钦宗被金兵所俘,同时韦妃也被俘。赵构初被封康王,徽、钦二宗与韦妃等被金兵俘后,构于南京(今河南商丘)即位,后南迁扬州而再迁临安(今杭州),向金求和。约1139年,迎接韦妃至临安,入居慈宁宫,为太后,约90岁死于慈宁宫,谥曰:显仁。

按:皇甫坦"善医术,显仁太后苦目疾",高宗"引至慈宁宫,治太后目疾,立愈"。据能"立愈"者,以及"苦目疾"显然非急性眼疾,最大可能属于老年性逐渐发展而成之白内障失明,也只有白内障可以经由"金针拨障"可以达至"立愈"。

计算一下宋徽宗、宋高宗、显仁太后之生卒年龄,也许对其目疾之发与治愈,有所助益。宋徽宗赵佶(1082—1135),在位为1101—1126年,韦贤妃约生于1079年,比赵佶大3岁。赵佶于25岁,韦妃约28岁,即于1107年生赵构。赵构迎生母韦贤妃至临安,韦贤

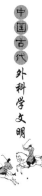

妃当已近 50 岁了,其与徽、钦二帝被俘的日日夜夜,虽然她被迎回临安慈宁宫,过着皇太后的生活,但对徽宗之思念,以及年岁长至七十、八十乃至九十高寿,诸般条件都是好发老年白内障的重要因素。因此,判断显仁太后所患目疾,乃至医术高明之皇甫坦医师"立愈"者,最大的可能是老年白内障,而"立愈"者,即当时已较普遍的"金针拨白内障"手术。《宋鉴》记此甚详且更为具体,现摘引于后。"宋显仁后失明,广募医疗,莫之能治。后有道士入宫,将针一拨,左目顿明,后喜,请更治其右。"

靖康之耻,韦贤妃同时被俘,即后之显仁太后,南宋高宗之母。高宗"养不及母",向金人割地议和,以求迎母,得金允诺。显仁皇太后回临安时,信誓旦旦,向钦宗表示,"请容我先行一步,只要我回到中原,自当尽力设法营救你们君臣,如若失言,就让老天爷瞎了我的眼睛",挥泪而别。但回到临安后,享尽荣华富贵,终于将自己的誓言淡忘脑后……显仁皇太后晚年,终于为一种奇怪的眼病所折磨,双目失明。宫中御医无能为力,高宗几次下诏天下,无人应诏。后来有一位道士,自称有妙术能治,进入内宫,见了太后并不多语,仅取出金针一枚,在太后左眼一拨,悄然一亮,博得众人喝彩。太后请道士医治右眼,表示一定要厚加赏赐。道士微微一笑,收起了金针说:"贫道以为,太后你有一只眼可以看见世间万物,何必还要医治另一眼睛呢? 您原本就该留着这只瞎眼,以作为当年誓言的见证,也就是了。"显仁太后闻听此言,顿时惊惧万分,惭愧地对道士施礼,连连称谢,不敢再提医治另一眼之事。

《江宁府志》:"朱杰,生而异相,有隐德,治人目如神,针甫下,而瞖旋彻。其裔名鼎者,召用有效,锡赍甚厚。"(注:江宁即今之江苏南京,距浙江杭州也较近。为显仁皇太后治疗白内障针拨术者,无论是皇甫坦,还是贫道士,其游走行医恐是事实。可以看出,宋代或南宋精于金针拨白内障术者,较唐代新兴之初,恐已为更多医者、道士等所掌握。)

二、其他非医学文献中之外科

(一)正骨医疗术实验病理观察

前已述及嵇清整治宫中折肱"完好如昔","续断起废,辄见奇效",以及所继承者"至今称'嵇接骨'焉"。北宋李昉等撰《太平广记》,集汉宋小说笔记、稗史 475 种而成,所引《朝野佥载》:"定州(今河北定州)人崔务坠马折足。医令取铜末,和酒服之,遂痊平。及亡后十余年,改葬,视其胫骨折处,铜末束之。"(参见《太平广记》卷二百一十八)此尸骨骨折处于十余年后之实际观察,并联系其生时以铜末治疗之效果,以证实骨折服用铜末之治疗效果,实乃病理解剖实验观察之先进技术,富有十分重要的临床指导意义。

(二)实验外科

《太平广记》引《朝野佥载》:"医书言虎中药箭,食清泥;野猪中药箭,豗(音:恢)荠苨而食;雉被鹰伤,以地黄叶帖之。又礜石可以害鼠。张鷟曾试之,鼠中毒如醉,亦不识人,犹知取泥汁饮之,须臾平复。鸟兽虫物,犹知解毒,何况人乎! 被蚕啮者,以甲虫末傅之……蜘蛛啮者,雄黄末傅之;筋断须续者,取旋覆根绞取汁,以筋相对,以汁涂而封之,即相续如故。"

(三)军医解剖指导针灸实践

邵博为邵伯温之子。伯温,字子文,洛阳人,父邵雍(1011—1077)。邵伯温撰有《闻见录》,邵博撰有《闻见后录》30卷,收载:"无为(安徽中部)军医张济,善用针,得诀于异人,云:能解人而视其经络,则无不精。因岁饥疫,人相食,凡视一百七十人,以行针无不立验。如孕妇因仆地而腹偏左,针右手指而正;久患脱肛,针顶心而愈;伤寒翻胃,呕逆累日,食不下,针眼眦立能食。皆古今方书不著,陈莹中为作传云:药王为上世良医,尝草木金石,名数凡十万八千,悉知苦、酸、咸、淡、甘、辛等味,故从味因悟人,益知今医家别药曰:味者古矣!"

(四)正解剖生理之误

解剖学科之发展进步,对医学、对外科之发展进步是十分重要的基础。外科手术能否成功,除止血、麻醉、消毒水平十分重要外,对人体特别是手术部位解剖之熟练掌握尤为重要。如果对其缺乏正确的掌握,严重事故后果会接踵而来。宋代除《欧希范五脏图》与杨介《存真图》等解剖成就,及医学家对解剖学比较关注外,非医学家中关心医学发展之学者中如沈括等亦十分关注解剖之正误。

沈括(1031—1095),字存中,今杭州人,北宋科学家、政治家。宋仁宗嘉祐进士,关注天文、地质、生物、医药之研究,比较留心记录有效药物之作用,曾撰有《苏沈良方》一书传世。关于人体解剖、生理,他于其专著《梦溪笔谈·药议》作了如下论述:"人有水喉、食喉、气喉者,亦谬说也。世传《欧希范五脏图》,亦画三喉,盖当时验之不审耳。水与食同咽,岂能就口中遂分入二喉? 人但有咽、有喉二者而已。咽则纳饮食,喉则通气。咽则咽入胃脘,次入胃中,又次入广肠……喉则下通五脏,为出入息。"沈括作为一位非医学家,发现解剖专书《欧希范五脏图》记人体气息、饮食之通道,竟然误绘画为水喉、食喉与气喉三喉。他正确指出:水与食同咽,即水与食同经食道为一,"岂能就口中遂分入二喉",甚为正确。虽然沈括此见可能并非通过亲自解剖观察,但其结论确是正确的。

(五)桑白皮线缝合继续应用

中国医学对创伤之缝合历来强调运用桑白皮线,最富盛誉之临床应用,即唐代安金藏剖腹肠出急救之腹壁缝术。其实,《名医别录》之桑白皮条已作记述,在其主治项下"可以缝金疮",可知桑白皮线缝合金疮在唐之前数百年已有认识。宋代苏颂(1020—

297

1101)，字子容，泉州（今福建）人，天文学家、药学家。在药学方面，曾撰有《图经本草》（1058）20 卷。经他研究认为："桑白皮作线，缝金疮肠出，更以热鸡血涂之，唐安金藏剖腹，用此法而愈。"此后，历代学者都沿用之，明代李明珍《本草纲目》卷十"花乳石"条，主治金疮出血，其附方之花蕊石散引《和剂局方》："治一切金刃箭镞伤，及打扑伤损"，强调"畜生抵伤，肠出不损者，急纳入，桑白皮线缝之，掺（花蕊石散）药，血止立活"。此外，李时珍《本草纲目》于桑白皮等之发明项，也多谈其缝合应用。

（六）肠痈（化脓性阑尾炎）合并膀胱瘘之治疗术

南宋王明清《挥麈余话》记载了医学家、解剖学家杨介之子婿李生，治疗灵璧县（今安徽东北之灵城镇）富家妇之病案。

王明清，汝阴（安徽阜阳）人，字仲言，集修宋高宗实录资料，撰宋代政事、制度等札记，所撰《挥麈录》为其三十余年心力所成，分四帙，为前录、后录、第三录及余话。

《挥麈余话》："杨介，吉老者，泗州（今江苏）人，以医术闻四方。有儒生李氏，弃业，愿娶其女以受其学，执子婿礼甚恭，吉老尽以精微告之。一日，有灵璧县富家妇有疾，遣人邀李生以往。李初视脉曰：'肠胃间有所苦邪？'妇曰：'肠中痛不可忍，而大便从小便中出，医者皆以为无此证，不可治，故欲屈君子。'李曰：'试为筹之。若姑服我之药，三日当有瘳，不然非某所知也。'下小丸子数十粒，煎黄芪汤下之。以其言，下脓血数升而愈。富家大喜，赠钱五十万，置酒而问之，曰：'始初脉时，觉芤脉现于肠部，王叔和《脉诀》云：寸芤积血在胸中，关内逢芤肠里痛。此痈生肠内所以致。然所服者乃云母膏为丸耳。切脉至此，可以言医矣。李后以医科及第至博士。李植、元秀即其从子也。"此案于明代王肯堂《证治准绳》亦记其要。

此案按其记述，李生初诊认为"脉关内逢芤，肠里有脓"，"诊断为肠胃有所苦邪"，"此痈生肠内"，大致可以解释为现代之"急性阑尾炎化脓穿孔"，并发为"腹膜炎""盆腔脓肿"，发展为"大肠、膀胱瘘"。这样可以正确解释病人所诉"腹中痛不可忍，而大便从小便出"者。在治疗上，李生用黄芪汤冲服小丸子数十粒（注：文末段提示，小丸子即"云母膏为丸耳"），服后"下脓血数升而愈"。所用"云母膏"治痈，于宋代有一定的代表性。《太平惠民和剂局方》卷三"治疮肿伤折，云母膏：治一切疮肿，伤折等病，治发背，乳痈，瘰疬，骨疽毒穿至骨，肠痈……"关于肠痈治疗，特别注"以药半两，分为五服，用甘草汤下。未成脓者，当时消；已有脓者，随药下脓出后，每日酒下五丸，丸如梧桐子大，待脓止即止。"《和剂局方》所载"云母膏"由云母粉、硝石、桑白皮、黄芩、柴胡、黄芪、附子、人参、没药、乳香、黄丹等共计 40 味组成，其制作程序、方法也很特别，兹不赘述。按其药味治疗化脓性感染，肯定会发挥很好的治疗效果，云母膏在宋代是官方治疗痈肿、伤折、肠痈的有效方药。李生选此除继承岳父杨介的经验外，也受到官方《和剂局方》之影响。因此，明代李时珍《本草纲目》论"云母"时，特别引宋代寇宗奭《本草衍义》（1116）："（云母）古虽有服炼法，今人服者至少,谨而至也。惟合云母膏,治一切痈毒疮等,方见《和剂局方》云。"

杨介不但以解剖《存真图》而著名,同时也精于临床医疗。上述李生即继承其外科医术,治疗肠痈并发复杂之病证,获得十分突出的成效。在此,我们再引《古今医统》所述喉痛之治疗以说明之。"杨介,号吉老,泗州人,世医,名闻四方。有郡守病喉痛成流注,久不愈,召介治。知其嗜食所致,惟以生姜一味啖之,食至一斤,始知辛辣而痛愈。守异而问之,答曰:'公好食鹧鸪,鹧鸪好食半夏,遗毒于喉间,非姜无以释半夏之毒,用之遂愈。'"此病案虽在理论上难以得出现代解释,但其治疗喉部脓肿而流注者当属实,也能证明杨介精通解剖,并对外科化脓性感染有丰富医疗经验,可惜未有专著传于后世。

(七)痔结扎术

据《泊宅编》记述一痔核病案。"王居安秀才,久苦痔疾……且云:请以五日为期,可以除根本。初以一药,放下大肠数寸。又以一药洗之。徐用药线结痔。信宿痔脱,其大如桃。复以药饵调养,数日遂安。"其医术确实高明,但医德十分恶劣,当其治疗时,于"放下大肠数寸"时,才向患者索取诊金,故以"萧山恶医"名之,其真实姓氏已不为人所知。

(八)巨舌切除手术

《雪斋杂记》载:"宋,一人患舌肿大,塞满口腔,不能言语,饮食不进。有医者说,能剪去,以利剪剪之。不想,随剪随生,数剪之后,医者束手去。适有一武官,骑马路过,见之,即命随从去家中取脑子(即冰片)来,随掺舌上,即收入而愈。惜不记出于何书。"此案似有一些神奇,但所记不可能出于虚构,中国外科手术史研究当对其有所评述。

(九)唇裂修补与补唇先生

宋代马永易《实宾录》记五代补唇先生,反映了当时唇裂修补术的实际水平。如:"五代方干,为人缺唇,尝应举,有司议以干虽有才而缺唇,奏不第。后归鉴湖(今浙江绍兴)十余年,遇医者补之,年已老矣,遂不复出,时号补唇先生。"按其所述,其唇裂修补术是成功的,该术虽晚于晋代魏咏之成功进行唇裂修补术,但能证明晋唐以来数百年间,该术在民间仍不断沿袭发展之中。

(十)复杂骨折死骨剔除术与术后功能锻炼

《夷坚志》记述宋代朱道人之高水平手术与术后功能锻炼,获得良好的治疗效果。记此案者即文学家、医学家洪迈。洪迈(1123—1202),字景卢,鄱阳(今江西波阳)人,绍兴进士。经史百家,医、卜、星算均为所长,并热衷于宋掌故之描记,取《列子》"夷坚闻而志"之语,以书名《夷坚志》。

《夷坚志》:"(詹志永)因习骑坠马,右胫折为三段,困顿且绝。军帅命昪归,营医救

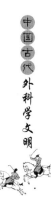

凿,出败骨数寸,半年稍愈,扶杖缓行,骨空处骨皆再生,独脚筋挛缩不能伸。……经三年,遇朱道人,亦旧在辕门,问曰:'汝伤未复,初何不求医?'曰:'穷无一文,岂堪办此?'朱曰:'实不费一文,但得竹管长尺许,钻一窍,系一绳,挂腰间,每坐,则置地上,举足搓衮之,勿计时日,久当有效。'如其言,两日便觉骨髓宽畅,试猛伸之,与常日差远。不两月,筋悉舒,与未坠时等。"此案之前段,主要进行了右腿胫骨折为三段之手术剔除死骨,整复治疗;后段则是处理骨折愈合后并发右下肢骨关节强直不能伸缩之功能锻炼法,其所设计之器具,虽然简陋,但却十分有效。此例说明,我国宋代关于四肢复杂骨折之手术剔除死骨、整复医疗技术是很先进的,而功能锻炼之方法,也很有效。

(十一)脑后肿瘤药线系扎切除术

《夷坚志》:"鄱阳罗筑为士人时,脑后生一瘤,数月后大如半升器,不可栉发,闻婺源(今浙江)有疡医艺绝精,遣仆邀于家。医涂药线,系瘤际再匝,缚其末,剪断之,而出憩外舍,逾两时久,系处痛甚,至龁咬衫袖弗堪忍,呼其子去线,曰:'宁逐日受苦,此痛殆彻骨髓。'子将奉戒,而断线无余地,欲施手弗克,方冬月,因卧火阁度上,遂熟睡。及醒,枕畔皆如水沾湿,有皮囊一片在旁,扪其瘤已不见。诸子乘灯就视,脑外略无瘢痕,盖附着成赘,初不相干也。"此术虽未能进行麻醉,给病人造成较大痛苦,但药线结扎切除脑瘤的手术,还是取得了很好的效果。

(十二)巧施痈肿切开术

《夷坚志》记述宋代外科医家为患者巧施外科手术病案,获得良好效果。例如:"淳熙末(1189),赵从善为冶铸使者,患痈已熟(成脓)而畏刺,(黄)裳预藏小刀,长二寸者,于席下,是日晚,方从容谈笑间,密取出刺之,遂去矣。"又如:"鄱阳市民许三,庆元四年(1198),坠马,右股皮裂肉出,昏迷负痛,不复与人言,裳治之创处虽小愈,而筋垂数寸于外不可入,才起坐即仆……裳乘其扶立,急于腰眼上施一针,惊呼如翻,复手间,筋已入矣,然后用药接补皮外,逾旬始平。"

(十三)切开引流术与肌肤异物(针)剔除术

《夷坚志》记:"绍兴初(1131),江东(今安徽芜湖与江苏南京间长江南地区)提刑左股发痈,日以肿燃,其高至尺许。每医敷药,亦不容辄近。一医言:'此非刺破不可(注:即必须手术切开引流脓出)。'客将闻之以告宪(提刑之名),宪令裸跣而入,但许以单衣束于腰间。分其发为三四,不髻不裹巾。此人傍立拱手曰:'肿已成熟(注:即已成脓),到晚必自溃,不假针砭之力也。'宪喜,偶回顾侍妾,忽大声掔叫,则痈已穿决。出脓血斗余,痛即止,能起立。盖医磨半破小钱使极快(注:即用小铜钱之半磨制成锋利之刃面,趁病人不备之际手术切开脓肿),置之手下,伺隙用之,故立见效。"此乃宋代民间外科疡医对恐惧手术切开患者所施之妙技。

又如:"鄂州富商武邦宁……隙长子有女……乾道七年(1171)得奇疾。方与母同饭啜羹,忽投箸称痛,宛转不堪忍。俄又称极痒,母问其处,不能指言。历数月,求巫医数十,极治悉不效。次年春,一客结束如道人状,入肆饮茶,闻其声,谓武生曰:'彼何人?'曰:'吾女也。'问:'寻常呻吟时更作何声?'曰:'似云丁当者。'客曰:'吾谈笑间可治,须一人视之。'……遽延客入,望见即言:'面色正青,我知之矣!'俯就地拾物一小块,如土如石,使磨屑调与饮,又与腰间袋内取药两钱匕,使挼擦左股痛处。药未尽,一铁针隔皮跳出,头末皆秃锐。女神志顿清,乃道所苦之因,曰:'向来灯下缝裳失针,寻觅不见,便觉股内有物钻攻,流转四体。才吃饮食稍浓者,辄大痛,搅刺上下,到股即止,想是当时著针去处。今既取了,已怗然无事。'即日平安。"此案系道人应用磁石吸引肌肤内铁针出之技术,文献记述者不乏其术,此为典型耳。

(十四)中毒之诊断与治疗

《说郛》引《西溪丛语》记有"马监场云:泉州一僧,能治金蚕蛊毒。如中毒者,先以白矾末令尝,不涩,觉味甘,次食黑豆不腥者,乃中毒也。即以浓煎石榴根皮汁,饮之下,即吐出有虫,皆活,无不愈者。'李晦之云:'凡中毒,以白矾牙茶捣为末,冷水饮之。'"又:"泉州一僧,治金蚕毒,云:'才觉中毒,先吮白矾,味甘而不涩,黑豆不腥者是也。但取石榴根皮煎汁饮之,即吐出蚕,无不立愈。'"该例文字与《说郛》卷九所引一致,稍有差异,可供参考。

又:"台州(今浙江临海)安圣院僧师肇……脊下烧一圆疮,痛楚甚,皆以为不可治。予以汤火药涂之,月余遂无事。"

(十五)蛇毒、鱼毒与蛊毒急救

1. 蛇咬伤医疗

《说郛》卷三十一引庞元英《谈薮》中关于蛇咬伤中毒之医疗过程,"径山寺主园僧行菜畦间,为蛇伤足,久之毒气蔓延,一脚皆烂,号呼宛转。常住为招医,积费数百千,不能愈。有游僧见之曰:'吾能治此。'命汲净水洗病脚,腐脓败肉悉去之,易水数器,疮上白筋数见,挹以软绵。解包取药末均糁疮中,恶水泉涌,良久乃止。明日净洗如初,日日皆然。但见水渐少,肉渐生,一月之后平复如旧。主僧及合寺大喜,欲谢以钱物。僧云:'吾与山门结缘,岂因以利。'却不受。他日,僧具食延之……此方来处绝妙,不必广传。香白芷为末,入鸭咀、胆矾、麝香各少许,临期以意斟酌之。未几,僧已起单去,长老升座,以此方遍告诸人。"

2. 河豚毒救治

《说郛》卷八引宋代张太史《明道杂志》记有:"河豚鱼,水族之奇味也。而世传以为有

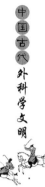

毒,能杀人,中毒则觉胀,亟取不洁水(催吐)食之乃可解,不尔必死。……苏子瞻在资善堂,与数人谈河豚之美,诸人极口譬喻称赞。子瞻但云:'据其味,真是消得一死。人服以为精要。……或云:其子不可食,其子大如粟,而浸之经宿,大如弹丸也。'或云:'中其毒者,亦不必食不洁,水调炒槐花末及龙脑水皆可解。'予见人有说中此毒,急服至宝丹亦解。橄榄最解鱼毒,其羹中多用之。而吴人悉不论此,直云:'用不洁水解河豚毒,是戏语耳。'恶乌头、附子之属。"

3. 解蛊毒

蛊毒是一种人制之毒,古代文献记述者颇多,孰真孰伪,确实难辨。特别于古民族地区,瘴疟多发处,据史载颇多为害。《说郛》卷二十一引《三柳轩杂识》有这样一段记事:"闽广多蛊毒,或谓凡至旅寓,当扣主人云:'你家有无蛊毒耶?'问之即不行……药则升麻一味,水调服。"该段记述强调了入住闽、广旅寓,预防蛊毒之首要大事。至于升麻水调服,是否真有防治之效,恐非关键之所在了。

(十六)下肢溃疡医论与防治

《说郛》卷六引宋代庄李裕《鸡肋编》,叙述病案:"疮发于足胫骨旁,肉冷难合,色紫而痒者,北人为之臁疮,南人呼为骭疮,其实一也。然西北之人,千万之中患者乃无一二,妇人下实血盛,尤罕斯疾。南方妇女,亦多苦之,盖俗喜饮白酒、食鲊。鲊,嗜盐味。而盐则散血走下,鱼乃发热作疮,酒则行药有毒。三物气味皆入于脾肾,而足骭之间二脉皆由之,故疮之发,必在其所。《素问》云:鱼盐之地,海滨傍水,民食鱼而嗜咸,鱼者使人热中。盐者胜血……其民皆黑色,疏酒,其病皆为痈疡。……又《本草》:酒大热有毒,能行百药。服石人不可长以酒下,遂引药入于四肢,滞血化为痈疽。今白酒曲中多用草乌头之药,皆有大毒,甚于诸石。释经谓甘刀刃之蜜,忘截舌之患。况又害不在于目前者乎?谚谓:'病从口入,祸从口出。'信矣!"此案关于下肢溃疡发病与地区、生活习惯、食饮因素之关系,虽不尽然,但也有其认知上的道理与时代性真知水平,可供下肢溃疡病史研究之参考。

(十七)急救术

《说郛》卷八引周密《志雅堂杂钞》治疗诸般急救术,对于今天而言,似无多少价值,但对了解南宋时期外科急救水平与医疗方法,其参考价值还是比较大的。特别是这些方法并非医家所记,而是来自南宋词人周密所搜罗,反映了民间急救的实际。

"凡人溺死者,以鸭血灌之,可活。"

"治闭喉仓卒之疾,用巴豆以竹纸渗油,令满作捻点灯令著,吹灭之。以烟熏喉间,即吐恶血而消。"

"苏璧云:'耳暴聋,用全蝎去毒为末,酒调下,以耳中闻水声,即愈。'"

"治金疮及刀斧疮,用独壳大栗,辟为干末,傅之立止,或仓卒用生栗傅,立得。"

"暑天痱子,用黄瓜摩之,即消。"

"香附子四两,去黑皮微炒,片子姜黄汤浸一宿,洗净,甘草一两炒,各细末入盐,点辟岚瘴之气,极妙。"

"治喉痹并生乳鹅:用锻蟆衣、凤尾草,洗净,擂细入盐霜,梅肉煮酒各少许,和再研细,用细布绞汁,以鹅毛扫患处,随手吐痰,即消。"

又,宋代庞元英《文昌杂录》(见《说郛》卷三十一)记载:"礼部王员外言:'昔在金陵,有一士子,为鱼鲠所苦,累日不能饮食。忽见卖白饧者,因买食之,顿觉无恙,然后知白饧能治鱼鲠也。'后见孙真人(思邈)书有此方矣。"

又,《说郛》卷二十四引宋代俞文豹《吹剑续录》载有:"松阳县(今浙江遂昌境)民,有被殴,经县验伤,翌日引验,了无瘢痕,宰推询之,乃仇家使人,要归饮以熟麻油酒,卧之火烧地上觉,而疼痛肿尽消;又有肩髀中创,血如箭出,医者以炒原蚕蛾末傅之,立止。更云:'前方亦治摭扑;后方,亦治金疮。'"

又,宋慈(1186—1249),南宋法医学家,字惠父,建阳(福建)人,嘉定十年进士。"每念狱情之失,多起于发端之差,定验之误,皆原于历试之浅",积前人与自己之经验,撰《洗冤集录》(1247)5卷,除记人体解剖、尸检、现场勘察、死伤因等之外,还记有中毒之急救、解毒等,其影响所及包括朝、日、英、德、法、荷诸国,对世界法医学之发展,影响十分广泛。现仅摘其"解砒毒法,用鸡蛋白一二十个,打入碗内,搅匀入明矾末三钱,灌之吐,再灌。"砒的化学成分 As_2O_3,中毒后很容易由胃壁吸收入血,但砒在胃内遇到蛋白质,则受蛋白质包围而成一种结合体,即不溶解于水;明矾的化学成分 $Al_2K_2(SO_4)_2 \cdot 24H_2O$,民间常用作催吐药、止血药。由此可见,在南宋及其以前,我国法医学家、医学家在砒中毒之急救上,已成功采用了催吐、洗胃法,并以蛋白包围砒的技术,使砒不能被吸收于血液中,从而有效解除了砒中毒,大大降低了砒中毒致死率。

(十八)职业病、地方病与妇人有须之记录

元末陶宗仪《说郛》关于此类疾病之记录,也颇富价值,于此仅录琴师之职业病、地方性甲状腺肿病瘿,以及因内分泌病引致之妇女有须等,以说明宋代外科疾病认识之进步。

1. 琴师之职业病

《说郛》卷八十一引宋代欧阳修《试笔》记载:"余家石晖琴得之二十余年,昨因患两手中指拘挛,医者言唯数运动,以导其气之滞者,谓唯琴师为可。亦寻理得十余年,已忘诸曲。物理损益相因,固不能穷至于如此。老庄之徒,多寓物以尽人情。信有以也哉!"

2. 地方甲状腺肿

《说郛》卷四十一引宋代范成大《吴船录》:"峡江(今江西中部巴丘镇)水性大恶,饮辄生瘿,妇女尤多。前过此时,婢子辈汲江而饮,数日后发热,一再宿,头颈肿起,十余人悉然。至西川(今广东西部)月余,方渐消散。"

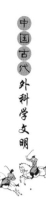

3. 妇女生须

《说郛》卷六十九,引宋代赵崇绚《鸡肋》:"唐李光弼母有须数十,长五寸许,封韩国太夫人。二子,光弼封临淮郡王,光进封武威郡王,皆为名将,死葬长安南原"。(注:李光弼,唐代柳城人,平安史之乱有功,与郭子仪齐名,代宗朝(763—779)封临淮郡王。弟,光进,字太应,累迁太子太保。)

(十九)口腔卫生

我国剔牙垢用牙签的历史久远,《北史·真腊国传》已记有口腔卫生之"净齿"要求,强调"每旦澡洗,以杨枝净齿,读诵经咒,又澡洒乃食。食罢还用杨枝净齿。"《说郛》卷八引宋代高似孙《纬略》称:"陆云与兄机书曰:有剔齿签一枚,以寄兄。"(注:陆云,字士龙,陆机弟,兄弟齐名。成都王颖晚节政衰,云屡以正言忤旨,机被诛,云亦遇害。)《酉阳杂俎》曰:"仙人郑思远常骑彪,故人许隐齿痛求治,郑曰:'唯得彪须,及热插齿间即愈。'郑为拔数茎与之,所谓签者,当是此类。若以金类、丝类为之,无足奇者,何必寄耶?"

南宋钱塘(杭州)吴自牧据淳祐(1241—1252)、咸淳(1265—1274)两朝之临安志及作者见闻,记录今浙江杭州风俗、艺文等杂事,撰《梦粱录》20卷,列举南宋临安有私人铺户之"牙刷铺"者,说明宋代口腔卫生已十分普遍了。

(二十)宋代有崇尚华佗者

杨时(1053—1135),北宋学者,字中立,南镛钦州将乐(今福建)人,曾官至龙图阁直学士,晚年隐居龟山,著作有《龟山集》。

赠医者邓献匡

天地一气犹冶甄,埏埴万汇随方园。

神形九藏通九野,八风中物如戈鋋。

天元宝册有遗义,探索始自三皇前。

桑君越人不世出,镵石针灸谁能传。

贱工增余损不足,往往横夭残天年。

美君妙龄踵其学,至理隐赜常精研。

闻阴得阳以神遇,反视方术犹蹄筌。

道隅荠藘即为铒,车上已有长蛇悬。

嗟予赢茶苦多病,维摩丈室方萧然。

愿君速已天下疾,为予一洗沉病痊。

"道隅荠藘即为铒,车上已有长蛇悬"句,即借"华佗尝行道,见有病咽塞者,因语之曰:向来道隅有卖饼人,荠藘甚酸,可取三升饮之,病自当去。即如佗言,立吐一蛇,乃悬于车而候佗"的故事赞叹鼓励医者邓献匡。

304

第七节　两宋外科之中外交流

一、中日交流

公元 060　1270 年是我国两宋时期,期间虽有统　和平,经济、文化之辉煌发展,但政权多南北对峙,频繁内战使人民处于水深火热之悲惨生活。医学发展与经济、政治、文化之发展多相适应,繁荣与停滞亦相交织。此期日本正当平安朝后半期及镰仓时代,以天皇为中心的集权政治崩溃,代之而兴的是镰仓幕府,武士政权建立。

日本在隋唐时期大量派遣隋使、遣唐使,引进、学习甚至模仿中国管理制度、科学文化与医药学,取得了世所瞩目的成就。至宋代,日本已绝少有官方遣宋之举。这或许与日本政体变革及大量引进中国文化后需要消化、吸收、发展有关。但是,唐末五代兴起了两国民间往来,民间之医药交流得到发展,并日趋兴旺发达。

此时期,日本虽然与中国官方关系绝少,但王公贵族对中国物质文明的兴趣仍然十分浓厚。因此,北九州和沿海地区的庄园领主,多无视朝廷禁令,与中国商人进行着日益频繁的私人贸易。据史料记载,北宋时期中国赴日商船达 70 多次,南宋时更加频繁,尤以宁波一地最为兴盛。当地商人结伙成帮,经常有海船赴日贸易。不少中国商人还与日本朝臣或九州地区王公贵族之家结成了"寄人"关系,他们利用其家族之声威,取得对日贸易的立足之地。故在日本沿海,多有宋代商人居留,在其重要港口如敦贺、博多地区,宋代商人留居者尤多,据记载,仅公元 1151 年,中国商人居住于日本博多地区者,多达1600 余户。可见中日两国民间之经济、文化交流实趋上升之势。

此外,与民间交流相辅相成者,是日本僧人相继入宋,以巡礼佛迹,增强个人佛学修为。日本僧人入中国者虽不如唐代多,但他们在日本政府禁止遣宋的情况下,为繁荣中日文化交流,应该说是富有业绩的。

公元 1167 年,日本平清盛在政权角逐中获得胜利,从而控制了皇室,建立了以平清盛为核心的武士政权。他改变前期闭关锁国的政策,谋求发展与中国宋朝之关系,扩大两国之间的贸易。为此,日本疏浚濑户内海航路,修建兵库港,特许中国商船直接驶入濑户内海,可停靠兵库港码头,这使中日贸易与文化交流达到较高水平。例如,日本《平氏物语》记载当时平氏拥有财富的盛况说:"扬州之金,荆州之珠,吴郡之绫,蜀江之锦,七珍万宝,无所不有。"镰仓幕府继平氏之后,其三代将军原实潮曾立志访宋,令宋朝工匠等造船,惜未能成行。与此同时,日本商船往来于中国商埠者越来越多,如《开庆四明续志》记载:"倭人冒鲸波之险,舳舻相衔,以其物来售。"由于日船往中国者日众,日本幕府不得不加以限制,"凡驰宋船,以五艘为限",并规定,若逾此者"不得建造",若已建造者"应速令

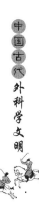

毁弃"。

虽然如此,僧人互访在中日医学交流上仍有着极其重要的意义。正如日本医史学家富士川游在《日本医学史》中指出:醍醐天皇朝(897—929)废遣唐使,致留学唐土者减少,汉学面临衰运,京都之大学、地方之国学渐废。然佛教尤其是禅宗兴隆,前往中国之僧侣不断,亦有不少高僧来自中国,因而此期邦人之学问承于僧侣,国文、歌道、美术、工艺等皆受到较大影响。

(一)丹波康赖《医心方》大量汲取中国外科之精髓

两宋时期的日本,继隋唐中国医学影响之余绪,其现存于世而影响深远者,以《医心方》为代表。

日本花山天皇永观二年(984),著名医学家丹波康赖(912—995),仿中国《千金要方》《外台秘要》之作,撰《医心方》30卷,使日本之中医学发展达到了空前之水平。其影响不仅在日本,还流传于中国、朝鲜等。《医心方》之外科内容与正骨、伤损部分,占其30卷之4卷,对日本外科之发展影响深刻。特别是丹波康赖身兼针博士、医博士,并被朝廷任以相当于中国尚药奉御之身份,及其个人在日本医学界的巨大影响,其外科论述与医疗技术,必然为医学家们、外科医师尊为学习之最高标准。

1. 关于丹波康赖之生平、影响

日本医史学家富士川游在《日本医学史》中指出:丹波康赖,矢田郡人。其祖出于后汉灵帝,为灵帝五世之孙,称阿留王。应神天皇(270—340)时归化,天皇封之于大和国桧隈郡,为使主。其子都贺有山木、志努二子。志努自成一家,出居丹波国,有驹子、弓束、首名、孝子、大国五子。康赖为大国之子,尤精医术,赐姓丹波宿弥,累迁针博士、左卫门佐,至兼丹波介。天元五年(982)撰《医心方》30卷,其书掯摭隋唐方书,堪称本邦方书之府库。永观二年(984)书成奏进,又以课试诸生。

按:《医心方》各卷下之署名"从五位下行针博士,兼丹波介,丹波宿弥康赖撰"。日本学者谷田伸治〈医心方〉作者世系生平及著述考证》一文认为,其"从五位上相当于比针博士高的典药头(即中国唐代太医署令,尚药奉御)地位;针博士典药寮(太医署)教授针灸者;丹波介,丹波国之次长;宿弥,是朝廷赐给有功民族称号,居八姓之第三位"。

丹波康赖撰《医心方》对日本医学发展之影响至为深远。日本医学家之富有影响者,或多出自丹波家族。历代宫廷医学家,几乎均为丹波及其宗族半井、多纪所世袭,直至明治时代(1868—1925)。日本著名医学家、北里研究所附设东洋医学研究所前所长矢数道明先生在纪念《医心方》成书1000周年时,制图说明丹波康赖与多纪、半井、锦小路之关系,现引用于下。

日本医史学家富士川游研究认为,丹波康赖之祖本中国后汉灵帝之后。日本近代著名医学家矢数道明先生认为,丹波康赖(912—995)及其后代,如丹波雅忠、多纪元简、多纪元胤、多纪元坚(注:元孝改家号为多纪,并一直沿用至今。但多纪氏家族始终以丹波康赖后人为荣,胡仍常与丹波家号混用,如元孝、元德、元胤、元坚有时署姓为多纪,有时署为丹波。),此五人均为日本医学著名学者。可见丹波家族对日本医学之发展,做出了杰出的贡献。

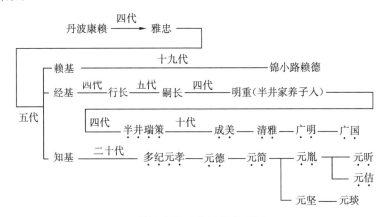

丹波康赖家族部分家系图

2. 关于《医心方》之成书

据统计,丹波康赖撰著时,共引用和参考中国宋以前医学著作与非医学文献约 204 种,计有论述 10877 条。其中主要为方药类著作,如引用《千金要方》1273 条,《小品方》541 条,《玉函方》1143 条,《范汪方》296 条,南北朝医方 21 种 891 条,《僧深方》《经心灵方》《龙门方》《集验方》等共计 739 条,《刘涓子鬼遗方》118 条,以及宋以前本草 11 种1595 条,《诸病源候论》668 条。相比较,所引医经理论等则很少,计 4 种 75 条,连同张仲景、华佗之医论也只有 6 种 67 条。可见该书内容,完全属于临床理论与经验之总结,是一部强调临床实用性之巨著,对日本医学发展作用非凡。

丹波康赖是一位卓越的医学家,通过研读其巨著《医心方》,至少可以发现康赖不单单是一位医学文献的整理汇编大师,而且该书中还体现了他的高超医术和医疗上的卓越见地。例如,他作为日本当代之针博士,《医心方》中体现了他在针灸方面的卓越见识,强调"夫黄帝明堂经,华、扁针灸法,或繁文奥义,卷轴各分,或上孔下穴,次弟相违,既而去圣绵远,后学暗昧,披篇案文之间,急疾难治……"又说:"杨玄操曰黄帝正经,椎有廿一节,华佗、扁鹊……之徒,或云廿四椎,或云廿二,或云长人廿四椎,短人廿一椎,此并两失。"他指出:"人长则骨节亦长,人短则骨节亦短,其分段机关无盈缩也……(所以如此错误)当是后人传录失其本意也。"他对与针灸、外科相关之人体解剖、孔穴部位,多所正误,其功大矣。

《医心方》中之按语、注释等,更是反映康赖学识卓见的重要方面,对所引用资料之治疗方法等,他以"今按"的形式,补充丹波氏个人的经验、见解。如《医心方》卷四《治疣目方第廿二》引"苏敬《本草》注捣马苋揩之",康赖按语:"今案倍用赤苋,良。"康赖还在《医

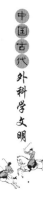

心方》卷十六"苏敬《本草》注诸瘘方：马苋捣揩之"条作注，"马苋，《新修本草》云：布地生实至微细，俗呼为马齿苋，亦可食，小酸"，"《本草拾遗》曰：苋及马齿，陶弘马齿与苋同类"。由此可知，其并有校刊考证之工夫。又如《医心方》卷十八"《新录方》"挫苏方木二升，以水二升、酒二升，煮取一升六合，二服""接骨木，煮服，如苏方木法"，康赖以自己经验作今案："接骨木，水煮，洗之，又水杨煮汁，洗浴之。"这一治疗伤折筋骨疼痛之改内服为外洗浴的方法，不难看出他个人的医疗经验也是十分丰富的。

3. 关于丹波康赖《医心方》中之外科内容

丹波康赖以其渊博之中医学理论与丰富的临床经验加之身居日本典药寮头（注：相当于中国唐代太医署令）、针博士、医博士（注：相当于教授）、左卫门佐（注：主管军医）之高位，参考中国医著 200 余部写成《医心方》，进献"典药寮"，其影响之大毋庸置疑。值得注意者，从丹波康赖之任职可以看出，他对外科给予了更多的关注。30 卷《医心方》除多卷均涉及外科内容外，还单列 4 卷专论外科、伤损与正骨等。他在专论外科之 4 卷中，分123 节，引用中医文献专著 50 余种。

《医心方》卷十五，以"说痈疽所由""痈疽未脓""痈疽已脓""发背""附骨疽（注：骨结核）""石痈（注：瘤肿）"以及"肠痈（注：化脓性阑尾炎）""肺痈（注：肺脓疡）"等 13 节，论述了化脓性感染在体表与内脏不同部位的疾病，精选中国《刘涓子鬼遗方》《诸病源候论》《千金要方》等近 30 种医著之有关内容，介绍给日本的学者与医学生、业外科化脓性感染的医师们。例如，论痈疽所由时强调："黑疽发肿，居背（部）大骨（注：脊椎骨）上，八日可刺（注：切开引流）也，过时不刺为骨疽（注：骨髓炎、结核性骨髓炎等），骨疽脓出不可止，出碎骨（注：坏死之骨组织），六十日死。"又如论"痈疽有脓"之诊断法与治疗技术要求，引《病源》《刘涓子》强调："凡痈若按之都牢硬者，未有脓也。按之半软者，有脓也。又以手掩肿上，不热者无脓，若热甚者，为有脓。凡觉有脓，宜急破（注：手术切开引流）之。不尔，侵食筋骨。""痈大坚者，未有脓。半坚半薄，半有脓。当上薄者，都有脓，便可破（注：切开引流）。可破之法：应在下逆上破之（注：手术切开引流部位，应选在脓肿之下端，部位应选在脓肿下端向上切开，以利于脓汁引流通畅），令脓易出。用鈹针"，若"脓深难见，上肉厚而生，内大针（注：选用大手术刀，一说用火针）"。火针之应用，一可使手术刀具消毒，防止继发感染，二可防止大出血。由此可知，中医外科化脓性感染已为丹波康赖熟练掌握，并达到日本外科医生处理外科感染的高水平成就。

《医心方》卷十六，对疔疮、恶核以及 24 种瘘，共计 39 种急慢性化脓性感染与并发症进行了总结性论述。其资料来源除卷十五所引中国医方书外，更有《拯要方》《广利方》等约 10 种。其内容，特别是 24 种瘘的论证，多关注于方法、鉴别诊断与不同治疗手段之选择。例如，对疔疮之治疗，引用《痈疽方》："以甘刀割十字，以铜铁箸烧火令赤，疮上置蜡，少烧刺，名曰烁，一二遍，无毒肉时自然止。"又如治恶肉，引《小品方》："有恶肉病，身中忽有肉如赤豆粒，突出便长，推出不息，如牛马乳，亦如鸡冠状也。不治，其为自推出不肯止,亦不痛痒也。""治之,宜服漏芦汤,外烧铁烁之,日日稍烁,令焦尽也。烁竟以升麻膏敷之,积日乃瘥耳。"(注:"烁",熔化也。或有烙意。《淮南子》有:"人无筋骨之强,爪牙之刺,故割革而为甲,烁铁而为刃。")

又如治恶脉、䐃病,二者与静脉曲张类疾病类似,引用《小品方》治疗技术,指出:"镵去恶血""自下外以镵针数去血气,针泻其结核处……及到溃面脓,火针,敷膏散,亦如治痈法之。"又如治瘰病,引《录验方》:"唯须以员针针之……",引《医门方》:"尖针针疬子令穿涌,以石硫黄如豆大安针孔中,烧针筋令赤烁之,药流入疮中,其疮瘰即消,极验也。"

关于瘿之治疗,指出血瘿、息肉瘿、气瘿可采用手术治疗,即"有三种瘿:有血瘿,可破之;有息肉瘿,可割之;有气瘿,具针之"。虽然强调此三种可施手术治疗,但手术方法完全不同。一为可破之,一为可割之,一为可针之,在于医者根据诊断、鉴别诊断的认知情况进行确诊后,可施行适宜之手术治疗。如系息肉型,则可手术切除也。对其他瘿病,广泛应用了昆布、海藻等含碘丰富的药物进行治疗。

关于瘤肿,丹波康赖《医心方》采取了严格鉴别,审慎对待手术切除的原则。他强调:"血瘤,不治。乃至瓯(注:瓯,小盆也)大,则不复消,不能杀人,亦慎不可辄破之。""虽极大,此肉瘤,非痈也。""凡肉瘤勿治,治杀人,慎慎之。"关于鼠瘘(注:即淋巴结结核),丹波康赖引《病源论》强调:"其根在肺,出于颈项。""始发之时,在其颈项……娄娄孔出,其根在肺",对肺结核引发颈部淋巴结结核的病症,给予了确切的记述。

《医心方》卷十七,以丹毒、癣、疥等17论,对皮肤病等进行了论述,其引用中国医方书等,更有《博济安众方》《龙华方》《如意方》等5种,其内容似无特殊。例如,治疗疥、癣,多为沿袭隋唐医家著作者,不过丹波康赖似更重视水银、硫黄、胡粉等杀虫剂有效方药之应用。在其选方中强调"麻油摩硫黄涂之""治疥,水银膏方:水银、黄连、黄柏、蓝漆……和以神明膏三合,令相得,涂疥上,日三,神良。""胡粉膏疗疥方:胡粉、水银、松脂、猪膏,煎成去滓,纳水银、胡粉,和调,涂疮上,日二。"

《医心方》卷十八,以54论,对烫火伤、金疮、箭伤、刀刃伤、骨关节损伤、狂犬病,以及动物咬伤等,引用中国数十种医方、医著等,并对其进行了采集、选择、整理、论述,内容十分丰富,颇多鉴识之论述,相信对日本医学在此领域之发展,一定有深远的影响。以下仅就丹波康赖所选引之要,或今之不存者,进行列述。《扁鹊针灸经》治疗灸疮合并化脓性感染:"取榖树东边皮,煮熟去滓,煎令如糖,和散敷。"《拯要方》疗金疮:"捼生青蒿敷之,止痛、断血、生肉。"《删繁方》治金疮肠出方:"取桑皮线缝腹皮,用蒲黄粉之。"《病源论》:"肠两头见者,可速续之,先以针缕如法连续断肠,便取鸡血涂其际,勿令泄,即推纳之。"又《葛氏方》:"若肠已断者,以桑皮细线缝合,鸡热血涂之,乃令入。"丹波氏反复强调了腹部外伤致肠断的手术吻合术,可知其对该外伤之重视,以及可靠手术在临床急救之应用。

关于金疮伤筋断骨,丹波氏引《病源论》强调:"若被疮截断诸解、身躯、肘中及腕、膝、髀,若在踝际,亦可连续,须急及热,其血气未寒,即去碎骨,便缝连,其愈合直不屈伸。若碎骨不去,令人痛烦,脓血不绝,不能得安。"又如箭镞不出,亦引《病源论》,指出:"箭中骨破碎者,须令箭镞出,仍应除碎骨尽,乃敷药。不尔,疮永不合,纵疮合,常疼痛。"

关于捥折破骨伤筋,丹波氏选录方药中重视"若有聚血在折上,以刀破去之。""捥折四肢破、骨碎、筋伤:熟捣生地黄以薄折上,破竹简编夹裹之,令竟病上,急缚之,一日一夕十易地黄。""疗手脚折方:取生地黄熟捣,以敷折上,破竹木编之,急缚之。""疗卒堕损,筋骨蹉跌,或骨破碎……若血聚者以针决去之。"

关于狂犬咬伤处理、狂犬病确诊,丹波康赖取材中国医方书内容者,亦十分可贵。例如,引《小品方》治猘犬啮人方:"漱去其恶血,灸其处百壮,以后当日灸百壮。血不出者,小刺伤之,灸百壮乃止。"又云:"若诸疗不差,吐白沫,毒攻心,叫唤欲似犬声者。"出色地描述了被狂犬咬伤后,狂犬病发作的确诊依据。

关于阴囊撕裂睾丸脱出急救术等,丹波康赖摘录中国医方、医著之内容,也显示了他在此领域的出色才能。《医心方》关于马、熊、虎等动物啮咬之伤损,所摘录中国先进医疗技术,对日本学者、医学生、外科医生之手术、急救、医疗有着重要的指导意义,其对外科领域急救水平之提高当在预料之中。中日外科急救术之交流,在此领域可以视之为代表。例如:"《集验方》治马啮人阴卵脱出方:推纳之,以桑皮作细线缝之,取乌鸡肝,细剉涂之。且忍勿即小便,便愈。"又如:"《小品方》治马骨所刺及为马所踏咋……毒气入疮中,先针刺伤出新血数过,漱去之。研豉作汤,令小沸,以渍疮。""疗虎咬人,取青布急卷为缠绕,一头令燃,纳竹筒中,注疮口,令烟薰入疮中,极佳。"又如:"蛇入人口不出之急救,引《葛氏方》:以艾灸蛇尾,即出,若无火者,以刀周匝割蛇尾,截令皮断,乃引之,皮倒脱,得出。"又《千金方》:"以刀破蛇尾,纳生椒三四颗,须臾即出。"

关于认识与预防井冢毒气中毒,丹波康赖选引《小品方》叙述:"凡五月、六月,深井中及深突,深冢中,皆有毒气,入令人郁瘟(注:使人闷,中毒貌)能杀。如其必宜入者,当先以鸡、鸭、鹅毛及杂毛投其中,毛得直下至底者则无毒气也。毛若倒上不下,回旋四边者则有毒气,不可入也。亦可内生(活)鸡、鸭、鹅、豚、犬、羊生物置中,既有毒气,其生物须臾自死也。事计必宜入中不得已者,当先以酒,若苦酒数斗浇洒井、冢、坎中,停小时,然后可入也。若觉中此气郁闷,奄奄欲死者,还取其中水数斛,洒人面并水含饮之,又以灌其头身,从头至足,须臾则活也。"

以上就丹波康赖《医心方》卷十五至十八中有关外科疾病、骨关节损伤、动物咬伤等所引据中国医经、医方、医术之精彩内容进行了一些梳理分析,足以说明中国隋唐及其以前的外科医疗水平对日本平安朝后期、镰仓时代(1192—1333)外科之发展,曾有过较为广泛的交流与促进,而且对日本之后外科医疗技术水平影响当更为深远。可见丹波氏在中日外科学术与医疗手术之交流方面也曾做过极为重要的贡献。同时,通过梳理研究上述资料,可以给我们非常深刻的印象,即丹波康赖之取材、论述,证明他对外科方面有着非常高的认知与鉴别能力。比较一下中日两国隋唐乃至宋代时期,他所论述的外科知识、医疗手术水平，都反映了当时的高水平。而在这些论述中，令人感到丹波氏虽从中国引进医学理论，但其水平可能高于当时中国的一般水平。因为他将中国较突出的医疗理论、技术进行了相对比较集中的论述，使中国外科医疗水平在日本相对更突出，也更为集中，而且论述也比较简明、易懂、易学、易掌握，没有了过多的抽象理论演绎。

(二)日本其他名医、名著交流中之外科内容

在中日医学交流中，两宋时期日本出现的中国名医、名著，较前有了明显的增加，其学术水平也明显提高。在此，我们仅举其与外科相关者，用以了解其梗概。

成寻，日本僧人，后三条天皇延久四年(1072)三月，带领弟子7人乘坐宋商孙忠的船来宋。宋神宗在延和殿召见了他，赐给紫服、绢、帛等物，敕令居住太平兴国寺传法院，并一再加以礼遇。次年，成寻的5位弟子回国时，宋神宗为了发展中日友好交流，请他们带给日本朝廷的御笔文书，《法华经》《大藏经》等珍贵佛经以及锦等礼物。公元1077年，日本朝廷复信及回赠礼物。所回赠礼物中，有水银5000两。天皇命通事僧仲回携此礼品书札再乘孙忠商船到宋。

据《百练抄》承历二年(1078)十月二十五日条记载："诸卿讨论大宋国贡物事，锦、广黄等也。"所谓广黄，即广南所产之牛黄。结合成寻寓居中国期间，宋神宗曾问及成寻，日本需要何种中国货，成寻答称有香药、茶、碗、锦、苏芳等。两相参照可知，公元1078年宋朝廷再请日僧仲回带回日本的礼品中，必有不少香药、牛黄等。

希玄道元于1187年再次入宋，他是在中国学习考察禅宗学问与饮茶知识的荣西大师的徒弟。荣西(1141—1215)在中日医学交流中的贡献很多，他的弟子希玄道元与木下道正颇得其师以茶防治痉病、脚气病以及茶汤洗疮之教。希玄道元在中国学习5年回日，为日本曹洞宗之始祖，封号承阳大师。木下道正即藤原隆英，他们在中国除了学习佛教禅宗外，也学习了中医学的若干医疗技术，例如，学习"解毒丸"的制法等知识，也一并带回日本，在日本药学制剂上有一定影响。

圆尔辨圆，即圣一国师，本是东福寺开山。公元1235年入宋，历访天童、净慈、灵隐等名寺，在中国学习6年之久。于公元1241年回日，携带中国之典籍数千卷，入藏于京都普门院书库，其收藏典籍之多，有"乃至充栋"之誉。所携带医书中，包括有宋宝庆三年(1227)刊刻之《魏氏家藏方》11卷等，计有30余部之多。特别是《魏氏家藏方》刊刻仅14年，即由圆尔辨圆带回日本，也可见其交流之快速。

《魏氏家藏方》收各科临证医方1051首，41门，按作者魏岘(1187—?)称："又以素弱多病，因撼先大父文节公先人刑部所录，及岘躬试而效者""集成一书，目曰魏氏家藏"。沿袭邵康节"与其病后能求药，不若病前能自防"的思想，重视疾病的防治。于临床各种疾病防治之中，外科亦其所关注者，因受宋代局方多喜用香燥之剂之影响，其用药亦颇多香药者，剂型多以丸、散、膏、丹及药酒方。

311

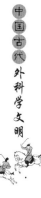

梶原性全(1266—1337),号净观,日本镰仓时代著名医学家,据称与和气氏同族。梶原氏虽然未见有入宋学医的经历,然而对中日医学交流,为中医学之日本化,促进日本医学之发展,均做出了卓越的贡献。这集中表现在他的两部巨著《顿医抄》与《万安方》上。他博闻强记,知识渊博,注重临床检验。据他自己所说,他生平阅读医学方书200余部,计2000余卷,这些医方皆汉魏唐宋之经验方,他所撰之医书多是试之于临床者。

《顿医抄》50卷,后二条天皇嘉元元年(1303)成书。本书主要仿照《诸病源候论》的疾病分类与目次,引用《千金要方》《千金翼方》《肘后百一方》《和剂局方》《太平圣惠方》《三因方》《济生方》《易简方》等,选宋代医方为主,摘其他医方著作之要,并加入自己运用有效之经验而编撰。该书用中文撰写,并附有著作家传及其临床经验,从疾病到养生,从医理到伦理道德,内容十分丰富,有着较高的学术价值。特别是其所记述的人体内景图说,即五脏、六腑、十二经脉等之解剖图,据称是日本医学文献记述之最早者。

《万安方》62卷,成书于日本花园天皇正和四年(1315)。该书是作者继《顿医抄》编撰之后,在其基础上所成之又一巨著。取材更多偏重于宋代医学文献之传入日本者,以《圣济总录》之内容体例为主轴展开。其外科类病证多采用《诸病源候论》《外科精要》《圣济总录》的理论与医方等,内容更多偏重临床各科疾病证治经验及宋代医著的论述,有进一步补充《顿医抄》之不足者。

外科传至日本后,其影响不断扩大,中国外科专著及其综合医学著作传入日本者也不断增加,对日本外科之发展发挥着十分重大的作用。以下仅引用日本医史学家富士川游《日本医学史》第五章《镰仓时代之医学·外科》[①]的一段论述,借以窥视其全貌。

"此期,因《外科精要》《外科精义》等书始传吾邦,疮肿一科新称外科。梶原性全《万安方》曰:夫疮肿之患,莫大于痈疽,明乎此二者,则肿毒丹疹,可以类推。"《万安方》重视痈疽,引用《诸病源候论》《外科精要》《外科精义》《圣济总录》等文书,依据"汤液疏其内,针灸疏其外,五脏内虚则平补,内实则快利"之主旨施以治术,其大要与《医心方》所言相异。应特别指出,梶原性全《万安方》中言及冷治之弊,曰:"私云,诸疮不问冷热,唯有温疗方,全无冷治术。今日本医者,不看方书,只率胸臆,以水石极寒,恣施冷治,因兹多即成中寒、中风、大疾而致暴亡卒死。病家亦不知治方,误人而谓病患天命也。热毒疮肿尚无冷治之说,何况于冷痈寒疽乎? 尤可慎思也。"又曰:"私云,疮肿发热之时,今古日本医者,以寒水及冷石、大黄等作冷治,未愈之前,多为中风,作寒战而死者多。"

与内科治术比较,外科治术几乎不加选择,大同于平安朝时代,但土佐光长《奇疾草子》载有烙针疗脊背肿物之图。惟宗具俊《医谈抄》云:"肿物之火针,据云御室患肿物时,赖基朝臣始请行(火针),人亦云本说不见,然《圣惠方》载:痈则皮薄,宜针;疽则皮厚,宜烙。古法无烙,唯针,烙即火针,亦谓燔针,今用烙法多差云云。"惟宗具俊为后宇多天皇

① 富士川游编《日本医学史》,决定版,形成社刊印,1979(昭和五十四年),第126-127页。

(1273—1286)前后之人,丹波赖基保元四年(1159)任女医博士,寿永年间(1182—1183)享有声名。二人相距百年,燔针之说已见于《医心方》,然实际应用据《医谈抄》所云,当始于丹波赖基。平安朝末至镰仓时期,烙法用于外科,此乃外科发展之一阶段。

中国医学之外科学术理论与医疗技术,已为日本医学家、外科学家广泛重视,其引进医学学术专著之快,令人惊叹。必须特别指出,他们不仅是引进、学习,而且在平安、镰仓时期已开始了日本化的阶段,虽说上述日本医学家著作还多属摘抄,但日本医学家已不满足于阅读中国医学之原著,且已具有选择、心得与吸收运用经验之特点。尽管中医学理论在这些著作中仍然清楚可见,毕竟已不完全是中国医学之原貌了,这是医药文化交流中深入发展的一个必然阶段。

二、与朝鲜之交流

中国与朝鲜的医学交流源远流长,在宋代也有新的发展。前已提及,日本在此时期,政府实行闭关锁国政策,中日医学、外科交流仅于民间进行,其取得的成就已如上文所述。而朝鲜正处于高丽王朝(918—1392)时期,官方对中国之医学交流仍持积极促进的方针。例如,徐兢(1091—1153),于宋徽宗宣和五年(1123)奉旨到高丽访问,其《宣和奉使高丽图经》40 卷①,即其在朝鲜访问月余而向宋徽宗之报告,由此而获进士出身,擢知大宗正丞事,兼掌书学。

该书卷一载:"元丰元年(1078),命左谏议大夫安焘为国信使……时,高丽王病风痹,仅能拜命,且乞医药,上览其奏,从之。"这说明,中国已派医生去朝鲜为高丽王诊疗风湿性骨关节炎症。其卷十六载高丽设药局于普济寺之东,建官三等,一曰太医,二曰医学,三曰局生,进行医学教育。其教师由宋徽宗等派遣医官赴朝任教,任期达一年半,或两年,教学内容、教科书等与宋之教育制度基本一致,外科医学教育不另。在多次高丽官府之邀后,宋朝派遣医官少则数人,多则达 50 余医官。高丽王派遣官员致谢与学习者有达一二百人之众,可知其盛况空前,其医药交流、外科交流十分繁荣。

(一)中朝外科医事往来纪要

公元 1015 年,高丽使者郭元至宋,"元自言……风俗颇类中国……三岁一试举人……"元辞貌恭恪,每受宴赐,必自为谢表,粗有文采,朝廷待之亦厚。1016 年"辞还,赐(王)询(注:询为高丽王)诏书七函、袭衣、金带、器币、鞍马及经史、历日、《圣惠方》等。元又请录《国朝登科记》及所赐御诗以归,从之。"《太平圣惠方》赐送朝鲜,其外科内容必然为朝鲜医学家所重视,对朝鲜外科医疗之发展也必产生重要影响。

---

① 徐兢撰:《宣和奉使高丽图经》,中华书局,1985。

公元 1021 年,"(王)询遣告奏使御事礼部侍郎韩祚等一百七十九人来谢恩,且言与契丹修好,又表乞阴阳地理书、《圣惠方》并赐之。"仅隔六年,宋徽宗又应高丽王之要求,再次赐送《太平圣惠方》,说明该书对朝鲜的重要性。

公元 1059 年,其时虽官方往来中断,但有医师江朝东随泉州商人去高丽,旅居高丽行医。时又有开封医师慎修及其子慎安之同去高丽行医。父子二人医术高明,并向朝鲜医家传授医学。

公元 1072 年,宋神宗遣医官王愉与徐光赴高丽。当年,派遣扬州医助教马世安等 8 人赴高丽。马世安于公元 1080 年再次赴高丽,被授予神宗帝的"礼币"。

公元 1093 年,宋朝医师弁介、吕柄、陈尔猷、范之才等人应邀赴高丽,宿兴宴宫,教授医学一年半,后回到中国。

公元 1118 年,宋徽宗应高丽太子(王俣之子)的邀请,派遣翰林医官、太医局教授杨宗立,翰林医愈、太医局教授杜舜学,翰林医候、太医局教学成湘迪,功郎试太医学录陈宗仁,太医学蓝苗等 7 人赴高丽教授医学大方脉与疮肿等科,并从事医疗等。

从以上 1059 至 1118 年间,朝方多次向中国要求派遣医学家赴朝进行医学教育,前后半个世纪,中国官方派遣医官赴朝进行医学教育者,多达 5 批,计 20 多人次,他们在朝从事医学教育时间短者数月,多则长达一年半,或长达两年者。特别是公元 1118 年,宋徽宗应高丽太子的邀请,派遣杨宗立等高级讲习 7 人,专门讲授大方脉与疮肿(外科),同时于教育学生之余,还为高丽官员们进行医疗。如此外科教学与医疗,对中朝外科领域之交流必然是盛况空前,影响也很深远。

关于医疗,高丽王王徽病风湿性骨关节炎症,乞宋神宗派中国医家诊治。公元 1078 年,高丽文宗帝王徽病风痹"仅能拜公命,且乞医药"。公元 1079 年,"宋神宗派遣王舜封挟医往诊治"。所派医师有翰林医官邢小惪、朱道能、沈绅、邵化,以及其他人员 88 人赴高丽,为王徽治病。

公元 1086 年,高丽王王徽病故,或可说明 1079 年宋神宗派翰林医官院医官邢小惪等为其治疗风痹症有效,七八年后死亡之因并非风痹症,其死因或因风湿性心脏病者。从时间上分析,王徽之死当与邢小惪之诊治并无直接关系。又从继王位者王运于次年即派弟来宋求书,1092 年王运又遣黄宗慤献宋已佚医书《黄帝针经》,并请市书甚重,证明朝鲜当局对中国医学深信不疑,对宋医官诊治王徽风湿性骨关节炎症有效,仍十分信赖。

(二)中朝医书有关外科内容之交流与刻印

后周(951—960)双冀去高丽,在朝鲜长期居留。他曾向高丽王提出建议,请仿唐之医事管理制度,设立专门机构并建立医官之职衔,以实施医学管理制度、医学教育与医学科举制度。他的建议得到高丽统治者赞赏,从此建立了切合高丽实际和特点的机构:

太医局与尚药局。日本医史学家三木荣的《人类医学年表》称:公元930年,平壤建立西京学校、学院,兼有医、卜二业,设教授;公元958年实行科举,取明经、医、卜之业,此时,高丽设置尚药局;公元963年,高丽设济危宝;公元989年,高丽之中央官署建有太医监。这一系列有关医事管理机构的建立,或正是高丽王接受后周双冀之建议所为者。在太医局、尚药局还设有太医监、监、小监、丞、博士、医正、侍御医、直长等职衔。其三京十道,也都设有医学博士以教授医学,实施医学科举制度。其教材与科举考试科目有《黄帝内经·素问》《黄帝针灸甲乙经》《黄帝明堂经》《脉经》《针经》《刘涓子鬼遗方》《痈疽论》《神农本草经》等。稍后,由于宋代医学家所著的医药著作及所向宋代请求的方书传至高丽,在其教材中又增加了《图经本草》《和剂局方》等。此期,高丽仿宋代之医疗体制,在地方也设立了"惠民局"。

从上述朝鲜创办的医学教育、教材情况来看,当局对外科之教学是十分重视的。例如,特别将《刘涓子鬼遗方》与《痈疽论》等外科类专著列入教材,可见其对外科医师之培养是何等重视。

如上所述,中朝两国在11—12世纪间医学交流十分活跃,特别是高丽方面多次向宋朝索取医学典籍,宋朝当局几乎是有求必应。如公元1016—1021年,宋真宗两次亲自召见高丽使者郭元与韩祚,各赠《太平圣惠方》100卷;公元1101年,宋徽宗将《太平御览》1000卷、《神医普救方》1010卷等巨著赠送给即将回国的高丽使者任懿、白可信,如此等等。至于民间途径传至朝鲜的中国医药学著作,更是无法计数。

值得注意的是,朝鲜不但大量从中国引进医书,而且十分重视引进中国的印刷术,于公元1010—1031年间,不但对《大藏经》完成刻版印刷,而且于公元1058—1059年间,忠牧又翻刻了一批中国医药学典籍,其中包括有《难经》《伤寒论》《肘后方》《川玉集》《诸病源候论》《张仲景五脏论》《本草括要》(即《宋史》所载之《本草括要诗》)。

同时,宋元时期的朝鲜医学,由于引进中国医学而日益发展,朝鲜医生自著之医学著作也有所增加。例如,公元1146年,朝鲜医学家金永锡(1039—1166)集宋代传入朝鲜的医籍之有效方药及自己临床实践之心得体会撰《济众立效方》,对朝鲜医学之发展曾有过较大影响。又如,公元1226年,崔宗峻(?—1246)以中医学基础理论与临证方药为依据,创造性地撰写出《御医撮要方》一书,为中医学的朝鲜化做出了新的贡献。可惜以上两书均佚,但其内容尚可由《乡药集成方》之引用而知其一二。约公元1250年成书之《乡药救急方》3卷,由是书可窥知前已散佚的《乡药集成方》《乡药简易方》《三和子乡药方》《乡药惠民经验方》等书之概貌。

朝鲜医学家此时自撰的医学著作逐渐增加,且多以"乡药"命名,但其基本内容多自中国医书之素材,特别是朝鲜当时医学教育制度所引进之中国医学教材,无疑当为其重要依据。因此,不难想象,外科内容当多源自《刘涓子鬼遗方》《痈疽论》者。中朝外科医学之交流,予此当系高潮。

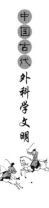

此外，中朝药材交流方面，其数量之大，品种之多，当随医学交流之深广而繁盛。例如公元 1030 年，高丽遣元显等 293 人赴中国献药，并学习医学。又如公元 1070—1072 年间，高丽王先后两次派遣柳洪、朴田亮、金悌等人赴宋，赠送人参多达 2000 余斤。元丰二年(1079)，宋神宗应高丽文宗帝之请求，除派遣医官赴高丽为其医治疾病外，还赠予中药材 100 余种，另有龙脑 80 两、朱砂 30 两、麝香 50 脐、牛黄 50 两等贵重名药，数量之大史所少见。公元 1163 年，宋孝宗命令徐德荣等，向高丽毅宗帝赠送金、银器各二副，其中均装满常用的珍贵香料、药材沉香等。与此同时，朝鲜药材也较前代更多地传至中国，例如《证类本草》所收入之药材中，约有 10 余种明确指出为高丽所产。

三、中医外科与阿拉伯外科之交流

宋代，中国医药学外传至阿拉伯的情况及其影响，在阿拉伯名医阿维森纳(Avicenna，980—1037)的名著《医典》一书(约成书于 11 世纪初)中有较为明显的反映。如书中一些诊断、治疗方法和经验与中国医学有密切的渊源关系。我国的脉学在 10 世纪时已传入阿拉伯，《医典》中载有 48 种脉象，其中 2/3 以上与中国医学所述相同。其他如糖尿病患者的尿甜，根据麻疹病人的出疹来判断其预后，重病患者"手指频动，如从身上拿去东西"的死征，治疗上的水蛭吸毒法(注：我国医籍称为"蚑针")，用烙铁烧灼狂犬病人的伤口，以及吸角法、灌肠术等载论，应该说都反映了《医典》对中国医学有关内容的吸收与阐发。此外，一般认为，中国的炼丹术约于 12 世纪时经阿拉伯传到欧洲，对世界制药化学起到过积极的影响。炼丹所制之药，多为外科疮疡治疗不可缺者，其去腐、生肌之效为外科学者所赞颂。

关于外科用药，阿维森纳《医典》中所记之大黄(Rawand-Chini)、肉桂(Dar-Chini)、花椒(Kababa-Chini)、黄连(Mamuran-Chini)、茴香(Badvan-Chini)、天竺黄(Chop-Chini)等药物，都明确带有"秦尼"(注：Chini，即中国)的词尾，由此不难看出，这些药物当均为中国药物或主要由中国输入者。波斯人阿布·曼苏尔·穆瓦法克(Abu Mansur Muwaffaq)约于 975 年所著的《医药概要》一书中，也记述了肉桂、土茯苓、黄连、大黄、生姜等中国药物。如书中将中国所产大黄与呼罗珊所产相比较，认为中国所产的功用更为广泛。据《宋会要辑稿》记载，宋代经市舶司由大食商人外运的中国药材近 60 种，其中用于外科疮疡医疗，或基本上为外科用药的有人参、肉桂、朱砂、雄黄等，除运往阿拉伯外，还被转运至欧洲。

阿拉伯及欧洲大陆所产之外科常用药物同时也传至中国，并为中国外科医生治疗疮肿等外科疾病增添了新的武器。有不少阿拉伯乃至欧洲所产之药物为中国外科医生所称赞，其治疗效果也被他们临床所肯定。

宋代，中国与阿拉伯国家之间的交通比之前更为发达。至道元年(995)，宋太宗接见大食(注:宋代称阿拉伯帝国为大食)商人蒲押陁黎,曾询问其国所产,蒲押陁黎回答"惟犀、象、香药"。宋代赵汝适所撰《诸蕃志》载:"大食……土地所出,珍珠、象牙、犀角、乳香、龙涎、木香、肉豆蔻、安息香、芦荟、没药、血竭、阿魏"等,大多成为中国外科所常用之重要药物,或为化脓性感染治疗处方必不可少者。《宋史·外国列传》还记载了大中祥符五年(1012),广州有一高龄达130余岁的大食国长寿老人的轶闻。另外,该传还记述了层檀国和拂菻国所产的药物,如木香、血竭、没药、硼砂、阿魏、薰陆及珍珠、千年枣、巴榄等。宋代药物进口的品种繁多,来自阿拉伯地区的有犀角、乳香、龙涎香、木香、丁香、安息香、金颜香、脑子、没药、硼砂、珍珠、芦荟、阿魏、苏合香等数十种。进口的数量也相当巨大,如《宋史·食货志下》载:"大食蕃客啰辛贩乳香直三十万缗。"这些进口香药价值亦极昂贵,宋朝张世南《游宦记闻》卷七举例说:"诸香中龙涎最贵重,广州市直每两不下百千,次等五六十千,系番中禁榷之物,出大食国。"张知甫《可书》则记载,真龙涎香运至京师开封后,其两钱售价更高达30万缗,当时明节皇后出价20万缗,海贾尚不售。

中国与阿拉伯药物贸易十分发达,特别是宋代香药之应用日广,外科医疗用量也不断增加,如用于外科疮疡之乳香,《宋史·外国列传》记载有一次进献者竟多达1800斤。

两宋时期,除与阿拉伯用药交流空前繁荣外,阿拉伯医疗技术也不断传至中国。例如,药物制剂方法的传入,蒸馏技术在外科药物制配上之应用。又如《太平圣惠方》卷三十二收载有:"大食国胡商灌顶油法",治疗"眼中障翳"。其制法"生油二斤,故铧铁五两(打碎捣洗),寒水石一两,马牙消半两,曾青一两。以锦裹,入油中浸七日后可。""用一钱于顶上摩之,及滴少许入鼻中,甚妙。"此时,阿拉伯医生在中国行医诊疗疾病者,或撰医方专著者亦并非少见。

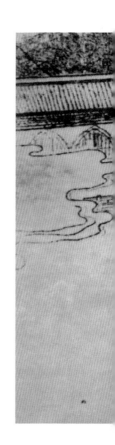

第八章

辽夏金元时期外科的特点与融合

The Characteristics and Integration of Surgery in the Liao, Xia, Jin and Yuan Dynasties

（916—1368）

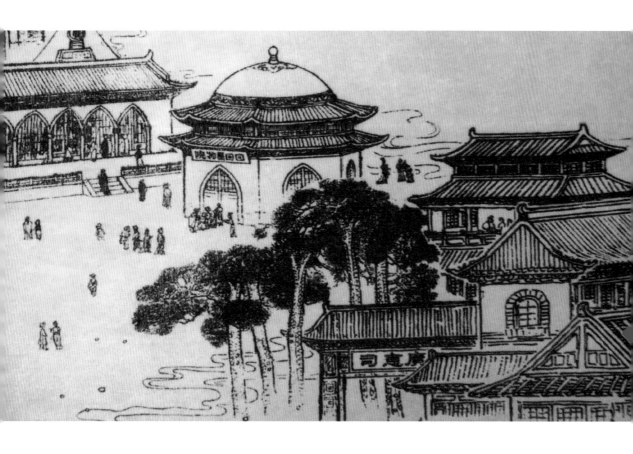

　　辽、夏、金、元是我国历史上以少数民族掌握最高权力的政权。金元时期，中国医学发展出现的争鸣与创新也较为活跃，他们在医疗技术、外科疾病的治疗上多有贡献。在学习汉文化方面也很活跃，总结和发展外科，特别骨伤科学术有了更多出色的成就。他们各成一家，开拓了中医学外科诊疗的新局面。

辽、夏、金、元是我国历史上以少数民族掌握最高权力的政权,公元 10—13 世纪,在元朝建立以前,辽、夏、金与两宋之间互相对峙。辽前身称"契丹",始由耶律阿保机统一纷争各部,于公元 916 年建立政权,国号契丹,947 年改国号为辽。契丹建国后采取"以国制待契丹,以汉制待汉人"的政策,一度国势兴盛。疆域东至日本海,西接阿尔泰山,北达胪朐河(今蒙古和我国内蒙古自治区境内之克鲁伦河),南抵白沟(今河北省高碑店东自北而南的白沟河)。

辽后期,内部斗争加剧,加之北方崛起的女真族完颜阿骨打统兵南下,1125 年天祚帝被俘,辽亡。1124 年,辽皇族耶律大石率一部分人西迁至天山南北及中亚一带,重建政权,称"哈剌契丹",即西辽,定都虎思斡耳朵(今吉尔吉斯斯坦托克马克附近)。辽享国 300 余年。

夏是以党项族为主体的民族政权,元昊为党项族首领。1038 年,元昊称帝建国,定都兴庆府(今宁夏银川市),国号大夏,史称西夏。疆域东据黄河,西界玉门,南临萧关,北控大漠。经 10 世 220 余年,于 1227 年被元灭亡。西夏前期与北宋、辽,后期与南宋、金形成鼎足之势,视其强弱以为向背,在政治、经济、文化上相互密切联系、交融,而又各有其特点。

金是以女真族为主体的民族政权。女真族分散聚居在今黑龙江和松花江流域。女真族兴起后受辽的统治。1115 年女真人在完颜阿骨打领导下的反辽战争中建立了金朝。完颜阿骨打即位称帝,为太祖。金建国后继续抗辽斗争,1125 年灭辽,再两年,灭北宋。自 1115 年太祖至 1234 年末帝哀帝,经 10 世,历时 120 年。

金初期推行女真文化,熙宗时(1136—1149),政府建立译经所,用女真文字翻译汉文经史,儒学广泛发展和兴盛起来。金代的科学技术也有一定的发展,在其统治之下医学名家辈出,如成无己、张元素、刘完素、张子和等,他们的成就影响深远,在中国医学发展史上占有重要的地位。

1206 年,铁木真统一了蒙古各部,建立了蒙古国,确立分封制度,尊称他为成吉思汗。此后,成吉思汗及其后继者经过一系列征战,成为横跨欧亚大陆的汗国。

成吉思汗孙忽必烈,在与阿里不哥的斗争中于 1260 年继承汗位(世祖)。即位后,仿效中原王朝建元中统,至元八年(1271)又将蒙古国号改为大元,翌年迁都大都(今北京)。至元十六年(1279)灭南宋,结束了长达三四百年的藩镇割据和诸民族政权并存的分裂局面,全国统一。

忽必烈在政权方面的改革是把统治方式由奴隶制转变为中央集权封建统治。中央和地方行政机构的设置,特别是行省制度的确立,使中央集权从政治制度上得到保证,巩固了国家统一。

民族之间的交流常常是通过政治、经济、文化活动和人口大量的迁徙而产生,在相互交往过程中彼此借鉴取长补短,物质文化渐渐形成新的发展,呈现融合。辽、夏、金、元时期是继五代十国后又一次民族大融合。契丹原是以畜牧、渔、猎为主要生产的民族,后来在与汉族和其他少数民族交往中吸收了他们的先进文化,与本民族固有文化相融合,又有了新发展。

元朝国家统一,版图辽阔,影响力远及欧、亚、非三洲。由于中外交往频繁,中国人发明的罗盘、火药、印刷术经阿拉伯传入西欧。中国的医学也随着频繁的交往传入阿拉伯地区。历史学家、医生波斯人拉施德·丁·法杜拉主编了《伊儿汗的中国科学宝藏》,又名《中国人的医学》。这是一部包括四部中国医籍翻译本的医学典籍,介绍了中国传统的脉学、解剖学、胚胎学、妇科学、药物学等,在脉学方面特别引述了《王叔和脉诀》。

辽、夏、金、元各朝,不但在政治制度上逐渐接受了汉族统治经验,并有了汉化的趋向,在文化上也深受汉族的广泛影响。医学作为文化的一个组成部分,或直接引用汉族医学,或在自己民族固有医学的基础上借鉴、融汇汉族医学并又有所创新,成为这一时期医学发展的特点。如各民族医学的交融。

契丹族在原始社会时期,人患疾病主要以巫术治疗。公元 916 年耶律阿保机称帝后,在扩张势力、四处征战中,得吐谷浑人直鲁古、汉人韩匡嗣,他们都以医术闻名于辽。直鲁古曾从汉人学医,精针灸,著有《脉诀》和《针灸书》传于民间。辽太宗耶律德光为发展契丹的医学,曾采用了求医、进医、习医三措施,如"遣使求医于晋""回鹘进梵僧名医"。辽灭后晋后,掠汴京医官、医书、铜人,耶律倍、兀欲等习医,使汉族医学于契丹得到发展。

黑城出土的西夏文文献中,有治疗外科疾病的专书《治疗恶疮要论》等。在现存约成书于 12 世纪的西夏人编撰的《文海》残本中,有 150 个关于医学的字、词、释文,反映了西夏人的人体解剖、生理以及治疗疾病的放血疗法等。

金元时期,中国医学发展出现的争鸣与创新,也较为活跃,在医疗技术、外科疾病的治疗上,也多有贡献。辽、夏、金、元历史时期,特别金元时期,在汉文化方面也很活跃,总结和发展外科,特别是骨伤科学,有了更多出色的成就。他们各成一家,开拓了中医学外科诊疗的新局面。

第一节　医事制度与医学教育之外科

辽、夏、金、元时期的医事制度、医学教育,除各民族原有制度影响外,几乎完全吸收唐宋医事制度与医学教育体制,或多结合一些本民族的特点,或吸纳更广泛地区之制度而成为独具特色的医疗管理、医学教育体制。例如,辽代医疗官制"因俗而治""官分南北",北面官设太医局,由辽人主管,南面官设翰林院,由契丹贵族与汉医担任医官;金代首设太医院,其制度因宋制而有所改革;元代国力增强,版图扩大,除因袭金制外,并创设回回药物院,广惠司掌大量传入的回回医学。辽、夏、金、元之医事制度与医学教育,对外科之设置与管理多富有特色,特别是元代,对中国外科、骨伤科发展,有着杰出的贡献。

元代广惠司、回回药物院是采用阿拉伯医学的医疗机构。由于大批阿拉伯归降将士进入内地，并有不少入仕元朝为官者，包括阿拉伯医学家——爱薛，曾任掌西域星历、医药二司事。与此同时，东西交流日渐频繁，许多阿拉伯商人、学者，也来到中国经商、定居，他们习惯了用阿拉伯医学诊疗疾病。为了适应如此大批人员之需要，至元七年(1270)在京设立了广惠司，隶属太医院，专聘阿拉伯医生、药士，管理回回药物院中阿拉伯药物之加工、炮制，调剂医疗各宿卫士以及居住在大都的阿拉伯贫孤。广惠司设提举二员，人数每因实际需要而增减。至元二十九年(1292)又于大都、上都各设一回回药物院。至治二年(1322)，改隶广惠司，定置达鲁花赤10员，大使2员，副使1员。由《回回药方》一书可知，其所引进之外科医疗手术等十分先进，但或因时间短暂，所处位置局限，或因语言关系，《回回药方》未能广泛流传，因此，其对中国外科医疗技术之发展影响并不大。

元广惠司秩正三品，掌修制御用回回药物及和剂以疗诸宿卫士，以及在京孤寒者。至元七年(1270)，始置提举二员。至元十年(1273)，改回回爱薛所立京师医药院，名广惠司。至元十七年(1280)增置提举一员。至元二十九年(1292)又在大都和上都各设立一回回药物院，等回回药事，秩正五品。延祐六年(1319)升正三品，延祐七年(1320)仍正五品。至治二年(1322)拨隶广惠司。定置达鲁花赤一员，大使二员，副使一员。至正二年(1342)，复为正三品。

广惠司、回回药物院之创设，从根本上讲，是为适应军事之需而设的，其医疗服务除一般疾病之治疗需用阿拉伯医药技术外，比较突出的是掌握比较先进的骨关节损伤之医疗，以及外科伤损之医疗，或可称之为军阵医学、军阵外科，此乃辽、夏、金、元时期中央医政制度方面的一大特点，为中国医学史上所罕见者。

在此，我们还必须指出的是，元代之"行御药局"之设，其秩为从五品，由达鲁花赤一员、大使二员、副使三员，掌行箧药铒。行箧药铒者，即军医常用之药品、器械箱，后演变为医生出诊时所带的常用急救药品、器物小箱。又"行箧司药局"(隶徽政院司属)，秩从五品，达鲁花赤一员，使、副使各二员，掌供奉御用药铒。以上医疗制度、机构之设，显然都是战争环境下，制配供奉统治者行军打仗时所需之"行箧药铒"，或掌控"行箧药铒"之药官，以应统治者伤损之急救。

至元五年(1268)，发布政令，禁止售卖乌头、附子、砒霜等此类有麻醉作用或剧毒药物，显然对外科手术之无痛医疗颇有阻碍，但就统治者而言，此举措之严格实施，对行军之安全、中毒事件之减少，乃至社会安定是有很大好处的。此举作为政令发布颁行，显然极为罕见。

元贞元年(1295)，诏增给诸军药铒。大德七年(1303)，诏从军医工止复其妻子，户如故。还有一个很有意义的县尹发布榜示指令："丙午岁(1246)，予居藁城(今河北)，人多患疔疮，县尹董公谓予曰：'今岁患疔疮者极多，贫民无力医治，近于史侯处得数方，用之无不效,官给药钱,君当舍手医之。'遂诺其请。董公榜示通衢,有患疗疮者,来城中罗谦甫处取药。如此一年余,全活者甚众。保生铤子、千金托里散、神圣膏药、破棺丹,凡四方。至元戊寅岁(1278),董公拜中书左丞兼枢密院事。"

罗谦甫,即元著名医学家罗天益,谦甫乃其字,真定(今河北正定)人,李杲弟子,后曾任太医。撰有《内经类编》《东垣试效方》与《卫生宝鉴·疮肿门》等。记上述县尹董公榜示由官府出资急救百姓传染性疗疮者,即罗天益的《卫生宝鉴》(1283)。罗天益真实记录了这一有趣而富有科学意义的史实,也反映了罗氏的胸怀。董公不知其名,但1246年为藁城县尹,罗大益记述董公于1278年拜中书左丞兼枢密院事,官升显位,或与其在藁城之善举分不开。

关于医学教育,金太医院设十科,编制50人,但其十科之分不知其科名,也无从知其疮肿外科之具体内容。元代医学教育分科沿袭宋代三科通十三事,其三科为方脉科,下设大方脉、小方脉与风科三事;针科下设针、灸、口齿、咽喉、眼、耳等六事;疡科下设疮肿、折伤、金疮、书禁四事。元十三科之分是在宋十三科基础上,稍有调整,即大方脉、杂医科、小方脉、风科、产科、眼科、口齿科、咽喉科、正骨科、金疮肿科、针灸科、祝由、禁科。其后,改十三科为十科,实际上加强了外科。虽然将正骨与金疮肿科合并为正骨兼金镞科,但增设了疮肿科。如此调整或与全国统一、战争减少有关。因为战争环境下,伤折、金疮天天都会大量发生。元代危亦林《世医得效方》之编撰,就是依据元代医学教育分科而分述的。卷1~10为大方脉杂医科、卷11~12为小方脉科、卷13为风科、卷14~15为产科兼妇人杂病科、卷16为眼科、卷17为口齿兼咽喉科、卷18为正骨兼金镞科、卷19为疮肿科、卷20为孙真人养生。危氏剔除了针灸与祝由禁科,或由其家藏、祖传的关系,或因其学术思想使然。

第二节　各民族医学与外科医疗技术

一、契丹(辽)族医疗

契丹族是我国北方古老民族之一,在唐以前生活于辽水流域,"其疾病,则无医药,尚巫祝,病则由巫杀猪狗以禳之",或有疾时求治于其他民族之医学家。公元907年,辽太祖耶律阿保机(872—926)称帝,建立辽,在扩张势力、大举征服的战斗中,从吐谷浑得医人之子直鲁古,直鲁古后为辽代名医。又如所得汉人韩匡嗣,也以医术名于辽。至辽太宗耶律德光,继续南掠中原,攻占晋都城汴京(今河南开封),掠夺医官、方伎、图书、铜人、明堂、石经以及百工,"尽载府库之实以行",分别送往上京(今内蒙古东北部)和黄龙府(今内蒙古东部)。辽统治者对医生比较重视,如直鲁古、韩匡嗣,由于"善医,直长乐官,

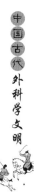

皇后视之犹子",邓延贞"治详稳萧留宁疾验,赠其父母官以奖之"。10—11世纪初,辽在文化上引进汉文化,初创契丹文字。他们为了改变契丹族医人"鲜知切脉审药"之事,由耶律庶成把汉族医学书籍翻译成契丹文,"自是,人皆通习,虽诸部族,亦知医事"。当时契丹人如饥似渴地攻研汉族医药书籍,如东丹王耶律倍"市书至数万卷,藏于医巫闾山绝顶之望海堂""其异书、医经,皆中原所无者",足见其藏书之多和版本之珍了。

契丹族统治阶级为了发展自己的医药学,加强自己的医学家队伍,曾采用了求医、进医、习医三种措施。如公元937年(天显十二年)11月,"遣使求医于晋",晋于12月即派医赴辽;公元1001年(统和十九年)1月,"回鹘进梵僧名医",充分说明回鹘(今维吾尔族)与契丹族之间的医药交流关系也是十分密切的。契丹族医学在与汉族、维吾尔族等医学交流中得到较快的提高。在医药学方面,辽世宗天禄四年(950),设翰林医院,翰林医官多人掌奉医药及承诏治疗众疾。这一设置在唐末创设,可见辽统治者为了完善自己的医药管理和发展其医药学所做的努力是十分积极的。在翰林医院充任翰林医官者,除契丹贵族医学家耶律庶成外,有不少人都是汉族医学家。

还须指出,契丹族在摆脱巫医的统治后,不但积极学习、引进临近各民族的医药,甚至掠夺医生、医药文献和针灸铜人、石经等,更有一个显著的特点就是统治阶级内部也很重视钻研医学。例如辽太祖之长子耶律倍(899—936),"通阴阳,知音律,精医药砭焫之术,工辽汉文字"。其中砭焫之术,涵盖了外科医疗理论与技术。

契丹医学还有一个特点,就是尸体处理技术十分先进。这里仅摘几段文字以知其大概。《虏廷记实》:"契丹富贵人家,人有亡者,以刀破腹,取其肠胃,涤之,置以香药、盐、矾、五彩缝之。又以尖笔筒于皮肤,沥其膏血且尽,用金银为面具,锦彩络其手足。"为了说明其确实性,这里可用辽太宗耶律德光死后的尸体处理为例。公元947年,耶律德光攻占开封,并大肆掳掠,北归途中,不幸患疾不愈,死在途中,《资治通鉴》记有"国人剖其腹,实盐数斗,载之北去"。为了证明其防腐的实际效果,这里可用1981年10月于内蒙古察右前旗豪欠营六号辽墓出土之女尸为例,"女尸出土时,深棕色,皮肉完好,尚有弹性,发型完整"。从胃之检验,可发现含砷量大大超过正常人体。以上种种,足以证明契丹人所掌握的尸体防腐技术已是很高明的,比汉族的尸体防腐技术更高一筹,其来源尚待考察。

二、回鹘族医疗

我国维吾尔族医学的发展,是一个曲折多变的过程。例如,最初信仰萨满教,后定摩尼教为国教,西迁后又改信佛教。公元10世纪后叶,伊斯兰教传入西域,信仰摩尼教、佛教的西州回鹘人,又逐渐转而信仰伊斯兰教。从11世纪开始,西迁的回鹘人,便逐渐废弃古回鹘文,而改用阿拉伯字母。13世纪初,回鹘人除个别地区外,大都成为伊斯兰教教徒了。以上虽是讲的宗教信仰,但其与文化、科学技术、医药卫生之关系,也是极为密切的。因此,回鹘族医学也经历了一个很复杂的变迁过程,其内容除本民族的医药特点外,很可能是包含有汉族医学、吐蕃医学、阿拉伯医学以及吐谷浑、契丹医学在内的一种结合体。

20世纪20年代,德国吐鲁番考古队发现了一些回鹘文医学文献,共有201行,记载了腹痛、催产或堕胎、狐臭、腹绞痛、狂犬咬伤、白癜风、疮疖、疣、毒疮、鼻衄、尿血、鼻息肉、目烂、癣等许多外科病证,并积累了不少医疗方法、方剂。这里举一例,如治狂犬咬伤者,有处方多种,有服用雪鸡脑髓者,有用狼骨及狼舌凉干为末外敷者。在哈拉汗三朝时期,维医学家喀什噶里(? —1083),从阿什(今克孜勒苏柯尔克孜自治州)的麦钦德村萨吉尔学堂毕业,经过长期医疗实践,积累了丰富的经验,如用茴香治疗白癜风,用洋茴香、阿育魏等治疗弱视,用人参治疗阳痿等,对维医的发展有着较大的影响,著有《医疗法规解释》等。著名维医学家伊本·艾比孜克里亚是他的学生,在其编纂的《突厥语大词典》中,反映了对麻风、天花、白内障等的认识。在治疗用药等方面,不难看出其与内地的交流及影响。

从唐宋至金元,在西域接受中央管辖之时,其医药卫生管理即按中央之政令进行,且汉族医学往往占据重要地位。吐鲁番发现的大批汉族医药书籍残卷,如《张文仲疗风方》《神农本草经》《耆婆五脏论》等,并有丸、散、汤剂之残方出土,都是内地医家、医学在吐鲁番产生影响的重要证据。另一汉族医学与回鹘族医学互相交流影响的证据则来自于翻译家安藏,他将汉族医学经典著作——《难经》和《本草》等译成回鹘文,其影响更为深远。

三、吐蕃医疗

继宇妥·元丹贡布《四部医典》及宇妥·萨玛元丹贡布对《四部医典》进行了注释和修订之后,吐蕃医学的发展基本上是沿着《四部医典》的理论方法、诊断和治疗技术前进的,元世祖忽必烈亲见表彰了祥迈·嘎布等五名藏医学家,这对藏医学的发展和提高藏医学家的社会地位,都有着很大的影响。

公元1300—1400年,藏医学以先北后南的形势发展,形成两大学派。北方学派以强巴·南杰查桑为代表,主要总结了北方高原地区多风寒等病的治疗经验,对艾灸、放血、穿刺治疗具有独特的心得。从《四部医典》以及其宇妥·萨玛元丹贡布注释发挥本影响的不断扩大,藏医之外科医疗技术影响也更为扩大。北方学派、南方学派根据各自地区特点,使外科疾病之诊疗技术也得到发展。

四、女真族医疗

女真族,其先世是靺鞨族人,先后隶属于渤海政权和辽政权。公元10世纪前后,女

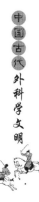

真族还过着夏则出，随水草以居，冬则入，居地穴之中的游牧、采集生活。公元1113年，阿骨打继任完颜部首领，"力农积谷，练兵牧马"，在同辽的战争中获胜，于1115年称帝，建国号曰"金"。

公元1126年，金攻陷京都开封，宋王朝南迁，史称南宋，北宋从此灭亡，中国半壁山河由女真族统治。他们为了巩固自己的统治，采取了许多与高丽、辽、夏、回鹘、宋加强友好关系的活动，并调和民族矛盾，任用各族官员，尤其是引进汉族文化和官员，乃至渐渐汉化。

在医药管理制度方面，约于1138年即以宋之医事制度为鉴，改进了女真族的医事制度。如完颜亶颁布的制度，改太医官六品而上立七阶，为从四品而下立为十五阶。"从四品：上曰保宜大夫，中曰保康大夫，下曰保平大夫。正五品：上曰保颐大夫，中曰保安大夫，下曰保顺大夫……正九品：上曰医效郎，下曰医候郎。从九品：上曰医痊郎，下曰医愈郎"。其御药院等也都逐渐改为汉地宋代体制。金之医师选举，按规定"凡医学十科，大兴府学生三十人，余京府二十人，散府节镇十六人，防卸州十人，每月试疑难，以所对优劣惩劝，三年一次，试诸太医，虽不系学生，亦听补"。从金代统治者所设医官名目之多和录用"虽不系学生，亦听补"，可见其曾大量吸收医药学家以改变女真在医药方面的落后。女真按宋制，外科疾病、外科设置、外科医生的培养与重视，当是必然的举措。

五、党项族医疗

党项羌族，公元1038—1227年于今宁夏银川之东南建立大夏政权，宋代称之为西夏，盛时曾统辖今宁夏、陕北、甘肃西北、青海东北，以及内蒙古部分地区，其居民有党项羌、汉、藏、回鹘等民族，与宋、辽、金多次战争、修好，曾与辽、金先后成为与宋鼎峙之政权。在其统治区，西夏文、汉文并用，其政治制度、医药卫生多仿宋制，从约成书于12世纪中叶的西夏文字典《文海》有关内容中可知其大概。该字典共收字词2577个，有关医药卫生字词约150个。这些字词涉及人体解剖部位40余条；涉及外科疾病者有疮蛆、疮痕、疮、疤、疹痘、脓、肿、肿疮、癫疥、癞、疝气、驼背、跛、鼻息肉、疮及喉胀等。

西夏医学的扎针并不是或不完全是针刺疗法，其主要内容是指放血疗法。如《文海》关于扎针的释文是"病患处，铁针穿刺使出血之谓"。

西夏医学的管理制度也多仿宋制，与其他北方民族政权的医事制度相似。

六、回回医疗

"回回"，在我国人的概念中，由于时间不同而所指有异。就民族而言，在宋人有指回鹘者；在元代已较确切，是指伊斯兰教和信仰伊斯兰教的人；明清主要指回族。因此，我们所说的回回医学，是指伴随伊斯兰教之传入，而在中国传播和发展的阿拉伯医学。为此,我们必须介绍一个很有影响的人,这就是来自西域桃林(即弗林,东罗马帝国以其所属西亚地中海沿岸一带)的爱薛(1227—1308)。爱薛通西域诸部语,工星历、医药。初事元定宗(1246—1247),直言敢谏。公元1263年,元世祖忽必烈"命掌西域星历、医药二司事"。公元1273年,"改回回爱薛所立京师医药院,名广惠司"。由这两条史料可以看出,爱薛是回族人,他所掌的星历、医药二司,或由他所立的京师医药院,或为二而一,是广惠司构建的基础,其性质为回回医药已很清楚。

回回药物院为什么能在中国得到发展,这与蒙古族统治阶层中越来越多的波斯籍官兵有着密切的关系。公元1253—1259年,蒙古族军队占领"波斯"一带后,在城防军中有许多阿拉伯卫士,他们惯于接受阿拉伯医疗方法。同时,一些阿拉伯医生也到中国内地行医,这样回回医学便在中国得到了不断的发展。有广惠司、回回药物院等医疗保健机构的设立和发展,必然会有回回医药著作、医疗技术和药物由西域大量传到内地。达36卷之巨的《回回药方》即其代表之一。这部书虽然现在仅残存4卷,但为我们了解回回医学提供了珍贵的资料。学者们近年来对该书作了较多的研究。虽然有认为该书是元代阿拉伯医家之遗著,有认为由阿拉伯文译成者,但比较正确的一种看法是以阿拉伯医学为主,同时包含着中医药内容的著作。《回回药方》残卷所反映的骨伤科治疗技术是相当高的。现以颅脑外伤之处理为例,该书这样记述了"颅脑骨粉碎骨折剔除法":先令病人剃去发,于外伤之伤纹处,或横或直做"十"字切开,刀口较损伤要大些,以便死骨之剔除;在手术进行时,扶病人令坐或卧位,以有利于手术进行之姿势为好;用棉花塞耳,以免闻凿锯骨声而惊惧;若颅骨厚,可按颅骨之厚度限制钻头进骨之分寸,排钻数孔,以防损伤脑膜和脑组织,然后用锯锯开,用镊子、钳子清除碎骨并屑。关于手术时机之掌握还指出:脑膜无挤脊,碎骨未签入脑膜,可不急于进行手术;但若挤脊或签入脑膜者,必生肿、筋缩,或中风不省人事等,宜立即进行手术以剔除碎骨等。所有这些描述,生动地反映了元代回回医学在颅脑外科手术方面已达到了很高的水平。从文字和学理看,这些记述与阿拉伯医学有着密切的关系。可惜的是,回回医学不知何故未能在我国得到应有的发展。

七、蒙古族医疗

公元12世纪末,蒙古族逐渐强大,13世纪初由成吉思汗统一了大漠南北,并于1206年在斡难河畔建立了蒙古帝国,推动了蒙古社会的发展。随着国内各兄弟民族之间科学文化和医药卫生的交流,与欧、亚、非各国之间的贸易交往也更加频繁。在这样的形势下,处于萌芽时期的蒙医药学也进入到一个新的发展时期,蒙医临床医疗经验有了进一步的丰富和发展,并不断地总结和提高,从而产生了初步的医学理论,逐渐形成了富有蒙古族和蒙古草原疾病特点的蒙医药学。蒙医正骨、蒙古灸疗、刺血疗法、外伤以及由此引起的休克抢救技术等疗法有着十分显著的蒙古族特色,详见后述。

八、傣族医疗

元世祖忽必烈在云南创开土司制度,傣族封建领主之世袭制得到中央法定认可,使傣族文化、医学得到了长期的保存与发展。据贝叶经记载:傣族第一部经典医学著作《嘎牙桑哈牙》(注:汉译为《人体解剖》)产生,是佛祖释迦牟尼的弟子阿仑达听了佛祖之旨意,对医药知识进行整理而成的。该书阐述了傣医对人体解剖、生理、胚胎发育的认识,如"人体是从母体产生出来的""人类受孕时的精液就如兔子尾巴毛尖上沾着一滴芝麻油那样大小,肉眼无法看见""人体骨有三百节,大筋、小筋缠绕着骨,好像竹芭一样牢固""人有九百块肌肉,象(像)巴(芭)蕉树皮包着巴蕉树心一样"。傣医接受印度医学之影响比较鲜明,其解剖知识的进步,或影响其有关外科医疗之发展。

第三节 《元史》等非医学文献记载之外科

一、《元史》中所记战伤休克急救

(一)《元史·布智儿传》

"布智儿,蒙古脱脱里台氏……从征回回、斡罗思等国,每临阵,布智儿奋身力战。身中数矢,太祖亲视之,令人拔其矢,血流满体,闷仆几绝。太祖命取一牛,剖其腹,纳布智儿于牛腹,浸热血中,移时遂甦。"

(二)《元史·郝经传》

"郝经……金末,父思温辟地河南之鲁山。河南乱,居民匿窖中,乱兵以火熏灼之,民多死,(郝)经母许亦死。经以蜜和寒菹汁,决母齿饮之,即苏。时经九岁,人皆异之。"

(三)《元史·李庭传》

"李庭,小字劳山,本金人蒲察氏,金末来中原,改称李氏……(至元)十一年(1274)九月,从伯颜发襄阳……庭与刘国杰先登,拔之,遂荡舟而进,攻沙洋、新城。炮伤左胁,破其外堡,复中炮,坠城下,矢贯于胸,气垂绝,伯颜命剖水牛腹纳其中,良久乃甦。"

(四)《元史·张禧传》

"张禧,东安州(今湖南南部)人……转战良久,禧身中十八矢,一矢镞贯腹,闷绝复甦,曰:'得血竭饮之,血出可生。'世祖亟命取血竭,遣人往疗之。疮既愈,复从大将纳剌忽与宋兵战于金口(今湖北武汉市西南)……"

(五)《元史·列传谢仲温传》

"谢仲温,字君玉,丰州丰县人。父睦欢,以赀雄乡曲间,大兵南下,转客兀剌城,太祖攻西夏,过其城,睦欢与其帅迎降。从攻西京,睦欢力战先登,连中三矢,仆城下。太宗见而怜之,命军校拔其矢,缚牛,刳其肠,裸而纳诸牛腹中,良久乃甦。"谢仲温,以父从征有功,世祖(1215—1294)命仲温备宿卫。

❧ 二、《元史》其他内容所述外科医疗

(一)《元史·张荣传》

"张荣,字世辉,济南历城人,状貌奇伟。尝从军,为流矢贯眦,拔之不出,令人以足抵其额而拔之,神色自若……致仕卒,年八十三。"

(二)《元史·忽林失传》

"忽林失,八鲁剌觲氏……后以千户从征乃颜,驰马奋戈,冲击敌营,矢下如雨,身被三十三创。成宗(1295—1307)亲督左右出其镞,命医疗之,以其功闻。"

(三)《元史·赵匣剌传》

"赵匣剌者……(中统)四年(1263),(官千户,累从钦察攻宋,数有功),至渠江之鹅滩,匣剌邀击之,斩首五十余级,宋兵大败,匣剌亦被三创,矢镞中左肩不得出。钦察惜其骁勇,取死囚二人,刲其肩,视骨节浅深,知可出,即为凿其创,拔镞出之,匣剌神色不为动。"

《元史》诸多列传中,记述外科疮疡之吮脓、吮血医疗,中流矢缚药医疗,以及若干外科疾病之描述,均展现其时之认识水平,例如《孙瑾传》《刘氏传》所载:"尝患痈,瑾亲吮之""舅患疽,刘祷于天,数日溃,吮其血,乃愈"等。又如《新元史·张柔传》记:"右额有异肉如钱,怒则坟起",《新元史·张清志传》记:"母常病痈,口吮其脓,遂愈"正确描述了张氏右额部患血管瘤的生动证候。

❧ 三、其他非医学文献记述之外科

(一)谢应芳《辩惑编》

"天历中(1328—1329)大疫,由母氏以及同产者皆病疟,务求医药,不事祈祷,既而病

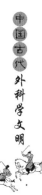

者俱瘥,予则无恙。时邻里从淫祀者,适多毙于疫,或以是颇嗟异之。观此亦可见淫祀之不足信。"《礼记》曰:非其所祀而祀之。名曰:淫祀,淫祀无福"反映了其时之认识水平。谢应芳,字子兰,武进(今江苏)人,元明之际学者。

(二)陶宗仪《南村辍耕录》

"任子昭(注:即任发子,工画人马)云:向寓都下时,邻家儿患头疼,不可忍。有回回医官,用刀划开额上,取一小蟹,坚硬如石,尚能活动,顷焉方死,疼亦遂止。当求得蟹,至今藏之。"陶宗仪,元末明初文学家,字九成,黄岩(今属浙江)人,勤于记述典故,杂记元代掌故、典章、文物与时事,此例当系有据的记录。结合《回回药方》有关颅脑手术记载,此所讲之"回回医官用刀割开额上",很可能是开颅术以切除脑肿瘤(蟹状肿物)"坚硬如石",而且使"头疼不可忍"达到"疼亦遂止"的颅脑肿瘤切除术之理想效果,实有参考之处。

(三)仇远《稗史》

"本草王不留行,乃剪金花,其性热,敷贴疮疖以溃脓,其效甚神,俗谓之:金剪刀草。予邻人汪庖一日为沸汤烧烂肤肉,其痛甚困。有一卖油魏生至,取草作药,烂杵涂之,痛即定。告之,知其名:蛇缪草,须五叶、七叶者为佳。此草春时结实,如园钩毒者,俗传食之能杀人。谬曰:要食死蛇毒。尝询之耆樵,言此物不致杀人,但能发冷涩身黑。戚社兄病麻疮于手,遇盛暑到江口戒仆请草,煎汤一浴,旦起则麻燥而愈。询其取草乃篱间瓠藤也。又尝见城肆收蓄松毛。问之云:北人多用此洗瘃。又一法用鹿梨去皮刮里王入藘白细捣,以米醋浸之,当浴时涂擦,候干洗去之,如此一二次则效矣。又患恶疮者,以老松油煎洗疮,候干傅之立愈。胭疮者,葱盐洗,令干净,以马屁勃末傅之亦愈。其法用生麻布一方,将马屁勃于上往来擦,下承其末用之。"如此记录见于仇远《稗史·志疾·诸疮》。仇远(1247—1326),元时文学家,字仁父,号近山村民,钱塘(今浙江杭州)人。此处所示内容当系纪实之作,出《说郛》卷二十一。

第四节　外科专著与综合医著记载之外科

一、齐德之《外科精义》

齐德之生卒年不详,元代外科学家,曾任医学博士、御药院外科太医,齐氏善治疮肿、痈疽。他强调从整体出发认识疮疡病因,认为疮疡皆由阴阳不和、气血凝滞所致。他批驳了当时一些外科医生忽略脉诊的现象,临诊重视脉诊,并将脉学中 26 种脉象的寒热虚实机理结合疮疡的证候特点加以论述,很有临证参考价值。他认为明于诊断,才能了解病机的阴阳勇怯、血气聚散之理,才能详辨疮肿虚实、浅深、善恶等证候。治疗上推重内治,对外科学辨证论治很有影响。齐德之积一生对疮肿、痈疽钻研与临证实践经验,于至元元年(1335)撰成《外科精义》两卷。

《外科精义》刊行后,于明代嘉靖年间(1522—1566)被收入《东垣十书》中。今有明初刊本、嘉靖本、《医统正脉》本、《四库全书》本、《中国医学大成》本等。1956年,人民卫生出版社出版有影印本。

《外科精义》系博采《内经》《难经》等古典医籍与扁鹊、张仲景、华佗等有关外科的名论,又结合齐德之本人的临证经验而汇集成编。上卷为外科医论,有疮肿诊候入式之法、疮肿诊治等论述35篇;下卷为诸家行之有效的汤、丸、散、膏、丹等方剂145首,并附有论炮制诸药及单方主治疮肿法。书中论疮疽病因遵《内经》之说,重视从整体出发。诊断方面强调四诊合参,尤其注重外观形色与脉诊,并将26种脉象结合疮疡临证特点作了详细论述,成为本书的一个特点。其辨证简明扼要,一目了然,对疡证的虚实、深浅、脓、善恶等有详细辨析,并首次把肺痿、肺疽列为外科范畴。治疗上,主张以证遣方,内外兼治,治法多样,并强调早期治疗的重要性。

《外科精义》书影

《外科精义》(1335)2卷,元代齐德之撰。齐德之,元御药院医学博士,外科御医,图为《外科精义·肺痈门》书影。图为明《东垣十书》刻本。中国中医科学院图书馆藏。

本书内容较为全面、系统,为元以前外科文献所不及,并且论述简明实用,颇有学术价值与临证参考价值。本书不仅比较充分地反映了金元时期外科学术的主要观点与成就,而且对后世外科学的发展起到了承前启后的作用,具有较深的影响。

(一)《外科精义》之外科理论

综览《外科精义》全书,齐德之之论外科者,其学术思想实则属于比较保守领域中而尚重视医疗手术施治之学者。故其所论,大多守平,重视各种外科疾病诊断、辨证、鉴别诊断、保守治疗方法之选用等。关于痈疽等化脓性感染之治疗,虽论辨证,而不言脓成后切开引流之手术医疗,仅于书中列《针烙疮肿法》之章节,而未述刀针切开引流之法,使初学者、一般外科医家之掌握实在比较困难,亦可能因此而贻误有效治疗之时机。虽然"辨脓法"论述比较出色,分析也很确切,但如何适时进行手术切开引流,则显得有些难以有

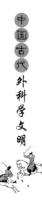

效掌握。

《外科精义》理论论述有明显进步者表现于诸多方面。例如，他系统论述了外科疾病之护理，如其《论将护忌慎法》中有严格要求。①"不可因痈疽疮疡诸般病证初发之轻微而不予重视"；②"若能防之于未形，理之于未成，或朝觉而夕治"的早预防、早治疗思想；③"求治于良医，则必无危困矣""询于庸医……束手待毙"；④"病人自克，不可恚、怒、悲、忧"，病室必须保持安静，"亲友重意问疾者，可以预嘱徐行，低声款曲伺候"；⑤"尤不可乱举方药""只合方便省问，不可久坐多言，劳倦病人"；⑥"夫侍患者，宜须寿近中年，情性沉厚，勤谨耐烦，仁慈智惠"；⑦"饮食之间忌慎，非细不可不载"，并详细论述了各种畜、兽、禽、菜、果等之宜忌。最后，齐德之对外科疾病病人不同病程中之饮食宜忌，进行了具体要求。如他明确要求做到"若其疮疽，脓溃肿消，气血虚弱，则可食羊肉、鹌鹑、蔓菁、姜、酱、瓜、荠、萝卜及黄白粮米、细米稀粥、软饭。若至肌肉渐生，思想滋味，则宜食白熟酥饼、薯粥、羹汤，熟软温和，稀稠得中，制造如法，勿令太饱。此时尤忌馒头、蒸饼、馎饦、馄饨、肉角、煎饼及炙煿燠煿、煎炒、咸酸、油腻脂肥、鱼肉。若至肌肤欲平，恶肉去尽，疮口收敛之际，尚忌起立行步，揖待宾客，房酒宴会，嗔怒沐浴，登陟台榭，运动肢体，寒暑劳倦，正宜调节饮食，保摄以待疮瘢平复。精神如故，气力完全，万无所忌，百日内，慎勿触犯之。"

又如，《辨脓法》："夫疮肿之疾，毒气已结者，不可论内消之法，即当辨脓生熟、浅深。不可妄开，视其可否，不至于危殆矣。凡疮疽肿大，按之乃痛者，脓深也。小按之便痛者，脓浅也。按之不甚痛者，未成脓也。若按之即复者，有脓也。不复者，无脓也；非脓，必是水也。若发肿都软而不痛者，血瘤也。发肿日渐增长，而不大热，时时牵痛者，气瘤也。气结微肿，久而不消，后亦成脓，此是寒热所为也。留积经久，极阴生阳，寒化为热，以此溃必多成瘘。宜早服内塞散以排之。诸瘿瘤疣赘等，至年衰皆自内溃，理于年壮，可无后忧也。又凡疗痈疽，以手掩其上，大热者，脓成自软也。若其上薄皮剥起者，脓浅也。其肿不甚热者，脓未成也。若患瘰疬结核，寒热发渴，经久不消者，其人面色痿黄，被热上蒸已成脓也。至于脏腑肠胃，内疮内疽，其疾隐而不见，目既不见，手不能近，所为至难，可以诊其脉而辨之，亦可知矣。""又肺痈论曰：始萌则可救，脓成即死，不可不慎也。久久咳脓，如粳米粥者，不治呕脓而止者，自愈也。又肠痈论曰：或绕脐生疮，脓从疮出者，有出脐中者，惟大便下脓血者，自愈也。"

关于外科化脓性感染诸般疾病治疗之手术、医疗技法，《外科精义》作了集中的描述，虽然论述有其优越性，但也存在脱离证候实际，使医者学习、掌握、临床时机选择比较困难。其所论《砭镰法》《贴熁法》《溻渍疮肿法》《针烙疮肿法》代表了齐德之外科医疗思想保守却能重视手术的表现。例如《砭镰法》："夫上古制砭石大小者，随病所宜也。《内经》谓针石、砭石、镵针，其实一也。今时用镰者……自有证候，非止丹瘤也。但见肿起，色赤游走不定，宜急镰之。先以生油涂赤上，以镰镰之，要在决泄其毒。然而此法，不可轻用，忌其太深。《内经》所谓刺皮无伤肉，以其九针之用，而各有所宜也。砭镰之法，虽治疮疽，不可轻用。"

又如，《贴爁法》："夫疮肿之生于外者，由热毒之气蕴结于内也。盖肿于外，有生头者，有漫肿者；有皮厚者，有皮薄者；有毒气深者，有毒气浅者；有宜用温药贴爁者；有宜用凉药贴爁者；有可以干换其药者，有可以湿换其药者；深浅不同，用药亦异，是以不可不辨也。若疮肿初生，似有头者，即当贴温热药，引出其毒火，就燥之义也。""大抵敷贴之法，欲消散肿毒，血脉疏通，寒热逆从断其去就焉。慎不可执方无权，安能散于郁结，不成脓乎！其肿皮厚者，以故软布，或以纸花子涂药贴爁之，待其药干换。肿皮薄者，即用疏纱，或薄纸涂药贴爁之，其药未干，即当换。若至脓溃之后，即贴温肌生肉膏药，要在逐臭腐，排恶汁，取死肌，生良肉，全藉温热膏剂之力也。切勿用寒凉之药水调贴之。夫血脉喜温而恶寒，若著冷气过理，即血滞难瘥矣。"

又如，《溻渍疮肿法》："夫溻渍疮肿之法，宣通行表，发散邪气，使疮内消也。盖汤水有荡涤之功。……须用汤水淋射之。其在四肢者，溻渍之；其在腰腹背者，淋射之；其在下部委曲者，浴渍之。此谓疏导腠理，通调血脉，使无凝滞也。"其溻渍之方法系"以净帛，或新绵，蘸药水，稍热溻其患处，渐渐喜溻淋浴之。稍凉则急令再换，慎勿冷用。""肿消痛止为验，此治疮肿神良之法也。"

又如，《针烙疮肿法》："夫疮疽之疾，证候不一；针烙之法，实非小端。盖有浅有深，有迟有速，宜与不宜，不可不辨。盖疽肿皮厚口小，肿多脓水出不快者，宜用针烙。疖皮薄，惟用针以决其脓血，不可烙也。如有未成脓已（以）前，不可以诸药贴爁、溻渍救疗，以待自消。久久不消，内溃成脓，即当弃药，从其针烙，当用火针。如似火箸，磨令头尖如枣核样圆满（滑），用灯焰烧须臾，作炬数揾，油烧令赤，于疮头近下烙之。一烙不透，即须再烙，令透，要在脓水易出，不假按抑。近代良医，仓卒之际，但以金银铁铤，其样如针者，可通用之，实在泄其毒也。或只以木炭熟火猛烧通赤，蘸油烙之尤妙。烙后实者，捻发为纤；虚者，以纸为纤，于纤上蘸药纤之。上以帛摊温热软粘膏药贴之，常令滋润，勿令燥也。夫疮疽既作，毒热聚攻，蚀其膏膜肌肉腐烂，若不针烙，毒气无从而解，脓淤无从而泄。过时不烙，反攻其内。内既消败，欲望其生，岂可得乎？嗟乎！此疾针烙取差，实为当理。然忌太早，亦忌稍迟。尝见粗工不审其证浅深，妄施针烙之法。或疮深针浅烙，毒气不得泄，以致内溃。或疮浅烙深，误伤良肉，筋骨腐烂。或抑擦掀动加益烦痛。或针之不当，别处作头。或即时无脓，经久方溃，遂使痛中加痛，真气转伤。详其所由，不遇良医也。以此推之，凡用医者，不可不择，纵常医疗之得瘥者，幸矣！"

从齐德之《外科精义·针烙疮肿法》所论述的"针烙之法，实非小端"可知其手术切开引流之严谨态度，其严格诊断疮疽之浅深、迟速、宜与不宜，实甚重要。然后分述如何掌握适应证之选择与相关医疗技术方法，强调针烙部位于"疮头近下烙之"，"令透，要在脓水易出"，不可依靠按抑、挤压，这些论述均甚为科学先进。然后叙述了针刀器物之选择，

333

烧针刀至赤的方法要求,正确掌握针烙时机,不可太早,亦忌稍迟,以及可能出现之严重后果等。此论可谓齐氏《外科精义》治疗技术之精华所在。

(二)《外科精义》之外科技术

齐德之在《外科精义》下卷中着重记述了诸医家行之有效之外科用汤、丸、散、膏、丹方145首,多称其效如何理想可靠等,兹不赘论。但也确有如下若干在外科医疗技术方面值得关注之内容,可以证明齐氏之外科医疗学术思想者。

1. 引流技术

《外科精义》下卷之《追毒散》:"(太医成子玉方)治一切恶疮,脓水不快者。五灵脂、川乌头、白干姜、全蝎。上为细末,用少许掺疮口中。深者,纸捻蘸药纴于疮口内,以膏贴之。或浸蒸饼,令浸透,搦去水,和药令匀,捻作锭子,每用纴入疮口中,亦用追毒锭子。"齐氏对化脓性感染脓成而引流不畅者,创造性地制作了多种有吸引力的药物锭子,"用针深刺""用此锭子纴之"的技术。

《射脓丸》:"治诸疮疖,脓水已成,即当针开泆出陈臭恶瘀(注:手术切开引流),则其活也。若其恶瘀不出,欲针口,须当开发,用此药以射出其脓也。"

2. 用锭子医疗器具之制作与使用技术

《外科精义》下卷记述了"陕西医局提举马云卿亲传经验方"——回疮蟾酥锭子:"治疗疮毒气攻心欲死,以针刺其疮向心行处,但觉痛有血处下锭子。若累刺至心侧近,皆不痛无血者,急针百会穴。痛有血者,下锭子;若无血,以亲人热血代之,犹活三四。况疮初发,无有不效。大抵疗疮生于四肢及胸背、头项、骨节间,唯胸背、头项最急。初生痛痒不常,中陷如丁盖,撼之有根,壮热,恶心是也。天南星、款冬花、巴豆仁、黄丹、白信(以上各一钱),独活(五分),斑蝥(去头足,十个)。上为极细末,用新蟾酥和药如黍米大,捻作锭子。每遇疗疮,先以针刺其疮,必不知痛,有血出者,下锭子。如觉痛不须再用,若更不知痛,再随疮所行处,迎夺刺之,至有血知痛即止。其元疮亦觉疼痛,以膏药傅之,脓出自差。用锭子法度:以银作细筒子一个,约长三寸许,随针下至疮痛处,复以细银丝子内(纳)药于筒内,推至痛处。"此法之设计制作,对深部脓肿、脓汁之引流十分有用,为其引流通畅发挥了重要作用。齐德之注明该技术源自陕西医局提举马云卿,为我们证明了三个重要史实:一是说明在元代医疗体制管理中,地方设立医局,由医学家提举进行有效管理、人才培养、医疗等。二是富有外科专长的马云卿任提举,或可证明元代征战中,外科医学家得到重用的历史事实。三是用亲人热血代之以合药敷贴,似有血清疗法之效者。

二、杨清叟《仙传外科秘方》

杨清叟,元末明初外科学家,禾川(今江西吉安西南)人,以外科疮疡诊疗名于时,汇集编成《外科集验方》,但未署名。外科医学家赵宜真序曰:《外科集验方》乃禾川杨清叟所编述,以授吴宁极,几经吴有章、李生生多位以授宜真。高凤冈因治愈自己久治不效疮疡获愈而出资刊行。赵宜真,浚仪(今河南开封)人,于临证中见方书之善者,辄善传录,重视外科医家通大方脉,始能全美。将自己所获以杨清叟编《外科集验方》为本,集为《仙传外科秘方》8卷(1378)。该书论述痈疽之阴阳虚实甚详,所集民间医疗者亦较丰富。

《仙传外科秘方》在医疗思想上,强调外科医学家治疗疮疡等化脓性感染病症,必须重视以内科理论为指导。因此,其治疗基本上以方药治疗为本。例如,疔疮走黄(注:似现在化脓性感染内陷引致脓毒血症,病情是十分严重的),杨清叟《仙传外科秘方》首先记述了预防疔疮走黄的技术与方法,多处强调指出:"诸般疗,急用圈黄药,涂圈疗围,便不走黄。""如是走黄,看血筋到何处,以火针刺断其血筋,立住,便不走黄。""已走黄,内服追疗夺命汤,或飞龙夺命汤。"杨氏关于预防疔疮走黄之论述,从运用"追疗夺命汤,或飞龙夺命汤"来看,当系疗毒内陷合并全身脓毒血症,否则不会强调应用"夺命汤"。而强调运用火针刺断血筋,则可能包括因疗引致毛细血管炎者,此症当未引致脓毒血症者。所用围药与火针刺法,应该确有预防内陷之效果。

三、危亦林《世医得效方》

危亦林(1277—1347),著名骨伤科学家。字达斋,祖籍抚州(今江西抚州),后迁南丰(今江西南丰)。出身于世医家庭,高祖危云山随董奉二十五世孙董京习大方脉(内科),尔后医道五世不衰。其伯祖危子美专妇人及正骨金镞等科,其父危碧崖,随周伯熙习小儿科,进而学眼科,兼疗瘵疾。五世危亦林自幼好学,20岁开始业医,除继承祖传医术外,还研究疮肿、咽喉、口齿等科,医术全面,而以骨伤科最有成就,曾官南丰州医学教授。刻苦几十稔,依按古方,参以家传,结合自己经验,于1337年撰成《世医得效方》19卷,经太医院审阅后,于1345年刊行。

危亦林是元代著名医学家,是中国古代骨伤科专家的重要代表人物。他所记载的骨伤科诊疗技术,较唐代蔺道人《理伤续断方》有了较大进步。在骨折脱位的诊断方面,危氏继承蔺道人的经验,强调通过触摸辨别骨折移位的方向,并首次提出肩关节脱位有前方脱位和盂下脱位,足踝部骨折有内翻和外翻两大类型。在骨伤科治疗技术方面,危氏记载的两种肩关节复位法、骨折固定方法及固定与运动相结合的治疗思想,都在前人基础上有所发展,关于脊椎骨折和近关节部位骨折的治疗,以及骨折整复、全身麻醉方药的选用,更有创新之处。《世医得效方》的骨伤科成就,代表了金元时期中国骨伤科的发展水平,居于当时世界医学的前列。

危亦林《世医得效方·序》称:"由高祖至仆,凡五世矣。随试随效""乃于天历初元(1328),以十三科名目,依按古方,参之家传,昕夕弗怠,刻苦几十稔,编次甫成",即申太

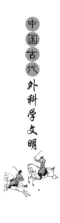

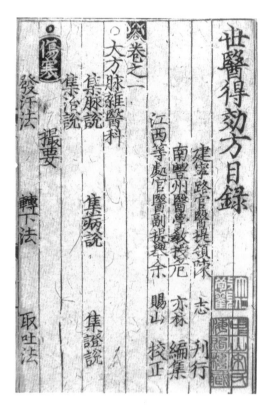

《世医得效方》书影

《世医得效方》19 卷,元代危亦林撰,成书于公元 1337 年,按元医学分十三科分别编撰而成,第 18 卷为《正骨兼金镞科》。图为元至正五年陈志刊本。中国中医科学院图书馆藏。

医院审阅,至元五年(1339)太医院识:"南丰危亦林《世医得效方》,编次有法,科目无遗。江西提举司校正之。牒上于院,下诸路提举司重校之。复白于院,院之长、二僚属皆曰:善。付其属俾绣梓焉。嘻!是方之效,岂以此一言而遂传欤。"前后经太医院医官 24 人审阅署名推荐。于 1345 年刊行,现存主要版本有元至正五年(1345)建宁路官医提领陈志刻本、明正德元年(1506)书林魏家复刻本、《四库全书》本、1964 年上海科学技术出版社铅印本。

本书共 19 卷(注:《四库全书》本末附《千金方养生书》1 卷,共 20 卷),内容按元代太医院所分 13 科编排:大方脉杂医科,分总说 10 则,81 种病证;小方脉科,分总说 2 则,66 种病证;风科,分总说 3 则,7 种病证;产科兼妇人杂病科,分总说 6 则,27 种病证;眼科,分总说 2 则,8 种病证;口齿兼咽喉科,分总说 1 则,5 种病证;正骨兼金镞科,分总说 13 则,16 种病证;疮肿科,分总说 3 则,21 种病证。针灸科内容未单列,分散于各科中叙述。

本书虽对内、外、妇、儿、五官、骨伤等各科病证及其治疗方法、方药都有叙述,但其主要成就在于骨伤科方面,其他各科新的学术见解不多,只是对方剂的选择下了一番功夫。在骨伤科方面，按危氏所处地域而言，或有可能接受蔺道人传授彭氏口授《理伤续断方》之影响，但通读之，则危亦林所论《正骨兼金镞科》内容，由理论到临床实践经验总结、医疗技术与麻醉术等远优于《理伤续断方》。当然，确有参考蔺氏学术成就之可能。同时不可否认，其所提出的肩关节复位方法、骨折固定技术以及固定与活动相结合的治疗观点，颇具科学价值也是对蔺氏治疗技术和学术思想的改进和继承。危亦林独特的创新之处，在于首次记载了脊椎骨折，并发明了悬吊式复位方法及外固定法，研制"草乌散"用作全身麻醉药，使药物麻醉法有了新的进步。

(一)关于外科手术、麻醉与止血

《世医得效方》之《正骨金镞科》载"肚皮裂开者，用麻缕为线，或捶桑白皮为线，亦用花蕊石散傅线上。须用从里重(层)缝肚皮，不可缝外重皮，留外皮开，用药掺，待生肉。"其方法、步骤和要求的科学性又比隋代巢元方的观点有所改进和提高。外科手术成功率的高低，与麻醉效果有着密切的关系。此期对麻醉术的发展，主要表现在用药量同麻醉深度间关系的认识和运用，同时还强调了个体不同耐量之差异、出血多少的差异。如所论述："先用麻药服，待其不识痛处，方可下手。或服后麻不倒，可加曼陀罗花及草乌各五钱，用好酒调些少与服。若其人如酒醉，即不可加药。被伤者有老、有幼，有无力、有血出甚者，此药逐时相度入用，不可过多。亦有重者，若见麻不倒者，又旋添些。更未倒，又添酒调服少许。已倒，便住药，切不可过多。"危亦林在多处都强调了达到理想麻醉深度的用药量控制，更值得注意的是他指出"或用刀割开""或用剪剪去骨锋""或用铁钳拽出""或用凿凿开取出"等术式，难免由于手术创伤、出血等刺激会引致病人虚脱、休克等，他强调必须给予病人"用盐汤或盐水与服立醒"，这是一个十分重要的创见，从而可以把病人从死亡线上拉回。必须注意，公元 1268 年元政府明令禁售乌头、附子，该令或许对防止盗窃等犯罪有一定的作用，但它却给麻醉术的经验总结和技术提高产生了消极影响。

(二)外科手术成功率问题

外科手术成功率的高低，还与止血技术有密切关系，前代明确强调予手术中止血并不多见。危亦林所记述的捆扎止血与现代在出血近端处捆扎以断血源的止血完全相同。所不同者只是他用于外伤的处理，并非外科手术中出血之处理。他强调："在伤处以帛子扎之血止……以桑白皮线缝合，用血竭草、木膘叶、磁石为末，干敷疮上即合。"又说"用水龙骨为末敷伤处，用帛片扎定，皮裂开以桑白皮线缝合。"从上述两条基本相同的伤口处理和止血技术的运用来看，捆扎，外敷收敛力很强的龙骨、血竭等末，以及缝合等三种技术都有着比较可靠的止血效果。虽然并未说明用于外科手术中，但手术中出血用之应当说是意料之中的事。危亦林同时还记载了药物压迫止血法，他用"蕈麻揉令极软，覆在伤处，缚定止血"。所有上述有效止血技术的临床应用，共同为此期外科手术中止血

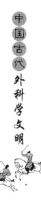

创造了比较好的条件,对外科手术,特别是成功进行较大创伤的手术治疗增加了更多的保证。

(三)骨折脱位整复术

这一时期对人体头部、胸背部、脊椎、四肢的骨折和脱位的诊断、分类、治疗都有所论述。其中对脊椎、肱骨骨折复位和髌骨骨折固定等创造了新的方法。

关于骨折脱位的诊断分类,危亦林将四肢骨折和关节脱位,归类为"六出臼,四折骨"。"六出臼"指四肢肩、肘、腕、髋、膝、踝六大关节脱位,"四折骨"指肱骨、前臂骨、股骨和胫腓骨四大长骨干骨折。《世医得效方》所描写的肘关节、腕关节和踝关节部位的损伤,就包括这些部位的骨折脱位,如关于肩关节脱臼、足踝部骨折脱臼、髋关节脱臼之诊断与复位手法、手术。兹引述如下。

"肩胛上出臼,只是手骨出臼,归下,身骨出臼,归上。或出左,或出右。须用舂杵一枚,小凳一个,令患者立凳上,用杵撑在下出臼之处。或低,用物垫起,杵长则垫凳起,令一人把住手尾,拽去(凳),一人把住舂杵。令一人助患人放身从上坐落,骨已归窠矣。神效。若不用小凳,则两小梯相对,木棒穿从两梯股中过,用手把住木棒,正棱在出臼腋下骨节蹉跌之处,放身从上坠下,骨节自然归臼矣。"

"脚六出臼四折骨,或脚板上交叉处出臼,须用一人拽去,自用手摸其骨节,或骨突出在内,用手正从此骨头拽归外,或骨突向外,须用力拽归内,则归窠。若只拽不用手整入窠内,误人成疾。"

"脚膝出臼,与手臂肘出臼同。或出内、出外,亦用一边夹定。此处筋脉最多,服药后时时用屈直,不可放定。又恐再出窠,时时看顾,不可疏慢。"

"脚大腿根出臼,此处身上骨是臼,腿骨是杵。或出前,或出后,须用人把住患人身,一人拽脚,用手尽力搦归窠。或是挫开,又可用软绵绳从脚缚,倒吊起,用手整骨节,从上坠下,自然归窠。"

(四)复杂骨折之手术整复

"背脊骨折法:凡挫脊骨,不可用手整顿,须用软绳从脚吊起,坠下身直,其骨便自归窠。未直,则未归窠,须要坠下,待其骨直归窠,然后用大桑皮一片,放在背皮上,杉树皮两三片,安在桑皮上,用软物缠,夹定,莫令屈。用药治之。"

"脚手骨被压碎者,须用麻药与服。或用刀割开,甚者用剪剪去骨锋,便不冲破肉。或有粉碎者,与去细骨,免脓血之祸。然后用大片桑白皮,以二十五味药和调糊药,糊在桑白皮上,夹在骨肉上,莫令差错。三日一洗,莫令臭秽。用药治之。又,切不可轻易自恃有药,便割、便剪、便弄,须要详细审视,当行则行,尤宜仔细。或头上有伤,或打破,或刀伤骨碎,用药糊角缚,不使伤风。切须记之。用药治伤,则用糊药封角。切不可使风入之,浮肿,其恶血自消散,不攻疮口。"

(五)腹部外伤引致肠断的手术

《世医得效方·秘论》之《肠肚伤治法》强调:"肚上被伤,肚皮俱破,肠出在外,只肠全断难医。伤破而不断者,皆可治疗。肠及肚皮破者,用花蕊石散傅线上,轻用手从上缝之,莫待粪出。用清油捻活,放入肚内。肚皮裂开者,用麻缕为线,或捶桑白皮为线,亦用花蕊石散傅线上。须用从里重缝肚皮,不可缝外重皮,留外皮开,用药掺,待生肉。"

(六)痔之枯痔、结扎手术治疗法

《世医得效方·大方脉杂医科》于《诸痔·通治》条下强调:"治诸痔捷效,上用白矾、信石各少许,于新瓦上煅过,为末,再入硃砂末少许,以新汲井水调成膏,用旧金纸上药,随疮大小贴之。先用郁金、国丹末,以鹅翎刷于疮四畔围护,恐伤好肉。凡上药,贵宦人肉理娇脆薄,少用之;愚俗人肉理粗厚,稍多少许用之。大抵上药后多疼,不可太过为妙。仍用大青根、晚蚕砂煎水,洗后再上药。兼服槐角丸、皂角丸。脏腑结热秘甚,八正散加灯心、枳壳、薄荷叶煎,再用大黄、茶、莽草、荆芥穗、防风煎水洗,效。"

"又方,用川白芷煮白苎作线,快手紧系痔上,微疼不防,其痔自然干瘘而落,七日后安。"

(七)关于"系瘤法"切除瘤肿

《世医得效法·瘤赘》论述了治小瘤法:"先用甘草煎膏,笔蘸妆瘤旁四围,干后复妆,凡三次,然后以药(敷)。大戟、芫花、甘遂,上为末,米醋调,别笔妆傅其中,不得近著甘草处。次日缩小,又以甘草膏妆小晕三次。中间仍用大戟、芫花、甘遂如前法,自然焦缩。"予此,危亦林特别强调:"凡骨瘤、肉瘤、脓瘤、血瘤、石瘤皆不可决(抉,剜去手术之意)",不可用此法治疗。关于适应证,他提出"惟脂瘤决(抉)去其脂粉则愈"。还再次强调:"盖六种瘤疮、肉瘤尤不可治,治则杀人。"可见其对良性肿瘤与恶性肿瘤之手术治疗或枯瘤术之掌握已积累了丰富的经验,也有了比较确切的鉴别。(注:此为应用枯瘤法促使小瘤体萎缩、古焦脱落之技术。)

"系瘤法",即用结扎法切除瘤体的手术,也积累了丰富的经验。他强调:"兼去鼠奶痔(注:此法本为瘤赘之医疗技术),奇药也。芫花根净洗带湿,不得犯铁器,于木石器中捣取汁。用线一条,浸半日或一宿,以线系瘤,经宿即落。如未落,再换线,不过两次自落。后以龙骨、诃子末傅,疮口即合。系鼠奶痔,依上法,累用立效。如无(芫花)根,只用花泡浓水浸线。"

(八)剔除咽喉异物技术

《世医得效方·大方脉杂医科》之《骨鲠》记载"蜜绵法",其方法、技术虽源自前人,但有所改进。例如："蜜绵法：通治诸哽。用薤白煮令半熟，以线系定，手捉线，少嚼薤白咽之，度薤至哽处，引哽即出矣。一法，绵一小块，以蜜煮，用如前法。"

四、李仲南《永类钤方》

李仲南，元代医学家，居栖碧山中（在今浙江），故称"栖碧"。初因养亲寿老，修建道院，以求还丹之道。后悟丹之道远，明方脉始能寿母，遂汇集古人医书，于至顺二年（1331）撰成《永类钤方》（初名《锡类钤方》）22卷。其中尤以骨伤科内容为多，记载多种骨折、脱臼整复和夹板固定法，并记有若干医疗器械及方药，为骨伤科重要著作。孙允贤又详加补订，备述治法。

李仲南鉴于今人寿亲养老，孝敬父母之需要，以及当时"（世医）讳疾，恶闻伤寒之名，弃其书而不读"，而致治病无方无法的情况，检古今医书，并致力于伤寒病的研究，并广及临床其他杂病证治法汇编成本书。初由李仲南兄弟集成，后经孙允贤补订，以脉、病、因、证、治增为五事，钤而为图，予以贯串编成。"永类"意著作者永感，"钤方"指钤图即附图说明。现存主要版本有北京大学出版社1983年根据元代至顺年间（1331）初刻本影印本，以及《海外回归中医古籍善本集萃（21）》日本国立公文馆内阁文库之朝鲜刻本（2005年中医古籍出版社出版）。

书中以图表形式对比论述"伤寒"与"杂病"两大证候的脉、病、证、治等内容，并以三因之说加以阐发，纲目清晰、明了。全书所论临床各种疾病的治疗，均以方类证，宋元间许多重要方书及有关论述多有采录，并注明出处，内容十分丰富，如东垣的"内外伤辨惑论"，朱肱的伤寒方论等。该书总结的某些临床成就也很有特色，其外科疮疡之论多而且要；骨伤科病证中，载录了多种骨折、脱臼、整复、夹板固定法，以及若干医疗器械、方药等内容，其中首创的过伸法处理腰椎骨折，丰富了创伤骨科的诊断治疗经验。

（一）关于《永类钤方·伤折风损》内容与《理伤续断方》关系之分析

从李仲南序"允贤孙君，常恨其集成（注：李仲南集成）之略，独治法于此，补订加详焉。"怀疑卷二十二"伤折风损"之内容，或为孙允贤校定时所增。从全书子目来看，卷七已设"金疮"；卷十亦设子目"折伤"；卷十四亦有"金疮"等。按其体例于书末专列"伤折风损"，似有欠妥者，故疑为孙氏校定时所增。孙允贤，青原（今江西吉安）人。江西吉安距蔺道人授宜春巩村彭叟《理伤续断方》不远。对其后彭家医治骨伤疾病名闻乡里者，当有所知，或有所掌握者。在校定《永类钤方》时认为李仲南集成之略，而将彭氏、邵氏等骨伤科内容重编补入。因此，外科疮疡、伤折等各按证候特点已分列于伤寒、杂病相对应的各有关卷内，唯独骨伤另作一卷详述，或为孙氏所专长而补"集成之略"。

《永类钤方》卷二十二，目录与正文也很不协调。例如目录《伤折风损》下署"上巩彭氏家传""邵氏介父家传",其子目有十,即"治疗次第,明辨经络,相度损处,推捺骨臼,拔伸收擦手法,接理夹束,通血止血,接骨顺气,住痛消肿,整洗傅贴。"但其正文与子目完全不同。细阅之则有:"头目鼻耳伤""唇口喉齿腮伤""肩胛颈骨及手膊脱手盘手指骨伤""胸胁肠伤""腰脚臀股两腿膝伤""阴囊阴门伤""筋骨伤""束缚熬贴换药""用药次第发散寒邪通气通血""敷贴药"等。其混乱如此。但有一点是比较肯定的,该卷《伤折风损》主要源自"上巩彭氏家传"与"邵氏介父家传"。不可否认,孙允贤(注:孙允贤曾以《医方集成》名于时,李仲南《永类钤方》序称:"钤成,允贤孙君常恨其集成之略,揭治法于此,补订加详焉。")补充时,曾在"上巩彭氏家传"(注:即《理伤续断方》由彭氏熟记而口耳相传于后者)之后世传抄本基础上,博采众家而成者。孙允贤特注"上巩彭氏",也可据以证明《理伤续断秘方·序》中叙有"廉(注:江西观察使)大以为狠(注:由于访蔺道人'至则行矣'),谓彭传其治损诸方,因易其村曰巩。"更可证明《永类钤方》卷二十二之《伤折风损》确源自彭叟。但比较两书具体内容,所论次第与内容,差异较大。然相比较其理、其术、其法等或多相似者。

又,《永类钤方》之正骨伤损来自传承唐代蔺道人《理伤续断方》者,还有一个重要依据,即"凡皮破骨出差爻拔伸不入……凡骨碎看本处平整如何……凡熬贴用板子一片……凡拔伸捺正……以上彭口教。还有彭氏匀气散、彭氏活血丹、彭氏黑龙散等,特别是注明'彭氏口教',署名'上巩彭氏家藏'",都可以证明《永类钤方》由青原孙允贤据自己《医方集成》或直接源自彭氏传人而补订者。

此外,从《永类钤方》署名来看,卷一至十六署名应均为碧山李仲南集成;青原孙允贤校定。卷十七至十九署名则改为干越(今江西余干)柴木斋校正,书林郑笔山刊行。但卷十九末则署有:碧山李仲南集,干越柴木斋叔正校,书林郑笔山仲贤刊字样。卷二十至二十一末见署名,或同卷一至十六之署名,但北大本于目录下署有"上巩彭氏家传、邵氏介父家传"。或可说明该卷原非李仲南所摘录,而源于青原孙允贤录自上巩彭氏家传而补之者。

(二)《永类钤方》外科、骨伤科成就

1. 关于枯痔法

《永类钤方》卷四"五痔":"李防御(宋、外科医家)专科治痔九方"记有:"枯药:好白矾四两,通明生砒二钱半,重朱砂一钱,生研如粉细,(制作过程方法)用篦子调涂痔头上,令遍日三,须仔细详看痔头颜色,欲其转焦黑,乃取落之。""直候痔头焦黑枯,方可住也。"同时详述了枯痔法手术前后之护理、疼痛之预防与处理,局部好皮肤之保护,等等。

关于痔漏挂线疗法,抑或应为结扎疗法者,耿公鉴庭《影印永类钤方·序》(北京大学图书馆藏元版 1983 年影印出版)曾指出,该书"迄至目前,仍有现实意义,如痔漏之挂线疗法,即昉见于此书,今仍以此使用,并得改进,疗效甚佳。"可惜自己眼拙,流览时或因过粗,未见有挂线疗法者。但确有痔核结扎疗法,例如其贴法指出:"芫花入土根,净洗入木臼,少水捣,绞取汁,慢火熬膏,以丝线于药内度过,系痔微痛,而心烦,不可犯水,待燥落

后,以纸捻蘸少膏于痔孔内,永除根也。选奇用国丹滑石等分为末,并花水调涂,日三五上。又葱青内刮取涎,对停入蜜调匀,先用木别子煎汤薰洗,却傅药,其冷如冰,二方神效。"显然,所述者乃痔核之结扎方法,非痔漏之挂线疗法也。

再看《永类钤方》卷四之"五痔","经云肠癖为痔……风热下冲乃为五痔,久不治则成漏矣,切不宜用毒药、刀线割剔",或可视为李仲南治疗痔漏之思想指导。上述则为引述李防御专科治痔之法耳。或不能完全代表李仲南之医疗观。

2. 关于创伤、骨关节脱臼、损伤、复杂骨折

《永类钤方》卷二十二"风损伤折",引述了以"上巩彭氏"与"邵氏"为主的诸多骨伤科专家的资料,内容较前大大丰富,科学水平也有明显提高,从《永类钤方》全书分析,完成如此骨伤疗法总结者,可能主要来自青原(今江西吉安)的对《永类钤方》之补定,而非"平生无世俗嗜好","最初欲仗符箓及祈禳禁咒以寿亲"的李仲南。李仲南也说自己"是编以风、寒、暑、湿四中,四伤居其前,以伤寒、杂病通为一门","并以脉、病、因、症、治,增为五事,钤而为图,贯串彼此,互为发明",于其内也曾于多处提及痈疽疮疡与金疮、伤折等,从未言以伤折立有专卷之说。以及前已提及的"允贤孙君常恨其《(医方)集成》之略,独治法于此补订,详加焉"。故可知《永类钤方》卷二十二之专论创伤、骨关节脱臼、折伤与复杂骨折,疑为孙允贤参考有关文献20余种校定时,予以整理补充而成。现将其论述之富有历史价值、科学意义,能够予人以启迪者,摘录、评述于后。

《永类钤方》关于颅脑骨损伤载:"凡脑骨伤碎,轻轻用手搏捺平正,若皮不破,用黑龙散熬贴;皮若破用风流散填涂疮口,用绢帛包,不可见风著水,恐成破伤风。如水及风入脑成破伤风,必发头疼,则难治。"

《永类钤方》关于耳断之缝合夹缚治疗载:"凡耳或斫落,上脱下粘,下脱上粘,用封口药封贴,却以线对缚住,看脱落所向,用鹅翎横夹定,却用竹夹子直上横夹定鹅翎,用药封其耳后。"

《永类钤方》关于断气管、食管缝合术载:"凡割喉者,用脚骑患人头项,以丝线先缝内喉管(食管),却缝外喉管(气管),用封血药,或喉被人打菜(注:疑或为叶)了,以手揞圆之。吊项见急救方中。"

颈椎骨折脱位,《永类钤方》首次记载指出:"凡摔进颈骨,用手巾一条,绳一茎,系在枋上垂下来,以手巾兜缚颏下,系于后脑,杀缚接绳头,却以瓦罂一个五六寸高,看摔人深浅,斟酌高低,令患人端正坐于其罂上,令伸脚坐定。医用手采捺平正。说话不觉,以脚踢去罂子。"此兜颈坐罂法是一种牵引快速复位。现代虽不用,但其运用类似四头带牵引复位,却是医学史上首创。法国的格利森(Glissor)到1677年才应用类似的悬吊带处理颈椎损伤。《永类钤方》还介绍使伤员卧位,医者用双手牵头,两足踏伤员双肩以对抗牵引复位颈椎骨折。

关于腰椎骨折,《永类钤方》中提出令伤员俯卧,双手攀门板上缘,医者将两脚抬起牵引,另一医者用手按压局部的"攀门拔伸法"复位。这是医学史上最早应用过伸法复位脊柱骨折的记录。《回回药方》则认为复位后应"令病人仰卧,以一硬枕放脊梁上"治疗,可视为现代"腰背枕垫法"的滥觞。对脊椎骨折的复位,危亦林也认为单纯用手整复是不可能的,因而采取悬吊的复位方式,并且强调要身体"坠下身直"。这就表明脊椎必须过伸,因为屈曲,身必不能直,"未直则未归窠",要伸直脊椎,骨折才能复位。《回回药方》介绍了脊椎的解剖,指出:"人之生,脑后有白筋两条下贯于脊梁骨节内(注:指脊神经)。其筋外有层皮囊(注:指硬脊膜)。若人骨节有伤,此白筋亦挤沓,故死也。"书中描述了脊椎骨折合并的截瘫,说"凡人脊梁骨向里脱出者,大小便皆结住,故速死。如脱出不全向外,大小便虽不结,其白筋并筋等不免有伤,将久,大小便不自由而出。若因撒刺唐证候脱出者,于白筋不甚有伤,然骨节以下的筋力却弱了,其足与尿胞亦谷道连筋肉皆弱,此是将死之显验。"较正确地描述了脊椎骨折并发脊髓损伤所致完全截瘫或不完全截瘫的症状表现与预后。

《永类钤方》关于腹部外伤肠出急救手术载:"凡肠出,可以病(人)手搭在医肩背,随其左右狩起,以热油润疮,整入腹,却打喷涕一个。却用桑白皮为线,打曲针向皮内缝合,后用断血合口药同济,用绢袋缚定,再贴绢上再缚。若秋冬间有此证,先用断血合口药,后用狗仔一只,割取腹口皮贴疮口,割喉封药,联口同用。若肠上有损,针鼻大,以灯火照之,肠中有气射灯,不可治。又一法肠出,吊起病人手,用醋煎山豆根汁,服一口至二口,却以针于病人颈上一刺,肠自入。"

肠与大网膜之鉴别,确定为肠不得入者,不可切除,若鉴别为大网膜者,则可切除而还纳入腹。"凡肠上必有黑紫斑及有曲缝痕者乃肠也;如上有膏,一重黄、一重肉,更有胰子肉出也。肠若出,不可割(注:切除);如实是膏,不得入(注:不能还纳入腹),可割除,须详下认。"

又《永类钤方》卷十,引《和剂局方》于折伤条下,"若牛骶肠出不损者,急送入,用细丝桑白皮尖茸为线缝合肚皮,缝上掺药止血,立活。如无桑白皮,用生麻缕,并不可封裹疮口,恐作脓血。如疮干以津液润之,然后掺药。"

关于肱骨骨折整复术,《永类钤方》介绍治疗"两肩……若骨䯒义出"即肱骨外科颈骨折移位,"用布袋腕系在前,如出在后,腕系在背后;若左出折向右肱,右出折向左肱骨即入。接左摸右髻,接右摸左髻。"《永类钤方》不仅首次把肱骨外科颈骨折分为内收型和外屈型,同时还介绍了至今仍应用于临床的内收、后伸、外屈纠正成角移位的复位固定法。危亦林的"手臂出臼",包括了肘部的骨折,诸如肱骨髁上骨折等。危亦林有关"手臂出臼"的记录,实际上是肱骨髁上骨折在骨科治疗史上的最早记载。对肱骨髁上骨折伸直单侧夹板固定法,有利于骨折的愈合,且严重的尺偏或桡偏移位,可望部分纠正。对于肱骨骨折的处理,以及肘关节脱位的复位法,《回回药方》论述了肘关节前脱位复位的方法用"抬其臂要令手屈至肩上则自移入"。肘关节前脱位一般合并尺骨鹰嘴骨折,或者是尺

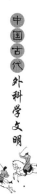

骨上 1/3 骨折合并桡骨头脱位(注:即孟氏骨折)。现代临床手法复位也采用屈肘法处理这两类损伤。

关于肘部骨折,《永类钤方》提出了用牵引屈曲复位。对肘关节脱位,危亦林采用的手法,类似发生肱骨髁上骨折的复位手法,而且还提出了夹板外固定的方法。

关于前臂骨折和腕、掌指骨折,《永类钤方》记载了桡骨远端骨折(注:称为"手盘骨"),介绍用牵抖复位法,并介绍用四块夹板外固定。手掌根出臼(注:桡骨远端骨折)复位法,《世医得效方》描写的手掌根出臼,包括了桡骨远端骨折。所提这种骨折,须有揣提按捺的方法反向复位,如单纯牵引,"只用手拽,断难入窠",不易复位,这是宝贵的临床经验。《回回药方》所记前臂双骨折的治法,与蔺道人的论述相似,也认为"治之极难"。对腕部、掌指骨折也有记载。

关于髋关节脱位,《永类钤方》介绍用"粘膝征"鉴别诊断髋关节的前、后脱位,认为"以患人膝比并之,如不粘膝,便是出向内,如粘膝不能开便是出向外。"髋关节前后脱位分型诊断法——"粘膝征",现代医学称为艾利氏征,却是 20 世纪才报道的。对髋关节脱位,危亦林已认识到髋关节是杵臼关节,应用悬吊复位法。

关于阴囊、会阴部创伤救治,《永类钤方》载:"凡阴囊被人扯脱者,用合口药封贴,绢袋兜缚。凡阴囊处有青肿紫黑色,不用姜汁,可用赤芍药细末入贴。"

关于复杂骨折之手术治疗,《永类钤方》载:"凡皮破骨出、差爻,拔伸不入,搏捺皮相近(注:《理伤续断方》此处有争一二分,用快刀割些,捺入骨)三分,用快剟刀割开,不须割肉,肉自烂碎了,可以入骨,骨入后,用黑龙散,贴疮四旁","凡骨碎,看本处平正如何,大抵骨低是不曾损,左右骨高,骨定损"。

五、佚名《回回药方》残卷

《回回药方》一书,作者不详,约系元时东来的华籍回回医生(或其从事医药活动的后裔)编撰。其成书约于 1292—1330 年间,或认为 1368—1403 年间,刊行情况不详。原书共 36 卷,今存残本 4 卷,计目录下 1 卷,58 页;卷十二《众风门》,63 页;卷三十《杂证门》,63 页;卷三十四《金疮门》《折伤门》《针灸门》《汤火所伤门》《棒疮门》《治人齿所伤门》49 页,充分论述了阿拉伯医学与中医外科学、骨伤科学于交流发展中的实际状况。该残本明红格抄书,抄写年代约在明洪武至永乐年间(1368—1403),现藏于中国国家图书馆。

该书用汉文写成,其残卷所反映的骨伤科治疗技术是相当高的。其成书特点有在外来药物译音后多附有阿拉伯文。书中的医学理论多本于阿拉伯医学,有大量的回回药物与方剂,载有一些引述马萨华(Yuhanan ibn Masawayh,780—857)和胡内恩(Abu Zayd Hunain ibn Ishaq,809—877)等著名阿拉伯医学家和编纂家的医药内容以及一些回回地名,还有一些与维吾尔医学理论相同或相近的内容,可以看出本书以阿拉伯医药学为主的特点；同时，书中又引进了中医特有的药物与方剂、中医药术语，反映了中国医药学与阿拉伯医药学的交汇。书中所载的一些外科手术，还有古罗马医疗技术的影响。这是因为阿拉伯医学是在大量继承古希腊、古罗马医学的基础上形成的。另外，本书尚收载有一些古印度医学的方剂及来自古埃及等地的药物。现仅就其外科、骨伤科之先进水平记述于下。

(一)患肢抬高与止血带止血

《回回药方》提出应用"止血带"的止血法，谓："将伤的一体离伤稍远处拴，此体比别体要放高(抬高伤肢)，令血来的力不能到伤处。拴系的方法：从伤的一体稍远处拴，将带子自伤处往后紧缠去，复缠回拴定，则血流可止。"

(二)重视解剖、生理与伤折愈合

《回回药方》强调要了解肢体的活动功能和解剖生理状态，对损伤后的肢体依据局部畸形、功能障碍进行诊断。对骨折的形状，《回回药方》也进行了描述，认为"凡人骨的损伤有直理损折者，有横理损折者，有碎损折者"，也即是斜形、横形和粉碎等类型骨折，从而提高了骨折的诊断水平。《回回药方》记载的骨折愈合日程也是符合实际的，如说："臂骨三十日至四十日，大腿骨五十日，又或一等人至三月四月者"。还指出肱骨干是最难愈合的骨折："凡人身骨头等最难平复者是膊上的骨"。认为影响骨折愈合的原因有四个方面，即外洗过多、去除固定过早、活动过早及饮食不当等。其中去除固定过早和活动不合理，也为现代临床视为引起骨折延缓愈合或不愈合的因素。他还指出儿童骨折愈合较快，是因为儿童生长能力较成年人旺盛之故。

(三)颅脑损伤手术

《回回药方》对颅脑损伤引用了外来医学的诊断名词共14个，把颅脑损伤分为头皮损伤、颅骨粉碎、线状骨折、凹陷骨折、脑膜损伤和脑挫裂伤。对颅脑损伤的治疗用了扩创术、病灶清除术、开颅减压等手术疗法。例如，"颅脑骨粉碎骨折剔除术"，要求先令病人剃去发，于损伤之伤纹处，或横或直做"十"字切开，刀口较损伤口要大些，以便死骨之

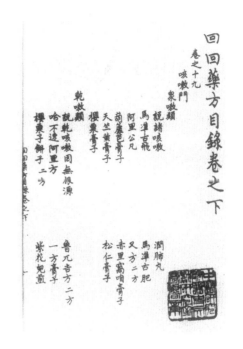

《回回药方》书影

《回回药方》成书于公元1292—1330年间，或即回回药物院之医疗用药处方集。现存之《回回药方》仅残4卷，所论述之骨伤科医疗手术十分先进。原残卷现藏中国国家图书馆，此图为影抄本。中国中医科学院图书馆藏。

第八章 辽夏金元时期外科的特点与融合

剔除。在手术进行时,扶病人取坐位或卧位,以有利于手术进行的姿势为好。用棉花塞耳,以防止凿骨、锯骨声而惊惧。若颅骨厚,可按颅骨的厚度限制钻头进骨的分寸,排钻数孔,以防伤损脑膜和脑组织,然后用锯锯开,用镊子、钳子,清除碎骨及屑。关于手术时机与术式的选择强调脑膜无挤塌,碎骨未嵌入脑膜,不可急于进行开颅手术;若挤塌或嵌入脑膜者,其症必生肿、筋缩,或中风不省人事等,则宜立即进行剔除碎骨之外科手术。所有上述论述,都生动地反映了元代回回医生在颅脑损伤之诊断、鉴别诊断、手术术式方法选择方面已达到了很高的水平。十分遗憾的是,现仍不知何故,回回医学未能在我国得到应有的重视与发展。

(四)鼻梁骨、颌骨损伤整复固定术

《回回药方》描述鼻梁骨损伤,指出这部位可因跌、磕引起凹陷骨折,导致局部畸形和嗅觉迟钝,主张用手法端正,并用"铜筋"或"鸡翎管",插入鼻道,使之保持通畅至骨折愈合。如果是鼻中隔损伤,用手指拨正,内塞纸条或鸡翎管,再用布条粘在鼻梁上拴到脑后以纠正侧弯畸形。对颌骨骨折,该书介绍用手法复位,根据上下牙齿对位情况诊察骨折复位与否,复位后用四头带扎于后脑固定。

(五)锁骨、肋骨骨折整复固定术

《回回药方》描写锁骨、肋骨骨折后同侧肩关节下垂的畸形,指出应注意避免损伤胸膜。主张用手抬起患侧肩臂,或置一布球于腋下,上臂内收,然后端捏局部复位。对于陷入的骨折,则主张使病人仰卧,于肩胛之间的背部垫枕,再用手法揣捏复位。对肩锁关节脱位,《回回药方》认为由损伤引起,患者手不能上举到头,后伸不能到背。对胸骨损伤,《回回药方》指出胸骨部位损伤有凹陷骨折和胸肋关节脱位。凹陷骨折可并发"气窄(注:呼吸困难)并有干嗽或嗽出血来",主张用"呷血杓儿"吸附复位。对胸肋关节脱位,介绍用二人提起肩臂,医生用手按压复位,然后用药物外敷、布片包扎治疗。对肋骨骨折,《回回药方》认为此骨折可致咳嗽咯血,介绍了三种治法:一是伤员吃饱让腹胀后使骨折对位;二是用"呷血杓儿"吸附陷入的骨折;三是用布片儿包扎固定,外敷药物治疗。

(六)肩关节脱位复位术

危亦林用"杵掌坐凳法"和"架梯法",其复位原理类似蔺道人的"靠背椅式"法。肩关节脱位《回回药方》介绍有三种新的复位法:一是"手牵足蹬法";二是"人掮法",是医者把伤员伤肢置于肩上,使肩部顶住伤员肩腋下,然后把伤员掮起以复位;第三种方法类似现代所称的"科克尔氏法"(Kochers,1870)。还介绍了一种检查诊断肩关节脱位的方法,谓:"显验臂膊从此处脱出的显验,是以无损处那一边相比则可知。缘脱离的去处空了,肩胛头儿偏下,臂膊的骨头从腋下显出,肘不能垂到肋肢前(指胁腋部位),虽令其忍疼要

垂到肋肢前,一般不能到,手亦不能举至上。"这一检查法,后来美国人杜加氏(Dugas, 1806—1884)加以描述而被称为"杜加氏征"。《回回药方》还主张对肩关节脱位复位后用"十"字绷带固定,这种绷带固定法,到19世纪法国人维尔浦(Velpeau,1795—1867)提倡应用而被人命名为"维尔浦绷带"。对于产伤所致的婴儿肩关节脱位,《回回药方》也有记载,并主张用上述的徒手法整复。

(七)脊椎骨折整复固定术

《回回药方》介绍整复脊椎骨折的方法有三种,第一种即李仲南的"攀门拽伸法"。第二种方法是介绍"先贤卜忽剌(喇)忒"的方法,即让病人俯卧床上,用布带十字交叉绷住半身和下半身,各绷于一木棒上,然后把病人扛抬起,医者用手按压脊椎局部或"放胆立病人脊背上用力蹾其骨入本处"。这种"扛抬按压法",19世纪英国外科大师托马斯(1843—1891)曾推荐使用,因此近代西方誉为"托马斯氏法"。第三种方法是让病人俯卧于床上,用一块木板横跨于受伤脊背,一头固定于墙壁,后用力按压另一头木板使骨折复位。骨折复位后,《回回药方》也主张用木板一块置于脊柱包扎固定,后世称"腰柱"固定法,原理与危亦林的腰围夹板法相同。此外,《回回药方》首次描述了尾椎骨折,并创造性运用"以中指入谷道摸其骨,用力按其本处"以复位,还主张"可少与饮食,庶免大便多去伤病处"。这些治法和观点都是十分科学的,对今天临床应用仍有实用价值。对肩胛骨骨折,《回回药方》指出骨折可用手触摸诊断,且伤侧上肢运动障碍,介绍用"咂血杓儿"吸附陷入的骨以复位。

(八)股骨干骨折整复固定术

《回回药方》记载了对股骨、髌骨、胫腓、足踝部骨、跟骨、趾骨等骨折和膝关节脱位所介绍的复位法都是牵引、揣捏复位,还对股骨干提出了双膝间加一枕绷扎和健肢一起固定,对髌骨骨折发明了抱膝圈固定法。

(九)《回回药方》之外科用药

嘉庆十九年(1814)8月7日,因修理武英殿露房,发现元大都"回回药物院"遗物,共计有122种回回医用药物,其中外科常用药物17种,分载于下以为参考。

肉豆蔻油,二斤四两,一匣,治筋骨疼,怕冷,涂擦。

郭巴益巴油,三十斤九两九钱,三十二玻璃瓶,一瓷瓶,一锡盒,治刀伤。

苏合香油,七两,一锡盒,治胃寒,解疮毒,收口。

巴尔撒米油,三斤一两三钱五分,六玻璃瓶,治刀伤。

利诺油,一斤,一玻璃瓶,能化散止痛,化毒。

牙卜都牙,十一两六钱,一匣,治诸疮肿毒,垒气疼。

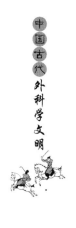

昂地莫牛，一百二十八斤十三两二钱，二匣二瓷瓶，治疮内脓发散。

都地牙，二斤五两，一匣，治疮，止泻，把甘，收口。

额勒蜜，一斤，一匣，能壮筋骨，发散肿毒。

思朋热牙，二两八钱，一匣，能治鼠疮，疳疮。

欧福尔必窝，一两，一锡盒，系外用擦药，去疮上瘀肉。

萨朋，四斤六两，一匣，系膏药料，治溜火。

索尔达，十斤八两，二匣，治跌打伤损，和血。

苦木，八斤十四两三钱，一匣，治诸疮肿毒，岔气痛。

凉石，二斤，一匣，治膀胱内疼，利小水。

方口，五十块，一匣，能保心，去闷气，肿毒。

珊瑚枝子，十四两，一匣，能解毒，痔疮。

第五节　金元医家学术争鸣中之外科医疗

　　医学发展到金元时期，继宋代各民族医学之交流融合，以及战争频繁导致疫病流行，疮疡泛发，向医学家们提出了许多新问题，促进医学家们从各个方面探索治疗的有效理论与技术。宋代良相范仲淹提出的"不为良相，但为良医"，促进了更多知识分子改儒习医，或因仕途不通而从事医学研究。他们由于观察问题的角度不同，或由于地域、气候、岁时、民族、习俗之差异，或因疾疫病种等因素，在医学、药学理论上提出了种种学说，对前人的医学理论提出了不少的评论，创造性倡导各自的学术思想和理论，并总结出各自理论实践的经验和病案，这些竞相阐述各自心得体会的学风，即金元时期颇具特色的医学学派争鸣。

　　还有一个因素，特别是《太平惠民和剂局方》颁行之后，在医界和非医学界逐渐形成了按证索方的不良风气，医学家们多忽视医学理论研究，使疾病诊断、防治水平日益下降，按证索方造成的不良影响日益明显。基于这种原因，许多进步医学家开始重视理论研究，批判这种错误倾向，反对拘泥于"局方"的风气。因此在当时医学界出现了空前活跃的学术争鸣，并由师承、私塾和医学著作的广泛流传而逐渐形成了学派和学派争鸣。这种学术、学派之间的争鸣辩论，促进了中医学的发展，丰富了中医学理论宝库。

　　《四库全书提要·医家类》有这样一段比较确切的评论："儒之门户分于宋，医之门户分于金元"，正确地反映了医学学派争鸣的历史实际。

一、刘完素重视外科疾病诊治

　　刘完素（1120—1200），字守真，金代河间（今河北河间）人，故后又称之为刘河间。25

岁时深研《内经》,经 30 多年之钻研与临床实践,终于触类旁通,领悟益广,学术见解多所独创。

但是,历代对刘完素的评价都有很大片面性。明代张景岳批评刘完素"不辨虚实,不察盛衰,悉以实火言病",甚至说"医道之坏,莫此为甚"。近人也因袭旧说,认为刘完素主张"六气从火化","用药悉取寒凉"。这些看法,因为没有对刘完素的学术思想进行全面研究,都有以偏概全之嫌。刘完素在论述自己治疗的原则时强调:"大凡治病必求所在,病在上者治其上,病在下者治其下。中、外、藏、府、经、络皆然;病气热则除其热,寒则退其寒,六气同法;除实、补虚、除邪、养正,平则守常,医之道也,岂可病已热而反用热药,复言养水而胜心火者,可谓病在迩而术诸远,事在易而求诸难,深可戒哉。"(《素问玄机原病式》)由此就更加不难看出上述指责和评价的失实了。

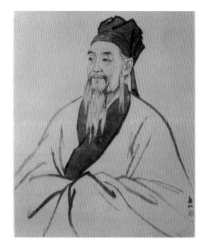

刘完素画像

刘完素(1120—1200),字守真,河北河间人,金元时期医学争鸣代表人物之一。图为蒋兆和绘。

刘完素对外科疾病的治疗,也体现了他的学术思想。例如他在《黄帝素问宣明论方·诸痛门》论述指出:"痛痒、疮疡、痈、痛肿、血聚者,皆属心火、热也,不可一例伤寒。凡治痛者,先察本次,明经络皮部虚实,用药无误矣。"他所制定的"定痛丸",强调指出其适应证:"治打扑损伤,筋骨疼痛等。如打扑骨损者,先整骨,定用竹夹,然后先用好酒下麻黄三钱,然后服药大效。"其药物组成:"乳香、川椒、当归、没药、赤芍药、川芎、自然铜、蒟蒻,上为末,熔蜡为丸,如弹子大,细嚼,酒下一丸。"他强调:"骨碎者,先用竹夹夹定三五日,依旧小可与服。"通过以上所论,不但说明绝非张景岳评其"悉以实火言病"者,而且证明刘完素也掌握了正确处理骨折的医疗技术。

又如书中于《杂病门·疮痈杂论》进而论述了自己治疗"打扑伤损、金石刀刃、一切疔疮、诸疔疮肿"的方法与理论叙述。例如,"神圣饼子,治一切打扑损伤、金石刀刃,血出不止者,"可以"立效",达到"药上,无脓,退痂便愈"的效果;"硇砂散,治一切疔疮,硇砂、雄黄、天南星、砒霜、麝香,上为细末,用竹针针开,用药到黄水出,疮已。"还有"圣力散,治诸疔疮肿(药物组成略)",其用法也强调了"用针针到生肉痛者,用药,黄水出为度"。两种化脓性感染之"疔"症,其用药均强调用针将药物涂于疮之深层,以达到治疗之速效。

刘完素《保童秘要》中关于新生儿"舌下有膜","口中有乳筹",婴幼儿童"项颊及体胸背赤肿"等痈疽之治疗,也体现了他外科医疗技术之高明。例如,"小儿初生,舌下有皮膜,如石榴膜裹舌,或遮于舌根,即以指摘破令血出,烧白矾灰细研,以半绿豆许敷之。"他强调:"如不摘去,令儿患哑"。又如:"初生六七日,或颊中舌上有白皮,如芦苇箨状胀起者,此中有青黄汁或淡血,宜以布裹指刺破,出却恶物,烧白矾灰细研,以半小豆大敷之。如不可,再刺,以可为度。如齿龈及上腭有,亦并宜以此治之。"又如于痈疽一节,一再指出:"宜以小刀子锋头镰破令血出,用此药涂之""宜以刀子锋镰令恶血出,以白矾汤洗之""并可取一刀子锋头,于所患处散镰之,令恶血出。镰了以白矾汤洗之,其次用鸡子膏涂之"。关于外伤出血不止,刘完素更创造性应用了压迫止血之技术,如金铁伤,血不止方:"石灰、鸡子,上破鸡子兼黄,与石灰相和,搜作饼,烧之令烟绝,捣作末,细罗,日三四度压之。"

刘完素在论述儿童"夫脑后有无辜(注:先天性粉瘤)者,是二筋结如弹丸,捏之皮下转是也。小儿有此物如禽兽舌下有噤虫,当速去之。此无辜中有虫如米粉,得热气渐渐长大,大即筋结,其虫随血气流散,无所不之,所在藏留,子母滋生,复蚀脏腑肌肉作疮,或便出脓血,致使小儿渐渐黄瘦,头大手足细弱,从此夭矣。其治其取一铁针,圆利如锥头,烧之令赤,以一纸环子箍着,无辜子仍须捏定,以针当中烙之,可深二豆许,即帖沉香膏,仍服压惊犀角饮之。"手术后用药及护理也都有所载,此例说明刘完素对可能之粉瘤或其他瘤肿预后之警惕性很高,所强调之烧烙手术,于当时仍可视之为先进。

刘完素对雀目治疗富有先进的指导思想。他于当时不可能认识因维生素 A 缺乏而引起的雀目症,但他的经验告诉我们,用"白羊肝"治疗的科学性。《保童秘要》一书之末记有:"疳眼雀目(注:长期营养不良引致儿童夜盲症),取白羊子肝一个,以竹刀子批开,内(圣青金丹)药二丸,以麻缕紧缚定,用淘米泔水内煮令熟,空腹,量儿大小令吃之。如儿小,即乳母嚼与服之。"并指出:"此药常隔三两日吃一服,永无百病。"今天我们知道羊肝含有丰富的维生素 A,可见其治疗理论与方法十分高明。

二、张元素倡"古方今病,不相能也"

张元素,字洁古,金代易州(今河北)人。27 岁时,曾举"经义"进士,因犯"庙讳"下第,始攻读医学,时年已近 30 岁。由于他刻苦钻研,学验俱丰。据兰泉老人张吉甫《医学启源·序》可知张元素以医名于时者,实始于治愈当代著名医学家刘完素之伤寒。张元素学医稍晚于刘完素,医名不如刘氏。当时已成名医的刘完素因患伤寒,自疗八日不解,门人请张元素对其进行诊治。刘氏轻视张氏为后学,面壁不顾。然当张元素一一陈述其病因、病机及用药之误后,刘完素始知张氏医理胜过自己,并服用了张元素为自己所处之方药,一剂而愈。从此,张元素的医名大振。

张元素治病不用古方,自为家法。他批判当时中医界泥守古方,不知变通的风气,提出"运气不齐,古今异轨,古方今病,不相能也"的见解。他本人即以善制新方和化裁古方而闻名。此举在当时那种只知一味按证索方,奉古方为金科玉律,不敢越雷池一步的守旧风气中,不啻吹入一席清新的春风,给学术界带来一股生气。

张元素非外科医学家,但对外科疾病的理论与医疗,也总结了富有参考价值的认识与处方用药经验。例如他在《珍珠囊》论述疮疡主治时,认为"散阴疮之结聚排脓者,肉桂,入心,引血化汗化脓。出疮毒消疮肿,黍粘子……一名牛蒡子……疮出膈已上,须用防风上节、羌活、桔梗,此一味为舟楫,使诸药不能下沉。疮出身中以下,须用酒水中半盏。疮坚不溃者,昆布、王瓜根、莪术、京三棱。疮痛甚者,加用黄芩、黄连、黄柏、知母。十二经中但有疮,皆血结气聚,必用连翘。疮发而渴者,加葛根。疮出而呕吐者,半夏、姜屑。疮出而渴闷者,黄连……上焦有疮者,须用黄芩酒洗。中焦有疮,须用黄连酒洗。下焦有疮,须用黄柏、知母、防己,俱酒洗。""马刀挟瘿须用昆布、王瓜根、草龙胆。马刀未破而坚者,须用莪术、京三棱。"

又张元素《医学启源》(1186)论疮疡治疗强调:"苦寒为君:黄芩、黄柏、黄连、知母、生地黄酒洗。甘温为佐:黄芪、人参、甘草。大辛解结为臣:连翘、当归、藁本。辛温活血去瘀:当归梢、苏木、红花、牡丹皮。脉浮者为在表,宜行经:黄连、黄芩、连翘、当归、人参、木香、槟榔、黄柏、泽泻。在腰以上至头者:枳壳仍作引药,引至疮所。出毒消肿:鼠粘子(牛蒡子)。排脓:肉桂……伤皮:王瓜根三棱、莪术、黄药子;痛甚:黄芩、黄连、黄柏、知母。脉沉者在里,当疏利脏腑,利后,用前药中加大黄,取利为度;痛者,止以当归、黄芪止之。"

又如于该书之用药凡例中,还指出"凡痔漏,以苍术、防风为君,甘草、芍药为佐,详别证加减;凡诸疮,以黄连为君,甘草、黄芩为佐。"

三、张从正创制外科手术器具

张从正(1156—1228),字子和,号戴人,睢州考城(今河南兰考)人,著有《儒门事亲》。但该书不完全是其本人的著作,还有别人整理的内容。

张从正的主要学术思想,用他自己的话来概括是:"养生当论食补,治病当论药攻"(《儒门事亲·推原补法利害非轻说十七》)"夫病之一物,非人身素有之也,或自外而入,或由内而生,皆邪气也。邪气加诸身,速攻之可也""先论攻其邪,邪去而元气自复也"。(《儒门事亲·汗吐下之法该尽治病诠十三》)可见张从正在疾病的病因认识及治疗上,很是强调汗、吐、下三法以攻治之。其汗法除发表之汗法外,还包括有灸、蒸、熏、渫、洗、熨、烙、针刺、砭射、导引与按摩等丰富的治法,其大多为外科医疗技术所常用者。

张从正医疗思想以强调与运用广泛意义上的汗、吐、下法而名于世,纵览其医著确有创新立异之特点,自成一家之言,影响也不谓不大。但其医疗实践中,多处强调咒禁疗

第八章 辽夏金元时期外科的特点与融合

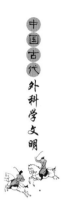

《儒门事亲》书影

《儒门事亲》15卷，金代张从正等辑著，明代《医统正脉》本。中国中医科学院图书馆藏。

法，并深信不疑，此表明时代之烙痕，就此而言，张氏远落于诸医之后。关于张从正在外科医疗技术与创造性急救术，给我们留下了深刻的印象。例如，《儒门事亲·凡在表者皆可汗式十五》创造了鼻饲法给药以救治破伤风口噤的案例，如所述："贫家一男子，年二十余，病破伤风搐，牙关紧急，角弓反张，弃之空室，无人问者，时时呻呼。余怜其苦，以风药投之，口噤不能下，乃从两鼻窍中灌入咽喉，约一中碗，死中求生。其药皆大黄、甘遂、牵牛、硝石之类。良久，上涌下泄，吐且三四升，下一二十行，风搐立止，肢体柔和。且已自能起，口难开，尚未能言。予又以桂枝麻黄汤三两，作一服，使啜之，汗出，周匝如洗，不三日而痊。"又如书中《疝本肝经宜通勿塞状十九》对寒疝、水疝、狐疝之论很能代表时代水平。他认为："寒疝，其状囊冷，结硬如石，阴茎不举，或控睾丸而痛……久而无子"，此为张氏对睾丸肿瘤之认识与描述。"水疝，其状肾囊肿痛，阴汗时出，或囊肿而状如水晶，或囊痒而燥出黄水，或少腹中按之作水声……聚于囊中，故水多，令人为卒疝，宜以逐水之剂下之，有漏针去水者，人多不得其法"，此例显然代表张氏对阴囊积水已有了很正确的认识，在医疗技术上提出"漏针"去水法，实与《内经》筒针放腹水之法相似，证明张氏治疗阴囊积水已应用了"漏针",使阴囊之积水从漏针(注:空心针)中放出。"狐疝,其状如瓦,卧则入小(少)腹,行立则出小(少)腹入囊中。狐则昼出穴而溺,夜则入穴而不溺。此疝出入,上下往来,正与狐相类也。亦与气疝大同小异。今人带钩钤(注:约同于现代之疝气带)是也。"张从正对腹股沟斜疝之描述生动而确切,其治疗虽未继承发扬《五十二病方》手术,但疝气带之应用也反映了其时保守治疗的水平。

创造医疗器具巧施咽异物剔除术。《儒门事亲》卷七《误吞钱咽中一百十一》载"一小儿误吞 钱,在咽中不下,诸医皆不能取,亦不能下,乃命戴人。戴人熟思之,忽得一策,以净白表纸,令卷实如箸(注:即吃饭的筷子),以刀纵横乱割其端作髼鬆(注:头发松散,乱发之状)之状,又别取一箸缚针钩于其端,令不可脱。先下咽中轻提轻抑,一探之,觉钩入于钱窍,然后以纸卷纳之咽中,与钩尖相抵,觉钩尖入纸卷之端,不碍肌肉,提之而出。"张从正(戴人)为了剔除小儿误吞钱(注:古时钱币多中间为方孔者)于咽部,既不得从口中而出,亦不能咽下从肛门而下,他巧思而制作了以卷纸髼鬆为套管,保护钩上钱孔之针不致误伤食管、咽部,确实先进而科学,犹如现代食道镜之先驱。

肿瘤切除术。张子和医疗思想有其比较保守的一面,但关于肿瘤之医疗,却体现了选择外科手术切除的方法,如《儒门事亲》卷八《外积形》之《瘤一百三十六》《胶瘤一百三十七》明确强调:"戴人在西华(今河南中部县名),众人皆讪以为吐泻。一日,魏寿之与戴人入食肆中,见一夫病一瘤,正当目之上网内眦,色如灰李,下垂覆目之睛,不能视物,戴人谓寿之曰:'吾不待食熟,立取此瘤。'魏未之信也。戴人曰:'吾与尔取此瘤何如?'其人曰:'人皆不敢割。'戴人曰:'吾非用刀割,别有一术焉。'其人从之,乃引入一小室中,令俯卧一床,以绳束其腑,刺乳中大出血,先令以手揉其目,瘤上亦刺出雀粪,立平出户。寿之大惊。戴人曰:'人之有技,可尽窥乎?'"(注:瘤出雀粪为豆腐渣样物,实则为"粉瘤"之内容物)

又关于"胶瘤"书中载:"鄐城(今河南兰考),戴人之乡也。一女子未嫁,年十八,两手背皆有瘤,一类鸡距,一类角丸,腕不能钏。向明望之,如桃胶然。夫家欲弃之,戴人见之曰:'在手背为胶瘤,在面者为粉瘤,此胶瘤也。'以鈚针十字刺破,按出黄胶脓三两匙,立平。瘤核更不再作,婚事复成。非素明者,不敢用此法矣。"说明张氏平素是很擅长此外科医疗手术的。

对于疣瘤的医疗技术,除上述手术治疗外,《儒门事亲》卷十五还记载有"枯瘤方"与结扎法治疗办法。例如,用富有腐蚀作用的石灰,制成膏"于靥上点,自出。或先以草茎刺破亦可";"枯瘤方:砒、硇砂、黄丹、雄黄、粉霜、轻粉、斑蝥、朱砂、乳香、没药。同研为末,粥糊为丸,捏作棋子样,暴干。先灸破瘤顶,三炷为则,上以疮药饼盖上,用黄柏末,以水调贴之。数日,自然干枯落下。""治头面生瘤子:用蛛丝勒瘤子根,三二日,自然退落。"以上诸多医疗急救技术、外科手术、结扎枯瘤等技术方法,很能说明张从正善用汗、吐、下三法治疗诸般疾病的同时,也很专长对于不适合内服药与外用药之保守治疗法,而熟练掌握着外科手术医疗技术。

四、李杲擅治脑疽

李杲(1180—1251),字明之,金代真定(今河北正定)人,晚年自号"东垣老人",人称"李东垣"。20世纪80年代于陕西黄陵发现其家谱。著有《脾胃论》(1249)、《内外伤辨惑论》(1247)等。李杲幼时,因其母病不治而付资千金拜张元素为师。张元素倡"古方今病,不相能也",治病不用古方。李东垣亦能摆脱《太平惠民和剂局方》之束缚,在张元素脏腑辨证的启示下,结合自己的临证经验,总结而产生了"土为万物之母,脾胃乃化生之源,人以胃气为本""内伤脾胃,百病由生"的学术见解,治疗重在调理脾胃,补中益气,以滋化源。他在外科疾病与医疗技术方面也以上述思想为指导,亦少有创见与革新。或有可记者,如他继承前人经验,在强调牙痛等十多种病因的同时,提出"每用刷牙""大有神效",因此,特列"刷牙药"或"擦牙方"十多种。其药物组成多含香药、解毒消炎、补养等。要求"先用温水漱口净,擦之,其痛立止",或"每用刷牙,以热浆水嗽牙,外粗末熬浆水刷牙,大有神效,不可具述"。

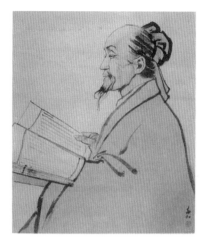

李东垣画像

李东垣(1180—1251),名杲,字明之,号东垣老人。真定(今河北正定)人,金元医学争鸣代表人物之一。图为蒋兆和绘。

李杲曾成功治愈文学家元好问脑疽。元好问(1190—1257),文学家,兴定三年(1219)进士,金亡不仕,著述于家,晓医,家藏医书甚多,曾集效用方数十首,名《集验方》(1242)。他曾详记自己患脑疽险证经李杲治疗之始末,称"戊申岁(1248),以饮酒太过,脉候沉数,至真定(今河北正定),脑之下项之上,出小疮,不痛不痒""漫不加省⋯⋯二日后觉微痛,见国医李公明之,不知问""三日间,痛大作,夜不复得寐。二十二日,请镇之疡医,遂处五香连翘。明日再往,又请同门一医共视之,云:此疽也,然而不可速疗⋯⋯俟脓出用药或砭刺,三月乃可平,四月如故⋯⋯予记医经,凡疮见脓,九死一生,果如二子言,则当有束手待毙之悔矣! 请明之诊视。明之见疮,谈笑如平时,且谓予曰:'疮固恶,子当恃我无忧恐耳。'"李杲指出:前医"不当投五香""当先用火攻之策,然后用药"。后"既以通经,以为主用,君以黄芩、黄连、黄柏"等十多味,解毒消炎解结,滋营补土,去恶血,除湿热等,"投剂之后,疽当不痛不折,精气大旺,饮啖进,形体健。予如言服之,药后投床大鼾,日出乃寤。以手扪疮,肿减七八。予疑疮透喉,遽邀明之视之。明之惊喜曰:疮平矣。"予往在聊城,见明之治梁县杨飞卿胁痈,及郭文之父脑疽、杨叔能背疽,不十日皆平复,然皆不若治予疮之神也。"元好问感叹:"医无不难,疗脑背疮尤难……平生所见,惟明之一人而已。""他日效刘斯立传钱乙,当补述之。同年秋七月二十有五日河东(山西)元好问记。"以上仅摘李杲治疗元好问脑疽(古代多视之为险证)获愈,以及元好问提及李杲曾为多人治愈脑疽、背疽、胁痈等预后险恶之大症,能够充分说明李杲虽以内科疾病之治疗为擅长,但对外科化脓性感染大症之抢救、治疗也颇多成就,其法在不用刀针切开引流之术而能获痊者,亦大家矣。故《元史·李杲传》称其"非危急之疾不敢谒也",其学于"伤寒、痈疽、眼目病为尤长",概括甚当。

五、王与《无冤录》以及《检尸法式》之解剖与外科

王与(1260—1346),字与之,浙江温州人。于至大元年(1308)撰成《无冤录》问世。后约于 1323—1346 年间,经修订再版传世,为我国及朝鲜、日本的法医学发展做出了重要贡献。如他对《洗冤集录》中食气颡位置关系之纠正,对滴骨验亲史之考证,对棺内分娩例之报告等,都反映了他对人体解剖知识的认知水平很高。结合元大德元年(1297)中书省发布的《检尸式》,大德八年(1304)颁发的《检尸法式》等,王与的《无冤录》初版虽早于元大德年间两次颁布《检尸式》与《检尸法式》,但其修订则于其后十余年。说明由元政府颁布者,可能参考了王与书之初版,而王与修订本,无疑纳入了元政府官方之《检尸法式》等内容,二者很可能互为参考者。

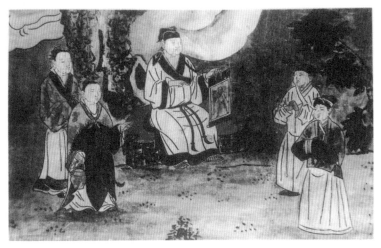

元代永乐宫壁画之《骨骼图》

永乐宫位于山西省芮城县永乐镇,元代统治者为纪念吕洞宾救建的供奉庙观,其壁画内容丰富。此为一人坐石上,左手持骨骼挂图,右手指呈教授状。

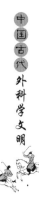

元代的《检尸法式》图绘有人体仰面（正面）、合面（背面）两图，用以为法官、仵作检验人员检验死尸体表解剖图式。其正面列有头顶心至脚十趾、十趾甲计51个体表解剖部位名；其背面列有脑后至脚十趾肚、十趾甲缝计25个体表解剖部位名。检尸者验尸时必须从头到脚，从正面到背面，一一检验其正常与异常所见，并一一唱给主告、被告、证人等，并由记录者按图式一一标明写实。验尸结束，必须由正犯人、干犯人、干证人、地邻人、主首、觇正、尸亲、仵作行人署名认可，而且由司吏、首领官、检尸官签字画押，说明"致命根因……保结是实"之结论，如实反映元代体表解剖之实际水平。

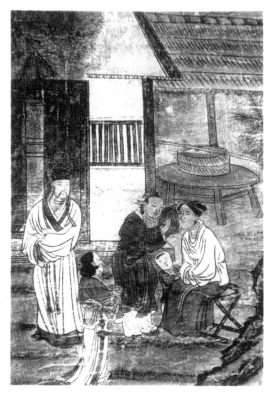

元代永乐宫壁画之《点眼图》

永乐宫位于山西省芮城县永乐镇，元代统治者为纪念吕洞宾敕建的供奉庙观，其壁画内容丰富，此图为一医者为一妇人点眼药画面。

有趣的是，《元典章》还记录了一例检尸官等集体受贿，将被打致死案改为病死之案件。现引贾静涛《中国古代法医学史》第四章元代的检验制度中相关内容如下。"据磁州知州张奉训向刑部告发，成安县人田云童于大德十一年正月初二日，用擀面杖打其弟田二，其母阿耿向前解劝，误打其母头部，于初三日身死。其舅耿端，陈告本县，达鲁花赤太帖木儿不予受理。又向本县刘主簿处告状，才勾捉一干人等到官。太帖木儿初检得本尸顶心偏右，有新竹破创口长九分，阔三分，竟写作灸疮瘢痕。其额上、左手、右肩、腰间青肿，口内血出，俱不写出伤状。又令人邀请乡县覆检官吏，捏合尸状，定验作因风气病身死。卑职问出检验官吏受贿，并取到田云童招词报送广平路。广平路不向上司申报，反给卑职制造许多困难。如不差官前来审录，实非卑职独力可办之事。为此，刑部差委两淮转运使司同知忽都牙里审办此案，查明张奉训所告是实。太帖木儿受贿折合至元钞七十贯，依枉法例决讫八十七下，除名不叙。典史赵璧、司吏周德华受贿各决讫五十七下，罢役不叙。肥乡县达鲁花赤亦的、典史李荣、司吏孙荣祖诏认不当食用家酒食，将覆检尸伤验作风气身死。将亦的量决四十七下，罢职不叙。典史李荣五十七下，罢役。司吏孙荣祖招受贿至元钞三十贯，枉法，决杖七十七下，罢役不叙。广平路首领官不应不即飞申上司及不追问本路罪犯，别行处理外，中书省议得：知州张奉训，正直奉公，直申刑部，辨明恶逆，使重案得以纠正，枉法官吏得受处罚，应优加升用。"

六、朱震亨论外科医疗

朱震亨（1281—1358），字彦修，元代婺州义乌（今浙江义乌）人。他出生的地方赤岸有一条溪流名叫"丹溪"，故人亦尊其为"丹溪翁"。

朱氏的学术见解主要见于其著作《格致余论》，即"阳常有余，阴常不足"及"相火论"。他针对时人沿袭宋代《和剂局方》，滥用辛温香燥药物的旧习，特作《局方发挥》以正时医之弊，批评那些固守《局方》之辈"自宋迄今，官府守之以为法，医门传之以为业，病者持之以立命，世人司之以成俗"，往往使病家轻者转重，重者死亡。

纵览朱氏撰著，以及其后人整理或托名之作，于谈论有关外科疾病治疗时，基本上绳之以内科法治疗，虽然也引论张从正之有关理论，但论及治疗，则删节不用张氏之医疗技术、手术等，明显表现了局限性。例如，对乳痈形成之理论，除与前人多所一致的认识，也指出"于初起时，便须忍痛，揉令稍软，吮令汁透，自可消散。失此不治，必成痈疖。"但谈到化脓时，却强调"不可辄用针刀，必至危困。"又如对肛门痔漏之治疗，难得记述了"腐痔核，化为水……硼砂、轻粉，或加信石，以朴硝洗净，辰砂敷外四周，点核上"，仅此。

朱丹溪《格致余论》之《难产胞损淋沥论》记述一阴道膀胱瘘治愈案称"常见尿胞（注：膀胱）因收生者（注：助产婆）不谨，以致破损而得淋沥病，遂为废疾。一日有徐姓妇，壮年得此。因思肌肉破伤，在外者且

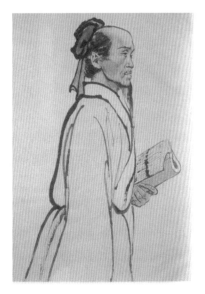

朱丹溪画像

朱丹溪（1281—1358），名震亨，字彦修，元代婺州义乌人，金元时期医学争鸣代表人物之一。蒋兆和绘。

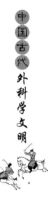

可补完（注：手术修补），胞虽在腹，恐亦可治。遂诊其脉，虚甚，曰：难产之由，多是气虚，难产之后血气尤虚，试与峻补。因以参、术为君，芎、归为臣，桃仁、陈皮、黄芪、茯苓为佐，而煎以猪羊胞中汤，极饥时饮之，但剂率用一两，至一月而安。盖是气血骤长，其胞自完。恐稍迟缓，亦难成功。"此例在当时历史条件下，尚难谈手术修补，能获如此成功，实可喜也。

七、葛乾孙腹部肿物摘除术

葛乾孙（1305—1353），字可久，平江路（今江苏苏州）人。世医业，体貌魁硕，膂力绝人，好击刺战阵之法。其医疗人赞誉："有丞相以下，诸贵得奇疾，他医所不能治者，或以谒君，无不随愈。"名与金华朱丹溪，相互敬重。葛乾孙医著内容不言外科与手术治疗，但有关文献多以奇而述其外科之重要事迹。例如《明史·葛乾孙传》："富家女病四肢痿痹，目瞪不能食，众医治罔效。乾孙命悉去房中香奁、流苏之属，掘地坎，置女其中。久之，女手足动，能出声。投药一丸，明日女自坎中出矣。盖此女嗜香，脾为香气所蚀，故得是症。其疗病奇中如此。"

又如《续名医类案》引《蓬窗类记》："一人患腹痛，脉之，（可久）谓其家（人）曰：'腹有肉龟（注：一说为肉蝇），视熟寐，吾针之。勿令患者知，知则龟藏矣。'患者问故，家人诳曰：医云寒气凝结，多饮醇酒自散矣。患者喜，引觞剧饮，沉酣而卧。家人亟报，葛以针刺其患处，病者惊寤，俾以药饵，须臾有物下，俨如龟（蝇）形，厥首有穴，盖针所中也。病遂愈。"（注：此案很可能是一例腹部肿瘤之摘除术。）

又如葛乾孙解水银中毒案，亦见《续名医类案》："一人吃水银，僵死，微有喘息，肢体如冰。闻葛可久善治奇疾，往候之。可久视之曰：'得白金二百两可治。'病家谢以贫故，不能重酬。可久笑曰：'欲得白金煮汤治耳。'已而叩富家乃得之，且嘱之曰：'以之煎汤浴体，如手足动，当来告我。'有顷，手足引动，往告之，复谓曰：'眼动及能起坐，悉告我。'一如其言，乃取川椒二斤，置溲桶中，坐病人其上。久之病脱出，其水银已入椒矣。"

又如葛乾孙为狂犬摘除睾丸治其狂，《古今图书集成》引《异林》载："道有狂犬，可久谓人曰：'谁当擒之，即可疗。'恶少果环执之，可久砭其肾，犬卧良久，差。"

又如诊断一少年外伤肠断腹中当死例："群少戏里中，望见可久，一少年从牖跃入室曰：召可久诊视之，不验则群噪之。强可久。可久诊之曰：'肠已断矣，当立死耳。'有顷，少年果死。"

又如可以视为葛乾孙用针治愈妇人颊有丹点之皮肤病医案。《古今图书集成》载："朱彦修（丹溪）治浙中一女子，瘵且愈，颊上两丹点不减（肺结核体征？）。彦修技穷，谓主人曰：'须吴中葛公耳！然其人雄迈不羁，非子所致也，吾遣书往，彼必来。'主人悦，具供帐舟楫以迎。使至，葛方与众博大叫，使者俟立中庭，葛公瞪目视之曰：'尔何为者？'使者奉牍跪上之。葛省书,不谢客行,亦不返舍,遂登舟。比至,彦修语其故,出女子视之,可久曰:'法当刺两乳。'主人难之,可久曰:'请覆以衣。'援针刺之,应手而灭。主人赠遗甚丰,可久笑曰:'我为朱先生来,岂责尔报耶?'悉置不受。"其不愧是治疗结核病之高手。

又如葛乾孙治痈,以切开引流之法并判断其预后。《古今图书集成》载:"江浙行省左丞某者,患痈疾,彦修曰:'按法不治。'可久曰:'尚可刺。'彦修曰:'虽可刺,仅举半体耳,亦无济也。'家人固请,遂刺之,卒如彦修言。"

金元医学家们虽然也多尊《内经》,力求以《内经》理论为指导,但他们大声疾呼:"运气不齐,古今异轨,古方新病,不相能也。"这一认识几乎成为金元时期许多医家的共识,他们纷纷在自己的临床实践领域,恭身钻研《内经》与前人的医著、医论,细心揣摸时时遇到的疾疫之同点与异点,领悟总结自己所诊疗疾疫的成功经验,以及未效或失效的经验教训。在大量实践经验总结的基础上,逐渐形成了各自有特色的理论概括,或传徒,或私塾,或著作传播,便形成了各自的学派与争鸣。这就是中医学发展在金元时期最为显著的特点,最有影响力的优势,也是中医学历史上最为辉煌的创新。

以金元医家为代表的争鸣与创新,为中医学发展开拓了新思维、新途径与新方法,取得了诸多领域的新成果,不但为直接促进或引导金元时期临床各科疾病医疗的丰富发展,取得了明显的进步,而且为明代医学的革新奠定了思想基础,创造了良好的条件。但他们的争鸣与创新,对外科疾病之认识,医疗思维之创新,医疗技术之改进,除张从正设计制造用于咽喉食道异物之剔除术外,几乎没有新的出色的成就可言。

第六节 军事医学之外科

辽、西夏、金及蒙古诸族,都长于骑射,实行部族全民皆兵的征兵制度,他们在建国后也征用汉族及其他民族为兵,实行征兵制为基础的世兵制,父死子继,世代为兵,称为军户。

契丹正军每兵备马三匹,备铁甲九事,即弓、箭、长短枪、锴锹(金爪)、斧钺、锤、锥、小旗、火刀石等。其远探拦子马等,皆全副衣甲,人马均同。西夏兵器有一部分似源出于汉(如环首小铜刀等),一部分或似受匈奴、突厥及蒙古人的影响。金人器械甚精锐,弓箭甲胄皆有名,最突出的是火器应用及其生产技术。金代工匠已生产出大批铁火枪,后又改进为震天雷,具有较大杀伤力。对宋、元的战争中,金已使用火器。元代兵器,一为宋代所遗之各种兵器,二为招募各国民工自制兵器。蒙古军所用之火器有三:一为花炮及砰磕双响;二为土耳其等制造的火枪,系用燧石发火;三为大炮,系由葡萄牙人最先输入印度,而为蒙古所获。元代的防御武器,则有连环锁子甲、铁盔、铁胄、皮胄、护腿、护腕的网甲,以及铁盾、护马铁甲与网甲等。由以上武器之发展不难看出,武器特别是火器之致伤损者,为外科医疗提出了新的要求。

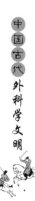

一、正骨金镞科的独立

正骨金镞科与外科在金元时期由于战伤救治的需要得到更多重视。宋代医学中与军事医学有关者，为"疮肿兼伤折""金疮兼书禁"两科。金代继承了这一制度。至元代"正骨金镞"成为独立的学科，与"疮肿"及"祝由书禁"分开，三科并立。这一方面，因为这一时期战争频繁、激烈，宋、辽、西夏、金、元之间相互兼并，更有甚者，元朝曾以武力征服欧亚，战争中多伤亡，必将促进战伤外科临证医学的发展。少数民族以骑兵为主，在战争时经常发生骨折损伤及箭伤，元代正骨金镞科的独立，很明显是为了服从战争的需要。另一方面，元代吸收了阿拉伯传来的回回医药，使中国医学与其他国家民族的医学交流融会，也促进了传统医学（包括战伤医疗）的发展。

二、阿拉伯医药机关的设立

蒙古兵在1253—1259年西征回教国家，占领波斯一带地区，建立伊儿汗藩国。中统元年(1260)调西征军充城防军，因卫士多来自钦察汗和西域亲军等，习惯于阿拉伯医疗。中统四年(1263)元世祖命阿拉伯医学家爱薛(1226—1308)掌西域星历、医药广惠二司。广惠司"掌修制御用回回药物及和剂，以疗诸宿卫士及在京孤寒者"。至元二十九年(1292)又在大都(北京)和上都(多伦)各设一回回药物院。于至治二年(1322)隶拨广惠司。由上可以看出元代设有3个阿拉伯医药机构，担任作战部队与复员伤病员的诊疗与护理。

三、复员伤病官兵途中之救护医疗组织——安乐堂

安乐堂的设立，其目的在于照顾过往伤病军人。每隔四五十里设一堂，堂内有司病官及高手医工，每5名病军有1名护理人员，为之煮药扶持，并以病死军士人数多少来施行奖惩，类于现代兵站医院。至元十六年(1279)，湖南行省于成军还途，每四五十里设立安乐堂，"饥者廪之，疾者医之，死者藁葬之，官给其需"。至元二十二年(1284)二月，"御史台咨监查御史呈会验：钦奉圣旨条画内一款节，该军前病患军人，令高手医工用药看治，选差好人服侍。仍仰首领官不妨本职，专一司病。考较时，验病死军人多寡责罚施行""又照得扬州省札付各翼并都镇抚司，起盖安乐堂，将护病军人……仍委年高谨厚头目一员充司病官，将引医工诊候，官给药饵调治，须要痊可等事。"

四、伤病员的医疗

元代军中有医工从征，他们可以享受免除徭役或赋税的优待。如《元史·成宗本纪》

载元贞元年(1295)三月"诏免医工门徭",及大德七年(1303)冬十月"己丑,诏从军医工止复其妻子,户如故"。金元著名的医家如张从正及罗天益等都担任过军医。

《元典章》中对伤患军人的医疗及行粮制订了规定。如在《省谕军人条画(二十三款)》中有:"一,军前若有病患军人,随令高手医工对症用药看治,各亦选差好人服侍。仍仰本亦额设贡领官不妨本职,专一司病看治。病军将养复元,方许轮番当差使,逐旋具数开呈本奕。若考校时,验病死军人多寡,定夺司病官责罚施行。"

大德元年(1297)诏诸行省谨视各翼病军。中书省议:诸翼屯戍军人,果有残病者,合于本名应请月粮内,减半支付新米粥养病。

元代对战伤的救护也有其独特的经验。如《元史》载布智儿、郭宝玉、李庭等中箭及炮伤重,均剖牛腹置热血中而苏醒;张禧身中十八矢,得血竭饮之而生者已详于前。《蒙古秘史》等文献,还载有用烧红的铁烙止血术治流血伤口,用蒸汽热罨的活血方法治疗内伤,用牛羊附胃内反刍物作热罨疗法,以及用热血浸疗治愈箭伤等,均富有草原医药文化的特点,而且有其科学价值。

第七节　中外外科医疗交流

1206年蒙古国建立后的3次西征,给各国人民及本国人民带来严重灾难,但也开通了东西方交通的宽阔大道,在客观上为与阿拉伯医药交流的发展带来了很大便利。同时,为适应自身生存与军事扩张的需要,蒙古军队对包括医生在内的各种匠艺人员采取了一定程度的保护措施。蒙古统治者在所征服的地区征召医生为自己服务。这样,在当时蒙古最高统治者周围就逐渐聚集了一些著名的中外各族医生。如为成吉思汗(1206—1227年在位)服务的就有信奉景教,但掌握和传播阿拉伯医学的回回医学家,他们为蒙古族最高统治者所信赖。例如成吉思汗之子察合台、窝阔台、拖雷有病时,分别依靠麦智丁(波斯医生)、撒必的诊疗而获愈,后者还被封为尊贵的"答剌罕"称号。

在当时来往的一些使节中,也颇有本身即为医生或留意于医药者。如1254年由鲁木国(今属土耳其)派遣东往觐见蒙古宪宗蒙哥的使节叔札乌丁就是一名医师。1271年,忽必烈改国号为"大元"。元廷专设有"西域侍卫亲军"等主要由回回人组成的侍卫部队,为了满足大量回回军士的医疗需要,忽必烈先后设立西域医药司、京师医药院、广惠司、大都与上都回回药物院及回回药物局等6个回回医药专门机构。这些机构的创始者是来自叙利亚西部的拂林人爱薛。爱薛出身景教徒世家,祖名不阿里,其父不鲁麻失博学多才。爱薛继承家学,"通西域诸部语,工星历、医药"。他代父应贵由应召,约于1246年以后从故乡来到蒙古国,入侍贵由及唆鲁禾帖尼母子,充当教士兼侍医,后娶唆鲁禾帖尼同族侍女撒剌为妻。其后,他得到忽必烈的赏识,转而侍奉忽必烈,颇为其器重。

广惠司在元代推广应用阿拉伯医学与外科医疗手术方面发挥了重要作用。其原因

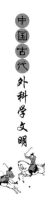

不但由于阿拉伯回回医学中的军阵外科内容十分先进,而且最高统治者对创设回回药物院、广惠司非常重视,不但委任著名回回医学家爱薛领导,爱薛之后,更特委任元大臣伯颜(? —1340)约于顺帝(1333—1340)时主持广惠司。

广惠司在元政府中有着较高的地位。广惠司医官中,多有医术高明的回回医生,据元人杨瑀《山居新语》与陶宗仪《辍耕录》等书记载,一些广惠司回回医生的外科手术水平尤其高妙。而且,这类当时传入的回回医药中的外科诊疗技法对后世中国各民族医学还产生了一定影响。从清代纳兰容若《啸亭续录》等书记载的清代上驷院"蒙古医士"的骨伤科诊疗案例中,不难看出其与广惠司医官同类病例在骨伤科诊疗技术特点上的相似性。在同类回回医药专门机构中,广惠司设置时间最长,品秩最高,在与阿拉伯医药交流中所发挥的作用也最大,它突出反映了元代与阿拉伯的医药交流的广度与深度。而且像广惠司这样由外域人士组成并执掌的负责外来医药事宜的专门机构,在中国古代医政史上也是少见的。

元延祐(1314—1319)进士、礼部尚书王沂的《伊滨集·老胡卖药歌》之中,生动描述了一位回回老医生答木丁的医疗史迹与治疗伤损的医疗水平。"西域贾胡年八十,一生技能人不及。神农百草旧知名,久居江南是乡邑。朝来街北暮街东,闻掷铜铃竟来集。居人相见眼终青,不似当时答木丁。师心已解工名术,疗病何烦说《难经》。……灯前酌酒醉婆娑,痼疾疲癃易得瘥。金丝膏药熬较好,伤折近来人苦多。川船南通有新药,海上奇方效如昨。眼中万事不足论,流寓无如贾胡药。"[①]这位侨居中国江南多年的回回老医生答木丁,以回回医药不辞劳苦地为当地群众治病。

此外,当时中国医疗技术也相继传至阿拉伯,甚至远至欧洲、非洲。法国传教士卢白鲁克的《纪行书》载:"东方之人,……精于各种工艺,医士深知本草性能,余亲见治疗以切脉诊断,妙不可言。"最负盛名的欧洲旅行家游记《马可·波罗游记》中亦对中国当时用以保持清洁卫生的器具有所记载。

关于口鼻套有文献载:"凡伺候大汗之饮食者……其口与鼻,乃套以绣丝及金之巾,俾气息不能外透,致染御食。"

关于痰盂有文献载:"各领袖及贵人在朝,皆有一美丽的小盂以备吐痰。……盖无人敢地上吐之者……既吐完,(入器中)则盖之,放在一边。"

关于金牙有文献载:"此地之人皆有镀金之齿,各人皆以一种金匣套其齿者,上下齿皆然。"

元代中外医学特别是外科伤损医疗技术之交流中,来自阿拉伯的各类骨折、伤损治疗技术,由于其医疗的先进性,以及当时中国统治者的重视、推广,在中国产生了较为广泛而深远的影响。

---

① 王沂:《伊滨集》卷五,转引自《四库全书珍本初集》。

第九章

明代外科的发现与交流

(1368—1644)

The Discoveries and Exchanges of Surgery in the Ming Dynasty

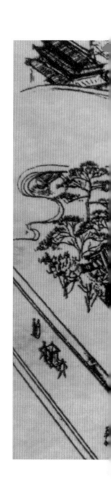

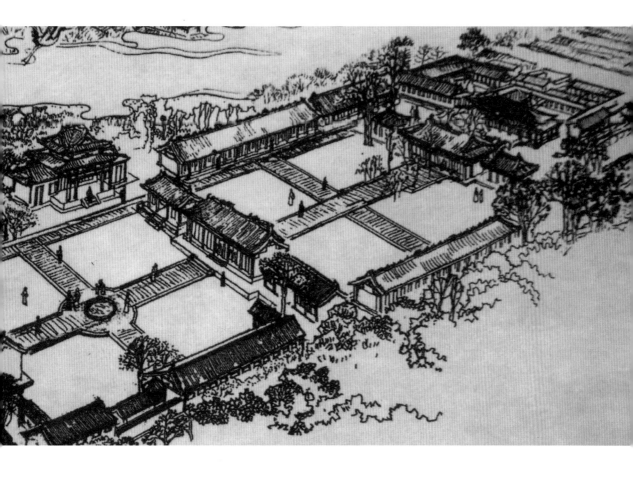

　　明代是中国历史上政治比较稳定，封建经济高度发展的王朝。明代中后期出现了资本主义萌芽，商品经济推动着对外交流、科学技术和文化发展，医学水平有了明显提高。仅就外科而言，医家兼长外科者增多，多能克服门户之见，学术与外科医疗水平、手术技巧均有所进步，例如，消毒方法之建立、手术技巧与手术方法之设计，以及首创砷剂治疗梅毒等，改变了宋时攻外科者多是庸俗不通文理之人的状况，也改变了外科医生的地位。由于外科医生文化修养的提高，可谓群星灿烂，创新日出，贡献多多。

朱元璋建立全国统一政权后,鉴于元朝灭亡的教训,竭力加强专制主义中央集权制度,削弱地方权力,建立起一支两百万人的军队,以兵部和五军都督府分掌兵事,使兵权集中在皇帝手中。他于1382年设锦衣卫,1420年增设东厂,由宦官统领,从事对臣僚的侦察、逮捕、审问、判刑等活动。他还制定《大明律》,加强户口控制,建立黄册、里甲制度和鱼鳞图册。黄册详载户籍情况,按职业规定人户的籍属,分民、军、匠三类,民籍除应役民户外,还有儒、医、阴阳等户。人户统一编制为里甲。以粮区为单位绘制鱼鳞图册(注:实为田亩图,因形似鱼鳞而定名)。

明王朝重视争取团结、忠实于封建统治阶级的知识分子,为了造就它所需要的人才,1370年,朱元璋采用刘基建议,设科举,以八股文取士,"其文略仿宋经义,然代古人语气为之,体用排偶"(《明史·选举志》)。考试内容宗《四书》《五经》,主朱熹说,形式上用八股文,代圣贤立言,把知识分子思想束缚在程朱理学范围内。

加强中央集权有利于政令统一,推行某些经济改革措施。明王朝建立初,采取了比较宽松的政策,如废除元朝的工奴制,削弱佃农对地主的人身依附关系,惩治贪官污吏,注意使人民休养生息。较之元代,人民生活有了一定程度的改善。

明代科学技术在经济发展的推动下,有了显著提高。在冶金技术上,铁、铜、锡、银、金、铅、锌等的产量和规模都超越了前代。航海技术进步突出,郑和下西洋时,最大船长达44丈(约150米)。航海用的罗盘、计程法、测探器、牵星板及海图绘制均有创新。采矿技术采用了"烧爆"和"火爆"法,发明了炼焦法,炼钢工艺也有了进展。明代产生了不少具有深远影响的科学著作。宋应星(1587—?)的《天工开物》总结了工业、农业生产技术和工艺过程,还涉及工业中健康问题,对职业病、预防中毒提出了有价值的见解。

各类科学是相互渗透的,明代科学技术的发展,从理论观点、方法、技术以至资料,都对医学产生了重大影响。元代王祯创木活字成功,明弘治年间(1488—1505)铜活字已正式流行于江苏一带,万历年间(1573—1620)又出现了套板印刷。明代出版业的繁荣,为医学著作出版和医学知识普及创造了方便条件。药物进入商品流通,对它的性能、产地、炮制、功效、真伪鉴别等方面的研究更为需要。农业技术为药物驯化栽培提供了条件,交通贸易促进了海外药物的传入及新药物的发现,推动了本草学的发展。药物学的发展又充实了农业知识,《农政全书》收录了朱橚《救荒本草》的全部内容。科学技术每进一步,都迅速渗入医学领域。据《外科正宗》记载,以前用马衔铁打造铍针,软而不锋,随着冶铁术的进步,改用钢铁打造,质量大为提高,改善了手术效果。

经济发展及印刷术的进步,为提高人的文化素质创造了条件。明代印刷了大量医书,数量和质量都是以前无法比拟的。有些医学丛书就是由吴勉学、毛晋等出版家编辑出版的。明代相对稳定的政治环境,为普及文化及医学知识提供了有利条件。科举失意的知识分子在"不为良相,便为良医"的影响下,涌入医学领域乃必然之势。明代著名医学家李时珍、虞抟、韩懋、汪机、万全、徐春甫、龚廷贤、孙一奎、杨济时、马莳、吴昆、李中梓等，都是弃儒就医者。在医儒相通观念影响下，一些经科举进入上层的知识分子，也懂得医学常识，其中有些则究心医学，做出了突出贡献。王纶、王肯堂、武之望等中进士后，仍孜孜不倦地钻研医学，成为蜚声医坛的不朽人物。大批知识分子由儒入医，改变了宋时攻外科者"多是庸俗不通文理之人"的状况，使医生的社会地位相应提高。由于外科医生文化修养的提高，于外科医疗思想上更多强调外科疮疡生成理论，医疗技术理论之研究与运用。八纲辨证、脏腑辨证等理论，更多地运用以指导外科疾病的治疗。

明代交通发展，信息传递日益进步。医学家向大城市集中，且得以负笈四方以拜名师，深入民间作实际考察。再加上相对稳定的政治环境，为医学经验积累和传播、医学理论深化创造了有利条件。世医制父子传承、师徒授受促成了医学专门化，《霉疮秘录》的作者陈司成便是八世业医之家。一部著作常是父作子继，连绵数世，始克完成。这样形成的著作大都有专门性、独特性和权威性的特征，切于实用，得到公认。如汪机《外科理例》、申斗垣《外科启玄》、薛己的《外科发挥》《外科心法》《外科枢要》《正体类要》《疬疡机要》《外科经验方》，以及校注陈自明的《外科精要》等；又如王肯堂的《疡医证治准绳》及《古今医统正脉全书》中收录《外科精义》、沈之问《解围元薮》等。外科医家活动空间之扩大，使他们眼界更加开阔，获取信息更加广泛，常能博取众家之长，有利于总结经验、提高医学水平、克服门户之见，非常有利于外科学术水平的提高。

明代医学在理论和实践上均有建树。仅就外科而言，如消毒方法的建立，精巧的手术设计，针灸学中新方法及新手法的采用，陈司成首创砒剂治疗梅毒等，可谓群星灿烂，创新日出，为明代医学发展做出了贡献。

第一节　医事制度中之外科得到重视

明初，朱元璋"整饬吏治，以严治督百官"，对医学管理也有所加强。明代医学归属礼部，其组织机构和职官设置大体沿袭宋元旧制而有所损益，各个时期医事制度也有所变化。

一、太医院的设置

元至正二十四年(1364)朱元璋自称吴王之初，即仿元制设置全国性的医药行政管理机构——医学提举司。司设提举、同提举、副提举、医学教授、学正、官医和提领。称吴王第三年(1366)，改医学提举司为太医监。称吴王第四年，改太医监为太医院。永乐十九年(1421)朱棣迁都北京，南京定为留京，仍保留太医院，规模小于北京太医院，北京太医

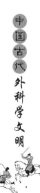

院居于领导地位。

洪武元年(1368),南京太医院设有院使、同知、院判、典簿。洪武十四年(1381),改设太医令一人,太医丞一人,吏目一人,御医四人。洪武二十二年(1389),又改太医令为院使,太医丞为院判。永乐十九年迁都北京后,南京太医院仅设院判、吏目各一人,掌管医事,下设医士和医生。同时于北京建太医院,设院使一人,院判二人,御医四人(后增至十八人),吏目一人。隆庆五年(1571),设御医十人,吏目十人,下设医官、医生、医士若干人。两京太医院均设有生药库,设大使、副大使各一人,掌管药物。

二、太医院的分科与外科

明代太医院分为十三科,即大方脉、妇人、伤寒、小方脉、针灸、口齿、咽喉、眼、疮疡、接骨、金镞、祝由、按摩,同元代十三科相比,风科改为伤寒,金疮分为金镞和疮疡两科,正骨改为接骨,杂科改为按摩,取消了禁科,较前代更适合临床需要。具体差异如下表所示。

元、明太医院分科比较表

元	大方脉	妇人	小方脉	口齿	咽喉	眼科	针灸	祝由	正骨	杂科	金疮	风科	禁科
明	大方脉	妇人	小方脉	口齿	咽喉	眼科	针灸	祝由	接骨	按摩	金镞疮疡	伤寒	/

从上表可以看出,外科之接骨、金镞、疮疡占十三科之三科,特别是疮疡取代了禁科,应该说是一大进步,提高了太医院分科的科学性。从实际考察,不但属于外科之三科为专门者,更有口齿、咽喉、眼科、针灸、按摩等也涉及外科者。

太医院要求御医以下各专一科。隆庆五年(1571)太医院有御医、吏目共二十人,统领十三科,每科由一到数名御医或吏目掌管,下属医士和医生,各科御医或吏目人数为:大方脉五人,伤寒四人,小方脉二人,妇人二人,口齿、咽喉、疮疡、正骨、痘疹、眼科、针灸各一人,下属医士医生七十余名。

明以前统治者已涉及祭祀先医的制度,但规模小,所祭先医也较少,至明代有了明显的改变。洪武二年(1369)以句芒、祝融、风后、力牧左右配祭三皇,十大名医从祭。嘉靖间(1522—1566)于太医院北建三皇庙,名景惠殿,中奉三皇和四配,东厢殿从祀有僦贷季、岐伯、伯高、鬼臾区、俞跗、少师、少俞、桐君、雷公、马师皇、伊尹、扁鹊、淳于意、张机十四人,西厢殿有华佗、王叔和、皇甫谧、葛洪、巢元方、孙思邈、韦慈藏、王冰、钱乙、朱肱、李杲、刘完素、张元素、朱彦修十四人。每年三月三日、九月九日由礼部官员主持祭礼,太医院官员分献祭品。先医中大多对外科给予了较多的关注，尤以俞跗、华佗更是中国汉以前外科名家之代表。

三、地方医事制度

洪武十七年(1384)规定，府、州、县均设专职医官。府设医学正科 1 人，州设典科 1 人，县设训科 1 人，负责辖区的医药卫生。据《顺天府志》等载，各县还设有惠民药局、养济院和安乐堂。

明代沿袭宋元旧制，于洪武三年(1370)在南京及各府、州、县均设惠民药局，家乐年间迁都北京后，亦设惠民药局。两京惠民药局由太医院统辖，设大使、副使各 1 人，各府惠民药局设提领，州、县设医官。

惠民药局是为平民诊病卖药的官方机构，掌管储备药物、调制成药等事务，军民工匠贫病者均可在惠民药局求医问药。据明代医史学者李濂《惠民药局记》云："凡抱病而至者，咸集栅外，而内科、外科，各习其业，诊病叩源，对症投药。"

四、医学教育关注外科习业传承

明代沿袭元制，户口分有医户者，其制"不许妄行变乱，违者治罪，仍从原籍"。因此，凡为医户者，子孙就必须世代有一人业医。明之外科医户，多以外科传承习业。因此，外科世医在明代逐渐增多。其业绩卓著，多可步步上升，成为全国著名外科学家，为发展明代外科做出重要贡献。这些人，碰有机遇，被选入太医院学习者，称之为"医丁"。隆庆五年(1571)规定，医丁必须由嫡派子孙告补，经太医院学习三年，通候类考，中试后才准补役。如嫡派无人或不堪补用，经获准可从亲弟、侄中，选一人参加学习考补。由此可知，虽出身医户者，能有医丁之机遇，自己又肯苦学，能有外科之优越成绩者，就有可能步入太医院之殿堂。

明代刘纯所著之《医经小学》(1388)、李梴所著之《医学入门》(1575)，均为医学入门之教材，其内容有释方、历代医学姓氏、诊断、针灸、本草、内科、女科、儿科、外科以及习医规格等，为医户、医丁之外科家传之士经考试而步步升迁者提供了切合实际需要的教材。

在明代的医事制度中，尤其重视医生的继续教育，给各科医师创造了不断提高自己专科技能的良机。嘉靖二十八年(1549)规定：考试成绩一等者，医生可升医士，医士无冠带者给予冠带，有冠带者，酌升俸一级。殿内缺人者，太医院依不同专科依次呈报礼部，送内殿供事。如果考试成绩很差，再通不过，改其医生资格，降作太医院锉碾药物。如此规定，既适于各专科，当然十三科中之接骨、金镞、疮疡等外科类专科，必然也包含其内。

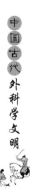

他们既有不断升迁的机遇，也有不进则退而被淘汰的可能。

第二节　外科职业病的认识与防治

特殊的职业、特殊的工作环境和长期因职业环境而接触某些有害的物质，就会造成职业病。早在《庄子·逍遥游》中载有"宋人有善为不龟手之药者"，即指那些世代从事漂击丝絮职业者所创制的防治手部职业性皮肤损害之药。明代商品经济发展，采矿、冶炼、纺织、印染诸种工业日趋发达，职业病问题日益突出，引起医家的重视。人们在和职业病斗争的过程中，积累了经验，提高了认识，使得对职业病的研究也日趋深入，提出了一些相应的劳动卫生措施，取得了职业病防治上的进步。

一、银中毒

薛己在《内科摘要》中明确提出银匠的职业病，指出销银匠因手工操作，经常接触冶炼物质，会出现劳倦、寒热及手麻等症状，是职业所致，并提出相应的预防及治疗方法，用"补中益气及温和之药煎汤渍手"。

二、铅中毒

《本草纲目》记载了铅矿工人的职业病，"铅生山穴石间，人挟油灯，入至数里，随矿脉上下曲折斫取之。其气毒人。若连月不出，则皮肤痿黄，腹胀不能食，多致疾而死。"清代赵学敏根据《本草纲目》，提出食鹅肉以防治铅中毒，他在《本草纲目拾遗》中说："坊中人每月必食鹅一次以解之，则其不能无毒可知。"这与现代治疗慢性铅中毒，应给予合理营养的要求是一致的。

三、煤气中毒

煤的广泛使用，使防治煤气中毒成为重要任务。《景岳全书》对此提出了科学的预防方法。"京师之煤气性尤烈，故每熏人至死，岁岁有之。而人不能避者无他，亦以用之不得其法耳。夫京师地寒，房室用纸密糊，人睡火炕，煤多蒸于室内。惟其房之最小而最密者最善害人……但于顶棚开留一窍，或于窗纸揭开数楞，则其气自透去，不能下满，乃可无虑矣。"宋应星在《天工开物》里记载了在矿井中用竹筒排毒气，以防煤气中毒的方法，"初见煤端时，毒气灼人，有将巨竹凿去中节，尖锐其末，插入炭中，其烟从竹中透上。"

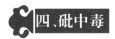

四、砒中毒

砒有剧毒，《本草纲目》指出"观丹客升炼水银、轻粉，鼎器稍失固济，铁石撼透，况人之筋骨皮肉乎？"《天工开物》指出烧炼砒必须严密封固（即固济），以防毒气外泄。因此，《天工开物》认为"烧砒之人，经两载即改徙，否则须发尽落。"

五、热射病

如何预防热射病，是从事冶炼、高温作业者必须注意的问题。《天工开物》"礁炼"项下提出的预防措施是"靠炉砌砖墙一垛，高阔皆丈余"，用墙以抵炎热，"鼓鞲之人方克安身"。

明代申拱辰在《外科启玄》中，把日晒疮、冻疮、皴裂疮、担肩瘤、水渍疮等归之为与职业有密切关系的疾病。从事行船、推车、打鱼、印染、辗玉、肩挑负重、车镟等职业者，极易患此类病。他说"行船推车辛苦之辈，及打鱼、染匠、辗玉之人，手足皴裂成疮，招动出血，痛不可忍者""勤苦之人，劳于工作，不惜身命，受酷日晒曝，先疼后破而成日晒疮""辛苦之人，久弄水浆，不得停息，致令手丫湿烂"。陈士铎在《洞天奥旨》(1694)中强调：皴裂疮"皆营工手艺之辈，赤手空拳犯风弄水而成者也"。明代由于手工业作坊之发展，职业病增多，关于职业病的认识，虽未形成完整的专科体系，但确实达到了一个新的水平，在病因认识及防治措施方面都积累了宝贵的经验。

值得一提的是，人们在长期同疾病斗争的过程中，逐渐形成了一些预防疥疮、毒虫咬伤为害的民俗，明代积淀于民俗中的卫生观念与卫生行为更为多样，有走百病、熏虫儿、避毒、曝衣、扫疥、收瘟鬼等。例如，熏虫儿指农历二月二日，煎祭余饼熏床炕；农历五月五日中午前"渍酒以菖蒲，插门以艾，避耳鼻以雄黄"，以"避虫毒"，夜以松柏杂材燎院中，名"烧松盘烟岁"。沈榜在其《宛署杂记》中说，农历六月六日，俗"曝所有衣物"，实际上起着杀菌消毒的作用。田汝成在《西湖游览志余》卷二十中载："立冬日，以各色香草及菊花、金银花煎汤沐浴，谓之扫疥。"这些民俗，有利于祛病健身，防治外科化脓性感染等疮疡疥癣之作用。

第三节　明代外科专著之卓越成就

明代是我国外科学著作繁华富丽的朝代，根据现知中医目录类书估计，约有60余种，其中约有十多种仅存目，未见其内容。《中国中医古籍总目》收明代有关外科、皮肤科、骨伤科专著四十余种，现均存于国内图书馆。通览其内容，与前代专著相比较，虽传

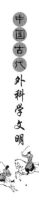

承关系可见,但其理论探讨、学术水平、医疗技术创新、疾病认识水平提高,外科手术、麻醉术应用,自觉不自觉消毒观念之建立、止血术等,均在前人基础上有了比较明显的进步。外科领域医学家们的学术思想,争鸣之风亦显良好的开端。特别是关于化脓性感染有脓、无脓之辨别,有脓是否主张切开引流等,已经形成各述其理论依据的局面。外科手术治疗若干种疾病的学理讨论,主张手术与反对外科手术者,也已形成学派争鸣之势。署名《窦太师全书》(宋)之外科专著,据考实则明代著名。其外科论述也颇多见地,但成书年代一时尚难确定。前不多述,特此说明。以下仅列举其影响深远广泛者,进行一些评述。

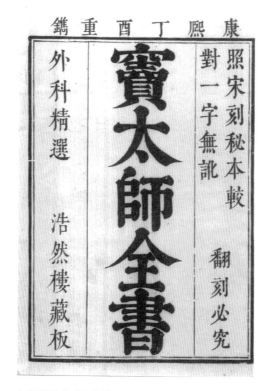

《窦太师全书·疮疡经验全书》书影
窦汉卿撰。窦汉卿(1196—1280)名默,字子声,卒赠太师。书原题宋,疑明代,孙窦梦麟辑。窦梦麟生活于 16 世纪。清康熙五十六年(1717),浩然楼据五桂堂本重刻本。书中对外科疾病之论述十分丰富。中国中医科学院图书馆藏。

一、汪机《外科理例》

汪机(1463—1539),字省之,号石山居士,明代著名医学家,外科理论学家。祁门(今属安徽)人。名医汪渭(字以望,号古朴)之子。幼业儒,后随父习医。研读诸医家书,参以《周易》及儒家性理奥论,治病屡效。尝据《内经》等古典医籍,以为人体应阴阳平衡,气血调和,不能偏执一端。强调治病应四诊合参,缺一不可。若偏恃脉诊以断人之吉凶生死,是为自欺欺人。认为治病应博采众长,辨证论治,如病当升阳,治从东垣,病当滋阴,法随丹溪。并发明新感温病,以补单言"伏气温病"之不足,促进了明清温病学说之发展。在外科方面,他多参考陈自明《外科精要》以及金元四家之理论,特别强调自己临床外科经验与理论之总结。他强调:"然外科必本诸内,知乎内以求乎外",痈疽"有诸中,然后形诸外,治外遗内,所谓不揣其本而齐其末。殆必已误于人,己尚不知。人误于己,人亦不悟"。关于外科医师修养,他要求:"不求闻达,甘守穷庐。宁为礼屈,勿为势拘""惟求无愧于心钦"。

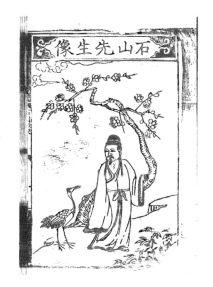

汪机画像

汪机,字省之,号石山居士。图为《外科理例》木刻像。国家图书馆藏。

汪机诸弟子之杰出者——陈桷,序《外科理例》强调:"夫天下之事,莫不有理。然有正、有偏、有常、有变,不可以概视也"。关于外科之理论,他指出:"何今之业外科者,惟视外之形症,疮之肿溃,而不察其脉理虚实之殊,经络表里之异,欲其药全而无误也,难矣。先生深为之惜,故辑此书,名曰《外科理例》。……此先生作书之意也。"

《外科理例》7卷,后为附方。列医论154篇,详论外科疮疡诸症,阐析发病之脉,因、症、治之要。综览全书,汪机对化脓性感染之脓已成者,强调早做切开引流,并施之外病内治,以调补元气,加强手术后补益,促进手术效果。他在强调脓成后早做切开引流手术之同时,汪机还多处反对滥用刀针,以免造成严重的后果。所以他对诊断提出了很高的要求,既重视全身状况,又强调局部红、肿、热、痛,特别详审脉证,或舍脉从证,或舍证从脉,以确定其发展之阶段,以决定治疗方法之选择。全面考察是否化脓性、脓未成或脓已成。他的辨证论治理论与实践经验总结,其水平较之前辈有不少的提高,以下摘录若干实例以为参考。

(一)关于"疖""痈""疽"之鉴别诊断

他用形状、大小、色泽、症状、检查、预后等以鉴别之,比前人更趋清晰。如谓"疖者,初生突起,浮赤,无根脚,肿见于皮肤,止阔一二寸,有少疼痛,数日后微软,薄皮剥起"或"后自破脓出,如不破,用簪针丸""痈者,初生红肿,突起,阔三四寸,发热恶寒,烦渴,或不热,抽掣疼痛,四五日后按之微软""又有皮色不变,但肌肉内微痛,甚发热恶寒,烦渴,此证热毒深沉日久,按之中心微软,脓成,用火烙针烙开,以决大脓""疽者,初生白粒而如粟

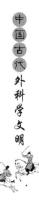

米,便觉痒痛……三四日后,根脚赤晕展开,浑身壮热微渴,疮上亦热,此疽也"。疽之治疗,汪氏特别提出:对"白粒如黍米,逐个用银篦挑去,勿令见血"。其发展严重者,"疽顶白粒如椒者数十,间有大如莲子蜂房者,指捺有脓不流,时有清水,微肿不突,根脚红晕,渐渐展开""疮反陷下,如领之皮,渐变黑色,恍惚沉重"。

(二)关于脓已成必须早做切开引流

脓已成必须早做切开引流,否则"十死一生"。关于痈疽,汪机强调:"若脓既成,昧者待其自穿。殊不知少壮充实者,或能自破;若老弱之人,又有攻发太过,不行针刺(注:切开引流),脓毒乘虚内攻,穿肠腐膜,鲜不误事。"他举病例强调"一妇乳痈脓成,针刺及时,不月而愈。一人腿痈脓成,畏针(注:手术切开)几殆,后为针之,大补三月而平。一人腿痈,脉证俱弱,亦危症也。治以托里得脓,不急针刺,后脓水开泄不敛而死。一妇发背,待自破,毒内攻(由于未即时切开排脓,引致脓毒血症)……皆由畏针而毙。"

《外科理例》关于脓已成之切开引流原则与方法,亦进行了比较正确的论述。汪机深刻指出:"疮疡一科,用针为贵。用之之际,需视其溃之浅深,审其肉之厚薄。若皮薄针深,反伤良肉,益增其溃;肉厚针浅,脓毒不出,反益其痛。"对于"附骨疽(注:慢性或结核

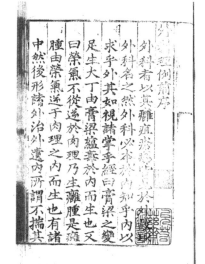

《外科理例》

明代汪机撰,明嘉靖刻本。国家图书馆藏。

性骨髓炎?)、气毒、流注(注:深部脓肿)及有经久不消,内溃不痛,宜燔针开之。若治咽喉,当用三棱针。若丹瘤及痈疽……宜砭石砭之。"他举例:"一妇患腹痛,脓胀闷督,卧针(注:斜针),脓出即苏。一人囊痈,脓熟肿胀,小便不利,几殆,急针,脓水大泄,气通而愈。"他强调:"今之患者,或畏针而不用,医者又徇患者之意而不针,遂或脓成而不得溃,或得溃而所伤已深矣。卒之夭枉,十常八九,悲夫!"

汪机引用《外科精要》:"痈成脓则宜烙,可用银篦,大二寸,长六寸,火上烧令赤,急于毒上熨烙,得脓利为效。"并于"一妇病痈在背之左"之医案记录了当时是否熨烙的两种意见。即"医云可烙。旁有老成者曰:凡背之上,五脏俞穴之所系,膈膜之所近,烙不得法,必致伤人。医者曰:但宜浅而不宜深,宜横而不宜直入;宜下而不宜上,恐贮脓血。谓此诀尽无妨也。于是烧铁箸烙之,肉破脓出,自此而愈。当时直惊人,非刽子手者,不能为也。"同时,一再强调:"方其已熟未溃之时,用铁箸一烙,极是快意""烙后脓水流通,百无所忌,名曰熟疮""尖针头细,其口易合,惟用平员头者为妙。盖要孔穴通透,或恐疮口再合,用细牛膝根,如疮口之大小,略割去粗皮,插入疮口,外留半寸许"(注:为引脓外出之

引流术,并防疮口早合之弊者)。

汪机还比较详细叙述了外科医生必备"火烙针"形制的要求与手术方法,指出:"火烙针,其针员如箸,大如纬挺,头员平,长六七寸,一样二枚,捻蘸香油,于炭火中烧红,于疮头近下烙之,宜斜入向软处,一烙不透,再烙,必得脓。疮口烙者,名曰熟疮,脓水常流,不假按抑,仍须经纴之(以纴引流),勿令口合。"并且警告说:"未成脓不灸,脓熟不开,腐不去,多致不救。"

汪机关于化脓性感染脓已成,记有病案多例,以强调脓成必须早做切开引流术之理论要求。例如,"一人(悬痈)脓熟不溃,胀痛,小便不利,急针之,尿脓皆利"。并于此例后明确指出:"常见患者多不肯针,待其自破。殊不知紧要之处有脓,宜急针之,使毒外发,不致内溃。故曰:宜开户以逐之。凡疮若不针烙,毒气无从而解,脓瘀无从泄。今之患者,反谓紧要之处,不宜用针,何相违之远耶?"并一再强调:"脉滑数,乃脓已成,针之,肿痛悉退"等。

(三)关于阴囊积水

关于阴囊积水,汪机也强调了穿刺放水的医疗技术。例如,"一人囊肿,状如水晶,时痛时痒,出水,小腹按之作水声……名水疝也"。除用内服药祛湿外,"更用气针引去聚水而差"。

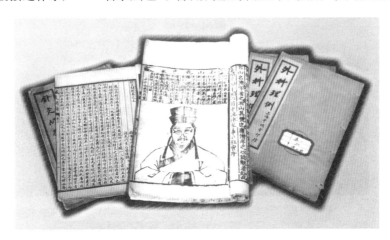

汪机画像与《外科理例》书影

汪机,外科医学家,字省之,号石山居士,祁门(今安徽祁门)人,撰有《外科理例》《针灸问答》等。南京中医药大学图书馆藏。

(四)关于乳腺解剖生理与乳腺炎化脓切开引流术

汪氏于《外科理例》中叙一病案:"夫乳者,有囊橐,有脓不针,则遍患诸囊矣。少壮者得以收敛,老弱者多致不救。""一妇(乳痈)脓成不溃,胀痛,予欲针之,令毒不侵展,不从。又数日,痛极始针,涌出败脓三四碗,虚症蜂起,几殆。用大补药两月余始安。""一妇肿

375

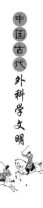

（注：乳痈）而不作脓，以益气养荣汤，加香附、青皮，数剂脓成，针之，旬日而愈。"

（五）描述乳腺癌肿

汪氏记述："一妾，放出宫人，年四十，左乳内结一核，坚硬，按之微痛，脉弱懒言。此郁结症也，名曰乳岩"。汪氏认为："须服解郁结、益气血药百贴可保。彼不为然，服十宣散、流气饮，疮反盛。逾二年，复请予视，其形如覆碗，肿硬如石，脓出如泔。予曰：脓清脉大，寒热发渴，治之无功，果殁。"

（六）关于面部危险三角之认识

汪机《外科理例》在论述疗疮时记录了一个"危险三角区"生疗不治，造成死亡的病案，即"一人唇下生疗，脉证俱实，法宜下之，反用托里，故口鼻流脓而死，是谓实实之祸也。"

（七）关于痔漏医疗技术

汪机《外科理例》已重视痔核枯痔疗法。首先，他论述了痔的多发与不同人群的病因，指出："人痔者，贫富男女皆有之。富者酒色财气，贫者担轻负重，饥露早行"。他认为"喜怒无常，风血侵于大肠，致谷道无出路，结积成块。出血生乳，各有形用""小儿痢后，或母腹中受热也。"关于枯痔疗法，他首先强调："好白矾四两，生信石二钱五分，朱砂一钱，生研极细。""先用砒入瓷泥罐，次用白矾末盖之，煅令烟断……看痔大小……篦挑涂痔上周遍，一日三五上，候痔颜色焦黑为效""有小痛不妨"，特别强调医者必须仔细观察，掌握用药量，以防弊端之发生，"全在用药人看痔头转色，增减厚薄敷之"。他亦认为："此药只借砒气，又有朱砂解之。有将此二方在京（注：当指南京）治人多效"。

（八）强调痈疽脓已成而迟切开引流之害

汪机于《外科理例·背疽》一节中强调："一人年愈六十，冬至后疽发背，五七日肿势约七寸许，不忍其痛，视之脓成。彼惧开发（刀），越三日始以燔针开之。以开迟，迨二日变症果生，觉重如负石，热如炳火，痛楚倍常……月余平复。""一宜人发背，脓熟不开，昏闷不食。此毒气入内也（注：即内陷，引起脓毒血症），断不治。强之针（注：勉强进行切开引流术），脓碗许，稍苏，须臾竟亡。"

（九）关于血栓闭塞性脉管炎手术截趾问题

汪机于《外科理例·脱疽》对本病症进行了较确切的记述，现仅摘录其要说明之。他首先主张保守治疗，如果"治之不愈"，强调："急斩去之，庶可保，否则不治"，并指出并发糖尿病，或色紫黑起于足背者，"决不可治"。关于先保守治，后截指（趾）的疗法，认为：

"若失解其毒,以致肉死色黑者,急斩去之,缓则黑延上足必死。"他指出:"毒易腐肉,药力又不易到,况所用皆攻毒之药,未免先干肠胃,又不能攻敌其毒,不若隔蒜灸,并割去,最为良法。"他还引孙真人的医疗原则:"在指则截,在肉则割去。即此意也。"汪氏还在一病案中论曰:"予谓急割去之,速服补剂。彼不信,果延上(即坏死向上延伸),遂致不救。""又有手指患此,色黑不痛,其指已死。予欲斩去,速服补药,恐黑上臂不治。彼不信,另服败毒药,手竟黑,遂不救。"

二、薛己多部外科专著

薛己(1487—1559),明代著名医学家,外科学家。字新甫,号立斋,吴郡(今江苏)人。父薛铠,曾任太医院医士。薛己继承家学,于正德三年(1508)父亲死后,代补太医院医士,创救覆车被伤者七人获愈。正德六年(1511)经太医院考试获上等,晋升吏目。锦衣掌堂刘廷器患腹痛数剂而愈,诊疗成绩日显。正德九年(1514)再经考获上等,晋升御医。正德十四年(1519)升任南京太医院院判。嘉靖九年(1530)毅然辞职归里,从事医疗科研与撰著。他初以疡医著名,后以内科享誉。其外科类著作有《外科发挥》8卷,《外科心法》7卷,《外科枢要》4卷,《正体类要》2卷,《疬疡机要》3卷,《外科经验方》1卷,以及校注宋代陈自明《外科精要》3卷等,可谓中国医学史上一人撰著外科类专书最为宏富,无人能与之相比者。因此,薛己虽然在其后半生以内科享誉朝野,实际上不失为明代外科大家。然其指导思想偏于保守,对脓肿脓已成多强调补托,很少主张及时给予切开引流者。不幸的是,嘉靖三十八年(1559)薛己因患疡,经治不效而卒。

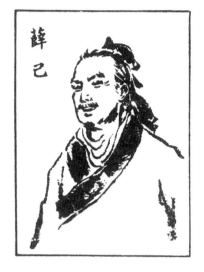

薛己画像

薛己(1487—1559),字新甫,号立斋。曾任明太医院御医、院判、院使,专长临床各科,对外科亦有专长,著作甚丰。

(一)《外科发挥》

《外科发挥》刊于1528年,共8卷。全书分别以肿疡、溃疡、溃疡作痛、溃疡发热、发背、脑疽、鬓疽、时毒、疔疮、臀痈、脱疽、肺痈肺痿、肠痈、瘰疬、流注、疮疡作渴、作呕、咽喉、癜疹、天泡疮、杨梅毒、便痈、悬痈、下疳、囊痈、痔漏、便秘、乳痈、妇人血风疮、疮疥、杖疮、伤损脉法等32节对外科疾病进行论述。如果将其论题、行文结构、内容等,与汪机《外科理例》做一比较,其32节之26节几乎完全类同,或大多摘录自《外科理例》154论,甚至题名、结构、病案、内容文字基本一致，或完全摘录者。所不同者，其病案有所删节，次第有所改变，个别文字稍有区别。另6节虽题名有异，内容也有不同，但细察时，仍不难从《外科理例》其他所论中找到蛛丝马迹。如此而言，薛己《外科发挥》是否抄自汪机《外科理例》呢？尚且不能做出这样的结论。因为，综观其所论，其理论、医疗思想、病案取舍等有所不同，或即薛氏命名为《外科发挥》之所指；又如汪氏论外科设154论，附方110首作为补遗附于书末。而薛氏则将医方附于每一病证之后；又如选录病案，薛氏选更精一些；又如理论，薛氏"发挥"可以说是大刀阔斧删节；又如从手术疗法运用上，其观点与选择时机，薛氏似也较汪氏保守一些，切开引流术之掌握也比较严格些。如痔漏枯痔疗法，汪氏多有提倡与实际应用的论述，而薛氏则于正文删节不论，但于《痔漏》附方之末，引汪机《外科理例》："人痔者，贫富男女皆有之……"汪氏未见"李防御五痔方"，而薛氏则以之为题而述，且改"人痔者"为"原痔者"，其论与"水澄膏：治痔护肉"、枯痔药方法均照文引录。特别在此论之前，还增加了"如神千金方：治痔无有不效"的枯痔处方、制备方法、枯痔技术等，于该文之后注明出处"乃是临安（今杭州）曹五方，黄院荐引为（宋）高宗取痔得效，后封曹官至察使"。据考该文可能出自《普济方》引自《家藏经验方》。

现仅录所引全文以供研究痔漏枯痔疗法发展与改进之参考。

"如神千金方：治痔无有不效。好信石（色黄明者，三钱，打如豆大），明白矾（一两为末），好黄丹（水飞，炒变色，五钱），蝎梢（七个，净洗瓦上焙干，研末），草乌（紧实光滑者，去皮，生研末，一钱）。上用紫泥罐，先将炭火煅红，放冷拭净。先下明矾烧令沸，次下信石，入矾内拌匀，文武火煅候沸，再搅匀。次看罐通红烟起为度，将罐掇下，待冷取研末，方入草乌、黄丹、蝎梢三味，再同研极细，入瓷罐内收贮。如欲敷药，先煎甘草汤，或葱椒煎汤，洗净患处，然后用生麻油调前药，以鹅毛扫药痔上，每日敷药三次。之后，必去黄水如胶汁，然痔头渐消。看痔病年深浅，年远者，不出十日可取尽；日近者俱化为黄水，连根去净。更搽生好肉，药应是五痔皆去之。乃是临安曹五方，黄院荐引为高宗取痔得效，后封曹官至察使。"

(二)《外科心法》

《外科心法》共7卷，刊于1528年。薛己总结读书经验，对外科临床医师如何掌控认识疾病的思维方法，特别给予关注，撰《外科心法》加以阐述。其卷一至卷二，引元代齐德之《外科精义》、明代宋宗厚《医经小学》、元代罗天益《卫生宝鉴》、元代李东垣《试效方》、明代徐彦纯撰、刘宗厚续增《玉机微义》以及宋代陈自明《外科精要》有关脉证之论述，以及痈疽疮疡诸般外科疾病之辨证论治、鉴别诊断等问题进行了评述与结合外科实际的论述。卷三至卷六所论大致未注出处，然其所列66个论题，大多对外科医生临床有着比较大的参考借鉴意义。例如，《疮疡用药总论》《脓溃论》《生肌止痛》《恶肉论》……论述外科疮疡痈疽诊疗中的个性与共性问题，并以实际病案若干为例，指出诸如有余、不足、汗多亡阳、下多亡阴、溃后寒热、作痛、作渴、脓熟开迟、腐肉去迟等多切近实际,对初学者或临床经验不足者颇多参考借鉴价值。

薛己所述《脓熟开迟》即诸般化脓性感染已经化脓而医者切开引流手术太晚所造成之预后不良,在此原则下,他举十余例病人病案以为注释为证:"苏州施二守悌,项下患毒,脓已成,因畏针,㷭延至胸,赤如霞,其脉滑数,饮食不进,月余不寐,甚倦。予密针之,脓出即睡,觉而思食。用托里药,两月余而愈。又一人患此,及时针刺,数日而愈。刘玺素虚,患此,不针,溃透颔颊,气血愈虚,竟不救。"他以上述病例,借用以提高外科医师临床中遇到此类病例,必须十分警惕,一旦病人证候显脓已成之脉证,与检查局部所见可以确诊为脓已成,则必须迅速进行切开引流手术,并按全身体征进行内服与外用药物治疗,以促其迅速治愈。

又如《腐肉去迟》,即疮疡痈疽化脓形成之腐肉,理应尽快剔除,以促进新鲜肉芽之成长,使之收口治愈。缺乏经验的医生剔除腐肉过晚可造成预后不良等问题,例如,"郑挥使,年逾五十,患发背,形证俱虚,用托里药而溃。但有腐肉当去,彼惧不肯。延至旬日,则好肉尽败矣,虽投大剂,毒甚竟不救。古人谓坏肉恶于狼虎,毒于蜂虿,缓去之,则戕贼性命。信哉!"

又如薛己于《外科心法》卷六之末,以"危证"为题,集中记述了六例病人严重的预后,特别其痈脓内溃引致脓胸预后,很富有警示医患的效果,有警钟长鸣的作用。

"郭职方名瑾,背疮溃陷,色紫舌卷。予谓下陷色紫,主阳气脱,舌卷囊缩,肝气绝,遂辞之。……果至立秋日而殁。"

"一人腹患痈,脓熟开迟,脉微细。脓出后,疮口微脓,如蟹吐沫,此内溃透膜也。予谓疮疡透膜,十无一生。虽以大补药治之,亦不能救。此可为待脓自出之戒也。"

"陆氏女,初嫁,患腰痛不肿,脉沉滑,神思倦怠。此为内发,七情之火,饮食之毒所致。以托里药一剂,下瘀脓升许。陈良甫云:疮疽未溃内陷,面青唇黑者不治。果殁。"

"杨锦衣,脚跟生疮,如豆许,痛甚,状似伤寒。予谓猎人被兔咬脚跟,成疮淫蚀,为终身之疾。若人脚跟患疮,亦终不愈,因名兔啮也。遂以还少丹,内塞散治之,稍可。次因纳宠作痛,反服攻毒药,致血气愈弱,腿膝痿软而死。"

"京师王大广,年逾六十,素食厚味,颊腮患毒未溃,而肉先死,脉数无力。此胃经积毒所致。然颊腮正属胃经,未溃肉死,则胃气虚极,老人岂宜患此?予辞不治,果死。"

"一男子,患背疽,肉黑陷下,请治。予谓经云:疽者沮也,热气纯盛,下陷肌肤,筋骨髓枯内连五脏,故坚如牛领之皮,此精气已竭,安用治?果死。"

(三)《外科枢要》

《外科枢要》刊于 1571 年,共 4 卷。据嘉兴沈启原原刻《外科枢要》序称:"先生神于医,而尤以疡擅名,所为诸疡医甚具"。不幸嘉靖戊午(1558)"先生薛己极病疡",次年"则先生死矣","然卒因疡死,故人多訾先生,以为执泥补法,不知合变"。沈启原年轻时"获交于立斋薛先生",认为薛己"尤以疡擅名",认为批评薛己"执泥补法,不知合变",乃"冤哉其言也",并以"妇病肿疡濒死,先生竟活之"实例,批评"世乃以执泥訾之"者,"岂非贵耳贱目者众邪!"或许,沈启原维护薛己以疡医擅名,反映了历史实际,但通读《外科发挥》《外科心法》至《外科枢要》,薛己对外科疮疡痈疽之治疗,其学术思想的确趋于保守之倾向,其《外科心法》《外科发挥》所叙述者,多有刀针切开引流之应用,而《外科枢要》虽于《论疮疡用针宜禁》指出:"脓成者,当验其生熟深浅而针之""若脓熟而不针,腐溃益深,疮口难敛",但强调:"必先补而后针""宜急补之",而且特别告诉外科医师"若妄用刀针,去肉出血,则气无所依附,气血愈虚,元气愈伤矣,何以生肌收敛乎?"给痈疽疮疡治疗重补托疗法以理论依据,影响匪浅。

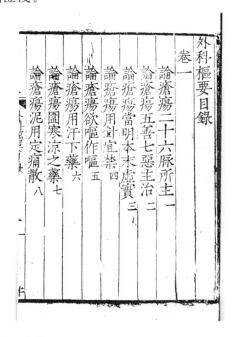

《外科枢要》书影

《外科枢要》4 卷,明代医学家薛己撰。明刊本。上海中医药大学图书馆藏。

薛己《论疮疡用针宜禁》论,对照其 4 卷中之临床实际,更可看出其禁针之实而宜针者虚。例如,论乳痈,强调"脓成不溃,托里散为主",根本不言针刺切开引流;所附"治验"三例,一味强调补托,甚至分别批评:"若有清热败毒,化痰行气,鲜有不误"。认为用六味地黄汤内服,可使"元气复而自溃",无须刀针。又如,发背,认为"脓成不溃,阳气虚也,托里散倍加肉桂、参、芪",并强调用"八珍汤""十全大补""四物""六君子""补中益气"之类,闭口不言去腐肉、引脓出之刀针术,认为"若已腐溃,用托里以生肌""其有死者,乃脾气虚而不能收敛也"。其附病案,一则强调"仍用托里而愈。若以为热毒,而用寒药,则误矣";

一则强调"余以补中益气……治之而愈";一则"更以十全大补汤,腐肉渐溃;又用六君子汤,肌肉顿生而愈";一则"八珍汤以补气血而愈";一则"仍用补中益气加茯苓、半夏而愈"。病发背而死者,薛己则指责"更用苦寒之药,复伤元气,以促其殁";或谓"无火也,绝不能起。恳求治之,用大温补之药一剂,患处不起,终不能救";或谓"久作渴……危殆速矣……果殁"。治疗9例病人,治愈者6例,死者3例,无一例不强调温补之剂,批判苦寒用药;无一例指出错过切开引流或去腐肉排脓之术,也无一例不强调托里补益之法者。又如疔疮之治疗,薛己仍然强调"用大补五十余剂而愈""设此症初不解毒,后不用方补,死无疑矣"。又如痔,完全省略了枯痔法之记述,更无临证之应用了。

《外科枢要》强调补托法之应用,对骨结核引起之寒性脓疡,其认识及治疗应该是成功且可借鉴的。其《论多骨疽》篇强调"久则烂筋腐骨而脱出""……亏损之症也,用补中益气汤,以固根本""佐以六味丸,壮水之主""佐以八味丸,益火之源"。其治验附有6例医案。一则"腿患流注,年余出腐骨少许……朝用补中益气,夕用六味丸加黄芪……"各三十余剂,"诸症渐愈";一则"常出三腐骨""疮结脓管,而不能愈。纴以乌金膏,日服十全大补汤而愈";一则为十六岁男孩"各五十余剂而愈。不然,多变瘵症(肺结核发作),或沥尽气血而亡"。又述有"砭法:治丹毒疔疮,红丝走散……用细瓷器击碎,取有锋芒者一块,以箸一根,劈开头尖夹之,用线缚定,两手指轻撮箸,稍令瓷芒正对患处,悬寸许,再用箸一根,频击箸头,令毒血遇刺皆出。毒入腹膨胀者,难治。"此砭法工具之制备,虽然十分简陋,但亦可谓形式虽土而用法先进矣。

(四)《正体类要》

薛己擅长外科,但对伤损并非其所精。正如其友陆师道《正体类要·序》所称:"立斋薛先生,以疡疽承家,而诸科无所不治。尝病正体家言,独有未务,间取诸身所治验,捻而集之,为《正体类要》。"《正体类要》成书于1529年,分为上、下卷。其上卷首论《正体主治大法》,具言:胁肋胀痛、肚腹作痛、肌肉间作痛、青肿不溃、发热、作渴等诊治原则、大法,并不论伤损之检查、诊断,亦不言骨关节之伤损与处理手法、原则,亦未言坠跌、金伤之检查与诊治大法。上卷续列《扑伤之症治验》《坠跌金伤治验》各30证候类别之辨证论治以及《烫火伤治验》等,并详细阐述了各类伤损出现证候、症状对症治疗与治验,不验病案报告,多富有伤损并发症处理之参考价值。但对诸般伤损之骨伤、关节损伤、脏腑内伤等,则言之甚少,或根本未予论述,更不涉正骨复位手法、外固定、内外伤处理等,如此则难免有固其末而忘其本之后患。伤者病痛虽愈,但却造成众多残疾之患。从发展而言,薛己《正体类要》之著,实系蔺道人《理伤续断方》、危亦林《世医得救方》等一次不小的学术倒退。虽然《正体类要》下卷之方药70首有言及"接骨散:治骨折碎,或骨出臼,先整端正,却服此药",或引"《本事方》接骨方……若大段伤损,先整骨",薛氏按"前方俱效者,备录之,以便修用"。但十分遗憾,此之谓已被湮没矣!因此,在如此浓厚内治法的大海里,仅于附方之一二论及整复，且不言原则、方法与手法等，很难说出薛己对此之真正关注。

（五）《口齿类要》

《口齿类要》成书于 1528 年，共 1 卷。卷首以《茧唇》为题，所论反映薛己对唇癌已有比较清醒的认识。其诊断标准为茧唇，形如蚕茧，"有唇肿重出如茧者；有本细末大，如茧如瘤者。"关于诊疗，"大要审本症察兼症"。"若患者忽略，治者不察，妄用清热消毒之药，或用药线结去，反为翻花败症矣。"薛氏于茧唇论证后记述病案 12 例，据症分析，属于唇癌可能性大者，如"一妇人怀抱久郁，患茧唇，杂用消食降火，虚症悉具，盗汗如雨，此气血虚而有热也。用当归六黄汤，内黄芩、连、柏俱炒黑，二剂而盗汗顿止。乃用归脾汤、八珍散兼服，元气渐复。更以逍遥散、归脾汤，间服百余剂而唇亦瘥。"又如"一妇人月经不调……又年余，唇肿裂痛。又半年，唇裂出血，形体瘦（疲）倦，饮食无味，月水不通，唇下肿如黑枣。余曰：此肝脾血虚火症。彼不信，用通经等药而死。"再如"一妇人善怒，唇肿，或用消毒之药，唇胀出血，年余矣。余曰：须养脾胃滋化源，方可愈。彼执用前药，状如翻花瘤而死。"全书诊疗体现了薛己重温补、贬苦寒的一贯思想，但也难得地看到书中《诸骨稻谷发鲠》篇的相关诊治，仍然吸纳了诸如"一方，磁石磨如枣核大，钻眼，以线穿令吞喉间，针自引出。或吞钱、金、银、铜、铁，磁石须用阴阳家用验者。"其诊疗技术，确属难得。其《诸虫入耳》之急救，所设计"用细芦管入耳内，口吸之，虫随出"，不可不谓巧妙，为医疗技术的进步增添了新思路。

（六）《疠疡机要》

《疠疡机要》成书于 1529 年，共 3 卷，为麻风病专书。薛己汇集历代诊疗疠疡之方论，并总结个人多年临床之经验，辑成此书，分上、中、下三卷。前两卷论述麻风病之本证、变证与兼证、类证之诊疗，并于分条下附录病，下卷则收录选方 110 余首，有一定参考价值。

三、王肯堂《疡科证治准绳》《外科证治准绳》

王肯堂（1549—1613），字宇泰，一字损仲，号损庵，自号念西居士。金坛（今江苏）人，万历十七年（1589）进士，曾授翰林院检讨，出身世医，因上书言抗御倭寇事（注：《野史·王樵传》："时倭寇平秀吉破朝鲜……肯堂诮其不选不练，如驱市人而战，疏陈十议，愿解史职，假御史衔练兵海上，效涓涘之极，疏留中，而忌之者众，引疾归。"）被降调，万历二十年（1592）引疾归里。肯堂少年时曾承家学，涉猎医术，罢官后，即全心穷研医学，博集医书，广泛临床诊疗，积累了丰富的医疗经验，提高了医学理论修养。历经十一年刻苦钻研，终于撰成《证治准绳》（又称《六科证治准绳》）。其包括《杂病证治准绳》8 卷，《杂病证治类方》8 卷，《伤寒证治准绳》8 卷，《疡医证治准绳》6 卷（即《外科证治准绳》），《女科证治准绳》5 卷,《幼科证治准绳》9 卷。另外,其所撰《郁冈斋医学笔麈》为王肯堂记录自己与利玛窦交往之史实,反映了王肯堂十分重视由西方传入之科学技术。晚年,王肯堂更集中精力辑刻刊行自《内经》至明之前历朝富有代表性医著 44 种,名为《古今医统正脉全书》(1601),又名《古今医统》,该书为现存医学丛书中影响较大者。王氏之《外科证治准绳》对中医外科之发展影响更为广泛,至今仍为外科医家之参考。

王肯堂继承《周礼》重视疡医之设,认为"重内轻外,自古已然"。他强调:"然未有不精乎内,而能治外者也"。指出人们对外科"而世顾轻之",其原因"乃世之疡医,明经络,谙方药,而不嗜利,唯以活人为心者,千百无一也"。严厉批判了外科医生自身存在的严重问题,可谓一针见血。正是在如此环境下,他"集先代名医方论,融以独得而成是编"。

《疡医证治准绳》(1608),6 卷。为《六科证治准绳》之一,又名《外科证治准绳》,撰于万历三十年(1602),刻于万历三十六年(1608)。该书内容丰富,涉猎广,影响于世者深远。卷一有似于外科总论,对痈疽之源、辨证论治法则以及护理等,进行了论述;卷二至卷六则为外科各论,详载各类外科疮疡以及跌打损伤之诊疗。每一病证之论述,多引名家医论,或附病案与验方。条

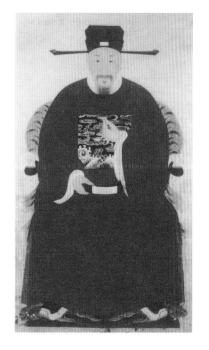

王肯堂画像

王肯堂(1549—1613),字宇泰,号损庵,金坛(今江苏)人,撰有《六科证治准绳》44 卷,《外科准绳》6 卷为《六科证治准绳》之一部。画像通高 130 厘米、宽 75 厘米,绘于明代,为金坛王氏家传。中国医史博物馆藏。

理清晰,富有可供借鉴者。王氏自称"融以独得而成是编,与世专科书,图人形,刊方药,诧为秘传者,万万不侔。"以下仅举其要,以论述其成就。

(一)关于"针烙"术

王肯堂于"辨痈疽之源、之别、脉法,分经络(解剖部位)、辨善恶、虚实及治法之内消、内托、灸法"之后,集中对针烙、砭镰、敷贴、淋洗、护理以及禁忌等,进行了原则性论述。例如,《针烙》篇中记"凡用针烙,先察痈疽之浅深,及脓未成已成""高阜而浅者,用铍针开之""疽顶平而浅者,皆宜用火针烙之""其针用圆针……长六七寸,一样二枚,蘸香油于炭火中烧红,于疮头近下烙之,宜斜入,向软处一烙,不透再烙,必得脓也""脓水常流下,不假按抑,用纴药使疮口不合,旧用纸捻,及新取牛膝根,如疮口大小,略刮去皮,一头系线纴之""若背疮热毒炽盛,中央肉黯……当用铅针、利剪,徐徐去之""脓成者,当验其生熟、深浅而针之""脓生(未成)而用针,气血既泄,脓反难成;若脓熟而不针,腐溃益深,疮口难敛。若疮深而针

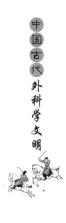

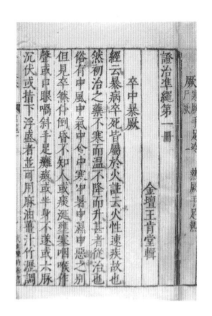

《证治准绳》书影

《证治准绳》或名《六科证治准绳》，包括《杂证证治准绳》8 卷、
《类方证治准绳》8 卷、《伤寒证治准绳》8 卷、《疡医证治准绳》6
卷、《幼科证治准绳》9 卷、《女科准绳》5 卷。图为清代康熙三十
八年(1699)金坛虞氏补修本，中国中医科学院图书馆藏。

浅，内脓不出，外血反泄；若脓浅而针深，内脓虽出，良肉受伤……"详论化脓性感染关于切开引流的原则与方法，对外科之发展，有着很好的指导作用。

1. 脑疽病案

"一人脑疽，已十余日，面目肿闭，头焮如斗，脉洪数，烦躁饮冷。此膀胱湿热所致，用黄连消毒饮二剂，次饮槐花酒二碗顿退。以指按下，肿则复起，此脓已成，于颈、额、肩、颊各刺一孔，脓并涌出，口目始开，更以托里药，加金银花、连翘三十余剂，而愈。"

2. 颈痈病案

王肯堂在颈痈等病案中，以"有脓刺之"而获愈与"待脓自出"，"脓成不针不砭"等不良预后提出警告，重申已成脓必须早做切开引流。所举病案如："一儿甫周岁，项患胎毒。予俟有脓刺之，脓出碗许，乳食如常，用托里药月余而愈""又一儿患此，待脓自出，几至不救……脓成不针不砭，鲜不毙矣""一人项下患毒，脓已成因畏针，焮延至胸……予密针之，脓出即睡觉而思食，用托里散两月余而愈""又一人患此，及时针刺，数日而愈""一人素虚患此，不针，溃透颔颊，血气愈虚而死"等，王氏关于化脓性感染的治则与积极态度十分严谨而明确。在切开引流方法、工具、时机与引流等方面，王肯堂多处强调："如要脓透，必以大鍼刺开"，引流"当用白纸作纴，纴入针孔，引出脓毒，当时肿退可及三分""证七八日后，中间起白粒处，此窍已溃通内大脓，可用皮纸捻小纸纴入窍中，令透，渐渐流出"。

显示其经验之丰富,原则之正确。

(二)关于瘿瘤不可妄施手术

《疡医证治准绳》卷五《瘿瘤》引《三因》(注:即《三因极一病症方论》)认为:"瘿多着于肩项,瘤则随气(发无定处)凝结,此等皆年数深远。"指出"坚硬不可移者,名曰石瘿。皮色不变者,名曰肉瘿……"明确强调:"五瘿皆不可妄决破,决破则脓血崩溃,多致夭枉。"认为瘤有骨、脂、气、肉、脓、血六瘤。强调:"亦不可决溃,肉瘤尤不可治,治则杀人",但指出:"唯脂瘤,破而去脂粉则愈",准确反映了明代手术切除瘿、瘤的实际水平,应该是很实际地科学论断。瘿,王氏比较实际地论述了明代医家对地方性甲状腺肿、恶性甲状腺肿之初步鉴别。因此,强调"五瘿皆不可妄决破",从而可以看出"妄"字之应用,即不可一概反对手术切除,惜未能进一步阐明手术适应证。但其所记述的保守治疗,对地方性(即缺碘)甲状腺肿记载着很有效的方剂药物组成。例如,"海藻酒方,治颈下卒结核渐大,欲成瘿瘤。""玉壶散,治三种瘿:海藻(洗),海带(洗),昆布、雷丸(各一两),青盐、广茂(广莪术)(各半两),上为细末,陈米饮丸,如榛子大,嚼化。以炼蜜丸,亦好。"上述药物均含有丰富的碘,其疗效完全可以肯定。

关于瘤之手术切除,王肯堂明确强调:"按之推移得动者,可用取法去之。如推之不动者,不可取也。"同时指出:"瘤无大小,不量可否而妄取之,必妨人命。"提出手术切除要求"瘤根去尽为度""若怕刀针者",可给予止痛、麻醉药涂,"方可用刀剪之、刮之"。于严格掌握手术切除适应之瘤肿后,指出"虽血瘤、肉瘤取之亦无妨也。小瘤取之即愈,大瘤取之有半载肌肉麻痹也,宜服养气血药,久之自愈。"对于瘿瘤、疣赘,王肯堂强调了早期手术效果好,也很有意义。例如所论:"诸瘿瘤、疣赘等,至年衰皆可自内溃,治于壮年,可无后忧。"似乎对预防瘤、疣之类恶化转而为癌已有所认识。

(三)对炭疽病因、传染性、证候已有较为正确描述

王肯堂《疡医证治准绳》卷二《疔疮》篇与《消瘅解毒》篇,曾反复论述了有似现代炭疽病的病因问题、传染途径性问题、症状特点与诊疗问题,说明他对此已引起十分重视。在他的观察描述下,已有了比较科学的记述,或为我国学者对炭疽病的最早记录,其认识所达到的水平令人钦佩。现仅摘录其要如下。

《疔疮》认为:"若因剖割疫死牛马猪羊,瞀闷身冷,遍身俱有紫泡,此疔毒也。""若因开割瘴死牛马猪羊之毒,或食其肉致发疔毒,或在手足,或在头面,或在胸腹,或在胁肋,或在背脊,或在阴胯,或起紫泡,或起堆核肿痛,创人发热烦闷,头疼身痛,骨节烦疼。先用天马夺命丹,次用四神丸、解毒消瘴散……又要以箍瘴散箍住,不使走胤。"

王肯堂于《疔疮》"治验"中,选"濮阳传云:万历丁亥(1587),金台有妇人,以羊毛遍鬻于市,忽不见。继而都人身生泡瘤渐大,痛死者甚众,瘤内惟有羊毛……名羊毛疔。"此当

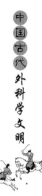

系炭疽病于公元 1587 年在金台传染流行的记载。

又如《消瘅解毒》中，王肯堂记述了多个治疗炭疽之方剂。例如，"四神丹，治因剥割瘅死牛马猪羊，不避其气，以中其毒；或因食瘅死牛马猪羊之肉者，或手足各处发疔毒，或起堆核，初则创人，次则肿大疼痛不可忍，瞀闷发热，口渴心烦，四肢强痛，头目昏花，一切瘅毒并皆治之。"又"劫瘅消毒散，治瘅气肿痛发热者，及因剥割瘅死牛马猪羊而中其毒者，或因食瘅死之肉而中其毒者"。同时还记有治疗该病用的"七神散"等。

从以上所记述者，可以认为王肯堂对炭疽病的病因、传染、流行，以及发病后之局部症状、全身症状、治疗方药，均有了比较科学的认识与论述。

(四)唇裂修补术

唇裂于晋时已成功进行了修补手术，但手术方法与步骤不详。至明代王肯堂记载最为翔实，也很成功。如所记："缺唇（即先天性唇裂症），先以小气针作三截针之，用绢线一条，两头搓猪毛，以唾蘸湿，抹封口药于线上，将药线三戳穿定，却以麻药抹缺处，以剪刀口抹封口药，薄剪去些皮，以线即缝合就。……每日只换一次，待八日，剪去线搽药。"上述之手术方法、步骤，麻醉药之应用，剪刀涂抹消毒药之应用，以及术后换药护理等，都比较合理，其获良好效果是十分可能的。

(五)肛门闭锁手术治疗

《幼科证治准绳》卷一《不大便》载："（不大便）俗名锁肛，由胎中受热，热毒壅盛，结于肛门，闭而不通。"王氏强调先用物理疗法做保守治疗，如无效者，可做手术治疗。"如更不通，即是肛门内合，当以物透而通之，（手术器械）金簪为上，玉簪次之，须刺入二寸许，以苏合香丸纳入孔中，粪出为快。"同时还指出上述手术失败者，即"若（仍然）肚腹膨胀，不能乳食，作呻吟声，至于一七，（则）难可望其生也。"他还指出，可用"田氏治法，先用硬葱针纴肛门，如大便不下，后用牛黄散送朱砂丸，一时自见。"此法则适于一时不能确诊为锁肛者，可以取效。或用以鉴别是否锁肛者，或用以试诊也可。

(六)疥癣病源皆有虫的正确认识

《疡医证治准绳》卷五《疥》载："古方有所谓马疥、水疥、干疥、湿疥，种类不一，生于手足乃至遍体。或痒，或痛，或焮，或肿，或皮肉隐嶙，或抓之凸起，或脓水浸淫。"他强调："夫痳疥者，皆由风热而生……结作干痳，其中有虫，人往往以针头挑出，状如水内蜑虫。"又《疡医证治准绳》卷五《癣》："癣内生虫，搔之有水""风癣者……但抓搔顽痹，不知痛痒，内亦有虫""干癣者……中亦有虫""湿癣者，亦有匡栏如虫行……中亦生虫"。

(七)损伤成形、骨折整复、军阵外科突出成就

《疡医证治准绳》卷六《损伤门》是在前人成就基础上结合自己贡献的完美总结，反映

了中医外科、军阵外科于明代的高水平发展,或可视之为人类战胜伤损的先进成就。如此评价会否被视之为太过,且细读如下之引述。

王肯堂引刘宗厚之论述,认为"打扑金创损伤",乃"外受有形之物所伤,乃血肉筋骨受病,非如六淫七情为病""所以损伤一证,专从血论,但需分其瘀血停积,而亡血过多之证。"诊断必须区分"内损""必有瘀血"与"伤皮出血,或致亡血过多",二者在治疗上"不可同法而治"。"有瘀血者,宜攻利之;若亡血者,兼补而行之",此为损伤内服药治疗之大法,并对"围城中,军士被伤,医者不问头面、手足、胸背轻重",例以大黄、巴豆以为治,"实不知亡血过多……不可服也",促人更衰"而夭折人命"。

《疡医证治准绳》在论述伤损治法时强调:"大法固以血之瘀失,分虚实而为补泻",但必须特别关注"亦当看损伤之轻重"。为此详列人体体表解剖、骨关节、软骨等部位以及生理功能等,进行了比较正确的论述。例如,"人身总有三百六十五骨节""颠中为都颅骨者一,有势,微有髓,及有液;次颅为髑骨者一,有势,微有髓……"王氏论述可谓比较全面系统,高水平。以下仅举数例,关于损伤之诊治、手术以次评述于下。

1. 颅骨骨折整复手法

"凡脑骨伤破,轻手搏捺平正","如在发际,须剪剃去发","宜用熟油和药水洗,或和温茶洗之","不可见风着水,恐成破伤风"。

2. 耳撕落再植术

"凡耳斫跌打落,或上脱下粘,或下脱上粘,内用封口药捴,外用散血膏敷贴及耳后,看脱落所向,用鹅翎横夹定,却用竹夹子直上横缚定,缚时要两耳相对,轻缚住。"(参见《疡医证治准绳》卷六《头目鼻耳伤》卷六)所记述之耳成形术、缝合术,如手术及时,当会成功,此为耳再植之外科手术当为十分之先进。

3. 口唇割裂伤缝合修复术

"凡唇口刀斧斫磕跌坠等伤,破皮伤肉者,先用桑白皮线缝合,却以封口药涂敷……不令开落,仍少言语"。"若缺唇缺耳,先用麻药涂之,却以剪刀剪去外些皮,即以绢线缝合。缺耳作二截缝合,缺唇作三截缝合……至八日剪去线。"

4. 舌断缝合术、唾液腺缝合术

"凡偶含刀在口内戏耍,误割断舌头,未全断者,用封口药敷……七八日全安。凡两脸涎囊被刀斧斫磕跌坠等伤,伤开涎囊者,用绢线缝合……七八日接住肉,剪去线。"

5. 喉断缝合术

"凡割喉者,用骑脚患人头项,以丝线先缝内喉管,却缝外颈皮,用封口药涂敷。"(以上三条参见《疡医证治准绳》卷六《舌唇口喉齿腮伤》)

此外,王肯堂亦对颈骨、肩胛骨、骨关节、手骨关节、骨折、脱臼之整复也做了十分详细的记录,因其亦多积前人之大成者,此不赘述。

6. 腹部外伤肠出之纳入与手术缝合术

"肚上被伤,肚皮俱破,肠出在外,只肠全断,难医。伤破而不断者,皆可治疗。凡肠出……以麻油润疮口,整入腹……用桑白皮线向皮内缝合后,以封口药涂伤处"。"肚皮裂开者,用麻缕为线,或槌桑白皮为线……须用从里重缝肚皮,不可缝外重皮,留外皮开,用药掺待生肉。"(注:此有引流防止伤口继发感染之效果。)

7. 腹部外伤肠穿破之鉴别诊断术

肚腹肠伤,检查其肠部是否有穿孔者,王肯堂之检验法也已十分可靠,例如:"若肠上有小损孔,以灯火照之,肠中有气射灯"。但王氏尚无缝合之术,特别指出:"不可治"亦为实事求是之态度也。

8. 大网膜切除术

"凡肚皮伤破,孔大肚肠与脂膏(肠、大网膜)俱出,放入内则用缝。如孔小只有膏出,用手擘去膏(大网膜剔除术),不用缝。"并且指出:"此膏出者,已无用了,不可复入肚中,反成祸患,只须擘去不妨",强调"此是闲肉,但放心去之"。(以上三条参见《疡医证治准绳·胸腹伤》)

9. 髌骨骨折、脱臼整复固定术与麻醉术

"凡膝盖损断,用手按捺进平正后,用(接骨)膏敷贴,桑白皮夹缚,作四截缚之。其膝盖骨跌锉开者,可用竹箍箍定,敷药夹定,要四截缚之,膝盖不开也。若肿痛,须用针刀去血,却敷贴,用夹。""若膝头骨跌出臼,牵合不可太直,不可太曲。直则不见其骨棱,曲则亦然,只可半直半曲,以竹箍箍住膝盖骨,以绳缚之。"对此整复,王肯堂不但强调了高技术要求,而且提出麻醉术之应用。例如,"凡骨节损伤,肘、臂、腰、膝出臼,蹉跌,须用法整顿归元,先用麻药与服,使不知痛,然后可用手法治之。"(参见《疡医证治准绳》卷六《腰臀股膝伤》)

对于骨关节脱臼、骨折,王氏明确强调"宜即整复","按捺平正","自然归窠","夹缚固定",否则"恐成重疾","误人成痼疾也"。

10. 关于骨关节夹缚固定

"凡束缚,春三月,夏二月,秋三月,冬四月。缚处用药水泡,洗去旧药,不可惊动损处。""若束缚要杉木浸软,去粗皮;竹片去黄用青,共削约手指大片。用杉木皮为正夹,竹片为副夹,疏排周匝,以小绳三度缚,缚时相度高下远近,使损处气血相续,有紧有宽","二三日一次换药敷,直要缚一个月药,次以补损好膏贴之,亦要以杉皮夹住,令损处坚固骨老,方不夹之。"(《疡医证治准绳》卷六《束缚敷贴用药》)

11. 麻醉术与止血术

外科手术之能否成功进行,能否取得满意效果,麻醉之是否有效,能否有效止血是十分关键的,也是关乎外科学发展的关键之一。王肯堂外科临床对此是十分重视的,他于《疡医证治准绳》之有关论述中,多处论及麻醉与止血术的重要性。例如,《疡医证治准绳》卷六《整骨麻药》:"草乌、当归、白芷为末,每服五分,热酒调下。麻倒不知痛,然后用手如法整理。草乌散,治伤骨节当归窠者,用此麻之,然后下手整顿。白芷、川芎、木鳖子、猪牙皂角、乌药、半夏、紫金皮、杜当归、川乌、舶上茴香、草乌、木香,上为细末。诸骨碎、骨折出白者,每服一钱,好酒调下。麻倒不知疼处,或用刀割开,或用剪去骨锋者,以手整顿骨筋,归元端正,用夹板夹缚定。”“或箭镞入骨不出,亦可用此药麻之,或铁钳拽出,或用凿凿开取出。若人昏沉,用盐汤或盐水与服,立醒。”

关于止血在王肯堂《疡医证治准绳》之有关论述中,特别于损伤、金疮之诊疗中,方法十分丰富。例如,动脉血管伤断之止血,他指出:“凡刀斧打扑研磕,跌断血筒,出如涌泉者,此伤经也,用封口药掺,以手按实,少时即止”。此之谓压迫止血法,在未应用结扎法者,实可为最有效之方法。又如:“凡有金疮、伤折出血,用药包封不可动,十日瘥,不肿不脓。”此亦压迫止血法之应用。再如:“掺少时,血断便瘥”,此亦压迫止血法,如此者该书所述很多。王肯堂除上述压迫止血法之应用外,以止血药外敷者,则更为普遍,充填、填塞止血应用虽不如上述者广泛,但其作用机制实则与压迫止血法类似。此外,王肯堂对外伤出血也用烧烙止血法,惜比较并非常法者。

12. 失血性休克急救

内服药创救伤损失血过多而致昏愦者,除有效止血法之应用外,也积累了不少经验,例如,急救“一妇人,孟冬伤足,亡血,头汗,内热作渴,短气烦躁,不时昏愦,其脉洪大,按之微弱,此阴血虚于下,孤阳炎于上,故发厥而头出汗也,四物合小柴胡”。又如:“一男子,孟夏折腿,出血过多,其初眩晕眼花,后则昏愦,此阴血伤损,阳火炽甚,制金不能平木,木旺生风所致,急灌童便,更用人参、当归”等。以上两例,均系因外伤引起失血过多,而致昏炽,实似现今因失血引起休克之急救。

关于诸肿之处理,王氏也积累了丰富的诊疗方法。首先,他认为:“无名肿毒者,不拘于头面、手足、胸腹等处,焮赤肿硬,结核疼痛,又名肿疡,又名虚疡也。但肿无头无面者俱是也。”其处理强调:“肿势盛者,以棱针刺去恶血,切不可以火针烙之”,“若暴发赤肿,切不可以针破”。主张以药汤淋洗、外用药治疗,或内服药等保守治疗。特别值得注意者,王氏虽然并不十分清楚调整促进下肢血液循环,可以减轻脚部肿痛的生理原理,但他出色的观察和总结出下肢高悬可以明显减轻脚趾肿痛的方法与技术,进而对其强调论述,十分可贵。例如,“脚背或脚趾肿痛不可忍,以脚高悬起,其疼方止些,若以脚垂下,其疼不可当也。”(参见《疡医证治准绳》卷五《诸肿》)此法至今仍广泛应用于临床,当然从理论释其原理者,现今比明代王肯堂则高明多了,但其使用技术要求则毫无两样。

(八)关于乳痈、乳岩(乳腺炎、乳腺癌)诊疗

王肯堂《疡医证治准绳·自序》中,曾指出:“余童而习岐黄之术,弱冠而治女弟之乳疡,虞翁之附骨疡,皆起白骨而肉之,未尝有所师受”。既然年轻时的王肯堂有些业绩,能否循其病案而接受其成功经验呢?查阅《外科证治准绳》与王肯堂自记年谱的《郁冈斋医学笔麈》对诊疗女弟之乳疡(注:《疡医证治准绳》述于《乳痈乳岩》病案)均有记录,其成功之经验很有借鉴价值。他在记述“青霞散方”时,其病案如下:“隆庆庚午(1570),予自秋

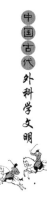

闱（秋季考试）归，则亡妹已病，盖自七月病乳肿不散，八月用火针取脓，医以十全大补汤与之，外敷铁箍散不效，反加喘闷，九月产一女，溃势益大，两乳烂尽，延及胸腋，脓水稠粘，出脓几六七升，略无敛势，十一月始归就医。改用解毒和中平剂，外掺生肌散、龙骨、寒水石等剂，脓出不止，流溅所及，即肿泡溃脓，两旁紫黑，疮口十数，胸前腋下，皆肿溃不可动侧，其势可畏。余谓：产后毒气乘虚而炽，宜多服黄芪，解毒补血，益气生肌，而医不敢用。十二月中旬后益甚，疮口二十余。诸药尽试不效，始改用余药。时脓秽粘滞，煎楮叶猪蹄汤沃之顿爽。乃制一方，名黄芪托里汤，黄芪之甘温，以排脓，益气生肌为君；甘草补胃气解毒，当归身和血、生肌为臣；升麻、葛根、漏芦为足阳明本经药，及连翘、防风皆散结疏经，瓜蒌仁、黍粘子解毒去肿，皂角刺引至溃处，白芷入阳明，败脓长肌，又用川芎三分及肉桂、炒柏为引用。每剂入酒一盏，煎送白玉霜丸，疏脓解毒。时脓水稠黏，方盛未已，不可遂用收涩之药，理宜追之，以青霞散（一作锭子）外掺。明

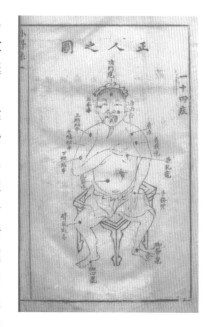

《外科经验奇方》书影

明万历间刻本，撰辑者佚名，图示外科疮疡 14 症。中国中医科学院图书馆藏。

日脓水顿稀，痛定秽解，始有向安之势，至辛未（1571）新正，患处皆生新肉，有紫肿处，俱用葱熨法，随手消散，但近腋足少阳分，尚未敛，乃加柴胡一钱，青皮三分，及倍川芎。脓水将净者，即用搜脓散掺之，元宵后遂全安。"此案蔓延达半年之久，病程中化脓、溃烂曾达胸腋，溃破疮口竟至二十多处，病情十分危险。此刻青年王肯堂在众医技穷，"诸药尽试不效"的情况下，以黄芪甘温托里之剂，益气血，排脓解毒，迅速获得转机，经治不到一月时间转危为安而治愈，确系一次卓有成效的重大成绩。王肯堂十分自豪于其外科专著与个人年谱中作较详之记述，也说明王氏此时此刻的心情。如称："余自庚午（1570），始究心于医，会亡妹病，旁观而技痒，几欲出手拯之，家人皆弗信，医亦讶其与己见矛盾，沮不用也。"由于王肯堂此时此刻，初读医学，年仅 21 岁，在妹妹如此严重乳腺炎面前，自认为把握十足，加之家人都不相信他的技术水平，主治的医生由于肯堂所见与己相左，也不敢赞同，因而反对温补之法。在众人排斥肯堂医疗法则而继续前法医治近半年之久，乳腺炎不但未获疗效，反而越来越重，甚而危象频显之际，家人与诸医始肯接受青年王肯堂医疗思想与技术，并迅速获效而愈。肯堂自然心潮澎湃，终生难忘。

王肯堂对此案之经验，所记心头，十分深刻是确实的，为此他在十年后继续总结其经验教训，指出："（妹）吾且束手而待毙，今一意以听吾兄（注：指王肯堂）。乃请余治，药一服而脓稀，再传而创敛。先是，邑人传亡妹疾不可为矣！俄而起，且归马氏，人始传王

生(肯堂)技能起死人,则此之为也……余制青霞散,至今十年(庚辰即1580),所治溃疡,不知凡几矣,而应手辄效,今始刊而布之,偿宿愿焉。"

又如诊治痘并发眼翳之治疗经验。王肯堂于《郁冈斋医学笔麈》下卷《目翳》记述其治疗获愈之病案:"万历癸酉(1573)春,余与家兄应督学试,从宜兴归,则从子(兄之子)懋锟痘后,二目生翳,羞明特甚,窗牖帷幕,皆以衣被重重覆蔽,就明展二眼视之,则白膜已遍覆黑睛,泪如泉涌,婴科、眼科,投药不效,束手告拔穷矣。余素不娴于婴科,莫知为计。家兄曰:'女弟(指其妹所患乳痈)垂死之症,弟能生之,岂遂穷技。'于是试精思之,余返书室,闭户而思,目者清阳之所走也,而忽焉有翳膜,是浊阴犯之也。浊阴乌敢与阳光敌,故羞明特甚,吾得治法矣。乃以黄芪助清阳之气为君,生地、当归养目中直血为臣,羌活、独活、防风、白芷、川芎、甘菊花、薄荷、荆芥升清阳,黄芩、猪胆汁、车前子、茯苓阴浊阴为佐,仍间服泻青丸,八剂而目开,撤帷幕,翳已去失!时眼科所进点洗之药,一切屏不用,止用橄榄核磨汁敷上睥而已。盖婴幼柔胞,点洗之药,必有所伤故也。"王肯堂青年时,并不长于眼科,对痘疮并发之翳也没有经验,但他面对兄之子,以中医理论为指导,调动自己之悟性,终于以辨证论治为指导,立法制方遣药,创造性治愈痘后"目翳",实甚可贵,值得临床者借鉴。

(九)关于护理

王肯堂《疡医证治准绳·将护》对外科病患之护理工作,给予很高的重视,并提出医护与患者、家属、亲朋均应予以重视,并一一提出各自应予遵守的准则与具体要求,很有指导意义。例如,要求患者、家属、医生必须重视痈疽初发之时,不可等待已成大祸时才予关注。强调"大凡有疮疽生,皆只如黍粟粒许大,其状至微,人多不以为急,此蕴大患,宜速辨之,不可自忽。"他指出"若能防之于未形(早期诊断),理之于未成(早期治疗),或朝觉(早晨有感觉)而夕治(下午即予治疗),求治于良医,则必无危困矣。"并且认为"若因循慢忽,致令脓血结聚……危殆立至。"他还反复强调要"求治于良医"不要"询于庸医",还提出"若用良医,则可保痊愈。用医之际,不可不择",并对良医的标准提出:"能饱读经书,久谙证候,汤药熟娴,洞明色脉,性情仁善,孝义忠信,临事不惑,处治有诀,方为良医"。

关于患者本身的自我护理,他强调病人必须要有很好的个人修养,"要在病人自克,不可恚怒悲忧,叫呼忿恨,骄姿情性,信任口腹,驰骋劳役。惟宜清静恬憺,耐烦为宜。"对于病人周围的人群,要求他们"止息烦杂,切忌打触器物,诸恶音声,争辩是非,咒骂斗殴,及产妇淫男,体气不洁,带酒腥膻,鸡犬乳儿,挚畜禽兽,并须远离。"对于亲友也提出要求,"设或亲友重意问疾者,可以豫嘱,(必须)徐行低声,款曲伺候,礼毕躬退。勿令嗟呀惊怪话旧,引其游赏宴乐,远别亲戚,牵惹情怀,但恐病人心绪凄怆。"特别强调家属亲友"尤不可乱举方药,徒论虚实,惑乱患人,凝滞不决"。对探视亲友的"省问不可久坐,多言劳倦,(使)病人深不长便。"

对于护理人员的要求,他提出:"夫侍患者,宜须寿近中年,情性沉厚,勤谨耐烦,仁慈智慧,全在调以粥药,无失时节。勿令于患人左右,弹指嗟咨,掩泪窃言,感激病人,甚不利便。"对于饮食,他要求"饮食之间,忌慎非细,不可不载",例如所提诸般肉食、蔬菜、瓜果、粮食之宜忌,煎、炒、蒸等炮炙方法,食用方法等,均提出了比较具体、细致的要求,现不一一引录。最后,关于不同阶段之痈疽疮疡患者不同的护理要求,也提出了细致的护理指标与方法要求,亦甚宝贵。例如,"若至肌肤欲平,恶肉去尽,疮口收敛之际,尚忌起立行步,揖待宾客,房酒宴会,嗔怒沐浴,登陟台榭,运动肢体,寒暑劳倦,正宜调节,饮食保摄,以待疮瘢平复,精神如故,气力完全,方无所忌。"他特别强调:"百日内,慎勿触犯之"。以现代外科护理要求权衡,一些要求似违于科学者,但历史地看,应该视之为颇为杰出的成就。

四、佚名《急救仙方》

《急救仙方》作者佚名,鲍泰圻《鲍氏汇校医书四种》收录,"谨按《急救仙方》六卷,不著撰人名氏,其书《宋志》及诸家书目均未著录,惟焦竑《国史经籍志》载有《救急仙方》十一卷,注云:见《道藏》,亦不言作者为谁。考白云斋《道藏目录》,太元部侧字号中有《急救仙方》与《永乐大典》所载合。则焦竑误倒其文为救急也。"(注:焦竑为撰《明史》而作《国史经籍志》当于明万历(1573—1619)中,白云斋《道藏目录》,约成于1626年,《永乐大典》(1403—1408?)《急救仙方》当成书于明初,或明之前。)

为什么笔者要在此给予佚名作者的《急救仙方》在中医外科史以一席之地?因为该书对中医外科之发展,外科医疗技术的应用和创造性等,有着不可磨灭的贡献,其医疗技术对后世外科学家与外科专著中的论述,都曾有着积极的影响。

(一)竹筒吸脓技术

竹筒吸脓术是一种利用热力排出筒中空气,形成负压,使筒紧吸在施治部位,使疮内脓血被吸至筒内,以达到吸脓外排之治疗作用的方法。此法于竹筒之前或即角法。《急救仙方》卷一:"竹筒吸毒方,治诸般毒疮,用苦竹头三寸,刮去青皮,似纸薄为佳,其大小随疮斟酌,当于毒疮初发时用之。白蒺藜、苍术、乌柏皮、厚朴各五分,右㕮咀用水同前竹筒煎,以药将干为度。乘竹筒热,以手按于疮上,顷之,其筒自粘住,不必手按也。再将前药分两,另煮一筒,候前竹筒冷,换此热者,其脓自吸入筒中而疮愈矣。""又竹筒吸毒方,治发背、痈疽、疔疮、肿毒。以拔出脓血恶水。苍术、白蔹、乌柏皮、厚朴、艾叶、好茶芽、白及、白蒺藜各等分。右用苦竹筒三、五、七个,长一寸,一头留节,削去其青(皮),令如纸薄,随大小用之。却将前药煮竹筒十数沸,待药将干为度。乘竹筒热,以手紧按于疮口上,脓血水满,自然脱落,否则用手拔之,更换别个竹筒。如是三五次,毒可尽消,即敷生肌药,肉满后再用膏药即愈。"此法替代了前人口吮脓血的不卫生方法,利用竹筒经过药物汤水煮沸,一有器物消毒变软之作用;一有削薄如纸的柔软竹内皮,手按之可使竹筒内形成半真空状态,使疮口内脓汁被顺利吸至竹筒内,竹筒内即由负压变成正压而自然脱落;若是一个竹筒尚未达到将疮内脓汁尽吸,则可用第二三……继续吸出。此技术于当时而言,既科学有效,又安全卫生,对外科疮疡之引流可谓十分先进,后世因袭者相当普遍,从而提高了治疗效率。

(二)松针截法

《急救仙方》卷二:"若疮生于虚软不便处,不可用针灸者,可用松针截法,针断红丝路。"即用松针之坚而能刺入人体虚软部位出现红丝(淋巴管炎)处而截断之。此法用于淋巴结炎症出现淋巴管炎症之红丝,或用于疗疮走黄者,据载效果明显。《急救仙方》:"松针法,取向北松枝上叶,极硬者,顿齐作一束,扎令极紧,缓缓以意消详毒气所经行虚软处,针之须令出血,针时先用酒润下针处,针必小痛,令病人稍忍,仍用雄黄、麝香为末,温酒调一二服,与之服,方可下针。"该术之进行,已强调了"先用酒润针处"的局部消毒法;而且要求温酒调雄黄、麝香一二服的麻醉止痛之应用。该书虽未指出出于麻醉止痛,但其实际的麻醉止痛效果是比较可靠的。

《急救仙方》所论述之背疽、疗疮、眼科、痔症等,比较详尽,对其形状、得病之原因、治疗之法,条分缕析,都体现了疡科所未及者。例如,"发背广一尺,深一寸,虽溃至骨,不穿膜不死",反映了作者对胸背部严重化脓性感染治疗已有很高的水平,即溃脓已见骨仍可治愈,只要尚未穿透胸膜形成脓气胸者,仍可治愈。又如对毒蛇咬伤之急救,正确强调立即"以头绳扎定伤处两头","令毒不随血走"。该急救术有利于减缓蛇毒进入血液循环,给抢救提供了有效的时间,亦是十分先进有效的技术。其他如"枯痔法"之应用等,均为较为先进的技术。

五、申拱辰《外科启玄》

申拱辰,明代外科学家,字子极,号斗垣,长洲(今江苏苏州)人。年轻时以儒游侠建康(今江苏南京),多遇异人授其异方,从而弃儒而习医,广览群书,医术渐进,从事临床,每收奇效。撰有《伤寒观舌心法》,论述不同舌形135种,并绘其图形,以示诊疗疾病之参考。在外科实践中,他深刻感受到作为一名外科医生,"虽(华佗)刮骨剖腹之玄,而未尝传之于世"之遗憾,但同时也产生严肃之责任感,认为"余虽才智疏匪",但必须"发挥疮疡"外科,力求做到继承发掘"先贤未发之秘,启前人不尽之玄",故将自己的外科专著"名云《外科启玄》"。

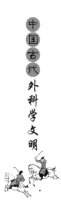

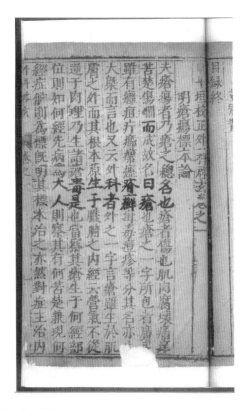

《外科启玄》书影

《外科启玄》(1604)12 卷,申拱辰撰。明万历甲辰(1604)刻
本。中国中医科学院图书馆藏。

在申拱辰医疗活动的年代,他于《外科启玄·自序》中强调:"近时疮患颇多,奈萌时不治,待形症息而求疗,《内经》云:病已成而后药之……岂不晚乎",并强调要及早求治于高水平的外科医家,"若不早求治施明医,而就于庸俗……全不以生命为重,往往卒于天阏者多矣!惜哉。"

申拱辰同族同乡友人申时行,嘉靖年间(1522—1566),曾考取第一名进士,于万历中官至吏部尚书、首辅,于《锼斗垣申君校正外科启玄序》,叙述他青年时也曾醉心于医学研究,但"正欲稽其术而未能。适有族属字子极者,持书二帙示余曰:'某少而从儒弗获能博一第,乃究心于医,孳孳汲汲,今已桑榆'","余视其书,一则伤寒之视舌,一则外科之启玄"。申时行高度评价"余族有若人,其利溥,其德宏矣。申子名拱宸,斗垣其别号也""垂名之不朽。"

另一进士同乡南京兵科给事中吴江储纯臣于序文中,描述了申斗垣非凡相貌:"及睹君丰彩,广颡丰颐,三花荣于髯鬓,君亦异人矣。"斗垣堂弟申五常亦称其兄"公丰神俊爽,两眸烨烨映,一见知非常人。"

《外科启玄》(1604)12 卷。卷一至卷三论述外科疮疡之病因、病机、证治原则;卷四至卷九分述 191 种病证之诊疗经验,每病图示其形位;卷十专论小儿痘疹、疮疡之诊疗;卷十一至卷十二备载外科医疗方剂,约分为内服、外用、针刺、灸烙、刀割等。现仅按其所论述富有进步意义与科学水平者,依次评述之。

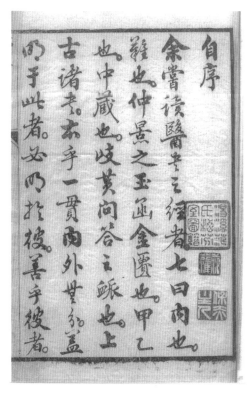

申斗垣《外科启玄》自序

明万历甲辰(1604)刻本之申斗垣《自序》。中国中医科学院图书馆藏本。

(一)切开引流术时机之掌握

"夫疮肿已成,须辨其有无脓者,即知疮之生熟,形之缓急,脓之浅深多少,当视其可针、未可针否,不致于危殆矣!岂可一例针之(切开引流)。"(《外科启玄》卷二《明疮疡有无脓论》)"凡疮疡有脓之际,乃肉腐而为脓,是毒气侵蚀而溃也。若不速去之,恐毒气蓄而侵溃好肉,如肘、膝、枢纽关节之所,筋骨坏废疾成矣。有畏针之徒,多致不救。"(《外科启玄》卷二《明疮疡脓熟不宜开迟论》)明确强调了脓已成则必须尽早进行切开引流手术,不可因畏刀而致不救。

卷三进一步以《明疮疡宜针论》《明疮疡宜砭镰论》《明疮疡宜火针论》为题,强调:"凡痈疽之有脓,须急以鈹针去其脓血,毒从此泻而不复有也。好肉则不腐,令人精神回而气血复生,其肌肉不致败损也。"又"夫砭石镵针刀,乃决疮毒之器械也。所谓疮毒之宜出

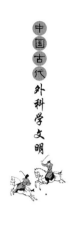

明外科柳叶式手术刀

1974 年 4 月江苏省江阴市明夏颧墓出土,刀通长 16.7 厘米,铁质,刀锋刃
作柳叶状。江阴博物馆藏。

血,可急去之意,不可延缓,恐毒势变走。"又"火针之用,最宜得法,取效陡然。凡痈疽之
深,火针用则不可浅。痈疽之浅,针亦不可深。要乎得中,中病而已。所谓肉厚肿丰脓
深,恐疮口小而易合,脓水不快,故取之大针,如火箸尖而圆秃,裹之以纸,灯焰烧赤,看疮
头准酌纳入,如不透再纳之,令的当,须令脓水易出,而毒易消矣。"申氏指出:"骨痈,此疮
发作一二年不愈,常落出骨一片,或一细骨,或有蛀蚀眼,或三五个月落一片,名曰:多骨
疮。"其"专治附骨痈疽(注:骨结核并发脓肿),不能外出,故用此火针开其疮口,即以纸捻
子油蘸纴之,外以膏药贴之,似此之毒,若不用之火针,畏而延迟,日久使毒内攻,腐败筋
骨,毒从何解? 脓从何泄? 妙在不可太早,亦不可太迟,贵乎在于医之神矣!"又宜烙论还
强调:"可将银钱、银匙烧赤,于疖上烙之,不数日而痊。""若不急用刀割,恐内毒浸于脂膜
脏腑,多致不救,岂不畏之。""畏于针刀者,不可以言其至妙。"

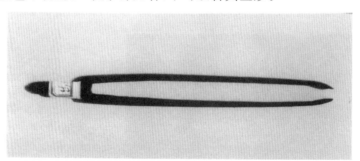

外科手术镊子

铁质,江苏省江阴市明夏颧墓出土,镊子通身长 12.3 厘米。江阴博
物馆藏。

(二)脓汁宜以竹筒吸吮,不可挤压排脓

《外科启玄》卷三《明疮脓宜吸法论》指出:"疮脓已溃已破,因脓塞阻之不通,富贵娇
奢及女体不便,皆不得挤其脓,故阻而肿㿔。如此当用竹筒吸法,自吸其脓,乃泄其毒也。

亦有用口吮其脓,令不痛而毒自安,此疮医之仁。"卷十一特专论吸脓法,并说明煮竹筒法,对排脓法之论更为科学,"古之良医有好生之德,用口吮脓,不令至痛。"今则"用此苦竹筒子五七个,长一寸,一头留节,削其青皮,令如纸薄,随着疮口大小用之。药煮热竹筒一个,安在疮口上,脓血满了,竹筒子自然落下,再将别个热竹筒子如前按上,如此五七个吸过,便用膏药贴之。如脓多未尽,再煮一二遍竹筒子更换吸,脓尽为度。"关于用药水煮竹筒子使热、使软而能顺利如角法吸脓之法不赘述于此。

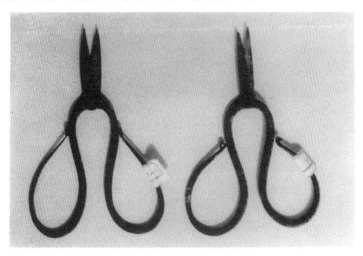

外科手术铁质剪刀

江苏省江阴市明夏颧墓出土,剪刀通长,左侧10.6厘米,右侧11.8厘米。江阴博物馆藏。

(三)对肠痈、含腮疮、瘰疬、痔之认识

申斗垣在前人基础上,对肠痈等论述在认识上有所提高。例如,肠痈(注:阑尾炎、阑尾周围脓肿),"凡肠内生痈,当验症明白,不可妄治,妄治能杀人。其病小腹重,按之痛,小便如淋,时时汗出恶寒,身皮错,腹皮急。如肿左甚者,小肠痈;右甚者,大肠痈,则右寸洪数,绕脐疮,或脐出脓,或大便脓血。"又如含腮疮(注:先天性腮裂),"大人小儿痈食透腮颊,初生时如米豆大一小疮,次则渐大,蚀破腮颊,故名含腮疮。若不早治,破透了治尤难。"又如关于痔病因论述,"夫痔者,滞也。盖男女皆有之。富贵者因于酒色;贫贱者劳碌饥饱;僧道者食饱而久坐;妇女因产难久座,或经行时,因气怒伤冷受湿,余血渗入肛边而生;小儿因过食厚味,或痢而久蹲。"并绘《痔疮图》24幅,以助学者识痔之参考。又如瘰疬(颈淋巴结核),他明确认为:"世人不知其根由于脏腑虚实,疬之所因,根之所得,治之所宜,辨之吉凶,察之生死。得其法,取效立验;不得其法,妄言擅医,专以蚀药点之,或以针刀割之,亦如割韭相同,但取其标而未治其本,殊不知症实在根本也。若不治其本,终不能济事,反以为害。余之素治专治其根,取效异验。"

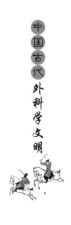

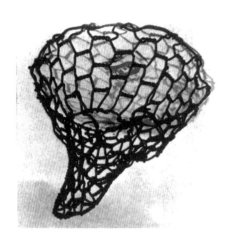

银质疝气托丝罩

1974 年 4 月江苏省江阴市明夏颧墓出土。罩通高 11.5 厘米,罩口直径 11.5 厘米,罩端封闭,通体作圆锥形网状,净重 51.4 克。出土时位于男尸大腿与盆骨间,知死者生前为一腹股沟斜疝患者。同时出土之外科多种手术刀具,亦知死者生前是一位外科医师。江阴博物馆藏。

　　《外科启玄》论述梅毒分作七论,认为:"有父母生而遗及子孙"者之先天性梅毒;有因"洗浴""或行房事"而传染者;或强调:"男子受女人梅毒之秽气相感而生"者,并对其发病之潜伏(或数年、三五十年)期,进行了论述;对其不同阶段之病候、症状、治疗,也都有所分析与论述,并强调了"治宜土茯苓汤"加减等,被研究证明为有效诊疗。

六、沈之问与《解围元薮》

　　沈之问,麻风病专家,号无为道人,一作花月无为道人。履贯不详。祖怡梅宦游闽、洛、燕、冀之时,素尝集众多治风秘方,父史轩得其传,之问传承,用力尤勤。每遇麻风患者,即礼迎共研,精心救治,得验方、精论则录而用之,以观实效。后总结先辈及自己调研和治疗麻风病的实践经验,成《解围元薮》(1550)四卷。认为麻风病之病因有五,强调:"源流传染(虫毒)所袭",由于麻风疗效欠佳,故特别重视"预防"。沈之问临床治疗麻风,十分重视应用大风子,一称木枫子肉、丢子肉、大风子肉、丢子等,据现代研究报道,对麻风病之治疗确有一定之疗效,对梅毒、癣之疗效亦较

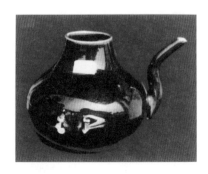

细嘴瓷壶

1974 年 4 月江苏省江阴市明夏颧墓出土。壶体高 11.9 厘米,腹径 13.6 厘米。系外科、眼科医师用以冲洗伤口、眼疾之器物。江阴博物馆藏。

398

好。分析之问治疗麻风,并非单味大风子,其处方多配有水银、红砒、雄黄、芒硝、硫黄等矿物药,以及全蝎、蝉壳、犀角、麝香等动物药,其综合疗效当佳于单味大风之实验效果。沈之问所强调治疗麻风之原则或指导思想为"祛风泻火杀虫,排毒为先;补血壮元导滞,坚筋相济",也就是接诊麻风病患者,首先望闻问切,鉴别其为三十六风、十四癞之所属,坚持证、脉相配,四诊相参。处方用药先散寒邪,次攻虫毒,再调元气,后养阴血。相信其《解围元薮》确源于其一生之苦研经验所得。

《解围元薮》一名《癞症秘书》四卷,沈之问辑于明嘉靖二十九年(1550),以《风癞论》《三十六疯六经分属》论于卷一至二为首,次论《六经汤丸秘方》《风疠各方》,详述于卷三至卷四,条理清晰,遇病借鉴方便,论述简明易读,且较实用,现仅就其参考价值大者,按序摘录于后。

(一)传染与预防思想

《解围元薮》之《源流传染所袭》与《气秽蛊症所犯》论。"若父母素患恶疾,必精血有毒,交感于胚胎,传至于儿女。凡风劳病人,皆有恶虫于脏腑,代相禀受,传染源流。故曰:传尸。须于幼年未曾发病之先,预常服药,使虫内死,不得长养滋蔓延育为害。"强调指出:"若至长大婚配……病作而难治矣!"叹"今人焉肯于未病之先,延医调治哉!故使病剧无疗,临危措手,咎在微时不治之故。""若既生恶疾之后,所生儿女,定难免之。"之问总结强调:既然麻风"传尸之恶如此,宜预防之。姑录以告将来君子"。他告诫人们:"遇恶疾之人,闻其污气,或对语言"可能传染;"恶疾人登厕之后",其"泄下秽毒之气"可由"无病人口鼻直入于脏腑"。犹如"汗气相传、痢疫相染者"。他还警告"(墓)葬恶疾之人"虽"已久死骸腐化,其虫症人,发为大疠而死",此"故有九症之说"者。严格意义上讲,沈之问所论,除主要为麻风病之各型外,并有类似之传染病包含在内,他强调空气中之飞沫传染、接触传染及其预防,提醒人们特别是身体虚弱之人,在上述环境中必须格外注意预防,不可大意,实则难能可贵之举,科学认识之真理。

(二)麻风证候与各型麻风证候之鉴别

《解围元薮》4卷中,可以说处处都记述了麻风病之证候描述,所论三十六风、十四癞中,虽也夹杂有非麻风之病症者,但确对各型麻风之鉴别提供了丰富的经验与临症依据,十分珍贵。其《大麻风》一节,则以简明之语言对麻风病之典型证候,作了综合且扼要之概述。"夫大麻风者,乃诸风之长。初起时发于身手,按皮肤如隔一纸,洒淅不仁,或遇阴雨,或至夜间,则肌肉之内如瀌瀌然,或痛或痒,渐至皮肉坚顽,剜切不知,身体虚肿。此症最易穿烂,手足拘挛,臭恶废驰。"然后指出:"此症以大麻汤并夺命丹、神仙换骨丹、珠云散、夺命还真丹等药治之。"

关于鉴别,多以麻风病之证候形状区别之,如书中《蛇皮风》所论,"此症起于手臂、股

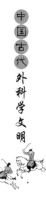

腿之间,皮肤迸裂,形如蛇腹之纹";《鱼鳞风》载:"千白浮痒麻木,渐生小疮,变成梅花大片,如刀刮鱼肚之皮,或如蛇背之纹;《虾(蛤)蟆风》载:"此症身生瘰块,大者如拳粟,小者如弹丸,凸起高低,麻冷疼痛……形似虾蟆之状,俗名癞麻风";又如《核桃风》载:"此症初起疙瘩,高低块瘰,红紫垒垒,大者如粟,三五连串,小者如槐实,色如葡萄之状,颗粒皮间……腰背屈曲,手足痿顿,指膝挛毁,口面腐败,鼻崩眼坍……亦名葡萄风"等。

(三)治疗之可鉴者

沈之问善用大风子治疗麻风病,乃集家传之良方也。关于运用大风子治疗麻风之经验总结,之问记述了家传经验之故事很生动。首先他批评世俗,指出:"近世专用大风子为良方,不知此药性猛大热,有燥痰劫血之迅力,制炼不精则病未愈而先失明矣。"他强调"若得麻腐与之同服,则功愈胜,须专门用之。制配有法,则功胜于诸药。若无传授而道听妄用,非惟无功,反生他害。"为了说明大风子实乃治麻风病之有效药物,他讲述了一例病案的故事:"富翁陈善长患(麻)风年久,求予先君治之。先君思善长耽于酒色,日不间断,必难治,固辞不药。善长密贿予家老奴,盗传制大风子之法。善长依法制度三年,共食大风子肉七十余斤,其病脱去,绝无他患。一日持礼币至予家,诮先君曰:昔年求治,力辞何也。先君甚赧颜,厚谢老奴而去,始知盗方之弊。"然后,沈之问对关于大风子损目之说进行批判,"想风病损目,难归咎于大风子。盖世之不食大风子而瞽者甚多,后人不可泥于纸上之语。"《解围元薮》论治麻风之方剂,多有重用大风子肉者,据粗略统计约30多个处方。例如,"白玉蟾丸方",其中强调:"新鲜丢子肉四十两,此即大风子肉",详述了制备方法与步骤,指出"渐痊","惟要戒守,则永不发"。

《解围元薮》载:"大风丸治眉目遍身秽烂者。大风子肉三十两,防风、川芎各十两,蝉壳、羌活、细辛、首乌、独活、苦参、当归、牛膝、全蝎、黄芪、薄荷各二两,白芷、狗脊、牛黄、血竭各五钱,上为末,米糊丸,桐子大。每服十五丸,茶下,空心服,日进三次""治一切疮疥脓疖等疮。大风子肉、白矾(枯)各二两,真轻粉一两为末,将柏油六两和匀涂之。"

明代李时珍《本草纲目》对大风子释名,称其"能治大风疾,故名。"论主治则强调:"风癣疥癞、杨梅诸疮、攻毒杀虫",并引用《普济方》治"大风诸癞:大风子油一两,苦参末三两,入少酒,糊丸梧子大,每服五十丸,空心温酒下,仍以苦参汤洗之"。《岭南卫生方》载:"治大风疮裂(梅疮毒疮):大风子烧存性,和麻油、轻粉研涂,仍以壳煎汤洗之。"证明《解围元薮》用以治疗麻风病,不但是继承前人之经验,也能证明沈之问重用大麻子确曾有过成功的案例。

据近年科学家对大风子实验研究,也得出了积极的结果。就抗麻风的药效而论,次大风子油酸强于大风子油酸,而二者并用时,又强于独用。当然,这些实验研究也源于若干临床研究报道,例如:"江苏地区用麻风丸,浙江地区用扫风丸,广东地区用脾经丸、疬风丸等(君药均为大风子),均有一定疗效。"

《解围元薮》共汇集医方249首,其中善用大风子,并将大风子制成多种剂型应用于不同类型、不同阶段、不同临床表现的各类风癞的麻风病病人，均称佳效者。

七、陈实功《外科正宗》

陈实功（1555—1636），字毓仁，号若虚，东海（今江苏南通）人。他从少年读书时起，就对医学的外科专业产生兴趣。在他攻读医学的过程中，逐渐认识到精研外科学技术，还必须很好地掌握医学基础、内科学理论。他的这一正确认识和为此而孜孜不倦钻研医理的精神，与接受长辈、老师文学家李攀龙（1514—1570）的指教是分不开的。陈实功在《外科正宗》的自序中说："历下李沧溟先生尝谓：医之别内外也，外治较难于治内，何者？ 内之症或不及其外，外之症必根于其内也。"陈氏一生在外科学领域的临床实践与理论探索，几乎无不以此为准绳。他不但自己力行不悖，而且强调培养外科医师必须首先学好文化和古代哲学理论，打好攻读医学科学的基础。他还强调无论学习何种专科，都必须勤读古代名医专著，以达到灵活运用为原则。对当代名人之词说、文学著作等，亦应多多参阅，以增长自己的学问与见识，如此才能成为一位优秀的外科医师。

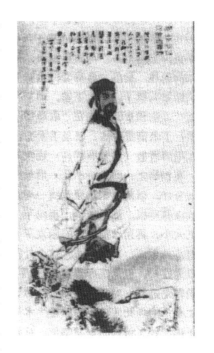

陈实功画像

南通市"纪念陈实功大会"时名家绘制。

陈实功从少年学医到中老年，孜孜不倦，一面按照上述要求不断完善自己的理论修养和知识才干，一面恭身临床实践，不断丰富自己外科医疗经验，四十余年如一日。从理论到实践，由实践到理论，反复钻研，不断切磋，终于实现了自己的夙愿。晚年，他颇多感慨地回顾了自己的一生："余少日即研精此业，内主以活人心，而外悉诸刀圭之法，历四十余年，心习方，目习症，或常或异，辄应手而愈……既念余不过方技中一人耳，此业终吾之身，施亦有限，人之好善，谁不如我，可不一广其传而仅韬之肘后乎？ 于是贾其余力，合外科诸症，分门逐类，统以论，系以歌，殷以法。""名曰：《外科正宗》，既而揽镜自照，须鬓已白。"陈实功对发展中医外科学做出了卓越的贡献。

《外科正宗》（1617）共 4 卷，157 篇。卷一为总论，卷二至卷四历述脑疽、疔疮、脱疽、瘰疬等 120 余种外科病证以及外科用药、制法，医家道德修养等。每一病证均按综述、看法、治法、治验、主治方、应用方以及外科医疗手术等。手术则详述适应证、禁忌证等。书中所论多能客观实际，有着很高的学术价值，对外科之发展有着良好的影响，为世所赞叹，现分述于后。

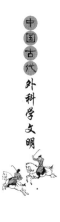

《直隶通州志·陈实功传》书影

（一）发展外科学理论

宋、明以前中国外科学的发展，在学理上还是相对落后于其他学科的。这种落后状况虽在宋代开始有所改变，但终不如明代发展日盛并趋于成熟。而明代对外科学理论的发展做出卓越贡献者，陈实功是其中杰出的代表。陈氏在《外科正宗》首卷，就外科学总论以及外科疾病病因、诊断、治疗原则、鉴别诊断、险症、护理与饮食营养等，作了比较系统而正确的理论阐述。例如，对于治疗，强调疾病在不同时期、症状、象征情况下，应选择何种治疗方法或技术，如内服药、外敷药、手法、手术等，还应

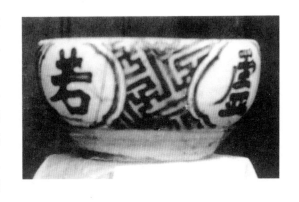

陈实功若虚研钵

明代陈实功（1555—1636），字毓仁，号若虚，江苏南通人，著名外科学家，撰有《外科正宗》。研钵题"若虚"名，系陈实功生前烧制使用者。现藏于南通博物院。

考虑该病的适应证、禁忌证等，并绘制 36 幅病证部位、形态图，帮助学者理解、认识，以为诊断之参考。

在《外科正宗》的各论部分，对所叙述的百余种疾病，大多一一按照病因、病理、看法（诊断）、治法、治验、主治方等详细论述，态度严谨，实事求是。例如治验，他不但一一论述初诊、复诊状况，治愈过程，而且对一些难治或不治之病，也忠实地叙述了自己失败的过程，从而更增加了该书的参考价值。又如主治方，除方药配伍等之外，对各种外科手术

治疗,不但记有手术方法与步骤,而且强调各种手术器具的制作技术与要求,还提出手术器械煮沸消毒的方法,确是难能可贵的。

(二)提高疾病鉴别诊断水平

能否正确诊断疾病是提高治愈率的重要方面,外科疾病亦不例外。陈实功以其高水平医学理论修养及博闻广见的丰富经验,提高了外科疾病的认识水平,从而在诊断与鉴别诊断方面做出了卓有成效的贡献。

关于骨关节结核,陈氏在继承前人经验的基础上,一方面按传统认识,描述了前臂及手指骨关节结核的形象,命名为蝼蛄串;四肢骨关节结核不断有死骨片从疮口流出的形象,命名为附骨疽和多骨疽;膝关节结核的形象,命名为鹤膝风等。另一方面,他通过自己四十余年临床经验的总结和理论认识的提高,将鹤膝风附于附骨疽内加以论述,足见他对属于四肢骨结核与膝关节结核同属一类已有比较正确的认识与鉴别能力。同时,更令人钦佩的是,他不但将上述骨关节结核与颈部淋巴结结核(瘰疬)联系在一起,更进一步明确强调上述骨关节结核的治疗原则与方法,应参照瘰疬;并在瘰疬的论述上,又强调了与肺结核(骨蒸)的关系。他虽然尚未认识上述诸种疾病均因结核分枝杆菌而发,但确已将其视为同类疾病,并在治疗方药上互参,足见陈氏观察认识和鉴别诊断疾病的洞察力是十分出色的。《外科正宗·瘰疬论》载:"男妇有此,后必变为痨瘵难治之症";《多骨疽》载:"后破出骨一块……又出朽骨一块,上有蛀眼数十。"此外,在《附骨疽论》后附有"鹤膝风",论述了膝关节结核。陈实功对踝关节结核(穿踝疽)也进行了比较正确的描述:"穿踝疽乃足三阴湿热下注,停滞而成,初起内踝肿痛,疼彻骨底,举动艰辛,甚则串及外踝通肿。有头者,属阳易破,;无头者,属阴难溃。此二者初起必寒热交作……此症若不早治,因循致成废疾。"

《外科正宗·乳痈、乳岩看法》载:"一囊结肿,不侵别囊者轻。已成脓黄而稠,肿消疼痛渐止……新肉易生,脓口易合者顺"为乳痈;"已成不热不红,坚硬如石……已溃无脓,正头腐烂,肿势愈高……溃后肉色紫黑,痛苦连心……形体日削者死"为乳岩。陈氏所述乳岩治验值得关注,"初如豆大,渐若棋子……不痛不痒,渐渐而大,始生疼痛,痛则无解。日后肿如堆栗,或如覆碗,紫色气秽,渐渐溃烂,深者如岩穴,凸者若泛莲,疼痛连心,出血则臭,其时五脏俱衰,四大不救,名曰:乳岩。凡犯此者,百人必百死。如此症知觉若早,只可清肝解郁汤或益气养荣汤。患者再加清心静养、无挂无碍,服药调理,只可苟延岁月。若中年以后,无夫之妇得此,死更尤速。"陈氏接着强调指出:"惟初生核时,急用艾灸核顶,待次日挑破起泡,用铍针针入四分,用水蛭散条插核内,糊纸封盖。至十三日,其核自落,用玉红膏生肌敛口,再当保养不发。"其早发现、早诊断、早治疗之思想理论与技术值得借鉴。

又如对地方性甲状腺肿与甲状腺癌肿之诊断与鉴别诊断,于《外科正宗·瘿瘤论》

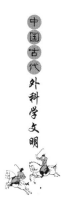

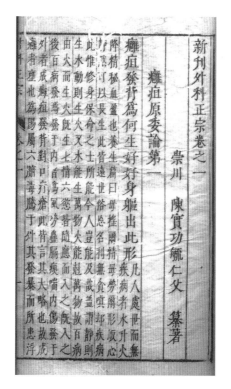

《外科正宗》书影

《外科正宗》(1617)4 卷,陈实功撰。图为明万历丁巳
(1617)刻本。中国中医科学院图书馆藏。

明确指出:"瘿者阳也,色红而高突,或蒂小而下垂;瘤者阴也,色白而漫肿,亦无痒痛,人所不觉。"又如:"根脚散漫,时或阴疼者险。已成坚硬如石,举动牵强,咳嗽生痰,皮寒食少者逆。已溃无脓,惟流血水,肿不消,痛不止,脾气衰弱者逆。破后血水不止,肿硬更增,败腐不脱,涴气恶心者死。"他还强调对"坚硬不可移之石瘿(甲状腺癌)""切不可轻用针刀(手术切除治疗),掘破出血不止,多致立危。"

很有意义的是,陈实功在论述瘿瘤时,还出色描述了腮部的粉瘤。"一男子腮上生瘤半年,形若覆桃,皮色不变,按之微红,此粉瘤也。针破之,捻去脂粉,插前药(指含有砒霜的'三品一条枪'锭剂)半月而愈。"

关于唇癌之诊断与对预后之判断,《外科正宗·茧唇》载:"茧唇(唇癌)……因食煎炒,过餐炙煿,又兼思虑暴急,痰随火行,留注于唇。初结似豆粒,渐大如蚕茧,突肿坚硬,甚则作痛,饮食妨碍,或破血流","日久流血不止,形体瘦弱,虚弱痰生,面色黧黑,腮颧红现……俱为不治之症也"。陈氏还引窦汉卿论曰:"起始一小瘤,如豆大,或再生之,渐渐肿大,合而为一,约有寸厚,或翻花,如杨梅,如疙瘩,如灵芝,如菌,形状不一。"主张用金银烙铁于艾火中烧红烙烫,反对追蚀结线之法,认为此法"反为所伤,慎哉慎哉。"

关于疗疮并发脓毒血症之正确认识与描述,《外科正宗·疔疮论》:"夫疔疮者,乃外科迅速之病也。有朝发夕死,随发随死"。他强调:"其患多生唇口(即所谓外科之危险三角)","凡治此症,贵在乎早"。若其疗患于唇口、头面部,陈实功十分重视,认为"殊不知头乃诸阳之首,亢阳热极所致,其形虽小,其恶甚大,再加艾灸,火益其势,逼毒内攻,反为倒陷,走黄之症作矣。既作之后,头面耳项,俱能发肿,形如尸胖,七恶顿起,治虽有法,百中难保一二。"内攻、倒陷、走黄,均由化脓性感染治疗不当,引致并发之脓毒血症。

关于妇女子宫颈癌的认识,《外科正宗·阴疮论》指出:"一妇人孀居十余载,阴器作痒生虫,含忍不说,后阴器食烂,已食内脏,人形消瘦,发热作渴,脉洪浮数,方请医治。询问间:痒痛日久,阴器黑腐,小水不禁,内脏已坏,不可用药。彼苦求治",陈氏勉强以丝绵薄裹药纳阴中,痒痛减轻,"彼家欢悦,以为可治。予曰:非也……强投养血清肝药,终至不痊而死。"

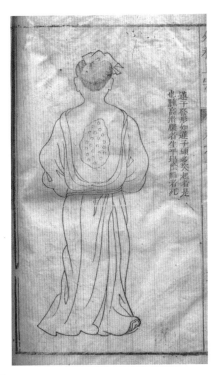

莲子发图

明代著名外科学家陈实功《外科正宗》插图,莲子发图生动描绘了背部蜂窝组织炎发病形态。出自明万历丁巳(1617)《外科正宗》刻本。中国中医科学院图书馆藏。

(三)改进外科手术水平

陈实功不单重视和发展外科疾病的保守疗法,而且在继承发扬外科疾病的手术治疗上研究有素,不墨守成规,也做出了卓有成效的贡献。他曾创造性地为病人进行过鼻息肉摘除术,气管吻合术,食管吻合术,指、趾断离术等,大都取得了成功。分析其原因,与陈氏重视医学科学与外科疾病理论认识,强调外科手术的适应证,坚持手术器械的改进和煮沸(注:虽然他尚未认识到煮沸有消毒作用),坚持伤口清洁,运用烧灼止血技术等,都有着密切的关系。如强调缝合线、结扎线要煮沸,而且列有煮线法,"用白色细扣线","同莞花、壁钱……慢火煮至汤干为度","至妙"。陈氏还强调:"煮拔筒方","煮数滚,约内药浓熟为度候用"。他认为"此法家传,屡经有验",并称赞"行之最当,此法有回天之效,医家不可缺也"。以下仅引数例以为参考。

1. 巧妙的鼻息肉摘除术

《外科正宗·鼻痔》:"鼻痔者……鼻内息肉结如(石)榴子,渐大下垂,闭塞孔窍,使气不得宣通。"陈氏在正确描述其证候基础上,不但用外敷法治疗,而且设计与创造了十分先进的手术器械、手术局部麻醉、局部止血术与手术技术,使鼻息肉之治愈率明显提高。例如,"取鼻痔祕法:先用回香草散连吹二次,次用细铜箸,箸头钻一小孔,用丝线穿孔内,二箸相离五分许,以二箸头直入鼻痔根上,将箸线绞紧,向下一拔,其痔自然拔落,置水中观其大小。预用胎发烧灰,同象牙末等分,吹鼻内,其血自止,戒口不发。"陈实功所做的鼻息肉摘除手术,不但手术器具设计、制作巧妙、使用方便,而且手术全程强调了先麻醉,后手术,术后止血与护理,可以说与现在无异。

2. 自刎断喉急救缝合术

《外科正宗·救自刎断喉法》记述了陈氏急救手术,"自刎者,乃迅速之变,须救在早,迟则额冷气绝,必难救矣。初刎时,气未绝,身未冷,急用丝线缝合刀口,掺上桃花散,多掺为要,急以绵纸四五层,盖刀口药上,以女人旧布裹脚,将头抬起,周围缠绕五、六转扎之,患者仰卧,以高枕枕在脑后,使项郁而不直,刀口不开,冬夏避风,衣被复暖。待患者气从口鼻通出,以姜五片,人参二钱,用米一合煎汤或稀粥,每日随便食之,接补元气。三日后,急手解去前药,用桃花散掺刀口上,仍急缠扎。扎二日,急用浓葱汤软绢蘸洗伤处,挹干,用抿脚桃玉红膏放手心上捵化,搽于伤口处。再用旧绵花薄片盖之,外用长黑膏贴裹,周围交扎不脱。近喉刀口两傍,再用黑膏长四寸,阔二寸,竖贴膏上,两头贴好肉,庶不脱落。外再用条围裹三转,针线缝头,冬月三日、夏月二日,每用葱汤洗挹换药,自然再不疼痛,其肉渐从两头长合。"陈氏还强调:"双额俱断者(气管与食管俱断)百日,单断者四十日,必收功完口。"他还记述了病案:"此法曾治强盗郭忠、皂隶沙万、家人顾兴,(三人)俱双额齐断将危者,用之全活。(治疗)单额伤断者十余人,治之俱保无虞矣。"可见陈氏急救手术已达到很高水平。

3. 栓塞性静脉炎(脱疽)截趾(指)术

《外科正宗·脱疽论》:"凡患此者,多生于手足……疮之初生,形如粟米,头便一点黄泡,其皮犹如煮熟红枣,黑气侵漫,相传五指传遍,上至脚面。其疼如烫泼火燃,其形则骨枯筋练,其秽异者难解,其命仙方难活。"陈实功确切描述了栓塞性静脉炎典型症状与晚期"仙方难活"的严重后果后,对早期治疗引唐代医学家孙思邈主张早期手术截趾的论述后,明确强调了手术治疗。他指出:"孙真人曰:在肉则割,在指则切,即此病也。治之得早,乘其未及延散时,用头发十余根,缠患指本节尽处,绕扎十余转,渐渐紧之,毋得毒气攻延良肉。随用蟾酥饼放原起粟米头上,加艾灸至肉枯,疮死为度。次日,本指尽黑,方用利刀,寻至本节缝中,将患指徐顺取下,血流不住,用金刀如圣散止之。"陈氏关于栓塞性脉管炎(脱疽)之截趾(指)手术,较《内经》"急斩之",以及前辈诸医之所记述,均有很大进步,而且对手术方法、步骤之描述,也更加具体。

4. 阴囊积水手术放水治疗法

《外科正宗·囊痈论》十叙述阴囊化脓性感染后,指出:"又有一种水疝,皮色光亮,无热无红,肿痛有时,内有聚水,宜用针从便处引去水气则安。"又强调阴囊积水若继发感染者,认为"如肿痛日久,内脓已成胀痛者,可即针之(即切开引流排脓)"。在此论述中,陈氏将积水与化脓得出了正确的分辨,而且论证了不同的外科手术治疗原则。即聚水则以针放水即可,如已化脓,则切开引流脓出。关于阴囊积水手术放水治疗,陈氏还附有成功进行放水疗法的病案。"一男子囊肿甚大,不热胀痛,按之软而即起。此湿水流注,聚而不散,以披针导去黄水碗许,以导水消肾丸服月余而肿消。又以木香补肾丸服之不作。"

5. 痔核结扎手术与枯痔疗法

《外科正宗·痔疮论》对痔发病病因,内外痔与漏之论述、鉴别、治疗、预后判断等均作了比较确切的论述。在治疗方法、用药、手术方面,多有改进。例如,陈氏强调:"因常治法多用针刀、砒、硇、线坠等法,患者受之苦楚,闻此因循都不医治。予疗此症,药味数品,从火煅炼,性即纯和,百试百验。"关于枯痔疗法,记有"一男子患痔六年……以枯痔散上至七日外,其痔渐黑裂缝,至十六日痔枯脱落""一男子患痔十余年,头已穿溃,未及通肠,每发疼苦。以三品一条枪插至七日,痔变黑色,痔边渐渐裂缝,至十五日脱落,以凤雏膏搽至半月,口敛而平。"

关于结扎与卦线手术。陈实功特别列出"煮线方",即"治诸痔及五瘿六瘤,凡蒂小而头面大者,宜用此线系其患根,自效。"然后详述用线等之制作方法与严格要求,对手术方法也作了比较细致的描述。"芫花五钱,壁钱二钱,用白色细扣线三钱,同上二味用水一碗盛贮小瓷罐内,慢火煮至汤干为度,取线阴干。凡遇前患,用线一根,患大者二根,双扣系于根蒂,两头留线,日渐紧之,其患自然紫黑,冰冷不热为度。轻者七日,重者十五日必枯落,后用珍珠散收口至妙。"此用药线结扎法,陈氏特别指出:除用以治疗痔外,还适用于瘿、瘤之根蒂细小者。

值得指出的是"三品一条枪",不但用于"治十八种痔漏,凡用药线插入痔孔内,早晚二次,初时每次插药三条,四日后每次插药五六条……至十四日,期满痔落",而且用于颈淋巴结核,以及恶性肿瘤之"翻花痔"等。陈实功对此强调指出:"三品一条枪,上品锭子去十八种痔;中品锭子去五漏(各种漏管)、翻花(癌肿)、瘿瘤、气核;下品锭子治瘰疬、疔

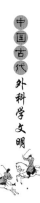

疮、发背、脑疽等。"三品一条枪处方所用药为明矾、白砒、雄黄、乳香。其砒、矾要求炼制，然后与雄黄、乳香共研极细，厚糊调稠，搓成如线条，用时插入疮孔，无孔者，可针刺孔而插入。陈氏经验认为诸症"诸管自然落下"。现代临床与实验研究证明，砒之应用于治疗癌肿富有佳效，现已引起国际学界之关注。

6. 下颌关节脱臼手法复位

《外科正宗·落下颏拿法》："落下颏者(即下颌关节脱臼)，气虚之故，不能收束关窍也。"其用手法复位术，先令"患者平身正坐，以两手托住下颏，左右大(拇)指入口内，捺槽牙上(压于大臼齿)，端紧下颏，用力向肩下捺开关窍，向脑后送上，即投关窍，随用绢条(绷带)兜颏于(头)顶上，半时许(半时辰应为现一小时)，去之即愈。"其手法、术后包扎方法与原则要求，均符合人体生理原则。

(四)先进的手术器械设计与技术

能够反映陈实功在此领域先进创造者，集中表现在鼻息肉摘除术手术器械的设计与制造，以及诸多咽部或食道异物剔除术器具的设计与制造。

鼻息肉摘除器械的设计与制造，已如前述，是建立在他对该病症状与息肉特点正确认识的基础之上的，因此，它完全符合鼻腔的生理解剖特点及手术轻巧、疗效可靠、患者安全而无副作用的要求，与现代所从事的鼻息肉摘除器在原理上完全相同。

食道异物剔除术器具虽非创造发明，但却是陈氏在前代先贤创造性成就的基础上又有所改进。陈氏的乌龙针不但别有特色，而且改进扩大了治疗范围。根据《外科正宗》，他设计的乌龙针在用材和制作方法上约可分为两种。对鱼刺、缝衣针等在咽部或食管上端者，他用乱麻一团，揉搓成龙眼大，以丝线穿系使之不散，留线头在外。再用滚汤浸泡使其柔软清洁，令患者乘其软时急吞下咽。片刻，再慢慢扯出。一般情况下，鱼刺或缝衣绣花针即入麻团中而剔出。若一次不成，可再吞再扯，直到异物剔出为止。如果异物为骨刺、铁钉、钢针等且已刺入食道者，则用细铁线烧软，弯曲两端，一端用黄蜡作弹丸，如龙眼大，裹于铁丝一端，然后以丝绵裹于黄蜡弹丸之外即可。手术时，医者令患者将蜡丸吞下，并慢慢轻巧向下推进至哽骨或铁针、铁钉处，异物在乌龙针推导下即可自然顺下。

现仅录《外科正宗·误吞针铁骨哽咽喉》之有关论述以为参考。"误吞针刺哽咽疼痛者，用乱麻筋一团，搓龙眼大，以线穿系，留线头在外汤湿，急吞下咽，顷刻扯出，其针头必刺入麻中同出。如不中节，再吞再扯，以出为度。误吞铜物者，多食荸荠，化坚为软。若吞铁骨之物，肠中不能转送觉坠者，多食青菜、猪脂，自然送入大肠，从粪同出。""又诸骨哽于咽下，不能外出者，乌龙针推之，骨下则安矣。"紧接着陈实功比较详细地描述了"乌龙针"使用与制作方法、要求，"治骨哽于咽下难出者，用细铁线烧软，双头处用黄蜡作丸龙眼大，裹铁线头上，外用丝绵裹之，推入咽内骨哽处，其骨自然顺下矣。不下再推。"

为了保证外科手术顺利而有效地进行，手术针刀的质量、精巧与否也十分重要。因

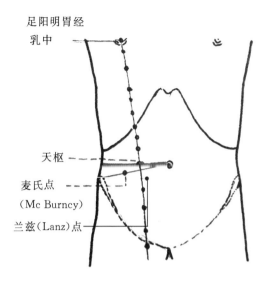

足阳明胃经
乳中
天枢
麦氏点
(Mc Burncy)
兰兹(Lanz)点

陈实功肠痈触痛点与麦氏点(Mc Burncy)、兰兹(Lanz)点比较图

作者曾于 20 世纪 60 年代对近现代医学家诊断急性阑尾炎压痛点部位与中医历代外科
医学家关于肠痈压痛点部位进行比较研究,并绘制了比较示意图,发现陈实功肠痈触痛
点"天枢",与麦氏点、兰兹急性阑尾炎压痛点关系接近,具有重要的意义。

此,陈实功于《外科正宗》之卷末,特别列出开割披针喉针形一节,提出了自己的具体要求。他强调:"披针,古之多用马衔铁为之,此性软,不锋利,用之多难入内。今以钢铁选善火候,铁工造之,长二寸,阔二分半,圆梗扁身,剑脊锋尖,两边芒利,用之藏手不觉,入肉深浅自不难也。如脓深,欲其口大,直针进而斜针出,划开外肉,口则大矣。喉针长六寸,细桔、扁头、锋尖,刺喉脓血者,皆善。"

关于用作吸脓之"拔筒法",他强调:"预用径口一寸二三分新鲜嫩竹一段,长七寸,一头留节,用刀划去青皮,留内白一半,约厚一分许,靠节钻一小孔,以栅木条塞紧,将前药(注:羌活、独活、紫苏、蕲艾、鲜菖蒲、甘草、白芷、连须葱)收入筒内,筒口用葱塞之,将筒横放锅内,以物压勿得浮起。用清水十大碗淹筒煮数滚,约内药浓熟为度后用。再用披针于疮顶上一寸内,品字切开三孔,深入浅寸,约筒圈内,将药筒连汤用大磁钵盛贮患者榻前,将筒药倒出,急用筒口乘热对疮口上,以手捺紧,其筒自然吸住,约待片刻,药筒已温,拔出塞孔木条,其筒自脱,将筒倒出脓血。"于此陈氏还以脓血颜色,分辨其预后之善恶。

(五)炼制外科用丹药

外科疮疡、痈疽、疔、疖等的局部外敷用药是十分重要的,历代外科医学家几乎无不亲自炼制,有的是传统共同用的,有的则是各自家传、师传而富有独特作用的秘方,其炼制用料与方法多秘而不传。陈氏对炼制外用药也十分重视,所记述的方法、要求也有其特点。如炼玄明粉，玄明粉即硫酸钠，是由矿物芒硝经煮沸炼制而得的精制结晶，一般分为含水硫酸钠和再经风化而成的无水硫酸钠两种。玄明粉是临床常用药，尤其在治疗外科乳腺炎、丹毒、肛门痔疮、漏管、口腔溃疡、咽目肿痛等病症方面都有着比较好的效果。所以，陈氏对其炼制方法要求高，程序严谨。他强调上述炼制过程，必须用绵纸过滤，在得到结晶后，还要碾细并以绢筛筛过，再经复活而得色白如轻粉的最佳品。在贮存要求上也比较严格，强调贮存于瓷质瓶罐或钵，用纸覆盖，并加乱纸寸许以吸取潮气，避免返潮凝结。其炼制玄明粉的方法及严格的科学性要求，比药学家李时珍的论述提高了一步。又如三品一条枪之炼制，"砒、矾二味共为细末，入小罐内，加炭火煅红，青烟已尽，旋起白烟，片时约上下红彻住火；取罐顿地上一宿，取出约有砒、矾净末一两，加前雄黄二钱四分，乳香一钱二分，共研极细，厚糊调稠，搓成如线条阴干。"陈实功"三品一条枪"所用为白砒，极毒，其主要成分为三氧化二砷，加高温可以升华，其升华物即砒霜，成分仍为三氧化二砷。现代临床用以治疗皮肤癌至愈的报道，其方法与陈氏所述者基本一致。

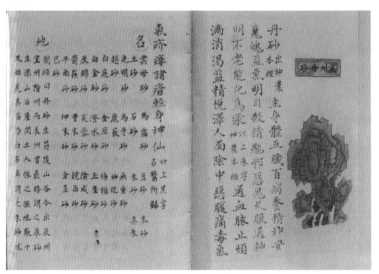

《食物本草》书影

明代宫廷医药学家、画师奉旨编撰、彩绘而成，约成书于16世纪初。图为地浆水之制法，"主解中诸毒烦闷，毒菌中毒等"。原书为中国国家图书馆藏。

《本草品汇精要》书中"宣州丹砂"图

明代太医院院判刘文泰奉命集体编撰，插图系宫廷画家工笔彩绘，丹砂为疥、瘘、诸疮常用有效矿物药。图为日本大塚恭男收藏《本草品汇精要》清代抄绘本。

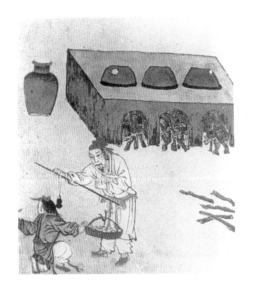

《本草品汇精要》之"炼丹图"

《本草品汇精要》(1505)42 卷,刘文泰等撰,宫廷画家彩绘。图为炼丹者根据配方准备矿物药料分量,旁为炼丹灶。中国中医科学院图书馆藏。

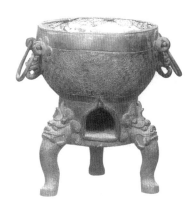

炼丹炉

明代。炉体通高 37 厘米,腹径 18 厘米,口径 16 厘米。上部饰回纹,下部三足饰双耳兽面纹。

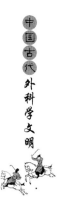

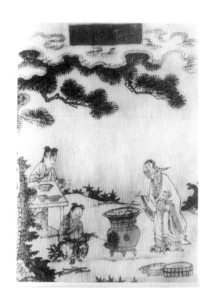

炼丹图

本图出自《本草品汇精要》明弘治(1488—1505)本副本。图为精炼丹砂之画面，该图为画师王世昌等工笔彩绘。中国国家图书馆藏。

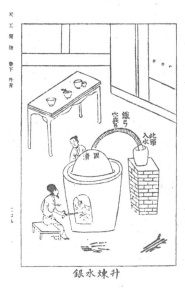
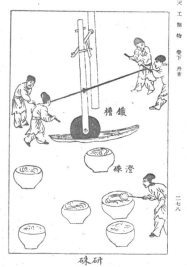

《天工开物》书影

《天工开物》(1637)18卷，作者宋应星(1587—?)，明代科学家，字长庚，江西奉新人。图示为朱砂研制、加工与升炼水银之制作流程。

(六)高尚的医疗道德思想修养

在中国封建社会里,医学家们形成了一个优良的职业道德传统,绝大多数在其一生的医疗活动中,都以济世活人为自己的座右铭。陈氏以其有关的理论论述与实践业绩而成为医德优良的代表之一。他在《外科正宗》一书里,设专章以《医家五戒》与《医家十要》来规范医学家的道德修养与行为准则。其中许多内容对现实仍有着很大的参考性。譬如《医家五戒》中要求"凡病家大小贫富人等请视者,便可往之,勿得迟延厌弃,欲往而不往不为平易;药金勿论轻重有无,当尽力一例施予";"凡视妇女及孀妇、尼僧人等,必候侍者在旁,然后方可入房诊视。倘旁无伴,不可自看。假有不便之患,更宜真诚窥视,虽对内人,不可谈此,因闺阃故也。"他进而强调作为医师必须为病人保密,即便是自己的夫人,也不可谈说病人的隐秘。即使病人是娼妓等,"亦当正己,视如良家子女,不可他意儿戏"。对医师他还提出:不可行乐游玩,不可片刻离开岗位等。在"十要"中,他对作为一位优秀医家的品学、医疗技术也提出了较高的要求。例如,一要先知儒理(注:学习文化),然后方可学习医业,或内科、外科,都要勤读古今名著,手不释卷,印心慧目;二要选用优质药物,遵雷公炮制;三要尊重同道,对有学识者师事之,对骄傲者逊让之,不及者荐拔之;四要治病与治人并重,关怀其生活家事等。另外,对病人之馈赠不要求奇好胜,在病家饮食要俭用,对贫穷人、僧道、差役等更贫者还要量力微赠。他在论述医家之"五戒""十要"后说:"此诚为医家之本务也","当置于座右,朝夕一览"。可见他对道德修养是何等重视。

(七)外科学术思想与影响

比较明清时期中医外科学家的专长及其所取得的成就,陈氏无疑是其佼佼者。正是他使中医外科领域取得了显著进展,使其发展成为更富有学理的学科。陈氏的外科学学术思想可归纳为四点:①强调学习外科学必须有内科学、医学科学理论基础,还应具备文学、哲学修养,这无疑对现代医学教育仍有着现实意义。②他批驳某些有偏见的内科医生的大内科思想,批判了他们对外科医学家与外科学术的轻视态度。③在临床治疗中,他既重视内治,也重视外治;既重视手法等医疗技术,也很强调发展外科手术治疗;对外科手术既强调早确诊、早手术,也反对滥施刀针;严格掌握疾病治疗的适应证与禁忌证。④提倡饮食营养在治疗上的作用,反对无原则的饮食禁忌,他认为"饮食何须忌口",对改变千百年忌口旧习给患者带来营养缺乏而降低疗效之弊端,可以说是一次革命。此外,清代外科医学家王洪绪曾批评陈实功主张手术治疗"尽属剑徒",却正反映出自己单纯保守的学术缺陷。正如另一位外科学家马培之(1820—1898)所更正的,"刀针有当用,有不当用,有不能不用之别,如谓一概禁之,非正治也。"又说"王氏《全生集》(注:指王洪绪《外科证治全生集》,王氏曾在此书中批判尊陈实功学术者尽属剑徒)近时业疡

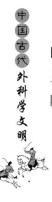

医（注：外科医生）者，奉为枕秘，设遇证则录方照服，既不凭脉，也不辨证，贻误非浅。"此见解代表了外科学发展的正确思想和途径。历史是一面镜子，孰是孰非，自有实践与实际疗效予以公论。

八、陈文治《疡科选粹》

陈文治，明代外科学家，字国章，号岳崧，秀水（今浙江嘉兴）人。幼学书，长而学剑，继而工黄石阴符之术，为塞外名将军。研习疡科，辑百家之说，抉微聚要，撰《疡科选粹》（1628），一名《疡科祕旨》。

《疡科选粹》8卷，分110篇，其论述内容含外科、伤科、皮肤科以及五官科等之疾病。体例多仿王肯堂《外科证治准绳》，但内容更加简明实用。综览其要，陈文治不愧为习武将军而从外科者，《疡科选粹》不但在疮疡方面富有其特色，其骨伤科之成就也令人钦佩。彭宗孟读《疡科选粹》后赞其"兼总百家，抉微聚要，与《外科准绳》足相羽翼，而精简过之"。综览其主要成就如下。

（一）化脓性感染之治疗原则

他主张"浅在疖药助自溃；中在痈针之以排脓（切开引流）；深在疽成脓宜烙"。为什

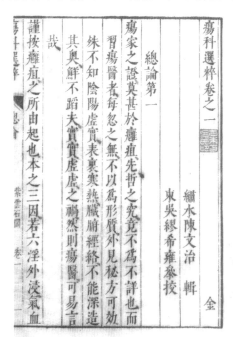

《疡科选粹》书影

《疡科选粹》（1628），外科学家陈文治辑，明崇祯戊辰（1628）刻本。
中国中医科学院图书馆藏。

414

么呢？"以其皮厚"而然。接着对深疽成脓宜烙的理论，进行了深入浅出的论述。"脓或汪洋欲出，奈何皮厚肉深难穴（注：难能自溃使脓外出），若不用烙以开窍，脓何由而出。且脓本（由）肉腐所成，皆挟毒热之气，若久留则毒浸好肉亦化为脓。此所以烙法有功于溃腐且防大出血之患。"他还富有批判性地指出："根浅而皮薄者，何必假此以卖弄（手术）。"作为"疡医不可不辨"，他深刻强调针烙"固忌稍迟，亦忌太早"。

（二）乳腺炎预防化脓与乳腺癌早治

陈氏强调乳腺炎"初起之时，必忍痛揉令软，大吮令汁透，自可消散"，确有实效。又于论述乳腺癌，已有十分确切的描述，他在系统描述初作、病程、证候之恶后，指出预后很坏，提醒医患重视。如："乳岩由忧郁积忿而成，始于肿核，大如果核，不痛不痒，人皆不知其隐伏之祸。一二年或五七年后，破而成疮，如岩穴之状，虽饮食如常，如洞见五脏而死。宜早治之，若至成疮不可治。"

（三）肛门漏管挂线切开术

《疡科选粹》论述其形成时指出："痔久不愈，穿肠透穴，败肌销损而为漏。涓涓流水，如泔而稀。""无痔之人，肛门右右，别生一块，作脓穿孔而成。"关于治疗，陈氏指出："以药线系之"，并强调药线"亦可治漏"。十分可惜，对以药线系之，亦可治漏之具体方法与步骤，未见详述。但据此不难推断，陈氏已进行过痔之结扎疗法，很可能于临床上成功进行过漏管之挂线疗法。

（四）复杂骨折手术整复术

《疡科选粹》记述虽然比较简要，但能反映出这位曾任"塞外名将军"之外科医家陈文治，对战场官兵之复杂骨折治疗积累了比较丰富的经验，如其所论"手脚骨被压粹者，以麻药与服，用刀割开，剪去骨锋尖，去粉粹（骨），免脓之祸，以桑皮涂膏，夹贴骨肉上，莫令不正，致有差错。"

九、龚居中《外科活人定本》

龚居中（1573—1646），明代医学家，外科医家，字应圆，号如虚子、寿世主人，豫章云林（今江西金溪）人。对内科、外科与儿科均有所长。精于诊疗肺痨（注：肺结核），积其所学撰有《痰火点雪》（1630），以该病咯血特征以命名，影响于后世者较大。龚居中对外科疾病之经验积累，也十分关注，撰有《外科活人定本》与《外科百效全书》各4卷。在前人基础上，也对自己临证的经验进行了总结，对外科之发展进步也做出了一定的贡献。李涛教授在论述中国外科贡献时，称该书与陈文治《疡科选粹》"无多大价值"，恐研读欠详之故也。

《外科活人定本》(1630),共 4 卷,外科专著。卷一为总论,论调治心法,秘传口诀之论,其调治强调:"初觉则以热发毒,既觉则排脓定痛"为原则;卷二、卷三约类各论,详载疮疡痈疽诸症之诊疗;卷四则分述伤折、虫兽伤与中毒等病症,并附其所学用之方药等。《外科百效全书》,又名《外科百效祕授经验奇方》《图像外科百效全书》等名,4 卷,亦成书于崇祯三年(1630),内容或多与前书相似。现仅就《外科活人定本》较其前人对外科疾病诊疗有所发展者,简述于后。

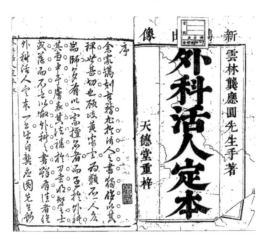

《外科活人定本》书影

《外科活人定本》(1630)4 卷,明代龚居中撰,书为清顺治(1644—1661)刻本。中国国家图书馆藏。

(一)化脓性感染切开引流方法与原则

首先,龚居中于《外科活人定本》卷一之诊疗总论中指出:"(脓成)然后将针开之,针勿嫌口阔,盖针口小而脓不尽也。凡用针时,深则深针之,浅则浅针之,慎毋忽略,人之性命所系焉。如针鱼口、便毒、背疽、瘰疬、脐毒、腹痛,宜浅针之,恐伤内膜;如针臂痈、胯疽、厚肉等处,宜深针之,以泄内毒,不可不知也。"接着他批评一些外科医生在切开引流发背时的错误倾向,指出:"常见今之治背发者,多行勾针、勾刀,割去筋膜败肉,仍行擦洗。"一再强调认为:"况病发之时,人已病愈矣,又施勾割,苦楚何伸,岂仁人之术哉?且背皮去脏腑间之以寸,护法尤恐伤之,况可妄施勾割乎?慎之。"胸背部痈疽之切开引流深浅度之掌握,的确十分重要,否则可能引致脓气胸的严重后果。

卷二为痈疽疮疡诸症之诊疗,多处都对切开引流或创用器物吸脓毒出,更进行了比较具体的论述。如吸脓法,前人创造性用竹筒进行吸脓法,龚居中《外科活人定本》则强调制作药葫芦吸脓法。该法强调用五倍子、白及等 33 味药物,"为粗末,装入广东小实葫芦内,用水一大瓶,煎至百沸,倾去渣,乘热气吸上其疡。先将破皮针针一大孔,然后吸上，吸出毒血即消。"又强调"深部脓肿用芫花根皮"入疮引流，例如"臀痈……形大而盘肿，阔一尺，上覆其腰，下伏其胯"，待其"脓血成熟，以长针开之。针口入芫花根皮插之"，引脓血速流不滞，"俟脓血尽而肿自平"，并警告"慎勿苟图速效"。又强调用纸捻引流。"夹脓，此症生于两胁之下……脓熟以针开之，针孔入皮纸捻。"引脓外出"即愈"。又如使用富有消炎腐蚀死肉作用的药锭，以加强结核性漏管化脓之引流。他指出："若夫漏疾，或因附骨之疽（骨结核），或因痔骨之开而不肯生肌上肉，直至内溃脓血淋漓"，他强调此类漏管"宜蜡矾针以纳其穴"，"彻尽脓血"。此处所讲之"蜡矾针"，即用黄蜡与枯矾等制作的锭剂。

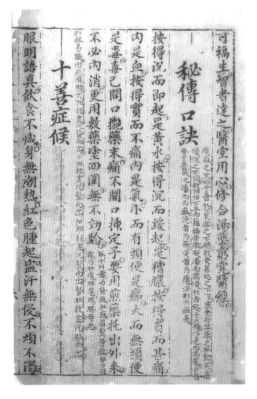

《外科活人定本》书影

《外科活人定本》(1630)4卷，明代龚居中撰，大梁周亮节鉴刻本，题名《新镌外科活人定本》。图为其《秘传口诀》《十善症候》篇。中国中医科学院图书馆藏。

（二）复杂骨折外科麻醉手术整复

《外科活人定本》卷四："紫荆皮、土当归、川乌、白芷、半夏、坐拏草、草乌、木香，上为细末。诸样骨碎，折出白窝者，每服三钱，好酒调下，麻倒不识痛处，或用刀割开节，或刀剪去骨锋，以手整顿骨节归原，用夹夹定，然后医治。如箭镞射入骨内，不得出者，用此麻药，或钳出，或凿开，取出箭头，只用白水汤立醒。"

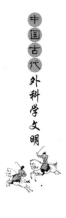

夫癰疽瘡癤者皆由氣血不和喜怒不時飲食不節寒
暑不調使五臟六腑之氣怫鬱於內以致陰陽乘錯氣
血凝滯而發也亦有久服丹石燥熱之藥熱毒結深而
發為癰疽也夫癰疽之疾多生於膏粱富貴之人以其
平昔所食肥膩炙煿安坐不勞嗜慾無節以致虛邪熱
毒內攻煎熬氣血而成也癰者壅也大而高起屬乎陽
六腑之氣所生也其脈浮數疽者沮也平而內發屬乎

瘡科總論

良醫副○周文采集

外科集驗方卷上

《外科集验方》书影

《外科集验方》(1498)2卷,周文采,明弘治(1488—1505)任兴献王侍医,
奉命集古代名医外科诸书,择撰成书。明嘉靖乙巳(1545)南京礼部翻刻
本。中国中医科学院图书馆藏。

十、陈司成《霉疮秘录》

陈司成,明代外科学家,字九韶,浙江海宁人,世传八代业医,尤专梅毒之诊疗。司成自幼学儒,后因家境贫困而弃儒习医,承家学而尤精于梅毒之证治。其时海口通商,商贾交往甚频,岭南广疮(注:梅毒、性病因由广州传入而称之为广疮)患者因而流徙来海宁一带,由于梅毒性病患者因公子王孙多喜作狎邪游,一犯其毒,多难幸免,患者逐渐增多。司成广游江、浙各地,知梅疮一证治疗鲜有良方,乃凭藉其家学遗著,并检各家之密授,"察天时气运,病源传染,嗜好爱及,或问治验方法宜忌,类成一帙,名《霉疮秘录》"(1632),成为梅毒一病由广东传入我国后,国医总结诊疗梅毒的第一部专书,在国内与日本有广泛影响。由于司成研究梅毒经验积累日丰,认识也逐渐深入,他深刻指出梅毒之传染途径,有因性交而传染者,也有非性交接触而传染者,更有父母感染而遗传于子女的先天性梅毒。他所应用生生乳(含砒与轻粉)治疗梅毒,实为一有效治疗之创举,其贡

418

献为世界医学界所公认。

《徽(梅)疮秘录》2卷,其内容包括总例、惑问、治验、方法、宜忌五部分,系统论述梅毒的传染途径、起因、发病症状及治疗方药,并附有临床病历 29 例,包括各期梅毒,详述先天性梅毒。选载验方 55 首,并指出药食宜忌等。该书传至日本,甚得和气惟亨之重视,他在学习研究陈司成《徽疮秘录》的基础上,结合自己临证经验,于日本宽政七年(1795)撰成《霉疮约言》,一名《梅疮约言》2卷。司成之《徽疮秘录》为我国在认识与诊疗梅毒方面做出了重要贡献。例如,关于梅毒传染性与遗传性论述,指出梅毒传染非止交媾一途,"禀薄之人,或入市登圊,或与患者接谈,偶中毒气,不拘老幼,或即病,或不即病"。他举实例指出:"客染杨梅疮,传于内室(妇人),多方调治仅愈,惟生儿多夭,就商于余,曰:此乃先天遗毒使然,或初生无皮,或月内生疮,或作游风丹肿,或发块或生癣,皆梅疮之遗毒也。"关于当时梅疮传染不已称"迩来世薄人妄,沉溺花柳者众,忽于避忌,一犯有毒之妓,淫火交炽,真元弱者,毒气乘虚而袭。初不知觉,或传于妻妾,或传于姣童。"接着他指出:"上世鲜有方书可正,故有传染不已之意"。他还强调此梅毒之发,乃"王子王孙,奢游花柳"病源传染。他考察认为"细考经书,古未言及,起自岭南之地,至使漫延通国,流祸甚广。"对于一、二期梅毒的硬下疳、扁平湿疣、梅毒性斑疹、环形丘疹、白斑、鳞屑以及晚期树胶肿、骨关节、神经系统受累症状等都有比较正确之描述。

关于严重后果,司成指出"有八世方脉之经验,颇有秘授,独见梅疮一证,往往处治无法,遂令膏粱子弟,形损骨枯,口鼻俱废,甚则传染妻孥,丧身绝育,实可怜惜。"对于梅毒之预防,司成指出其方法要求"昔人染此证,亲戚不同居,饮食不同器,置身静室以俟愈,故传染亦少。""老幼之人,不近妓女,突染此疮,竟有结毒者何也? 余曰:不独交媾斗精,或中患者毒气熏蒸而成,或祖父遗毒所传",不可不防。

关于治疗,《徽疮秘录》叙述了陈司成之有效经验,提出必须坚持彻底治疗,重视防止复发,反对用"轻粉"内服,因为这会造成汞中毒,或发生药证、变证。对于外用者往往以与他药配伍而用之,例如应用水银熏剂、外搽剂,"五色粉霜,点梅疮:水银、铅、火硝、白矾、青盐""金鼎砒:净白砒、出山铅"等。陈司成治疗各期梅毒,善于以砒石为主药,制成生生乳,或配伍他药而成 13 种化毒丸,根据不同证候,辨证论治,或内服,或外用,或内服、外用结合,或全身情况与局部相结合,提高了梅毒治疗之有效性。特别值得肯定者,陈司成在其诊疗梅毒的实践中,首创了应用减毒无机砷剂之方法。

关于"生生乳"之制备,有"煅炼礜石(砷),云母石、硝石、朱砂、晋矾、录矾、食盐、枯矾、青盐。共研不见星,入羊城罐内。三方一顶火,俟药化,面上有霜头起,离火候冷……如水银一物,得云母、礜石同炼,其毒即解,不比粉霜、轻粉之酷烈也。余用生生乳配风药而治大麻风……配膈药而治噎塞翻胃(食道癌、胃癌)……种种奇效,不独治广疮毒气之圣药也。"这种用砷剂治疗梅毒的方法,虽然还有缺点,但以炼制砷剂而减少毒性以治疗梅毒的思想与方法却是陈司成的首创,为梅毒的有效诊疗提供了经验。

十一、其他专著中之外科与手术

(一)吴又可《瘟疫论》

吴又可《瘟疫论》论述传染病因子——杂病时,特别强调:"疔疮发背、痈疽肿毒、气毒流注、流火丹毒,与夫发斑、痘疹之类,以为诸痛痒疮皆属心火"。这是一种错误的观点,他指出其"实非火也",而是"杂气之所为耳"。那么吴氏认为非火,而其病因是"杂气"。按他的理解,杂气即异气,是"非风、非寒、非暑、非湿",乃是天地间"无形可求,无象可见,况无声变无臭,何能得睹得闻","故谓之杂气","此时行疫气,即杂气所钟"。吴又可首次将外科化脓性感染诸般疾病之病因,与传染病病因联系起来,实为外科化脓性感染因子研究的一大进步。英国著名科学家李斯特(Lister)于1867年第一次论述到伤口感染性化脓和内科传染病同样是由微生物引起的。

(二)薛己《保婴撮要》

薛己(1487—1559)在《保婴撮要》中对预防新生儿破伤风已有比较清醒的认识,他强调:"脐风者,因断脐之后,为水湿风邪入于心脾,致腹胀脐肿,四肢柔直,啼不吮乳,甚者发搐""若因剪脐短少,或因束缚不紧,或因牵动,风入脐中,或因铁器断脐"。因此,他强调:"切不可便断脐带,急烘棉絮包抱怀中,急以胎衣置火中煨烧,更用大纸捻于脐带上往来燎之,使暖气入腹,须臾气复自苏。"从上述内容可知他反对用铁器、剪刀断脐,认为如此可使寒邪入腹引致脐风。在《小儿卫生总微论方》用"烙脐饼子"烧烙断脐的基础上,强调新生儿保暖,"用大纸捻于脐带上往来燎之"方法以断脐,可谓一大改进,对预防"脐风"是十分科学的选择。《薛氏医案》则明确强调:"熏烧脐带至焦而断"以预防脐风,则烧烙断脐之目的十分明确。万全(15—16世纪)的《幼科发挥》稍后明确肯定"儿之初生,断脐护脐,不可不慎。故断脐之时,隔衣咬断者,上也;以火燎而断之,次也;以剪断之,以火烙之,又其次也",使薛己之论更为清晰明确。

(三)傅仁宇《审视瑶函》

傅仁宇,字允科,江苏南京人。祖传眼科,曾任官于南京太医院博士,采集各家文献,结合家传与己学,撰眼科专著《审视瑶函》(1644)6卷。全书内容丰富,文图并茂,并用医案、图说、歌括以助后学。他强调:"原夫钩割针烙(外科手术)之法肇自华佗",今人有妄用,祸害非浅。他认为"证候明而部位当……钩割针烙之功效最速。虽有拨乱反正之功,乃乘险救危之法……全在心细而胆大,又兼服药内治,方为两全之美。"

关于白内障"故治法以针言之,则当取三经之腧穴,如天柱、风府、太冲、通天等穴是也。其有手巧心审谛者，能用针于黑睛里拨其翳，为效尤捷也。"为了保障金针拨内障之安全、有效，傅仁宇对金针的制备、煮针（富有消毒之价值）法等，要求特别严格。例如，"煮针一法，《素问》原无，今世用之，欲温而泽也。是法有益而无害，故从之。……乌头、巴豆……将针入水，用砂锅内，或罐内煮一日……"强调运用各种药物水煮三日方可用于手术。关于金针制造，要求"金针柄，以紫檀花梨木或犀角为之，长二寸八九分，如弓弦粗，两头钻眼，深三四分，用上好赤金子，抽粗丝，长一寸，用干面调生漆嵌入柄眼内，外余六分许，略尖，不可太锋利，恐损瞳神，以鹅毛管套收，平日收藏匣内。"

《审视瑶函》书影

《审视瑶函》(1644) 6 卷，傅仁宇撰，眼科专著，书中"煮针法"，强调外科手术器械煮沸消毒的先进技术。清康熙丁未年(1667)尊古堂藏版刻本。中国中医科学院图书馆藏。

金针拨内障手术之进行，他要求术者必须根据患者身体状况，强调："凡拨金针之时，须看患目者之老、弱、肥、壮。若气盛者，欲行针之际，前二三日，先服……"论述了术前严格的准备。

关于金针拨内障的方法与步骤，傅氏之论述也十分系统、全面。例如"凡拨眼要知八法，六法易传，惟二法巧妙，在于医者手眼、心眼，隔垣见症手法，探囊取物，方得其法。临拨，先令患者以水洗眼，以水使血气不行为度。两手各握纸团，端坐椅上，后用二人将头扶定，医人先用左手大指、二指分开眼皮，按定黑珠不令转动，次用右手持金针，如拨右眼，令患者视右，方好下针。庶鼻梁骨不碍手，离黑珠与大眦两处相平，分中，慢慢将针插

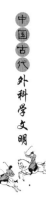

下，然手斜向针首至患处，将脑脂拨下，复放上去，又拨下来，试问患者，看见指动或青白颜色，辨别分明，然后将脑脂送至大眦近开穴处，护睛水内尽处，方徐徐出针，不可早出，恐脑脂复还原位，拨左眼视左锐眦。"

封眼法等，均对术后护理的方法与技术要求进行严谨的论述。

（四）李时珍《本草纲目》之外科

李时珍以本草卓越成就著名天下，但在其关于药物诊疗中所引述之内容，关于外科知识、手法、手术与麻醉之应用，也不乏记录。例如，分外伤诸疮为漆疮、冻疮、皴疮、灸疮、汤火疮五种；对金、镞、竹、木伤则分两类治法，亦即内治与外治。在外治中，李时珍继承先贤经验强调："青蒿捣收""或同韭汁收"实属难得。又如"伤重者破牛腹纳入，食久即苏也"；他强调桑白皮线缝合金疮肠出等，虽属先人经验，但他予收录，或有其自用之经验。关于所述跌扑折伤，他还分别评述了"内治接骨""外治散瘀接骨""肠出，桑白皮缝合，以血涂之"。或可证明李时珍是有自己实践经验的。此外，如对缢死、溺死、压死、冻死、惊死，他视之为五绝，所列急救术虽多引自前人之经验总结，但也有自己实践之经验。

民间赞颂李时珍外科之神奇，还借八仙之一李铁拐考试其技术水平之神话故事，亦可从一个侧面帮助我们理解李时珍的外科知识技能。

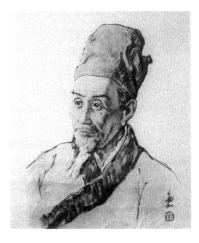

李时珍画像

李时珍（1518—1593），字东璧，号濒湖，湖北蕲春人，历近 27 个春秋，撰成药学巨著《本草纲目》。本图为 20 世纪 50 年代，中国人物画家蒋兆和先生应邀为苏联莫斯科大学落成所绘世界名人之一。

（五）《幼幼全书》肛门闭锁手术治疗

《幼幼全书》记述程公礼、程邦贤、程相祖孙三代幼科业绩，"程公礼，字耆祥，休宁人，性至孝，夙夜研究方书，撰有《医家正统》《仁仁辑要》《保赤方略》等，子程邦贤，字君敬，习医世业"，甲申（1644）后隐于道士，专心内典，撰有《医集大成》。《中国人名辞典》有其父子传，称"程邦贤，明，公礼子，字君敬，遭父丧，哀毁逾礼，日夜哭不绝声，项下顿发大瘿，遂究父也，于幼科独神，撰《医集大成》未竣卒。人称大瘿先生。"《幼幼全书》载：程邦贤，字君敬，休宁丰大基人。（程邦贤）妻蒋氏，歙邑篁墩女也，深得（注：指得公公程公礼，丈夫程邦贤）壶中秘妙。"一日，邦贤他出，有村妪抱初生七日儿至，粪（肛）门无孔，腹胀垂绝，蒋询其出胎能饮，知非脏腑有隔，特谷道未分耳。暗袖刀、酌分毫刺之，胎矢随出，仍用绵捻蘸蜜，令时通润，以防复闭，儿得无恙。"蒋氏出歙邑篁墩名门，嫁休宁名医程公礼儿邦贤为妻,在公公与丈夫指点下,亦精幼科,她在丈夫外出而接诊七日婴儿肛门闭锁之患者,紧急之下,以该儿生下曾有饮,判断患儿并非内脏有隔,诊断为"谷道未分",很有把握地对其施行了"暗袖刀,酌分毫刺之"的成形术,立刻获"胎矢随出"的效果,并以绵捻蘸蜜为导,预防疮口再闭的护理,达到"儿得无恙"的理想效果。此种手术于王肯堂之外科医疗中先已应用。

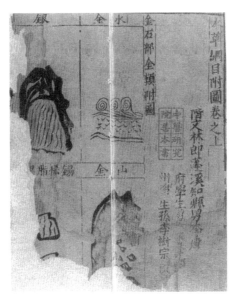

《本草纲目》书影

《本草纲目》撰成于明万历六年(1578),万历二十四年(1596)金陵首刻本。全书 52 卷,收药 1892 种,计 16 部 62 类,附图 1109 幅。上图所示为金石部金类附图。中国中医科学院图书馆藏。

(六)张景岳《景岳全书》记有鼓膜按摩术(自家耳咽管吹张术)

"以手中指于耳窍中轻轻按捺,随放随捺,或轻轻摇动,以引其气,捺之数次,其气必至,气至其窍自通矣。"曹士珩《保生秘要》:"定息坐,捏紧鼻孔,睁二目,使气窜耳通窍内,觉哄哄然声,行之二三日,窍通为度。"其他如楼英《医学纲目》等也都对外科疾病之诊疗进行了比较多的论述,均有参考价值。

(七)陈梦雷《古今图书集成·医部全录》

《古今图书集成·医部全录》卷五二〇《外编》之末,特谓:"蜀中刘文秀为余言,昔献贼(注:指张献忠)中有所谓老神仙者,事甚怪,能生已死之人,续已断之肢与骨,贼众敬如神明焉。"刘文秀,陕西人,曾任张献忠部下为将,献忠败死,文秀从孙可望降于(明)永明王,封抚南公。考其所言,虽有神化"老神仙"医疗技术之嫌,但其所记述之外科手术,并

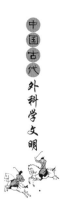

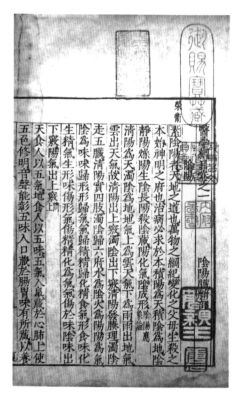

《医学纲目》书影

《医学纲目》40卷,明初医学家楼英(1320—1389)撰,他提倡阴阳
五行辨各科疾病,对外科也多有影响。初刊于明嘉靖四十四年
(1565),图为明刊本。中国中医科学院图书馆藏。

非悉为妄言,确有可信以为参考者。按其所述次第评述于后。

"(老神仙)身长六尺,广颡阔面,有须,望之如世所绘社神者。"自称"某陈姓,河南邓州人,名家子。少尝入乡塾,性不乐章句,塾侧有塑神佛者,时就与嬉,塾师时扑责之,归而父母复责以不学,不能耐,遂出亡。"

"献贼有爱将者,攻城为飞砲所中,去其颏,奄奄一息矣,塑匠(老神仙)曰:'易与耳。'即生割一人颏按之,傅以膏,一日而甦,饮啖如未创也。"有似颏移植之术。

"时孙可望在贼为监军,夜被酒,杀一嬖妾,旦行二十里醒而悔之……(令老神仙诊治)笑谓:'监军曷启之?'可望下马解覊,则星眸宛转,厌厌如带雨梨花,帐中之魂已反矣。可望喜噪,一军皆惊。"此乃老神仙高明的急救手术。

"有渠贼某者,战败伤足,胫骨已折,所不断者,皮仅存寸耳。求老神仙治,辞以不易,某哀号宛转,盛陈金帛以请。老神仙挥之曰:'此身外物,吾无需。虽然,吾不忍将军之创也,吾无子,将军能养我乎?'某指天而誓,愿终身父事之。老神仙从容解所佩囊,出小锯,锯断其足上下各寸许,取生人胫,度其分寸以接之,傅药不数日而愈。"此为十分高明的骨移植术。

"(献)贼不知为老脚(注:指有幸婢曰老脚),疑旁人伺,以所佩刀反手击之,中其腰,折骨割腹,出肠而死。献贼省之,悔恨惋痛,急召老神仙,老神仙曰:'已死不能救。'献贼骂曰:'老狡,监军妾,不亦已死者乎?汝不能救,当杀汝以殉。'老神仙逡巡曰:'需时日乃可。'献贼急欲其生,限三日,老神仙请期三七,匕以酒合药灌之。一匕喉间格格有声,老神仙贺曰:'可救矣,七日当复。'因取水润其肠,纳腹中,引针缝之,傅以药夹以木板,均以绳,果七日而老脚走履如常时。"此外伤所致腹破肠出之还纳缝合固定手术,十分成功。该术于隋唐时,我国外科家已曾救治者多例。

据考,老神仙即陈道者,河南邓州人。"素闻终南山(陕西西安市南之山)多隐仙,愿往从之,穷登涉,忍饥寒,遍访无可从者。一日至山后,遥望绝壁上有洞,人出入,因披荆棘,踞巉岩,达于洞,见一道者坐石上,脩然异凡人,余幸曰:'此吾师也。'因长跪以请,道者不顾,拂袖归洞,余不敢入,即洞口稽首而已。如是者三日,忽一童子,持一物示余云:'归食尔。'状如糕,色白,方仅二寸,味甘如饴,食之,遂不复饥。余窃喜,益信拜求。至七日,道者复出问余曰:'痴子,汝欲何为?'余告以求仙。道者哂曰:'去,汝非此中人,何自苦为?'余自念无所归,惟投崖死耳,涕泣以求,道者已而曰:'吾念汝诚。有书一卷授汝,资一生衣食,好自为之,勿轻泄,泄则雷击也,速去!勿久留,徒饱虎狼耳。'余得书惊喜,仓皇下山。省之,皆禁方也,可三十页。道延安,人争传某巡抚者,有爱女戏秋千,伤足骨出于外,医莫能疗。募能疗者,金二百,骡一匹。余往应募,依方试之,果瘥。余于是囊金乘骡归,吾父怒出亡,且疑多金,是时贼已起,谓余必从不义,首于官,将置之法。余族兄孝廉某白无辜,出狱,讯其故,因出书。余父闻余出,持大杖奔族兄家,余族兄反复解喻,不信,并陈书以实。余父愈怒,裂书火之。族兄从火中夺得仅四页,余急怀而逃。今之所用者,皆烬余之页耳。年久,其四页者,亦不知往矣!其自述如此。"老神仙初为献贼所俘,以能以泥塑像,获免一死,后即称其为塑匠。有起死回生后,称老神仙。"居无何,以疾死"。陈道者,老神仙自述其一生经历、生平,生动地再现了我国创伤疾病急救手术技术传承、败落、遗失的真实史,悲哉!

第四节　非医学专著所载外科医疗手术

一、针拨白内障与阑尾周围脓肿外科医疗手术

《明史·周汉卿传》:"周汉卿,松阳(浙江遂昌境)人。医兼内外科,针尤神。"其记述医疗病案,反映了周氏对眼科、外科疾病的医疗技术与手术。例如:"乡人蒋仲良,左目为马所蹴,睛突出如桃。他医谓系络已损,不可治。汉卿封以神膏,越三日复故。"又如:"华州陈明远瞽十年。汉卿视之,曰:'可针也。'"《宋濂文集》:"华州陈明远,患瞽者十龄,百药屡尝,而不见效,自分为残人。周君视之曰:'是瞽,虽在内,尚可治。'用针从眦入睛背,

掩其瞀,下之,目欻然辨五色,陈以为神。"显然比《明史》记述的"可针也,为翻睛括翳",更为明确而属针拨白内障之手术。

又如《明史·周汉卿传》中剔除针烙治疗颈淋巴结核载有:"钱塘王氏女生瘰疬,环头及腋,凡十九窍。窍破白沈出,将死矣!汉卿为剔窍母深二寸,其余烙以火,数日结痂愈。"

又如阑尾周围脓肿外科手术切开引流术,"义乌陈氏子腹有块隐起,扪之如罂,或以为癥瘕,或以为奔豚?汉卿曰:'脉洪且芤,痛发于肠也,此为肠痈也。'用大针灼而刺之(注:即用燔针如荚者①刺入),入三寸许,脓随针进出有声(注:脓随针射出,其流有声),愈。"

二、射猎惊而口出血急救

《明史·吴杰传》记述明武宗朱厚照射猎被虎惊口出血之急救治疗。"正德中(1506—1521)……一日,帝射猎还,惫甚,感血疾。服杰药即愈"。《武进县志》记之较详:"上射猎而还,口出血,杰进犀角汤,愈。后以幸虎圈,虎惊伤,又试马御马监,腹卒痛,杰疗之无不立愈。"吴杰,字士奇,武进人,明弘治(1488—1505)间以善医应召京师,入御药房,后以疗武帝伤惊效,官至明太医院院使,并随帝外出巡幸。

三、盆腔脓肿之诊疗

《明史·吕复传》有吕复,字元膺,鄞(浙江宁波)人,以母病求医于衢人郑礼之,并师之,乃"尽购古今医书,晓夜研究,自是出而行世,取效若神。"明代李梴《医学入门》(1575)记吕复医案,"治一妇癥病,小腹痛,众以为瘕聚。复循其少阴脉,如刀刃之切手,胞门芤而数,知其阴中痛,痛结小肠,脓已成,肿迫于玉泉(阴道口),当不得前后溲,溲则痛甚,遂用国老膏,加将军、血竭、琥珀之类攻之,脓自小便出而愈。"

四、启齿灌药急救术

《明史》中关于"蒋烈妇"传记记有:"蒋烈妇,丹阳姜士进妻。幼颖悟,喜读书""(姜)士进病瘵死。妇屑金和酒饮之,并饮盐卤(自杀)。其父数侦知,奔救免。不食者十二日,父启齿饮之药,复不死。"又《浙江通志》:"马更生,字瑞云,钱塘人。少习医于妇翁周某,业已成不敢试。……尝过旧府,见一人暴死,曰:'此可活。'人多不信,启齿灌药入,其人

---

① 荚者,一名筋。

渐甦。""拥盛名者五十余年"。

五、缢死急救

《明史·吴杰传》:"许绅者,京师(今北京)人。嘉靖初,供事御药房,受知于世宗,累迁太医院使,历加工部尚书,领院使。二十年,宫婢杨金英等谋逆,以帛缢帝,气已绝。绅急调峻药下之,辰时(7—9时)下药,未时(13—15时)忽作声,去紫血数升,遂能言,又数剂而愈。帝德(许)绅,加太子太保、礼部尚书,赐赉甚厚。未几,绅得疾,曰:'吾不起矣。曩者宫变,吾自分不效必杀身,因此惊悸,非药石所能疗也。'已而果卒。""医者官最显,只绅一人。"又《明史》记许绅急救明世宗朱厚熜被缢之经过:嘉靖二十一年(1542)十月二十一日夜,十多名宫女用绳将皇帝朱厚熜勒颈致死气绝,史称"壬辰宫变"。当时多数御医畏惧获罪,惟有太医院使许绅,冒着万死,急调峻药下之,辰时灌药,过了四个时辰,至未时忽作声,去紫血数升遂能言,又数剂而愈。不久,绅患重病"心知难愈,对家道:'向者宫贵,吾自分,不效必杀身,因此惊悸,非药石所能疗也。'",亦言许绅急救朱厚熜而被吓死了。

六、颈断吻合急救术

《钟祥县志》载:"何瑞玉,京山(今湖北京山县)人,家于郢(今湖北江陵)。性磊落,尚义气,精于外科。治异疮,入手便愈。一镇兵伤,有颈断稍连者,能复为生续。"明代著名书画家董思白,字其昌(1555—1636),书赠有"不二华佗"之额。

又如《虞初新志》:"薛衣道人祝巢夫,名尧民,洛阳诸生也。少以文名,崇祯甲申(1644),遂弃制艺为医⋯⋯得仙传疡医,凡诸恶疮,人或有断胫折臂者,请治之,无不完。若刳腹洗肠、破脑灌髓,则如华佗之神。里有被贼断头者,头已殊,其子知其神,谓家曰:'祝巢夫,仙人也,速为我请来。'⋯⋯既至,尧民抚其胸曰:'头虽断,身尚有暖气。暖气者,生气也,有生气则尚可以治。'急以银针纫其头于项,既合,涂以末药一刀圭,熨以炭火,少顷,煎人参汤杂他药,启其齿灌之,须臾则鼻微有息矣。复以热酒灌之,逾一昼夜则出声矣。又一昼夜,则呼其子而语矣,乃进以糜粥。又一昼夜,则可举手足矣!七日而创合,半月而如故,举家拜谢。⋯⋯后入终南山⋯⋯其术不传。"

又如《如皋县志》记有街头卖药人事迹:"万历甲寅(1614)夏,有卖药人挑药笼至如皋(今江苏境)市中,俄有两人肩一病者求医,病者遍身皆刀斧伤,头项尤甚,取其头置膝上,以药涂之安上,视听如故,两人复肩而去。酬之以钱,不受,观者如堵。"

三例断头伤一在湖北,一在河南,一在江苏,皆明代各地方志所载,虽然记述简详不一,但均失过略。其成功之形容亦因其时、其地、其医之可能性,令人生疑,但出自地方志

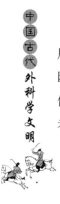

所记述者,似非空穴来风,笔者仍认为此三例病例十分可贵。然考其实际,若头颈项全断,则急救手术缝合在明代断不可能,即是仅动脉断,或颈髓断,也不可能救活。上述三例皆活,恐动脉、颈髓皆未断者,如此能手术急救而活,也是十分难得而可贵之成就。笔者不太怀疑救活之事实,但可以肯定,记述者有故意渲染扩大以显其神奇耳。

七、食管癌医疗技术

《山西通志》记载:韩医妇,介休人,以医术游四方,孝义知县周佑感其治太夫人之噎食也,刻石以识。内云:"余母夫人患噎病,七日汤勺不入口,气奄奄垂尽。闻韩医妇治噎有奇效,仆马迎之来。以花椒煮水,令屡漱之。出一白石,长可三寸许,为稜六,一末锐,隐红纹如线,纳之口中,令咽其液,数以指摩掐喉咽,外用箸探吻中喀,喀出一片肉,卷之状若蛇,能蜿蜒动。妇言:'噎人者其物二,一居喉,一居心坎上。'仍治如前法,复出一物,随呼为面茶食之,三日而起。赠以绢、钱及所乘马,妇取钱,余谢不受。"周佑感叹曰:"嗟嗟! 昔秦越人治虢太子,太史公奇其事。今世治噎病者,百无一生,妇能举奄奄垂尽之气,三日而起立,其功岂在越人下也。吁! 韩医妇有奇术而能不贪,亦异人哉。"

八、食道癌切除术

《嵊县志》载:"道人无名氏,不知何来。戴华阳巾,披鹤氅衣,自言精方药,凡针药所不到者,能刳割湔洗,若华佗。然人不信。过长乐乡,有钱遵道者,病噎不治,自念刳割不验死,不刳割亦死,请以医试。道人用麻沸散抹其胸,刳之开七八寸许,取痰涎数碗,遵道晕死无所知,顷之甦,以膏摩割处,四五日瘥,噎亦愈。道人不受谢去,人言遵道素谨实,其父有芝饶隐行,乃所遇不常,有以哉。"

九、虱瘤摘除术

《浙江通志》载:"孙櫓,号南屏,东阳(今浙江东阳)人,性颖异,精岐黄。五都有单姓妻,产死三日,心(胸)尚温,櫓适过之,一剂而甦,竟产一男。又有人头生瘤,痒甚。櫓曰:'此五瘤之外,名为虱瘤(故神奇之)。'决破之,果取虱碗许(疑为粉瘤之类),遂全,其效多类此。"

十、吮脓、异物剔除术

《松江府志》载:"奚凤鸣,上海人,少业疡医,尤善治痈疽,能察人气色,预卜病日。"

"凤鸣常言:痈疽中溃,积腐四周,非吮之不得尽。故治病必募人以苦酒噀口而吮之。其贫者,凤鸣即亲为吮痈。其治他疡,亦多精思。有张姓者,左足踇趾瘇,三年不能行,凤鸣以刀破其患处,抉出一蜂,遽起徐步,其神异类此。"

十一、颅脑骨折与腹部肠出还纳缝合术

《杭州府志》载:"王尚,休宁人……少习外科……凡跌压折伤者,即气绝三日,以箸启齿灌药,无不立生。或脑裂额破,则搏脑敷药,越百日无所损,间有腹剖肠出,则浣肠纳腹中,用桑皮线缝合,迄无恙。"又《同治上海县志》记载,王尚(? —1644),富阳(今浙江杭州)人,所记内容与《杭州府志》类同。但记其"顺治初卒,法(注:指其外科诸般手术等)失传"。

十二、肺痈切开引流术与脑降压术

《杭州府志》记有"姚应凤(字继元),仁和(今浙江钱塘)人",崇祯时(1628—1644)曾任太医院院判,其治愈病例有"某叟,患胀满,诸医多云为膈证,应凤曰:'此肺痈耳。'取一盂水,向患者顶上倾之,病者陡惊,急举刀直刺心,泻脓出数碗而愈。人问之,应凤曰:'人心下垂,水泼而惊,惊则心系提,我刀可入也。'"此手术方法看似有些野蛮,但在此时此刻,也有其巧妙合乎科学的道理。又"严州施盛宇,头痛不可忍,应凤乃割额,探首骨,出瘀血数升,顿除。"此例记述欠详,分析额部首骨部位之切开,不大可能"出瘀血数升",如此亦难与"头痛不可忍"之病相关联。此所以有效解除剧烈头痛,很可能是"割额探首骨"而放颅脑积水,以解除脑压过高而引致的"头痛不可忍",似才合乎情理。

十三、易骨(骨移植)、缝肠(肠吻合)术

《云南通志》记述一外科名家:"陈凤典,河南新野人,受异人传,有接骨神术,(被)流寇携入滇,呼为老神仙。凡肠出、骨折,苟存余息,皆能医治。甚至易骨、缝肠、割肌取镞,皆人所惊见者,后卒于腾越(即今云南腾冲)。"(注:陈梦雷《医部全录》外编所记"迨永历奔缅甸,老神仙从,行及腾越,居常向空咄咄,若有所诉?"当与前所述之老神仙为同一人,足证明其影响之广。)

十四、金针拨白内障术

《仪真县志》载:"李瞻,号小塘,仪真县(即今江苏仪征)人,以眼科著名,撰有《七十二

429

问》，以明内、外障之得失。"所述病案能说明其曾进行过"金针拨白内障手术"。例如："王荆石(锡爵)两瞳反背。瞻令端坐，置书于几(上)，用金针从脑颊刺之，初拨，曰：'见黑影矣。'次拨，曰：'见行款矣。'三拨，则笔画朗然。曰：'君果神授耶。'将千金谢，瞻却不受。"前已叙述过金针拨白内障手术，其方法、步骤较此例更细而确，于此录之，以说明金针拨白内障手术，在明代江浙一带可能相当普遍且成功。为了保证针拨白内障手术成功，李瞻撰有《莲子金针》《鼠尾金针说》以及《育神夜光丸》。他强调："内障必药病者满百日，医者斋戒亦满百日，正心诚意而后可施(注：指金针拨白内障手术)，非天霁日朗，绝无云翳，及时日游神合吉，卒不轻用。"上述之手术前准备，可谓十分严谨、严格、严肃矣。

《江宁府志》载："朱杰，江宁府(今江苏南京市)人，生而异相，有隐德，治人目如神，针甫下而瞖旋彻。其裔名鼎者，召用有效。"

十五、全身疣医疗技术

《句容县志》载："陈景魁，字叔旦，别号斗岩，世居句容(今江苏境)。宋端拱间(988—989)，其高祖公理以医任玉台秘书，明洪武初，有从善者，任元戎幕。嗣后，以儒医显。"景魁"后精心医学，投剂辄愈。著有医案，皆奇疾奇方也。"明代李梴《医学入门》记："(陈景魁)因父病习医……治通体生瘰瘤(疣)，岁久罔效，乃太阴风邪化为虫也，以百部、蛇床子、草乌、楝树叶煎汤浴洗，越月遍身如白癜风状而愈。"

十六、肋骨骨折整复固定术

祝枝山撰《野记》有："李祭酒，时勉为侍讲，直谏，仁宗(1424—1425)朱高炽大怒，命武士以十八斤金瓜击其胁，胁折，曳出下狱。召良医师入视，医曰：'可为。'第须贡血竭，医治药，以板夹胁缚之，越一日夜，遂醒焉。"(注："《明史·仁宗本纪》洪熙元年(1425)五月己卯，侍读李时勉侍讲，罗汝敬以言事改御史寻下狱。")《明史·李时勉传》："李时勉，名懋以，字行，安福(江西西部)人"，"永乐二年(1404)进士"。"多言时弊，被谗下狱，岁余得释，杨荣荐复职。洪熙元年复上疏言事，仁宗怒甚，召至便殿，对不屈。命武士扑以金瓜，胁折者三，曳出几死……乃下锦衣卫狱。时勉于锦衣千户某有恩，千户适莅狱，密召医，疗以海外血竭，得不死"。仁宗死后，宣宗即位，李时勉官复原职，世誉之为大忠臣。

十七、唇裂修补术

《弋阳县志》载："洪涛，少业儒，后改习医"，"授太医院副使"。后随军，"军中大疫，涛以苍术、黄柏锅煮之，遍饮皆愈，都宪毛公亲书'存仁堂'旌之"。此后"改荣藩良医正。

(荣藩)王缺唇,涛捣药补之,如天成。奉旨褒赏,赐建国医坊,号为补唇先生,年九十致仕。"

十八、食道异物剔除术

《续医说》《续名医类案》均载:"取骨哽叟"者,病案如"一子被鸡骨哽,百方莫治,家人惊惶。忽一叟至,自云:'我有巧术,但行手法取之,不劳药饵也。'许以千缗厚谢,叟乃以丝棉裹白糖如梅大,令其咽下喉间,留一半于外,时时以手牵掣,俾喉中作痒,忽然痰涎涌出,其骨粘于棉上。"

十九、脾肿切除术

《曹州志》载:"嘉靖初,郡人吴侍御楷,年方数岁,感痞疾,烦闷困殆,自拟莫救。一日夜半,忽梦黄冠者,就榻呼之起,以刀抉其胁,出肠胃,刮摩洗涤讫,复纳之,外敷以药。楷醒,顿觉胸膈冰冷,宽爽异常,因以梦语其父,其父引手摸其腹,积块已消大半矣。惊喜,沉思曰:'必神医示灵活汝也。'次早抱楷,诣三皇祠,遍认配享诸名医,至孙思邈像,遂跃然指之曰:'此即梦中医我疾者也。'其父因设祭,并新其祠,楷自是脱然。登第后,每宦游旋里,必诣祠祭享,视栋楹瓴甋,加葺饰以终其身焉。"曹州,约今山东菏泽曹县,所记为郡人吴侍御楷手术切除肿大之脾的故事,颇涉神奇色彩。如排除其故弄或其父为使其子神秘其手术过程,则此手术或即明代医家曾成功进行过脾肿大切除术者(注:班替氏综合征手术)。

二十、断指再植术

《耳谈类增·续断指》载:江尉解银赴京,途遇强盗,被截去一指,"有仇总戎门下医曰:'是可续也。'而断指幸始为人拾得,即取合之,层层涂药,仍夹以薄板,戒三七日勿近水,及期果合,活软如故,但有红线痕耳。"

二十一、诊疗漆疮

《吴江县志》载:"王思中(1551—1624),字建甫。少研医理,精研切脉,洞见病源,医名甚隆。""海盐彭氏,巨室也。其媳方婚而病,烦懑欲绝,诸医莫知所为。思中诊视,令尽去帷幔窗棂,并房中什器,密求蟹脐,炙脆,研入药中服之,顿痊。询其故,曰:'此乃中漆气毒耳。'""万历中,授南京太医院吏目,天启(1621—1627)中卒,年七十三。"

二十二、张羽赋诗赠疡医

张羽,字来仪,以字行,后改字附凤。浔阳(今江西九江)人,曾为安定书院山长,与高启辈为诗友,洪武年间(1368—1398)官至太常寺丞。文章精洁有法,尤长于诗,有《赠义兴宣疡医》诗。

长桥下压蛟龙宫,岸上人家如镜中。
道人卖药临溪水,医得青蛇是龙子。
报恩不受千金珠,龙伯亲传海藏书。
门前扶杖人如市,妙术何愁三折臂。
燕支山前白草秋,冷入金疮泪如流。
安得金丹从尔乞,提携玉龙还向敌。

二十三、冰冻麻醉术

《清朝野史大观·张文敏折臂诗真迹册》载:"华亭张文敏折臂诗真迹册,黄小松《跋》云:公供奉行营时,坠马断臂,上命蒙古医急治。其法先裹以冰,初不知痛楚(注:即冰冻麻醉),割开傅药,旋(施)以热羊裹暖(保温),三日不寐,则气血流而不滞,碎骨复完,数十日后复能作书。"此臂创初愈时所书张南华《鹏翀》:"翻身学士疑成瓦,擎掌仙人不是铜。漫笑庄生虚攫右,早夸杜老妙书空"之句,公诗五古一章,正答南华,中云:"皇情郁以轸,驰遣国能工。琢冰复刲羊,奇术理难通。初如落汤蟹,继若启蛰虫。骨碎徐徐完,筋挛旋旋融。月余可画诺,百日竟弯弓。乃知圣人心,能补天所穷。"

二十四、外科医学家与其他

(一)医家刘继芳

刘继芳,字养元,安徽当涂人,精治外证,得华佗、肘后之传,四方造请者,履尝满,著有《发挥十二动脉图解》《怪症表里因》等。可惜佚未传世。"长子翱鲤,绳家学,亦负重名,考授太医院吏目。三子腾鲤,拔贡,任灵宝令。"(《太平府志》)

(二)医家郭登

郭登,字元登,以武功迁署都指挥佥事。《明史·郭登传》载:"(正统)十四年(1449),车驾北征,扈从至大同。……当是时,大同军士多战死,城门昼闭,人心汹汹。登慷慨奋励,修城堞,缮兵械,拊循士卒,吊死问伤,亲为裹创傅药,曰:'吾誓与此城共存亡,不令诸君独死也。'"郭登是武定侯郭英之孙,善议论,好谈兵,于被困城中时,"亲为(军士伤者)裹创傅药",做外科创伤救治之包扎处理,证明其时军官之能外伤处疗者。

(三)医家宋武

宋武,字汝南,"总兵周仕凤,遘急疾,在弥留间,武命剉葱一束,置脐上,以火熨之,须臾目开,乃启其口,一药而愈。"此或为休克之急救。(《凤阳府志》)

(四)医家吕恺阳

《仁和县志》载:"吕恺阳,立志济医,偶得异人授,专治折伤,每于武闱骑射,有坠马箭伤,即傅以药,立瘥。并不其姓,历十余年,亦近世之韩伯休也。"此亦休克之急救而效著者。

(五)子宫、卵巢摘除术

明代徐树丕《识小录》有"传谓男子割势(睾丸摘除术),妇人幽闭,皆不知幽闭之义,今得之。乃是于牝剔去其筋,如制马、豕之类,使欲心消灭。国初常用此,而女往往多死,故不可行也。"

(六)兽医外科手术器械

明代喻仁与喻杰两兄弟,合作撰著《疗马集》(1608)6集。喻仁、喻杰,六安州(今安徽六安)人。喻仁,字本元,号曲川。喻杰,字本亨。因而名其合著之《疗马集》为《元亨疗马集》。该书"究师黄、岐伯之精,泄伯乐、宁戚之秘,针砭医疗,应手而痊,经其治者,马大蕃息;时出其绪余以治牛,民赖以耕;更精其手法以治驼,国赖于引重。"[注:《元亨疗马集》卷二记称:"凡割牛、骟(音善,割去牲畜睾丸为骟)马、凿脑、开喉、打鼻穿捲彻血、行针、割瘿瘤、取槽结疮科外表金刀一切。"]反映了治疗马、牛、驼病之外科医疗与手术,均已达到较高的水平。从兽医外科在明代之进步情况,不难理解中国医学于明代已比较先进了。

(七)骨外科动物实验研究

《归田琐记》卷一中载:"纪文达(即纪昀)师曰:'交河黄俊生言,折骨伤者,以开通元宝钱烧而醋淬,研为末,以酒服下,则铜末自结而为圈,周束折处。曾以一折足鸡试之,果接续如故。及烹此鸡,验其骨,铜末宛然。此理之不可解者,铜末不过入肠胃,何以能透膜直到筋骨间也?惟仓卒间此钱不易得。"后见张鷟《朝野金载》曰:"定州人崔务坠马折足,医令取铜末酒服之,遂痊平。后因改葬,视其胫骨折处,铜末束之。然则此本古方,但云铜末,非定用开通宝钱也。"

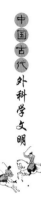

(八)贲门梗阻之医疗

明代李梴《医学入门》(1575)载有隋代任度治案"(隋)有患者尝饥,而吞食则下,至胸便即吐出,医谓此是噎疾、膈气、翻胃三候,治之略无应验。后有老医任度视之曰:'非此三候,盖因食蛇肉不消而致斯病,但揣心腹上有蛇形也。'病者曰:'素有大风疾,常求蛇肉食,治风稍愈,复患此疾矣。'遂以芒硝、大黄合而治之,微泄利得愈。医者记其验而知蛇瘕也";"后有患者病证无异,询之,乃未尝食蛇肉,老医疑之,细察病情,皆蛇瘕之证,以前药疗之,又得安差。"

第五节　军阵外科与职业创伤

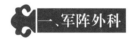

明代兵制与前代不同,主要表现于火器部队、火力与机动结合之战车部队的兴起,步、骑、炮、车合编组的新京营,使火器在战场上发挥着更大的杀伤作用。为加强战争中的杀伤力,明代设有火药局,专门制造火枪、火炮、地雷、水雷、流星炮、连珠炮、万人敌大炸弹等,使战伤者较冷兵器时期明显增加。为了使军士之战伤能得到更好地救治,军医之配备人数也有所加强。例如,明代京军由太医院差拨医官、医士,洪武四年(1371)三大营有士兵207800名,医官、医士名额达12名(不包括医生),平均17300名官兵有一位医士以上人员为其服务。后设的团营,士兵150000人,有医官、医士13名,平均11500士兵有一位为其服务的医士以上人员。其中对救治战伤的外科医生,必然占有相当大的比例。

明代由于北面战争频繁,故沿边关一带设置卫所达14处,每处均由太医院派医士1~2名担任医疗,平均1120~5600名军士中即有一名由太医院派驻的医士。但据《明实录》屡载:独石、赤城、雕鹗、山海卫、延安、延德、庆阳、绥德、大同、居庸关、万全等卫所,都先后呈请太医院派遣医生,发给药品,以救治伤病士卒。由此也可见其对医士、外科医生之急需。

郑和等出使西洋,总计27670人,其中官868人,军26800人,指挥93人,配备医官、医士180人,平均150人即有一名医士。其内、外科之分制可能尚不严格。

明代战争已有严格的战争伤亡申报制度,例如,"凡遇战毕,收兵到营时……凡弓箭伤系致命处为一等,虽重不开超等;被中三箭以上,虽轻亦开一等;中二箭者,虽轻不开三等;凡在手足间为二等;箭入不深,再轻者为三等;再轻者为四等止。其刀伤当面者为超等;伤手足者为一等;轻者为二等;三等止。凡箭、刀俱在背后者,不准亦不给医药。若贼众四面围砍,我军在中向敌者,虽背伤亦准作等数。"

关于战伤救治,按戚继光规定:不准在战场上停下战斗去抢救伤员。《练兵实纪》更明确规定:"阵上血战之时,遇有我兵战伤,就听在地,勿令呻吟,吾兵只管向前。便是父子有伤,你只管向前杀去,杀了贼便可收拾调理,即是与父子报仇了。……自己命不保,如何救?违者斩。"上述规定从现代来看,有些规定是很不合理的。因为,失去即时急救处理,重伤就可能因此失掉急救机会而丧命,但也是古战场实际使然。因为急救伤员而失掉战机,损失将更残酷。在如此残酷的战争中,士兵的箭伤、刀刃伤,以及火炮伤之急救,都须由外科军医,或内科医士中能处理外伤者急救。

明代对因战伤致残士兵的处理,一般情况下均遣送回家,或无家者也有由国家予以安置者。《明史·兵志一》载,明太祖曾下诏:"军士战斗伤残,难备行伍,可于宫墙外造舍以居之,昼则治生,夜则巡警。"《明实录》:"洪武二十三年(1390)命兵士年老残疾者,到各卫设营居住","笃废残废无靠者,收养于各府州县养济院中。"

战伤外科医著,如《金疮秘传禁方》(14 世纪)、《行军方便方》在军营之医疗中得到推广。特别是明代吴文炳撰《军中秘传》4 卷,代表了明代军阵外科专著的高水平,其内容在战伤的医学论证、手术技术、医疗方法方面,可以看作是集明以前军阵外科的大成者。

吴文炳,字绍轩,一字沛泉、文甫,建武南城(今江西南城)人。约生活于万历年间(1573—1619)。他对医学各科均有所研讨,尤精于军阵外科、针灸之学,撰有《军门秘传》《神医秘诀遵经奥旨针灸》,或有《太医院纂急救仙方》,另外有《脉学释语》《医家赤帜益辨全书》等。

《军门秘传》四卷,从书之命名即可看出是一部记述军事医学,特别是军阵外科秘传的专书。在中国古代,对处理诊疗富有特色的医疗技术,特别是诊疗伤损的医疗技术、手术方法等,都是秘而不传的,或只在可以信任者之间传授。结合该书内容,也完全证明其为一部军阵外科专书。推测其来源有以下几个方面。首先,来自军门处理战伤骨折、金疮之经验积累,例如,《伯颜丞相军中方》《军中一捻金》《军门秘授桃花散》《军中方》《军中掞口方》《出箭方》《孙都督传》等。其次,参考了代表元代正骨、金疮先进水平的危亦林《世医得效方》的有关内容、学术观点,还接受其同时代、同乡里李梴《医学入门》相关内容与论述方法,从而使该书在医学理论、论述方法与军阵外科之学术水平方面明显提高。如能较全面系统掌握该书之理论与诊疗技术,必将成为军队中外伤科疾病处理的佼佼者。以下仅简要举例述其达到的科技成就。

关于诊疗辨证,吴文炳深刻指出:"凡折伤专主血论,非如六淫、七情,有在气、在血之分",指出军阵外科之辨证论治,风、寒、暑、湿、燥、火与情志之辨别,并非重要方面,必须关注"主血论"观点,要分清在气、在血分者,这对治疗有着很重要的影响。他还特别强调:"凡接骨,须经络、穴法、骨髓明透,而又有传授",并着重指出:"故上(注:五个方面的诊疗辨证)以危氏为善。"

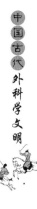

关于骨伤整复，吴氏强调"如手足伤断，用手推正，内灯心灰，纸卷定，要厚实停当，外用杉皮押定，进接骨回生丹，再用小小裹脚紧紧扎定杉皮，无有不愈"；又如治跌伤骨折"初跌之时，整理如旧，对住（正确解剖复位），绵衣盖之，勿令见风"；"肠出不损者，急送入，再桑白皮或生白麻为线，缝合肚皮，缝上掺药，血止立活，并不得封裹疮口，恐作脓血"；接骨"用竹纸盖贴，将杉木皮或桑皮二片夹定，其效如神"。

关于手法、手术整复与麻醉术之应用，吴氏列举如"麻药方……伤重等近不得者，更加坐拏草、草乌及曼陀罗花"；"诸样骨碎、骨折、关臼者，每服二钱，好红酒调下……麻倒不识痛处，或用刀开割，或剪去骨锋，以手整顿骨节归原，用夹夹定，然后医治"；"如箭镞入骨不出，亦可用此麻药，或钳出，或凿开，取出后，用盐汤或汤水与服（注：类似现代的生理盐水补液），立醒（注：外伤休克之救治）"。

无论古代战伤或现代战伤之出血，都急需予以有效处理。吴文炳《军门秘传》之止血，可以说做出了创造性贡献，即"把住血路"。他引自《军中掞口方》指出："把住血路，方能止，却用断血药五粒，乃神效。"他在处理金疮重者，筋痛脉绝，血尽人亡之时刻，进一步明确指出"把住血路"的方法，"如止断血，须用绳及绢袋，缚住人手臂。却以此方，从手臂上用茶调敷，住血路。然后却用断血药掞口……疮口用军中方敷之"；"凡金疮在头面上者，血不止……团围敷颈上截血，疮口边亦用此方敷，军中方掞口，重者十日，轻者三日，立愈"；又"如舌衄，必有血泡……可用线于舌根颈缚住，勿除，于颈项上截血。"又用局部压迫止血，"治跌打破头面，及伤破手足、大口血流不止。"将所破疮口，用手捏凑一处，用药末厚敷上，将净布帛扎住等等，都显示了吴文炳处理战伤止血的先进水平。相信如此丰富的各个部位选用不同物理止血法，以及与药物止血法之联合应用，必然会十分有效，由此救治了不知多少名军士之外伤出血。

二、职业疮伤

由于采矿、冶炼、印染等工业的发展，使明代外科类职业性疾病之发病也有所增加。医学家们面对该疾病的诊疗，也积累了比较丰富的防治经验，甚或总结出若干理论认识。例如，李时珍在《本草纲目》中指出：深井作业，"以热醋数斗投之，则可入矣"。薛己的《内科摘要》明确描述了银匠的职业病（银中毒），认为销银匠因手工操作，经常接触冶炼银，会出现劳倦、寒热、手麻等症候，提出用"补中益气及温和之药煎汤渍手"。李时珍在论铅矿开采致矿工职业病（铅中毒）时强调："铅生山穴石间，人挟油灯，入至数里，随矿脉上下曲折斫取之，其气毒人，若连月不出，则皮肤痿黄，腹胀不能食，多致疾而死。"他曾指出食鹅肉可以防治，此后形成"坊中人每月必食鹅一次，以解之"。

关于煤气中毒，明代不少医家均甚关注，《本草纲目》强调："人有煤气中毒者，昏瞀至死"的严重性。张景岳《景岳全书》提出科学的预防方法，"京师之煤气性尤烈，故每熏人至死,岁岁有之。……但于顶槅开留一窍,或于窗纸揭开数楞,则其气自透去,不能下满,乃可无虑矣。"这是指人家冬天因以煤火取暖而致中毒之预防。矿井引致中毒者,宋应星在《天工开物》中强调:"初见煤端时,毒气灼人,有将巨竹凿去中节,尖锐其末,插入炭中,其烟从竹中透上。"徐光启在《农政全书》中强调:"凡凿井遇此(毒气),当有急飒飒侵入,急起避之……缒灯火下视之,火不灭是(毒)气尽也。"

职业病还有热射病、日晒疮、冻疮、皱裂疮、担肩瘤、水渍疮等。热射病在从事冶炼等高温作业的行业中是比较多见的一种职业病。《天工开物》为预防该职业病之发病,特提出"靠炉砌砖墙一垛,高阔皆丈余",用砖墙以抵挡炉火之炎热,可以使"鼓鞴之人力兑女身"。

明代申拱辰《外科启玄》卷九中指出:"日晒疮:三伏炎天,勤苦之人,劳于工作,不惜身命,受酷日晒曝,先疼后破,而成疮者";"冻疮:冻疮多起于贫贱卑下之人,受其寒冷,致令面、耳、手、足初痛次肿,破出脓血,遇暖则发烧";"皱裂疮:行船、推车辛苦之辈,及打渔、染匠、辗玉之人,手足皱裂成疮,招动出血,痛不可忍者";"担肩瘤:乃因负重于肩,又因枕卧冷处,致令隧道不通,蓄而有之";"水渍手丫烂疮:辛苦之人,久弄水浆,不得停息,致令手丫湿烂□,如车镟及染匠等之类多";"水渍脚丫烂疮:久雨水湿,劳苦之人跣行,致令足丫湿烂成疮";"皱裂疮口:辛苦贫寒之人,不顾风雨,冬月间手足皱裂成疮,裂口出血,肿痛难忍"等等。皆因职业没有保护措施而发者,申拱辰于每种职业性外科疾病,均提出了预防与治疗之方法,实甚宝贵。

第六节　中外外科学术交流

由于这一时期中国、朝鲜、日本等国国内政治稳定,经济发展,相互之间在科学、文化、医疗保健领域的学术交流,也较为繁荣,明显促进了各自的医学发展与进步,其中关于外科领域的相互交流,也较前有了比较明显的发展,其交流也较前更加广泛而深入,影响也扩大了。

一、中朝外科学术交流

朝鲜是一个具有悠久历史的文明国家,朝鲜古代文化也曾为人类做出过重要贡献。中国与朝鲜山水相连,政治、经济、科学文化之交流不但历史久远,而且历来十分密切、频繁,在医药学之交流上更有着光辉的历史。在朝鲜的高丽王朝衰亡至李氏朝鲜时代(1392—1910,约相当于中国的明清时期),期间以李朝之初,中朝两国相互交流最为密切,朝鲜医学在中朝交流中发展也较为显著,成就辉煌。

李氏朝鲜建国(1392)后,崇儒抑佛,提倡宋代程朱理学,创造民族文字,保持与中国密切关系,政治安定,经济发展。统治者对医药学发展比较重视,仿中国医事制度,设惠民药局,于六学中设"医学"教育,于"济生院"培养宫廷女医。特别是世宗,不但重视医学发展,在"书册须赖中国而备"的思想指导下,广收中国医籍,而且提倡"乡药化",撰《乡药济生集成方》。朝鲜称自己国产药物为乡药,称中国药为唐药。所称乡药化,即引进中医学使之结合朝鲜固有或已引进之医药知识,促其成朝鲜化,或称中医学之朝鲜化。世宗在位时期(1419—1450)为李朝最盛时期,世宗也很重视医学发展,并强调向中国学习。他曾指出:"药材等物须赖中国而备之,贸易不可断绝"。朝鲜与中国医学交流取得丰富的成就,例如卢重礼等撰《乡药集成方》(1433)85卷,任元俊《疮疹集》(1460),经过十多年集体编撰的《医方类聚》(1477)现存265卷,引进中国医事制度制定《乙巳大典》(1485),全正国撰《村家急救方》(1538),任彦国撰《治肿秘方》《治肿指南》(1559),又有治梅毒之专书《治疮方》(1560),又如许浚(1546—1615)等撰《东医宝鉴》(1610)25卷。

以上朝鲜医学家在14—16世纪的李朝时期所撰医书,除明显属于外科疮疡、救急的图书外,其大型方书之绝大部分内容,均系参考中国传入的医书编撰而成。其部头之大令人钦佩,小者也已达到25卷之巨,大者更多达265卷,而且能完好保存至今。在这些巨著中,均囊括了中国外科专著的广泛内容。以《医方类聚》为例,原为365卷,现存265卷,卢礼蒙等奉敕于世宗17年(1445)开始集体编撰,于1477年编成,共收录中国《素问》《灵枢》乃至明初中医各科图书152部,以及朝鲜高丽中期著名医著《御医撮要》等分类整理而成。其总论部分,涉及人体解剖、生理、病因等相关外科者,十分丰富,在临床方面涉及外科之痈、疽、疮、疡等化脓性感染;正骨按摩方面之骨关节骨折、脱臼、创伤等诊疗、手术等;金伤、狂犬以及各种动物咬伤、中毒医疗等,可以说集明初以前外科之大成。据日本学者宫下三郎教授研究统计,《医方类聚》引《太平圣惠方》221处,《千金方》209处,《诸病源候论》162处,《世医得效方》150处,《永类钤方》147处,《圣济总录》86处。以上为其引用较多且靠前之书,其引录内容也多为对外科论述关注较多的文献,证明或《医方类聚》或朝鲜对外科发展较为关注。该书编成后,1592年即被日本人掠去,于1876年被日本人献出复刊,始为世所注目。但因由于卷帙繁多,不便流传,所以在民间影响较小。

《乡药集成方》(1433),85卷,据崔秀汉教授统计,该书编撰中引用中国医学著作者,多达212部,其中临床、医方、理论书籍144部,药物类书籍68部。其引用在50次以上并与外科内容关系密切的医著有:《太平圣惠方》1240处,《圣济总录》399处,《千金要方》325处,《肘后备急方》(《肘后救卒方》)152处,《世医得救方》133处,《外台秘要》87处等。

又如《东医宝鉴》也是中朝外科交流的重要代表性著作,该书在朝鲜、日本、中国等都有着相当广泛的影响。以下仅就其外科在中朝医学交流中所发挥的作用,做一些简要的评述。

《东医宝鉴》(1610),25卷,许浚编撰时参考中医书80多部,而参考朝鲜医书只有3部。该书乃李朝宣宗召设局,由太医许浚(1546—1615)、杨礼寿等所编撰而成,宣宗命许浚"独为撰成",说明该书之主要编撰者,或现称之为"主编"者为许浚。这里需要说明的是为什么称书名为"东医"? 约在 14 世纪,朝鲜推行引进中医药学乡药化方针政策,他们认为朝鲜处于中国之东,如权近在《乡药济生集成方·序》强调"吾东方远中国",但尚未以东医命名其书。许浚等撰成的《东医宝鉴》可能是在此思想指导下,首先以"东医"之名吸纳中医学而实现其所谓乡药化、朝鲜化的表现。《东医宝鉴》中参考中医外科医方及外科专著较为普遍,明显反映出朝鲜曾借鉴了大量中国外科之先进理念和外科手术的牢证资料,以促进自身外科医学之发展,也反映出中朝两国在外科领域的交流是十分普遍而有效的,现仅举例略述其部分内容并评述如下。

《东医宝鉴》除卷七至卷九专论痈疽、诸伤、救急等外科疾病外,其他各卷也有涉及外科内容之论述者,例如《外形篇》卷一至卷三,头部,论及脑缝开裂;咽喉,论及兽骨哽咽技术手法;颌,论及下颌脱臼手法整复;鼻,论及鼻饲法等等,并各注明引自《本草》《万病回春》《世医得效方》等之外科内容。综览其有关外科疾病之论述所参考之中医专著多者有:葛洪《肘后方》、巢元方《诸病源候论》、孙思邈《千金方》、罗天益《卫生保鉴》、李仲南《永类钤方》、齐德之《外科精义》、危亦林《世医得效方》、朱橚《普济方》、程充《丹溪心法》、楼英《医学纲目》、薛己《外科发挥》、汪机《外科理例》、龚廷贤《万病回春》、王肯堂《疡科正治准绳》。从其参考之广,参考书之新,以及引文之精,可以看出许浚知识之渊博,思想之敏捷,对外科之研读颇有修养,如无外科临床经验,恐也难能有此选录编撰之能力。

《东医宝鉴》中除上述中国医学家著作为其成书的资料源泉外,许浚也参考了朝鲜医学家的大型医著《乡药集成方》《医方类聚》以及《医林撮要》等,而这些朝鲜巨型医著之资料也多源自中国。在此,笔者要强调:中朝外科领域之交流,于明代或朝鲜李朝时期,盛况空前,繁荣程度似乎为历史之最高。

《东医宝鉴·杂病篇》卷七《论痈疽上》29 论,卷八《论痈疽下》34 论,卷九《论诸伤》(注:包括金刃、撷扑、骨折、断筋、断耳鼻、杖伤……)11 论,《救急》17 论,《怪疾》28 论等,集中论述了外科领域的病证与医疗技术,或可视之为朝鲜医学之专科专著。其对疾病之认识,医疗技术之水平,与同时期中国外科领域学术水平十分接近,或并无明显差异。现仅举例说明如下。

(一)痈、疽名状

关于痈、疽之名状,可能许浚是首次以尺寸来区别之,例如他指出:"阔一寸至二寸为疖;二寸至五寸为痈;五寸至一尺为疽,一尺至二尺为竟体疽。"然后引《医学入门》《世医得效方》以及东垣、河间之论予以论证与释解,笔者以为这是一大进步。

(二)竹筒吸毒(脓)方

书中引《丹溪心法》以苦竹筒制作吸脓筒的技术,接受中医外科运用真空原理吸脓出,此对外科医疗技术之影响十分深远而有益。

(三)脓肿切开引流技术

许浚系统复习了《灵枢》《素问》有关痈疽的理论与砭针工具之要求,引用《外科精要》《医学纲目》《外科精义》《世医得效方》《刘涓子鬼遗方》等有关"痈疽针法""蜞针法""痈疽烙法"等有关论述与技术要求,对痈疽等化脓性感染脓已成之切开引流,吸吮脓技术以及火针切开引流技术之应用等,进行了比较全面系统的评述,简明中肯,很富有指导意义。

(四)诸伤急救技术

例如"金疮肠断者,视病浅深,各有生死",许浚引《诸病源候论》之有关论述与技术方法要求,以及《世医得效方》《丹溪心法》《太平圣惠方》中有关论述,进行了"可速续之"等急救手术,以及对出血等并发症之即时处理。同时对危证、不治证之种种,也集中予以强调,可谓是相关内容之集大成者,参考价值很高。

(五)休克急救

许浚在《东医宝鉴·杂病篇》诸伤之"救急方",引《医学入门》《丹溪心法》有关内容,指出:"金疮及诸伤重痛,闷欲死,取牛一只,剖腹纳其人于牛腹浸热血中,可甦。""或战阵炮矢所伤,血流满体,气贯胸膈闷绝者,亦甦。"其医疗手术技术多引中国各家之长,或可超过中国外科之水平。

二、中日外科学术交流

朱元璋称帝后,即派使节赴日本。以后互有往来,不断通商交易,虽倭寇之患明代未断,但物资交流始终不绝于时。

日本医史学家富士川游认为:"吾邦吉野朝时,正值中国元亡明兴之际。足利义满时,两国往来不绝,彼邦文物直接传入。而元有李杲(号东垣先生,著《脾胃论》《兰室秘藏》《内外伤辨惑论》等)、罗天益(著《卫生宝鉴》)、王好古(著《此事难知》《医垒元戎》等)、危亦林(著《世医得救方》)、滑寿(著《十四经发挥》《难经本义》等)、朱震亨(号丹溪先生,著《格致余论》《局方发挥》等)等名家。明洪武至嘉靖间(相当于室町时代),著名医家有王履(著《医经溯洄集》)、戴元礼(著《证治要诀》)、刘纯(著《玉机微义》)、汪机(著《脉诀刊误》)、虞抟(著《医学正传》)等。虽使医说一新,然明朝医学依然以《和剂局方》为主。当时吾邦虽处战国乱世,然尚精于学问,尤以僧侣为甚,其中不乏渡明求学且善医术之人,宋医方之后继明医方,主要通过这些僧侣之手流传。如是,中国医方赖僧侣之力传入吾邦,镰仓时代尤为盛行。但在此期,除僧侣外,尚有不少其他医家进入中国,直接传来彼邦医方。"①

入明日本禅僧颇多,据木宫《中日文化交流史》统计有 110 余人。1368 年入明的绝海中津,长于诗,明太祖曾召见他,问及熊野古祠时,以诗作答:"熊野峰前徐福祠,满山药草雨余肥;只今海上波涛稳,万里好风须早归。"明太祖依韵赐诗为:"熊野峰前血食祠,松根琥珀也应肥;当年徐福求仙药,直到如今更不归。"可见两国对医药交流均多关心。

在医学技术方面,1370 年有竹田昌庆(1338—1380)来华,向道士金翁学医,金翁爱其才,妻以女,生三子。竹田曾医治太祖皇后难产,使母子平安,赐封安国公。1378 年回日本,带去一批中医书籍及铜人形图。多纪元简认为,此铜人图是元代仿天圣铜人而复制者。这是第一具传入日本的铜人,对推动日本针灸学的发展影响甚大。

田代三喜(1465—1537)23 岁入明,时日僧月湖已于杭州行医,田代师事之,学李(杲)、朱(丹溪)之术,是李、朱学说在日本之开山,故李、朱学之外科亦于日本得到发展。

曲直濑道三(1507—1594)随田代三喜学,受业十余年,继李、朱学而发扬之。于洛下直启迪院教授门徒,学生号称 3000,多来自农村,一时俊彦皆出其门。屡诏不仕,专心医疗与撰著,参考中医著作六十余部,特别重视虞天民《医学正传》、刘宗厚《玉机微义》以及《丹溪纂要》等李、朱学派之要旨,撰成《启迪集》(1571) 8 卷,自序云:"予久出入华夷,而多疗沉疴,获救活者,难以具载。"乃日本后世医派之奠基人,日本李、朱医学由曲直濑道三及其学术之传承而确立,使"金元四大家"医学著作有关外科与医疗技术,于日本得到发展与推广。

与此同时,日本医坛比较活跃,外科的发展也日益为医界所关注。例如,曾谷寿仙《外科传语》,鹰取秀次《外疗新明集》(1581)、《外疗细莛》(1606),庆祐法眼《外科捷径方》(1583),吉益半笑斋《换骨秘录》(1585),休安斋《金创一部事》(1594)以及山本玄仙《万外要集》等,计约 14 种相继问世。

日本室町时代(1338—1573),约相当中国明代初中期,僧有隣撰《福田方》(1362)12卷,参考中国《诸病源候论》《三因方》《备急千金要方》《千金翼方》《刘涓子鬼遗方》《易简方》《济生方》等 100 多种中医图书有关外科的疮肿(痈疽、疔疮、附骨疽、瘰疬、瘿瘤、肠痈、乳痈)、杂肿(风肿、毒肿、风毒肿、热肿、阴肿、便毒)、杂疮(疥癣、痱子、汤火、灸疮、漆疮、灭瘢、疣目、疵痣、癜疡、疠疡、丹毒)、猝急诸病(金疮、伤打、猝死),以及畜、兽、虫、蛇所伤等五门而成。对日本外科学发展有比较深远的影响。

又《续添鸿宝秘要钞》成书于永正五年(1508),其外科部分之救急、折伤、诸风、疥癣、痈疽疮疖、破伤风等的论述,对日本外科发展也有影响,其资料源于中国医著者,亦在所料。

---

① 富士川游《日本医学史》形成社刊本,昭和五十四年(1979)决定本。

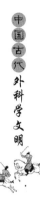

又《管蠡备急方》，成书于天文三年(1534)，其外科内容含"痈疽疮疖""折伤""急救诸方"等等。

日本《大宝令》之体疗、创肿两科，影响日本约600年，约于宝町时代，称之为外科，此后专外科医疗与外科专著得到重视与发展。富小路范实所撰《鬼法》(1391)1卷在外科治疗技术、金疮医疗、针熨等方面有所进步。镰仓时代(1192—1333)，日本外科出现了进步倾向，并以新的面貌展现于世。然而应仁年间(1467—1468)以后，由于干戈相踵，战乱不断，致创伤甚多，疡医、金疮等引起士林之关注。因而攻读金疮医疗技术者越来越多，医疗技术日趋发展，逐渐形成了学派，在医疗学说上或有相异者，但其治疗技术多相同。如撰者佚名之《金疮秘传》成于永正元年(1504)等。其肠出之洗药、还纳、大麦粥煮汤洗的手术方法、步骤，脑出的急救等，与日本金疮医学家治疗技术无异，且与中医之相关记载要求等也完全一致，这也充分说明中日外科交流之关系密切，其术无疑来自中国。

除上述之交流史迹外，中国外科图书以及综合性医学著作之外科部分，在中日外科之广泛交流中作用与影响当更为广泛而深入。特别是这类医书传入日本后，由于日本学界、商界之重视而刊印，得到了十分广泛的发行。不但使诸多学者可读，而且使广大业者能得到参阅的机会。例如，据日本现代著名学者真柳诚在《中国医籍渡来年代总目》统计，明代先后传入日本，或由朝鲜转手带到日本的与外科相关的著作、外科专著，有《诸病源候论》《肘后备急方》《备急千金要方》《千金翼方》《千金宝要》《外台秘要》《圣济总录》《太平惠民和剂局方》《永类钤方》《世医得效方》《鸡峰普济方》《济生拔萃方》《刘涓子鬼遗方》《外科启玄》《外科精义》《外科精要》《外科理例》《外科正宗》《大河外科》等等。由于对这些书的大量翻刻，出版次数空前增加，进而中医影响也急剧扩大。例如，先后在日本翻刻出版的《万病回春》《医学入门》《医学正传》《名医类案》《备急千金要方》《外台秘要》《太平惠民和剂局方》《千金翼方》《圣济总录》《诸病源候论》等，均含有相当丰富的外科内容。特别是唐代孙思邈《备急千金要方》与《千金翼方》各30卷，其外科内容比较丰富，先后在日本翻刻出版达12次之多。

明代同期的日本大量引进中医图书，并翻刻出版，使研究者获得丰富的参考资料。如上所述，日本业外科学者，结合自己临床经验与体会，整理出版自己的外科类著作，据统计多达14种。其繁荣的外科乃至影响到清代的医学，可见日本外科学术水平的进步以及外科专著的繁荣均令人瞩目。

第十章

清代外科的变革与争鸣

（1644—1911）

The Transformation and Contention of Surgery in the Qing Dynasty

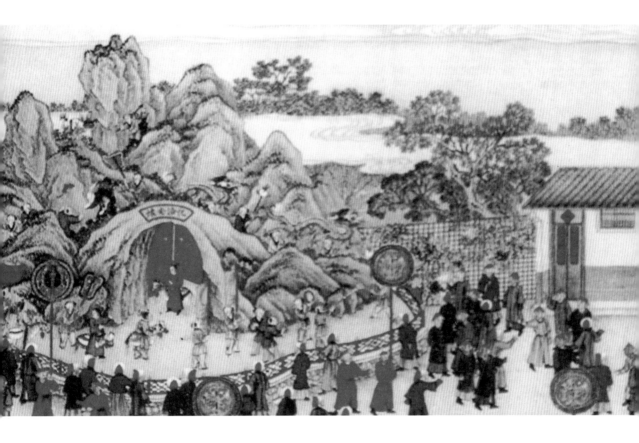

　　就人类保健而言，中国医学于康熙、乾隆时期，仍处于世界先进水平，西方学者不断从中汲取营养。清末以前，虽然有大批传教士将西方医学不断引入中国，但中医在中国仍然保持着主体地位。尽管中医外科领域的发展被严重的保守思想所制约，但它在外科、皮肤科、骨伤科等领域仍有保持着一定的先进性，只是在近现代消毒、麻醉、止血以及解剖学大踏步前进并引进西医外科的时代背景下，中医外科逐渐显得止步不前，甚至衰落了。但是中医在外科领域仍有不少的宝贵理论与技术有待发掘、整理和提高。

明代后期,政府日趋腐朽。公元1644年3月,李自成率农民起义军攻陷北京,明王朝宣告灭亡。时当东北地区的女真民族在努尔哈赤、皇太极、福临祖孙三代努力下重新崛起,并于皇太极在位时将族名改称满洲,组成八旗子弟兵屡犯明朝地方政权,经济和军事实力大振,觊觎关内。明朝总兵吴三桂在与李自成接战时,引清兵入关。李自成回师北京,于4月29日即皇帝位,国号"大顺"。但于次日即退出了北京。于是清军顺利入京,并正式建立了清王朝。

满族入主中原,由奴隶制度急剧过渡到封建制度。首先是挟兵剿灭各地义军,陆续消灭在南京、福建、浙江、广东等地先后建立起来的四个南明小朝廷,以及臣服的蒙古、新疆、西藏等少数民族地区,继之铲除吴三桂等的三藩割据,进军台湾,从而使中国空前地归于统一。与此同时,大力加强封建集权统治制度。内阁之上,另设"议政王大臣会议"(后为"军机处")为最高决策机构,直接对皇帝负责,全由满洲贵族组成。地方行政分属总督、巡抚、布政使、按察使及知府、知县等各级长官,满汉兼任,但唯知府以下方准多用汉人。基层推行保甲制度,十户一牌,十牌一甲,十甲一保,保甲长及牌头由当地地主或族长担任,负监视督察之责。并且修订法律,内容包罗历朝法典,另加民族压迫条款,著名的"留头不留发,留发不留头"即为写照。文用科举取士,并增"捐纳"和"特科";武设旗营,即八旗之外,各省另编绿营,由满人任官长统制。对其他少数民族地区继续用兵征讨,并推行"改土归流"政策,废除其土司世袭制。从康熙到乾隆,既建成了这样一个满汉合一的统治政权模式,又将中国的封建制度推到了顶峰。

康乾盛世,社会经济发展。康熙帝亲政,实行严格的禁止圈地的政策,终于促成满族统治者从奴隶占有制向封建制度的过渡,所实行的奖励垦荒,轻徭薄赋,惩治贪污,兴修水利,节约开支等统治措施,至康熙四十八年(1709),使户部库存银已由原先的1000余万两增至5000多万两,出现比较安定和繁荣的局面。公元1661年统计人丁户口为1900多万,公元1711年亦仅2462万,而至公元1774年,全国人口已猛增至22102万。

乾隆中叶国库丰盈曾达七八千万两银。但他好大喜功,加以官吏层层中饱私囊,国库渐趋空虚。宠臣和珅,私自搜括财富折合白银竟达八亿多两,以至嘉庆即位抄没时,有"和珅跌倒,嘉庆吃饱"的民谣。于是国将不国,已走在下坡路上的车轮已经很难被刹住了。乾隆统治末期,人口3亿左右,生产的增加量远远赶不上人口增殖的速度,加剧了社会阶级矛盾。加之,由于康乾后清统治者沉溺于奢侈生活,对外部世界资本主义的发展并无察知,对国内资本主义的萌芽,也无认识。江南稀疏的资本主义商品生产,在社会安定的局面下自发成长,乾隆嘉靖年间进一步发展,但并未形成较大规模。"上元之民善商,江宁之民善田。龙都之民善药,乌龙山之民善陶(皆上元);西善桥亦善陶,陶吴之民善剞劂,秣陵之民善织(皆江宁)。织,巨业也。"①江南的纺织业、制瓷制陶业、铜铁矿业、造纸业及航运业都有相当大的发展。农产品的商品化也日益发展,棉、烟、茶、糖、药的种植、贩卖及雇工经营,渐渐弥延全国。统治者只知课税,因而无论是自给自足的小农经济,或是脆弱的自发的资本主义萌芽,一经帝国主义殖民势力的打击,都迅速陷于困顿,统治者也视而不见。

至文化与科学技术,清统治者扶持少而打击迫害者严重。明末清初社会动乱时期,出现过一批先进思想家,如方以智、王夫之、顾炎武等。他们的政治主张基本上是反清的,因此多被下狱,或避世隐居。

其中方以智还是一位科学家。他们死后,虽有门人李恭、万斯同、全祖望等的继承发展,但总体上说,学术发展已经沉寂下来。究其原因,首先是清政府的思想压制政策。为了巩固统治,康熙帝等大力推行宋明理学,祀孔子,祭朱熹,将其列入十哲,并亲撰"圣谕"以为弘扬。为了打击一切有反清嫌疑的文人,把中国的"文字狱"发展到登峰造极的地步。康熙年间戴名世《南山集》案,株连被杀者逾百,流放者三百余。医学家兼思想家吕留良(1629—1683)剃发为僧,著书立说,宣扬民族大义,作诗"清风虽细难吹我,明月何尝不照人",唤醒了不少爱国志士。死后案发,遭雍正帝戮尸灭族,刻书卖书者也不能幸免。徐骏"清风不识字,何故乱翻书",胡中藻"一把心肠论浊清",及科场试题"维民所止"等,均因一二字之疑而成致祸之由。当时文坛已成一派肃杀之象,令人窒息。

于是学术界人士不得不钻进故纸堆,音韵、训诂、校勘,形成了著名的乾嘉考据学派。戴震虽是位唯物思想家,揭露了理学"存天理,去人欲"之虚伪,但其成就终被考据所掩。另一方面,清政府为笼络、束缚文人学士,雍正、乾隆两朝还官修了两部大书:《古今图书集成》和《四库全书》。前一书之目的尚在汇集大量文献资料以冲淡经世思想的流行;后一书更加上了"寓禁于修"的意图,通过普遍征书而加删削窜改,然后销毁原书,从而达到他们所要求的目的。此两部巨著在今天确为不可多得的研究资料,其中也包括大量医药文献,但原始资料书籍被销毁,使后世学者感到无比痛惜。

清朝中期以后,闭关锁国政策越来越严厉。顺治和康熙帝本来都器重明末来华之传教士汤若望、南怀仁等,甚至请他们入宫讲学,康熙帝是中国历史上比较重视自然科学的皇帝。汤若望除授钦天监实职外,还得到正一品的荣衔。但是,后来因传教士内部争议,罗马教皇发出"禁约",并两度派特使晋见康熙,要求改变利玛窦的传教法度,禁止中国天主教徒参与祭孔、祭祖、行吊丧之礼及悬挂"敬天"之匾,这一要求理所当然地遭到康熙斥逐,并下谕"以后不必西洋人在中国行教,禁止可也,免得多事。"②这也可能改变了康熙曾很关注西洋解剖学与外科手术技术的态度。"欧亚人侵扰我百姓,蔑视我法律"

---

① 参见清同治年《上江两县志》卷七"食货"。
② 北平故宫博物院编:《康熙与罗马使节关系文书》,第14通,1932,影印本。

者不断发生。加之后来又考虑到边疆之患及思想体制被淆乱,乃有乾隆朝下令闭关锁国。商人及知识分子一概不准到海外贸易、考察,汉人出洋者为"自弃王化",不论官民一律杀头,没收货物财产。至此,就从原来的因保护主权而闭关锁国发展成对一切外来文化和经济交流均予格拒的自闭政策。

由于清代实际上抹杀了明代开始的资本主义萌芽,制约了自然科学等的进步与发展。中国传统先进的天文、历算等,未能得到应有的发展。虽然有王锡阐(1628—1682)与梅文鼎(1633—1721)接受西方历算、天文而发展中国传统历算的研究,但终因没有政府的关注,成果甚微,而为西方科学逐渐取代。唯一能与西方教会传入的医学相抗衡者,乃中国传统医学。

第一节　医事管理与外科

太医院隶属礼部,是清代管理医事的最高机构,虽然隶属关系常有变更,但其职能多较恒定。

《清史稿·职官志》载:太医院设管理院事王大臣(满族)一人,院使,左、右院判,俱汉族各一人,其属御医十有三人(一说十至十五人),吏目二十有六人(一说三十人),医士二十人(一说四十人),医生三十人。"院使、院判掌考九科之法,帅属供医事。御医、吏目、医士各专一科,曰:大方脉、小方脉、伤寒科、妇人科、疮疡科、针灸科、眼科、咽喉科、正骨科,是为九科。掌分班侍直,给事宫中曰宫直,给事外延曰六直,西苑寿乐房以本院官二人直宿。顺治元年,置院使,左、右院判各一人,吏目三十人,预授吏目十人,御医十人,医士二十人。凡药材出入隶礼部。十六年,改归本院。十八年,生药库复隶礼部。康熙三年,定直省岁解药材,并折色钱粮,由户部收储付库。雍正七年,定八品吏目十人,九品二十人。乾隆五十八年,命内府大臣领院务。宣统元年,院使张仲元疏请变通旧制,特崇院使以次各官品秩。初制,入院肄业,考补恩粮,历时甚久,军营、刑狱医士悉由院简选。光绪末叶,民政部医官,陆军部军医司长,与院使、院判品秩相等。至是厘定崇内廷体制也。又定制,院官迁转不离本署。同治间,曾议吏目食俸六年,升用按察司经历、州判。嗣以与素所治相刺,乃寝"。

又院使,左、右院判,官品分别为正五品、正六品,岁给银四十至八十两。御医官品为六品、七品、八品,岁给银四十至六十两。吏目官品为八品、九品,岁给银三十一至三十三两。医士从九品,岁给银三十一两五钱二分。

乾隆《大清会典》记述:"太医院掌医之政令,率其属以供医事。"清代,医药卫生政令仍由皇权独断。太医院承旨行事,掌理全国医药卫生政务与医学教育。太医院隶属于礼部,但与吏部、刑部、户部、内务府等均有政务往来或配合共事。其所属有御药房、生药库等,每因朝政需要而改变归属者,但业务联系与太医院之密切关系不变。其所属之教习厅、医学馆、纂修医书馆等职能与编纂是其重要任务的组成部分。

清太医院的医学分科与医学教育,是其负责皇室医疗任务之外,反映其学术水平的最为重要的一个方面。清初,由于天花流行甚烈,给皇室造成极大威胁,包括顺治、康熙以及皇子、公主多不能幸免,而且致死者多。因此,太医院承袭明制,在十三科的基础上,医学分科为十一科,即大方脉(内科)、小方脉(儿科)、伤寒科、妇人科、疮疡科、针灸科、眼科、口齿科、咽喉科、正骨科、痘疹科。即废除了明设之祝由科,并按摩、金镞两科于正骨科。同时,为了更好地关注天花、麻疹等传染病,从小方脉科中分出痘疹独立成科。如此调整反映了清初政权相对稳定,战伤减少,面对巫术欺人敛财害命,以及儿童传染病流行猖獗的现实,是一次求实的正确调整,很能代表清初医学发展的方向与水平。

由于康熙帝加强人痘接种术在皇室乃至臣民的推广,天花的大流行与杀伤力得到一定的控制。嘉庆帝时,经济渐趋困难。嘉庆二年(1797),不得不将清初由小方脉科分出而独立的痘疹科又并入小方脉科,同时还将口齿科与咽喉科并为一科,从而使清初医学分十一科而并成九科;嘉庆六年(1801),又将乾隆帝时期编纂《医宗金鉴·正骨心法要诀》时上驷院绰班处(蒙古正骨医)与汉族正骨科合并,共同进行该书之编纂的体制,再次划拨给上驷院管理,进一步削弱了太医院的正骨学术,使太医院医学分科减少至八科。太医院在经济困难等诸种因素制约下,于道光二年(1822),由道光帝下旨:"针灸一法由来已久,以针刺火灸,究非奉君之所宜,太医院针灸一科,着永远停止。"太医院医学分科被缩减为七科。同治五年(1866),更因经济困难,再将伤寒科与妇人科并入大方脉科,改疮疡科为外科,如此太医院医学分科则由清初蒸蒸日上的十一科压缩、归并、划出,减少为五科。

由以上医学分科在太医院的变迁可知,外科类被不断削弱。例如清初沿袭明制时,将"金镞(战伤)、按摩(外治法)"归并外科类仅留有疮疡与正骨(乾隆时很重视),但嘉庆六年时,又将正骨科划归上驷院。疮疡虽改为外科,名称上其业务范围似有扩大,但实际上较之明制四科已减缩为一科了。太医院医学分科虽如此,但民间外科类疾病之病发率仍然比较高,因此,民间外科类名医与名著仍明显增多。此乃客观需要所趋,并非太医院分科所能左右。

关于太医院外科教育的教材,乾隆帝令吴谦等编纂《医宗金鉴》并将其颁布为太医院医学教育统一教材,这是中国医学发展史上富有创新性的重要举措,对提高与普及医学教育水平发挥了十分关键的作用。其中《外科心法要诀》《正骨心法要诀》是培养外科医师、正骨科医师的重点教材。同时,他们还必须系统学习伤寒、杂病以及相关学科,对于改变外科医师的知识结构和历史上存在的重技术、轻学理现象,着实是有历史意义的。

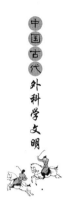
明清太医院医学分科变迁情况表

		大方脉科	小方脉科	妇人科	疮疡科	眼科	口齿科	针灸科	伤寒科	咽喉科	接骨科	金镞科	按摩科	祝由科	十三科
明		大方脉科	小方脉科	妇人科	疮疡科	眼科	口齿科	针灸科	伤寒科	咽喉科	接骨科	金镞科	按摩科	祝由科	十三科
清	前期	大方脉科	小方脉科 / 痘疹科	妇人科	疮疡科	眼科	口齿科	针灸科	伤寒科	咽喉科	正骨科			废除	十一科
	中期	大方脉科	小方脉科	妇人科	外科	眼科	口齿咽喉科	废除	伤寒科	并入口齿科	并入上驷院			废除	七科
	晚期	大方脉科	小方脉科	并入大方脉科	外科	眼科	口齿咽喉科			并入大方脉科	废除				五科

现将有关外科与相关之律令摘抄如下。

嘉庆十三年(1809)九月辛巳谕内阁:奉天省个别人"俱习学邪术治病,或用鸟枪,或用铡刀,致将病人伤毙。经刑部依'异端法术医人致死例'拟绞。情实核其情节,均系病者情愿邀请,该犯浼其医治失手误伤致毙人命,俱加恩免于勾决。"谕"如再有传习此种异端法术者,即先行查拏禁绝。"①

又嘉庆十九年(1815)七月,据奏有人"延请祝由科医生呪治目疾……张泳宁吸气呪疮,术涉异端,必应驱逐远方,以正首善风俗。"②

《大清律例》:"凡采生折割人者,凌迟处死。""采生折割人是一事,谓取生人耳目、脏腑之类,而折割其肢体也,此与肢解事同。但肢解者止欲杀其人而已,此则杀人而为妖术以惑人,故又特重之。为从(加功)者,斩。""若用毒药杀人者,斩(监候或药而不死,依谋杀已伤律,绞)。"

乾隆十三年(1748)四月,山东昌乐等县造卖烧酒之家,择辛辣有毒药草磨麦作曲,名曰神曲,以之造酒,米可少而水可多,气味香辣,其价倍贱。此种药酒,民间饮每致毙命。山东渐及江苏,危害甚大,故诏令:"务将造卖之人,严拏治罪,永行禁止,以绝根株,毋得疏忽贻害。"

嘉庆三年(1799)八月,刑部曾修订犯人留养例:"用药迷人甫经学习即行败露者、用药迷人已经得财为从者……用药迷人被迷之人当时知觉未经受累者",改定为概不准申请留养。又道光三十年(1850)正月诏:"蛊毒魇魅毒药杀人,不赦。"

---

① 《清实录·仁宗实录》卷201,中华书局,1986,影印本。
② 《清实录·仁宗实录》卷293,中华书局,1986,影印本。

鸦片之为害中华甚巨,清政府每有禁限之策,但为了经济利益而解禁去限时有为之者,使之为害百年不能消除。于此所以论及鸦片者,因为它在医学上之止痛确系良药,实乃外科止痛麻醉所必备之品。但当时统治者禁限政策失控,使其流毒社会,造成严重的社会问题,甚至严重威胁民族存亡,正常的医用反而被严重制约。总之,与鸦片类似的迷人药、毒酒等,也多以致人昏迷失去知觉的情况,给巫术者,贪财害命、为非作恶之人顺利作案提供环境、机会,他们大多是实行麻醉术作案的。由于这些作案者盗用致迷之麻醉术药物,破坏社会和谐、安定,使当政者采取措施,立法打击,同时使用于医疗外科手术之麻醉术也失去了改进的机会,其结果导致外科手术不得不在无麻醉术保证的条件下进行,造成大多数患者由于不能忍受剧烈的疼痛而反对手术。上述不加区别的禁限、取缔,不但未能达到应有的目的,反而制约了医疗、外科手术治疗的发展。

此处将清代与外科发展相关的一些政令、制度,摘录出来,以为参考。

天聪五年(1631),太宗以部卒中炮折足延治为由,强调战国吴起亲自为士卒吮疽的故事,谕示诸臣:"凡士卒有伤,则调治之,病则慰问之。"

乾隆二年(1737)规定:阵亡官兵,若子弟内有可养而成才者,即令顶补,以资养赡。五年(1740),户部议定:兵丁阵亡赏银五两;伤重者一两;伤轻者5钱。守备以上官带伤病故者,分别资助;千把总伤亡者,资助银20两。军医每月给银3两,深入兵营者每日给银2钱。

关于上驷院绰班处建制:上驷院隶属内务府,最初其名为御马监,专门管理皇帝御用良马的机构。顺治十八年(1661)改御马监为阿敦衙门,康熙十六年(1677)改名上驷院,并铸给印章。绰班处是附设于上驷院的专门处理跌打损伤的蒙古医生正骨机构,"绰班"乃蒙语,即正骨。绰班处医官,康熙年间(1662—1722)被称作蒙古医,乾隆年间(1736—1795)被称为蒙古医士或蒙古医生,他们因掌握着精湛的治疗损伤、骨折的技术而享誉。

前已论及,太医院医学分科,亦设有正骨科,其医疗技术主要是沿袭汉族正骨之传承者。据绰班处传人称,乾隆帝御纂《医宗金鉴·正骨心法要诀》时,曾将上驷院绰班处专长正骨之蒙古医士与太医院正骨科相并,令其合作编纂修订《正骨心法要诀》一书。如此,则《正骨心法要诀》或能包含有蒙古正骨医士的正骨技术。嘉庆六年(1801),帝旨:又将太医院正骨科划归上驷院蒙古医生长兼充。

绰班处正骨医士之传承,乾隆十一年(1746)置蒙古医生头目二人,《绰班花名》记载,仅知其第一位蒙古正骨医士为正白旗满洲如璧佐领下蓝翎侍卫怀塔布,他是咸丰九年(1859)被选入绰班处学习的。乾隆年间,绰班处学员选自正黄旗、镶黄旗、正白旗士卒;同治五年(1866)选择范围扩大为八旗士卒。绰班处蒙古医士长的选任,按乾隆十一年额定蒙古医士长为二人,给予八品虚衔顶戴。此后升迁为正六品,并增设了八品副蒙古医士长二人。乾隆四十三年(1778),又增蒙古医生长额为三人。绰班处医官最多时为30

人。绰班处医官共分七级,初入绰班处学习者为第一级,学习成绩合格而补实缺者为第二级,以后按实际可以晋升副班长、班长、无顶戴委副蒙古医生长、副蒙古医生长与蒙古医生长等。

关于绰班处蒙古医士之医疗技术,其治疗骨折、跌损等之时,明确要求他们必须"限以日期报愈,逾期则惩治焉"。① 如此高标准要求,笔者也听绰班处蒙古正骨医士传人讲过,至少可以说明他们的整复技术是十分高明的,这也给人难以想象的感觉。例如,乾隆年间,蒙古医士为侍郎齐召南医治头颅骨损伤,采用"牛胯蒙其首"的蒙医罨敷法,确有其独特的疗效。又康熙年间,蒙古医生华色通过摸法,将侍卫兴辉的粉碎性骨折对接而治愈。又如乾隆年间,觉罗伊桑阿教徒弟"削笔管为数段,包以纸,摩挲之,使其节节皆接合,如未断者,乃如法接骨,皆奏效",等等。由上不难看出蒙古正骨医士确有超乎一般的医疗技术与学理依据。

太平天国于建立之初,公元1851年明令:扎营令拯危急官员务必查实伤患名数,令宰夫官两三日按名给肉,以资调养。令内医(内科医生)、掌医(外科医生)格外小心医治,选换新鲜药饵,不可因其脓血之腥臭而生厌心。其为佐将者,当公事稍暇,亦必亲到功臣衙看视……念同魂父所生,视为骨肉一样。太平天国四年(1854),北王韦昌辉更发布招延良医诫谕:招访大小方脉、内外专科、眼科、妇科医生,较其初之只设内医、掌知两科更为扩大。据张德坚《贼情汇纂》称:太平军各军设督医将军一人,主管本军医药。下设"内医",负责内科疾病之诊治;"掌医",为外科医生,负责外科伤病之诊治;"拯危急"(注:急救医官),行抢救之事。其他还有"功臣"者,为管理药料者,"理能人"者为护理员。另外,还有马医,即兽医。按其规定之责任分工也较为明确。例如,"凡打仗受伤者,'拯危急'先用草药敷治,然后送入能人馆疗养"。

在民族医之与外科相关者,除前已述及之上驷院绰班处正骨之蒙古族医士外,回族风俗也形成良好的传统。例如,孕妇临产的清洁卫生十分讲究,特别是新生儿断脐,强调用烧烤过的剪刀断脐,于伤口敷以少许麝香,以洁净白布包裹,以防脐风(注:新生儿破伤风);又如回族男孩十二岁时要行割礼,即手术切除阴茎包皮,并举行隆重的礼仪。这一习俗是很有科学意义的优良传统,它可以有效预防包皮炎症、阴茎癌等疾病。

第二节　解剖学研究昙花一现

在中医学的发展过程中,解剖学的一个重要特点,或可称之为优势者,就是解剖始终是在人体进行的,不像西方多以动物解剖为基础,例如《黄帝内经》所强调:"若夫八尺之士,皮肉在此,外可度量、切循而得之(注:即人体体表之解剖度量),其死可解剖而视

---

① 昭梿:《啸亭续录》,中华书局,1980。

之，其脏（注：指心、肝、脾、肺、肾五脏）之坚脆腑（注：指胃、大肠、小肠、膀胱、胆等空心脏器）之大小，谷之多少，脉之长短，血之清浊，气之多少，十二经之多血少气，与其少血多气，与其皆多血气，与其皆少血气，皆有大数（注：指通过尸体解剖，记述其脏、腑之形态、大小、受盛谷物之容量以及血、气相互多少变化之状况，判定其解剖生理功能等）。"自战国秦汉医学家关注解剖并实施人体解剖的研究后，虽然没有将其视为医学发展之必须，但其发展史中尚有若干统治者、医学家对之关注，一些时期仍有断断续续的人体解剖实例与专著的出现。清代，虽然在指导思想上有些偏于保守，或制约于封建思想，但解剖仍出现了一次飞跃性发展，这就是清末王清任对人体解剖研究的巨大贡献。

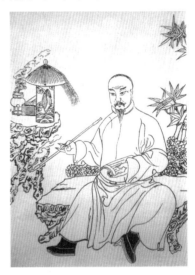

王清任木刻像

王清任(1768—1831)，字勋臣，河北玉田人。医学家，人体解剖家。图为其自画像，木刻于所撰《医林改错》一书中。

王清任(1768—1831)，字勋臣，河北省玉田县人。曾祖王凝机为岁贡生，后因不肯投充，而设药肆托于医。清任初为邑武庠生，纳粟得千总衔。为人刚直磊落，凡事主正义，曾反对官绅以"官桥官渡"为名勒索乡里，提出"善桥善渡"，因而入讼。堂上辩论时义正词严，站诉不屈，以"小良善"反诘而胜诉。在乡鸦鸿桥河东村开小药铺时，立匾额曰"正中堂"，故意小书"中"字，以讥县衙，因而受到迫害，只好流落他乡行医。有此秉性品格，乃于后影响其大胆前往坟地刑场观验脏之真。清任约于20岁左右习医，即发现"古人脏腑论及所绘之图，立言起处自相矛盾""前人创著医书，脏腑错误"，这种错误的后果必然是"本源一错，万虑皆失"。他斩钉截铁地强调："著书不明脏腑，岂不是痴人说梦；治病不明脏腑，何异于盲子夜行！"

整整10年时间，他"有更正之心，而无脏腑可见"。他一反过去一些著作家从文献到文献的考订方法，必图亲视脏腑而为改正之说。无疑，这是躬身实践的科学态度。直至1797年四月初旬，游医于滦州稻地镇，见诸义冢中小儿因染瘟疹痢症而死以席裹半埋者甚多，而犬食之余，皆破腹露脏。于是不避污秽，每日清晨往看细视。如此一连10天，凑集看全30余尸，大抵已明脏腑解剖位置。"始知医书中所绘脏腑形图，与人之脏腑全不相合。即件数多寡，亦不相符。"

但因胸中隔膜一片，其薄如纸，看时皆已破坏，未能验明。当时王清任也只有观察的机会，而没有亲手解剖的可能。因此，对他最想了解的横膈膜，始终无法观察仔细。两年后，他在沈阳遇辽阳州一名26岁妇女因疯疾打死其夫与翁，解省拟剐，遂跟至西关。又顾虑其非男子，不能近前，只好看行刑人提其心肝肺走过，大略一看，与前相同。此后清任到北京行医，开知一堂药铺。或因解剖未明，自拟一联"也开小药铺，学着糊弄人"，以为诮嘲。但于观察脏腑机会,时时留心。1820年,见一打死其母之剐犯,将行刑于崇文门外吊桥之南,赶去近前观看,可惜"虽见脏腑,膈膜已破,仍未得见"。1828年又有一次机会,剐逆犯张格尔,却因不能近前而观察未成。到次年(1829)十二月十三日夜,出诊安定门大街板厂胡同恒宅,谈及膈膜一事,恰遇座中有江宁布政司恒敬公,曾镇守哈密,领兵喀什噶尔,所见诛戮逆尸最多,于膈膜一事最悉。乃拜叩而问,细细说明形状。前后历42年,终于访验得确。于是绘出《脏腑图记》,并成《医林改错》一书,时在道光庚寅年(1830)孟冬。

王清任作为一位杰出的医学革新家,在所著《医林改错》中,一是比较准确地描述了胸腹腔内脏器官、血管等解剖位置,较过去有改正、有发现;二是由于对解剖、生理之研究,在临床上特别关注"血瘀"病因研究,创活血化瘀新理论,拟出许多新方,于临床颇有奇效;三则否定胎养、胎毒等陈说及综成"灵机记性在脑不在心"新说,其贡献巨大,值得肯定。梁启超称王清任"诚中国医界极大胆之革命者",此为之评。

《医林改错》2卷,王清任撰刊于道光十年(1830),是他访验脏腑42年呕心沥血之作,也是我国中医解剖学上具有最富革新意义的著作。

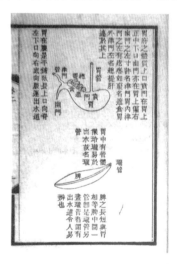 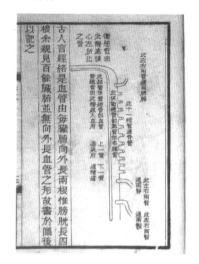

《医林改错》书影

王清任撰,清光绪二十三年(1897)鄂藩使署校刊本,成书于道光十年(1830)。王清任于医学临床之余,恭身人体解剖,观察、比较研究42年,改正前人错误,革新医界不重视人体解剖积习,做出了巨大贡献。

本书约有三分之一篇幅为解剖学内容,以其亲眼所见,辨认胸腹内脏器官,与古代解剖作比较,画出他自认为是正确的13幅解剖图以改前人解剖之错。从一般的解剖形态结构及毗邻关系的大体描述,王清任所改是十分准确的。他发现了颈总动脉、主动脉、腹腔静脉及全身血管之动静脉区分。描述了大网膜、小网膜、胰腺、胰管、胆总管、肝管、会厌及肝、胆、胃、肠、肾、膀胱等的形态和毗邻关系。这些是很有革新和进步意义的。但是，他对不少器官的命名和功能解释受传统理论的影响，显然有误。例如将主要的动脉称为"气总管""气门"，并认为动脉内无血而有气。将主要静脉称为"营总管"，认为血液及营养等靠它供应全身。又认为心中无血，血聚于膈上凹陷，所谓"血府"之中，将大网膜视作水液代谢的"出水管"，渗于膀胱而为尿。将小网膜称作"总提"，看成是饮食精微输化的中枢。还将胆汁、胰液的流通方向完全倒转。因此，他的解剖观察是正确的，而对生理过程的解释则与现代医学所论不符，但与中医传统理论相一致。过去批评家认为他的《医林改错》是"愈改愈错"的结论则是错误的。

正是生理功能与解剖的新解释，认为血瘀是许多疾病的主要因素。基于这一认识，王清任创造性提出活血化瘀理论，在临床方面做出新的贡献。本书约有一半以上内容即为此而作。所创通窍活血汤、血府逐瘀汤、膈下逐瘀汤、补阳还五汤、少腹逐瘀汤等，分治 50 余种瘀症及半身不遂、瘫痿、痹症及难产等，实发前人之未发，且多可在临床收到殊效。中医学活血化瘀理论的建立，本书实有肇化之功。

此外，书中一再体现出不遵经、不崇古的革新创造精神。例如，他否定天花病因的"胎毒论"，否定"胎在子宫、分经轮养"之论，认为"抽风不是风"，是因气虚而血瘀。他接受"灵机记性不在心在脑"之新"脑髓说"，并进行了自己的发挥。所有这些都是从他所具有的解剖新知识及他自己所创的生理、病理新论出发，所以颇有创见。

元明以来，解剖学的事例和实际应用时有所见，如何一阳、王圻、沈彤等，皆有贡献。但中医的解剖学的伟大革新，是在王清任的大胆探索、躬身实践后才展现于世的。

但由于王清任受到时代和礼教的局限甚大，使他的创造力、探索的勇气和机会都受到挫折，导致他的《医林改错》未能取得更高的解剖学成就。不过他的怀疑精神、亲身观察的科学态度体现了中医发展的时代精神，给后人以许多启迪和激励。令人钦佩的是他所重绘的 13 幅内脏解剖图，对会厌、气门、卫总管、营总管、气府、血府、津门、津管、遮食、总提、珑管、出水道等，在改正前人认识错误的基础上提出新的看法。从历史的角度来看，确是比过去的医籍要准确，且有不少是过去医籍中从未描叙过的，例如肺的解剖、气管分支、肺泡及胸膜脏层等，虽名词与今不同，但结构大体正确，脾、胰、大小网膜等也是过去从未描述清楚的。王清任虽然仍是脾胰合一，但画出了胰管（珑管），并说清了与肝、胃等之间的毗邻关系。

王清任遵承气血生理理论，因此他的解剖名词功能说明多半依之而定，这样便造成后世一些评论家认为他的《医林改错》是"愈改愈错"。其实，他描述的解剖位置是基本正确的。正是在这种改正了解剖位置认识基础上，特别是对横膈膜所隔开的胸腹腔的认识，捏合出"血府"理论，创立起他独特的活血化瘀学说。这一理论成为他对中医学理论的最大贡献，至今临床家仍多用之。

《内经》中关于大脑的功用，大抵是与耳目有关。认为外邪如"其入深，则随眼系入于

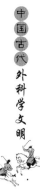

脑。入于脑则脑转,脑转则引目系急,目系急则目眩以转矣"(《灵枢·大惑论》)。《灵枢·海论》所谓"脑为髓之海,其输上在于其盖,下在风府……髓海有余则轻颈多力,自过其度;髓海不足则脑转耳鸣,胫酸眩冒,目无所见,懈怠安卧"。李时珍提出"脑为元神之府",是一大进步。不过,其时大脑的主宰功能和记忆功能,均未作深入论述。清初汪昂撰《本草备要》(1894年刊),在"辛夷"条下引用了李时珍"脑为元神之府"一语,并以"吾乡金正希先生尝语余曰:人之记性,皆在脑中。小儿善忘者,脑未满也;老人健忘者,脑渐空也。凡人外见一物,必有一形影留于脑中。昂按:今人每记忆往事,必闭目上瞪而思索之,此即凝神于脑之意也。不经先生道破,人皆习焉而不察焉。"王清任撰《医林改错》时,似未读过该论。

王清任《医林改错》中《脑髓说》专论,批判了自古以来"灵机发于心"的错误,发挥了"脑主记忆"的理论,使中医学关于大脑功能的认识大大提高。他说:"心乃出入气之道路,何能生灵机,贮记性? 灵机、记性在脑者,因饮食生气血、长肌肉。精汁之清者,化而为髓,由脊骨上行入脑,名曰脑髓。……看小儿初生时,脑未全,囟门软,目不灵动,耳不知听,鼻不知闻,舌不言。至周岁,脑渐生,囟门渐长,耳稍知听,目稍有灵动,鼻微知香臭,舌能言一二字。至三四岁,脑髓渐满,囟门长全,耳能听,目有灵动,鼻知香臭,言语成句。"

至此,王清任不仅说明了脑主记忆,而且从大脑发育与五官功能的关系上阐明了脑主五官感知和指挥语言的功能,使脑髓说大大完备了。他同时指出,"两耳通脑""两目即脑汁所生""鼻通于脑",在一定程度上作了解剖学的说明。又以癫痫一症的症状用脑的病理作解释,提出了"灵机在脑"的实际证据。王清任的"灵机在脑"说是比之"脑主记忆"说,提高了一大步。

第三节　外科专著丰富多彩

清代,外科类专著空前丰富、多彩。据《中国中医古籍总目》统计,清朝268年间见于该总目的外科通论性著作有145种,外科方类著作有51种,痈疽、疔疮专著者有34种,麻风、霉毒以及皮肤病类专著有19种,专论痔瘘及其他外科个病著作有16种,跌打损伤、正骨类著作89种,共计多达354种。以下仅以成书年代先后顺序与影响较大者举其要为代表,做一些分析研究,以知其外科专业发展之梗概。

一、祁坤《外科大成》

祁坤,字广生,自号槐庵、生阳子,清初浙江山阴县人。幼敏悟,攻读医,尤精外科。认为医至唐宋,分立十三科,意在学难尽述,使人各治一科,如水陆之殊途矣。他强调:

"疮疡虽曰外科,而其本必根于内,且多针、灸去腐完肌之技,似治外较难于治内耶。"他认为"近之世,重内而轻外者,由近之医弃内而治外,是舍本而从末也。"他"殚精采掇,参《素问》《灵枢》之奥旨,搜古今名贤之确论,汇为一书,名曰《外科大成》"。

祁坤之孙宏源以《外科大成》为依据,撰《医宗金鉴·外科心法要诀》时称:先王父广生公"膺世祖章皇帝①召,以御医侍值内庭","圣祖仁皇帝②尤嘉之,信赐与优渥,累擢太医院院判。"(注:祁宏源撰《医宗金鉴·外科心法要诀》叙称,其父祁昭远公"先大人亦以御医,侍值内庭,历事圣祖仁皇帝、世宗宪皇帝③两朝,赠太医院院判。")

关于《外科大成》与《医宗金鉴·外科心法要诀》的关系,祁宏源于乾隆癸亥(1743)称自己以五十多年之外科生涯,"乾隆己未(1739)冬,今上谕太医院判吴谦等纂《医宗金鉴》一书,以源世外科书,钦命纂修,源识谫学陋,何所与能,惟窃取先王父大成之意旨,而敷扬之耳。"

《外科大成》(1665)全书分为 4 卷,内容丰富,不仅对痈疽之病因、症治、脉法、经络等作了较全面的论

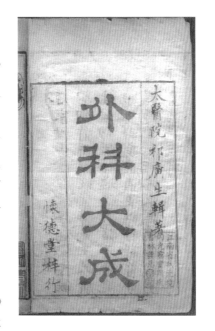

《外科大成》书影

《外科大成》作者祁坤,曾任清代太医院外科御医。《医宗金鉴·外科心法要诀》编撰时曾以《外科大成》为主要参考。乾隆年间江南怀德堂刻本。中国中医科学院图书馆藏。

述,尤其是对内、外治法理论的阐述有了进一步的提高。而且书中所论述的"痈,以寒为内消;疽,以热为内托",以及循经取穴的方法、原则等,均较其他外科书有所发展。其特点是按痈疽等所发之部位、分经络、定穴次、辨名色、拟药方,逐次罗列肿疡、溃疡有所区别之治法,分述其先后治法,内外诸方无所不具。辨证辨名从博,悉备不遗。用药用方从约,单刀直入。该书分类清楚,列症详明,义晰辞明,字释名解,提纲挈领,对于后世外科学术的发展曾发挥较大影响。清代官修医书《医宗金鉴·外科心法要诀》中的许多内容便取材于此书。

据《中国中医古籍总目》载,《外科大成》现存 20 个版本,若将 20 世纪 50 年代 4 个版本计入则有 24 个版本。300 多年间平均每 14 年则刊印一次,可见其影响流传之广泛深远了。除了康熙四年(1665)崇文堂原刻本外,尚有康熙年间江南聚锦堂李氏书林古雪堂刻本、乾隆六十年(1795)金阊函三堂刻本、清善成堂刻本,以及日本宽政八年(1796)缮生

---

① 世祖章皇帝,即顺治帝(1644—1661 在位)。
② 圣祖仁皇帝,即康熙帝(1662—1722 在位)。
③ 世宗宪皇帝,即雍正帝(1723—1735 在位)。

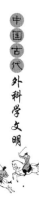

堂铅印本等。

《外科大成》卷一总论痈疽疮疡等外科疾病的诊疗要点与常用方剂,属外科疾病之总论部分;卷二至三则分别按头面、颈项、腰背、胸腹、肢体等部位,分别论述各个部位多种外科疾病、病证之证治,或附治验之案例等;卷四则对全身性之大毒、小疵及小儿疮毒之证治,进行论述。以下仅就其较前代在外科疾病的认识、治疗技术之进步等,依次做一些分析研究。

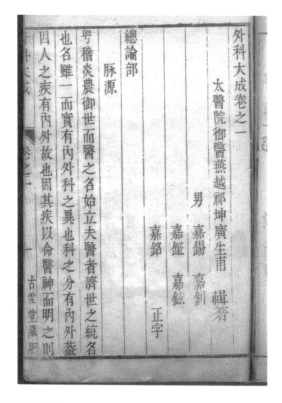

《外科大成》书影

《外科大成》(1665)4 卷。清代太医院外科御医祁坤撰。图为乾隆年间江南怀德堂刻本。中国中医科学院图书馆藏。

(一)关于化脓性感染切开引流之"针法"

祁坤在论述外科医疗之针、砭、灸、烙、烘、照、蒸、拔等法时强调:"夫用针者,譬之救火。火在屋下,必穴其顶,不尔,则延袤尽焚之矣。"所以他认为"毒气中隔,内外不通,不行针灸(指切开引流),药无全功。"然后他论述了自己确诊是否已经成脓的方法与技术后,指出:"若脓未成而用针,气血已泻,脓反难成。脓已成而不针,溃坏愈深,疮口难敛。"关于手法诊断脓浅深与未成、已成之经验,在前人经验基础上,形容更为简易明了。例如"轻按热痛者,脓浅而稠。重按微痛者,脓深而稀。按之不痛俱硬者,瘀血也;俱软者,湿

458

水地。再按之陷而不起者,脓未成。按之软,随手而起者,脓已成。按之四畔,俱软者,脓大成矣。"其文字简而明,其总结胜过前人,至今仍有其诊断之参考价值。

祁坤在论述外科医疗手法时,富有科学原理地指出"针锋宜随经络之横竖,不则难于收口,部位宜下取,便于出脓。肿高而软者,在肌肉……毒生背腹肋胁等处,宜扁针斜入,以防透膜之害。""针既透脓,即视针口,必有脓意如珠。斯时也,欲大开口,则将针斜出;欲小其口,则将针直出。""随以绵纸捻蘸玄珠膏度之(注:"度之"即引流)。使脓会齐,三二时取出捻,则脓水速干矣。""若拔后,大脓当出而反少,必内有顽膜,宜取去寸余。虽微痛血出无妨,随用两手轻重得宜,从疮根燃处渐渐捺至中间,剪去脓管,聚脓自然涌出,以黄厚为吉。其脓日渐多者为轻,反此则为虑矣!"

(二)关于吸脓用"药筒拔法"

药筒吸脓法现代虽已少用,但往昔不失为深部脓肿排脓引流之先进技术。祁坤认为:"溃脓不得外发,必致内攻""非此法拔提,毒气不出,诚有回天之功,为疡医者不可缺也。"关于药筒之制备与使用方法等,大体与前代医家相同。由于此法多用于背部疽症,他还特别强调手术切开之方法,"切开于疮顶上一寸内,品字切开三孔,深寸许",这一原则要求是十分重要的。当吸脓完成之际,他强调观察检验吸出物稀稠、颜色等,以决定进一步治疗之原则与方法。祁坤还指出:"此家传屡验之法,勿忽之。如阳疮则不必用此,恐伤气血,慎之。"

《外科大成·溃疡外治附余》进一步强调:"肿疡初溃,或已开针,恐针口易合,随用棉纸捻蘸玄珠膏插之。或用黄蜡化开,入香油少许作捻,如钉裹线一条为心,将蜡捻插入针口内,留线头在外,以膏盖之,次日换插如前。"又,"疮口腐肉不出者,用棉纸做捻,取捻毛头于腐上绞之,绞住瘀肉,徐徐拔出,如未净,再取之,次涂玄珠膏。"一再强调了痈疽疮疡之引流必须畅通之理论与技术,如此对痈疽疮疡疗程之缩短、痛苦之减轻,治疗率之提高等,都是十分重要的要求。

(三)关于背部广泛溃疡之绷带扎缚法

祁坤指出:"已溃流脓时,不问冬夏,宜绢帛四五层鼍膏上,外再用棉布见方八寸,四角以蛇皮细带贮之,盖绢上,将带扎在前胸,绷实疮上,庶暖气不泄,易于腐溃。洗时,预备二绷更换。"

(四)关于乳腺癌(乳岩)之理论认识

前代外科医家对乳腺癌多有认识,对其预后不良也多有论述,基本上反映了确诊之依据。祁坤在前代外科学家认识的基础上,以简明的语言,确切地记录其病程要点,给人印象深刻。统计其文字不过 120 字,但其对发病前后证候、症状、体征、病状、预后等等,

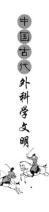

讲得十分明白无误。现仅录之"乳中结核(指肿块),不红热,不肿痛,年月久之,始生疼痛,疼则无已。未溃时,肿如覆碗,形如堆粟,紫黑坚硬秽气渐生。已溃时,深如岩穴,突如泛莲,痛苦连心,时流臭血,根肿愈坚。斯时也,五大(脏)俱衰,百无一救。若自能清心涤虑以静养,兼服神效栝蒌散、益气养荣汤,只可苟延岁月而已。"关于乳岩之病因,强调"盖由胎产忧郁,中年无夫,房劳恚怒",可见其对情志病因之重视。

(五)关于痔漏之枯痔疗法、结扎疗法与漏管挂线疗法

祁坤在前人基础上,进行了比较全面系统的论述,可以看出其整理提高的痕迹。他首先记述了必用"药线"之制备,强调"药线,用此缚痔、穿漏"。其次,他在论述了痔漏保守治疗后,详论了枯痔、结扎与挂线疗法之不同适应证、方法技术等等,简明、清晰、确切。现仅摘引其枯痔疗法。"凡用枯痔药,必先围护周围好肉""凡换枯痔药,宜用羌活、独活汤洗之""凡痔已枯尽而不脱者,用灵磁石……涂之立脱""凡痔已脱,先用甘草煎汤洗之……"对于痔核结扎疗法与枯痔疗法适应证之选择,指出:"凡痔头大根小者,以线扎之。头小根大者,用药枯之。"关于痔、漏并发之治疗原则,祁坤强调:"俟痔落而再医漏,无如漏孔,即可收口。有漏者,插以药丁。通肠者,挂以药线。无痔而有漏者……尤内先通肠,而后外溃也。必有附管,治非取管挂线,不能收功。""凡用挂线,孔多者只先治一孔,隔几日再治一孔,如线落口开者(注:指挂线慢性切口漏管成功而线落之意),敷生肌散"处理伤口。最后,祁坤以丰富的医疗经验,指出:"痔有三不医,为翻花痔、脏痈痔、锁肛痔也。虽强治之,恐未能全效。"此三痔虽名之为痔,但实际上乃肛肠部位之癌肿,祁坤之观察结论是很正确的。例如所述锁肛痔"肛门内外如竹节锁紧,形如海蜇,里急后重,便粪细而带扁,时流臭水,此无法治。"

(六)关于子宫脱垂阴癫的认识

祁坤形容"阴癫,子宫脱出也,俗名阴癫葫芦。"其病因"由气血虚者""由努力负重所致者""由思欲不遂、肝气郁结,必先小便时堵塞,因而努力久之,随努而下也"。他的治疗方法除强调用药水洗蒸疗法外,还强调"令稳婆扶正葫芦(注:即脱出之子宫颈、子宫),令患妇仰卧,以枕垫腰,吹嚏药收之,收入即紧闭阴器,随以布帛将两腿缚之,即小便亦须夹之。"如此复位固定"可以治愈",并客观指出"若寡居者,须令进步除根"。

(七)关于前臂骨结核之描述

《外科大成·蝼蛄串》描述"蝼蛄串,生两手及手背内关前后,初起筋骨隐痛,漫肿坚硬,不红不热,或连肿数块,日久被流白浆,串通诸窍,肿痛仍在,虚证并生。由思虑伤脾、气郁所致。"他认为此病"始终俱宜益气养荣汤加味逍遥散"之法治疗,"扶助元气,十中可保二三",亦可谓实事求是之态度。

(八)关于肺脓疡、脓胸验透膜鉴别诊断法

祁坤于《外科大成》卷一即以"验膜"为题,指出"溃疡验膜,用软薄绵纸封疮口,令患者用意呼吸之,纸不动者,未透膜也。"他强调:"忌用嚏法,恐鼓破膜不救"。此法唐代孙思邈已有论述,祁氏所论则与肺脓肿、脓胸诊断法试作紧密联系。例如在胸胁部脓肿切开引流术,指出:"宜扁针斜入,以防透膜之害","疮口微脓如蟹吐沫者,此内溃透膜也,不治","脓成胀痛者,卧针取之",均反映了祁氏对胸背部脓肿透膜引致脓胸之重视,以及诊断是否透膜方法的关注。祁坤对肺脓疡之诊断要点也已有比较正确的经验积累。例如,"或将病人两手扶起过头,忽然胁下吊痛过心者,痈也"。他还强调:"再吐痰于水中,沉者为脓,痈也"。这与现代所用"三层试验法"十分一致。

(九)关于"阴囊、睾丸"等外科疾病诊断与鉴别诊断

祁坤认为"囊痈与疝气相类,但痈则阴囊红肿热痛,内热口干,小便赤涩。若疝则少腹,牵引肾子(睾丸),少热多寒,好饮热汤为异耳。若水疝,虽肿而光,虽痛有时,不红不热,按之软而即起为异耳。宜以针引(穿刺抽水)去水则安。"其中很有价值的是祁坤对急性传染病,例如流行性腮腺炎等引致睾丸炎,进行了正确的描述与认识,并明确命名为"卵子瘟",十分可贵。如所强调:"忽然囊红发热,阴子一大一小,状若伤寒,其发迅速者,卵子瘟也",并论述了针灸治疗法。又指出:"囊内睾丸上,忽然突出一点,坚硬如箸头,疼痛异常,身发寒热者,暗疔也。"祁坤所论述之"暗疔",恐即其对附睾炎的认识。根据现代外科学家论述,急性睾丸炎,一般为全身传染性疾病,如流行性腮腺炎、天花、伤寒之合并症,更证明祁坤将睾丸炎命名为"卵子瘟"是多么正确的。

(十)关于栓塞性脉管炎(脱疽)手术疗法

脱疽,或称之为脱痈,于《黄帝内经·灵枢》早有认识,并确定治疗原则为"急斩之"的手术切除方法。后世虽于药物内服与外敷多种治疗,但均缺乏根治之术。祁坤在前人实践经验总结基础上,进行了比较客观实际的医疗原则与手术技术论述。他在论述了脱疽的病程与典型症状后指出:"是症也,在肉则割之,在指则截。欲其筋随骨出,以泄其毒,亦无痛苦。"他强调:"若待毒筋内断,骨虽去而仍溃者,亦不治也。"批评非手术治疗"有为遗体不忍伤之而至夭者,则尤伤矣"。他提醒外科医生施行手术前,要请诸家医者会诊,取得共识还要征得患者同意,方可行手术切除时说"然又不可一己医治,必与众议,更听患者情愿方可",这是"更为首尾变驳不定也",其考虑与掌握的原则是何等周到。在论述血栓闭塞性脉管炎(脱疽)手术方法时,指出:"截法:于未延散时,用头发十余根,缠患指本节尽处,扎十余转,渐渐紧之……次日,本节尽黑,方用利刀寻至本节缝中,将患指徐顺取下。如血流,以金刀散止之。……次日,倘有黑气未尽,单用蟾酥饼研末掺之,膏

461

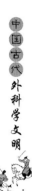

盖之,黑气自退"。最后,他实事求是地指出:"十中可治三四",亦即 30%～40% 有效或治愈率。因此,他强调:"若割取之后,黑气仍漫,痛肿尤甚,气秽无脓,口干舌硬,神昏不食者,死。"

(十一)关于骨结核(多骨疽)诊疗

他强调"朽骨出尽方愈"与"取朽骨煅而存性"用于治疗"收口甚速",对此值得引起我们的关注,是否存在抗结核素问题,现仅摘其要以供参考。他认为:"多骨疽,一名剩骨,一名朽骨。由疮疡久溃,气血不能荣于患处,骨从疮口而出也。"其多发于"腮腭、牙床(上、下颌骨)、腿膊、手足等处"。他指出:"如骨已出,肿仍不消者,(朽)骨未出尽也……出尽方愈。"他还强调了一个值得关注的问题"取出之骨,煅而存性,加入生肌散内,以还其原,则收口甚速。"此因感染结核之骨,朽而排出,加以"煅而存性"后,捣末研粉,加入生肌散内,为何"则收口甚速",是否结核破坏之骨中存在有抗结核素之类的物质? 否则,加入该骨粉末之生肌散,即可达到"收口甚速"之效果。因此,特录之以为外科医家与实验研究者参考。

二、陈士铎《洞天奥旨》

陈士铎,清代医学家,外科学家,生活于康熙年间(1662—1722)。字敬之,号远公,别号朱华子等,山阴(今浙江绍兴)人。诸生,尝于长安邂逅异人,得医术而研习著称于世。据《绍兴医学史》认为"其医著之多,为浙医之佼佼,年八十有余"。其医学著作有佳有不佳者,计有 23 种之多。其外科类著作有名为《洞天奥旨》6 卷,还有名作《外科洞天奥旨》16 卷者,或二者名异而实为一,仅只分卷不同耳。其医术之源,除家传外,有神其说为"尝于长安邂逅异人"者,或"得传青主先生传授"者,或称"遇岐伯诸人于京都,亲受其法"者,或谓客居燕京(今北京)得高人传授之者。《洞天奥旨》之作,则康熙三十二年(1693)再游燕市,见疮疡患者多用刀针,不喜方药而编纂者。

《洞天奥旨》,又名《外科秘录》(1694),16 卷。陈士铎自称"谈医用药,无非本诸洞天之传也",其所谓洞天者,指其于京都(今北京)曾遇岐伯天师"亲受其法",故洞天奥旨为书名。该书卷一至四,统论疮疡证候、诊法与用药之要点;卷五至十三,则分述外科诸病证、皮肤科诸病证,以及跌打损伤、金刃与虫兽咬伤等 150 余种疾病之辨证、治法等;卷十四至十六,详列所选各家诊疗方剂与用药等。陈士铎于外科疾病之论治,强调认为:"外科治疗,贵识阴阳。阴阳既明,则变阴变阳之异,何难辨别?"关于治疗原则,他强调:"疮疡之当刀针者,古人不得已而用之。盖疮疡宜急治,而不可少缓;宜重治,而不可过轻。治之早且重,则毒且尽散,毒散则肌肉顿生,何必又尚刀针乎? 凡用刀针者,皆救败之法也。""铎诚恐未备,采前代名医用刀针之法,令以佐诸方之不逮。"为此他又明确强调"然而，割肉损皮，无神方以辅之，未有不颠覆者也。是刀针可以救败，而不可以成功。"由此可见，陈士铎《洞天奥旨》之作，关于痈疽疮疡化脓性感染之用手术切开排脓，似趋于保守。不用刀针又不可不用之时，存在着矛盾之心情。如何掌握手术时机，也存在着欲论但又未能予以清晰之论断。关于外科手术之临床应用，他于《凡例》中也表现出此等心情，指出："外科专尚刀针，用之当，则免养痈溃败之害。"但又说"然天师惟主内消，不喜外刺。故编中方法，内消居多，实遵师训，非怯用利器也。"最后，他又颇费心思地强调："天师恶用刀针，然疮势大横，溃烂瘀肉，不急用刀针刺割，则恶毒冲溃，又反害肌肉，恐成败坏。"所以他又再次指出："铎采前贤善用刀针法，附诸篇后。"并声明此举乃"佐天师之未逮也，非过炫奇"，真是用心良苦。

陈士铎《洞天奥旨》若干论述，有值得参考与借鉴者，特分述于下。例如卷二《疮疡死肉论》提出："（疮疡死肉）譬毒如狼虎蛇蝎，岂可共处一室……必须用刀针割去死肉……自然死肉去而新肉易生，外毒亡而内易补。""虽死肉已无，而忽长胬肉，亦宜用刀割去，不可谓是新肉，而戒用刀针也。"

又卷三《疮疡刀针论》在论述疮疡外科手术切开排脓时，进一步指出：当疮疡五七日尚不能内消得愈者，"不意仍复因循，八九日遂成高突之势，疼痛作脓，不得不用刀针去其脓而泻其火（注：指消炎），败其毒而全其肉也。"他特别强调指出："若危恶之症，发于致命之所，祸在反掌，不得不刺，故砭石、镵针、刀镰之类，皆古人所制为决疮毒之器也。"同时，他还批评了庸医误用手术之害，指出："今人不论可刺不可刺，动用针以去脓，动用刀以割肉，往往有无脓而进血，割肉以损肌，疮疡不愈而变症蜂起，归咎于刀针，岂不冤哉？"他为此确定手术原则"见有脓，急用针而不可缓，否则宁少迟也。见瘀肉，急用刀而不宜徐，否则宁少延也。何至于误用乎？"他认为"人畏用刀针，而疮口已软，脓血已多"，必须"急宜割刺"。

又卷十五《奇方》，首先以"疮疡刀针法"为题，强调了外科手术刀、针制作要求与针式，提出："铁刀，锋长一寸，阔三分，两旁锋利，厚半分，柄长二寸，（为）刀式"，"铁针，（头）细，长一寸五分，锋尾长一寸五分，粗而圆，（为）针式。"要求外科医家手术"用刀时，手执坚牢，眼看明白，心中注定。一刀横画，一刀直画，不可太深，约入半寸，人必发厥，少顷即安，不必忧危惊惧。脓血出后，即用膏药贴疮口，内服汤剂调理。若用针，只刺入，而不必用横、直之法也"。

另外，陈士铎《石室秘录》对膀胱结石、尿道结石之描述比较生动而确切，例如，"有人小便中溺五色之石，未溺之前痛甚，已溺之后少觉宽快，即石淋也。"并强调："此症成之最苦，欲溺而不溺，而又欲溺。尿管中痛如刀割，用尽气力，只溺一块（石），其声铮然，见水不化，乃膀胱之火煞煎而成，此异病也。"

三、王维德《外科证治全生集》

王维德（17—18世纪），清代著名外科学家，字洪绪，号林屋先生，又号定定子，吴县（今属江苏)人。少聪颖,于医书无所不览。曾祖王若谷,留心疡科,且手录效方《经验效方》以为传家之宝。得承家学,通内、外、妇、儿诸科,尤擅外科疮疡。自诩"历证四十余年,百治百灵,从无一失"。"因思痈疽凭经并治,久遍天下,分别阴阳两治,唯余一家。特以祖遗之秘,自己临证,并药到病愈之方,精制药石之法,和盘托出"命名为《外科证治全生集》(1740)。他强调外科疮疡痈疽之辨证施治,以"红痈乃阳实之证,气血热而毒滞;白疽乃阴虚之证,气血寒而毒凝"为理论依据,认为两者俱以开腠理为要,创用阳和解凝散寒之法以治阴证,为疽证之治疗另辟蹊径。所创阳和汤、醒消丸等至今为临床阴疽疮疡之代表方剂。他强调"以消为贵,以托为畏",有益于外科内治法发展,然其完全否定刀针排脓,反对使用丹药等,不免偏颇,故马文植于评注中曾中肯分析指出:"刀针有当用,有不当用,有不能不用之别,如谓一概禁之,非正治也",又指出:"重用阳剂,发言过激,非古人和缓之意"。

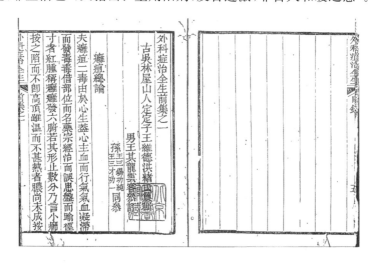

《外科证治全生集》书影

清代王维德撰。王维德(17—18世纪),字洪绪,吴县人。图为清乾隆刻本。中国国家图书馆藏。

　　《外科证治全生集》,又名《外科全生集》,1卷。清江苏吴县王维德撰,刊于1740年。本书是王氏在秉承家学基础上,积40年临证实践经验撰著而成。全书列证29种,载方百余首,对疡科的论证与治疗有独到学术见解。

　　该书所论,分六部分:第一部分为论证,总论痈疽证治要点;第二部分为治法,按人身上、中、下三部,分述外科常见病之诊疗;第三部分为医方,列常用外科有效方75首;第四部分为杂证,收载其他科杂病治验48首;第五部分为制药,论述介绍200余种药物之性能、炮制;第六部分为收录其治疗之医案28种。书成后,由于简明、实用,加之王维德强调:"此集所到之处,见信者自然药至病除","更愿处处翻刻,速遍海内",故其流传日广,版本极多。并有析为二卷本、四卷本,乃至六卷本者,百余年竟有40多种刻本传承,影响十分广泛。特别马文植评本分为六卷,作前、后集,除原文中以马曰评注外,还增加新内容。

必须指出,王维德之保守与过于自信,乃医学家之大敌。他自我感觉"历证 40 余年,百治百灵从无一失",故称其书曰"全生集",实则言之太过,十分缺乏谦虚求实精神。可以客观推论而知者,痈疽等化脓性感染之治疗,即使脓已成也,完全不用手术切开引流,一概促其自溃,于重要部位,其危险性是十分大的。病人因而遭受巨大痛苦不论,其内陷、透膜而并发险证、危证、不治者,难道均可因王维德之保守治疗化险为夷? 难道王氏一生只治轻证,不涉重证,凡险症均一一转给其他医师治疗吗?

《外科证治全生集》所载之"翻花起肛治法""骨槽风(骨结核)治法""瘰疬治法"之"神效""而愈""敷痊"等,"乳岩治法"之"可救十中三四",实在令人怀疑其经验是否真实,记录是否实事求是,其"神效""而愈"是否有不实者? 由此或可证明王氏治学之虚。

但王维德论外科"制药"应引起重视,尤其是对有毒石类药物之炮制,用以治疗"恶疮"之类的经验,值得重复、观察,例如所述之铜青、丹砂、水银、轻粉、银朱、雄黄、砒石、硫黄、白矾等。可惜现代中医外科多已不用,制作方法也渐趋失传。

王维德一再自豪地认为"余以四十余年之临证"经验,并"摘其一二奇险危笃者,录之于左,以备详察"。现仅摘其医案之一二,或对研究者富有参考价值。例如瘰疬医案"枫镇闵姓,年十七。颈患瘰疬,烂成一片,延烂耳腋及腰……初以洞天救苦丹与服。毒水大流,十日后,以阳和汤、醒消丸,每日早晚各服一次。十日项能舒转,饮食日增。外贴阳和膏,内服大枣丸,并用荆芥汤洗,以山莲散敷,九十日收功。因未服子龙、小金二丸,其毒根未除,后腋生恶核,仍以子龙丸消之杜患。"此例若诊断无误,实可贵也。

又如阴囊脱治验,"宜兴一舟子,肾囊形大如斗,被走方医穿之。不数日,烂见肾子如鹅卵大,旁有一筋六七寸长,形若鸡肠,双环随肾子落出,臭气难闻。今以紫苏煎汤洗净,其筋烂下,问其肾子、茎物、小腹可痛否? 彼曰:'皆不痛,'余曰:'若此三处作痛则难治,今不痛者可治。'日以紫苏汤洗,洗后以苏为末撒上,用青荷叶包之。内服黄连、归尾、黄芩、甘草、木通等药十剂。五日后,肾子收上,烂孔收小。此非患毒,乃是损伤,口既缩小,肌色红活。内服地黄汤,外敷生肌散而愈。"

四、《医宗金鉴·外科心法要诀》与《医宗金鉴·正骨心法要诀》

《医宗金鉴》(又名《御纂医宗金鉴》)总修纂官是吴谦与刘裕铎,两人均任当时太医院院判。用现代语言讲即太医院副院长,并列该书之主编。据考二人均以仲景学说与内科为专长,并不擅长外科与正骨科。因此,关于《外科心法要诀》《正骨心法要诀》之编撰者,由于没有直接署名,究竟为何人尚不确知。据考,《医宗金鉴》效力副纂修官、遴选监生考授县丞祁宏源纂修官、太医院御医加二级纪录三次臣花三格,擅长外科,曾治疗乾隆腰部风疹(疙瘩)、奉旨治疗内阁学士董邦达脱疽,于乾隆十六年(1751)升任太医院左院判,

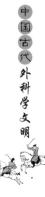

奉旨以外科手术剪开治疗孙三格之便毒，充分说明花三格以御医升任太医院左院判，其外科医疗水平十分高明。吴谦奉旨修纂《医宗金鉴》时，花三格任纂修官，参与《医宗金鉴·外科心法要诀》纂修之可能性很大。祁宏源是著名外科学家，《外科大成》作者祁坤之孙，祁坤以外科享誉朝野，顺治年间（1644—1661）被召任太医院御医，侍值内庭，康熙年间（1662—1722）升任太医院院判。吴谦奉旨纂修《医宗金鉴》时，关于《外科心法要旨》之纂修者问题，他很自然想到祁坤传承的孙子祁宏源，给予《医宗金鉴》副纂修官，命其取《外科大成》旨意，参与《医宗金鉴·外科心法要诀》的编纂，是没有多大疑问的。但至于花三格，从职位上明显高于祁宏源，因为此刻他已是乾隆朝太医院外科御医，又有亲自为乾隆帝治愈风疹的经历，在《医宗金鉴》编撰之官衔也高于祁宏源，他是正纂修官又有医疗功绩在身，但是目前我们尚未获得其参与《医宗金鉴·外科心法要诀》纂修的依据，不敢妄加结论。

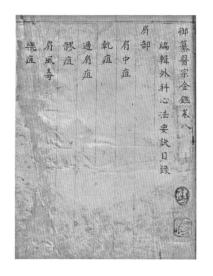

《医宗金鉴·外科心法要诀》书影

清代太医院吴谦等奉乾隆帝旨集体修撰，90 卷，收书 15 种，完成于乾隆七年（1742）。图为《御纂医宗金鉴》卷八《外科心法要诀》定稿本目录页。中国医史博物馆藏。

关于《医宗金鉴·正骨心法要诀》的纂修者何人，目前尚未发现线索，推测应不出太医院正骨科御医或者吏目，但具体姓氏尚未查明。2003 年笔者曾为完成"北京中医数字博物馆·宫廷医学馆"的正骨内容，向传承清代上驷院绰班处（正骨科）御医夏锡五的弟子吴定寰主任医师调研，询问是否听老师说过《医宗金鉴·正骨心法要诀》的纂修过程、作者等。他说曾听绰班处御医、他的老师夏锡五讲过，《医宗金鉴·正骨心法要诀》之纂修是经由当时太医院正骨科与上驷院绰班处医师合作完成的。其时，正骨科与绰班处可能合并过，即将绰班处并于正骨科，以完成该书之纂修。其理论多以太医院正骨科御医所负责，其技术手法多由绰班处蒙古医为主。该书之编成是他们精心合作的产物，此说或能反映乾隆御纂之真实情况，但具体姓氏已难以知其究竟了。

《医宗金鉴·外科心法要诀》的作者，目前可以确认是祁宏源无疑，但是否为主导者，或主导者之一，尚难确认。

祁宏源（约 1670—?），清代外科医家，山阴（今浙江绍兴）人。宏源祖父祁坤，清代著名外科医学家，曾先后于顺治、康熙年间任太医院御医、太医院院判等职，所撰《外科大成》一书，经子再传孙祁宏源。宏源继祖父、父亲之后，行医五十余年，亦以外科名于世。乾隆四年（1739），诏修《医宗金鉴》，太医院院判吴谦以其世业外科，命其参与《医宗金鉴·外科心法要诀》之纂修，乃取祖父《外科大成》之意旨，多于每证加以歌诀，运用通俗文字说明。然而《外科大成》仅有插图一幅,而《医宗金鉴·外科心法要诀》之插图,竟创纪录的有 266 幅,达外科专书之最,真可谓图文并茂之典范,亦可谓其一大特色。

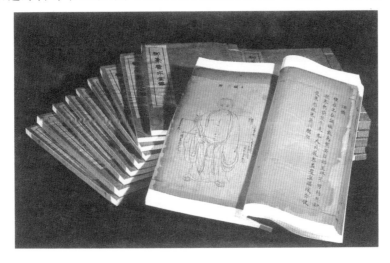

《医宗金鉴·外科心法要诀》定稿本书影

清乾隆壬戌(1742)稿本。中国医史博物馆藏。

　　《医宗金鉴·外科心法要诀》,成书于乾隆七年(1742)。其内容共 16 卷:卷一总论外科解剖之十二经脉、脉诊、痈疽证候、治疗原则等;卷二叙述肿疡溃疡主治、敷贴、洗涤、膏药、麻药、去腐、生肌等类方;卷三至十一,分别按头部、面部、项部、背部、腰部、眼部、鼻部、耳部、口部、唇部、齿部、舌部、喉部、胸乳部、腹部、腋部、肋部、内痈部、肩部、臑部、臂部、手部、下部、臀部、股部、膝部、胫部、足部等,对发于各部位之痈、疽、疮、疡等进行论述;卷十二至十四对疔疮、瘰疬、流注、多骨疽、大麻风、杨梅疮、白癜风、丹毒、疥癣、黄水疮、漆疮等发无定处化脓性感染、皮肤性病以及过敏性疾病等,进行了比较系统的论述;卷十五论述跌扑、金疮、异物与破伤风、汤火伤、冻伤、动物伤害等;卷十六以婴儿部为名,对婴幼儿常见外科病证作了比较系统之描述,反映了对婴幼儿外科之重视与关怀。

　　总览全书,其阐析病因、证候比较扼要,病症分类较为翔实,诊疗方法、处方用药亦较切合实际。特别是关于外科疾病之证候、治法、处方组成用药,均编成七言歌诀,便于读者学习诵记。该书另一个突出特点是绘制外科病症等图 266 幅,较前外科专书之附图者,可谓最为丰富、美观而且富有学术价值。笔者于 20 世纪 70 年代末曾为中国医史博物馆购得《医宗金鉴·外科心法要诀》定稿本一部。很有意义的是作者于一幅赤身外科病证绘图旁笔示"穿上衣服"字样,其正式出版之殿板《外科心法要诀》该赤身图即穿上了衣服,该启示正是笔者下定决心为馆藏出高价之故。

　　《医宗金鉴·外科心法要诀》作为《医宗金鉴》之组成部分,加上《医宗金鉴·正骨心法要诀》,其篇幅达到 20 卷,竟占有《医宗金鉴》90 卷的 23%,亦知其外科在清代医疗中之地位。《医宗金鉴》的纂修完成,颇得乾隆皇帝的赞赏,钦定嘉名,铸铜人以奖励纂修者,并诏令颁行为医学教育之教材。因其内容"理求精当,不尚奇邪,词谢浮华,惟期平易""酌古以准今,芟繁而摘要""弃其偏驳,寻其精粹"者,颇得医界共识,流传影响最为广泛,为中医学在清初期、中期之发展、推广,做出了重要贡献。

前已说明《医宗金鉴·正骨心法要诀》之直接作者已难考出,但《医宗金鉴·凡例》有"正骨科向无成书,各家著述,惟《准绳》稍备(注:由此可知《医宗金鉴·正骨心法要诀》之纂修者,读书有限之实际),然亦只言其证药,而于经络、部位、骨度、名目、手法,俱未尝详言之。今考《灵枢·骨度》篇,及十二经络与所伤部位,及外治、内治、药饵、手法、器具,一一绘图立说,汇集成书。"该段文字实事求是地反映了作者们面对《医宗金鉴·正骨心法要诀》纂修工作对前代的评估,并指出他们实施纂修的要点,所达到的理论与技术水平的高度以及具体要求等。察考《医宗金鉴·正骨心法要诀》之实际,亦证实其言不虚。

《医宗金鉴·正骨心法要诀》共 4 卷,卷一外治法,以手法总论、手法释义、器具总论、经义、《灵枢经》骨度、尺寸等,总论外治手法、常用器具与骨解剖等;卷二分别按头面部,各部位骨伤之诊断、治疗进行叙述;卷三则以胸背部之锁子骨、胸骨、歧骨、蔽心骨、凫骨、阴囊、背骨、腰骨、尾骶骨以及四肢骨伤折之诊疗理论与技术要求等,进行简要论述;卷四则以"内治杂证法"为题,论述其方法总论、伤损内证、伤损出血、瘀血泛注、瘀血作痛等23 种并发症候内治之处理原则与方法。该书绘图虽只 27 幅,但富有较大的学术参考价值,能反映骨伤确诊、复位正确水平者,可谓不少且十分可贵。

考察《医宗金鉴·外科心法要诀》与《医宗金鉴·正骨心法要诀》所达到的时代水平,虽然特别突出者不多,但确有不少令人欣慰之成就,例如《外科心法要诀·痈疽总论治法歌》:"十日以后疮尚坚,铍针点破最宜先,半月之后脓若少,药筒拔提脓要粘。疮已溃烂腐不脱,当腐剪破开其窍,能令脓管得通流,自然疮头无闭塞。频将汤洗忌风吹,去腐须当上灵药,生肌散用将敛时,保养须勤毋怠情。"短短朗朗上口之 84 个字,将痈疽手术治疗与局部处理的原则、方法,讲得清清楚楚,而且不受王维德《外科证治全生集》保守思想之影响,虽无创新之处,但确实可贵。又如《痈疽针法歌》之论更为可贵,"取脓除瘀用铍针,轻重疾徐在一心,皮薄针深伤好肉,肉厚针浅毒犹存。肿高且软针四五,坚肿宜针六七分。肿平肉色全不变,此证当针寸许深。背腹肋胁生毒患,偏针斜入始全身。欲大开口针斜出,小开直出法须遵。气虚先补针宜后,脓出证退效如神。用在十日半月后,使毒外出不伤人。又有不宜用针处,瘰瘤冬月与骨筋。"关于烙法之适应证,其《痈疽烙法歌》:"烙针二枚须一样,箸大头园七寸长,捻时蘸油烧火上,斜入向软烙斯良。一烙不透宜再烙,脓水流出始安康。再用纸捻入烙口,外贴膏药古称强。此法今时不常用,惟恐患者畏惊惶。"又如《药筒拔法歌》:"痈疽阴证半月间,不发不溃硬而坚,重如负石毒脓郁,致生烦躁拔为先。铍针放孔品字样,脓鲜为顺紫黑难。"仅只 42 个字,即将药筒吸脓术之适应证、方法与深部脓肿之顺、逆辨别得一清二楚。同时,用 28 个字即将煮药筒之方药、方法让读者永记难忘。"药水煮筒有奇能,令疮脓出不受疼。菖苏羌独艾芷草,整葱竹筒水煮浓。"为了上述外科手术能在无痛之麻醉术下进行,该书还对局部麻醉之"琼酥散""整骨麻药""外敷麻药"之"服之开刀不痛""麻人药""开取箭头,服之不痛""敷于疮上,麻木任割不痛"之效果,一一详列之。

《医宗金鉴·外科心法要诀》对各部位痈疽疮疡之论述,虽然附有大量的图示、歌诀,但是并不妨碍其用文字来论述疾病之确切性,在此也有大量实例可资证明。例如,"缠腰火丹蛇串名,干湿红黄似珠形。肝心脾肺风热湿,缠腰已遍不能生。"对肋间神经炎的描述,朗朗上口的 28 字歌诀,会令你将该病之病名、证候、病因、预后等记得罕罕难忘。又如:"乳岩初结核隐痛,肝脾两损气郁凝,核无红热身寒热,速灸养血免患攻。耽延续发如堆栗,坚硬岩形引腋胸,顶透紫光先腐烂,时流污水日增疼。溃后翻花怒出血,即成败证药不灵。"

《医宗金鉴·正骨心法要诀》是一部影响最为广泛的正骨专著,按《医宗金鉴·凡例》,其内容可能受《外科证治准绳》有关骨伤内容之影响较大。然而更为可贵者则是清太医院正骨科医家与上驷院绰班处蒙古正骨医生合作,以纂修《医宗金鉴》体例要求,疏通古往与明清正骨理论与技术的一次相当完善的论著,语言简明扼要,歌诀上口通达,论述确切求实,图示精美而切于科学。例如《手法总论》《手法释义》首次总结的摸、接、端、提、按、摩、推、拿八法;《器具总论》之裹帘、振挺、披肩、攀索、叠砖、通木、腰柱、竹帘、杉篱、抱膝等,可以毫不夸张地说,其设计之科学、图制之精美,功效之确切,可谓已达到空前水平,其原论至今仍有着很好的参考价值。所引《灵枢·骨度篇》骨度尺寸之骨解剖文字与绘图,结合其按语说明,在当时也有着较高的指导意义。

关于损伤的诊疗成就,例如,"鼻被伤落者,用缀法","缀法(注:鼻、耳伤落者),用人发入阳城罐,以盐泥固济,煅过为末,乘急以所伤耳、鼻蘸药,安缀故处,以软绢缚定,效",并附验案"昔江怀禅师被驴咬落其鼻,一僧用此缀之如旧"。缀者,即缝合、联结,缀法者,即缝合之法也。又如口唇伤分上下唇,该书强调:"如跌破击打上唇而拔缺者用绢片一小条,从脑后扎向前来缚合,先用桑白皮捻线缝定,次用封口药涂敷,次敷截血膏盖住封口药,不令开落,仍忌言语。"下唇伤者"治同前法"。又如下颌脱臼的整复、手法、步骤等,较前代似更精巧有效。

《医宗金鉴·正骨心法要诀》之整复手法与固定是比较先进的,例如叠砖法,适用于胸、腹、腑、胁,跌打碰撞而伤者,以致胸陷而不直者之整复者。"先令病人以两手攀绳,足踏砖上,将后腰拿住,各抽去砖一个,令病人直身挺胸;少顷,又各去砖一块,仍令直身挺胸。如此者三,其足著地,使气舒瘀散,则陷者能起,曲者可直也。再将其胸以竹帘围裹,用宽带八条紧紧缚之,勿令窒碍,但宜仰睡,不可俯卧侧眠,腰下以枕垫之,勿令左右移动。"又如通木之设计制作及用于胸椎跌打损伤治疗的应用,"凡脊背跌打损伤,膂骨开裂高起者,其人必伛偻难仰。法当令病者俯卧,再著一人,以两足踏其两肩,医者相彼开裂高起之处,宜轻宜重,或端或拿,或按或揉,令其缝合,然后用通木依法逼之。"又如髌骨伤之整复固定用其创造设计的"抱膝",十分科学有效,"抱膝者,有四足之竹圈也"。用于

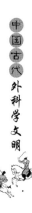

"膝盖骨覆于楗、骺二骨之端，本活动物也。若有所伤，非骨体破碎，即离位而突出于左右，虽用手法推入原位，但步履行止，必牵动于彼，故用抱膝之器以固之，庶免复离原位，而遗跛足之患也。其法将抱膝四足，插于膝盖两旁，以竹圈辖住膝盖，令其稳妥，不得移动，再用白布宽带紧紧缚之。"

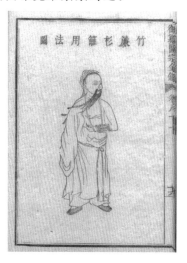
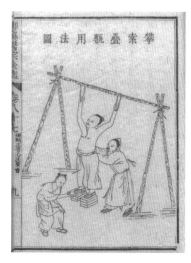

《医宗金鉴·正骨心法要诀》书影

《医宗金鉴·正骨心法要诀》4 卷，乾隆壬戌年（1742）刻本。左图为前臂骨折"竹簾杉篱用法图"，右图为脊椎骨折手法整复法"攀索叠瓦用法图"。中国中医科学院图书馆藏。

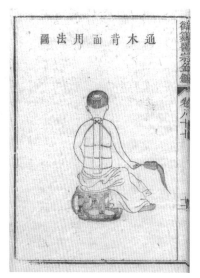
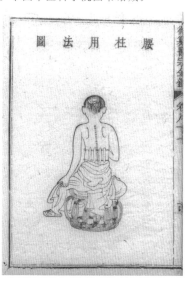

通木背面用法图

《医宗金鉴·正骨心法要诀》插图书影，乾隆壬戌年（1742）刻本。图示脊柱骨折整复后固定法。中国中医科学院图书馆藏。

腰柱用法图

《医宗金鉴·正骨心法要诀》插图书影，乾隆壬戌年（1742）刻本。图示腰椎骨折整复后固定法。中国中医科学院图书馆藏。

五、赵学敏《串雅》之外治法

赵学敏(约1719—1805),清代医药学家,字恕轩,号依吉,钱塘(今浙江杭州)人。早年业儒,博览群书,选取所编以其家堂号命名为《利济堂》12种,其中收集民间方药专集名为《串雅》8卷,多取材于"宗子(赵)柏云者,挟是术遍游南北,远近震其名,今且老矣。戊寅(1758)航海归,过予谈艺。质其道颇有奥理,不悖于古,而利于今,与寻常摇铃求售者迥异。"于乾隆二十四年(1759)撰成《串雅内外编》,其内容不乏外治法。又以李时珍《本草纲目》所遗,未载者,于乾隆三十年(1765)撰成《本草纲目拾遗》10卷,收《本草纲目》未载药者716种,附品205种,总计补缺921种,其中也载有外来之外科用药等。单就以上两书而言,也足以说明赵学敏知识之渊博,所下功夫之大。

《串雅内编》4卷,卷一至三载药总治门、内治门、外治门、杂治门,以及顶药、串药等;卷四则论单方内治门、外治门、杂治门、奇病门等,内容十分丰富,以下仅就外科及外治法之富有学术价值者摘要如下。

例如"开刀麻药":"草乌、川乌、半夏、生南星、蟾酥各一钱,番木鳖、白芷、牙皂各三分,上药共为末,临时水调,敷一饭时,开刀不疼。庚生按:草乌、川乌宜用尖,半夏宜用生,或胡椒末亦可,用烧酒调(麻醉效果)更速。"又如"换皮麻药":"凡欲去皮之疮癣,先服此药,使其不知痛苦,然后开刀,掺生肌药。"其处方"羊踯躅三钱,茉莉花根一钱,当归一两,菖蒲三分,水煎服一碗,即如睡熟,任人刀割不疼不痒。换皮后三日,以人参五钱,生甘草三钱,陈皮五分,半夏一钱,白薇一钱,菖蒲五分,茯苓五钱,煎服即醒。"值得注意者,于换皮麻药后记有"生肌散:兼治割瘤,敷之生皮。凡去皮后敷药末五钱,不但止痛,反能作痒(注:痒为疮愈之指征)。"说明《串雅》作者,曾进行过外科手术切除肿瘤之治疗。又"整骨麻药":"草乌三钱,当归、白芷各二钱五分。上药为末,每服五分,热酒调下,麻倒不知痛苦,然后用手如法整理。""天下第一金疮药":"凡刀斧损伤、跌扑打碎,敷上,立时止痛、止血,更不作脓(方药略)"。从此药效可以看出,金疮药不但有止痛、止血之效,而且有抗菌消炎以防化脓之作用。又"接骨散"亦整骨麻醉止痛之制剂。

汞制剂用于治疗梅毒,并非《串雅》之首创,但该书以"秘炼治杨梅疮药"为制剂名,详细描述了该药之药味组成与制备方法,而且以"极为神效"予以肯定其对梅毒的治疗效果,证明其为经过许多病例治疗经验总结而得出者。此处仅摘其要以供参阅"辰砂、雄黄、白盐、白矾、绿矾、焰硝各一两,硼砂五钱。上药为末,入阳城罐封固,水火提升一炷香,取出冷定,开罐将升盏者铲下,用磁瓶贮之,黄蜡封口,入井内三日取出,每药二分半,配槐花、朱砂褐色者一两,饭丸桐子大,每服十丸,极为神效。"还指出"罐底药渣可治疥疮",也不失为经验之谈。

关于痔漏之治疗,也较为出色。例如《串雅》所记述:"上品锭子:专治痔漏一十八证。

红矾、乳香、没药、朱砂、牛黄、硇砂、白信";"中品锭子:专治翻花瘿瘤等症。白矾、乳香、没药、朱砂、牛黄、硇砂、金信";"下品锭子:专治疗疮发背等症。红矾、乳香、没药、朱砂、牛黄、硇砂、白信"。其药味基本相同,可能源于明代陈实功的"三品一条枪",但用量各有差异,加之不同病证配合不同相辅之药,其法与用药之制备十分值得研究改进。其他如"破瘰点药""取痣饼药""枯瘤散"等,实则都有验证研究之价值。现代学者以之为据,制备砷制剂治疗癌肿,已获成功。

《串雅外编》4卷,卷一分禁药门、字禁门、术禁门、起死门、保生门;卷二分针法门、灸法门、熏法门、贴法门、蒸法门、洗法门、吸法门、杂法门;卷三为伪品、法制、药品、食品、用品、杂品;卷四分医禽、医兽、鳞介、虫豸、花木、取虫、药戏门等。可见其五花八门,应有尽有,不应有亦有之特点,在此不赘。

六、顾世澄《疡医大全》

顾世澄,清代外科学家,一名澄,字练江,号静斋,安徽芜湖人。后迁居扬州,继承家学,业医四十余年,闻名于时,尤以治疡科著称。其治外科证候,以外证必本诸内,故倡疡医必须重视医学基础理论知识的学习与掌握,特别要关注熟谙内科证治、脉理等。他于诊余之暇尝搜辑古今名医确论,首标《内经》义旨,宣明脉法之微,详分经络穴道,人体解剖知识,汇集内景证形,上自巅顶,下至涌泉,凡涉外证者,多绘图立说,按证立方,诸如痈疽疮疡、刑杖跌扑、汤火刀伤、麻风、梅毒、小儿痘疹、中毒急救及外科手术等皆有详论。于古今成方之外,又益以其祖宁华、父青岩之家藏秘方及个人临证经验等,辑成《疡医大全》40卷。此书内容丰富、收罗广博,为个人外科学撰述中之巨著。该书对外科领域之疾病、证候等,不但汇集十分深广,而且比较注重理论联系实际,用方广泛实用,对外科学发展有较大影响。

《疡医大全》又名《顾氏秘书》,清代顾世澄撰。刊于乾隆二十五年(1760)。卷一至九,分别总论《内经》有关外科之理论与指导思想;其次论外科脉诊、内景图说之脏腑解剖、运气等之相关外科者;再次为论辨痈疽疮疡诊法,并发症候诊法以及诊疗方法与技术、手术原则等。卷十至二十九,分别按正面头面部、眼目部、颧脸部、正面耳颏部、唇口部、舌部、龈齿部、咽喉部、颈项部、腋臂指掌部、胸膺脐腹部、内痈部、脑背部、后阴部、前阴部、阴器部、腿膝部、腓腨部、脚气部、

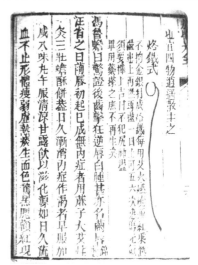

《疡医大全》书影

《疡医大全》(1760)40卷,顾世澄撰。图为该书外科手术器械之"烙铁"插图,清同治庚午年(1870)刻本敦仁堂藏版。中国中医科学院图书馆藏。

足踝部、诸风部、癫癣部各种化脓性感染、疥癣以及外科、皮肤等局部与全身疾病之诊疗。卷三十至三十五，主要论述小儿诸疮、痘疹及其并发化脓性感染等。卷三十六至三十九则以跌打、急救、蛇虎伤、救急为重点，对众多伤折之急救与中毒之救急技术，进行论述。卷四十则论述了奇病等。所论丰富的医疗技术与外科手术之实施，以及艾灸、针烙、刀针、砭石诸法，强调外证必先受于内。书中引录前人论述多附以顾氏按语，对学者多有启迪。其经验方药，如治疗溃疡后期之八宝丹及理气解郁、软坚消肿之四海舒郁丸等，皆为后世临床所常用。此书内容较系统、全面，注重理论联系实际，用方广泛、实用，引文均注出处，是一部资料比较丰富的外科参考书。《疡医大全》还有一个比较明显的特点，即图文并茂，全书插图计有 222 幅，虽然算不上精美，但有不少图之形质，对临床诊断确有很好的参考价值。

《疡医大全》对外科疾病认识描述与诊疗手术技术较前代有着不少的进步，有的甚至具有创新性贡献。例如，卷六以"论医者胆大心小"为题引薛己"胆欲大者"，要有"决断之才，识见之能，当刺则刺，当攻则攻，不宜攻刺者止之"；"心欲小者，有救义之心，无苟取之念"。顾世澄引明代外科学家薛己上述对外科医家技术思想修养要求后，还特别作按，强调："胆欲大者，非不辨虚实、阴阳，不察穴道虚怯，妄施刀针，溷投攻伐，横行放胆，罔顾病人性命，必须临证时，先看初起时病者元气虚实，次看疮之阴阳险否，然后用药调治，当攻即攻，可补便补，不可因循耽误，致令变态不虞。认得真确，胆量方可放大，若临证不多，妄用刀针，乱施攻补，则误事不浅矣。"

(一)关于"论针烙法""论刀针砭石法"

顾世澄比较广泛地引述了《内经》以及李东垣、薛己、陈实功、申斗垣等外科名家之有关论述与医疗技术方法要求，以论证自己的学术思想与外科手术原则之掌握。例如，顾氏引李东垣《十书》："夫疮疽之候，证候不一，针烙之法，实非小端。盖有浅有深，有过有速，宜与不宜，不可不辨。""久久不消，内溃成脓，即当弃药，从其针烙""然忌太早，亦忌稍迟"。又引用程钟(山)龄《十法》："凡毒有胀痛紧急，脓已成熟，无暇待灼艾火照者，即宜用刀法开之。但刀法须在的确脓熟之时，又须要深浅合度""若脓浅刀深，恐伤好肉；脓深刀浅，恐脓不出而内败，最宜斟酌。"又引薛己"疮疡脓成，而及时针之，不数日即愈矣。"他指出："常见患者，皆畏针痛而不肯用，又有恐伤肉不肯用者"，他强调正确之外科手术"何痛之有，何伤之虑？"顾氏有关针烙法之应用，刀针砭石手术方法、原则之掌握，大量引用元代、明代不少医学家，外科名家之论述，从其所引完全可以看出顾世澄的学术思想与正确运用外科手术之原则，实则代表了他在此领域的基本观点。

(二)关于脓肿切开引流切口大小与切口部位问题

顾世澄引程钟龄曰："凡治痈疽，口小脓多，则脓不出，或出而不尽，或薄脓可出，硬脓

473

难出,以致瘀不出而新不生,延绵难愈。法当烂开大口,俾瘀脓多出为善。""瘀肉能去,不伤新肉,且不甚焮痛,为至妙也。若有脓管,以棉纤捻裹药纤入,频换数条,即化祛耳。"又如引金元间外科名家窦汉卿(1196—1280)《疮疡经验全书》论曰:"必先将指头按患上,随手而起,四畔悉软,观其头聚……将刀头向上开之,方不致伤新肉。取出刀,再捻绵纤条润油度之,使脓水齐会,半日扯出,则脓水易干"。又引薛己关于"论脓熟不宜开迟"时强调:"凡疮疡有脓之际,乃肉腐而为脓,是毒气侵蚀而溃也,若不速去之,恐毒气蓄而侵溃好肉,如肘、膝枢纽关节之所,筋骨坏,废疾成也。""有等畏针之徒,多致不救。或密针之,或以赛针散,即透出脓极妙。"引窦汉卿关于疮疡去腐肉法:"凡取腐肉,先用猪蹄汤洗净,以去其垢……看其果腐烂者,用钩摘定,轻手徐徐忍臭气割之,切不可误伤新肉。""割取毕,上灵药……明日如有未尽之腐,仍照法去之。"

关于胸背部脓肿是否穿透内膜之诊断法——验透膜法。顾世澄十分重视,他不但引用前贤论述之方法,同时也论述了自己的经验。例如引明代张景岳所论:"凡背疽大溃,欲验穿透内膜者,不可用皂角散嚏法。但以纸封患处,令病者用意呼吸,如纸不动者,未穿膜也。倘用取嚏法鼓动内膜,则反致穿透,慎之、慎之。"顾世澄强调:"背疽溃烂,但以草纸捻蘸麻油,以火点着,向疮照之,如灯光向外鼓动者,里膜已破矣。"试验胸背部疮肿痛疡之是否穿透胸膜之诊断方法,实际上于唐代孙思邈已有论述,张景岳所述从原理与方法基本一致,但唐之后有改用纸为竹内膜者,恐更为可靠。顾世澄改进之法应有更为简单易行之优点,但对早期发现似不如贴竹内膜观察更有效。

(三)关于金针拨白内障手术

顾世澄综合各家之论述,首先比较精确地绘制眼部解剖图、金针制作与图示,并详述金针拨白内障的适应证、手术前准备、手术方法、步骤以及术后护理等。例如金针制作要求"凡金针之柄以紫檀、花梨或犀角为之,长二寸八分,如弓弦粗,两头钻眼深四分,又用上好赤金子抽粗丝长一寸,用干面调青漆,嵌入眼中,外余六分,略尖些,不可太锋利,恐伤瞳仁。平时以鹅毛管套之,藏于匣内。"强调手术者"令针者心胆大,开不惊","下针宜用开、成、除、收日,天气晴明。"术前要求"用水法,凡拨内障,先汲井水以盆盛注于桌上,令病者以面就盆,用针之人侧坐,以手蘸水于眼上,连眉骨淋洗,使眼中脑脂得水乃凝。以水洗透数十次为度,然后用针"。此法强调术前以低温清洁之井水,淋洗眼部数十度,除其所言能"使眼中脑脂得水乃凝"之效果外,确能使手术部位血流降低,并有减轻疼痛之效果。正如顾氏进一步所强调:"凡用金针,先令患者以冷水洗眼如冰,使气血不得流行为度。"顾世澄在论述对手术者要求时,指出:"医者用金针拨眼,必要知其八法……巧妙在于医者手眼,只可意会,不能言传,所以难传难授,眼如隔垣取物,手如探囊取物,方能拨下翳来。"关于手术方法与步骤,顾世澄要求:"先用左手大指、次指按定眼珠,勿令转动,次用右手持三棱针,离黑珠米(指米粒)许,针一穴。白珠甚厚,必要手准力完,重针则破。然后用金针斜回,针首入穴内,观看针首至患处即止;如过毫厘,伤于心脉,其人即呕。然后用手法将针轻轻推压,其翳自然抱针,方许拨下,送至白珠,藏在护精水内尽处,然后出针。针不宜出早,若出早其翳即复,则前功尽废矣。"接着顾氏强调每一步骤均需严格要求:"一要用水洗灌得法,二要知气血凝与不凝,三要知三棱针开锋远近,四五要知进针手之轻重、深浅,六要知藏翳送至护精水底,七法八法巧妙出于人心,应乎手眼,难以笔墨相传。"关于手术后,顾氏强调:"针毕时依法封固,调理得所,自然痊矣。"手术后如何封固、护理,顾氏也作了周密的论述,他强调:"封眼法……以绵纸剪如茶盅大圆块。先将敷药敷眼眉棱上及下眶,以纸一层封贴药上,又上药一层,盖纸一层封定,候将干,以笔蘸水润之。日夜数次,夏月倍之,一日一换,仰面而卧,或将针眼向上就枕,防脂泛上也。凡起坐,饭食及大小便俱宜缓,不可惊动。三日内只用稀粥、熟烂肴馔,不可振动牙齿。三日后开封,视物服药,静养为主。"

(四)关于唇裂手术修补法

《疡医大全》卷十四载:"补缺唇法……先将麻药涂缺唇上,后以小锋刀刺唇缺处皮,以磁(瓷)碟贮流出之血调前药,即以绣花针穿丝钉住两边缺皮,然后搽上血调之药。三五日内不可哭泣及大笑,又怕冒风打嚏。每日只吃稀粥,俟肌生肉满,去其丝,即合成一唇矣。"其亦载血调前药之药味组成与制备法。"法用孩儿骨一根,放瓦钵内,将糠火煅过,再研极细末,止用一分,松香研极细五分,狗脊背上毛不拘多少,瓦上焙存性,研极细末,止用一钱,象皮一钱擂软,用热酒泡浸,瓦上焙,研极细,枯矾三分,和匀再研极细末",用以调和刺割唇缺处皮所流血即可。

(五)关于舌断异体移植术

《疡医大全》卷十五"舌断门主论",引陈士铎《外科秘录》(《洞天奥旨》)所述,按称"岐天师曰",似为陈氏语气,但查其称,未见有此论断者,此论是否真实记录,或为传说者未可知,但录之以为参考。"人有被人咬落舌尖,或连根咬断者,或一日,或二日,或半月,俱可接。速用狗舌一条,观其人舌之大小,切正如人舌光景,将病人舌根伸出,病人坐在椅上,仰面头放在椅背上,以自己手拿住喉咙,则舌自伸出,急将狗舌蘸接舌金丹药末,一接住永不落矣。"

(六)关于阴道闭锁诊疗技术

《疡医大全》卷二十四"实女无窍门主方",列有一简短之医疗技术,但很富有时代水平:"实女(注:指妇女先天畸形之阴道闭锁,或阴道窄小者)无窍,以铅作梃,逐日纴之,久久自开。"并附说明为何铅梃可治,乃"盖铅能入肉故也"。该解释未必符合客观实际,但以铅制做成圆形棍棒状,天天纴入阴道扩充之,日积月累就会慢慢治愈。

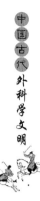

(七)关于先天性肛门闭锁诊疗技术

《疡医大全》卷三十载:"小儿初生谷道不通门主论:小儿初生谷道不通(注:即肛门闭锁),有一种内有薄膜遮住,胎粪不能屙下,通之(注:即刺通薄膜)胎粪自利可生。有一种肛门长皮并无窍眼者危,有用金刀割开,胎粪自利,亦有生者。必须知觉早(注:即早发现),方能有救。若迟延,胸腹胀突,面色青白,不能吮乳者,不治。曾有一儿肛门内有一隔膜,大便泻时尚不啼哭,遇大便干结时,必啼哭喊叫,面色紫涨,挣下大便如刀劈开者。三四岁时,一医以金刀割开隔膜,出血时以黑药止血,不过焮肿数日,全安。"

(八)关于鼻准修复与阴茎再造手术

《疡医大全》卷三十四载:"补鼻还原法:杨梅疮结毒烂去鼻准,或烂去阳物(即阴茎)俱能生长如旧。方用:乾元(即胎盘)一钱(炮制法从略),朱砂四钱,珍珠、琥珀各二钱,滴乳石三分,冰片一分,共研极细末和匀……服至一月,鼻长如旧。但未服药时,先到车匠店车成一端端正正鼻式,外以黄蜡熔化浇木鼻上,取下木鼻,将蜡浇就鼻子,用火烘粘在土星处,待一月药完,取下蜡鼻,看新长出鼻子歪正何如。如不正,速用蛾茧一个,煅存性为末,黄蜡丸芥子大,热酒作一服送下。如要速烂,可用蚕茧二三个煅服,次日渐烂,三日后,照旧烂平,仍照前法用蜡鼻粘上服药,候一月服完,其鼻又长全矣。如阳物烂去,亦照玉茎(注:即阴茎)黄蜡浇成,火烘粘在根(注:即阴茎未烂之根部)上。用土茯苓四两,天花粉五钱,牛膝三钱,煎汤服药一月,药完茎如旧矣。"此成形术有些神奇,仅录之以为参考。

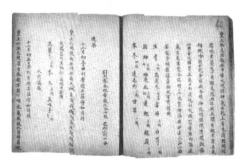
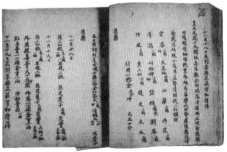

同治病案(实为梅毒)死亡记录

《万岁爷天花喜进药用药底簿》,记录了御医从同治帝于同治十三年(1874)10 月 30 日病重,至 12 月 5 日崩逝之全部脉案,以天花论治。据考,天花在康熙帝时已将人痘接种预防天花引进皇室,取得成功,立为庭训,并推广至国内外。况且,牛痘接种也于 1805 年由英国引进,成功推广。同治帝实难因天花崩逝。考同治帝之死因当是梅毒更有可能。中国第一历史档案馆藏

（九）关于疔疮病理与并发症之认识

关于疔疮病理与并发症之认识，顾氏于《疡医大全》多卷特别是卷三十四引论甚详，认识也较前深入。例如认识到疔肿之发其源在毛孔，"古方计有一十三种，三十六疔之分，总由脏腑积受热毒，邪气传于经络，以致血凝毒滞，注于毛孔，手足、头面，各随脏腑部位而发。"关于疔疖并发淋巴管炎、静脉炎之描述，顾氏引用陈远公之论："凡疔生足上，红线由足入脐，疔生手上，红线由手走心，如生唇面，红线由唇而至喉。"此经验之总结，对外科医生临床预防疔毒走黄（注：脓毒血症），早期诊断，有着重要的意义。顾氏引此描述后，又接着指出："如见此红线，即于尽处以针刺出毒血，则免毒攻心。"

（十）关于异物剔除医疗技术

顾世澄《疡医大全》关于救急所载亦较为丰富，细考之则多为前贤技术之综合记述者。例如："误吞针刺咽中痛者，乱麻筋一团，搓龙眼大，以线穿系，留线头在外，以汤浸湿，急吞下咽，顷刻扯出，其针必刺于麻中而出。如一回不中节，再吞再扯。"显然源于明代诸外科医家临床医疗技术之成功经验，可证该术于清代仍在广泛应用并且发展着。但

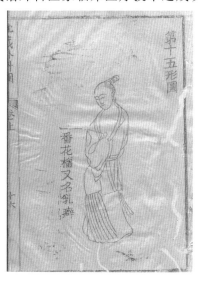

《枕藏外科图》书影

清代胡璇辑，清乾隆丁亥（1767）年秣陵胡氏刻本。第15形图之"番花榴（瘤）又名乳癖"，图示妇女乳腺癌。中国中医科学院图书馆藏。

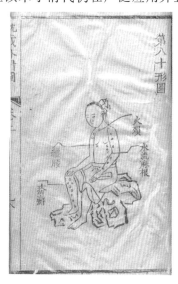

《枕藏外科图》书影

清代胡璇辑，乾隆丁亥（1767）年秣陵胡氏刻本。图示缠腰（肋间神经炎）等。中国中医科学院图书馆藏。

也有若干可供借鉴救急技术之首次记录者。例如《疡医大全》卷三十九"救误吞五金门方"中"解金银铜铁毒：鸭屎汁解之"条下，附有一病案很有意义。"一人以铜条两个作戏法（杂技表演），由鼻孔进而从口出，忽一日铜条滑入脑中，奇痒难忍，无法可救。黄公曰：'尔磕我三百个头，我当救尔。'其人即连磕其头，叩未百余，其铜条从鼻出，此亦聪明人慧

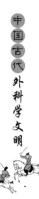

心智囊耳。"古时,此医疗技术不可谓不妙不巧,特别是这位可尊敬的黄公,对鼻咽部位之解剖了解一定是很精者,而诊疗如此有把握,也非仅此成功者。

又胡璟《枕藏外科图》(1767)记述:"黑疔,膀胱虚热,肾受风邪,外攻两耳端。初起黑色,麻木,硬如石铁,紫黑,呕吐神昏,心惊恍惚,困倦多睡。"胡氏所描述之黑疔,与炭疽十分相似,其诊疗可作炭疽发病之参考。

七、萧晓亭《疯门全书》

萧晓亭(?—1801),清代医家,号晓亭主人,庐陵(今江西吉安)人。父醒初通诸子百家,亦通医术。晓亭幼承家学,尤擅医道,以医济人,治病不索谢,求方者日众。他鉴于粤、赣麻风流行,"得之者父子离散,夫妻睽违,戚友避之,行道叱之,非若他疾只伤一人。疠实传染常多,或伤邻友,或伤一家,至于无与为婚而绝嗣者不少。"甚至"有病无药致自缢投水死者,往往有之",如此种种悲惨境遇,使晓亭放弃子业而矢志治疠。他经过三个寒暑刻苦努力,广搜博采,殚精竭虑,旁搜远索,得诸家之秘本,斟酌损益,集成《疠疾辑要》《疠疾备要》各一卷,后经袁春台等合编校注,合刊时名《麻疯全书》(1832),直至1836年,始得面世。该书论述麻风病之病源、症状、辨证、疗法等,其治男子,以养血和血为主,祛风行滞为佐;治女子以活血为主,祛风燥湿为佐。经治数百人,多获良效。

《疯门全书》(1796),清代萧晓亭撰,为祖国医学有关麻风病的三大专著之一。萧氏之书原为《疠疾辑要》《疠疾备要》各一卷,成书于嘉庆元年(1796),贫而未梓,后经袁春台等编校,命书名为《麻疯全书》,于道光十六年(1836)付印,此版本迄今未见。道光二十三年(1843)以后多次刊刻流行版本均名为《疯门全书》。光绪元年(1875),侯敬庵、郑凤山附刻《疯门辨证》一卷,使其内容更加完备。

该书对麻风病的传染性、传播途径及预防之法认识比较正确,对症状体征之描述逼真而通俗。对前人"麻疯三十六种"之区分,提出异议,强调"种类虽多",但重要的是"审查表里虚实,察其病根之深浅,寒热之轻重,何经之证……何药为主,何药为使……又何必区别其名哉。"从而确立治疗原则,"总以凉血和血为主,祛风驱湿为佐,审元气之虚实,按六经以分治,斯治疠之要道。"从而对麻风治法提出了新的途径。他批评认为:"丹溪止用醉仙散、再造散二方,但服轻粉多生轻粉毒,恐一疾未愈,又添一疾。又有大黄皂刺牵牛之类,然惟实者可用,气血虚者,反耗元气。"尤其可贵的是他不同意本病必定复发或不能根除之说,认为其原因多因中断治疗或治疗不彻底所致。萧氏对本病提出之五不治,指不同情况的治疗转归(注:即易治、少亦可治、可治、不治、难治);五主治(注:解释各经受病之主要证候和所用主药);内治九法(注:统治、分治、缓治、峻治、补治、泻治、兼治、类治、余治);外治六法(注:针灸、烧、熏、洗、烂、敷)等,列有处方170多首,内容丰富,且善用大风子肉。该书使中国医学关于本病辨证论治的理论更为充实,并在一定程度上指导着 20 世纪 50 年代我国对麻风病的防治工作。

八、郑玉坛《外科图形脉证》

郑玉坛,字彤园,湖南长沙人,清代医学家,对外科较为专长。《医宗金鉴》刊行后,影响很大,学医者多尊之为必读之书。郑玉坛在《医宗金鉴》的启迪下,总结个人经验与前人论述,编撰《郑氏彤园医书四种》(1795),22 卷,其中《外科图形脉证》4 卷,并附有《医方便考》2 卷。又有书名《外科医法》者。其书之成,乃积诸家之可互为发明借鉴者,附录于《医宗金鉴·外科心法要诀》有关论述之后附己见,并绘有精美病形图佐证之,为外科临床医生所重。以下仅依次摘录部分内容以视其特点。例如,"辨脓条例:凡以手按之,疮内坚硬者无脓之象也。按之不热者无脓,按之内热者有脓,轻按热甚便痛者有脓,且浅且稠也。重按微热方痛者,有脓且深且稀也。按之大而软,指起即凸复者,脓熟也。按之半软半硬陷不即起,脓未全熟。按之软凹久不起者,无脓气血虚也。深按软陷而速起者,内是稀黄水也。深按成坑而缓起者,内是坏污脓也。按之板实而痛甚者,停血未成脓也。按之空虚而不痛者,积气未成脓也。胖人宜脓多,胖人脓少是肉不腐也。瘦人宜脓少,瘦人脓多是肉败坏也。皮色不变,不起高阜者,脓必稠黏也。皮色光嫩,剥起而不苍老,脓必浅也,皮色苍蜡,肿高而软,痛减者熟透也。脓出如粉浆,或如污水者,谓之败浆。气实之人,多黄色稠脓。气虚之人,多白色稀脓。半虚半实者,多稠白脓。凡疮溃后脓有酝气而无瀸气者,最吉。若出败浆腥臭血水,主凶。惟汗后脓秽者,可愈。如溃久脓秽而身犹大热不止者,治亦无功。"其经验之丰富,辨别之精确,甚为可贵,实外科临床医生必备之知识。

又如蜡疗之应用,郑玉坛《外科图形脉证》卷之一称:"黄蜡灸法:凡痈疽发背顽恶诸疮,先打湿灰灰面搓成条,盘肿根脚上,作圈高寸余,着实贴皮上,如井口形,圈外又围布条数重,以隔火热。方削碎黄腊屑子,补放圈内,厚三四分,次用漏铁瓢盛炭火悬在圈上,烘至蜡溶化尽,再添蜡屑灸之,以井满为度。"

又如瘰疬(颈淋巴结核)、缠腰火丹(肋间神经炎)等外科疾病,郑玉坛于撰《外科图形脉证》时说:"余编是书,辨证立方,谨奉《御纂医宗金鉴·外科心法要诀》为主,而又采辑诸家可互相发明者,附录于每条之下,绘图立说,旨归切要"。现仅选录以下图示之。

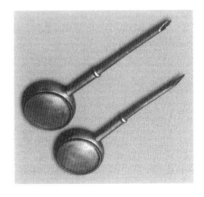

吹药鼓

清代,铜质,长 16.5 厘米,鼓直径 5 厘米。用以向咽喉吹敷药粉,体作圆鼓形得名。挤压圆形鼓面,可将多节铜管前端之药粉吹至咽喉病灶处。北京中医药大学中医药博物馆藏。

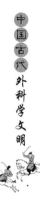

（一）关于煮沸消毒与麻醉术应用

郑玉坛《外科图形脉证》卷之一所记麻醉术："川乌、草乌、甘遂、甘草、俱用生的，各等分切碎入罐内，将诸针倒插药，用水淹满，封口煮至水干，黄蜡塞口，勿令泄气方效。此药煮刀针，任其针割不甚疼痛，且御风寒，凡挑痘疔，用此最妙。""凡用刀割、取箭头及疗疮恶毒，刀亦宜煮再用。外敷麻药见六卷，河字号。""敷患处，即麻木，针割不痛，川乌尖、草乌尖、生半夏、生南星、北细辛、荜茇、蟾酥各一钱，胡椒四钱，黄研极细，烧酒调敷。"

（二）关于腹壁缝合与缝合线之改进

郑玉坛强调认为"凡腹皮损破，肠突于外，若其肠未断，仅伤一半者可治。急用大麦熬粥取汁，温洗其肠，以桑白皮尖之细茸为线，穿定，针上蘸花蕊石散，先将肠之伤口缝定，随涂鸡冠热血，再以麻油润湿其肠，轻轻凑入腹内，便以手捻住腹皮伤口，即用针穿长头发数根，将伤口之裹肉密密缝住，留外皮频撒月白珍珠散以收口。""凡缝合后，切忌呼号，妄动，初则少饮米汤，日渐加多。半月后，方食米粥。若伤口宽大，不能外缝者，只将肠口缝合纳入，腹皮伤口多填月白珍珠散，随厚揩陀僧膏盖贴，用软布勒住，勿令肠出。"

（三）关于吸筒拔脓技术之改进

郑玉坛所论拔脓竹筒之制作方法，用药煮制备法、使用方法，与前代外科各家完全一致，但其所不同之改进也较为明显可鉴。例如拔（吸）脓前："用铍针当疮顶一寸之内，品字样刺（切）开三孔，深半寸或七八分，量其高下，乘热取药筒合疮孔上。"关于药筒制作："筒厚分许，靠节钻一小孔，以杉木啄塞之，放药锅内煮数十沸……（趁温以竹筒口吸疮上）候片时，（脓被吸入药筒）使药筒已温，拔出杉木塞子，其筒即落，外贴膏药，勿令受风。"

（四）关于剔除枪伤弹丸

卷四记有"如铳子嵌在肉间者……外用钳取之。"如铳子（子弹）着骨，胀痛垂死者，当服整骨麻药，并用外敷麻药，令其不知胀痛，方寻向铳子处，用利刀割开，以小钳取出，随蘸甘草汤洗净。强调"凡割取肉内诸物，皆仿此条行之"。

九、随霖《羊毛瘟证论》

随霖，字万宁，原籍山东，后定居南京，出身世医。因遇"羊毛瘟"，总结其诊疗经验撰《羊毛瘟证论》（1795）一书而著名。他强调指出："瘟疫中有羊毛一种，则从未有言之者。"根据《羊毛瘟证论》随霖自序称："岁辛卯（1771），此证颇行，俗呼为羊毛疹子，临证颇难措手。霖恭读《御纂医宗金鉴》外科疗疮内，载有羊毛疔证治之法……越今多载，欲以鄙见质诸同志，因作《羊毛温（瘟）证论》，似可与吴、戴相发明。"

那么，随霖所记述之"羊毛瘟"究竟是什么传染病呢？他于《羊毛瘟证论》一书中，首先明确以"伏邪穷源论""温病论"将其病因归之为瘟疫，关于发病与证候，他于《羊毛论》一节中认为："羊毛之为病也，始觉微寒发热，或憎寒，或壮热，或发疹块，面色微青，唇红而胀，舌有薄苔，红点裂纹，胸中滞塞，身胀酸麻，手足不利，前心后心，或有斑点，或无斑点，及病至面色青板，身重不仁，皮肤紫胀，脉不至，则无救矣。"随氏引《医宗金鉴》"初起时身发寒热，状若伤寒，但前心后心有红点，又如疹形，视其斑点色紫黑者为老，色淡红者为嫩。"据随霖对1771年流行该病之记录，以及引自《医宗金鉴》所记病发之证候描述，随氏命名为羊毛瘟者，很可能是一次炭疽之传染流行。回顾明代医学家、外科家王肯堂曾记载明万历十五年（1587），一妇人售羊毛于市，曾引致紫泡疔流行，造成大量死亡。王肯堂曾正确总结其经验指出："若因开割瘴死牛、马、猪、羊之毒，或食其肉，致发疔毒，或在手足，或在头面，或在胸腹……或起紫泡，或起堆核，肿痛，使人发热烦闷，头痛身痛，骨节烦疼"等，前后所论述而参照对比辨别，虽随氏之论称为瘟较王肯堂有所进步，但在病因上则未能认识到"因开割瘴死牛、马、猪、羊之毒"，似明显退了一大步。有趣的是，两人所记病发流行地相距很近，王肯堂所记之流行地在金坛，或在南京，随霖所记瘟发南京，只是年代相距约200年。不过二者均系感染、流行，很有参考价值。

十、高秉钧《疡科心得集》

高秉钧（1755—1827），字锦庭，锡山（今江苏无锡）人，外科学家，工内、外科，尤长于疮疡证治，积三十年经验，博通经方，洞晓脉理，重视以《内经》理论，论述外科病证，所谓探其本而袭其末；主张"外科必从内治"，推崇"阳毒可用攻毒，阴毒必须补正"，尊朱丹溪"痈疽未溃以疏托解毒为主，已溃以托补元气为主"的医疗思想；提出"毒攻五脏说"以引起学者之关注。山东历城瘟疫学者杨润，莅锡数载期间，"幼子肿发于面，自唇齿间延缘频颧而及于目，恶肉溃腐，甚创且殆。高子乃傅以良膏，饮以和剂，拔毒剔骨，痂脱而病瘥，"姊，以年逾六旬，患痈，"亟延高子至，曰：痈脓已成，本生皮里膜外。刺之脓出盏许，痛止即安"。杨润读高秉钧《疡医心得集》书稿，知"幼孩有所谓腮与多骨及肠痈者，即余家之两病"，实实在在反映了高氏对处理外科重症的出色成就。由此亦知，高氏强调《内经》，主张"外科必从内治"等学术思想，并非保守，亦非反对手术之学者。

杨润何许人也？原籍山东历城一传染病学家，他提出"害眼、肿喉、痢、疟之类"，其病"一家一巷有三五人病相同者，即瘟疫"。对认识传染病做出了一大贡献，他在《疡科心得集·序》中所论幼子病颌骨骨结核？姊病肠痈？经高秉钧治愈之病案，对评价高与杨二位医学家，都提供了可贵的参考资料。

481

《疡科心得集》正文3卷,方汇3卷,家用膏丹丸散方1卷,成书于嘉庆十年(1805)。首先以"疡证总论、调治心法略义与外疡实从内出论"为题,阐述化脓性感染之基本理论。其次以常见化脓性感梁之发于人身上、中、下部之疡科病名为目,分别就病因、所属经络(注:解剖部位)、证候、鉴别、治则等,共分104论进行辨证论治。其方汇部分,则按前104论中涉及方药之先后,一一排列记述,列方计约180首。最后所述之"家用膏丹丸散方"比较宝贵,为高氏外科常用药之制备法,例如首载之红升丹、白降丹等之制备,适应证资料等均甚可贵,于过去外科医师处理化脓性感染溃疡,常用而有效者。

《疡科心得集》对"外科必从内治"十分强调,但对外治,特别对麻醉之应用,外科手术切开引流等,全书未见一处列专题而论述者,给人印象似乎比较保守。但细读其内容,则会体察其医疗思想并非保守。例如《疡医心得集》总论之"疡科调治心法略义"明确指出:"凡刺痛肿,须认有脓无脓,用手按之,手起而即复者有脓,手起而不即复者无脓。此所谓引手。""至于用刀手法,刀口勿嫌阔大,取脓易尽而已。凡用刀之时,深则深开,浅则浅开,慎勿忽略。如开鱼口、便毒、背疽、脐痈、腹痈、瘰疬,宜浅开之。若臂痈、胯疽、肉厚等处,宜深开之,使流出脓,以泄内毒,不可不知也。"又如止痛麻醉药之应用,仅于"家用膏丹丸散方"中提及"和伤末药"治跌打损伤、闪气腰疼,伤筋伤骨用之,按其"陈酒调,即以酒送下,尽醉为度"可知其止痛麻醉之效果十分满意。

关于《疡科心得集》之成就,除上述者外,在外科疾病之认识上,也值得重视,例如"危险三角"所患唇疔引致脓毒血症严重预后,其论述也给人以深刻之印象,"唇疔生于上下嘴唇,系脾胃两经火毒所致。初起如粟,或不痛,或痒甚,其形甚微,其毒极深,色或赤或白。若唇口上下紫黑色者,根行甚急,不一日头面肿大,三四日即不救。"提醒外科医家与患者要高度关注上下唇之化脓性感染,绝不可因其初发小而无明显痛苦而轻视之。

很有意义者,可据瘟疫学者杨润《疡科心得集·序》所述高秉钧治其子与姊之痈疽症,查其相关论述可以印证其例案不虚。例如杨润《序》称"幼子肿发于面",由高秉钧"拔毒剔骨,痂脱而病瘥",即高氏书所述之"腮与多骨"病。现就此查阅高氏书中"辨牙咬托腮寒热虚实传变骨槽论"有关内容,有"又幼孩生此症者","腮颊漫肿,里虽出脓,势必外溃,久不敛口,亦成多骨(注:骨结核病有坏死骨从疮口排出者)……方能脱骨收口矣。"关于《骨槽风后论》:"若外腐不脱,脓水不清,久则必成朽骨,俟朽骨脱去,始能收口,如或穿腮落齿……俱为逆证。"两相印证,证明高秉钧对上下颌骨之结核性病变的认识和治疗,均有新的进展,并获得较为良好的治疗效果,成绩明显。

还有一例,即杨润的姐姐,60多岁患肠痈之病案。杨润于《疡科心得集·序》称"亟延高子至,曰:'痈脓已成,本生皮肉膜外,刺之脓出盏许,痛止即安'",检阅高氏书"辨大肠痈、小肠痈论"有"夫大肠生痈者","要在成脓后,外有头可刺者为顺","盖大小肠二痈,虽名为肠痈,大抵生于皮里膜外者多,故能在外出脓,是为易愈"。两相印证,说明高秉钧对化脓性阑尾炎之诊断与鉴别阑尾周围脓肿穿孔(注:腹壁脓肿,内穿脓从肛门排出)等已有一定的鉴别能力。他在诊断与治疗杨润姐姐大肠痈时采用切开引流,获得最佳疗效,以实例证明其对阑尾炎、阑尾周围炎、阑尾穿孔等,论述与治疗手段之选择等,均达到较高水平。

关于阴茎癌与性病之鉴别,《疡科心得集·辨肾岩翻花绝证论》:"夫肾岩翻花者,俗名翻花下疳。此非由交合(性交)不洁,触染淫秽而生。"明确指出,肾岩病因并非与有性病之人性交而感染者,而是"由其人肝肾素亏,或由郁虑忧思"等情志因素所致。高氏论述其发病、证候表现时强调:"初起马口(阴茎外尿道口)之内,生肉一粒,如竖肉之状,坚硬而痒,即有脂水,延至一二年或五六载时,觉疼痛应心,玉茎(即阴茎)渐渐肿胀,其马口之竖肉处翻花若榴子样,"高氏强调如此者"此肾岩(阴茎癌)已成也"。他继续指出其发展"渐至龟头破烂,凸出凹进,痛楚难盛,甚或鲜血流注",他继续论述患者"斯时必脾胃衰弱,饮食不思,即食亦无味,形神困惫;或血流至两三次,则玉茎尽为烂去。如精液不能灌输,即溘然而毙矣。"他着重指出:"若至成功后,百无一生,必非药力之所能为矣!"强调肾岩是外科"四大绝证"之一。高氏对阴茎癌认识与描述的正确性,可能是清以前外科医学家中的佼佼者。

十一、钱秀昌《伤科补要》

钱秀昌,清代伤科医学家,字松溪,上海县(今上海市)人。年少时虽读医书,但因医理渊深未能心领而弃业。乾隆辛丑(1781)岁,偶折左臂,得伤科医师杨雨苍夫子诊疗施治,不日痊愈。因一时之痛苦,解平昔之衰怀,决心受业于杨夫子之门为徒,始得骨折接骨与关节脱臼整复之法,并秘传治疗伤折之方药。与此同时,他还参阅《医宗金鉴·正骨心法要诀》之要旨,从此于临床接诊中,屡试屡验,于专心钻研之中,每每感叹伤科诊疗效果之神异,深深爱戴,"余固不辞工贱,务穷其奥,不揣固陋,手辑成编""余本愚拙,廿载以来,细心穷理,稍得其要,不忍秘籍,欲以公世,未识可补斯道否乎。"于嘉庆戊辰(1808)撰成《伤科补要》一书。书稿成后请知上海县事苏昌阿做序,苏于序中称赞"上海精是者,曰钱生。"他感慨"吾闻古医者,解颅理脑,破腹湔肠,后世不可复得。"值得关注的是,他为我们提供了一个重要信息:"而余亲见折足者,医断其骨而齐之,中接以杨木,卧百日耳,步履不爽其恒,岂古医之奇者,其遗术在伤科欤!"钱氏用杨木接骨者,值得重视。

《伤科补要》4卷,书稿成于清嘉庆戊辰年(1808),有嘉庆己巳年(1809)知上海县事苏昌阿序,又嘉庆庚午年(1810)七十老人陈炳抄录,据考现存最早为嘉庆戊寅年(1818)刻本。卷一首先绘图20幅,并分别标明人身正面、背面、侧面,骨度正面、背面、侧面全图,又图示骨度正面、背面尺寸图,《灵枢》骨度尺寸,应刺穴图,《洗冤录》尸格图,以及骨折、脱臼整复、固定器具图等,给予人体体面解剖特别骨骼解剖比较正确的图示,供作临床跌打损伤诊断与整复治疗十分重要的指导。卷二分36则,分别论述不同部位骨折,脱

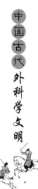

曰以及全身性感染、并发症与咬伤、汤火伤、自缢、溺水等之诊疗原则与方法论述,简明易于学习掌握。卷三分别根据骨伤科常用方剂等91首,以汤头歌括之体例,对各该方药之组成,首歌,次适应证,再次为制备,予以描述,便于学者记诵,很实用。卷四则附录各家秘方、急救良方、医疗技术等97条。该书篇幅虽然不长,但实用内容相当丰富,有着较高的参考价值。

《伤科补要》在我国骨伤科领域的多方面,取得了很好的进展,一些方面还达到了较高的水平。例如《金疮论治》总则指出并发破伤风防治十分重要。关于常规处理与原则方法,强调:"凡金疮初治,轻者,当出血之时,用止血絮封固伤口,急止其血,如无所犯,待其结痂自愈。重者,筋断(动脉伤)血飞,掺如圣金刀散,用止血絮扎住(结扎止血法),血止后,若肿溃,去其前药,再涂玉红膏,外盖陀僧膏,止痛生肌。""如出血过多,面黄眼黑,不可攻瘀,宜服八珍汤;甚者,独参汤先固根本。凡初伤时,切忌热汤淋洗。"上述对刀、斧、剑、刃所伤之处理原则与方法要求、注意事项,均来自前人与自己大量临床经验之总结,富有指导意义。

(一)关于金疮至险之伤可治与不治之鉴别与掌握

认为"气管全断者,不治;若稍连续者,可治。或气管捏扁,气塞不通,医将两指捻正其管,用通关散吹鼻取嚏可也。""或囟门骨破,髓出者,不治;若内膜不穿,髓不出者,可治。""或肾囊皮破(阴囊撕裂伤),肾子(睾丸)挂出者,可治。"

(二)关于"从高坠下伤"之诊疗原则与预后

"或有从高倒坠,天柱(颈椎)骨折,致颈插入腔内,而左右尚活动处,用提法治之。或打伤,头低不起,用端法治之。或坠伤,左右歪斜,用整法治之。或伤而面仰,头不能垂,或筋长骨错,或筋聚筋强,头垂不起者,用推、端、续、整四法治之。"

(三)关于头部颅脑伤

"跌打碰撞等伤(颠顶部),卒然而死……心口温热跳动者,可救。""外用手法:按摩心胸两腋下,并托其手腕,频频揉摩两手脉窦……则心血来复,命脉流通,即可回生。"关于急救:"若重伤己死者,用白布缠头,以木棍轻轻拍击足心,再提发令其颈端直,舒其筋络,外敷混元膏,内服紫金丹。""或(颅脑伤)骨碎髓出,不治;若皮开肉绽,血流不止者,可治。用止血絮封固,先止其血。"对囟门伤,"或跌打损伤,骨缝虽绽,尚未震动脑髓,其头面浮光,眼肿鼻大,唇翻舌硬,睡卧昏沉,肉虽肿而皮未破,瘀血内蓄者,宜扶起正坐,以葱汁调定痛散敷于伤处,用粗纸蘸醋,贴于药上,烧铁熨斗烙纸上,以伤处觉热痛,口中有声为度。""或皮破血出不止,用止血絮封固","若皮破血流不止,骨陷筋翻,必损脑髓,气息无声,则危笃难医。"

(四)关于唇口伤诊疗

"或伤破唇缺,先用油线缝合,敷止血生肌散……可愈。""或含刀损割其舌,将断而未落者,用鸡子内软衣袋舌,将止痛生肌散蜜调敷舌上,频频添换,使患人仰卧,薄粥灌喉,不动其舌,则易愈。"

(五)关于伤耳缝合固定法

"(伤耳)或被砍跌打落,或上脱下粘,或下脱上粘,须捻正,用封药敷贴;若全脱落,急用缀法,将两相对,用药贴定,再以竹夹子,直上横缚可全。"

(六)关于咽喉伤

"(咽喉伤)或被伤,或自刎,其症迅速,急则可救,迟则血脱额冷,气绝不治。乘其气未绝而身未冷,急用油线缝合……外用布条缠颈,高枕仰卧,使项屈不伸,刀口易合,宜处密室避风"。

(七)关于"腹伤肠出"急救手术

外伤"致肠突出者,看肠外衣膜穿破否。若膜穿者,肠必逐条而散也,则不治;若肠虽未出,而内膜已穿,血向内流者,不治。如膜未穿破,虽险可治。又有油膜(大网膜)突出者,亦可治。不可伤其膜,宜服收膜散,外盖玉红膏。""如肠出者,将温汤浴暖其肠,不可伤犯。一人将醋和冷水,不令病者知觉,急噀其面,其肠自收,用油线缝合,不可太深,恐伤其肉。……又用布缠腰数转,须避风邪,切戒恼怒、高声,恐有崩裂之患。""或阴囊皮破,肾子挂出,用温汤挪上,油线缝合,搽玉红膏。"

(八)关于脊椎骨伤之整复与固定术

"若骨缝叠出,俯仰不能,疼痛难忍,腰筋僵硬,使患者两手攀索,两足踏砖上,每足下叠砖三块踏定,将后腰拿住,各抽去砖一块,令病人直身,又各去一块,如是者三,其足著地,使气舒瘀散,陷者能起,曲者可直。再将腰柱裹住,紧紧缚之,勿令窒碍,但宜仰卧,不可侧睡,膂骨(注:第一胸椎棘突,或指脊椎两旁肌肉)正而患除。""如胸陷不直者,亦用此法。"

以上所述金疮、骨折伤后,接着以"接骨论治"为题,论曰:"接骨者,使已断之骨合拢一处,复归于旧位也。"钱氏精要指出"凡骨之断而两分,或折而陷下,或破而散乱,或岐而旁突,相其形势,徐徐接之,使断者复续;陷者复起,碎者复完,突者复平,皆赖乎手法也。或皮肉不破者,骨若全断,动则辘辘有声;若骨损未断,动则无声;若有零星败骨在内,动则淅淅之声,后必溃烂流脓。其骨已无生气,脱离肌肉,其色必黑,小如米粒,大若指头,若不摘去,溃烂经年,急宜去净。如其骨尚未离肉,不可生割,恐伤其筋,俟其烂脱,然后去之。治法:先用代痛散(麻醉止痛剂)煎熏洗,将其断骨拔直相对(手法整复),按摩平整如旧,先用布条缚紧,又将糕匣木板修圆绑之,又将布条缠缚,再将杉篱环抱外边,取其紧劲挺直,使骨缝无离绽脱走之患。……百日可痊。"

《伤科补要》关于骨关节脱臼手法复位与固定技术,内容也十分丰富,其复位手法之可供现代参考借鉴,亦值得推广学习,或整理提高,在此从略。另外,钱秀昌于《伤科补要》中所论述,十分重视骨伤之教学法,他借助人身体表解剖图、骨骼图,特别《洗冤录》之骨图,教学中强调骨伤之致命伤与不致命伤之鉴别,并按骷髅细加辨别,富有理论结合实际教学之特点,他的徒弟于上海者也很有影响。

十二、胡廷光《伤科汇纂》

胡廷光,清代伤科医学家,字晴川,号耀山,浙江萧山人。三世祖传伤科,长而博览群书,称"接骨上髎之书,虽散见于各籍,而零星记述,绝少成篇",乃以《医宗金鉴·正骨心法要诀》为经,集诸子百家之说为纬,并出家藏《陈氏接骨书》与祖传手法秘方,以及个人之经验积累,历时七年,于清嘉庆二十年(1815)编成《伤科汇纂》12卷,可称得上是伤科之集大成者。

由于胡廷光重视解剖知识,《伤科汇纂》书首绘制人身部位穴位图、外科器械图、伤科治疗手法图共42幅,尤以治疗手法图较为精美,且形象生动,并附以手法歌诀,一目了然,易学易记。卷一总论经义、脉要、针灸等基础理论,载有病源歌诀、脉证歌诀、宜忌歌诀、针灸歌诀。卷二论骨度、骨脉、骨节、骨格、部位、经筋。卷三载手法总论和器具总论,其内容多源于《医宗金鉴·正骨心法要诀》。另外附有陈氏接骨歌诀与胡氏自编上髎歌诀。卷四论伤损内证的诊断、治法。卷五至六论诸骨生理与病理,诊断与治法。卷七至八载伤科常用方剂340余首,每方先列主治证候,次为方药服法。卷九至十二为伤科应用药,以病名分类,每类列应用药物名称、主治、服用法或可视之为伤科本草。后补金疮、闪挫、跌磕、虫兽咬伤等44类病症治法,每类附大量单验方,共千余首。全书集清以前伤科文献之大成,有论、有方、有图,引文注明出处,附验案120余例。现存主要版本有清嘉庆二十三年(1818)博施堂抄本。

十三、江考卿《伤科方书》

江考卿(1771—1845?),清代民间伤科名家,乳名祥,字国兴,号瑞屏,江西婺源人。作为一名民间伤科医师,其诊疗技术水平之高令人十分赞赏,所著《伤科方书》,或名《江氏伤科》,全书文字不足14000字,但其内容在伤科诸病之诊断、医疗技术、伤科手术达到了很高的水平,甚至如骨移植手术,尿道结石剔除手术等,代表着我国外伤科发展的创新性成果。他的著作及他的医疗技术,颇有巧思创见。但十分可惜的是,因他深居江西婺源,没有得到学界的关注,其医术没有得到应有的继承与发展,其著作也没有得到出版流传。幸于民国十三年(1924)有金履升先生按其书稿抄录后寄近代中医名家绍兴裘吉生(1873—1947)先生校刊于《三三医书》,1936年又刊于《珍本医书集成》,虽然始有较为广泛的流传,但终未得有效的传承。现仅摘录其令人钦佩之外科成就以彰显中国民间外科之先进水平。

(一)关于腹部外伤肠出还纳缝合之诊疗手术

"凡伤破腹,大肠跌出,被风吹其肠干,不能收口,用麻油操上,使肠润泽。用一人托肠,一人默含冷水,喷泼伤人身上,其人必惊,托肠人即随惊送入,再用银针连(缝合)好。先敷二十四号止血散,后用十八号膏贴。伤破目难见者,用好酒一杯,令伤者饮下,即使人嗅伤,如若有酒气,其肠已破,难已救治。"

(二)关于气管伤缝合术

"凡气喉受伤,令人扶头,托凑喉管,不使出气,用银针连(缝合)好,外用十八号贴膏,内服上部药方。"

(三)关于复杂骨折麻醉手术整复

"凡人骨跌出,内外折肉中,用二十号宝麻药一服,再将肉破开(手术切开),取骨整换(手术整复),换用二十四号止血散、十八号贴膏,外以笋箬包好,内服六号接骨丹。"

(四)关于复杂骨折死骨剔除、骨移植术

"凡打伤跌肿,肉中之骨不知碎而不碎,医人以手轻轻摸肿处,若有声者,其骨已破,先用二十号宝麻药一服,然后割开(注:手术切开),如血来不止,用二十四号止血散,又用二十号宝麻药一服,再去骨出(注:手术剔除死骨)。若骨碎甚,即以别骨填接,外贴十八号膏药,内服六号接骨丹。"此文中"别骨填接"即骨移植术。

(五)关于尿道结石摘除术

《婺源县志》记述江考卿事迹,文称:"幼侄某溺管塞,每溺必以竹丝导,始滴数点,痛不可忍。(江考)卿服以麻药,剖茎去其渣滓而缝之,数日疮平,后生男女各一。"

(六)关于创伤后摘除睾丸术

"某痰迷,自刃肾囊(阴囊),晕绝。(江考)卿为重割,去其碎者,敷以药,愈后独肾,亦

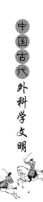

连举子。"

（七）关于颈项箝入胸之急救整复技术

"某从高树颠坠，头垂欹胸，（江考）卿为设坐瓮中，他悬布系，后坐定，突踢瓮倾，其人惊，极力后撼，头遂复旧，其他奇证，敷药辄效。"

（八）关于骨关节损伤治疗前后常并发之骨关节强直之预防

江考卿曾于其临床诊疗中强调："凡平直处跌打骨伤，皮不破，先用二十号黑龙散敷好，再用板夹缚平正。如曲折之处，只宜敷药，不宜夹缚，免愈后不能伸屈。"

十四、罗世瑶《行军方便便方》

罗世瑶，清代医家，湖南新化人。其于医疗实践中，采录古今医方及笔记中简便验方，以方便行军中急救与救护之用，于咸丰壬子年（1852）撰《行军方便便方》。其内容包括内外诸病，今仅就其外科或与外科相关内容，突出军阵外科评介如下。

《行军方便便方》3卷，卷上述备豫、杜防；卷中述疗伤、愈疾；卷下述救解、遣余。所谓备豫者，备述多种解决行军的粮食供应问题、缺粮应对问题等；杜防，则备避行军中突遇流行病、传染病、瘴瘟、蛊毒、虫蛇咬伤，乃至戒酒、戒毒等；疗伤，其内容基本上属于军阵外科之各种金疮、伤折、汤火伤、破伤风等；愈疾，除军队中各种内科疾病之诊疗外，对各种化脓性感染之痈疽疮疡、麻风、骨关节结核、急腹症之证治等，也进行了论述；救解，几乎全属外科急救，例如救暴、卒死急救、急救跌压、致死，以及钩吻、乌头、莨菪、豚鱼、鸩毒等中毒

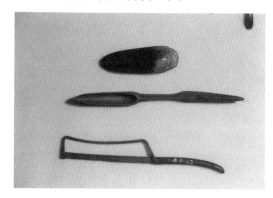

外科手术器械

清代，铜质、银质。包括各种形质之针、烙、刀、铲、锯、钩、钓、斧、剪、镊、探针、套管等等百余种。一般外科医家多备有30～50种。上海中医药大学医史博物馆、北京中医药大学医史博物馆、陕西中医学院医史博物馆藏。

之急救等；遣余，历述诊治各种中毒、伤损、脓肿、马鞍疮乃至战马病伤等。其诊疗技术虽均前人之经验、成就，或没有什么值得肯定的进步，但就行军、战争伤损之处理，可谓一次有意义的整理研究。综览全书内容，基本上可以视之为军阵外科方面的专书。

清代另一位民间外伤科医家汝先根，其家乡《黎里志》记："汝先根，字天培，承源之子，承源以父钤恭军中所得《秘方》（亦名《军中伤科秘方》），试辄效，先根不事生产，喜与

文士交,医术精于承源,疗治多奇中。肢体断折者,可复续;肠胃溃出者,可纳入。浙西数郡翕然称之,当时咸慕其名。循例荐授太医院吏目,以亲老辞。族弟先椿,字佺期,学于先根,得其传,亦多效。年八十余卒。"

汝先根可谓继承祖父钤恭、父承源所得军中伤科秘方秘术,行医于浙西,医名数郡,按其《黎里志》称四肢骨折可以复位续断,甚至腹部外伤而肠胃出者,可经他还纳治愈。这充分说明汝先根作为一位民间伤科医生,医疗技术水平是十分高明且值得称道的,虽然被荐授太医院吏目,他也不愿离开家乡,并将其术传授于族弟汝先椿。

另外,有《盛湖志》记载:"汝季民,以字行,其先工有《军中伤科秘方》治辄神效,季民更精其术,疗效多奇中,肢体断者,能使复续也,远近称之。"疑汝季民亦当汝先根家族者。

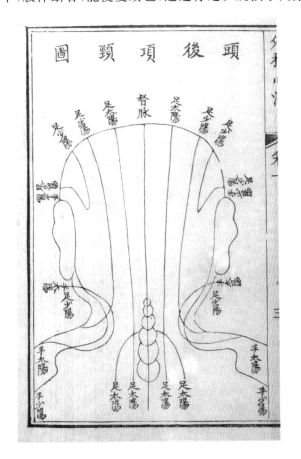

《外科心法》书影

《外科心法》(1775)10卷,清代黄聱辑。黄聱,外科学家,字芹洲、玉峰,江苏昆山人,研读《外科心法要诀》等撰成。清乾隆丙申(1776)刻本,贻经堂藏版。中国中医科学院图书馆藏。

第十章 清代外科的变革与争鸣

十五、高文晋《外科图说》

高文晋，清代医家，字梅溪，华亭（今上海市松江）人。乾隆甲辰（1784）秋，由杭州游历至四川，至道光丙戌（1826）冬回乡里。其四十余年间，经历六七省，寻访名师，搜求古训，集成《外科金针》与《花蜜若图说》等十余部著作。道光甲午（1834）秋，摘录《花蜜若图说》之要言，与《窦氏外科全书》合而为一，命名《外科图说》4卷，详论外科疮疡、方药、手术与图示外科器具等，富有特点，代表了中医外科于清后期之学术水平。例如，外科手术器具，有"探肛筒"（肛门窥镜）、"拖刀"（勺状刮刀）、"勾双"、"爪剪"（搔爬器）、"穿肛针套"、"尖方头剪刀"以及各式各种用途之钳子、刀具等等。在医疗外科手术技术方面，继往开来，续有进步。例髋关节、股骨骨结核切开引流术，强调"如贴骨痈、腿痈之属，皮肉坚厚，散漫无头，日久不溃，倘遇此证，上则开于环跳，下则开于膝上，不但其脓易泄，而收功必速也。"关于面部、鼻交频中之痈疽切开引流部位之选择，强调其部位"肌肉带横，宜开上唇里面，牙状之上，收功易而外无疤痕也"。其次，如痔切除用絮止血、挂线、结扎、枯痔等法多备，手术出血强调烙之即止。对痔漏手术，指出"漏有切开、挂线之别，不通则穿之"，实较前又一大进步。

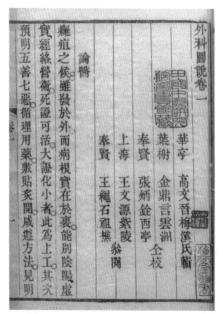

《外科图说》书影

《外科图说》（1834）4卷，高文晋辑。高文晋，字梅溪，于1784年由杭州至四川，历游六七省，搜求古训，寻访名师，40年间辑成该著，详载外科方药、制剂、手术等。清咸丰丙辰（1856）刻本。中国中医科学院图书馆藏。

十六、王晋夫《外科大症形图》

王晋夫，仁和（今浙江杭州）人。清代官吏，宦游金陵（今南京），志于纂辑典籍所载以及先辈经验良方，酌古准今，分门别类，欲汇集成册，拟含内外诸科疑难杂症，以及妇、儿、痘疹诸方证，惜书未成而卒。子鹏寿，字云程，继承父志，并续采经验良方增补，于咸丰元年（1851）书成，就名医进行校讹正误，分9类，计2400余则，辑成《医主易简集》9卷。《外科大症形图》乃其所附。

《外科大症形图》虽为非医学家王晋夫、王鹏寿父子所辑《医方易简集》所附，但其内容亦有值得称道者。例如论述咬骨疽，即骨结核病所绘制的"咬骨疽"图，不但十分精美、确切，初学者视之即可记忆深刻。

《片石居疡科治法辑要》书影

《片石居疡科治法辑要》2卷，清代外科医家沈志裕撰。沈志裕（？—1827）浙江平湖人，字怡庵，业疡医30余年，自制红升、白降诸外科膏丹。清道光戊子（1828）刻本，志古堂藏版。中国中医科学院图书馆藏。

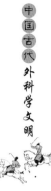

该书绘图精美是其一大特点，文字论述也通俗简要，对外科手术方法、步骤、原则之论述，也令初学者较易掌握。例如毒蛇咬伤之处理"毒伤咬伤，急以利刀割去死肉，可以渐解。如伤手足者，用绳绢扎定，勿使毒气漫延至入口腹。再令人口唅米醋或烧酒吮伤处，吸拔其毒，随吮随吐，随换酒醋，再吮再吐，候红淡肿消为度。"他还特别强调吸吮毒者应提高警惕，"吮者，不可误咽入肚，以致中毒。"

十七、吴尚先《理瀹骈文》

吴尚先（1806—1886），清外治法名师，原名樽，又名安业，字师机、杖仙，钱塘（今浙江杭州）人。道光十四年（1834）举人，曾官至内阁中书。其寓居扬州时，创设"存济堂药店"，诊疗当地人因战乱与地域卑湿多发体表诸疾之患。他通过医疗实践经验积累，逐渐认识到诸般外治法对贫苦大众，既方便又有效，或更优于内治法，从而逐渐形成自己"外治可与内治并行，而能补内之不及"的学术思想，逐渐丰富了各种各样的外治法技术，创设十分丰富的外治法，尤以按经穴辨证施用膏药薄贴更为其专长。同治初年，其广施膏药，日治者数百人，疗效迅捷，颇得群众之欢迎。于同治甲子年（1864）积多年实践经验与学习阅读之体会，撰成《外科医说》，后易名为《理瀹骈文》。

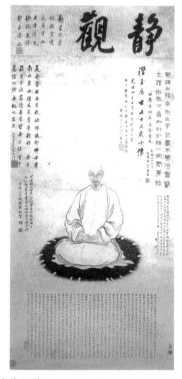

吴尚先画像

吴尚先（1806—1886），清代著名外治法医学家，原名樽，又名安业，字师机、杖仙，号潜玉老人，钱塘（今浙江杭州）人，撰有《理瀹骈文》外治法专著。图为吴尚先画像，通高131.5厘米，宽60厘米。据题书知系吴氏73岁时（光绪四年）绘制。

《理瀹骈文》4卷，中医外治法专著，吴尚先以医者理也，药者瀹也，因用骈文体论述以便读者易记易诵，故改初名之《外科医说》为《理瀹骈文》。该书卷一概述内病外治之渊源及理论；卷二、卷三则分别详论伤寒、中风、痹证等常见病证之外治法，并附外治之方药，随病证列法，所谓"繁而不节，取便览也"，"俚而不文，取易晓也"；卷四为二十一膏之良方，并附施治法及治心病方。王宗寿鉴于读者难于尽知穴位而补刊"铜人图经穴考"，以救吴氏有关论述之不足。

吴尚先仿古而不墨守于古，在总结外治法、理疗法等的基础上，对其进行了内容的丰富和理论的发展。该书内容现今看来，虽然存在若干谬误或不足，然对于初步构建现代外治、理疗之奠基发展上，依然有其不可低估的学术价值。

《理瀹骈文》的内容十分丰富，几乎囊括了现代理疗的方方面面。除对针灸、推拿、按摩等医疗技术之论述外,还着重论述了现代理疗之诸多内容。例如,类似现代之蜡疗、水疗,相当于红外线照射、热敷、冷敷、湿敷、冷热交替敷、熏法、烙法、熨法、盒法、拍法、揭法、洗法、摩法、擦法、和法、取嚏法、肛门排气法、灌肠法、坐浴法等等,有数十种之多,内容涵概且广泛。例如其所论述之水疗,又有喷法、射法、敷法、拍法、洗法、扫法、喋法、摩法、淋法、浴法、渍法等之别,以供不同疾病、不同病程之间相应选择。

值得注意者,吴尚先外治法对中医传统理论于疾病治疗中指导思想、方法原则,以及医疗实践等提出了新的见解。例如,中医学传统理论很重视热病不用冷敷,或反对冷敷者,吴尚先则大胆创设了冷敷五大法,以降低患者之高烧。冷敷五法即:黄连水洗胸法、皮硝水揭胸法、芫花水拍胸法、石膏和雪水敷胸法、老蚓和盐捣敷胸法。此五种冷敷胸法之临床应用,对降低患者高烧肯定会有较好的效果。当然,分热型以确定冷敷胸法之选择,也是必须要考虑。

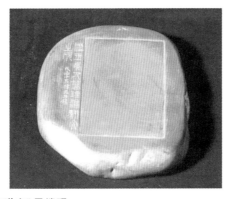

吴尚先撰《理瀹骈文》用端砚
吴尚先官余全力关注医学外治法总结,撰《理瀹骈文》。图为吴尚先撰《理瀹骈文》所用端砚,砚池侧刻篆书"潜玉老人著理瀹骈文之砚,戊辰(1868)十月陈遇安镌"。端砚长17厘米,宽12.5厘米,高2.5厘米。上海中医药大学医史博物馆藏。

十八、王孟英记述外科医疗技术

王孟英(1808—1868),清代传染病学大家,名士雄,字孟英,幼字篯龙,晚字梦隐,梦影,自号半痴山人、随息居士、归砚等,盐官(今浙江海宁)人。他生于杭州,14岁时,父王升殁,遂志学医,初读《景岳全书》,临床多用温补。后经母俞氏训诫,并折中派家传《重庆堂随笔》之说,学术思想转变。于道光十年(1830)始以医为业,每起大症,深研温热病诊疗,以轩岐、仲景之书为经,采叶天士、薛生白等传染病大家之辨为纬,撰成《温热经纬》(1852)一书。曾因上海等地霍乱流行,乃撰《霍乱论》(1838),于1862年重订,名《随息居重定霍乱论》。先后还撰有《四科简效方》(1854)、《归砚录》(1857)、《重庆堂随笔》(1852)

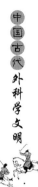

等等。

王孟英是一位清代著名传染病学家，内科病专家，但其著作中每每涉及外科病证之认识、诊疗者，颇有学术参考价值。例如，《古今医案按选》(1778)4卷，乃王孟英将俞震《古今医案按》中之"选其尤善者"汇集成册，书成于咸丰三年(1853)，后又加"补缀，至光绪三十年(1904)始由董镜吾校仇付梓。"其"交肠"病案述有："俞东扶曰：余初学医时，有金姓缝人，年二十余岁，雨途道滑，臀仆坐地，亦无痛

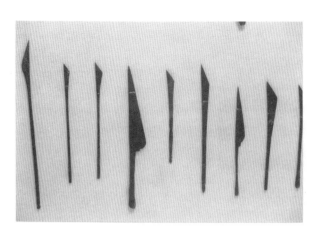

外科手术器械

图为清代外科手术器械。

苦，次日腹中欲去大便，而矢气（注：放屁）从前阴出，自觉大便不往后去，转向前走，茎中痛苦不堪，其粪通细如稻杆而出。余师金尚陶先生用补中益气汤，一服愈。四五日病复再发，用此汤不效矣。溺行并不带粪，粪来亦不杂溺，溺孔渐为干粪撑大，痛苦莫不名言，大肠竟废而不用。"王孟英按语指出此患曾见"多例……大致皆因外伤所致"。这一病案正确描述了"外伤性大肠膀胱漏"之发病病因与临床证候，虽然王孟英按指出曾见多例，但确属罕见者。

《归砚录》卷三记有："湖州（浙江湖州）汤荣光解元，世业伤科，接骨有奇效。其家佣者，采桑于树，树折坠地，腹著枯桩而破，人即昏晕。汤闻之，令徒携药敷治。徒视疮口二寸余，已透膜，内系红肉，不见肠，故以线缝之，而形似口张不能合。徒以告汤，自往视之，果然，乃令舁（抬）归。佣少醒，复饮以药酒，使不知痛楚，随用刀割伤口使宽，以铁钩钩膜内红肉出，则其大如掌，乃宿患之疟母也。始如法敷治疮口而愈，宿疾顿除。"此例当系外伤性脾脏摘除术。从"乃宿患之疟母也"可以肯定其曾患疟疾而致脾肿大。于手术摘除脾脏后，得"宿疾顿除"之效果。

又《四科简效方》乙集中，王孟英记述一例肠吻合手术，其方法步骤均较完善，现摘录以为参考。"若肠已断者，以桑白皮线或麻线，均用麻油润过，从里缝之，缝好，再用麻油润肠活滑，推入腹内，乃缝肚皮，不可缝外重皮，缝好以血竭末敷之。若伤破肚皮，肠与脂膏并出者，先服芎归汤，用手臂去脂膏，此是闲肉，放心去之。然后推肠入腹，用线缝之，缝好后，均以阔帛扎束，慎勿惊动，使疮口复进，更须频服通润药，勿令大小便闭，最为吃紧。"王孟英是以传染病诊疗而著称的大家，对我国传染病诊疗的成就，有所贡献，特别是他所记1821年上海"人烟繁萃，地气愈热，室庐稠密，秽气愈盛，附郭之河，藏垢纳污，水皆恶浊不堪。今夏余避地来游，适霍乱、臭毒、番痧诸症盛行。"首次记载了传入我国之霍

乱弧菌引起的真霍乱烈性传染病。因为霍乱弧菌是此后由科赫(Koch)于1883年才发现的,王孟英却在60多年前,已出色记述了该病从国外传入的时间、地域、蔓延路线、病死率以及相关的社会环境因素等,为研究该疾病提供了宝贵的资料。

虽然我们尚不能肯定王孟英曾亲自进行过关于肠吻合术、大网膜剔除术以及腹壁分层缝合手术,但完全可以认为,他对上述手术是曾有过很周到、细致的研究。否则,如是单纯之文献整理,恐难如此周密,符合医疗实践之方法、步骤等。通过王孟英于《四科简效方》所记述的上述手术记录,可以肯定中国于19世纪初之前,上述外科手术已达到很高的水平。

十九、赵濂《医门补要》

赵濂,字竹泉,丹徒(今江苏镇江)人,清代医学家,尤擅长外科疾病之诊疗与手术。业医数十年,悉心搜求前贤精蕴,结合自己临证经验,并证之师传诸法,从而汇辑而成《医门补要》3卷。其内容于外科疾病之认识、医疗与外科手术以及用药心得、制药方法等多所论述,或使之有所进步与提高。所附《先哲察生死秘法》中述及外科病证,特别外科疑难病症之治法,亦多有新意。于所附医案中,还记录了恶性肿瘤、无脉证等病例,有助于丰富医家知识与提高其鉴别能力,极富有参考价值。赵濂还撰有《伤科大成》(1891)一书。赵濂是一位于医颇有思想之人,例如他在《医门补要·序》中强调指出:"医贵乎精,学贵乎博,识贵乎卓,心贵乎虚,业贵乎专,言贵乎是,法贵乎活,方贵乎纯,治贵乎巧,效贵乎捷。知乎此,则医之能事毕矣。"赵氏如此总结出医贵乎者十项,对从医者颇有指导意义,没有丰富的临床经验与心得体会,是难能有此思想境界的。

《医门补要》虽然并非外科专书,但其外科内容比较丰富,所论述者亦多有突出之进步,或成就比较明显。特别是时处19世纪末的中国,在封建没落思想较为浓厚的环境下,其成就尤为珍贵。现仅摘以下数例说明之。

(一)关于拔脓管之改进

赵氏改竹制拔脓管为铜质管,"其管以薄铜卷如象箸粗,式长二寸余,要中空似细竹,紧焊其缝,一头锉平,一头锉斜尖式,用时要尖头插孔内,少倾则脓自管中射出如箭。"如此改进,对深部脓肿之引流,较竹筒煮软以负压吸脓出之法,应更为有效而较为安全可靠。

(二)关于尿道扩张术

"一人龟头忽生皮包住,只一线之孔通马口,小便极难,用细鹅毛管寸许,插入孔内,后渐换粗毛管插之,外以布袋套住玉茎,欲溺去之,溺过仍然包插,久久其孔可宽,小便自

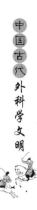

畅。"先天性尿道狭窄,或因炎症引致尿道狭窄,赵濂设计以不同粗细之鹅毛管逐日扩张,应当是十分巧妙的,既中空可以导尿出,又先细而后粗,使狭窄之尿道或炎症之尿管外口逐渐经扩张而宽松,其效果在当时可谓比较理想。

(三)关于阴茎包皮切除术

由于男性外生殖器阴茎之包皮过长,往往引起炎症,从而并发小便困难。赵濂对此症,创造性设计外科手术治疗法,即包皮切开术。"龟头皮裹:大人小孩龟头有皮裹包,只留细孔,小便难沥,以骨针插孔内,逐渐撑大。若皮口稍大,用剪刀将马口旁皮,用钳子钳起,量意剪开,速止其血。或用细针穿药线,在马口旁皮上穿过,约宽数分,后将药线打一活抽结,逐渐收紧,七日皮自豁,则马口可大矣。"赵氏关于包皮过长引起之小便难的手术治疗,总结了三种术式,一以骨针扩张术,二为剪刀量意剪开,三则为挂线慢性切开术。三种术式虽不如包皮环切术先进,但确为根据不同情况所设计之不同术式,更切合时代实际。

(四)关于婴幼儿先天性舌系膜连唇畸形手术治疗

赵氏指出:"婴儿生下,舌底总筋连及下唇,不能吮乳,用剪刀在下唇剪至舌底总筋处而止,速止其血,一伤总筋,血流不止,则伤其命。"其手术方法、步骤及注意事项均较周到,特别强调不可伤及血管之经验,必是教训所得,十分宝贵。

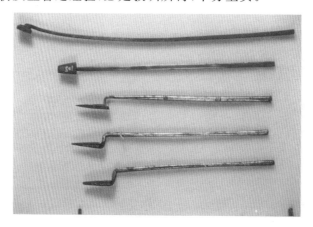

外科手术器械

清代外科手术器械。

(五)关于肛门皮包闭锁之手术治疗

赵氏强调:"初生婴儿,肛门有薄皮包裹无孔,用剪刀剪开薄皮,以药速止其血,则肛自通。"此例系肛门仅有薄皮包裹而不通者,手术剪开薄皮即可,手术比较简单而效果明显。赵濂《医门补要》另有一病案,则是比前薄皮病例更深入之无肛门畸形,外科手术治疗也更为复杂困难。例如:"一女孩生下无肛门,先用药线穿挂肛门上羃皮,四日吊豁,随以铍刀挑破肛之正门，外用细木尖，长寸许，裹以薄棉，插入刀口，三日使皮肉不得复连，乃成完全人矣"。

（六）关于唇外伤裂缝合术

唇外伤裂缝合术与晋唐时期之唇裂修补术类似，但此例乃外伤之唇裂手术缝合治疗，明代王肯堂亦曾有成功病例之记载。赵濂记述："一童跌豁上口唇，先以细火针穿通两边豁唇，次以丝线针自火针孔穿出，收紧豁口，掺生肌散，贴以膏药，三日一换，惟饮稀粥，禁止言笑，一月复原。"

（七）关于扩疮通畅引流术

赵氏于"浮皮兜脓"之化脓性痈疽形成脓肿，由于浮皮阻塞脓汁不能顺利排出之病症，强调"须剪开"，即手术扩疮以通畅引流。他提出："痈疽溃脓日久，内肉烂空，外皮浮软，上下有孔流脓，中间薄皮搭住如桥，使毒护塞，不能尽性掺药，难以完功（治愈）。"遇此，他强调："用剪刀将浮皮剪开，自可任意上药，易于收口。"

（八）关于"痔漏挂线法"手术

赵氏叙述"用细铜针穿药线，右手持针插入漏管内，左手持粗骨针，要圆秃头，镌深长槽一条，以便引针，插入肛门内，钩出针头与药线，打一抽箍结，逐渐抽紧，加钮扣紧药线稍坠之。七日管豁开，掺生肌药，一月收口。"

（九）关于阴茎癌之病案记录

现摘录三例以了解其对阴茎癌之认识水平。例如："一人玉茎赤肿，尖头烂若蜂窠，时流脓血，后中段又破一孔出脓，溺从此孔而出，马口堵塞，色似猪肝，此血肉早死，延半载方死。"

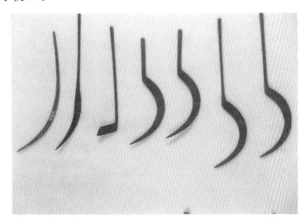

外科手术器械
清代外科手术器械。

又如："一人龟头肿痛，色如烟煤，马口闭塞，烂至尿管，溺从烂孔流出，臭不可近，此肝肾湿毒结久所致，治之不应而亡。"

再如："一人曾染妓毒……龟头生如翻花疮，大小数十枚，逐一用药线扣住，过一日收紧线一次，待落下，随上生肌散而瘥。"此病历经结扎而治愈者，是否性病，或癌肿，恐难确定，不过如此征象经结扎而治愈，值得关注。

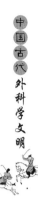

(十)关于阴囊积水、化脓切开放脓水术

对阴囊积水,赵氏强调早刺放水,以免化脓烂脱难治。对已化脓者,则强调选其脓肿下流势处切开放脓水。《医门补要·肾囊用刀针法》记述"肾囊肿胀成脓,及湿水注于囊肿亮,不速刺放,即烂脱难治。先以左手指推肾子(睾丸)上入,随以右手持刀针,在肿胀下流势之处,刺放脓水,若误刺肾子,立危。"

(十一)关于外科医疗器械设计、制作与创新

赵濂于临床实践中,遇到一例"铁钩入肛门钩内肠"不得出急症,为了急救,他创造性设计、制作类似肛门直肠镜之医疗器具,巧妙剔除铁钩钩肠之病症。如《医门补要》所记述:"长铁丝鱼钩插入肛门,钩之背必圆,可入内,而钩尖向外,钩住内肉,拖之难出,痛苦无休。用细竹子,照肛门之大相等,打通竹内节为空管,长尺许,削光竹一头,将管套入在外之钩柄,送入肛门内,使钩尖收入竹管内,再拖出竹管,则钩随管而出。"

又如外科医疗烙铁之制作与使用要求,其规格也较实际。其要求规定为"烙铁,用铁打成,烙铁头如半粒小蚕豆大,烙铁柄以棉线绕紧,(使)烧红时方不烫手。若以铜烙,烧红多熔化,入喉伤人性命,绝不可用。"例如烙治咽喉部位疚瘩(注:"疚瘩"为小瘤肿),其方法与步骤:"用烙铁,在灯火上烧红,以左手执捺舌(压舌板),捺开口;右手持烙铁轻轻烙之,以烙平为度。""腐肉已成……方可用铜钩搭起,剪刀轻缓剪去。""放脓拔刀,用响铜打成"使切开"术精位确"。

赵濂的医学成就与医学修养,颇得医学家、外科学家马文植先生之敬重。马文植在《医门补要·序》中,颇富感情地指出:"忆余自侍皇太后疾(注:马文植曾被推荐并应召为慈禧皇太后诊疾治病,获效后坚辞归里)辞都门,由海上归故里(注:江苏常州),过京口,揽金焦之秀,获晤竹泉赵君,谈医竟日。……信于斯道三折肱者,凤深钦佩。今君以所著《医门补要》示余,受而读之,如诵白香山诗,老妪都能解说,而又撷经之腴,搜方之秘,其言甚简,而其治甚验。"其署名"光绪二十三年(1897)八月上浣孟河文植马培之拜手书序"。

二十、马文植《外科传薪集》《马培之外科医案》

马文植(1820—1898),字培之,江苏武进(今江苏常州人。清代医学家,外科名家,为孟河学派代表人物之一。后寓居苏州(设诊之所今仍称"马医科巷"),祖父省三,有医名。随祖临证十六年,尽传其学,以内、外、喉三科见长。光绪六年(1880)经江苏巡抚吴元炳举荐为慈禧皇太后治病,获良好效果后,因病请辞回归。经太后垂询,尚书、内大臣、御医证实"文植委实病重",慈禧皇太后"旨马文植着回籍钦此""赐白镪六百余",于光绪七年(1881)三月二十八日始出城回乡。尝云:"看症辨证,全凭眼力;而内服外敷,又在药力。"

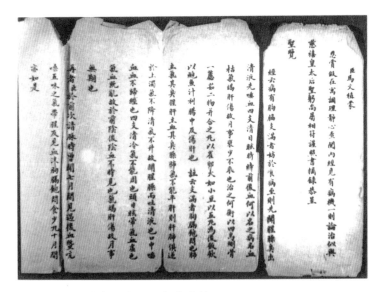

马文植诊治慈禧皇太后唾血、便血奏折

马文植（1820—1903），字培之，江苏武进（今江苏常州）人，世医出身，精内、外科疾病诊疗，尤精外科。光绪六年（1880）由江苏巡抚吴元炳推荐，诊治慈禧太后久治不愈之疾，取得疗效，获赠良多。图为马文植治慈禧太后疾病脉案之一。故宫博物院藏。

他重视整体辨证审因，用药绵密而平和，强调外科实难于内科，须精通内科医理，熟谙诊断及用药，方能取效，故于外科能融贯众科以自辅。所撰《外科传薪集》（1893）1 卷，录平生备用方 200 余。又撰《马培之外科医案》（1893），叙述 42 种外科病症治法，介绍临证经验。另经评述之医书有《马评外科证治全生集》《急救百病济世回生良方》（1893）2 卷等。其评王维德《外科证治全生集》反对外科手术之思想时，强调指出："手术有当用，有不当用，有不能不用之别，如谓一概禁之，非正治也。""王氏《外科证治全生集》，近时业外科者，奉为枕秘，设遇证即录方，照服，既不凭脉，亦不辨证，贻误匪浅。"这可以代表马氏外科不偏不倚、实事求是的学术思想，亦是其闪光点。从学弟子甚众，著名者如丁甘仁、贺季衡、邓星伯等，其曾孙"马泽人，有医名"。

《外科传薪集》马培之取"传薪"为书名者，亦作薪传，即传火于薪，前薪尽，火又传于后薪，辗转相传，火终不灭，以比喻外科师生递相传授，薪尽火传，永不熄灭之外科传承。该书没有独立的外科疾病理论阐述，但所论述之外科常用丸、散、膏、丹经验方 200 余首者，大多朴实无华，其每方所罗列之主治、药物组成、用法用量、配制法等，或寓有其思想者。《外科传薪集》的内容，实则是一部马培之外科临床所常用的处方集，渗透着他在外科方面的经验积累。关于马培之外科学术思想，前述马氏对王洪绪《外科证治全生集》之评述，完全可以代表他的外科观。

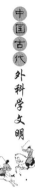

从200多首外科常用之丸、散、膏、丹方看,大致可以得出一个比较突出的印象,马氏外科临床之医疗手段还是比较保守的,接受王洪绪思想与医疗技术影响是存在的,但其评价王洪绪外科手术观,则显然突出了他与王洪绪关于外科手术观的截然不同。但马氏《外科传薪集》之外科医疗鲜有强调外科手术治疗者。不过其"仿西洋眼药"制备中医外科用药,说明马氏时代中西汇通思想之影响。令人费解的是《外科传薪集》卷末附"许恒君传用法"之内容,按《外科传薪集》伯华序称:"(邓)星伯从孟河马培之征君","许恒曾从星伯君学,故得是书。"由此可知,许恒君当系马培之再传弟子,并得《外科传薪集》。其所附之内容,当是自己学习实践经验之体会总结,抑或为马培之、邓星伯外科实践、外科设施等未列于《外科传薪集》内容之补充。该附之内容很有特点,例如从外科者之医疗器物设施一一列载。"外科要用:铜春筒、铁碾、铁研船、石臼、小筛子、药线木、火炉、炒药铲刀、铁丫勺、绞渣药布、瓶(大小共计需50~60个)、铁锅……"又如:"大椟架一只,下木架之,硬木为之,高与人高,如方方各式,临地作抽屉,架心陷以放钵。架左右立两木,上横木架之中馈,圆空柄秆承之,圆药钵大一小二个,小帚三把、研药线木。称二根、针一只,匾一对晒丸者,霉潮及将僵腐等用。做摊膏药布,先实青红之布,大约三四、十一尺,以洋皮纸糊,榆白皮面帚扫揩之,以二层为度,厚者一层,背后贴向墙壁上,待干用。""摊膏药用小铁锅、剪油纸刀、薄油纸、白纸、白铜匙、药瓶塞、熬膏柳木棍、大盖缸绿者、小盖缸、毛缸盆、铜匀、牙片、掺药笔、银针……"上述各种器物均为19世纪中国外科医家开业应诊之必备者,历代外科著作如此详载并记其使用者比较少见,故视为本书之特点之一。

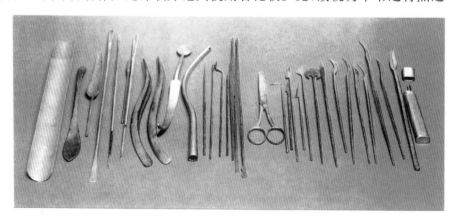

外科手术器械

清代,北京鲁氏中医家传。

如果该附实为许恒之经验总结,并非得之师授之补充,则下述之特点,与《外科传薪集》比较,更高于马培之者。例如他强调"瘿瘤、结核,不宜开刀"的观点,"近毛发之疮,(治疗)须剪去毛发"之注意事项,"乳癌……此症不可用刀,因寒痰结凝,当用阳和汤,外敷宜留意,不可寒凉","凡业疡医者,必须先究内科,既求方脉,亦精刀圭"等外科学术思想,都是很先进的经验总结,并尝视以理论阐释。如此发挥者,实其继承创新之举。

二十一、凌晓五《外科方外奇方》

凌晓五(1822—1893),清末医学家,外伤科名家。名奂,原名维正,字晓五、晓邬,晚号忻肱老人,归安(浙江湖州)人。漆云第十一代孙,继承家学,广集汉唐名医方术,撰《饲鹤亭藏书志》3卷。生平善拳术,工篆隶,曾与姚守梅等创立仁济堂。太平天国时,授天医院治病仙官,为李秀成诊疾。其外科医疗手术,以活鸡皮(去毛)及桑根白皮缝补刀伤颈项;施用麻药以取入肉枪弹等,著称于时。撰有《外科方外奇方》4卷。

据吴兴医叟凌咏(1849—1909)在《弁言》书中称:"缘我师晓五胞伯……外科名医费大鳌先生同学","得获此稿(指《外科方外奇方》书稿),照方修施合治,颇有效验。什袭珍藏,旋以避难新市之东新开河时,苏州伪忠王李(注:指太平天国忠王李秀成),湖州伪慕王杨,闻名延治,枪林弹雨中,尝以活鸡皮及桑根白皮,缝补刀伤头颈,用麻醉药,剖挖中枪子弹,皆得此书膏丹之力为多。咏成童舞勺时,待诊于旁,亲眼目睹也。"凌咏《弁言》还指出,止痛、麻醉,外科名医费杏林所用"止痛仙丹",经"学生等环求请益再三,方知此仙丹即鸦片烟泡云。"凌咏还指出:"盖开刀如劈柴,须看缕理,宜直缕开刀,挤出脓血即合。若不辨明,误开横缕,截断缕丝,一时翻口难合,收功不易。至于男子龟头、妇女乳房、头面手指间生疮毒,勿得率尔奏刀……戒之慎之。"

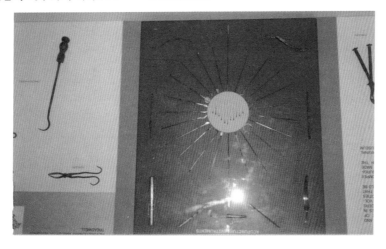

医疗手术器械图

图为1985年笔者应邀参加美国科学促进会150年学术会议期间,参观美国陆军病理中心博物馆时拍摄有关中国医疗手术器械展览,同时参观了该馆藏室有关中国医药文物库,其藏品丰富多彩令人难忘。

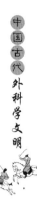

《外科方外奇方》关于手术方法,麻醉药之使用与休克之补充盐水,均有一定的进步意义。例如:卷二之"隔皮取脓法",强调"或患毒深远,刀难直取,并患者惧开刀,候脓熟时,用此法最宜。如不从毛窍出者,其擦药之处,剩一洞,自为出脓"。

又如麻醉药之使用,已分为局部外敷麻药以及内服之全身大麻药两种。"动刀针外敷麻药,川乌、草乌、细辛、南星、半夏、蟾酥各等分。共为细末,用好酒炖熟调擦,待麻木不知痛痒时,方可下手。""内服大麻药,香白芷、川芎、制半夏、木鳖肉、紫金皮、大茴香、牙皂、台乌药、当归各二两,木香五分不见火,生川乌、生草乌各一两。共为末,每服一钱,好酒调下,待麻木不知疼痛,方可下手。"

值得注意的是,他在论述麻醉下进行外科手术时,特别强调:"若人昏沉,用盐水灌之"。这里所论之若人昏沉,显然是指麻醉下进行的手术引致的昏沉,并非是因手术而并发之休克。他指出"用盐水灌之",是因其时尚不具备静脉输入生理盐水之设备,但很聪明地提出令患者口服盐水,这对中国传统外科手术中出现之休克,无疑是十分有效的防治措施。

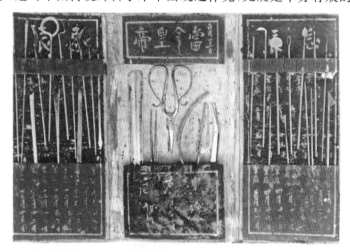

清太医院外科御医手术器具

外科手术器械 33 件套,器械袋为皮质外套,套内为插装手术器械之设施,并书有当时皇帝、皇太后庆贺以及年内各月日忌辰等,皮套可折叠保管。英国伦敦科学博物馆藏。

第四节　综合性医书记述之外科

 一、冯兆张《冯氏锦囊秘录杂证大小合参》

冯兆张,明末清初医学家,字楚瞻,浙江海盐人。其攻读医学十余年,行医于浙,曾六上京师,于内、外、妇、儿均有研究,广搜民间医疗经验,博览前贤论著,曾撰有《外科精要》1卷,当系《冯氏锦囊秘录杂证大小合参》(1694)之卷十九外科。其所记述者,基本上属于丹毒等外科疮疡等外科疾病之内科治疗,似无新见者。但该书卷二绘图17幅,专论人体骨度部位、五脏、六腑等解剖图并文字说明。特别有意义者,冯氏以《改正内景之图》为题,欲改正前贤于人体内脏解剖之误者,实属难得。例如他在叙述肾脏时指出:"若谓左主肾,而右偏为命门,此千古传说之伪也"。又如论述冲、任二脉时指出:"旧图有精道循脊背,过肛门,且无子宫命门之象,皆误也,今改正之"。

冯氏于《内景图说》篇,比较系统地论述了人体生理、解剖部位、功能关系等,其内容较之前辈要正确、确切许多,作为重视内、妇、儿的医学家而言,对人体生理、解剖知识之关切,这是十分可贵的。例如,关于咽喉部解剖部位、生理功能之叙述,令人钦佩,现仅摘其部分内容以说明之。"至于脏腑内景,各有区别。咽喉二窍,同出一脘,异途施化,喉在前主出,咽在后主吞。喉系坚空,连接肺本,为气息之路,呼吸出入,下通心肝之窍,以激诸脉之行,气之要道,以行肌表脏腑者也。咽系柔空,下接胃本,为饮食之路,水谷同下,并归胃中,乃粮运之关津,以司六腑之出纳者也。二道并行,各不相犯。盖饮食必历气口而下,气口有一会厌,当饮方咽,会厌即垂,厥口乃闭,故水谷下咽,了不犯喉。若言语呼吸,则会厌开张,故当食言语,则水谷乘气送入喉脘,遂呛而咳矣。喉下为肺,两叶白莹,谓之华盖,以覆诸脏,虚如蜂窠,下无透窍,故吸之则满,呼之则虚,一吸一呼,本之有源无有穷也。乃清浊之交运,人身之橐籥。"

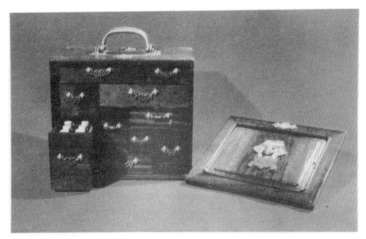

出诊箱

清代,红木质,为医师出诊用以装有常备药物、医疗手术器械的箱子。由大小、长短不同的10个抽屉组合而成。箱通高23厘米,宽26.5厘米,长19厘米。上海南翔张志方医师用。上海中医药大学医史博物馆藏。

二、张璐《张氏医通》

张璐(1617—1699),清初医学家,字路玉,晚号石顽老人,长洲(今江苏苏州)人。明亡后其弃儒业医,攻读甚勤,贯通前贤方论,勤于临证辨析,医学著作甚丰,历时50年,撰成《张氏医通》(一名《医归》,1693)16卷。

张璐本是一位以精通伤寒研究而著名的学者,一生并无外科专著,然而在其论著中,关于金针拨白内障之诊疗,叙述之详而且确,实则甚为可贵。从其所述,不难看出其对白内障之论述,以及眼科手术适应证、方法、步骤之精良修养,或有此高深造诣。现仅摘录《张氏医通·金针开内障论(造金针法)》之部分内容如下。

"圆翳冰翳,滑翳涩翳,散翳浮翳,沉翳横翳,枣花翳,白翳黄心,黑水凝翳,惊振内障等证,金针拨之,俱可复明;但针后数日中,宜服磁朱消翳等药,后则常服补肾调养气血之剂,以助其光。其翳状《龙木论》中已悉,不暇再述,姑以针时手法言之;若江西流派,先用冷水洗眼,使翳凝定,以开锋针先刺一穴,续进圆针拨翳,或有开孔拨翳。俱用鸭舌针者,云虽龙树真传,但针粗穴大,每至痛极欲晕,余所用毫针,细而尖锐,取穴轻捷,全无痛楚,然必择吉日,避风雨阴晦日,酷暑严寒日,令病人先食糜粥,不可过饱,少停向明端坐,一人扶定其首,禁止旁人喧杂,医者凝神澄虑,慎勿胆怯手颤,以左手大次二指,按开眼胞,使其转睛向鼻,睁目如努出状,右手大、次、中三指,捻正金针镶处之上,看准穴道,从外眦一边,离黑珠约半米(注:米,为米粒)长许,平对瞳神,下针最便。必须手准力完,一针即进,切勿挠动,使之畏忍,所以开单翳,须遮蔽好眼,方可进针,进针之后,以下唇略抵针柄,轻轻移手于针柄尽处,徐徐捻进,第一宜轻,稍重则痛,俟针进约可拨至瞳神时,以名指曲附大指次节,承其针柄,虚虚拈著,向上斜回针锋至瞳神内夹道中,贴翳内面往下拨之,翳即随落;若不落,再如前手法,从上往下拨之。倘三五拨不下,须定稳念头,轻轻拨去自落,惟死翳拨之不动者忌拨。有拨落而复起者当再拨之,其翳随针捺于黑珠之下,略顿起针,缓缓捻出。"若"复上"者,可于一两月后再次手术。

"造金针法。用上赤不脆金,抽作金丝,粗如底针,约长三寸,敲作针形,以小光铁槌,在镦上缓缓磋之,令尖圆若绣针状;亦不可太细,细则易曲易断。如觉柔软,再磋令坚,不可锉击,恐脆则有伤,断入目中,为害不浅。缘金银之性,经火则柔,磋击则坚,务令刚柔得宜。以坚细中空慈竹三寸作柄,则轻便易转,且不滑指。柄中以蜡入满,嵌入大半,留锋寸余。针根用银镶好,无使动摇。针锋以银管护之,先用木贼草擦令圆锐,更以羊肝石磨令滑泽,穿肤不疼,则入目不痛,方可用之。造成后,亦宜先针羊眼,试其柔脆,庶几无失。"

张璐在论述了金针制作法与要求后,还特别录附了十例金针拨白内障手术之病案,既有手术成功者,也论述了不理想之结果,足以说明他对白内障外科手术之重视。按其记录之精巧与张氏医学修养之佳，虽然未能有文字证明他曾亲自做过金针拨白内障手术，但也难以完全否定他曾为患者进行过这一手术。

三、徐灵胎论外科

徐灵胎（1693—1776），清代著名医学家，原名大业，又名大椿，字灵胎，晚号洄溪道人，吴江（今江苏苏州）人，以医术两次应召入宫，官太医院供奉，赠儒林郎。著述甚丰，主要有《医学源流论》（1757）、《慎疾刍言》（1767），亦多针砭时俗谬说。特别对陈实功之《外科正宗》多有批判之说，以戒轻用刀针丹药者，反映了徐氏医疗思想倾向较为保守。

《医学源流论·腹内痈论》强调："古之医者，无分内外，又学有根柢，故能无病不识。后世内外科既分，则显然为内症者，内科治之。显然为外症者，外科治之。""其有病在腹中，内外未显然者……轻者变重，重者即殒矣。此等症，不特外科当知之，即内科亦不可不辨明真确。知非己责，即勿施治，毋至临危束手，而后委他人也。"

《医学源流论·围药论》认为："外科之法，最重外治，而外治之中，尤当围药。凡毒之所最忌者，散大而顶不高。……惟围药能截之，使不并合，则周身之火毒不至矣。其已聚之毒，不能透出皮肤，势必四布为害，惟围药能束之使不散漫，则气聚而外泄矣。如此，则形小顶高，易脓易溃矣。故外治中之围药，较之他药为特重""一日不可缺"，更进一步批评"世人不深求至理，而反轻议围药之非，安望其术之能工也"。

《医学源流论·疡科论》更进而强调："疡科之法，全在外治，其手法必有传授。凡辨形察色，以知吉凶，及先后施治，皆有成法。""其升降围点，去腐生肌，呼脓止血，膏、涂、洗、熨等方，皆必纯正和平，屡试屡验者，乃能应手而愈。至于内服之方，护心托毒，化脓长肉，亦有真传，非寻常经方所能奏效也。"他竟总结性指出："故外科之道，浅言之，则惟记煎方数首，合膏围药几料，已可以自名一家。"一语道破徐氏对外科是如何之轻视，对外科医疗、疾病诊断或可认为其是如何之无知。他更指出："故外科之等级高下悬殊，而人之能识其高下者，亦不易也。"总之，徐灵胎对外科可称之为妄加评议。甚至，他于《医学源流论·医家论》公然对外科医生大加指责："于外科则多用现成之药，尤不可辨。其立心尤险，先使其疮极大，令人惊惶而后治之，并有能发不能收，以至毙者……此等之人，不过欲欺人图利。"

又，《慎疾刍言》是徐灵胎撰《医学源流论》后十年的一部著作，其对外科的基本观点，可以说没有什么改变，他仍然坚持其65岁之论点。例如，《慎疾刍言·外科》："故始起之时，最重围药，束其根盘，截其余毒，则顶自高而脓易成。继则护心托毒治其内，化腐提脓治其外，自然转危为安。""更轻用刀针，割肉断筋，以致呼号瞀乱，神散魂飞，宛转求死，仁人之所不忍见也。""凡毒药刀针，只宜施于顽肉老皮，余者自有提头呼脓之法。"他批评赞赏手术者"若用安稳治法（注：保守治疗），全不以为妙。用毒药刀针者，血肉淋漓，痛死复活，反以为手段高强，佩服深挚，而遍处荐引。"

《慎疾刍言·宗传》系徐灵胎总结历史经验，医学传承的文字。关于外科，他总结性的认为："外科，其方亦具《千金》《外台》，后世方愈多而法愈备，如《窦氏全书》《疡医选粹》，俱可采取。"但他特别强调："惟恶毒之药，及轻用刀针，断宜切戒。"徐灵胎对唐、宋、明代医家、外科医家关于痈、疽、疮、疡等化脓性疾病的诊疗是强调继承的，但时刻也不忘反对切开引流原则与方法，比较充分地反映了他受保守思想的制约。

四、石文焴《卫生编》

《卫生编》(1737)3卷，为石文焴选集之养生保健方书。石文焴，字右容，自题"长白"人氏，当系吉林省长白朝鲜族自治县人。该书虽以卫生保健为要点，但也涉及临床各科疾病乃至外科、急救内容。在外科之论述上，虽然也以保守治疗为重点，但也或多或少反映出作者对于技术方面的关注。例如，关于"自刎"之抢救，要求"治刎喉者，先以三七、乳香、没药、血竭、儿茶各等分煮，线缝接内断之喉，再将药线杂以鸡身绒毛缝其在外所割之处，加以止痛之药敷之，活者十有八九"。又如麻醉剂之应用，"大麻药方（注：包括12种有麻醉作用之药物）……为末，每服一钱，好酒调下，麻木不知疼痛，或用刀割开取铅子（注：鸟枪子弹）、取骨，以手整顿肋骨归原端正，用夹板夹定，然后整治，或箭入骨不出，皆可麻之。若人昏沉，用盐水或淡盐汤与服，即愈"。可见古代外科手术与麻醉术在如此卫生保健医生之医疗生涯中，仍然占有一定的地位。

五、沈金鳌《杂病源流犀烛》

沈金鳌（1717—1776），清代著名医学家，字芊绿，号汲门，晚号尊生老人，无锡（今江苏无锡）人。他博通经史，遍读仲景以下诸名家撰著，伤寒、杂病，明脉、辨药，分门别户，各有师承，其代表性专著《杂病源流犀烛》30卷，于外科有所涉及。

《杂病源流犀烛》为综合性医书，乃丛书《沈氏尊生书》的重要组成部分。全书以评述杂病为主，卷一至十为脏腑门，分别论述五脏、六腑疾病，证候之源流；卷十一奇经八脉门，论述冲、任七疝、督、带与阳维阴维脉病之源流；卷十二至十七为六淫门，分别论述风、寒、暑、湿、燥、火病与证候之源流；卷十八至二十一为内伤外感门，分别就伤食、郁、色、温、热、疫、瘵等疾病与证候之源流，进行了条理清晰的评述；卷二十二至二十四为面部门，分别对面、目、耳、鼻、口齿唇舌、咽喉疾病源流进行论述；卷二十五至三十为身形门，备论身形之筋骨、皮肉、毛发、头、肩、臑、肘、臂、腕、手、颈项腋肢、胁肋、胸膈、脊背、乳、腰脐、腹、前后阴、股、膝、膑、踝、足，乃至跌扑闪挫、金疮杖伤夹伤疾病、证候之源流等等，各有所论。

纵览全书,以脏腑、经脉、六淫、内外伤及人体身形部位论述各该疾病、病证之源流,不按内、外、妇、儿之分科介绍,是其特点。因此,沈氏对外科疾病之论述,自然散见于各门之中。例如,肺痈、脱肛、肠痈等则散见于脏腑门,至于"舌病证治"中之"补断舌法"则详于卷二十三之面部门。此外关于解剖知识之重视,则详图于卷二十五,卷三十则尤详于跌打损伤、金疮源流之论述,也自成体系。现仅摘其有关能代表沈金鳌外科思想之要者于下。

(一)补断舌法

沈氏引明代龚廷贤《万病回春》、明代李梴《医学入门》、明代方隅《医林绳墨》有关论述与医案,令人信服。其各自对舌断急救、对接技术与获得理想疗效者,也从而证实沈氏的关注、用心,或有实践之机会者。现将沈氏所引内容录之以为参考。"《回春》曰:舌头被人咬去,先以乳香、没药煎水噙口中,止痛后,即将水银、寒水石、黑铅、轻粉、硼砂研细抹上,即长全,有效。《入门》曰:跌扑穿断舌心,血出不止,以鹅翎蘸米醋频拭断处,其血即止,仍用蒲黄、杏仁、硼砂噙化而安。《医林》曰:大人小儿,偶含刀在口,割断舌头,已垂,幸而未脱,急用鸡子白软皮袋好,用破血丹,即花粉、赤芍、姜黄、白芷,研极细,蜜调,涂舌根断处,却以蜜调蜡,稀稠得所,敷于鸡子皮上,盖性软能透药性故也,当勤添敷,三日舌接住,方去鸡子皮,只用蜜蜡勤敷,七日全安。"此三例急救接断舌的医案,虽未见缝合手术,但很重视局部消毒、止血、迅速黏接之技术,其成功是可以预料、可以相信的。

(二)关于解剖

作为一位擅长内科杂病的医学大家,沈金鳌于《杂病源流犀烛》中特别给予人体解剖以突出重视,实属难得。例如,他首先绘制肺经与大肠经,胃经与脾经,心经与小肠经,肾经与膀胱经,心包络与三焦经,胆经与肝经、督脉与任脉经等十四经诸穴图;又绘制七冲门、体表解剖部位以及各种外科疮疡痈疽、流注等 33 幅,计标明部位、形状等等外科病证 105 种,十分精美,颇富据以确诊之参考价值。加之于精美解剖部位、病状、病名之同时,还兼有简明的文字论述,真可谓文图并茂。如乳岩之论述文字"乳岩,中空似岩,穴边肿,若泛莲,真死候也。"

(三)跌扑闪挫源流

"古来伤科书甚多,莫善于薛立斋分症主治诸法,及陈文治按处施治之法,今特即二家书,采其语之切要者著为篇,而伤科之治,无遗法矣。"故知沈氏关于跌扑闪挫基本上源于薛、陈者,现仅摘录其要,可知沈氏正骨、伤损医疗所宗与特点。例如:"脑骨伤破,用轻手搏捺平正。不破,以膏药贴之。""虽然,脑骨伤损,在硬处犹易治,在太阳穴,则不可治,

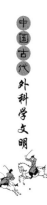

须依上用药。"

"如伤腹肠出,急以麻油润疮口,轻手纳入……用桑白皮线,将腹皮缝合","腹内被伤",疗后护理要求"皆当急利大小肠,不可使其秘结,以致重患。如手脚骨折断,缚之。中间要带紧,两头略放松,庶乎气血流利。若如截竹断,却要两头紧,中间宽,使气血来聚。断处俱用药敷贴、夹缚。

"如手脚骨被压碎者,以麻药与服。或用刀刮开尖骨,用剪刀剪去骨锋,或粉碎者去之,免脓血之祸。后用大片桑皮以补肉膏、定痛膏糊在桑皮上,夹贴骨肉上,莫令不正,致有差错。

"其束缚之法,用杉木浸软,去粗皮,皮上用蕉叶或薄纸摊药,移至伤处,杉木为夹,再用竹片去黄用青为副夹,疏排周匝,以小绳三度缚。缚时相度高下远近,使损处气血相续,有紧有宽,说见前条。"

(四)金疮、杖伤、夹伤源流

沈氏所撰中关于金疮、杖伤、夹伤等所论大多集前贤之成功者,亦可说明沈氏之思想与技术要求。例如:"又腹破肠出,一头见者,不可复连。""其余如肠断两头见者,可速续之。以麻缕为线,或桑白皮为线,以药敷线上,从里缝之。肠子则以清油捻活,放入肚内,乃缝肚皮,不可缝外重皮。""又有伤破肚皮,肠与脂膏(大网膜)俱出者,先用汤药与服,用手挛去膏不妨,此是闲肉,放心去之,然后推肠入内,用线缝之,仍服通药,勿使二便闭涩。"

六、陈修园论外科

陈修园(1753—1823),清代著名医学家,名念祖,字修园,一字良有,号慎修,福建长乐人。儒医出身,乾隆五十七年(1792)举人,邸居京都,因治愈偏瘫重症而誉满京师。嘉庆二十四年(1819)以病告归,讲学于长乐嵩山井山草堂,学宗《内经》,尤推仲景之学,著作甚丰。生平尊经崇古,对金元医学乃至明清温病学说持批判态度。甚至强调自己学术思想"经中不遗一字,经外不益一辞",批判李时珍《本草纲目》"尤为杂沓",由于其"愈乱经旨""学者要于此书焚去,方可与言医道。"如此,陈氏之论外科手术者,其态度可想而知矣。试摘其富有代表性学术思想于下以为了解之参考。

陈修园《金匮要略浅注·疮痈肠痈浸淫病脉证并治第十八》有关所论者,可以代表陈氏之外科思想。如所论"内外原分科,分之者,以针砭刀割熏洗等法,另有传习诸练之人,士君子置而弗道,然而大证断非外科之专门者所能治也。""外科之专门,不足恃也。"陈修园对外科与业外科者的评估,论其时实际看法,并不为奇,但作为一门医学科学,外科之观感,实在令人感到不公。陈氏可以严厉批判时之外科医生缺乏医学修养,技术或有低劣者,但作为一位著名医学家,不但不关注外科之发展、学术水平的提高,却笼统予以诋毁,非关注外科之正道也。

陈修园《女科要旨》中出人意料的以"外科"为目,发表了他对外科之学术思想见解,他指出:"外科书向无善本,无怪业此者只讲内消、内托、内补、艾灸、神照、针砭、围药、熏洗、开口、收口诸小技,儒者薄之而不言,所以愈趋而愈下也。余少年遇险逆之症,凡外科咸束手而无策者,必寻山 条大生路,为之调理,十中可愈六七。非有他术,盖从《伤寒论》中体认十二经之经气标本,而神明乎三百九十七法,一百一十三方之中也。"基于以上认识,他特说明"今于女科杂病后,又附外科四症,以示其概。"即"眼目""瘰疬""乳痈""乳岩",并附"妇人阴挺论"。

陈氏于此附外科四症,并未详述,多因袭前人保守诊疗之术,无创新可谈,但所附妇人阴挺论,对该病发病之地域特点、证候表现、发病病因等之探讨,确多可供借鉴之内容。通览陈修园医著,其实他于《金匮要略浅注》也一字不差的以"附:妇人阴挺论"于卷九之末。也可见其对此症之重视,以及他晚年于北方临床常见此病,而南方未见一病的关注。他特别指出:"余在籍时(注:指福建长乐),医道颇许可于人,治疗三十七载,阅历不为不多,而阴挺证从未一见。"但他紧接着强调:"迨至辛酉(1801),以县令发直候补,公余之顷,时亦兼理斯道,方知直隶妇女,十中患此病者,约有三四"。陈修园所说"县令发直候补",即出任河北威县知县之公余,坚持为群众诊疗疾病,发现河北广大地区妇女有30%~40%患有阴挺之证。两相比较,促使他研究其病因之所在。特别提出:"因知此证南人不患,即偶有之,治亦易愈;北人亦常患,治皆罔效,自有其故。盖以南人之阴挺由于病变,书有其方,按法多效。北人之阴挺,由于气习,病象虽同,而病源则异,所以弗效。"陈氏提出北人阴挺多发与治疗效果不佳之原因,认为"其云气习奈何?北俗日坐湿地,夜卧土炕,寒湿渐积,固不待言。男子劳动而散泄,妇人则静而常伏。""推而言之,即不坐湿地,凡妇人不用便桶,蹲于厕中而便溺,厕中为污秽幽隐之处,更多湿虫之潜伏,其毒气皆能随其血腥之气而上乘之也。"

关于症型之描述,足证其曾进行过目测,否则不会形成如此较确切的记载。例如:"甚者突出一二寸,及三四寸,大如指,或大如拳,甚形如蛇,如瓜,如香菌,如蛤蟆不一。或出血水不断,或干枯不润,或痛痒,或麻木不一,以致经水渐闭,面黄少食,羸瘦,咳嗽吐血,寒热往来,自汗盗汗,病成劳伤而死。轻者但觉阴中滞碍,而无其形。或有形亦不甚显,无甚痛害。若经水匀适,尚能生育。"

又于《续记》记录:"日者,奉委赴热河⋯⋯予答以近日医过两人效获之故,差次繁冗之中,尚恐立论弗详,不如即于寓中,走笔书之"。陈氏于《续记》中批评病因"自此地种产甘薯,妇女食之,多生此疮,盖以疮形与甘薯相仿也"的论调,陈氏以亲历经验驳斥之"此亦想当然语,其实不然"。他举甘薯产自福建,以此做饭,终身不生此病者。

值得称赞者,陈修园将燕京(今北京市)已应用牛痘接种以预防天花的技术,引至福建而推广。其思想与对牛痘接种之"不更为尽美而尽善也哉!予莅任燕京,见斯法而羡之,因又虑其术无由广,特笔之书……是亦区区保赤之婆心也夫!"由此观之,陈修园先生之学术思想并非完全的守旧者。

七、吴鞠通传染病家兼治外科病

吴鞠通(1758—1836),清代著名传染病家。少习儒,后从医,游京师,曾参与抄写检校《四库全书》工作,得览明代吴又可《瘟疫论》,颇受其启发,临症每获捷效,心得体会日丰。撰《温病条辨》(1798)7卷,倡三焦辨证理论,遵吴又可、叶天士,重视传染病并发外科病证治疗经验之总结。所撰《医医病书》列论七十二、附四,"亦择其尤切时弊者略言之。"该书之作,实与病友故交蒋湖书屋主人"余因身受时医补阴之误,嘱君著《医医病书》"有关,并称"其外沉疴怪症,君应手而愈,一如在京师时"。

《医医病书·外科恣用苦寒论》(1831)对外科疾病医疗喜用苦寒药提出批评。吴氏认为:"内科脏病为重,腑病为轻外科则不然。盖脏病传腑,出腑则轻矣;腑病传脏,入脏则重矣。外科不可轻用苦寒,畏其伤腑阳而入脏也。盖痈者,壅也;疽者,阻也。营卫不和,气血不得周流无间,而后成痈疽。再用苦寒以泄之,使毒气壅滞,愈不得调,溃烂无已,伤里膜则毒侵入脏而死矣。"接着批评:"今之外科,以为不溃脓,不出头,则无功可见。只为自己取钱起见,不顾人之性命,可恨之极。"

《吴鞠通医案·温毒》之有关病案治疗,体现了吴氏治疗传染病或并发外科疮肿的治疗原则与医疗技术。例如:"甲子(1804)五月十一日,王氏二十三岁,温毒颊肿,脉伏而象模糊,此为阳症阴脉。耳、面、目前后俱肿。其人本有瘰疬、头痛、身痛、谵语、肢厥,势甚凶危"。按其证候描述,应诊断为:①瘰疬(颈淋巴结核);②流行性腮腺炎。临床现症以流行性传染性腮腺炎为主证。吴氏治疗方案采用内外兼治之法,内服普济消毒饮,"肿处敷水仙膏。用水仙花根,去芦,捣烂敷之,中央留一小口,干则随换,出毒后,敷三黄二香散。"前后加减用法治疗"二十日,肿消热退,脉亦静,用复脉汤七帖,痊愈"。

又如,"史,二十二岁,温毒三日,喉痛胀,滴水不下,身热,脉洪数,先以代赈普济散五钱煎汤,去渣漱口,与喉噙化……喉即开,可服药矣。""如喉痹滴水不下咽者,噙一大口,仰面浸患处,少时有稀痰吐出,再噙再吐,四五次喉即开"。

又如,"癸巳(1833)三月初三日,潘,三十五岁,温热病误刮痧,通阳太急,以致神昏谵语,竟夜不安,法宜辛凉冷香。""初六日,大头瘟病,满脸皆肿,渴甚。代赈普济散十五包,一时许服一包","初八日,大头瘟肿未全消,肢厥。"前药加服外紫雪丹,"初十日,大头瘟病,枭毒已化七八。病减者,减苦药。"十二日,大头瘟病,肿未全消,热未尽除……三日不大便,与清余邪,又兼润法。"约廿日而愈。

吴鞠通以内科,特别在温病方面的突出贡献,名重于时,其对外科疾病之治疗、辨证、施治亦在内科理论指导下立法,处方用药,可谓外科疾病保守治疗之范例。

第五节　非医学文献记述之外科医疗手术

一、阑尾摘除术病案三例

(一)《吴门补乘》之阑尾摘除术

"有医者,操浙音,至浦庄僦居张林庙,治病有奇效,就医者踵相接也。予家赁春人,夜患腹痛,诊曰:非药石所能疗。使卧榻上,投以药(按即麻醉剂),惝然若睡,划开腹肉,随割雄鸡血滴入,有蜈蚣昂头出(注:疑即发炎之阑尾),急将刀钳去之,以药线缝其口,病若失。"(见清代钱思元《吴门补乘》卷六,道光二年(1822)刊。)

(二)张朝魁之阑尾摘除术

《清史稿·张朝魁传》载:"当时湖南有张朝魁者,亦以治伤科闻。朝魁,辰溪(今湖南)人,又名毛矮子。年二十余,遇远来乞者,朝魁厚待之,乞者授以异术,治痈疽、瘰疬及跌打、损伤、危急之证,能以刀剖皮肉,去淤血于脏腑。又能续筋正骨,时有刘某患腹痛,仆地濒死,朝魁往视之,曰:'病在大小肠。'剖其腹二寸许,伸指入腹理之,数日愈。"

又《清稗类钞·艺术类》:"乾隆时,辰溪有毛矮子者,本姓张,名朝魁。年二十余,遇远来之丐,张待之厚,丐授以异术,治痈疽、瘰疬及跌打损伤危急之证,能以刀割皮肉,去淤血,又能续筋正骨。时有刘某患腹痛,骤扑地,濒死,张往视,曰:'病在大小肠。'遂割开其腹,二寸许,伸指入腹理之,数日愈。辰州守顾某乘舆越银壶山,道险,忽坠岩下,折其髑骨,张以刀刺之,拨正,傅以药,运动如常。"

又"时有刘某,食后升高,扑地濒死,魁往视之曰:'若大小肠皆扭折,故便闭耳。'遂以刀剖其腹,宽二寸许,伸指入腹,理其肠,小便始通。继又以大便仍闭,复割其肛门,将所食米丸,以次挖出,某始苏,渐能食粥,服药不旬日而愈。"此证大小肠皆扭折,当系肠梗阻之病,其外科手术可以视之为"肠梗阻之手术治疗"(《辰溪县志》)。该县志还记有张朝魁"每动刀时,病者毫无痛楚",可见其已有比较理想之麻醉术应用。

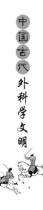

（三）巢峻之内痈治疗术

"巢峻（1843—1909），字崇山，江苏武进孟河人，后迁居上海，于上海行医，尤其刀圭之术，有独到处，如肠痈之刀针手法，应验如神。""巢崇山，清，自孟河迁上海，治肠痈之刀针手法，得自家传。"《中医年鉴》："巢沛三，孟河医学鼎盛于道光、咸丰、同治间（1821—1874），名重于时者，有费伯雄、费兰泉、马省三、马培之、巢沛三。巢家能行火针穿刺治内痈。"

二、腹部外伤肠出肠裂还纳吻合术五例

（一）肠还纳术

《蒲城县志》载："王曰期，清，蒲城（今陕西蒲城县）人，名医，家于焦家庄，长于外科。邻村人腹部被人刺破，肠流出，病家勉强纳入腹内，但不久出。事隔三日请治，王（曰期）先以温汤洗肠，再仔细理顺，后以冷水喷病人面，病人一惊，肠全吸入腹内，再经精心治疗，一月就痊。"

（二）肠断吻合术

《对山医话》引《翼駉稗编》："蒋紫真（清，伤科），精于医。武进（今江苏常州）周某，其母劚笋倾跌，竹锋入腹肠已断，求治于蒋，曰：'创虽可治，十年后当有异疾。'遂出药敷肠，以线缝纫纳腹中，研药一丸令服，夜半而甦，一月创合。后八年乃死。或问：'十年后如何？'曰：'续处必生肉蕈，饮食渣滓，即从此出耳。'"

（三）外伤性肠裂缝合术

《靖江县志》载："陈彬（清，字文贵），以疡科负盛名，县吏以事至乡，与村民喧嚷，刭其外肾，彬治之使痊。朱候洛臣以业擅青囊额之。又农人，被牛伤，腹裂肠流，彬为之徐徐纳入，以线缝其疮口，遂渐愈。其接骨、敷药尤妙，所治应手而效。"

（四）肠出还纳术

《大埔县志》载："李国龙（1778—1851），又名泽明。凡解剖驳骨，略如泰西医法。道光末，迁居埔城（今广东北部）设药肆于横街。吴某醉卧在家，伛挟匕首潜至卧室，从腰部叙刺之，肠盘地上，血流如注，急延国龙救治。审视良久，曰：'肠虽尽出，幸未破裂，尚有一线生机。'乃用药水洗之，肠自缩之，外敷药末，旬余遂愈。"

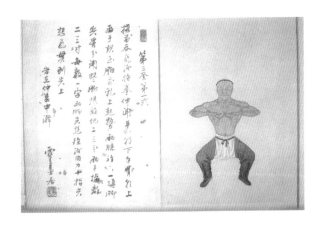

《调气炼外丹图式》书影

清代,导引练功图谱,坦夫编,王寿传,道光辛丑(1841),王氏传坦夫
外丹图于众。《调气炼外丹图式》分为三套22式,以详炼外丹术式之
次第。第一套计12式,练数日方可练第二套5式,又五七日方可练
第三套5式。图为道光辛丑刊本。中国医史博物馆藏。

(五)虎咥(音迭,咬)肠出缝合术

《清史稿·王国林传》载:"王国林,湖南长沙人。有膂力。虎咥其父,国林奋击,折虎
左牙。虎怒,爪其腹,腹破,肠出尺许,而父卒死。国林死复苏,家人纳其肠,为缝腹,
得愈。"

三、金针拨白内障手术八例

(一)张倬

张倬,字飞畴,长洲(今江苏苏州)人,名医张璐之次子。《张氏医通》自序:"失去目科
一门","爱命倬儿补辑目科治例"。张倬能以金针拨障,顷刻奏效。张璐晚年命其子倬重
辑,洵诚然,实在神妙。[见顾锡《银海指南》(1807)]

"张飞畴曰:……姑以针时手法言之:若江西流派,先用冷水洗眼,使翳凝定,以开锋
针先刺一穴,续进圆针拨翳,或有开孔拨翳。俱用鸦舌针者,云虽《龙树》真传,但针粗穴
大,每至痛极欲晕。余所用毫针,细而尖锐,取穴轻捷,全无痛楚"。由此可见关于金针拨
白内障手术之术前准备、手术方法、手术步骤、手术成功与否之检验标准、手术后护理、手
术失败之再次手术等虽详载于《张氏医通》,实际上完全出自张璐之次子张倬。前叙述疑

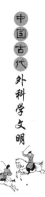

张璐是否有技术完成金针拨白内障之治疗，阅读张倬撰《目科治例》后，显然可知张璐家族对眼科疾病之治疗有着很好的认识，尤以其次子张倬为最。

（二）应允

同治《上海县志》载："应允，字霖舒，号渔村，清代金针拨白内障医生。雍正二年（1724）举人，知医术，能以金针拨翳，治瞽复明名于时。"他曾参与《古今图书集成》之编纂，撰有《容安吟草》《启麟堂医方》，卒年75岁。

（三）吴环照

《中国人名大辞典》载："吴环照，清，嘉兴（今浙江）人，名永彻。幼出家于精严寺，性恬澹。精金针术，能开一二十年瞽目。"

"杨翼皇，暮年尚欲入场，目昏不能见，诣郡城楞严僧吴环照治之。吴曰：'目翳尚嫩，未可治也。'归食发物，使其障厚，视日如黑夜，乃可奏功，请俟期年后，至期则已盲矣，环乃施其术。投针于黑白之间，周围转绞，尽去其膜，又投针于黑之中，瞳之外，转绞如前，游刃有余，而患者亦不甚苦。术毕，以绢单衣包之，付药数剂曰：'慎勿见风，俟三日，始可矣。'归途过慎，加衣一领，三日后发红，再叩之。曰：'微火耳。'又服一二剂，遂愈。清明如故。戊子（1828?）秋入闱，犹夜中膳卷，不减少壮也。"（见《医药文献》，引自卢生甫《东湖乘》）

（四）方震

《苏州府志》载："方震（清代金针拨白内障医生），字青来，吴县（今江苏苏州）人。能以金针治眼，虽瞽目立可复明，江都（吴兴）太守吴绮（1619—1694）哭子丧明，越数年，就震治。候天晴无纤云，震出金针，长寸许，初从两目角入，既入黑睛约半寸，如在水晶瓶中，所谓内障者，卷而去之。乃作字以示，绮曰：'某字也。'其神效类如此，孙文焯能世其业。"

（五）沈文敏

《菽园杂记》《贤弈》载清"福建按察使沈文敏，其母随养时，双目失明。延一医疗，云：'障翳已重，药不能效。'用先药之使不知痛，寻以物拨转眼睛向内一面向外，封闭三日而开，视物无一不见。云：'眼睛惟两角有筋系之，故可拨转，然非削鼻垩手不能也。'"

（六）金坚

《上海县志》载："金坚，清，原名应坚，字贻周，府庠生，能以金针拨翳治瞽复明，著《吟

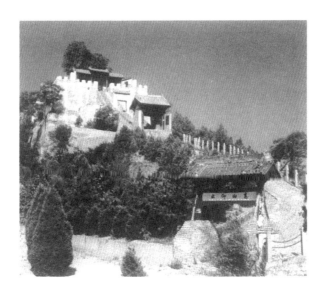

司马迁祠

司马迁(约前145或前135—?),西汉史学家、文学家、思想家。字子长,夏阳(今陕西韩城)人,撰《史记》。首为医学家扁鹊、淳于意立传,即《史记·扁鹊仓公列传》。这对研究中国春秋战国、西汉之医学发展,颇富参考价值。图为司马迁家乡陕西韩城为纪念司马迁而建的司马迁祠。

草《医方》。"(注:金坚事迹,疑即应元)"子照文,从子德,字敏轩,传其业。金坚性情伉爽,举业之暇,兼攻岐黄,探得《银海精微》,得秘传金针法,能拨内障,撰《启麟堂医方》。"

(七)胡荫臣

《续陕西通志稿》载:"胡荫臣,清,字巨琼,蓝田(今陕西蓝田县)人,常往西安行医,擅长金针拨内障之法。撰有《开明眼科》《医科三字经》等。"

(八)金云翔

《江宁府志》载:"金云翔,清,高淳(今江苏西南部)人,精眼科,手术尤精,能以金针拨转瞳人。"

四、睾丸还纳缝合术

《怪病神医录》载:"某好骑马,一日酒醉坠马,伤破肾囊,两睾丸垂出,而筋悬系几尺许,一碎一完,如悬铜铃,痛苦欲绝。医者同剪刀剪去两丸将筋收入囊中(注:另以鸡肾纳入),而用鸡皮紧缚之。"(注:此例有不可思之处,剪去碎破之睾丸,移植入鸡睾,难以令人

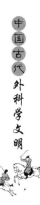

相信,疑术者施行之手术为剪去一碎之睾丸,还纳一完整睾丸。)未言缝合,或即以鲜鸡皮紧缚其伤口。

又《上海县志》:"周尧载,清,会同里王廷珍从高倾坠,破其阴,外肾突出(睾丸从阴囊脱出),闷几绝,尧载视之曰:'络未断,可治也。'拾其肾,徐纳诸囊,线缝之,敷以刀圭,果无庠。撰有《大方医案》。"[注:周尧载,清代医家,上海(今上海市)人,精内外科医术。其著《大方医案》未见传世。]

五、阴茎尿道结石剔除术

张临丰,清,字润田,伊家庄人。《青县志》《重修青县志》载:"咸丰九年(1859)、同治元年(1862)瘟疫流行,不择贫富,悉为尽力,多全活,尤精外科。陈缺村于姓,小便不通,痛楚欲绝,润田诊之曰:'调治不难。'遂用刀割阴茎寸余,众皆大骇。细察之,并无筋肉,内有青石二块,如指顶大。经年余,即产子。"此例十分高明,一则说明张临丰诊断正确,对尿道结石有明确认识,对手术切开尿道剔除结石十分有把握;二则这位于姓患者,由于尿道结石排尿十分困难,每排尿痛楚欲绝,此症也影响到性交,造成其夫人不能怀孕生子,故特强调"经年余,即产子",亦证明其手术之成功,并使难孕之证亦愈。[注:张临丰,字润田,青县(今河北青县)人,国学生,自幼研习医理,十余年后兼擅内外科,舍药施方。于咸丰、同治年间,青县瘟疫流行时,乃慨然出医,为诊疗疫病,数日不进家门。他善治奇疾恶症,针砭之余,善施外科手术治疗,多应手而愈,为时人所称颂。撰有《张临丰医案》,惜未见传世。]

又,清代《杏轩医案》载徐老医,"道出庐江,遇吕墨从先生,言彼邑昔有徐姓老医,能治此证(石淋),亲见其治愈数人。其术用刀将阴茎剖开,取出石子,敷以末药,旬日即愈"。

六、军阵外科与创伤急救

(一)颅脑外科

《吴县志》记载:"许大椿,以字行,世居金墅航船浜,业疡医,兼伤科,一切难证,诸医谢不敏者,大椿以为可治,无不应手愈。辨证、用刀,独有薪传,疗伤亦神乎其技。同治间(1862—1874),浒关朱朗如,自楼屋跌下,头骨裂为数块,医家金云:无生理。大椿曰:'脑盖未碎,可为也。'为洗瘀血、敷药,不数时,渐有微息。治三月余,果复原。撰有《外科辨疑》8卷。子文鸿,号鹤丹,能世其业。"[注:许大椿,清医家,字行,长洲(今江苏苏州)人,业疡医,兼精伤科辨证施治,行医四十多年,救治危症名闻江苏、浙江。]

(二)颈断急救缝合术

《啸亭杂录》中有"缝颈善医"之记载:褚库巴图鲁"勇绝一时,攻宣化府(今河北宣化)城,首登其堞(注:即城上矮墙,女儿墙),颈为明兵所刃……僵于城侧,其气仅属……时有善医者云,其喉未断,使妇女抚吸其气,犹可望生。时命妓女如法治之(注:即人工呼吸),用巨绳缝其颈,公果得复生。"

又《青县志》中关于头颈吻合术:"有静海县人,混名王长,砍头。以其枕骨下至两腮前后,皮肉皆靡,筋骨备露,气已待尽,阅医多矣,皆言不治之症。润出仕治,先将浮筋用刀割断扭出,又将浮肉洗净,用针偏扎,然后敷药,一月,平复如故,润田寿七十三。"

(三)剔除枪弹与枪伤缝合术

《阅微草堂笔记》载:"殷赞庵,清,尝云:'水银能蚀五金……铅遇之则化。'凡战阵铅丸陷入骨肉者,割取至为楚毒,但以水银自创口灌满,其铅自化为水,随水银而出。"

《凌晓五行状》载:"凌奂(1822—1893),字晓五,晚号折肱老人。太平军进驻湖城(今浙江湖州)时,凌氏曾为之用鸡皮、桑白皮缝刀伤,用麻醉药剖挖枪弹。"

凌晓五,原名维正,名奂,一字晓邬,归安(今浙江湖州)人,弃举子业习医,师从吴古年,通晓大小方脉,擅长外科疮疡,名于时。太平天国时曾授予天医院仙官,曾为李秀成医病,以活鸡皮、桑根白皮为线缝补刀伤颈项。运用麻药为伤员剔除入肉弹丸。弟凌德、子绂曾、绥曾,皆传其业。

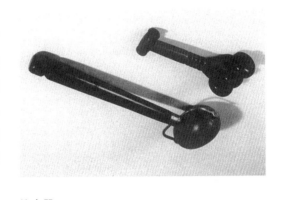

按摩器

清代宫廷卫生保健之按摩器物,木质。故宫博物院藏。

又《辰溪县志》载:"廖志德、谢有元,俱邑两乡人,乾隆间(1736—1795),大兵征金川,二人以善水药应募,随营医治创伤,屡著奇效。俱奉文尝给恩生顶戴。"

又,《东莞县志》载:"叶藩宣(1811—1891),字虎臣,大朗(今广东东莞市)人,尤精外科。九房陈某,炮伤断足,觅而续之,果如初。南社谢枝,炮伤足,数年创不愈,使饱食牛肉……等物,至夜足痛痛甚,叩其门不应,晨起敷以药,出枯骨遂愈。""龙头村陈惠祖,炮弹入脑,既愈,摇摇霍霍有声,问之曰:'无伤也,久之自出。'一日嚏,弹从口坠,人惊以为神。""茶山有佣妇,为主人洗衣,衣有针刺指,主人不为理,妇泣求治。曰:'针走至臂矣。'用绳缚其臂,敷以药,针旋出。问针何以能走。答曰:'针有水银故。'"

又,军阵外科医师。《佛山忠义乡志》载:"管镇乾,字金墀,原籍大埔县(今广东东北人,寄居佛山,因占籍焉。道(光)、咸(丰)间(1821—1861),由军医效力,历保守备,报捐道员,加二品衔。后设馆佛山,施医赠药,遂不复出……光绪元年(1875)四月,五斗司属飓风塌屋,人多伤毙。四年(1878)三月,城西大风,旋继以火,死伤尤惨。十一年(1885)四月,佛山火药局被焚,附近房屋倾跌,压伤无数,镇乾皆齐(夹)药赴救,多所全活……卒年七十有二。"

又,蒙古医,清,伤科,《关陇舆中偶忆编》:"(张文敏)公供奉行营时,坠马断臂,上命蒙古医急治。其法先裹以冰,初不知痛楚(注:即冰冻麻醉术),割开敷药,旋以热羊裹暖,三日不寐,则气血流而不滞,碎骨复完,数十日后,复能作书。"阮葵生《茶余客话》载:"张泾南司寇(照),坠马伤右臂几折,时方进呈《落叶倡和诗》"[注:前例之"张文敏公"与后例之"张泾南司寇"当系同一人,即张照(1691—1745)]

又,蒙古医士,伤科,清代人,《啸亭杂录续录》载:"(蒙古医换脑四则)定制,选上三旗士卒之明正骨法者,每旗十人,隶上驷院,名'蒙古医士'。凡禁廷执事人有跌损者,咸命其医治,限以日期报愈,逾期则惩治焉。齐息园侍郎坠马伤,首脑涔涔然,蒙古医士尝以牛脬(注:脬即膀胱)蒙其首以治之,其创立愈。"

"齐次风侍郎,趋值圆明园,坠马破脑,脑浆流溢,仅存一息。延蒙古伤科治之,刲羊脑以补之,调药末敷其外,一日夜少苏。然视物皆倒悬,以鼓于脑后敲数十槌,视物始正。阅八月而平复。"[注:"齐召南,字次风,浙江天台人。性强记,读书一过,则终身不忘。目力绝人,能二十里辨色红紫。乾隆时,荐试博学宏词高等,授编修,历官至礼部侍郎……坠马伤脑,髓出垂死,上命蒙古医往视,医杀牛取脑髓合之,敷以珍药,数月始痊。自是神志顿衰,读书越日即忘矣。"(见《儒林琐记》)]

又,《对山医话》载:"乾隆时,越东俞孝廉澄,北上坠车,折断肋骨四根。蒙古医生取驴骨易之,束以帛,半年而愈,惟戒终生弗食驴肉。"(注:此异体骨移植术之成功例,前亦曾另有记录,当富有参考价值者。)

《清史稿·觉罗伊桑阿列》有:"觉罗伊桑阿,乾隆中,以正骨起家,至钜富。其授徒法,削笔管为数段,包以纸,摩挲之,使其节节皆接合,如未断者然,乃以法接骨,皆奏效。故事,选上三旗士卒之明骨法者,每旗十人,隶上驷院,名蒙古医士。凡禁庭执事人有跌损者,命医治,限日报痊,逾期则惩治之。侍郎齐召南坠马,伤首,脑出。蒙古医士以牛脬蒙其首,其创立愈。时有秘方,能立奏效。伊桑阿名最著。当时,湖南张朝魁者,亦以治伤科闻。"

《对山医话》亦有武林藏松阁主人范氏,"有子才六龄,坠楼折胫,遍召医人,咸为束手。有新安(今安徽、浙江等属)郑某,自言能治。令取牛筋劈细,揉熟如丝,以束断骨,出药末少许,散骨上,以鸡皮封之,两月能起立,经年平复……云:'有祖传抄本书数十页,皆伤科秘法……'"。

七、骨伤与骨病诊疗

《分宜县志》："僧忠信，清，伤科，姓李，住持邑南回龙寺，救济残废，推关、舒筋、接损、抖骨，效验如响。著有《张三峰内家方书》《少林寺外家方书》。"（注：分宜位于江西西部。）

《罗定县志》载："黄天骥，清，字素龙，赤坎（今广东西部）人，乡人有被牛角触伤肠出者，感风肠肿不能纳，天骥药其顶门，温水熏之，肠自入内，外并药治，寻愈。有妇刎颈，敷药辄喷，天骥令啜其鼻孔，以鸡皮罩伤处药之，得不死。"

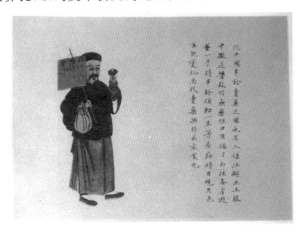

串铃行医图

串铃医为巡回行医于村寨，走街串巷之以串铃为声响呼唤病人就诊者，串铃医多行外治法医疗。出自《北京民间生活彩图》，民间艺人绘制。

《中国医学大辞典》载："葛镛，字芝山，清·上元县（今江苏南京）人……群小儿戏，一人张口而跳，蹶伏门限，舌断坠地。一人骑门限坐，力猛，肾囊（阴囊）破，睾丸坠，葛悉为安之。"

《青县志》《重修青县志》载："有少妇，牙疼几废饮食，润田往治，将左腮剖开，取出骨半截，上带牙齿四个，不日即愈。"（注：润田，即张临丰之字，前属述其曾为人做阴茎结石剔除手术，成功取出结石而治愈之案例。）

《清史稿·绰尔济传》载："绰尔济，墨尔根氏，蒙古人。天命中，率先归附。善医伤。时白旗先锋鄂硕与敌战，中矢垂毙，绰尔济为拔镞，傅良药，伤寻愈。都统武拜身被三十余矢，昏绝，绰尔济令剖白驼腹，置武拜其中，遂苏。有患臂屈不伸者，令先以热镬熏蒸，然后斧椎其骨，揉之有声，即愈。"

《资中县续修资州志》载："陈国泰，清，资州（今四川资中县）人，名医。长于接骨逗

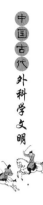

榫,遇人手足跌折,骨节断碎,能施以手法,医治如常,可谓百不失一,年九十卒。"

《广安州志》载:"胡承德,清,正骨医生,咸丰、同治间(1851—1874),广安州(今四川广安)花桥人,通晓医术,尤精骨科。一人坠跌折骨,伤势甚急,承德先喷洒药水,再施以手法,顷刻便将骨接合。牧童周八仙,因骑牛折断右臂,家人见其昏死,皆以为不可治。承德先取细瓷片刺去牧童伤处瘀血,喷以药水,敷上金疮膏药,尔后用柳木为小夹板固定,经治一月获愈,活动自如。""小年周敷九,不慎山坡坠下,左肱骨折断,承德以自制膏药,日为其调敷三次,断肱意合,臂力不亚往昔。"

梁才信,清,正骨医生,澜石(广州南海)人。《南海县志》同治十一年(1872)刊本载:"有关姓者,年少负重,偶蹉跌折其胫骨,痛极欲死,舁澜就医。才信以手揣之曰:'骨碎矣,折可缚,碎不可缚也。'乃饮以麻药,使不知痛痒,以银刀剖其肉,钳去骨之碎者,随用锯截其口而齐之。命人买一样羊最大者,生截其脚骨,等其分寸大小而代续之,乃敷以药,逾月遂能行。才信戒之曰:'汝自后安行缓步,宁迁道远三里,勿跳沟求近一步。'如其言,至七十余乃卒。"此乃又一例异体骨移植术之成功者。

《靖江县志》载:孟有章,清,居新街(靖江县),"精于《素问》《灵枢》之学,与苏州叶天士、镇江何淡庵齐名。其疡科尤有神效。尝有一人患足痛久不痊。有章知脓在膀骨内,令先服麻药,挟利刃破其膀肉见骨,则以钻穿一孔,孔中插麦草管,吸脓而出,洗净,傅药于膀,渐愈。闻者称有刮骨去毒之风。"又"西乡杨敬安,从有章游,得其术,亦以医名。"周文纪亦其徒。(注:此为慢性骨髓炎之切开引流术,或即骨结核之切开引流术治疗,术者出色应用口服麻药进行无痛手术法。)

《靖江县志》亦载:"周文纪(清),字文衡,邑诸生。初学疡科于孟有章,有章命读《素问》《灵枢》及四大家集,谓须读书十年,然后可试刀圭。文纪性颖悟,昼夜攻读不缀,三年已尽得其传,遂继有章以疡科名。"

《合川县志》中有李成举进行下颌脱臼复位与使用小夹板固定术的记载:李成举(1820—1895),字玉林,合川(今重庆市合川)人,"药商某,偶欠伸,口张不能合,延成举至,以左手扶其后颈,右手撼牙关,如是数次,乘势拍合,口开闭即如常。""五岁小儿,失足跌地,肩骨顿挫,肿不能举,日夜啼哭不止。成举令以竹块为小夹板,复位后以之固定。再撒豆升许于地,诓使俯拾净尽,则予钱物,左手倦,则易以右手,如是者七日,再去夹板,则活动如常。"

蹯(注:音凡,脚掌)躄(注:音闭,跛脚,仆倒)矫正术:"易山(1671—1762),字国顺,清沅陵县人(一说杨溪人)。幼得异人传授医术,妙在岐黄,外凡膝理筋脉药所不能达者,刀割之。其妻有腹疾,山剖腹瘀血,以水拂之,创即合。……督学院学诰子蹯躄,就山医,山移之静室,浣肠去罇瘕瘕,少顷遂廖。学诰叹曰:'吾今日乃见真华佗。'其他去瘤、解瘿、除蹊矗、徒癃疽,不能殚述。"

《叙永县志》中记载闵刀刀,清末外科医生,叙永县(今四川泸州)东城人,因擅刀圭奇术,故人呼为闵刀刀。清咸丰(1851—1861)至光绪(1875—1908)年间,其不但可做剖腹、断腕手术,而且对难度大如洗毛代髓手术,也能应手取效。每次手术前他均要先洒喷"神水",然后再施以刀,纵然血淋漓注襟,旁观者股票,而病者无甚患苦。其手术之精确,犹"秦镜照胆,毫发毕见"。[注:其麻醉药"神水"于《古今医案按》中有所记载,"其法以铅熔化散浇于地成薄片,取起剪作长条数块,以一头钻眼,悬吊于锅,锅内置烧酒,烧酒之上,仰张一盆,与铅片相近,使酒沸而气上冲于铅片,铅片上有水滴下盆内,谓之神水,取服之。"]

又《昆山志》载:"闵思启,清伤科医家,字迪甫,昆山(今江苏昆山)人。父闵籍,精伤科,思启继承父业。光绪甲申(1884),青浦、金泽镇遭风灾,屋宇倒塌无数,断肢、破腹者以百计。青邑令延思启医治,应手咸愈。邑令欲厚酬之,思启却谢不受,乡民极称其德。卒年六十四,晚年迁苏垣。"

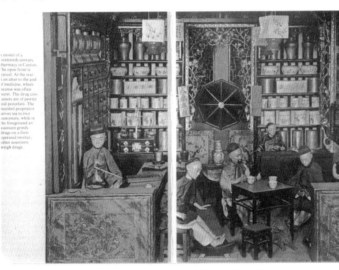

药店与坐堂医诊疗图
清代。中药店与坐堂医诊疗病人画面。法国黄光明先生赠。

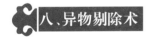

八、异物剔除术

(一)腹针吸出术

《续金陵琐事》载:"(清代)一吏部无子,妻极妒,妾方坐蓐,乃盘肠生。妻暗用细针刺于肠上,妾生子,觉肠有时刺痛难忍。收生婆私告于妾,妾与吏部言之。诸医束手,访一全真(道士),曰:'我能治之。'用磁石大块,从痛处引之,引至于脐,针从脐中出,妾竟无恙。"

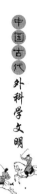

（二）背部残镞拔除术

《洛阳县志》载："王良策，字凤池，清人，工医效如良。翟某患背痛三十年矣。良策曰：'是有物，须出之。'为敷药，拔箭镞少许，翟不知何自来也。其他妙验皆类于此。"

《冷庐医话》载："杭州乐怀谷女方褓襁，忽啼不止，拍之则愈啼。解衣视背，见绣针微露其绪，而针已全没。医治之，杂以药敷，肉溃而针终不出。延至百余日，卖酒家传一方，以银杏仁去衣心杵烂，菜油渍良久，取油滴疮孔中，移时，针透疮口，而针则已弯，盖强拍入之也。"

又《乌程县志》载：清代汤御龙，字荣光，吴兴（今浙江吴兴）人，"乾隆二十一年（1756）武举人，世外科，接骨治伤尤有奇效。""有一农叟，购钩讫，因鼻瘪奇痒，戏将钩入鼻代抓爬，不意钩住鼻腔，因钩有倒刺，进退取之皆不得出，痛不可忍，须夹鼻腔，急赴御龙处求治。汤令拔取活鸡翎数根，剪成管，入鼻套钩，乃出之。"

九、连体婴分离术与脊部肿瘤切除成功

关于连体婴分离术，《九江儒林志》《岭南医征略》中有所记载，"周家，生双胎，背上有肉相连，家人惊骇。接生妇熟视之，谓此双胎，不是怪。取茨叶（蒺藜）割开。一（于）四岁因疫殁，一年八十。"（注：此双胞胎背部相连，经接生妇分离成功，其一于四岁时因患天花而死亡，另一例岁至八十，可见该连体婴手术分离是十分成功的，十分宝贵。）

"有马医之子病癣，脊间有块碍手，病日甚，不药不效，死矣！其父恨之，取刀刮其脊，有物如筋状，韧甚，取出，刀斧不能割断。其物既出，而子之鼻间栩栩然，抚其胸前微温，遂缝刀割处，置之于地，久之渐苏。经一昼夜能言，索汤水，竟生矣，调理久之而愈。"

十、尿道结石剔除术与流行性腮腺炎并发睾丸炎

（一）尿道结石与剔除术

关于尿道结石与剔除术，在《杏轩医案》之《族子石淋奇证》中载："族子年方舞勺，初时小便欠利，不以为意。后每溺茎中涩痛。医作淋治，溺更点滴不通……其母手拈一物与予视之，云病者连日小便全无，昨夕努挣多时，突然溺出此物，当觉通快，喜为疾却。今又复闭，岂尿管内尚有此物塞住耶？予视其形如豆，色苍而坚，置臼中捣之不碎……初以为妄，试取簪柄探入茎中，拨之硪然有声，方信溺之不通，竟由于此。思将此石取出，特古无是法，不敢妄出意见，辞不与治。闻后石不得出，茎根烂开一孔，溲由彼泄，迁延而殁。越数年，道出庐江（今安徽庐江），遇吕墨从先生，言彼邑昔有徐姓老医，能治此证，亲见其

治愈数人。其术用刀将阴茎剖开，取出石子，敷以末药，旬日即愈。予心异之，欲求其方，其人已物故矣！因并志之倘后有此患者，须求巧手剖之可也。"

(二)流行性腮腺炎并发睾丸炎

《杏轩医案》中亦有关于流行性腮腺炎并发睾丸炎的记述，"吴礼庭兄时感肿腮消后，睾丸肿痛。礼兄平素体虚，时感寒热，耳旁肿痛，惟时此证盛行，俗称猪火瘟。医与清散药两剂，耳旁肿消，睾丸旋肿，痛不可耐，寒热更甚。（注：耳旁部位属太阳，睾丸属厥阴，肝胆相为表里，料由少阳之邪，不从表解，内传厥阴故耳。）仿暖肝煎加吴萸，一剂而效。同时族人泽瞻兄病此，予诊之曰：'得无耳旁肿消，睾丸肿痛乎？'泽兄惊曰：'子何神耶！'亦用前法治愈。后阅《会心录》载有腮肿一证。"（注：程文圃，字观泉，号杏轩，安徽歙县人，约生活于清乾隆、嘉庆年间（1736—1820）。其所撰《杏轩医案》分初集、续集、辑录等三集，合刊于 1829 年。）

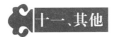

十一、其他

(一)高明诊疗技术

赵奇，清人，字建公，历城（今山东济南）人。《济南府志》载："一道士感奇朴诚，授一术，出《疡书》一卷。有一处女，小腹忽肿大，父母忧之，婿家欲退婚。奇诊试之曰：此小肠痈也，计某日可刺矣。至期，姻眷毕集。奇按穴投针，脓出跃尺余，承之盈盆，而腹消，两月平复。女子归，称佳妇。"

(二)巧治鼻息肉

沈焕，清人，字心白，精于疡科。《嘉庆苏州府志录家述》载："有王靖者，鼻中生菌，气不通，或曰不治。焕以白梅肉塞其鼻孔，一夕尽消，其神效如此。两江总督高晋病重痈，几殆。焕往治，应手愈。高亲书'品术端醇'额旌之。"

(三)外科手术医生

《中国医学大辞典》载："刘成玑，字启后，咸宁县（今陕西西安）人。幼传父业，尤善刀针，凡药饵不及治者，往往应手术而愈，名动公卿。"

(四)中译西洋皮肤科书

《古越藏书楼书目》载："《皮肤新编》一卷，（美）嘉约翰译，林湘东述，光绪十四年（1888）广州博济医局本。《皮肤证治》一卷，（美）聂会东译，尚宝臣述，光绪二十四年

(1898)美华书馆排印本。《增订花柳指迷》一卷,(美)嘉约翰辑译,林应详述,光绪十五年(1889)广州博济医局本。"

(五)《军中伤科秘方》

《黎里志》载江苏"汝仙根,字天培……以父钦恭军中所得秘方,试辄效……疗治多奇,中肢体断折者,可复续;肠胃溃出者,可纳入。浙西数郡翕然称之。当事咸慕其名,循例荐授太医院吏目"。

(六)外伤性阴囊撕裂睾丸出缝合术

嘉庆十九年《上海县志》载:"周尧载,业内外科,初无重名。会同里王廷珍,从高倾坠,破其阴,外肾突出,闷几绝。尧载视之曰:'络未断,可治也。'拾其肾,徐纳诸囊,线缝之,敷以刀圭,果无恙。著《大方医案》。"

(七)肠还纳术、急救棺内产妇复生

《武进阳湖合志》载:"蒋国佐,精愈跗术……里有产妇死,将葬,棺(薄)流血。国佐曰:'血鲜,妇可活。'以针刺妇胸,得甦,产一子。又牛觚牧童腹,肠尽出,国佐洗以米泔,纳其肠,敷药,得不死。撰有《岐素精诠》。"

(八)军医

《新纂云南通志》[民国三十七年(1948)版]卷二百三十七《艺术传》载:"(清代)刘本元,腾越(今云南腾冲)人,以医瘴疠名一时。清乾隆间(1736—1795),大学士傅恒统大军征缅甸,至老官屯,瘴疠大作。副将军阿里衮及军中多染瘴,檄腾越厅丞吴楷访能医瘴疠者,乃敦聘本元,亲送之往,为军中医治,全活甚众。傅恒嘉其功,奏请钦赐太医院典籍。本元精于医学,著有医案,且善摄生,寿至九十六而终。"

清代刘德俊,本元曾孙,承家传之医家,益光大之,发明截疟追瘴丸。腾越(今云南腾冲)、永昌(今云南保山)、龙陵(今云南龙陵)各地边境人民染疟者,咸延德俊诊视,无不应手辄效。清光绪间(1875—1908)中法之役,云贵总督岑毓英派师往援安南,檄腾越厅,聘德俊为军医。德俊以道远不欲行,乃配制截疟追瘴丸数驮,附以治瘴方运往安南,军中赖以全活。子福谦,清光绪辛卯岁(1891)贡,亦以医名,父子俱著有医案。

(九)下颌骨剔除术

《青县志》载:"十槐村刘,有少妇,牙痛,几废饮食,润田往治,将左腮剖开,取出下巴骨半截,上带牙齿四个,又日即愈。"

(十)严重休克创救

石坚(? —1743),字碧天,号太朴,高台县(今甘肃境)人,撰有《鸿宝堂医案》。石坚一日骑驴经月牙湖边,见道旁有人僵卧,下驴省视,气已绝,太朴抚摩久之,思欲生之,而未由也。适县署捕役过,谓朴致死……县令某失察,下狱……太府某公子疾作,舌外吐如缢死,不复吸纳,群医具束手……事为太朴闻知,于以问狱卒,卒以状告,太朴曰:所云病亦易治耳。卒叱之曰:名医莫治,汝奚能为? 太朴曰:'为我白县尊,愈之如反掌。'卒不信,强促之以告县令。令曰:'此非细事,姑为若试言之,乃许荐制府。'太朴曰:'若蒙允,须薙发,易赭衣而后进,令悉从之。随引见,制府问何术?'太朴曰:'须得衾之敝而多垢者一二袭,即易为力,制府如其言付之,急以针刺其喉间,舌立动,徐徐缩入,服药一二剂,遂大愈。'制府欣然,问何故陷重囚,太朴泣以告曰:'如某致死,伤何在?'制府恍然,命吏取全案阅之,毅然平反,白其冤,立为昭雪出诸狱。……乾隆八年(1743)卒于家。

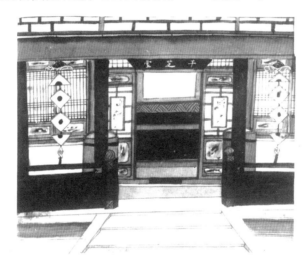

"千芝堂"药店图影

(十一)许绅创救被缢帝

明代许绅《经验方》前文已述,康熙二十四年(1685)《嘉兴县志·人物志》关于其亦有记载:"许绅,字大绅,其先嘉兴县人,曾祖升,洪武中以富户实京师,为太医院使,永乐丁酉(1417)扈驾之京,因家焉,祖忠,亦以医名。父观,后继祖业补医士,官至太医院判……嘉靖间(1522—1566)升御医……壬寅冬(1542)十月,有宫变……绅,器宇端重,商言而行确,诸缙绅雅重之,刻有《针灸书》并《铜人图》于公所。"

光绪三十二年(1906)《嘉兴县志》卷二十七:"许绅,字大章,嘉靖二十年(1542),宫婢杨金英等谋逆,以帛缢帝,气已绝,绅急调峻药下之……"

（十二）赵孟頫绘孙思邈像

《嘉兴县志》康熙二十四年版（1685）载严贵和《严贵和医案》，"严贵和，字大用，修（严）子成之业，洪武十三年（1380）任太医院院官……（宋代）严秋蟾，汴人，其先在宋有典医院者……其裔有严子成，字伯玉，生于元大德间（1297—1307），治病决生死，赵文敏公为作《杏林图》，并绘孙思邈像馈之。"

《嘉兴县志》光绪三十二年（1906）补刻光绪十八年（1892）本，卷二十七《列传》："元代严子成，秋蟾子，会京师开御药厂局，征子成，不就。赵孟頫遘疾，医不能治，遣人邀子成，子成游天台，路总管以驿骑迓归。诊之，翼日即瘳。孟頫为绘孙思邈像赠之，以子城貌相类也，自是人称药师，子成笥不留资，年八十九，无病而逝。"

（十三）外科手术当用与不当用之争

清代继王洪绪于《外科证治全生集》反对外科手术，并批评明代陈实功《外科正宗》主张适时进行外科手术治疗"尽属刽徒"，反对外科手术之呼声一浪高过一浪。其间，虽有马培之评说"有当用与不当用者"，但反对外科手术治疗者，其势仍然甚盛。本书选录众多清代非医学文献关于各地方普通外科医生临床实践中进行的、十分丰富，且效果良好的记述，证明外科疾病之手术治疗仍有不小的进步。但是，反对外科手术治疗者，仍然有着不小的市场。其原因曾于前作过一些分析，不另赘述。现摘录龙之章《蠢子医》（1882）所论"切勿轻用刀针"七言诗：

"间有殇脓疮已熟，只用竹刃贴皮冲。可惜时下小先生，不知此中真实情。我故录之以示人，按脉吃药自成功。切勿妄意用刀针，伤了好肉断不行。"

龙之章对明代陈实功《外科正宗》存疑，推荐邹岳《外科真诠》（1838）。他深知保守治疗病程慢，患者痛苦大，但一再仍为之辩解，进一步作七言诗颂之：

"一付两付不见效，便将针刀透骨穿。"

"我见此症千千万，尽是外科送入鬼门关。"

如此者，虽适应了当时社会思潮、医患保守思想以及受局限地科学技术发展的社会实情，但无疑捆绑了外科进步的手脚，扩大了外科手术实践中难免之失误，使两种思想相互争斗。于两种医疗技术效果之比较中，大众仍然偏于宁受诸般痛苦、延长病程，求得不受刀针之苦，医者之体面，也不肯有违封建伦理观念而赞赏外科手术带来的短痛、速效之现实。在两相比较的天平上，清代之外科手术发展居于劣势，保守思想时时都处于优势地位。

（十四）吮脓术与骨移植动物实验

葛志齐，辰溪（今湖南怀化）人，《辰溪县志》载："精外科。湖广总督开，患足痛，屡治不效,志齐疗之立愈。适开太君(注:即开之母亲)患乳痈,志齐引刀剖乳,以口吮去其脓,敷药数日亦愈。太君因其哺乳,命为义子"。

关于骨移植动物实验,《南海县志》[宣统庚戌年(1910)续修]中有所记载:"梁然光,字桂长,号达川,魁冈堡澜石乡人……精金疮折伤术……至其医术之神,多有出人意表者。家鸡被鼠啮去一足,然光试斩鸭足续之,以验药力,果走动如常。"(注:梁才信与梁然光为同地、同县、同时者,疑其本为一家者,或然光乃才信之子。)梧村陆樵妇极悍,生子三,一日,偶因反目,妇迁怒其子,狂将三子用刀乱砍。幼子岁余,砍断数段立死;长子七岁,受十一伤;次子五岁,受十五伤,筋骨已断,医治获痊。""进士徐台英,子澄溥,酗酒友狂,自将外肾割去,神魂离合,几于无所措手。然光先令其家人,大声叫呼,以复其魂,然后再如法敷治,竟愈。""孔边乡方某,狂暴发,自割睾丸一颗吞咽,流血过度……先用药使呕出睾丸,后施药月余而愈。"梁然光卒年七十七岁。

第六节　清代外科学术思想、疾病认识与医疗技术水平

一、外科学术思想与争鸣

继明代之后,清代外科学家围绕化脓性感染脓已成是否需行早期手术切开引流,以及非药石所能治愈的外科疾病是否用手术治疗等,争鸣更为激烈,并形成了学派。这一争鸣虽因非手术学派占有优势,且明显地促进了外科保守治疗经验的积累,但就其评论本身而言,对促进外科学术的发展还是很有益处的。

祁坤,山阴(今浙江绍兴)人,以外科闻名于世,曾任太医院院判等职,对外科学理论和临床经验之论述有颇多精辟的见解。例如,在论述脓肿切开引流的原则时祁坤正确指出:"针锋随经络之横竖,不则难于收口;刀口宜下取,便于出脓。肿高而软者,在肌肉,针四五分。肿下而坚者,在筋脉,针六七分。肿平肉色不变者,附于骨也,针寸许。毒生背、腹、肋、胁等处,宜扁针斜入,以防透膜之害。"并强调切开后"以绵纸捻蘸玄珠膏度之"的引流技术,从而使外科脓肿之切开引流的理论原则和医疗技术达到清以前的最高水平。《医宗金鉴》之外科部分虽源于祁氏的《外科大成》,但在主张外科手术的治疗思想上则不如祁氏显明。

陈士铎在其《洞天奥旨》(1694)中提出:"疮疡之尚刀针者,古人不得已而用之,今则不然。"他在这一思想指导下,力求外科疮疡脓肿之非手术治疗,反对外科手术,对王维德等人学术思想的形成有一定的影响。

王维德,字洪绪,江苏人,以擅长外科而著称。他在外科化脓理论和治疗技术上,尤其强调"以消为贵,以托为畏",尖锐批评外科学家之尊陈实功等对待已化脓的病人要实

行手术切开引流者"尽属刽徒",并大声疾呼"病人何能堪此极刑(指手术)"。王氏正是在这样的思想指导下,对化脓性感染尚未化脓者,均主张保守治疗。对脓已成者,宁可"待其自溃",也绝不可以手术切开引流。王氏的学术思想虽然得到不少学者的继承,但也有一些外科学家对其偏谬进行了批评,如 1883 年马培之所评:"刀针有当用,有不当用,有不能不用之别,如谓一概禁之,非正治也。……王氏《全生集》,近时业疡医者,奉为枕秘,设遇证即录方照服,既不凭脉,也不辨证,贻误匪浅。"马氏的批评是符合科学道理的。当然,王氏反对手术治疗对不适于手术治疗的疾病无疑是正确的,例如治疗颈淋巴结核他认为应当"大禁针刀",这的确是丰富经验的客观总结。王氏笼统主张"以消为贵","以托为畏"反对外科手术切开的观点,亦有消极的一面,它极大地阻碍了外科学的发展,贻误了病人治疗。

顾世澄,安徽芜湖人,在扬州行医 40 年,以外科专长闻名于时。他在诊余之际,潜心古今外科经验与理论知识之广收博采,又兼自己世传和家藏,集 30 年之日日夜夜,编撰成《疡医大全》,确系名实相符之巨著。由于他临床经验丰富,学识渊博,对外科学术界之种种争论多取平和兼容态度,并吸收各家所长,在学术思想上少有偏颇之见解。其例证全面系统,理论与技术并重,医疗方法由痈疽初起之内消到脓已成之切开引流,非药石所能治愈疾病的外科手术方法与步骤等,均有着详细而且具体的论述,全书更有"每一证即绘一图"的特点。顾氏在外科学术上十分重视整体观念,认为外科疾病虽然多显于外,但"必先受于内,然后发于外";他反对"只仗膏丹,不习脉理"的局限性,还强调指出脓已成,仍"勉强消之,不独不能消散,反致……造成坏证"。顾氏学术思想与医疗理论经验对后世及外科学研究有着较大的影响。

继王维德学术思想影响而著称于世者,有许克昌的《外科证治全书》(1831)等,还有邹五峰的《外科真诠》(1838),更是只字不提脓肿等外科疾病有外科手术的必要,凡化脓感染之证,无不强调内消和托法为要,待脓自溃而出,可谓保守之极。

与上述比较保守之观点相反,《婺源县志》载江考卿曾进行过泌尿结石及睾丸摘除等手术,可见外科治疗于民间仍然在探索中继续发展和进步。高梅溪《外科图说》在关于脓肿切开引流的刀口部位选择和切口方式上,提出了科学的见解。他强调为了能使深部脓肿切开引流通畅,可在脓肿上下做对口切开;面颊唇部脓肿必须切开时,主张从口内切开,以免形成瘢痕而影响美观。

二、疾病认识水平继续提高

(一)脓肿并发脓毒血症之诊断

祁坤在辨内陷时指出,化脓性感染之"始则高肿,至十数日,内外忽平者塌者,此内攻之候也"。接着强调内攻之证,其人必口干烦躁,恶心呕吐,寒热拘急,为毒气内陷也。中医学所论之毒气内陷或脓肿内攻,以及疔毒走黄皆是由化脓性感染并发之脓毒血症。

(二)颈淋巴结结核

在古代,医家曾以颈淋巴结结核病发特征,将其命名为鼠疮,如陈士铎所述"有生痰块于项……一块未消,一块复长,未几又溃,或耳下,或缺盆,或肩上胁下,有串走之状,故名鼠疮,言如鼠之穿也";或名瘰疬,如祁坤所述"小者为瘰,大者为疬,连续如贯珠者为瘰疬"。同时,祁坤还对该病与急性淋巴结炎的鉴别诊断和不同治疗原则提出了正确的意见,他说"书有风毒、热毒、气毒之异,瘰疬、筋疬、痰疬之殊者,俱发于项而相似,惜乎未详。予为病由内伤所致,其形小,其发缓,无疼痛,计以月年。毒由外感所致,其形大,其发暴,多肿痛,日不待时为异耳。治疬则从本门调理,治毒则于项部门参考。"

(三)前臂骨关节结核

祁坤按该病之特征命名为"蝼蛄串"。他说:"蝼蛄串,生两手及手背内关(注:中医穴位名,在腕关节向上约4厘米处之内侧)前后。初起筋骨隐痛,漫肿坚硬,不红不热,或连肿数块。日久被流白浆,串通诸窍,肿痛仍在,虚证并生",对骨关节结核的好发部位、典型症状及预后等均作了比较正确的描述。

(四)直肠癌

祁坤在前人基础上对直肠癌症状描述和诊断要点进行了相当确切的记载,并以其最终发展成大便不能排出者命名为"锁肛痔",或以其形态称之为"翻花痔"等。他指出:"锁肛痔,肛门内外如竹节锁紧,形如海蜇,里急后重,便粪细而且带匾,时流臭水,此无法治。"他又说"痔有三不医,为翻花痔、脏痈痔、锁肛痔也。"这些认识在当时确系正确的结论,较之清代王洪绪《外科证治全生集》所论者,祁坤以实事求是的科学态度衡量则要高明许多。

(五)阑尾炎的解剖位置

我国医学家比较正确地论述阑尾炎已有近两千年的历史,所述"肠痈"基本上属此。历代外科学家对之更有深入的论述,仅就其解剖位置而言,元代朱丹溪对其体表和腹腔解剖位置进行了比较正确的描述。在他所记述的一位孕妇并发阑尾炎的病案中,指出:"脐右结块,痛甚则寒热,块与脐高一寸……于肠外肓膜之间,聚结为痈也。"虞天民在其基础上,更指出:"少腹右边一块,大如鸡卵作痛,右脚不能伸缩……此大小肠之间欲作痈耳。"徐灵胎1767年校评《外科正宗》之有关肠痈时,增补了一张肠痈图,该图所标示的阑尾点,正在阑氏点与马氏点连线之间,可见其认识水平之不断提高。

三、外科医疗技术与手术水平

清代外科手术和医疗技术从总体上讲,由于反对的风气较为浓烈,发展不是很明显的。当然也有少数民间外科学家在前人基础上作了新的探索,使一些疾病的外科手术治疗水平得到了提高。

(一)阑尾切除术

钱思元于《吴门补乘》中所记载的阑尾切除术前已述及,虽然人们在理解上还不尽相同,例如所说的"蜈蚣昂头出",多数人认为是发炎的阑尾,形甚相似,因此,认为其是清代所做过的一例阑尾切除术。同时,也有人认为是蛔虫,当然这种判断也是基于形甚相似。不过若是蛔虫,不切开肠管等是不得见的,蛔虫引起剧烈腹痛,非药石所能疗也是罕见的,若是蛔虫引起的肠梗阻,那就不是少数几条的问题,也用不着急将刀、钳去之,用手一条一条或一团一团取出也可以。这一手术的时间,大约是在17世纪时。又一例阑尾切除手术可能是18世纪一位民间医生完成的。《清稗类钞·艺术类》记述的有关张朝魁的若干外科手术事迹,甚感人。历代中医论述肠痈(注:即急性阑尾炎),均述其在大、小肠间,这些文字虽然未能给予足够我们得出确切论断的证据,但从诊断学推断,所指者是急性阑尾炎的可能性仍是第一位的。

(二)唇裂修补术

顾世澄说"先将麻药涂缺唇上,后以小锋刀融唇缺处皮,以磁碟贮流出之血调前药,即以绣花针穿丝钉住两边缺皮,然后擦上血调之药。三五日内不可哭泣及大笑,又怕冒风打嚏。每日只吃稀粥,俟肌生肉满去其丝,即合成一唇矣。"所述的方法、步骤与护理要求也较前更为符合实际。

(三)包茎炎与包皮切开术

早在隋代《诸病源候论》一书中,对小儿阴头忽肿合不得小便乃至生疮已有记述,顾世澄对之作了进一步论证,指出"龟头红肿……小便淋漓,溺管必痛,茎皮收紧,包住龟头,即成袖口疳疮。"赵濂对因包皮长、包裹龟头过紧引致包茎炎的手术治疗,在前人基础上做出了创造性贡献。他指出:"大人、小孩龟头有皮裹包,只留细孔,小便难沥,以骨针插孔内,逐渐撑大。若皮口稍大,用剪刀,将马口旁皮用钳子钳起,量意剪开,速止其血。或用细针穿药线,在马口旁皮上穿过,约阔数分。然后将药线打一活抽结,逐渐收紧,七日皮自豁,则马口可大矣。"

(四)阴道闭锁之手术治疗

古代称之为"实女"者,即女性之先天性阴道部分或完全闭锁症,顾世澄称之为"实女无窍"。他首创铅梃为患者每日进行阴道扩张术治疗。顾氏强调:"实女无窍,以铅作梃,逐日纤之,久久自开。"这一医疗技术对部分闭锁之阴道可以得到肯定的效果,其方法和原理至今仍有一定参考意义。

(五)耳鼻等断落之再植手术

除了上述外科手术外,《疡医大全》还记载了许多很有价值的采用外科手术治疗病症的资料,例如"用油发灰末,乘急以所落耳、鼻,蘸灰缀定,以软帛缚定,神效"。这种关于耳再植、鼻再植的手术,顾氏强调"乘急",就是因外伤使耳、鼻断离,必须立即进行缝合手术;"缀定"正是用针线等使断离跌落的耳、鼻与原位端正地连起来。他强调神效必是积累若干成功的病例的证明。又如,顾氏还记录了断指再植的病例,强调"苏木为末,敷断指间,接定,外用蚕茧包缚完固敷(数)日如故。"又说:"夹剪断指,蟏蛛窝缠指上,包暖即好。"这些记录虽然比较简单,但其断指再植手术则是确实进行过的,且有数日如故的良好效果,虽有怀疑之处,但也并非完全没有可能。在顾氏记录的外科手术中,还有鼻、阴茎的再造术。关于鼻缺损之再造手术,顾氏记有:首先请木匠做成端正的木鼻式,接于缺鼻上,外以黄蜡熔化浇木鼻上,然后将木鼻取下,将蜡浇之鼻子,用火烘粘在缺鼻处,每日内服男婴之胎盘等药所制之丸剂,待一月服完药后,取下蜡鼻,看新鼻歪正如何。目前虽还不能证实此例成功与否,但其敢于探索的思想、设计的合理以及运用胎盘制剂等,可以为研究者所借鉴。阴茎再造术在现代仍是一个未能理想解决的问题,顾氏的论述显然只有参考意义。

顾氏勤求外科学的理论与技术,博采当时外科学大家的成就,收集了许多现已散佚的外科学资料,为我们提供了十分珍贵的资料。其书所载内容反映了我国18世纪中叶以前的外科手术治疗水平,是极具有参考价值的。

此外,郑玉坛《外科图形脉证》(1795)还记有肠损伤缝合、煮针、麻醉及弹丸剔除手术。郑氏强调:"凡腹皮损破肠突于外,若其肠未断,仅伤一半者可治。急用大麦粥取汁温洗取肠,以桑皮尖之细茸为线,揣定针上,蘸花蕊石散先将肠之伤口缝定……便以手捻住腹皮伤口,即用针揣长头发数根,将伤口之里肉密密缝住,留外皮频撒月白珍珠散以收口。"郑氏所述该手术之术后护理要求也很符合科学原则,如术后忌呼号妄动,初则少饮米汤,半月后方可食米粥,腹部伤口要用软布勒住等等。关于腹部外伤之肠纳入与腹壁缝合,用力裹缠腹部绷带以促伤口愈合,在清代其他外科学著作中有着比较普遍的记载。这里我们再举宫廷膳房人陈德于嘉庆八年(1803)持刀突至御前,"诸侍卫不知所为,贝勒直往抱持之,德不得逞,反刃划其腹,肠出流于地……上亟令蒙古医纳其肠",可

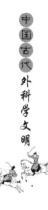

知清代宫廷医生也有处理此类外伤的经验。郑氏除强调外科手术麻醉之一般方法外，他还创造性地提出用麻醉药煮外科手术器械，其方法是用川乌、草乌等切碎入瓦罐内，将针刀等入药内，用水淹满，封口煮至水干，他认为经麻药煮过的刀"任其针割不甚疼痛，且御风寒"感染。郑氏所述枪弹丸剔除术也是科学的，他所强调的"凡割取肉内诸物，皆今效此条行之"，进一步证明郑氏在处理射入之弹丸或刺入肌内之异物，使用切开、剔除的手术方面有着相当熟练的技巧和良好的效果。

（六）脾切除术

脾切除手术大约是在 18 世纪中期进行的，记载这一手术者，乃清代传染病学者王士雄［王士雄，字孟英，(1808—1866?)］，他是根据祖父的资料记述的。他说浙江吴兴汤荣光，从树上坠地，腹着枯椿而破，伤口长二寸余，已透膜内，只见红肉（注：可能是脾脏），不见肠。复饮以药酒，使不知痛处，随用刀割伤口使宽，以铁钩钩膜内红肉出，则见其大如掌，乃宿患之疟母（注：由于久患疟疾引起脾肿大，中医称之为疟母），始如法敷治疮口而愈，宿疾顿除。这里所讲的宿疾，是指时时发作的疟疾，久治不愈的疟疾，能引起脾脏逐渐肿大，这种病人受外伤后极易引起脾破裂。肿大的脾，正是由于引起疟疾的疟原虫寄居引起的。这位病人因祸得福，在其濒临绝境的情况下，遇此外科医生，果断地施以脾脏摘除手术，不但保全了生命，还使疟原虫的栖息处所得以切除，所以久治不愈的宿疾——疟疾，也由此而得到了控制，此即所谓"宿疾顿除"。

四、骨关节损伤治疗学发展进步

（一）麻醉用药的进步

《江氏伤科方书》所载"八厘宝麻药"，用川乌、草乌、南星、蟾酥、半夏、黄麻花、闹羊花，每服八厘，冲酒内服以全身麻醉，这在清代也较通用，也可运用于局部麻醉止痛以便于开刀或缝合。

（二）复位方法的发展及基本手法十二法

所谓手法，《医宗金鉴·正骨心法要诀》（下简称《正骨心法要诀》）说："夫手法者，谓以两手安置所伤之筋骨，使仍复旧也。"在施行手法前，更要明确诊断骨折移位的情况。《正骨心法要诀》又说："或拽之离而复合，或推之就而复位，或正或斜，或完其缺，则骨之截断、碎断、斜断，筋之弛、纵、卷、挛、翻、转、离、合，虽在肉里，以手扪之，自悉其情。"

在施行手法时，《正骨心法要诀》精辟指出："但伤有重轻，而手法各有所宜。其痊可之迟速，及遗留残疾与否，皆关乎手法之所施得宜，或失其宜，或未尽其法也。""法之所施,使患者不知其苦,方称为手法也。""即或其人元气素壮……手法亦不可乱施。若元气素弱,一旦被伤,势已难支,设手法再误,则万难挽回矣。此所以尤当审慎者也。"

《正骨心法要诀》认为手法是正骨医生的主要基本功,现分述于下。

(1)摸法。《正骨心法要诀》所说的"手随心转,法从手出"者,也即现在所说的"手摸心会法"。

(2)拔伸法。清代医家也强调要"徐徐拔伸",不能用暴力。

(3)捺端法。《正骨心法要诀》指出:"端者,两手或一手擒定应端之外,酌其重轻,或从下往上端,或从外向内托,或直端、斜端也。"通过捺端,纠正骨折有侧方移位及网端的分离和旋转移位。

(4)提位。《正骨心法要诀》指出:"倘重者轻提,则病莫能愈(不能复位);轻者重提,则旧患虽去,而又增新患矣。"

(5)接法。此法是《正骨心法要诀》总结的手法。接法既是手法,也是各种手法及外固定物治疗骨折的最终目的。例如:"接者,谓使已断之骨,合拢一处,复归于旧也。……或用手法,或用器具,或手法、器具分先后而兼用之,是在医者之通达也。"

(6)按摩法。按和摩是两种手法,《正骨心法要诀》:"按者,谓以手往下抑之也。摩者,谓徐徐揉摩之也。"骨折或跌伤,运用按摩可使骨断端更密切对合,消散血肿。即"按其经络,以通郁闭之气;摩其壅聚,以散瘀结之肿",此法多用于治疗软组织损伤或骨折复位后,用以促进康复。

(7)推拿法。《正骨心法要诀》载:"推者,谓以手推之,使还旧处也。拿者,或两手一手捏定患处,酌其宜轻宜重,缓缓焉以复其位也。"

(三)外固定器具和固定技术的发展

《正骨心法要诀》指出:"跌扑损伤,虽用手法调治,恐未尽得其宜,以致有治如同未治之苦,则未可云医理之周详也。爰因身体正上下、正侧之象,制器以正之,用辅手法之所不逮,以冀分者复合,欹者复正,高者就其平,陷者升其位,则危证可转于安,重伤可就于轻。再施以药饵之功,更示以调养之善,则正骨之道全矣。"其"器具总论"总结了 10 种器具,即"裹帘、振梃、披肩、攀索、叠砖、通木、腰柱、竹帘、杉篱、抱膝等,较前有了明显的进步。

(四)骨关节损伤诊断与鉴别诊断水平提高

(1)汗巾提法。胡廷光改良的"汗巾提法",即用布兜自下颏及脑后兜定,系于医者颈项,医者曲身相就,后用双足踏病者双肩而伸直脊背,用医者颈项对布兜的牵引,对抗双足对双肩的推力以复位。

(2)熊顾法。此法是《中国接骨图说》记载的方法,与《正骨心法要诀》所载的推、端、

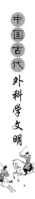

续、整四法相似。其母法是先端提,子法一是牵引兼旋转,二是轻牵、轻旋,三是牵、旋、整理、舒筋。

(3)绢兜牵引复位固定法。在胡氏"汗巾提法"的基础上,赵廷海又提出应用"绢兜牵引复位固定"治疗。《救伤秘旨》载:"夫头颈高坠下缩着,先用消风散或住痛散加痹药昏昏散(即麻醉止痛类药)。令患人仰卧,用绢带兜其下颏,直上头顶,再将头发解伸……归原合好。用生姜自然汁、韭汁、酒、醋调敷圣神散贴之,绑缚牢固,常服寻痛住痛散取效。"

(4)胸椎、腰椎骨折脱位损伤。《正骨心法要诀》描写了脊椎损伤的症状表现:"若脊筋陇起,骨缝必错,则成伛偻之形。"(脊骨)腰椎骨折损伤时,"身必俯卧,若欲仰卧、侧卧皆不能也。疼痛难忍,腰筋僵硬。"(腰骨)《伤科汇纂》指出腰椎骨折有"突出"和"隐入"两种类型,"突出"是指屈曲型骨折所致脊椎后凸移位畸形,"陷入"是伸直型骨折脱位凹陷的畸形,胡氏首次把脊椎骨折分为这两种类型,并予以指导治疗。

(5)攀索叠砖法。此法是《正骨心法要诀》总结的方法。其方法是令患者双手攀挂于高处的两个绳环,双足下各叠砖三块,患者站于砖上,双手攀绳;医者扶住患者的腰部,一助手先后将患者足踏之砖除去,"仍令直身挺胸,如此者三(注:将三块砖都先后除去),其足着地"。

(6)腰背垫枕法。《正骨心法要诀》介绍了"攀索叠砖法"复位后固定强调:"再将其胸以竹帘转裹,用宽带八条紧为缚之,勿令窒碍;但宜仰睡,不可俯卧或侧眠,腰下以枕垫之,勿令左右移动。"

(7)腹部枕缸法。"腹部枕缸法"是胡廷光推荐复位伸直型腰椎骨折脱位的方法。《伤科汇纂》引《陈氏秘传》说:"夫腰背骨折者,令患人伏卧凳上,再用物(用圆缸)置于腹,布带缚其肩胛于凳脑上,又缚其两足两腿于凳脚横木,如此则鞠曲其腰,折骨自起易入窠臼也。又用扁担一根,从背脊趁起时,直压其断处,徐徐相接归原。"

(8)鹤跨法。《正骨心法要诀》记:"(腰骨)宜手法:将两旁脊筋向内归附膂骨,治者立于高处,将病人两手高举,则脊筋全舒,再令病人仰面昂胸,则膂骨正而患除矣。"《中国接骨图说》显然是根据《正骨心法要诀》记载的手法,绘"鹤跨法"母子二图,母法是将伤者挺胸抱起,提肩;子法是旋转、挺胸并按捺脊骨局部。

(9)肩胛骨、肩锁关节脱位。《正骨心法要诀》对肩部的结构描写较细,肩部受伤骨折或脱位,记录其严重并发症。"已(以)上若被跌伤(注:指肩部及肱骨上部),手必屈转向后,骨缝裂开,不能抬举,亦不能向前,惟扭于肋后而已。其气血皆壅聚于肘,肘肿如椎,其肿不能过腕,两手筋反张,瘀血凝滞。如肿处痛如针刺不移者,其血必化而为脓,则腕掌皆凉,或麻木。"这是典型的肩颈部骨折盂下移位的症状体征。这里所描写肿胀、麻痹乃至化脓,也类似现代所称的肌间隔综合征、缺知性挛缩,或称伏克曼(Volkmann)氏挛缩等症。对于肩胛、肩胛骨的骨折或肩锁关节脱位,《正骨心法要诀》运用"披肩外固定"。

(10)肱骨骨折。《正骨心法要诀》记载膈骨骨折有斜折、横断和粉碎等类型,并且认为:"打断者有碎骨,跌断者无碎骨",指出直接暴力和间接暴力的受伤机制和类型。《伤科汇纂》记载了"掰腕子"骨折的医案。《正骨心法要诀》则用按摩法"皆用手法,循其上下前后之筋,令其调顺,摩按其受伤骨缝,令得平正,再将小杉板周围逼定,外用白布裹之"。

《陈氏秘传》则指出重叠移位的肱骨骨折,"其手断缩不能归原者,此筋脉急弦劲之故也。"胡廷光还认为肱骨干骨折移位,有"筋急筋宽之因,若筋宽之人复遇骨折,手必纵长,故接骨秘法要将两手比较,合掌验之,毋使稍有长短斜,贻害终身。然而筋急手短易医,筋宽手长难治,此又不可不知也。"

(11)肘关节脱位。钱秀昌介绍的方法,近似现代所用的方法。除介绍手法外,还强调要听到关节有响声,并要求屈肘时手能搭着肩头,才是正确复位的方法。这的确是肘关节复位的重要依据。

(12)尺桡骨骨折复位固定与功能锻炼。胡廷光提出了前臂骨折复位固定后的练功方法:"此臂骨折断,接后不可长挂于颈,常要屈伸运动,坐则舒于几案,卧则舒于床席。三五日后,令其手上至头,下至膝,前要过胸,后要过背,二十日后能转动亦不为迟。"

(13)髋关节脱位。《正骨心法要诀》指出髋关节脱位"臀努斜行"的特征,并说"宜手法推按胯骨复位,将所翻之筋向前归之"。后《中国接骨图说》据此作图,名"燕尾"法。钱秀昌较详细地记录了这一方法,"提膝屈髋伸足法"复位髋关节方法和原理,也就是现在所习用的问号符号(?)法(或称 Bigelow 法)的方法和原理。过去认为这一方法是比奇洛首先发明的,实际上他要比钱秀昌晚近一个世纪。

(14)股骨骨折。《正骨心法要诀》记载了股骨颈骨折,称为"环跳":"环跳者,髋骨外向之凹,其形似臼,以纳髀骨之上端如杵者也,名曰机,又名髀枢,即环跳穴也。"钱秀昌描写这个部分时称:"侠髋之名曰机,又名髀枢,外接股之髀骨也,环跳穴处。……髀骨,股之大骨也……上端如杵,接于枢。"(《伤科补要》卷一)"机"即机关,"髀枢"指股骨的枢纽,这都是指股骨颈的部位。在治疗上,尚无好法,所以赵廷海在《救伤秘旨》说"两腿环跳骨脱出者,此最难治之症"。

(15)足踝关节骨折。胡廷光提出足踝关节损伤多为内翻外翻型,并提出"若挫出在内侧,在外侧,非向前向后也。""余家传捷法,整拽并施。令患者坐定,以突出之足垂下;另请一人,将膝胫抱住。"在整复足踝部损伤时,赵廷海在《救伤秘旨续刻》中介绍:"用布兜掌前,系于膝下,令脚不直伸下,仍令脚掌时时屈",此法类似现代所用的袜套牵引法。《正骨心法要诀》认为,这种骨折脱位处理不好,局部畸形疼痛,"颇费调治",因而主张不应过早下地负重。

第七节　民族医学之外科

　　清代各民族传统医学在内外交流中均取得了一定发展,与之相比,外科虽有缓慢进

535

步,但或由于共同的原因,开始出现了衰落的迹象。这一现象不光是中国各民族医学发展的一个共同点,综览全世界各民族、各国家,也都先后出现外科学发展,特别是外科手术疗法由兴旺步入缓慢总体趋于衰落的规律性状况中。直至现代科学技术的突破性,始有外科突飞猛进的进步。遗憾的是,中华民族各民族传统医学由于政治、经济等诸般因素,遭受了帝国主义侵略,失去了民族文化复兴的时机,西方现代科学文化取代了各民族医学文化,使其处于被压制地位。中华各民族医学与中医学一样,于清末乃至20世纪上半期,苦苦挣扎于图存救亡的斗争之中。

一、藏医学之外科

藏医学在清代仍然处于蓬勃发展时期,做出突出贡献者,首推第司·桑吉嘉措。他不但是一位饱学的学者、藏医学家,同时也是一位政府高官,对兴办藏医学教育、整理医学经典,特别在绘制"曼汤"(注:藏医挂图)、藏医史研究等方面做出了杰出的贡献。

第司·桑吉嘉措(1653—1785),8 岁时幸运得到五世达赖的青睐,学五明,习佛典,于医学、历算、佛学均甚精通,27 岁时接替罗桑金巴而成为五世达赖的弟巴。1694 年(42岁)时获康熙帝封王,并赐金印,成为五世达赖时之实权人物。

五世达赖逝世后,藏医学校——医学利众寺逐渐衰落,不久便停办了。桑吉嘉措十分重视藏医学教育,决心继续办好能培养藏医人才的学校,于是他在与布达拉宫相望的嘉波里(铁山)重新兴办"药王山医学利众寺"。学校教材以《四部医典》为主。此后,他又开办藏医高级进修班,为全藏输送高级藏医学人才。同时,桑吉嘉措也十分重视对《四部医典》的整理研究,这其中藏医学外科仍被视为重要内容。

(一)《四部医典蓝琉璃》

桑吉嘉措一生十分重视《四部医典》的学习与研究,他仔细阅读与辨析流传于南、北各种不同刻本、不同传承之间的医学观点,比较其差异之处,并结合自己的临床、教学进行考证,将校正中之深刻体会撰成《四部医典》的注释本,命名为《四部医典蓝琉璃》(1688)。该书深刻地论述了他自己对藏医学的心得与体会,批评了学派间存在的错误,使《四部医典》的内容几乎增加了一倍,被视为《四部医典》的标准注释本,流传至今。该书对藏医外科之发展也给予了很大的关注。

(二)《藏医史》

比较系统而全面论述藏医学发展历史者,首推桑吉嘉措的《第悉藏医史》(1704 年,即《医学概论·仙人喜筵》)。作者以 32 章的篇幅,对藏医学各个历史时期之发展,包括北、南学派之评介,五世达赖时期的医学发展,他本人之医学观,以及如何学习医学等问题,都给予了切合历史实际的回答。

(三)绘制"曼汤"

藏医学发展中很重视曼汤之绘制。关于藏医学关注藏医绘制解剖图的传统,桑吉嘉措在《第悉藏医史》已确认,在吐蕃藏王赤德祖赞时期(705—754)即由新疆和田地区聘请赞巴西拉哈医生入藏传授医学,并撰有《尸体图鉴》《活体测量》等人体解剖图鉴著作。《四部医典·秘诀医典》第83至86章对人体体表与内脏解剖之间,藏医对人体体表、肢体乃至内脏各种创伤之诊断、医疗、外科手术治疗等均进行阐述(如前所述),并绘制了精美的外科手术器具图。

"曼汤"即藏医学挂图,其完整的79幅挂图,即是桑吉嘉措于1688年撰成《四部医典蓝琉璃》时绘制的60幅曼汤的基础上更进一步丰富后完成的。藏医医学挂图包括第二生理解剖图、第五人体胚胎发育图、第二十四外科手术器械图等。其中第二十四外科手术器械图绘制了近百种精美的外科手术器械,例如各种手术针、刀、钳、剪、镊、斧、钻、匙、烙器、探子、锯以及放血器具等,这些器械所进行的小者如龋齿、鼻息肉切除、白内障拨除、导尿、灌肠、放腹水等外科手术,大则如阴囊撕裂缝合术、颅脑损伤缝合、食道断裂缝合、气管缝合术、胃肠破裂缝合术等,可以证明清代初期藏医在外科医疗手术方面水平仍然是很高的。

二、蒙医学之外科

蒙医学大致由三个方面的医学交流形成,其一为本民族固有的医学,其二为大力学习和引进藏医学,其三则是汉族医学之传入。其中藏医学对蒙医学发展之影响,在一定时期尤为深刻,乃至蒙医学者撰著自己的医学著作,多用藏文书写刊印。例如17—18世纪,蒙医学者已将《四部医典》与《四部医典蓝琉璃》引进蒙古族地区,并翻译成蒙文刊刻印行。又如蒙医学家伊希巴拉珠尔(1704—1788)所著《甘露之泉》《白露医法从新》《甘露点滴》《甘露汇集》等,均用藏文撰写、刻印,后有学者译成蒙文出版。伊希巴拉珠尔在其上述著作中,不但继承了藏医的学术成就,而且对蒙医学之专长,如伤科、蒙古正脑术等之适应证、医疗方法与步骤等都做了较好地记述。

(一)伊希巴拉珠尔

伊希巴拉珠尔,藏名益西班觉,又名额尔德尼班智达·松巴堪布,生于卫拉特部蒙古贵族道尔吉拉希台吉。他4岁时开始学习藏文,7岁到青海贡龙寺学徒,8岁被送进塔尔寺学习藏文、佛经、文学、语言学等。20岁前往拉萨,3年后以优异成绩获"林思尔尕伯卓"学位,从五世达赖太医深造,研究医学、藏文、梵文、历法等,7年后回到贡龙

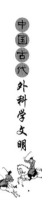

寺。清朝政府曾封他为"扎那格堪布"（注：扎那格为汉，堪布为亲教师），并到北京、呼和浩特、五台山等地行医，结识众多蒙古族、汉族名医，并于青海弘扬佛学、医学。伊希巴拉珠尔将他的一生奉献给了蒙、藏、汉族医学之交流与研究，完成了上述五部医学著作。他于临床与著作中，比较广泛地汇集了蒙古族传统的正脑术，脱臼、骨折之复位治疗技术，以及创伤之治疗，对蒙医外科之发展与进步做出了自己的贡献。

（二）伊希丹金旺吉拉

蒙医学家伊希丹金旺吉拉（1853—1906），也曾用藏文撰成《珊瑚验方》。其内容以《四部医典》理论为指导，广泛吸取他在蒙古族地区行医之临床经验，并纳入了汉族与俄罗斯等民族的医药常识，分内科、外科、五官科、儿科、温病科、传染瘟疫与皮肤科，总结了自己的心得体会。该书广泛流传于蒙古国、俄罗斯（木板刻行）与我国大部分地区。

（三）罗布桑丹毕扎拉仓

蒙医学家罗布桑丹毕扎拉仓，也曾于公元1813年用藏文撰成《普济金色诃子集》，将蒙医临床各科疾病分为86个专题，加以较为系统地论述。该书较为显著的特色即是对蒙医独特的临床经验比较重视，例如战伤伤损之治疗、蒙医独有的正脑术、妇女难产的治疗等，其论述富有参考价值。

三、苗医学之外科

苗医对疾病的认识，源于苗族对于万物起源与天文地理知识之种种传说，他们以"气、血、水"为理论基础，认为疾病外由水毒、气毒、火毒所侵；内有情感、信念所动，乃至劳累、损伤而发，提出"二纲五经三十六症七十二疾"病理模式。其二纲即冷、热病；五经为冷经、热经、半边经、快经与哑经；三十六症指内科疾病；七十二疾一般指外科病。七十二疾在命名上如正背花等七种，蛇头疔等五种，癀等四种，瘤两种，痈、疮等三十种，虫牙、耳、眼、风、痛等命名者二十四种。其命名与其所病部位、性质与理论特点密切相关。其治疗方法也富有苗医之特点。例如，外治法之挑筋法、蒸熏法、灯火法、化水法、糖药针法、滚蛋法，以及伤科悬梯移橙法，多富有苗族特点，并有汉族医药学医疗技术影响之痕迹。其治疗效果，据云南《马关县志》载"苗人有良药接骨生筋，其效如神"的记载，可见其特点。苗族民间有"三千苗药，八百单方"者，其口诀也很有特色，如："对枝对叶洗涤红，多毛多刺消炎肿，亮面多浆败毒凶""补药味甘甜，止血用涩酸，芳香多开窍，消炎取苦寒"，既形象说明其药性与苗医医伤用药之理论原则，也生动反映其理论、作用价值之朴素性。

第八节　中外外科学术交流

严格地讲,清代中外医学交流中的外科交流处于不断衰落的状况,尤其表现于中国对国外医学之外科医疗、手术技术的引进,几乎完全处于停滞状态,至少目前笔者还没有读到有说服力的资料。相较而言,日本学者于江户时期(1603—1868)在发展外科学领域,特别在引进、借鉴中国传统医学之外科经验与技术成就方面应当说还是十分活跃的。今天我们研习清代中医学之中外交流,特别是外科领域的中外交流,往往会提示我们或在某些领域有较高的学术价值,或对启迪我们的思维不乏参考的意义。

一、中日医学交流中之外科

日本医史学家富士川游在《日本医学史》中讲述日本江户时期医学发展时,专题讨论了日本医学发展的重要方面及这一时期日本学者的医学著作状况。笔者据该书提供的素材、书目、作者等进行了初步统计分析,日本医学界学者的著作在传统医学方面(紧密与中医药学相关者),所谓"支那医学"计有 1215 种,而西洋医学方面仅 323 种。若就其中与外科密切相关者统计,其中中医类有 108 种,而西医类有 65 种。从这一结果可以看出,至少在日本江户时期,日本之中医外科专业仍然处于比较活跃的发展水平。其杰出代表当首推折中派医学家华冈青洲(1760—1835),他不但有外科著作,同时在发扬中医外科医疗手术、麻醉术等方面,贡献卓著。

日本医学发展中之汉兰折中派,简称汉兰派,所谓汉兰即汉医与兰医,汉医即中医学在日本所发展之汉方医学,兰医即 16—17 世纪传入日本的西医学。

西医学传入日本的时间大约与传入我国的时间相当。16 世纪,首先是葡萄牙人、西班牙人到日本经商,其中有医生,日本称之为南蛮人,称其医为"南蛮流医学"。后荷兰医生至日本,日本人称之为红毛人医学,或称荷兰医学为兰医。西洋医学重实验,此点与日本古方派等提倡实验有相似之处,故该派易接受其某些内容与观点方法。因此,一些古方派、后世派医家便逐渐转而倡导汉兰折中派理论与实践。该派之开山祖当首推山胁东洋,而于实践中做出杰出贡献者当以华冈青洲最为著名。

山胁东洋(1706—1762),其家学源流原本为后世派,他继承家学,后又从后藤艮山学习古方,深得古方派之要旨,以古方大家著称。随着兰医传入,东洋又吸收其理论,并恭身进行尸体解剖,深感汉方医之解剖确不如兰医,因撰《脏志》,成为日本近代人体解剖之嚆矢。他对西医学之解剖十分叹服,并称"理或可颠倒,物焉可诬? 先理后物,则上智不能无失也。试物载言于其上,则庸人有所立也。"他的理论和实践方法为日本之汉医、兰医所效法。他门徒甚多,在他的影响下,主张汉兰折中派者日多,从而成为日本富有影响

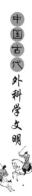

之学派,且日益壮大。

富士川游指出:汉兰折中派之祖为山胁东洋。所谓古方家大多见识甚高,后藤艮山、香川修庵诸家对《素问》《灵枢》之经说尚有疑义。吉益东洞执"万病一毒论",矫正古来荒唐无稽之处,使之日渐明了。山胁东洋疑《素问》《灵枢》所载解剖说与实际相违,亲自解剖察尸,著《脏志》。倡"先物实试"之说,论曰:"向者获蛮人所作骨节剥剐之书,当时愦愦不辨,今视之,胸脊诸脏皆如其所图,履实者,万里同符,敢不叹服。"表明基于实验,则虽为蛮人之说,尚可取。其子东门据西洋之说施刺络术,门人永富独啸庵论荷兰医方,言:"荷兰之医,善汗、吐、下。宝历壬午(1762)春,余西游到长崎就译师吉雄氏,得闻彼医法,其治术峻剧纤巧,难遽用于邦人,然而至汗、吐、下之机用,则一一与吾古医道符矣。夫中华圣人之邦,失其道一千年,特于蛮貊得之者,不亦异乎?且其国不禁解人尸,其民亦不屑屠肠筋之惨,是以人病死,其病源不明,则刳剥视之,以为后图者,数千年于今,其书郁然存焉。有志之士,考证玩索,可以奖助志业矣。"著书中多处称赞荷兰药方。其次获野元凯出,采用荷兰医方,施以刺络,解剖死尸。小石元俊出自永富独啸庵之门,转为兰方,橘兰溪(宫川春晖)、三谷笙州、小出龙等,据解剖立说。中神琴溪为古方家,精于治术,得"近江扁鹊"之名,采用兰方。由此,汉兰折中派力量日益壮大。

华冈青洲(1760—1835),纪伊那贺郡人,曾从吉益南涯学习古方派理论和技术,后又跟随大和见立学习外科学,吸收各家之长,尤以擅长外科而闻名于世。他曾于1814年被藩侯召为医员,后任侍医。青洲在学术上认为:"兰医密于理而粗于法,汉医精于法而拘于迹,故我术考治于活物,示法于穷理,方剂不必局束于成规。而药饵所不及,针灸治之,针灸所不及,腹背可刳,肠胃可湔,苟可以活人者,宜无不为焉。"因此,他强调指出:"方无古今,内外一理,泥古不可通于今,略内不可以治于外","内外合一,活物穷理"。华冈青洲在上述思想指导下,汲取历代中医外科学之专长,借鉴西医外科学之技术,根据中国外科鼻祖华佗所创麻沸散,并经历代外科学家发展改进之全身麻醉术,特别是取材元代危亦林整骨手术所用之草乌散之药味,筛选制成口服麻醉药通仙散。依据西洋解剖学对乳房之认识,于1804年首次创造性地为一乳癌患者施行外科手术切除获得成功而声名大震。此后,他在汉兰医理与技术指导下,还曾成功地、创造性地进行许多例著名的外科手术,例如截肢术、唇裂修复术、骨瘤切除术、结石剔除术等。因此,他被日本人誉为汉兰医学折中派之集大成之人物,或尊称之为世界运用全身麻醉的第一人。

然而据日本麻醉学教授、医史学者松木明知先生实地考察研究认为,在华冈青洲之前115年,精通中文的日本学者高龄德明在中国福州居住期间,得知汀州府上杭县黄会友医师精通唇裂修补术,兼因琉球王子唇裂影响继承王位,特受命往拜黄会友学习此术。黄以事关琉球王命运而破例向德明传授了唇裂修补术,并于1689年亲自指导其为一13岁孩童之唇裂施行修补手术,数日后痊愈。德明学成后回到琉球,先后为3人手术修补唇裂均获成功,又经尚纯公亲自观察两例手术成功,始请德明进宫为尚益王子手术修补唇裂,并获成功。1714年德明61岁时,受王命再传此术给御典医元达等。松木明知教授认为,该手术虽未明示麻醉,但其所指药品或即麻醉药,他因此提出,比青洲早115年最早把全身麻醉从中国传到冲绳并应用于唇裂修补术的是冲绳人高岭德明。日本医史学家富士川游曾明确指出:"华冈青洲当推为汉兰折中派之大宗,吾邦汉方医家中能运用兰方,令当时多数医家瞠乎其后者……使外科面目一新,新起华冈流外科一派。"同时由于富士川游对中医外科发展了解不多,认为"其方术永亡于汉上,彼邦外科书中遂无记载 华冈出,使两千年沉沦无踪之灵术(指华佗)再兴,时称'华佗再世'。"集上种种认识,华冈青洲之全身麻醉及外科手术与中国的华佗及外科学家有着密切关系,又出于日中学者尊崇华佗的传统习惯,故而誉称华冈青洲为"日本之华佗",以纪念其丰功伟绩,赞扬他对日本外科学的卓越贡献。

华冈青洲之外科学贡献已如上述,他对日本外科学发展之影响,一是培养生徒,二是撰写了一批外科学著作。例如《乳癌辨》《疗疮辨名》《外科摘要》《青洲医谈》《膏药炼书》《青洲治验录》《疡科琐言》《金疮秘话》《乳岩治方》《疡科神书》《疡科方鉴》《金创要术》《金创要求》《金创口授》《青囊秘录》《疗疮辨名》,以及《产科琐言》《天刑秘录》等。富士川游认为华冈之外科著作"其论病证主要据《外科正宗》"。其生徒以本间枣轩、华冈鹿城等最为出众。

其次,有本间枣轩,学于原南阳、华冈青洲,《近世汉方医学书集成》中称其"勤读古籍,博采众方,出入于古方、后世、西洋间,折中派其论得失,取舍其方之能否,专一于实用,不拘泥于一派之窠臼"。益加弘扬活物究理之说,采用荷兰医方,更著《内科秘录》,其首题曰:"吾所主张,亦活物穷理,尚轩岐而未必尽信其书,恶蛮貊而未必尽排其术,博采诸五大洲中,日试月验,一以归于活人,即是神州之医道耳。"提倡以张仲景之说为本,西洋之方为辅。汉兰折中派至此而大成。

从上述医史史实来看,日本外科学医疗手术之发展,于江户后期曾在西洋解剖、外科之传入影响下,由华冈青洲等继承汉方医学外科思想,发掘中医学历史上外科之光辉成就,进行了以乳腺癌切除术为代表的多种手术治疗疾病的成功范例,为日本外科学的发展做出了承前启后的巨大贡献。但我们十分遗憾没有在汉方医学的发源地看到类似的人物或相关事迹,这或许证明中国业外科者并不乏中西汇通学派者,但鲜有在其临床实践过程中作此探讨者。

二、中朝医学交流中之外科

清代,朝鲜医学出现了发展缓慢的迹象。此期影响朝鲜医学发展比较明显者,当推成书于公元1611年由朝鲜人许浚(1546—1615)所著之《东医宝鉴》以及成书于公元1894年由朝鲜人李济马所著之《东医寿世保元》。其中与外科发展关系密切者则以《东

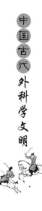

医宝鉴》为代表。

朝鲜宣宗三十年丙申(1596)许浚任太医时,宣宗留心医学,召太医许浚教曰:"近见中朝方书皆是抄集,庸琐不足观,尔宜裒聚诸方,辑成一书。"但不料"丁酉之乱(1597),诸医星散,事迹寝厥"后,宣宗"又教许浚独为撰成,仍出内藏方书五百卷,以资考据"。"圣上(注:指光海君)即位之三年庚戌(1610),浚始卒业而投,进目之曰:《东医宝鉴》,书凡二十五卷①。上览而嘉之""速令内医院设厅镂梓,广布中外"②据李序,该书成于万历三十九年(1611)初夏,由内医院刊行于万历四十一年(1613)11月。日本三木荣《人类医学年表》赞《东医宝鉴》为"东国医学树立之标志"。

《东医宝鉴》分《内景》《外形》各4卷,分述人体内脏与体表之解剖、生理、病理以及医疗方剂等。《杂病》11卷,其中前9卷分别论述杂病理论与23种杂病之证因脉治等,后两卷专述妇人、小儿之病。《汤液》3卷,分别论汤液理论与水、土、谷、人、禽、兽、鱼、虫、果、菜、草、木、玉、石、金类之药名、药性等。《针灸》1卷。

《东医宝鉴》作为朝鲜医学之代表作,其内容虽未列外科为专卷,但有关外科之内容许浚等给予十分重要的论述,现仅摘录其有代表性者于后。

首先关于解剖、生理、病理之论述,于"头"部有"脑缝开裂"之证治;失欠脱颌(注:下颌脱臼),引危亦林《世医得效方》之手法复位术,并详载王玺《医林集要》手法复位之方法与步骤。"鼻"部不但广引中医著作内容详论"鼻渊""鼻痔"等外科疾病,而且引用张子和与《医学入门》之方法记述对牙关紧闭的患者施行"鼻饲法"的方法与技术。

又如《杂病篇》第七卷专论痈疽上29论,卷八专论痈疽下34论,又于第九卷分别论述诸伤11论,救急17论等,对金刃、颠扑、骨折、杖伤等,引经据典进行了论述。例如,引《医学入门》《世医得效方》之内容,对"痈疽名状"之描述;引《丹溪心法》对"竹筒吸脓毒方"之竹筒制备、使用方法等之描述;引《灵枢》《外科精义》《世医得效方》等对痈疽切开引流、蚀针、烙法等之描述;引《诸病源候论》《圣惠方》《世医得效方》等对腹部外伤肠出、肠断等外科急救手术方法、步骤之描述等,均反映了朝鲜在中国明末及清代这一时期外科诊疗技术的发展。

回顾《东医宝鉴》书名之由来,可证实该书在朝鲜之地位,亦可证实书中之外科部分当反映其时其国之诊疗水平。约在14世纪,朝鲜政府推行中医学乡药化,即朝鲜化之际,《乡药济生集成方·序》(1389)强调:"吾东方远中国,药物之不产兹土者……不必苟同于中国也。"他们视朝鲜位中国之东方,许浚奉宣王之旨,集王室所收藏之医书,于朝鲜乡药化、朝鲜化思潮推动下,突出朝鲜化而命名所撰为《东医宝鉴》,实乃朝鲜代表性医著强调"乡药"命名之后,首次以"东医"命名医学专著者,在一定程度上,反映了官方之意旨。

---

① 原书25卷,其中2卷为目录,剩余23卷为医学内容之论述。
② 出自李廷龟为《东医宝鉴》所撰之序。

《东医宝鉴》于清乾隆三年(1738)由清朝使节从朝鲜带回,是朝鲜官方之所赠。乾隆三十一年(1766)翻刻,其后陆续出版者达近 30 次,也可见《东医宝鉴》对中国影响之广深。与此同时,《医宗金鉴》(1742)撰成后不久,被传于朝鲜,其《医宗金鉴·外科心法要诀》《医宗金鉴·正骨心法要诀》也对朝鲜外科、骨科之医疗产生深远的影响。

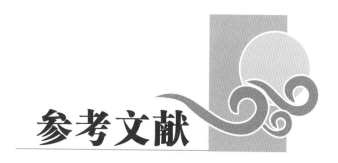

参考文献

[1] 十三经注疏[M].北京:中华书局,1980.

[2] 王充.论衡[M].上海:上海人民出版社,1974.

[3] 任昉.述异志[M].杭州:浙江人民出版社,1984.

[4] 段成式.酉阳杂俎[M].杭州:浙江古籍出版社,1987.

[5] 张鷟.朝野佥载[M].上海:商务印书馆,1930.

[6] 李昉.太平广记[M].北京:中华书局,1961.

[7] 陶宗仪.南村辍耕录[M].北京:中华书局,1958.

[8] 白寿彝.中国通史[M].上海:上海人民出版社,1994.

[9] 睡虎地秦墓竹简整理小组.睡虎地秦墓竹简[M].北京:文物出版社,1978.

[10] 温少峰,袁庭栋.殷墟卜辞研究:科学技术篇[M].成都:四川大学出版社,1983.

[11] 胡厚宣.殷人疾病考[J]//.甲骨学商史论丛:初集[M].成都:齐鲁大学国学研究所,1944.

[12] 宋兆麟.中国原始社会史[M].北京:文物出版社,1983.

[13] 郭霭春.中国分省医籍考[M].天津:天津科学技术出版社,1987.

[14] 马王堆汉墓帛书整理小组.马王堆汉墓帛书(肆)[M].北京:文物出版社,1985.

[15] 王冰.黄帝内经素问[M].北京:商务印书馆,1955.

[16] 灵枢经[M].北京:人民卫生出版社,1956.

[17] 龚庆宣.刘涓子鬼遗方[M].北京:人民卫生出版社,1956.

[18] 葛洪.肘后备急方[M].北京:人民卫生出版社,1956.

[19] 皇甫谧.针灸甲乙经[M].北京:人民卫生出版社,1956.

[20] 王叔和.脉经[M].周氏校刊.咸阳:出版者不详,1896(清光绪二十二年).

[21] 巢元方.诸病源候论[M].北京:人民卫生出版社,1955.

[22] 孙思邈.备急千金要方[M].北京:人民卫生出版社,1982.

[23] 孙思邈.千金翼方[M].北京:人民卫生出版社,1995.

[24] 王焘.外台秘要[M].北京:人民卫生出版社,1955.

[25] 宇妥·元丹贡布.四部医典[M].北京:人民卫生出版社,1983.

［26］蔺道人.仙授理论断续秘方、仙传外科集验方、秘传外科方［M］.北京:人民卫生出版社,1957.

［27］孙思邈.银海精微［M］.北京:人民卫生出版社,1956.

［28］王怀隐.太平圣惠方［M］.台北:新文丰出版公司,1980.

［29］东轩居士.卫济宝书［M］.北京:人民卫生出版社,1956.

［30］陈自明.真本外科精要［M］.津轻健寿,校订.［出版地不详］:出版者不详,1797(日本宽政丁巳).

［31］许叔微.普济本事方［M］.北京:人民卫生出版社,1959.

［32］严用和.济生方［M］.北京:人民卫生出版社,1956.

［33］丹波康赖.医心方［M］.北京:人民卫生出版社,1955.

［34］刘昉.幼幼新书［M］.北京:中医古籍出版社,1981.

［35］李迅.集验背疽方［M］.杭州:杭州三三医社,1912.

［36］窦汉卿.疮疡经验全书［M］.窦梦麟,增订.［出版地不详］:陈氏浩然楼,1717(清康熙五十六年).

［37］宋慈.洗冤录［M］.北京:法律出版社,1958.

［38］刘完素.素问玄机原病式［M］.北京:人民卫生出版社,1956.

［39］张从正.儒门事亲［M］.北京:中医古籍出版社,1986.

［40］葛可久.十药神书［M］.北京:人民卫生出版社,1956.

［41］齐德之.外科精义［M］.北京:中医古籍出版社,1986.

［42］危亦林.世医得效方［M］.北京:中医古籍出版社,1986.

［43］李时珍.本草纲目［M］.北京:人民卫生出版社,1977.

［44］周文采.外科集验方［M］.上海:上海古籍书店,1980.

［45］薛己.外科心法［M］.蔡经,刻.［出版地不详］:新书堂,1538(明嘉靖十七年).

［46］薛己.疠疡机要［M］.清刻本.

［47］薛己.外科发挥［M］.上海:上海大成书局,1921.

［48］薛己.正体类要［M］.上海:上海科学技术出版社,1959.

［49］汪机.外科理例［M］.北京:商务印书馆,1957.

［50］傅仁宇.审视瑶函［M］.上海:上海科学技术出版社,1959.

［51］陈自明.外科精要［M］.薛己,校订.［出版地不详］:出版者不详,出版年不详(明嘉靖年间).

［52］王肯堂.外科证治准绳［M］.上海:上海古籍出版社,1986.

［53］陈实功.外科正宗［M］.北京:人民卫生出版社,1973.

［54］陈文治.疡科选粹［M］.许僖,刻.［出版地不详］:出版者不详,1628(明崇祯元年).

［55］龚居中.外科活人定本［M］.［出版地不详］:出版者不详,1661(清顺治十八年).

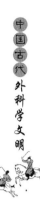

［56］赵濂.医门补要［M］.上海:上海科学技术出版社,1959.

［57］高秉钧.谦益斋外科医案［M］.上海:上海中医书局,1955.

［58］高秉钧.疡科心得集［M］.出版地不详:尽心斋,1809(清嘉庆十四年).

［59］王维德.外科证治全生集［M］.北京:人民卫生出版社,1956.

［60］顾世澄.疡医大全［M］.出版地不详:达安堂,1760(清乾隆二十五年).

［61］祁坤.外科大成［M］.上海:上海卫生出版社,1957.

［62］陈士铎.洞天奥旨［M］.陈凤辉,刻.出版地不详:大雅堂,1790(清乾隆五十五年).

［63］吴谦.医宗金鉴:外科心法要诀［M］.北京:人民卫生出版社,1963.

［64］吴谦.医宗金鉴:正骨心法［M］.北京:人民卫生出版社,1985.

［65］蒋迁锡.古今图书集成:医部全录［M］.北京:人民卫生出版社,1962.

［66］高文晋.外科图说［M］.石印本.上海:锦章图书局,出版年不详.

［67］邹五峰.外科真诠［M］.上海:上海中医书局,1955.

［68］马培之.外科医案［M］.杭州:杭州三三医社,1912.

［69］钱秀昌.伤科补要［M］.上海:上海科学技术出版社,1981.

［70］赵竹泉.伤科大成［M］.上海:上海中医书局,1954.

［71］江考卿.江氏伤科方书［M］.上海:上海科学技术出版社,1959.

［72］鲁凡诺夫.外科学总论［M］.吴英恺,曾宪九,等译.北京:人民卫生出版社,1955.

［73］陈邦贤.二十六史医学史料汇编［M］.北京:中医研究院中国医史文献研究所,1982.

［74］李经纬,程之范.中国医学百科全书:医学史［M］.上海:上海科学技术出版社,1987.

［75］李经纬.中医人物辞典［M］.上海:上海辞书出版社,1988.

［76］李涛.原始社会医学［J］.医学杂志,1951,2:1－6.

［77］卡斯蒂廖尼.医学史［M］.程之范,译.桂林:广西师范大学出版社,2003.

［78］李经纬.中国医学通史:古代卷［M］.北京:人民卫生出版社,2000.

［79］傅维康,李经纬,林昭庚.中国医学通史:文物图谱卷［M］.北京:人民卫生出版社,2000.

［80］李约瑟.中国科学技术史:卷6［M］.中国科学技术史翻译小组,译.北京:科学出版社.

［81］宋大仁.原始社会的卫生文化［J］.中华医志,1955:186－193.

［82］姜志平.山东发现5000年前的开颅术头骨［J］.中华医史志,2003,33(1):56.

［83］王东海,徐淑军,鲍修凤.5000年前开颅手术标本医学研究［J］.中华医史杂志,2008,38(3):135－136.

［84］李经纬.中国医学之辉煌:李经纬文集［M］.北京:中国中医药出版社,1998.

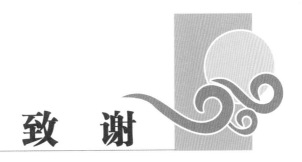

致　谢

当代著名中医学家、医史学家、国医大师、广州中医药大学终身教授，亦师亦友邓铁涛先生，早于 2010 年得知我将完成中国外科学史研究时，即刻为拙作题赠，以促预期完成。

当代著名中医学家、国医大师、中国中医科学院临床大家，数十年亦师亦友路志正教授，为《中国古代外科学文明》撰序，并提出尚需继续努力之方向。

当代著名中医学家、国医大师，亦师亦友朱良春主任医师题词祝贺《中国古代外科学文明》梓行。

当代著名医史学家，北京大学医学部医史学研究中心名誉主任，六十年医史学科研、教学、学会、杂志领域亦师亦友程之范教授为拙著赠言。

当代著名医史学家，少数民族医史研究开拓者，与我同为全国首届西医学习中医研究班同学，结业后同时分配至中国中医科学院医史研究室，同拜医史学家陈邦贤为师，同在一个办公室从事医史学研究半个多世纪，对我的研究工作、建室、建所工作多有指导与帮助，实为最亲密的师兄蔡景峰教授，长序勉励《中国古代外科学文明》面世。

当代著名中西医结合医学家、中国科学院院士、国医大师、活血化瘀大法科研获得重大成就领军人物、中西医结合学会创会者、《中国中西医结合杂志》创刊者、国内外中西医结合学术交流先行者、学兄陈可冀教授为《中国古代外科学文明》序文鼓励。

同时，必须说明，《中国古代外科学文明》在论述与古代外科学文明相关的法医学、军事医学、骨伤科、皮肤病、解剖学时，多参考或部分引用了法医学史专家贾静涛先生，医政史专家龚纯教授，正骨科技史专家韦以宗先生，医学史、皮肤病专家赵石麟教授以及马伯英、鄢良博士，他们应约为我所主编的《中国医学通史·古代卷》所撰之内容，特此说明，并衷心致以谢意。

致
谢

最后,对国家科学技术著作出版基金资助本书出版表示感谢,对西安交通大学出版社为本书出版付出的辛劳表示感谢。

九十老人

李经纬

于中国中医科学院

二〇一八年七月十六日